A. Benzing / B. Pannen (Hrsg.)
Praxishandbuch Anästhesie

A. Benzing / B. Pannen (Hrsg.)

Praxishandbuch Anästhesie

Leitfaden für die klinische Arbeit

2. überarbeitete Auflage

Unter Mitarbeit von Christiane Baer-Benzing, Gerhard Batz, Martin Bauer, Johannes Bettecken, Ralf Birkemeyer, Winfried Blumrich, Rolf-Werner Bock, Oliver Danzeisen, Michael Dinkel, Winfried Ebner, Roland Fehr, Michael U. Fischer, Stefan Frank, Uwe Frank, Christiane Freising, Michael Hebel, Volker Hempel, Christian Heringhaus, Christoph Herzog, Alexander Hoetzel, Martin Jetzek-Zader, Werner Jung, Heike Kaltofen, Peter Kienbaum, Uwe Klein, Christof Martin Lang, Torsten Loop, Eike Martin, Georg Mols, Ludwig Mügge, Henner Niebergall, André Pekarek, Sabine Petzold, Hauke Rensing, Jens Roggenbach, Martin Roesslein, Hannelore Rott, René Schmidt, Axel Schmutz, Hans Schweiger, Albert Urwyler, Dierk Vagts, Markus U. Weigand, Andreas Weigl, Peter Wetzel, Norbert Wittau

Mit 172 teils farbigen Abbildungen und 294 Tabellen

Deutscher Ärzte-Verlag Köln

ISBN 978-3-7691-1271-9
aerzteverlag.de

1. Auflage 2006 Spitta

Bibliografische Information der Deutschen Nationalbibliothek
Die Deutsche Nationalbibliothek verzeichnet diese Publikation in der Deutschen Nationalbibliografie; detaillierte bibliografische Daten sind im Internet über http://dnb.d-nb.de abrufbar.
Die Wiedergabe von Gebrauchsnamen, Handelsnamen, Warenbezeichnungen usw. in diesem Werk berechtigt auch ohne besondere Kennzeichnung nicht zu der Annahme, dass solche Namen im Sinne der Warenzeichen- oder Markenschutz-Gesetzgebung als frei zu betrachten wären und daher von jedermann benutzt werden dürften.

Wichtiger Hinweis:
Die Medizin und das Gesundheitswesen unterliegen einem fortwährenden Entwicklungsprozess, sodass alle Angaben immer nur dem Wissensstand zum Zeitpunkt der Drucklegung entsprechen können.
Die angegebenen Empfehlungen wurden von Verfassern und Verlag mit größtmöglicher Sorgfalt erarbeitet und geprüft. Trotz sorgfältiger Manuskripterstellung und Korrektur des Satzes können Fehler nicht ausgeschlossen werden.
Der Benutzer ist aufgefordert, zur Auswahl sowie Dosierung von Medikamenten die Beipackzettel und Fachinformationen der Hersteller zur Kontrolle heranzuziehen und im Zweifelsfall einen Spezialisten zu konsultieren.

Der Benutzer selbst bleibt verantwortlich für jede diagnostische und therapeutische Applikation, Medikation und Dosierung.
Verfasser und Verlag übernehmen infolgedessen keine Verantwortung und keine daraus folgende oder sonstige Haftung für Schäden, die auf irgendeine Art aus der Benutzung der in dem Werk enthaltenen Informationen oder Teilen davon entstehen.
Das Werk ist urheberrechtlich geschützt. Jede Verwertung in anderen als den gesetzlich zugelassenen Fällen bedarf deshalb der vorherigen schriftlichen Genehmigung des Verlages.
Titel der Originalausgabe
Praxishandbuch Anästhesie
Copyright © 2006 by Spitta Verlag GmbH & Co. KG, Balingen, Germany
Lizenzausgabe Copyright © 2009 by
Deutscher Ärzte-Verlag GmbH
Dieselstraße 2, 50859 Köln

Umschlagkonzeption: Hans Peter Willberg und Ursula Steinhoff
Titelgrafik: Bettina Kulbe
Satz: Deutscher Ärzte-Verlag GmbH
Druck/Bindung: Warlich Druck, 53340 Meckenheim

5 4 3 2 1 0 / 619

1 Inhalt

1 Gesamtinhalt – V
2 Vorwort – VII
3 Autorenverzeichnis – VIII
4 Abkürzungsverzeichnis – XII
5 Einheiten und Formeln – XXI

Allgemeiner Teil 1

1 Inhalt – 3
2 Präanästhesiologische Diagnostik – 7
3 Aufklärung und Einwilligung – 13
4 Medikamentöse Prämedikation – 33
5 Präoperative Begleit- und Dauermedikation – 49
6 Pharmaka in der Anästhesie – 61
7 Narkosesysteme – 175
8 Atemweg – 187
9 Monitoring – 275
10 Intraoperatives Flüssigkeitsmanagement – 329
11 Substitution von Blutkomponenten und Gerinnungsfaktoren – 341
12 Intraoperative Hypothermie – 371
13 Die Lagerung des Patienten zur Operation – 379
14 Praxis der Allgemeinanästhesie – 391
15 Praxis der Regionalanästhesie – 421
16 Stand-by-Funktion/MonitoredAnesthesia Care – 497
17 Ambulante Anästhesie – 503
18 Anästhesie bei bestimmten Patientengruppen – 519
19 Postoperative Übelkeit und Erbrechen – 757
20 Perioperative Schmerztherapie – 773
21 Der Patient im Aufwachraum – 795
22 Probleme und Komplikationen im Zusammenhang mit einer Anästhesie – 803
23 Juristische Aspekte anästhesiologischer Komplikationen – 909
24 Krankenhausökonomie – 923

Spezieller Teil 931

1 Inhalt – 933
2 Allgemein- und Viszeralchirurgie – 935
3 Herzchirurgie – 975
4 Gefäßchirurgie (ohne thorakale Gefäße) – 975
5 Lungenchirurgie – 1055
6 Geburtshilfliche Anästhesie – 1075
7 Urologie – 1097

8	Neurochirurgie	– 1123
9	Augenheilkunde	– 1139
10	Hals-Nasen-Ohren-Heilkunde	– 1143
11	Zahn-, Mund und Kieferchirurgie	– 1151
12	Unfallchirurgie und Orthopädie	– 1161
13	Hand- und Plastische Chirurgie	– 1193

Stichwortverzeichnis **1201**

2 Vorwort

Liebe Kolleginnen und Kollegen,
in den vergangenen Jahren ist das Angebot an anästhesiologischen Lehrbüchern und Kitteltaschenbüchern erheblich gewachsen. Das „Praxishandbuch Anästhesie" hat dennoch bereits in seiner ersten Auflage in kürzester Zeit größten Zuspruch gefunden und war innerhalb weniger Wochen vergriffen.

Das innovative Konzept eines an der klinischen Praxis orientierten Leitfadens hat offensichtlich eine zwischen zwei Extremen vorhandene Lücke geschlossen. Es war unser Ziel, Ärztinnen und Ärzten in der Anästhesie ein unmittelbar praxisrelevantes Nachschlagewerk an die Hand zu geben, in dem sie sich kurz und knapp über ein Thema informieren können. Gleichzeitig bietet es jedoch für diejenigen, die sich ausführlicher mit der Materie auseinandersetzen möchten, ergänzende Texte mit detaillierten Hintergrundinformationen und prägnanten Zusammenfassungen besonders relevanter Originalarbeiten. Die Kenntnis der Gründe für eine Empfehlung erleichtert das Erinnern der Fakten.

Wir freuen uns, dass das Praxishandbuch Anästhesie jetzt vom Deutschen Ärzte-Verlag in einer kompakteren Form neu aufgelegt wurde. Wir möchten das zum Anlass nehmen, uns als Herausgeber bei allen Autoren und dem Verlag ganz herzlich für ihr Engagement zu bedanken. Wir sind auch Ihnen dankbar, wenn Sie uns nach dem Lesen des Buches weiterhin konstruktive Hinweise zur Verbesserung geben, die uns im stetigen Prozess der Aktualisierung unterstützen.

Januar 2009

A. Benzing, Villingen-Schwenningen
B. Pannen, Düsseldorf

3 Autorenverzeichnis

Herausgeber

- **Prof. Dr. Albert Benzing**
  Klinik für Anästhesiologie und Intensivmedizin,
  Schwarzwald-Baar-Klinikum, Vöhrenbacher Str. 23,
  D-78050 Villingen-Schwenningen

- **Prof. Dr. Benedikt Pannen**
  Klinik für Anästhesiologie, Universitätsklinikum Düsseldorf
  Moorenstraße 5, D-40225 Düsseldorf

Autorinnen und Autoren

- **Dr. Christiane Baer-Benzing**
  Weiherstr. 101/1, D-78050 Villingen-Schwenningen

- **Dr. Gerhard Batz**
  Herz- und Gefäß-Klinik GmbH, Fachbereich Anästhesie,
  Salzburger Leite 1, D-97616 Bad Neustadt/Saale

- **PD Dr. Dr. Martin Bauer**
  Klinik für Anästhesiologie und Operative Intensivmedizin,
  Universitätsklinikum Schleswig-Holstein, Campus Kiel,
  Schwanenweg 21, D-24105 Kiel

- **Dr. Johannes Bettecken**
  Klinik für Anästhesiologie und Intensivmedizin,
  Schwarzwald-Baar-Klinikum, Vöhrenbacher Str. 23,
  D-78050 Villingen-Schwenningen

- **Dr. Ralf Birkemeyer**
  Innere Medizin III (Kardiologie), Schwarzwald-Baar-Klinikum,
  Vöhrenbacher Str. 23, D-78050 Villingen-Schwenningen

- **Dr. Winfried Blumrich**
  Anästhesiologische Universitätsklinik, Hugstetter Str. 55,
  D-79106 Freiburg

- **RA. Rolf-Werner Bock**
  Kanzlei Ulsenheimer und Friederich,
  Schlüterstr. 37/11, D-10629 Berlin

- **Dr. Oliver Danzeisen**
  Anästhesiologische Universitätsklinik, Hugstetter Str. 55,
  D-79106 Freiburg im Breisgau

- **PD Dr. Michael Dinkel MBA**
  Herz- und Gefäßklinik GmbH Bad Neustadt, Salzburger Leite 1,
  D-97616 Bad Neustadt a. d. Saale

- **Dr. Winfried Ebner**
  Institut für Umweltmedizin und Krankenhaushygiene, Universitätsklinikum Freiburg,
  Hugstetter Str. 55, D-79106 Freiburg im Breisgau

- **Dr. Roland Fehr**
  Klinik für Anästhesiologie und Intensivmedizin,
  Schwarzwald-Baar-Klinikum, Röntgenstr. 20,
  D-78054 Villingen-Schwenningen

- **Dr. Michael U. Fischer**
  Anästhesiologische Universitätsklinik,
  Hugstetter Str. 55, D-79106 Freiburg im Breisgau

- **Dr. Stefan Frank**
  Herz- und Gefäß-Klinik GmbH, Fachbereich Anästhesie,
  Salzburger Leite 1, D-97616 Bad Neustadt/Saale

- **PD Dr. Uwe Frank**
  Institut für Umweltmedizin und Krankenhaushygiene,
  Universitätskliniken Freiburg,
  Hugstetter Str. 55, D-79106 Freiburg im Breisgau

- **Dr. Christiane Freising**
  Anästhesiologische Universitätsklinik,
  Hugstetter Str. 55, D-79106 Freiburg im Breisgau

- **Dr. Michael Hebel**
  Waldstr. 13, D-79312 Emmendingen

- **Prof. Dr. Volker Hempel**
  Luzzilonweg 3, D-78465 Konstanz

- **Dr. Christian Heringhaus**
  Marelaan 11, NL-2341 LA Oegstgeest

- **Dr. Christoph Herzog**
  Klinik für Anästhesiologie und Intensivmedizin, Schwarzwald-Baar-Klinikum,
  Vöhrenbacher Str. 23, D-78050 Villingen-Schwenningen

- **PD Dr. Alexander Hoetzel**
  Anästhesiologische Universitätsklinik,
  Hugstetter Str. 55, D-79106 Freiburg im Breisgau

- **Dr. Martin Jetzek-Zader**
  Klinik für Anästhesiologie, Universitätsklinikum Düsseldorf
  Moorenstraße 5, D-40225 Düsseldorf

- **Prof. Dr. Werner Jung**
  Innere Medizin III (Kardiologie), Schwarzwald-Baar-Klinikum,
  Vöhrenbacher Str. 23, D-78050 Villingen-Schwenningen

- **Dr. Heike Kaltofen**
  Anästhesiologische Universitätsklinik,
  Hugstetter Str. 55, D-79106 Freiburg im Breisgau

- **PD Dr. Peter Kienbaum**
  Klinik für Anästhesiologie, Universitätsklinikum Düsseldorf
  Moorenstraße 5, D-40225 Düsseldorf

- **Prof. Dr. Uwe Klein**
  Klinik für Anästhesie und operative Intensivtherapie, Südharz-Krankenhaus,
  Dr.-Robert-Koch-Str. 39, D-99734 Nordhausen

- **Dr. Christof Martin Lang**
  Klinik für Anästhesiologie und Intensivmedizin, Schwarzwald-Baar-Klinikum,
  Vöhrenbacher Str. 23, D-78050 Villingen-Schwenningen

- **Dr. Torsten Loop**
  Anästhesiologische Universitätsklinik,
  Hugstetter Str. 55, D-79106 Freiburg im Breisgau

- **Prof. Dr. Eike Martin**
  Anästhesiologische Universitätsklinik,
  Im Neuenheimer Feld 110, D-69120 Heidelberg

- **Prof. Dr. Georg Mols**
  Anästhesiologische Universitätsklinik,
  Hugstetter Str. 55, D-79106 Freiburg im Breisgau

- **Dr. Ludwig Mügge**
  Herz- und Gefäß-Klinik GmbH, Fachbereich Anästhesie,
  Salzburger Leite 1, D-97616 Bad Neustadt/Saale

- **Dr. Henner Niebergall**
  Klinik für Anästhesiologie und Intensivmedizin, Spital Zollikerberg,
  Trichtenhauserstr. 20, CH-8125 Zollikerberg

- **Dr. André Pekarek**
  Klinik für Anästhesiologie und Intensivmedizin, Schwarzwald-Baar-Klinikum,
  Vöhrenbacher Str. 23, D-78050 Villingen-Schwenningen

- **Dr. Sabine Petzold**
  Klinik für Anästhesiologie und Intensivmedizin, Schwarzwald-Baar-Klinikum,
  Vöhrenbacher Str. 23, D-78050 Villingen-Schwenningen

- **PD Dr. Hauke Rensing**
  Klinik für Anästhesiologie, Intensivmedizin und Schmerztherapie,
  Universitätskliniken des Saarlandes, Gebäude 57,
  D-66421 Homburg/Saar

- **Dr. Jens Roggenbach**
  Klinik für Anaesthesiologie, Universität Heidelberg,
  Im Neuenheimer Feld 110, D-69120 Heidelberg

- **Dr. med. Martin Roesslein**
  Klinik für Anästhesiologie der Universität München
  Marchioninistraße 15, 81377 München

- **Dr. med. Hannelore Rott**
  Gemeinschaftspraxis für Laboratoriums- und Transfusionsmedizin Prof. Trobisch/Dr. Rott,
  Königstr. 53, D-47051 Duisburg

- **PD Dr. René Schmidt**
  Anästhesiologische Universitätsklinik,
  Hugstetter Str. 55, D-79106 Freiburg im Breisgau

- **Dr. Axel Schmutz**
  Anästhesiologische Universitätsklinik,
  Hugstetter Str. 55, D-79106 Freiburg im Breisgau

- **H. Schweiger**
  Fachbereich Gefäßchirurgie, Herz- und Gefäß-Klinik GmbH,
  Salzburger Leite 1, D-97616 Bad Neustadt/Saale

- **Prof. Dr. Albert Urwyler**
  Departement Anästhesie, Universitätsspital Basel,
  Spitalstr. 21, CH-4031 Basel

- **PD Dr. habil. Dierk Vagts**
  Universität Rostock, Klinik und Poliklinik für Anästhesiologie und Intensivtherapie,
  Schillingallee 35, D-18055 Rostock

- **PD Dr. Markus U. Weigand**
  Anästhesiologische Universitätsklinik,
  Im Neuenheimer Feld 110, D-69120 Heidelberg

- **Dr. Andreas Weigl**
  Klinik für Anästhesiologie und Intensivmedizin, Schwarzwald-Baar-Klinikum,
  Röntgenstr. 20, D-78054 Villingen-Schwenningen

- **Dr. Peter Wetzel**
  Abteilung Anästhesie und Intensivmedizin, Loretto-Krankenhaus,
  Mercystr. 6–14, D-79100 Freiburg im Breisgau

- **Dr. Norbert Wittau**
  Anästhesiologische Universitätsklinik,
  Hugstetter Str. 55, D-79106 Freiburg im Breisgau

4 Abkürzungsverzeichnis

Abkürzung	Auflösung
AAA	abdominales Aortenaneurysma
AaDO$_2$	Aveolo-arterielle Sauerstoffdifferenz
AC	Tactivated clotting time (Aktivierte Gerinnungszeit)
ACTH	Adrenocorticotropes Hormon
AHA	American Heart Association
AICD	Automatic implantable cardioverter defibrillator (Implantierbarer Defibrillator)
ALI	Acute Lung Injury (Akute Lungenschädigung)
Amp	Ampere
AN	Vakutes Nierenversagen
aPTT	Activited partial thromboplastin time (aktivierte partielle Thromboplastinzeit)
ARDS	Acute respiratory distress syndrome (Akutes Lungenversagen)
ASA	American Society of Anesthesiologists
ASS	Acetylsalicysäure
AT-III	Antithrombin III
ATLS	Advanced Trauma Life Support
AVK	Arterielle Verschluss-Krankheit
AVNRT	AV-node re-entry tachycardia (AV-Knoten-Reentry-Tachykardie)
AVRT	AV-Reentry-Tachykardie (Synonym: WPW-Syndrom)
AWR	Aufwachraum
BB	Bronchusblocker
BDA	Berufsverband Deutscher Anästhesisten
BGA	Blutgasanalyse
BGB	Bürgerliches Gesetzbuch
BIS	Bispectral index system (Bispektraler Index)
BLI	ß-Laktamase-Inhibitor
BMI	Body-Mass-Index
BZ	Blutzucker
BZ	Blutungszeit
BURP	Backward, Upward, Right-sided Pressure (Druck nach hinten oben und rechts)
CaO$_2$	Sauerstoffgehalt des arteriellen Blutes (ml O$_2$/100 ml Blut)
CC	Closing capacity (Verschlusskapazität)
CCD	Central core disease

Abkürzung	Auflösung
CCL	Complication and comorbidity Level
Ch	Charrière
CI	Cardiac index (Herzzeitvolumenindex)
Ci	Leberzirrhose
CK	Creatinkinase / Kreatinkinase
CM	Case Mix
CMI	Case Mix Index
CMP	Cytidinmonophosphat
CO_2	Kohlendioxid
COHb	Kohlenmonoxid Hämoglobin
COPD	Chronic obstructive pulmonary disease (Chronisch obstruktive Lungenerkrankung)
CPAP	Continuous positive airway pressure (Kontinuierlich positiver Atemwegsdruck)
CPPV	Continuous positive pressure ventilation (Volumenkontrollierte Beatmung mit PEEP)
CSE	Combined spinal-epidural anesthesia (kombinierte Spinal-Epiduralanästhesie)
CT	Computertomographie
CTG	Cardiotokographie (Kardiotokographie)
ctHb	Hämoglobin-Konzentration im Blut (g/dl)
CvO_2	Sauerstoffgehalt des venösen Blutes (ml O2/100 ml Blut)
d	Tag (die)
$DA1/DA_2$	Dopaminrezeptoren 1 und 2
DDAVP	Desmopressin (1-Desamino-8-D-Arginin-Vasopressin)
DGAI	Deutsche Gesellschaft für Anästhesiologie und Intensivmedizin
DHB	Dehydrobenzperidol
DIC	Disseminated intravasal coagulation (disseminierte intravasale Gerinnung)
D_{LOC}	Diffusionskapazität für Kohlenmonoxid
DLT	Doppellumentubus
DMAP	Dimethyl-Aminophenol
DO_2	Sauerstoffangebot an das Gewebe
DPG	Diphosphoglycerat
DRG	Diagnosis Related Group
EEG	Elektro-Enzephalographie
EF	Ejektionsfraktion
EK	Erythrozytenkonzentrat
EKG	Elektrokardiogramm
ELB	Ein-Lungenbeatmung

Abkürzung	Auflösung
ELV	Ein-Lungen-Ventilation
EMLA	Eutectic mixture of local anesthetics (Lokalanästhetika-Creme)
ESWL	Extrakorporale Stoßwellenlithotripsie
$F_{et}O_2$	Endexspiratorische O2-Fraktion (Konzentration)
FEV_1	forciertes Exspirationsvolumen der ersten Sekunde
FFP	Fresh frozen plasma (tiefgefrorenes Frischplasma)
FiO_2	Fraction of inspired oxygen (inspiratorische Sauerstofffraktion)
FOB	fiberoptische Bronchoskopie
FPV	2005 Fallpauschalenvereinbarung 2005
FRC	Funktionelle Residualkapazität
FVC	Forcierte Vitalkapazität
GABA	g-amino butyric acid (Gamma-Aminobuttersäure)
GCS	Glasgow Coma Scale
G-DRG-System	Deutsches DRG-System
GERD	Gastro-esophageal reflux disease (gastroösophageale Refluxkrankheit)
GFP	gefrorenes Frischplasma
GFR	glomeruläre Filtrationsrate
GPT	Glutamat-Pyruvat-Transaminase
h	Stunde/Stunden
H_2O	Wasser
HAES	Hydroxyaethylstärke
Hb	Hämoglobingehalt (g/dl Blut)
HBV	Hepatitis-B-Virus
HCC	Hepaocelluläres Carcinom
HCV	Hepatitis-C-Virus
HELLP-Syndrom	Hemolysis, elevated liver enzymes, low platelet count – Syndrom
HF	Herzfrequenz
HFJV	High frequency jet ventilation (Hochfrequenz-Jetventilation)
HGE	humane granulozytäre Ehrlichiose
HI	Herzzeitvolumenindex (l/min/m2 KOF)
HIT	Heparin-induzierte Thrombozytopenie
HIV	Human immunodeficiency virus (menschliches Immunschwächevirus)
Hkt	Hämatokrit
HLA	Human leucocyte antigen (menschliches Leukozytenantigen)
HLM	Herz-Lungen-Maschine

Abkürzung	Auflösung
HME	humane monozytäre Ehrlichiose
HNO-	Hals-, Nasen-, Ohren-
HOCM	hypertrophe obstruktive Kardiomyopathie
HPV	hypoxische pulmonale Vasokonstriktion
Hüfner'sche Zahl	1,39: Maximale Menge des von einem Gramm Hämoglobin gebundenen O_2 (ml O_2/g Hb)
HWS	Halswirbelsäule
HWZ	Halbwertzeit
HZV	Herzzeitvolumen, Herzminutenvolumen (l/min)
I.E.	internationale Einheiten
i.m.	intramuskulär
i.v.	intravenös
IAB	Pintra-aortale Ballonpumpe
IAP	Intraabdominal pressure (intraabdomineller Druck)
ICD	Implantable cardiac defibrillator (implantierbarer Defibrillator)
ICD-10	Diagnosenkatalog
ID	Innendurchmesser
IgA	Immunglobulin A
InEK	Institut für Entgeltsysteme im Krankenhaus
INR	International Normalized Ratio (Prothrombinzeit)
IPPV	Intermittent positive pressure ventilation (volumenkontrollierte Beatmung bei PEEP = 0)
ITN	Intubationsnarkose
KG	Körpergewicht
KHK	koronare Herzkrankheit
KIS	Krankenhausinformationssystem
KM	Knochenmark
KOF	Körperoberfläche
LA	Lokalanästhesie, Lokalanästhetikum
LDH	Laktat-Dehydrogenase
LM	Larynxmaske
LMA	Laryngeal mask airway (Larynxmaske)
LV	linker Ventrikel
LVEDP	Left ventricular enddiastolic pressure (linksventrikulärer enddiastolischer Druck)
LVEDV	linksventrikuläres enddiastolisches Volumen
MAC[1]	Monitored Anesthesia Care (Stand-by)

Abkürzung	Auflösung
MAC[2]	minimale alveoläre Konzentration
MAO	Monoaminoxidase
MAP	Mean arterial pressure (mittlerer arterieller Blutdruck)
MAT	Maschinelle Autotransfusion
M-BOÄ (MBOÄ)	Musterberufsordnung der deutschen Ärztinnen und Ärzte
MCP	Metoclopramid
MCSE	Mobile Combined Spinal Epidural Analgesia (Walking Spinal-Epidural Anaesthesia)
MDC	Major Diagnostic Categorie
MELD	Model for end-stage liver disease
MEN	multiple endokrine Neoplasien
MH	maligne Hyperthermie
MVV	maximal ventiliertes Volumen
N_2O	Distickstoffoxid/Lachgas/Stickoxydul
$NaHCO_3$	Natriumhydrogencarbonat
NASCIS	National Acute Spinal Cord Injury Studies (I-III)
ND	Neck Dissektion
NIBP	Non-invasive blood pressure (nichtinvasiv gemessener Blutdruck)
NIV	nichtinvasive Beatmung (non-invasive ventilation)
NMDA	N-Methyl-D-Aspartat (Glutamat-Rezeptor)
NMR	Nuclear magnetic resonance (Kernspintomographie)
NNT	Number needed to treat
NO	Stickstoffmonoxid
NSAID	Non-steroidal antiinflammatory drugs (nichtsteroidale Antiphlogistika)
NSAR	nichtsteroidale Antirheumatika
O_2	Sauerstoff
OD	Outside-diameter (Außendurchmesser)
OELM	Optimal External Laryngeal Manipulation (Optimale externe Larynx-Positionierung durch Daumen und Zeigefinger der rechten Hand des Laryngoskopierenden nach dorsal und kranial)
OP	Operation
OPCAB	Off-pump coronary artery bypass (koronare Revaskularisation ohne extrakorporale Zirkulation)
OPS-301	Prozedurenkatalog
p.o.	per os
$PaCO_2$	arterieller Kohlendioxidpartialdruck

Abkürzung	Auflösung
PADSS	Post-Anesthesia-Discharge-Scoring-System (Punktesystem zur Beurteilung der Entlassfähigkeit nach ambulanten Operationen)
PaO_2	O_2-Partialdruck im arteriellen Blut (mm Hg)PAPperioperative Antibiotikaprophylaxe
PAP	Pulmonary artery pressure (Pulmonalarteriendruck)
pAVK	periphere arterielle Verschluss-Krankheit
PCA	Patient controlled analgesia (Patienten-kontrollierte Analgesie)
PCEA	Patient controlled epidural analgesia (Patienten-kontrollierte Peridural-analgesie)
PCIA	patientenkontrollierte intravenöse Analgesie (patient controlled intrave-nous analgesia)
PCCL	Patient Clinical Complexity Level
PCO_2	Kohlendioxid Partialdruck
PCR	Polymerase chain reaction (Polymerase-Kettenreaktion)
PCWP	Pulmonary capillary wedge pressure (pulmonarkapillarer Verschluss-druck)
PDA	Peridual-Anästhesie
PDE	Phosphodiesterase
PDK	Peridural-Katheter
PEEP	Positive end-expiratory pressure (positiver endexspiratorischer Druck)
PFA	Platelet Function Analyzer (Gerät zur Analyse der Thrombozyten-funktion)
PM	Pace maker (Herzschrittmacher)
PONV	postoperative nausea and vomiting (postoperative Übelkeit und Erbrechen)
POVOC	postoperative vomiting in children (Score zur Vorhersage von postoperativem Erbrechen bei Kindern)
ppm	Parts per million
ppo	prädiktiv postoperativ
$ppoFEV_1$	prädiktiv postoperative forcierte Vitalkapazität in der ersten Sekunde
PPSB	Prothrombin-Prokonvertin-Stuart-Power-/antihämophiler Faktor B-Komplex
PTCA	perkutane transluminale coronare Angioplastie
PTP	Posttransfusionelle Purpura
PTT	Partial thromboplastin time (partielle Thromboplastinzeit)
PTZ	Prothrombinzeit
PVC	globaler Gerinnungstest
PvO_2	Sauerstoffpartialdruck im gemischtvenösen Blut (Pulmonalarterie)
PVR	Pulmonary vascular resistance (pulmonaler Gefäßwiderstand)
QRS-Komplexe	EKG: Kammererregung
Quick	Quickwert (Prothrombinzeit) globaler Gerinnungstest
RA	Regionalanästhesie

Abkürzung	Auflösung
RAAS	Renin-Angiotensin-Aldosteron-System
RAE	Ring-Adair-Elwyn
RPF	renaler Plasmafluss
RQ	respiratorischer Quotient
RSI	Rapid sequence induction (Ileuseinleitung)
RV	Residualvolumen
RV	rechter Ventrikel
SaO_2	Arterielle Sauerstoffsättigung
SGB	Sozialgesetzbuch
SIMV	Synchronized intermittent mandatory ventilation
SOP	Standard operating procedure
SpA	Spinalanästhesie
SR	Sarkoplasmatischen Retikulum
SSEP	Somato-sensorisch evozierte Potentiale
StGB	Strafgesetzbuch
STH	Somatotropes Hormon
SvO_2	gemischt-venöse Sauerstoffsättigung
SVR	Systemic vascular resistance (systemischer Gefäßwiderstand)
T3	Triiodthyronin
T4	Thyroxin
t.c.	Transcutan
taGvHD	Transfusion-associated graft-versus-host-disease (transfusionsassoziierte Graft-versus-Host-Krankheit)
TCI	Target-controlled infusion
TEE	Transesophageal echocardiography (transösophageale Echokardiographie)
TEP	Totale Endoprothese
TFG	Transfusionsgesetz
Th	thorakal
TIVA	totale intravenöse Anästhesie
TK	Thrombozytenkonzentrat
TLC	Total lung capacity (totale Lungenkapazität)
TPEG	Transluminale perkutane Endografts
TPR	Total peripheral resistance (totaler peripherer Gefäßwiderstand)
TSH	Thyroid stimulating hormone (Thyreotropin)

Abkürzung	Auflösung
TTP	thrombotisch-thrombozytopenische Purpura
TTS	transdermales therapeutisches System
TUR-B	transurethrale Resektion der Blase
TUR-P	transurethrale Resektion der Prostata
TUR-Syndrom	Hypotone Hyperhydratation im Rahmen einer transurethralen Resektion (bei Frauen auch möglich nach Hysteroskopie)
TVE	Total liver vascular exclusion (Ausklemmung aller hepatischen Gefäße)
TZ	Thrombinzeit
UOS	unterer Ösophagussphinkter
V/Q	Ventilations-Perfusions-Verhältnis
V1	Vasopressinrezeptoren
VAS	Visual analogue scale (visuelle Analogskala)
VATS	videoassistierte Thorakoskopie
VC	Vitalkapazität
VIMA	Volatile Induction and Maintenance
VO2	Sauerstoffverbrauch, -aufnahme
VRS	Verbal rating scale (verbale Rating-Skala)
vWS	von-Willebrand-Jürgens-Syndrom
WPW-Syndrom	Wolff-Parkinson-White-Syndrom (Synonym: AVRT)
ZAS	Zentrales anticholinerges Syndrom
ZNS	Zentrales Nervensystem
ZVD	Zentraler Venendruck
ZVK	Zentraler Venenkatheter
ZMK	Zahn-, Mund- und Kieferchirurgie

5 Einheiten und Formeln

SI-Einheiten (Système International) und Umrechnungsfaktoren

Basiseinheiten

Größe	Bezeichnung	Abkürzung
Länge	Meter	m
Masse	Kilogramm	kg
Zeit	Sekunde*	s
Elektrischer Strom	Ampère	A
Temperatur	° Kelvin	K
Leuchtstärke	Candela	cd
Substanzmenge	Mol	mol

* Minute, Stunde, Tag und °Celsius bleiben im Gebrauch, obwohl es keine offiziellen SI-Einheiten sind.

Abgeleitete SI-Einheiten

Größe	SI-Einheit	Abkürzung	Herleitung der Einheit
Frequenz	Hertz	Hz	1 Hz = 1 Schwingung/s (1 s^{-1})
Kraft	Newton	N	1 N = 1 kg · m · s^{-2}
Arbeit, Energie, Wärme	Joule	J	1 J = 1 N · m
Leistung	Watt	W	1 W = 1 J · s^{-1}
Ladung	Coulomb	C	1 C = 1 A · s
Elektrische Spannung	Volt	V	1 V = 1 W · A^{-1}
Elektrische Kapazität	Farad	F	1 F = 1 A · s · V^{-1}
Elektrischer Widerstand	Ohm	Ω	1 Ω = 1 V · A^{-1}
Magnetischer Induktionsfluss	Weber	Wb	1 Wb = 1 V · s
Magnetische Flussdichte	Tesla	T	1 T = 1 Wb · m^{-2}
Induktion	Henry	H	1 H = 1 V · s · A^{-1}
Druck	Pascal	Pa	1 Pa = 1 N · m^{-2}

Die Einheiten Liter (10^{-3} m^3) und dyn als eine Kraft-Einheit (1 dyn = 10^{-5} N) bleiben, obwohl sie keine SI – Einheiten sind, weiter in Gebrauch.

Umrechnung für Drücke

Alte Einheit	SI-Einheit	Umrechnung Alt ⇨ SI	Umrechnung SI ⇨ Alt
mm Hg	kPa	0,133	7,5
cm H_2O	kPa	0,0981	10,0
atm[1]	kPa	101,3	0,01

[1] 760 mm Hg

Umrechnung einiger Blut-/Plasma-/Serumwerte

Messgröße	SI-Einheit	Alte Einheit	Umrechnung Alt ⇨ SI	Umrechnung SI ⇨ Alt
PO_2	kPa	mm Hg	0,133	7,5
PCO_2	kPa	mm Hg	0,133	7,5
Standardbikarbonat	mmol/l	mEq/l	1,0	1,0
Basenüberschuss	mmol/l	mEq/l	1,0	1,0
Glucose	mmol/l	mg/100ml	0,0555	18,0
Natrium	mmol/l	mEq/l	1,0	1,0
Kalium	mmol/l	mEq/l	1,0	1;0
Magnesium	mmol/l	mEq/l	0,5	2,0
Chlorid	mmol/l	mEq/l	1,0	1,0
Phosphat	mmol/l	mEq/l	0,323	3,0
Kreatinin	µmol/l	mg/100 ml	88,4	0,01
Harnstoff	mmol/l	mg/100 ml	0,166	6,0
Calcium	mmol/l	mg/100 ml	0,25	4,0
Eisen	µmol/l	µg/100 ml	0,179	5,6
Bilirubin	µmol/l	mg/100 ml	17,1	0,06
Cholesterin	mmol/l	mg/100 ml	0,0259	39,0
Gesamteiweiss	g/l	g/100 ml	10,0	0,1
Albumin	g/l	g/100 ml	10,0	0,1
Globulin	g/l	g/100 ml	10,0	0,1

pH und Wasserstoffionenkonzentration

pH	H⁺ – Konzentration (nmol/l)
6,8	158
6,9	126
7,0	100
7,1	79
7,2	63
7,3	50
7,4	40
7,5	32
7,6	25

Formeln

Patientencharakteristika

Variable	Berechnung	Einheit
Body Mass Index (BMI)	Körpergewicht / (Körpergröße in m)^2	kg/m^2
Körperoberfläche (KOF)	$0{,}007184 \cdot$ (Körpergröße in cm)$^{0{,}725} \cdot$ (Gewicht in kg)$^{0{,}425}$	m^2

Hämodynamik

Variable	Abkürzung	Berechnung	Einheit
Herzzeitvolumenindex	HI, CI[1]	Herzzeitvolumen / Körperoberfläche	l·min·m^{-2}
Schlagvolumen	SV	Herzzeitvolumen / Herzfrequenz	ml
Schlagvolumenindex	SVI	HI / Herzfrequenz	ml · m^{-2}
Systemischer Gefäßwiderstand	SVR[2]	$80 \cdot$ (MAP-ZVD)/HZV	dyn·s·cm^{-5}
Systemischer Gefäßwiderstandsindex	SVRI	$80 \cdot$ (MAP-ZVD)/HI	dyn·s·cm^{-5}·m^2
Pulmonaler Gefäßwiderstand	PVR[3]	$80 \cdot$ (PAP-PCWP)/HZV	dyn·s·cm^{-5}
Pulmonaler Gefäßwiderstandsindex	PVRI	$80 \cdot$ (PAP-PCWP)/HI	dyn·s·cm^{-5}·m^2

[1] CI ist die englische Abkürzung von „Cardiac Index"
[2] Englische Abkürzung von „Systemic vascular resistance"
[3] Englische Abkürzung von „Pulmonary vascular resistance"

Normwerte Hämodynamik

Herzzeitvolumen	4 – 7 l min^{-1}
HI	2,5-4 l * min^{-1} * m^{-2}
SVI	30 – 70 ml * m^{-2}
SVR	800 – 1200 dyn*s*cm^{-5}
SVRI	1200 – 2000 dyn*s*cm^{-5}*m^2
PVR	< 200 dyn*s*cm^{-5}
PVRI	< 400 dyn*s*cm^{-5}*m^2

Gasaustausch, Sauerstofftransport

Bei den Partialdrücken werden die Indizes für im Blut gelöste Gase mit Kleinbuchstaben geschrieben, für gasförmig vorliegende Gase mit Grossbuchstaben.

Beispiele:

P_AO_2	=	Alveolärer Sauerstoffpartialdruck
P_aO_2	=	Arterieller Sauerstoffpartialdruck
P_ACO_2	=	Alveolärer Kohlendioxidpartialdruck
P_aCO_2	=	Arterieller Kohlendioxidpartialdruck
F_IO_2	=	Inspiratorische Sauerstofffraktion

Alveolargasgleichung (alte Einheit mm Hg)

$$P_AO_2 = (P_B - 47) \cdot F_IO_2 - \frac{P_aCO_2}{RQ}$$

P_B = Barometerdruck, RQ = Respiratorischer Quotient (näherungsweise 0,8)

Sauerstoffgehalt des Blutes (ct von „content") in ml/100ml Blut

ct = 1,39 · Hb · SO_2 + 0,0031 · PO_2

Die SO_2 ist dabei als Fraktion, bspw. 0,95 bei 95 % Sättigung, der Sauerstoffpartialdruck in mm Hg einzusetzen.

Arterio-gemischtvenöse Sauerstoffgehaltsdifferenz (avDO$_2$) in ml/100ml Blut

$avDO_2 = ct_a - ct\bar{v}$

Sauerstoffangebot („O$_2$-Delivery, DO$_2$") in ml/min

$DO_2 = 10* \, ct_a \cdot HZV$

Sauerstoffverbrauch VO$_2$ (exklusiv Lungenparenchym) in ml/min

$VO_2 = 10 \cdot avDO_2 \cdot HZV$

Niere

Kreatinin-Clearance (Cl$_{Krea}$)

Die Kreatinin-Clearance entspricht der Glomerulären Filtrationsrate.

$$CL_{Krea} = \frac{\text{Urinvolumen (ml) * Kreatininkonzentration im Urin}}{\text{Kreatininkonzentration im Serum * Sammelperiode (min)}}$$

Norm: 80–120 ml/min

Urin-Na$^+$-Konzentration und Fraktionelle Natriumexkretion (FE$_{Na}$)

i Bei normaler Nierenfunktion gibt die Urin-Na$^+$-Konzentration einen guten Hinweis darauf, ob die Nierenperfusion ausreichend ist. Liegt eine Nierenperfusionsstörung vor (prärenale Nierenfunktionsstörung), kommt es über den Renin-Angiotensin-Aldosteron-Mechanismus zur vermehrten Rückresorption von Na$^+$, die Urin-Na+-Konzentration sinkt. Grenzwert sind 20 mmol/l.

Bei eingeschränkter Nierenfunktion wird von vornherein weniger Na+ filtriert; hier sollte die FE$_{Na}$ berechnet werden. Die FENa gibt an, welcher Anteil des filtrierten Natriums im Urin ausgeschieden werden. Eine FE$_{Na}$ < 1 % ist ein Indikator für eine prärenale Nierenfunktionsstörung.

$$FE_{Na} \cdot 100 = \frac{\text{Urinvolumen in der Sammelperiode (ml)} \cdot \text{Urin-Na}^+\text{-Konzentration}}{Cl_{Krea} \cdot \text{Sammelperiode (min)} \cdot \text{Serum-Na}^+\text{-Konzentration}}$$

Allgemeiner Teil

1 Inhalt – Allgemeiner Teil

1	**Inhalt**	3
2	**Präanästhesiologische Diagnostik**	7
2/1	Präoperative Nüchternheit vor elektiven Eingriffen	11
3	**Aufklärung und Einwilligung**	13
3/1	Verweigerung von Bluttransfusionen aus Glaubens- und Gewissensgründen (bes. „Zeugen Jehovas")	25
4	**Medikamentöse Prämedikation**	33
5	**Präoperative Begleit- und Dauermedikation**	49
6	**Pharmaka in der Anästhesie**	61
6/1	Inhalationsanästhetika	61
6/2	Intravenöse Anästhetika	81
6/3	Opioide	99
6/4	Muskelrelaxanzien	123
6/5	Lokalanästhetika	137
6/6	Vasoaktive Medikamente	151
6/7	Antibiotikaprophylaxe	163
7	**Narkosesysteme**	175
8	**Atemweg**	187
8/1	Sicherung der Atemwege	187
8/2	Der schwierige Atemweg	231
9	**Monitoring**	275
9/1	Hämodynamisches Monitoring	275
9/1.1	Transösophageale Echokardiographie	295
9/2	Respiratorisches Monitoring	311
9/3	Neuromuskuläres Monitoring	323
10	**Intraoperatives Flüssigkeitsmanagement**	329
11	**Substitution von Blutkomponenten und Gerinnungsfaktoren**	341
12	**Intraoperative Hypothermie**	371
13	**Die Lagerung des Patienten zur Operation**	379
13/1	Abbildungen zur Lagerung des Patienten	389
14	**Praxis der Allgemeinanästhesie**	391

S. 4

15	**Praxis der Regionalanästhesie**	**421**
15/1	Spinal- und Periduralanästhesie	421
15/2	Nervenblockaden der oberen und unteren Extremität	435
15/3	Regionalanästhesie im Kindesalter	455
16	**Stand-by-Funktion/Monitored Anesthesia Care**	**497**
17	**Ambulante Anästhesie**	**503**
18	**Anästhesie bei bestimmten Patientengruppen**	**519**
18/1	Patienten mit kardialen Erkrankungen	519
18/2	Patienten mit vaskulären Erkrankungen	533
18/2.1	Anästhesie bei Patienten mit arteriellen Gefäßerkrankungen	533
18/2.2	Anästhesie bei Patienten mit Venenerkrankungen und erhöhtem Thromboserisiko	549
18/3	Patienten mit pulmonalen Erkrankungen	553
18/4	Patienten mit Niereninsuffizienz	563
18/5	Patienten mit Lebererkrankungen	577
18/6	Patienten mit endokrinen Erkrankungen	591
18/6.1	Diabetes mellitus	593
18/6.2	Schilddrüsenerkrankungen	605
18/6.3	Hyperkortisolismus (M. Cushing, Cushing-Syndrom)	611
18/6.4	Nebennierenrindeninsuffizienz	615
18/6.5	Conn-Syndrom	619
18/6.6	Phäochromozytom	621
18/7	Patienten mit Haut- und Skeletterkrankungen und Kollagenosen	627
18/8	Patienten mit neuromuskulären Erkrankungen	637
18/9	Patienten mit ZNS-Erkrankungen	649
18/10	Anästhesie in der Schwangerschaft bei nichtgeburtshilflichen Eingriffen	665
18/11	Früh- und Neugeborene und Kinder	675
18/12	Geriatrische Patienten	697
18/13	Patienten mit Drogen- und Alkoholabhängigkeit	703
18/14	Patienten mit Herzschrittmacher oder implantiertem Defibrillator/Kardioverter	707
18/15	Patienten mit Adipositas	717
18/16	Patienten mit Gerinnungsstörungen	727
18/17	Patienten mit immunologischen Erkrankungen oder immunsuppressiver Therapie	741
19	**Postoperative Übelkeit und Erbrechen**	**757**
20	**Perioperative Schmerztherapie**	**773**

21	Der Patient im Aufwachraum	795
22	**Probleme und Komplikationen im Zusammenhang mit einer Anästhesie** 803	
22/1	Hypoxie und Hyperkapnie, Abfall des endtidalen CO_2	803
22/2	Hypotension	823
22/3	Allergische Reaktion	831
22/4	Aspiration	841
22/5	Arrhythmien	847
22/6	Herz-Kreislauf-Stillstand und Reanimation	859
22/7	Massive Blutung	879
22/8	TUR-Syndrom	893
22/9	Zentrales anticholinerges Syndrom	899
22/10	Maligne Hyperthermie	903
23	**Juristische Aspekte anästhesiologischer Komplikationen**	909
24	**Krankenhausökonomie**	923

2 Präanästhesiologische Diagnostik

Benzing A

Ziel der präanästhesiologischen Evaluation ist die **Diagnose von Begleiterkrankungen**.

Ziel

Allgemeine Diagnostik

Bei allen Patienten müssen durchgeführt werden:

- ausführliche **Anamnese**
- **körperliche Untersuchung** (mindestens kardial, pulmonal und Gefäßstatus)

Anamnese/ körperliche Untersuchung

i Die **Anamneseerhebung** umfasst ein ausführliches Patienteninterview und das Studium der Krankengeschichte.[3] Nur auf der Basis der Ergebnisse von Anamnese und körperlicher Untersuchung kann – im Zusammenhang mit der Größe des operativen Eingriffs – entschieden werden, ob **zusätzliche präanästhesiologische Untersuchungen** notwendig und sinnvoll sind. Besondere Aufmerksamkeit muss bei der Anamneseerhebung der Frage der körperlichen Belastbarkeit des Patienten gewidmet werden.

Bei **guter körperlicher Belastbarkeit** ist die Inzidenz postoperativer kardiopulmonaler Komplikationen auch nach großen Eingriffen gering (Abb. 1).

körperliche Belastbarkeit

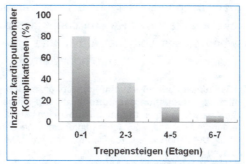

Abb. 1: Zusammenhang zwischen präoperativer körperlicher Belastbarkeit (Treppensteigen) und dem Auftreten postoperativer kardiopulmonaler Komplikationen (nach[7])

i In der mit Abb. 1 zitierten Studie[7] wurde **die Inzidenz postoperativer kardiopulmonaler Komplikationen in Abhängigkeit von** der **präoperativen körperlichen Belastbarkeit** untersucht. Vor dem geplanten Eingriff (Thorakotomie, Sternotomie, Oberbauchlaparotomie) mussten die Patienten in Begleitung des prämedizierenden Arztes Treppen steigen, bis ein Symptom (Dyspnoe, Erschöpfung, Angina pectoris) den Patienten zu einer Pause zwang. Die Etagenhöhe betrug 3 m (18 Stufen). Bei Patienten, die ohne Pause mehr als 4 Etagen Treppen steigen konnten, traten postoperative Komplikationen selten, bei wenig belastbaren Patienten häufig auf.

In einer zweiten Studie[4] an 600 Patienten wurde die im Rahmen der Anamneseerhebung vom Patienten selbst berichtete **körperliche Belastbarkeit mit der Inzidenz postoperativer Komplikationen** (pulmonal, kardiovaskulär, neurologisch) nach unterschiedlichen operativen Eingriffen korreliert. Die Patienten wurden dabei gefragt, wie viele Treppen sie steigen (0-4 Etagen) und wie oft sie ohne Pause um den Häuserblock gehen konnten (0-4 mal). Die Häufigkeit postoperativer Komplikationen korrelierte invers mit der präoperativen körperlichen Belastbarkeit. Bei Patienten, die mindestens 2 Etagen Treppen steigen und 4-mal um den Häuserblock gehen konnten, waren postoperative Komplikationen deutlich seltener als bei weniger belastbaren Patienten.

Zusatzuntersuchungen

Eine **weitergehende präanästhesiologische Diagnostik** ist sinnvoll, wenn

- eine Reduktion des perioperativen Risikos wahrscheinlich erscheint,
- sich das anästhesiologische Management ändert,
- die postoperative Überwachung beeinflusst wird.

Befunde sind **1 Jahr valide**, wenn sich im Patientenbefinden keine Veränderung ergeben hat.[3]

Laborwerte

Bei ansonsten **gesunden Patienten** (ASA I und II) ist die Bestimmung von **Laborwerten** vor einer Allgemeinanästhesie oder peripheren Nervenblockaden **nicht erforderlich**. Vor **rückenmarksnahen Regionalanästhesien** empfehlen wir – auch wenn dieses Vorgehen umstritten ist – die Bestimmung von Quickwert, PTT und Thrombozytenzahl.

i **Routine-Laboruntersuchungen bei** ansonsten **gesunden Patienten** tragen **nicht** zur **Reduktion des perioperativen Risikos** bei[3]. In einer retrospektiven Analyse wurde der intra- und postoperative Verlauf bei 1044 ASA-I- und -II-Patienten im Alter von 0–95 Jahren untersucht, bei denen die präoperative Bestimmung der Laborwerte vergessen worden war.[11] Die Mortalität und Morbidität bei diesen Patienten betrug 0 %. Die nachträgliche intraoperative Bestimmung einzelner Laborwerte hatte in keinem Fall einen Einfluss auf das anästhesiologische Management.

In einer großen, prospektiv-randomisierten Studie wurde die Bedeutung einer präoperativen Routinediagnostik (Labor und Elektrokardiogramm) für die Prävention perioperativer Komplikationen nach Katarakt-Operationen in Lokalanästhesie untersucht.[15] Die Inzidenz postoperativer Komplikationen war in beiden Gruppen gleich. Bei älteren Patienten, die sich in Allgemeinanästhesie einem operativen Eingriff unterziehen mussten, betrug die Inzidenz pathologischer Laborwerte ca. 10 %; der prädiktive Wert dieser pathologischen Befunde war gering.[5]

Bei Patienten mit **relevanten Begleiterkrankungen** (ASA ≥ III) können gezielt Laboruntersuchungen angefordert werden, um Veränderungen der Erkrankung erkennen zu können.

Eine präanästhesiologische **Röntgen-Thoraxaufnahme** ist nur **notwendig**, wenn:

Röntgen-Thorax

- bei Anamnese oder körperlicher Untersuchung ein relevanter pathologischer Befund am Thorax erhoben wurde oder
- eine vorbestehende kardiopulmonale Erkrankung sich verschlechtert hat

Hohes Lebensalter, eine bekannte stabile kardiopulmonale Vorerkrankung oder eine abgeklungene bronchopulmonale Infektion sind keine automatischen Indikationen für eine präanästhesiologische Röntgen-Thoraxaufnahme.

i In einer älteren Meta-Analyse[2] wurde geprüft, ob das **routinemäßige Anfertigen einer präoperativen Thoraxaufnahme** das anästhesiologische Management beeinflusst. Im Durchschnitt wurden bei 10 % der Röntgenaufnahmen pathologische Befunde diagnostiziert, von denen 1,3 % bis dahin unbekannt gewesen waren. In nur 0,1 % der Fälle wurde das anästhesiologische Management beeinflusst. Die ASA-Task-Force[3] hält fest, dass hohes Alter, eine stabile COPD, eine stabile kardiale Erkrankung oder eine vor kurzem durchgemachte, ausgeheilte Atemwegsinfektion keine zwingenden Indikationen für eine präanästhesiologische Röntgen-Thoraxaufnahme darstellen.

Eine **Spirometrie** ist vor lungenchirurgischen Eingriffen und zur Therapieüberprüfung bei Patienten mit **obstruktiver Lungenerkrankung**, nicht jedoch **als Screening-Untersuchung** bei Patienten mit bekannter oder vermuteter Lungerkrankung indiziert.

Lungenfunktionsprüfung

i Nach großen operativen Eingriffen treten bei 25–50 % der Patienten postoperative pulmonale Komplikationen auf.[6,16] Durch eine **Spirometrie** können Hochrisiko-Patienten für postoperative pulmonale Komplikationen nicht identifiziert werden.[16] Das Auftreten postoperativer pulmonaler Komplikationen korreliert mit pathologischen Befunden, die bei der klinischen Untersuchung erhoben werden, nicht jedoch mit pathologischen Befunden der Spirometrie.[8]

Der **Nutzen** eines **routinemäßig angefertigten** präoperativen **Elektrokardiogramms** bei älteren Patienten ist unklar. Indikationen für ein EKG sind bekannte oder neu entdeckte kardiovaskuläre Risikofaktoren.

EKG

i Studien zum Nutzen eines präoperativ routinemäßig angefertigten EKGs erlauben keine eindeutige Aussage.[3] Ein hohes Lebensalter ohne das Vorliegen kardiovaskulärer Risikofaktoren wird nicht als Indikation für ein präoperatives EKG angesehen.[3]

Echokardiographie

Die Durchführung einer präanästhesiologischen Echokardiographie vor **nicht-kardiochirurgischen Eingriffen** ist sinnvoll, wenn:

- ein Vitium-verdächtiges, bislang nicht abgeklärtes Herzgeräusch besteht
- bei klinisch diagnostizierter Herzinsuffizienz die myokardiale Funktion beurteilt werden soll

Im Rahmen der Abklärung einer **koronaren Herzkrankheit** (KHK) wird die Echokardiographie als **Stressechokardiographie** eingesetzt. Die Echokardiographie ist keine Routineuntersuchung zur Bewertung des kardialen Risikos vor nicht-kardiochirurgischen Eingriffen.

weitergehende kardiologische Diagnostik

Eine weitergehende **kardiologische Diagnostik** kann bei bekannter KHK oder Risikofaktoren für eine KHK notwendig werden[1] (s.a. Allgemeiner Teil, Kap. 18/1 „Patienten mit kardialen Erkrankungen"). Wichtig für die **Indikationsstellung** zur weitergehenden Diagnostik sind:

- der klinische Zustand des Patienten
- klinische Prädiktoren kardialer Komplikationen
- die Größe des operativen Eingriffs

i Die **Empfehlungen der American Heart Association und des American College of Cardiology** für die präoperative Evaluation kardialer Risikopatienten vor nicht-kardiochirurgischen Eingriffen[1] aus dem Jahr 2002 beinhalten einen komplexen Algorithmus zur Abklärung resp. Behandlung von Patienten mit koronarer Herzkrankheit (KHK). Mittlerweile muss die darin vorgeschlagene Vorgehensweise jedoch in Zweifel gezogen werden.[10,12,13] Eine präoperative Bypassoperation vor Hochrisikoeingriffen bringt keine Reduktion der postoperativen oder der Langzeit-Mortalität mit sich.[10] Nach der Implantation eines Koronarstents zur Revaskularisierung ist das perioperative Risiko über 2–4 Wochen deutlich erhöht.[13] Die perioperative Medikation mit β-Blockern dagegen senkt bei Hochrisikopatienten die perioperative Mortalität und die Inzidenz von Myokardinfarkten nach nicht-kardiochirurgischen Eingriffen.[9,12,13]

Nach diesen Studien ist bei den meisten Hochrisikopatienten eine präoperative kardiologische/kardiochirurgische Intervention nutzlos oder schädlich; die Optimierung besteht in der **perioperativen Medikation mit β-Blockern**.

2/1 Präoperative Nüchternheit vor elektiven Eingriffen

Nach den Richtlinien der Deutschen Gesellschaft für Anästhesiologie und Intensivmedizin und des Berufsverbandes Deutscher Anästhesisten[1]

- darf bis 6 Stunden vor der Narkoseeinleitung Nahrung in Form kleiner Mahlzeiten (z.B. eine Scheibe Weißbrot mit Marmelade aufgenommen werden.

- können bis 2 Stunden vor der Narkoseeinleitung klare Flüssigkeiten, die kein Fett, keine Partikel und keinen Alkohol enthalten (z.B. Wasser, fruchtfleischlose Säfte, kohlensäurehaltige Getränke wie Mineralwasser oder Limonade oder Tee bzw. Kaffee) in kleinen Mengen (ein bis zwei Gläser/Tassen) getrunken werden.

Orale Medikamente und Prämedikationspharmaka können am OP-Tag mit einem Schluck Wasser bis kurz vor der Narkoseeinleitung eingenommen werden (Kinder siehe Allgemeiner Teil, Kap. 18/11, S. 12).

Literatur

Literatur zum Text

1. Stellungnahme der Deutschen Gesellschaft für Anästhesiologie und Intensivmedizin (DGAI) und des Berufsverbandes Deutscher Anästhesisten (BDA) zum präoperativen Nüchternheitsgebot vor elektiven Eingriffen. Anästh Intensivmed 2004; 45:722
http://www.bda.de/06pdf/02_203-anaesth-Versorg.pdf

3 Aufklärung und Einwilligung

Bock R-W

Aufklärungsbereiche

Hinsichtlich der **Aufklärung des Patienten** stehen grundsätzlich drei Bereiche bzw. Gegenstände in Rede:

- die **Diagnoseaufklärung**
- die **therapeutische Aufklärung**, auch als Sicherungsaufklärung bezeichnet
- die **Eingriffs-** bzw. **Risikoaufklärung**

Die **Diagnoseaufklärung** hat in der Anästhesie regelmäßig wohl nur untergeordnete Bedeutung, da sie die Unterrichtung des Patienten über ärztliche Befunde (insbesondere die Grunderkrankung betreffend) und die daraus resultierende Diagnosestellung beinhaltet. Die Diagnoseaufklärung darf nicht mit der erforderlichen Risikoaufklärung vor Durchführung eines diagnostischen Eingriffs verwechselt werden.

Diagnoseaufklärung

Die **therapeutische Aufklärung** bzw. **Sicherungsaufklärung** gehört – im eigentlichen Sinne – zur adäquaten **Behandlung** des Patienten. Sie unterliegt daher im Zivilprozess beweisrechtlich auch den Kriterien eines Behandlungsfehlers (s. dazu unten „Rechtliches Erfordernis der Eingriffsaufklärung" b). Auch der therapeutischen Aufklärung dürfte regelmäßig größere praktische Bedeutung im Zusammenhang mit der Behandlung des Grundleidens des Patienten zukommen, da sie Verhaltenshinweise zur Sicherung des therapeutischen Erfolgs impliziert (z.B. durch Informationen zu Weiter- und Nachbehandlungserfordernissen, zu einzuhaltender Diät und Hygiene, zur Mobilisierung bzw. Belastungsfähigkeit, zu Maßnahmen der evtl. auch medikamentösen Thromboembolie-Prophylaxe, zum Verhalten nach ambulanter Eingriffsdurchführung etc.). Allerdings ist insoweit unter anästhesiologischen Aspekten beispielsweise auch der präoperative Hinweis auf Nüchternheitserfordernisse berührt.

therapeutische Aufklärung

Weitergehende Bedeutung kommt der therapeutischen Aufklärung für das Fachgebiet der Anästhesie jedenfalls im Zusammenhang mit **ambulantem Operieren** zu. Dies gilt hinsichtlich Maßgaben zum postoperativen Verhalten des Patienten unter anästhesiologischen Aspekten, Hinweisen zu Fahrtauglichkeitseinschränkungen, der Unterrichtung über eventuelle Nachwirkungen bzw. Auffälligkeiten bezüglich des angewandten Anästhesieverfahrens (insbesondere das Regionalanästhesie-Verfahren betreffend) etc.

Eingriffs-/Risikoaufklärung

Bei der **Eingriffs- bzw. Risikoaufklärung** handelt es sich um die Unterrichtung des Patienten über den beabsichtigten Eingriff (z.B. Intubationsnarkose, Regionalanästhesie, Transfusion von Fremdblut/evtl. Eigenblutspende) samt damit einhergehenden Risiken, um eine selbstbestimmte Entscheidung des Patienten zur Eingriffsdurchführung samt Einwilligung herbeizuführen. Die Vornahme adäquater Eingriffs- bzw. Risikoaufklärung ist **im Falle juristischer Auseinandersetzungen oftmals umstritten**, weshalb ihrer korrekten Vornahme in der ärztlichen Praxis besondere Aufmerksamkeit geschenkt werden muss.

Rechtliches Erfordernis der Eingriffsaufklärung

Legitimation ärztlicher Eingriffe durch Patienteneinverständnis

a) Rechtssystematisch bleibt zu beachten, dass jeder ärztliche Eingriff letztliche „Legitimation" erst durch das „Einverständnis des aufgeklärten Kranken" erhält.[1] Dem liegt die nach wie vor geltende Rechtsprechung zugrunde, welche aus einer Entscheidung des Reichsgerichts aus dem Jahre 1894[2] resultiert. Danach erfüllt **jeder ärztliche Eingriff** – auch bei gegebener Indikation und Ausführung lege artis – den **Tatbestand der Körperverletzung**. Allerdings entfällt die Rechtswidrigkeit und damit die Strafbarkeit des Eingriffs, wenn sich der Arzt zur Vornahme der Behandlung auf einen **Rechtfertigungsgrund** stützen kann. Einen Rechtfertigungsgrund bildet regelmäßig die **Einwilligung des Patienten** in die Eingriffsdurchführung, wobei die Einwilligung nur wirksam ist, wenn der Patient über die insoweit bedeutsamen Umstände unterrichtet wurde, also weiß, „in was" er einwilligt. Diesem Erfordernis muss eine **adäquate Aufklärung** Rechnung tragen.

Ist der Patient – etwa infolge eines akuten Unfallgeschehens – bewusstlos und verbleibt wegen vitaler Gefährdung keine Zeit zur Einschaltung des Vormundschaftsgerichts bzw. für eine Betreuerbestellung, darf – und muss – der behandelnde Arzt als „Geschäftsführer ohne Auftrag" tätig werden und die anästhesiologische Behandlung ausführen. Den Rechtfertigungsgrund bildet in diesem Fall eine **„mutmaßliche Einwilligung"** des Patienten und/oder ein „Notstand" gemäß § 34 StGB.

einwilligungsunfähiger Patient

Jenseits der o.a. traditionellen Rechtsprechung bleibt allerdings auch zu berücksichtigen, dass die Verpflichtung zur adäquaten Aufklärung des Patienten letztlich aus dem in Artikel 2 Abs. 1 GG konstituierten **Selbstbestimmungsrecht** eines jeden als allgemeinem **Persönlichkeitsrecht** resultiert. Daraus erhellt, dass der Patient die Durchführung eines Heileingriffs auch ablehnen kann. So gibt es kein „therapeutisches Privileg" und keine „Vernunfthoheit" des Arztes, obwohl es dessen „vornehmstes Recht und seine wesentlichste Pflicht" ist, „den kranken Menschen nach Möglichkeit von seinem Leiden zu heilen. Dieses Recht und diese Pflicht finden aber in dem grundgesetzlichen freien Selbstbestimmungsrecht des Menschen über seinen Körper ihre Grenze." [3]

Selbstbestimmung des Patienten

b) Rechtspraktisch kommt der Eingriffs- bzw. Risikoaufklärung besondere Bedeutung zu, da **zivilrechtliche Haftung und strafrechtliche Verantwortlichkeit** auch aus dem Vorwurf unterlassener oder unzureichender Aufklärung resultieren können.

unterlassene/ unzureichende Aufklärung

Behauptet der Patient im Zivilprozess, er sei nicht lege artis behandelt worden, obliegt dem Patienten insoweit grundsätzlich die Beweislast (ausnahmsweise Beweislastumkehr im Zusammenhang mit der Feststellung eines groben Behandlungsfehlers und bei Dokumentationsmängeln). Dem gegenüber ist der behandelnde Arzt bzw. die Klinik zivilprozessual a priori beweisbelastet hinsichtlich der Vornahme einer adäquaten Aufklärung, falls der Patient – wie fast regelmäßig – die sog. „Aufklärungsrüge" mit der Behauptung fehlender oder unzureichender Aufklärung erhebt. Infolgedessen ist auch eine **adäquate Dokumentation der Aufklärung** essenziell, um insoweit erforderlichenfalls überhaupt Beweis führen zu können.

Voraussetzungen adäquater Eingriffsaufklärung

keine Delegation an Pflegepersonal

a) **Qualifizierte Arztaufgabe:** Die Aufklärung des Patienten ist eine originär **ärztliche Aufgabe**. Daher verbietet sich auch jedenfalls eine Delegation von Aufklärungsmaßnahmen an Pflegekräfte. Die Verpflichtung zur Aufklärung obliegt grundsätzlich dem behandelnden Arzt, so auch dem narkoseführenden Anästhesisten, da er mit der Eingriffsdurchführung in die körperliche Integrität des Patienten eingreift. Jedoch ist auch hinsichtlich Aufklärungsmaßnahmen eine **Delegation bzw. Arbeitsteilung zulässig**, wie es auch vielfacher anästhesiologischer Praxis (bezüglich prästationärer Sprechstunden und Prämedikation samt Aufklärung einerseits sowie Durchführung der Intubationsnarkose bzw. Regionalanästhesie andererseits) entspricht. Allerdings muss – auch organisatorisch – sichergestellt sein, dass der die Aufklärung vornehmende Arzt kompetent ist, ein – auch im individuellen Behandlungsfall – adäquates Aufklärungsgespräch mit dem Patienten zu führen (s. dazu näher unten).

Gestaltung der Aufklärung

b) **Inhalt und Umfang der Eingriffs- bzw. Risikoaufklärung:** Die Gestaltung der Eingriffs- bzw. Risikoaufklärung hinsichtlich Inhalt und Umfang kann sich im Einzelfall problematisch darstellen. Um so mehr ist dringend zu empfehlen, hinsichtlich anästhesiologischer Standardverfahren **handelsübliche Aufklärungsbögen zur Dokumentation des Aufklärungsgesprächs** zu verwenden (s. dazu näher unter c)). Die Rechtsprechung konstatiert zum einen keine Verpflichtung des Arztes, „den Kranken auf alle nachteiligen Folgen aufmerksam zu machen, die möglicherweise mit einer Operation entstehen können",[4] sondern fordert im Grundsatz, der Patient müsse lediglich „im Großen und Ganzen" informiert werden. Zum anderen konstatiert sie in einer Fülle von Einzelfallentscheidungen aber doch, über ein bestimmtes Risiko habe gleichwohl aufgeklärt werden müssen (z.B. Bezeichnung des Risikos einer „Querschnittslähmung" im Zusammenhang mit der Durchführung einer Regionalanästhesie).

Grundsätzlich ist der Patient aufzuklären über: *grundsätzliche Aufklärung*

- das Erfordernis anästhesiologischer Maßnahmen
- in Betracht kommende Verfahren
- Art und Weise der Eingriffsdurchführung
- damit verbundene Risiken und Nebenwirkungen
- mögliche Komplikationen und Folgen etc.

Hinsichtlich etwaiger Risiken der Behandlung stellt die Rechtsprechung **zur Auslösung einer Aufklärungspflicht** nicht mehr entscheidend auf statistische Risikofrequenzen ab, sondern „maßgeblich darauf, ob das in Frage stehende **Risiko** dem Eingriff **spezifisch** anhaftet und bei seiner Verwirklichung die **Lebensführung** des Patienten besonders **belastet**".[5] Zum Aufklärungsinhalt gehört auch die Unterrichtung des Patienten über **Behandlungsalternativen**. Dies betrifft beispielsweise die Vornahme einerseits einer Intubationsnarkose und andererseits einer Regionalanästhesie.

Weitere Bestimmungsfaktoren für Inhalt und Umfang der Aufklärung sind die **Dringlichkeit des Eingriffs** und die Persönlichkeit bzw. das Verhalten des Patienten. Die Dringlichkeit des Eingriffs steht im umgekehrten Verhältnis zum Umfang der Aufklärung. Je dringender die ärztliche Maßnahme, desto geringere Anforderungen sind an die Erfüllung der Aufklärungspflicht zu stellen. In Notfällen kann das Aufklärungserfordernis ganz entfallen. Andererseits bleibt zu veranschlagen, dass die Anforderungen, die die Rechtsprechung an den Arzt hinsichtlich der Aufklärung des Patienten stellt, umso höher und strenger sind, je weniger dringlich und notwendig der Eingriff ist. Dieser Aspekt mag primär die operative Indikation betreffen, welche eine anästhesiologische Behandlung impliziert, doch darf etwa im Zusammenhang mit Elektiveingriffen oder kosmetisch-chirurgischen Operationen das Anästhesierisiko keinesfalls „heruntergespielt" werden. *Persönlichkeit und Dringlichkeit*

S. 18

Form der Aufklärung/ Dokumentation

c) **Praktische Umsetzung:** Die „**Aufklärung des Patienten**" ist das „**Gespräch mit dem Patienten**", auf dessen Grundlage dieser umfassend informiert die Einwilligung in die Vornahme des beabsichtigten Eingriffs erklären kann. Aufklärung und Einwilligung unterliegen zur Wirksamkeit keinem Formerfordernis. Allerdings ist aus Beweisgründen forensisch essenziell wichtig, den **Inhalt des Aufklärungsgesprächs und die Einwilligung des Patienten zu dokumentieren**.

Aufklärungsbögen

Gerade deshalb empfiehlt sich dringend die Verwendung für anästhesiologische Eingriffe erhältlicher handelsüblicher Aufklärungsbögen, welche im Sinne sog. **Stufenaufklärung** einzusetzen sind, d.h.:

- initiale Aushändigung des Aufklärungsbogens an den Patienten zur Selbstinformation und Vorbereitung auf das Aufklärungsgespräch
- individuelles Aufklärungsgespräch mit dem Patienten auf der Grundlage des Aufklärungsbogens
- evtl. auch nach weiterer Bedenkzeit Einwilligung des Patienten mit unterschriftlicher Bestätigung auf dem Aufklärungsformular.

individuelle Gesprächsgestaltung

Selbstverständlich enthebt die Verwendung handelsüblicher Aufklärungsformulare den Anästhesisten nicht der Verpflichtung, das Aufklärungsgespräch im Hinblick auf den konkreten Patienten individuell zu gestalten. Auch erfolgt im Rahmen juristischer Auseinandersetzungen von Patientenseite vielfach der Einwand, das Aufklärungsformular sei ohne gesprächsweise Aufklärung lediglich „zur Unterschrift" vorgelegt worden. Um diesem Einwand zu begegnen, empfiehlt es sich, auch den **schriftlichen Aufklärungsbogen** zu **individualisieren**. Zum einen bedarf es ohnehin der handschriftlichen Hinzufügung spezieller Umstände und Risiken, welche vom Formular nicht erfasst sind. Zum anderen sollten Fragen des Patienten bzw. besondere Gesprächsinhalte notiert werden. Schließlich ist zu empfehlen, das Aufklärungsformular durch sonstige Kommentierungen, Anmerkungen, Hervorhebungen, Unterstreichungen etc. nach Maßgabe des tatsächlichen Gesprächsinhalts zu konkretisieren.

d) **Aufklärungsverzicht seitens des Patienten:** In der Praxis kommt es nicht selten vor, dass Patienten ein Aufklärungsgespräch ablehnen bzw. auf die Aufklärung „verzichten". Solches ist zulässig, sollte aber nicht vorbehaltlos hingenommen werden.

kein vorbehaltloser Aufklärungsverzicht

Ggf. ist dem Patienten eine sog. **Grundaufklärung** zu erteilen, damit er auf dieser Basis auf eine Unterrichtung im Detail verzichten kann. Wiederum aus Beweisgründen bedarf der Aufklärungsverzicht des Patienten der expliziten **Dokumentation** unter unterschriftlicher Bestätigung durch den Patienten.

e) **Adäquater Zeitpunkt:** Eine **wirksame Aufklärung** setzt voraus, dass diese **zeitgerecht** erfolgt, d.h. insbesondere, dass der Patient „noch Gelegenheit hat, zwischen der Aufklärung und dem Eingriff das Für und Wider der Operation abzuwägen". Es ist jedenfalls zu vermeiden, dass der Patient „wegen der in der Klinik bereits getroffenen Operationsvorbereitungen unter einen unzumutbaren psychischen Druck gerät".[6] Insofern sind stets die konkreten Umstände des Einzelfalles zu berücksichtigen.

zeitgerechte Aufklärung

Während die operative Eingriffsaufklärung regelmäßig früher zu erfolgen hat, genügt bei stationärer Behandlung eine anästhesiologische Aufklärung des Patienten grundsätzlich noch am Vorabend des Eingriffs.

Für „normale ambulante Eingriffe" geht der BGH auch hinsichtlich operativer Risikoaufklärung davon aus, es könne ausreichend sein, wenn die Aufklärung am Tag des Eingriffs erfolgt (im zu entscheidenden Fall ging es um die Operation eines Karpaltunnel-Syndroms). Demgemäß ist dann auch eine anästhesiologische Eingriffsaufklärung am Tag des Eingriffs zulässig. Bei größeren ambulanten Operationen mit höherem Risiko ist aus Sicht des BGH eine Aufklärung erst am Tag des Eingriffs nicht mehr als rechtzeitig zu erachten.

ambulante Eingriffe

Jedenfalls ist auch bei ambulanter Eingriffsdurchführung eine zeitgerechte Aufklärung des Patienten nicht gegeben, wenn diese „vor der Tür des Operationssaals" vorgenommen und dem Patienten dadurch der Eindruck vermittelt wird, „sich nicht mehr aus einem bereits in Gang gesetzten Geschehensablauf lösen zu können."[7]

volle Einsichtsfähigkeit erforderlich

Selbstverständlich liegt auch keine wirksame Aufklärung des Patienten vor, wenn dieser zum Gesprächszeitpunkt bereits unter sedierendem Medikamenteneinfluss u.Ä. steht und infolgedessen schon **in seiner Einsichtsfähigkeit eingeschränkt** ist.

Im Zusammenhang mit **ambulanter Durchführung eines Eingriffs** ist grundsätzlich zu empfehlen, Aufklärungsmaßnahmen im Rahmen vorgängiger Sprechstunden zu erledigen.

Sind schon präoperativ bestimmte **intensivmedizinische Behandlungsmaßnahmen** absehbar (prolongierte Beatmung, Tracheotomie, künstliche Ernährung etc.), so muss der Patient auch insofern präoperativ aufgeklärt werden.

f) **Aufklärungsadressaten:** Die wirksame Einwilligungserklärung des Patienten zur Durchführung des Eingriffs setzt keine bürgerlich-rechtliche „Geschäftsfähigkeit" voraus, sondern erfordert entsprechende **„Einsichtsfähigkeit"** und daraus resultierende Einwilligungsfähigkeit. Insofern muss der aufklärende Arzt prüfen, ob der Patient die Reife und Fähigkeit hat, die Tragweite des ärztlichen Eingriffs – hier unter anästhesiologischen Aspekten – im Hinblick auf seine persönlichen Verhältnisse zu ermessen.

Einsichts- und Einwilligungsfähigkeit

– Bei **Volljährigen** (Erwachsene) ist von solcher Einsichtsfähigkeit grundsätzlich auszugehen (Ausnahmen s.u.).

– **Minderjährige bis 14 Jahre** (Kinder) werden nach allgemeiner Meinung stets als persönlich **einwilligungsunfähig** erachtet, weshalb eine Aufklärung und Einwilligung ihrer Sorgeberechtigten (Eltern) erforderlich ist.

- Bei **Patienten im Alter zwischen 14 und 18 Jahren** (Jugendliche) bedarf es der **individuellen Prüfung**, ob der Patient angesichts seines konkreten Alters und seiner Verstandesreife Einsicht im Hinblick auf den bei ihm vorzunehmenden Eingriff hat. Dabei sind auch das Risikopotenzial des Eingriffs, Komplikationsmöglichkeiten und Auswirkungen sowie die Dringlichkeit zu veranschlagen. Je gewichtiger, je weniger dringlich, je unabsehbarer der Eingriff mit seinen Risiken und Folgen einerseits und je jünger der Patient andererseits ist, um so eher dürfte es der Einwilligungsfähigkeit in dieser Altersstufe ermangeln.

  Jugendliche

- Sind die Eltern von Minderjährigen originäre Aufklärungsadressaten, ergibt sich häufig das Problem, dass **nur ein Elternteil zum Aufklärungsgespräch zur Verfügung** steht. Für diesen Fall hat der BGH folgende „Drei-Stufen-Theorie" entwickelt:[8]

  Drei-Stufen-Theorie

- Es bedarf der Differenzierung zwischen „Routinefällen", „ärztlichen Eingriffen schwererer Art mit nicht unbedeutenden Risiken" und „großen Operationen mit schwierigen, weit reichenden Entscheidungen und erheblichen Risiken für das Kind". Im ersten Fall darf sich der Arzt nach Aufklärung im Allgemeinen ungefragt auf die Einwilligung des erschienenen Elternteils verlassen. Bei Eingriffen mittlerer Schwere muss sich der Arzt vergewissern, ob der erschienene Elternteil mit Ermächtigung des anderen handelt und wie weit diese Ermächtigung reicht. Bei Eingriffen der dritten Kategorie muss sich der Arzt Gewissheit hinsichtlich des Einverständnisses des nicht erschienenen Elternteils verschaffen.

  Differenzierung nach Art des Eingriffs

- Bei volljährigen Patienten, die z.B. infolge geistiger Verwirrtheit, Altersdemenz u.ä. nicht in der Lage sind, die Bedeutung der erforderlichen Behandlungsmaßnahme einzusehen und ihren Willen demgemäß selbst zu bestimmen, ist es erforderlich, die **Bestellung eines Betreuers** zu veranlassen (§ 1896 BGB). Es bleibt also zu berücksichtigen, dass die Einwilligungskompetenz bei

  Einwilligungskompetenz

dieser Konstellation nicht auf nahe Angehörige, z.B. Ehepartner oder erwachsene Kinder des Patienten, übergeht. Äußerungen von Angehörigen haben lediglich indizielle Bedeutung, wenn es – etwa in Notfallsituationen bei vitaler Indikation zur raschen Eingriffsdurchführung – darauf ankommt, den etwaigen **„mutmaßlichen Willen"** des Patienten zu ermitteln.

Betreuer
- Ggf. bedarf es der Aufklärung des Betreuers samt dessen Einwilligung hinsichtlich der Eingriffsdurchführung. Dabei bleibt zu berücksichtigen, dass die Einwilligung des Betreuers weitergehend der **Genehmigung des Vormundschaftsgerichts** bedarf, wenn im Hinblick auf den geplanten Eingriff die begründete Gefahr besteht, dass der Patient einen schweren oder länger andauernden gesundheitlichen Schaden erleidet bzw. Lebensgefahr ausgesetzt ist (§ 1904 BGB).

Übersetzer bei Fremdsprachigkeit
- Bei **Fremdsprachigkeit des Patienten** bedarf es seiner Aufklärung in einer ihm verständlichen Sprache. Dies erfordert evtl. die Hinzuziehung eines Übersetzers bzw. Dolmetschers. Aus Beweisgründen ist wiederum zu empfehlen, handelsüblich erhältliche **fremdsprachige Aufklärungsbögen** zu verwenden.

Aufklärungsmanagement

Aufklärungsverpflichtung des einzelnen Arztes
Die adäquate Aufklärung des Patienten stellt schon eine **berufsordnungsrechtliche Verpflichtung** jeder Ärztin und jedes Arztes dar (vgl. § 8 M-BO). Dabei handelt es sich auch um eine **Hauptpflicht des Behandlungsvertrages**, auf deren Erfüllung der Patient Anspruch hat. Schließlich stellt die Einwilligung des Patienten auf der Grundlage adäquater Aufklärung den wesentlichen Rechtfertigungsgrund zur **Vermeidung von Strafbarkeit** bei der Vornahme ärztlicher Eingriffe dar. Schon alleine unter diesen Aspekten ist eine adäquate Patientenaufklärung ohne weiteres zu gewährleisten.

Darüber hinaus bleibt – umgekehrt – zu veranschlagen, dass aus fehlender bzw. ungenügender Aufklärung oder auch nur mangelnder bzw. fehlender Dokumentation der Aufklärung haftungsrechtliche Konsequenzen mit teilweise erheblichen Schadensersatzleistungen sowie Strafbarkeit resultieren können.

Vor diesem Hintergrund wird deutlich, dass es im originären Interesse von Kliniken sowie Anästhesistinnen und Anästhesisten liegt, für eine adäquate Patientenaufklärung Sorge zu tragen. Weitergehend sieht die Rechtsprechung allerdings auch die Verpflichtung von Krankenhausträgern und Abteilungsleitungen, ihre Mitarbeiterinnen und Mitarbeiter zur gehörigen Aufklärung anzuhalten und insoweit auch Unterrichtungen – zweckmäßigerweise in Form von Dienstanweisungen – vorzunehmen.[9] Erforderlich ist also die organisatorische Gewährleistung eines **adäquaten Aufklärungsmanagements**.

Verpflichtung von Kliniken zum Aufklärungsmanagement

Die bloße Einhaltung abteilungsinterner „Übungen" bzw. „Gepflogenheiten" zur Aufklärungspraxis impliziert nicht notwendigerweise umfassende Richtigkeit im Einzelfall. Aufklärungsmanagement muss als Teil effektiven **Qualitätsmanagements** verstanden werden.

3/1 Verweigerung von Bluttransfusionen aus Glaubens- und Gewissensgründen (bes. „Zeugen Jehovas")

Bock R-W

Problemstellung

Hinsichtlich der Durchführung ärztlicher Behandlungsmaßnahmen bleibt grundlegend zu veranschlagen, dass es **kein „therapeutisches Privileg"** gibt und **keine „Vernunfthoheit des Arztes"** anerkannt ist. Jeder ärztliche Eingriff erhält letztliche „Legitimation" erst durch das „Einverständnis des aufgeklärten Kranken" (vgl. hierzu auch das Hauptkapitel 3 „Aufklärung und Einwilligung").[3] Vorbehaltlich konkreter gesetzlicher Maßgaben (vgl. z.B. das Infektionsschutzgesetz) darf ein Arzt ohne Einwilligung des Patienten auf der Grundlage adäquater Aufklärung keine in die körperliche Integrität eingreifende Behandlung ausführen. Dies kann in der Praxis zu Konfliktsituationen im Spannungsfeld zwischen ärztlichem Heilauftrag und Selbstbestimmungsrecht des Patienten führen. So kann sich beispielsweise die Fallkonstellation ergeben, dass Zeugen Jehovas aus Glaubensgründen nicht in die Vornahme von Bluttransfusionen einwilligen.

kein Eingriff ohne Einwilligung

Aus dieser Situation vermögen nicht nur ethische Konflikte zu resultieren, sondern auch rechtlich gerät der Arzt „zwischen Skylla und Charybdis": Weigert sich der operative Arzt, eine vital indizierte dringende Operation auszuführen, oder transfundiert der Anästhesist trotz gegebener Indikation kein Blut und stirbt der Patient infolgedessen, kann der **Vorwurf unterlassener Hilfeleistung oder der fahrlässigen Tötung** in Rede stehen. Setzt sich der Anästhesist über den erklärten Willen des Patienten hinweg und transfundiert Blut, kann er dem **Vorwurf der vorsätzlichen Körperverletzung** ausgesetzt sein, obwohl durch dieses Vorgehen das Leben des Patienten gerade gerettet wurde. Darüber hinaus könnten jeweils zivilrechtlich **Schadenersatzansprüche** geltend gemacht werden (vgl. dazu anschaulich[6]). Wenn auch entsprechende Verfahren anhängig

ethisches und rechtliches Dilemma

wurden, muss rechtspraktisch gleichwohl betont werden, dass daraus – soweit ersichtlich – bislang keinerlei schuldfeststellende Verurteilungen resultierten. Gleichwohl muss der Problematik besondere Aufmerksamkeit gewidmet werden.

Anästhesiologisch-operative Kompetenzabgrenzung

Kompetenzen des Operateurs

Die Durchführung operativer Eingriffe erfordert das Zusammenwirken von Anästhesie und operativen Fachgebieten. Dabei obliegt dem **Operateur** die **Entscheidung über die Indikation zum Eingriff sowie über Art und Zeitpunkt der Operationsdurchführung**. Dies gilt auch für den Fall, dass der Patient in die Vornahme einer Bluttransfusion nicht eingewilligt hat (Kompetenz-Kompetenz des Operateurs).

Kompetenzen des Anästhesisten

Allerdings muss der **Anästhesist** den Operateur **auf** aus Sicht seines Fachgebiets **kontraindizierende Faktoren hinweisen**, wozu auch etwaige und dabei evtl. sogar sicher absehbare Transfusionserfordernisse bei verweigerter Einwilligung des Patienten gehören. Insofern bleibt auch zu veranschlagen, dass es intraoperativ schließlich dem Anästhesisten obliegt, die **Indikation zur Bluttransfusion** zu stellen und auch auszuführen (vgl. dazu die einschlägigen interdisziplinären Vereinbarungen in[7]).

Notfall-/elektive Eingriffe

Ist eine **Eingriffsdurchführung** trotz vom Patienten verweigerter Bluttransfusion **vital indiziert sowie dringend** und kann anderweitige Hilfe nicht rechtzeitig erlangt werden, muss der Anästhesist am Eingriff mitwirken. Demgegenüber ist die Eingriffsdurchführung bei **elektiven Eingriffen** von der Zustimmung des Anästhesisten abhängig zu machen. Denn in diesem Fall würde die Entscheidung des Operateurs für eine Eingriffsdurchführung nicht nur die Abwägung indizierender und kontraindizierender Faktoren mit dem Ziel der Lebensrettung des Patienten, sondern auch die Zusage, jedenfalls auch von einer evtl. überraschend zu indizierenden Bluttransfusion abzusehen, implizieren (vgl. dazu[2]).

klinikinterne Abstimmung

In diesem Zusammenhang wird deutlich, dass die operative Behandlung von Zeugen Jehovas **enger Kooperation und Koordination der beteiligten Fachgebiete und auch des Pflegedienstes** bedarf. So muss in Kliniken grundsätzlich interdisziplinär abgestimmt bzw. vereinbart sein, wie sich die operative Behandlung dieses oder eines entsprechenden Patientengutes prospektiv gestalten soll.

Fallkonstellationen

Problemstellung und mögliche Lösungen lassen sich am einfachsten anhand konkreter Fallkonstellationen nachvollziehen (vgl. dazu eingehend[2,8]).

Rechtlich einfach zu beurteilen ist der Fall, dass eine **Bluttransfusion als singuläre Maßnahme notwendig** ist, beispielsweise um einen postoperativen Blutverlust auszugleichen. Nach allgemeinen Regeln **bedarf es prinzipiell dahingehender Aufklärung und Einwilligung des Patienten**. Verweigert der klar einsichtsfähige Patient trotz umfänglicher Aufklärung – auch über die Folgen des Unterlassens einer Bluttransfusion – die Einwilligung in deren Vornahme, muss sie unterbleiben. Hier greift ohne weiteres eine Rechtsdogmatik ein, die der BGH anschaulich wie folgt formuliert hat: „Die Beachtung des Selbstbestimmungsrechts des Patienten ist wesentlicher Teil des ärztlichen Aufgabenbereichs. Der Arzt muss das in Artikel 2 Abs. 2 Satz 1 GG gewährleistete Recht auf körperliche Unversehrtheit auch gegenüber einem Patienten respektieren, der es ablehnt, einen lebensrettenden Eingriff zu dulden".[1]

Transfusion als singuläre Maßnahme

Problematisch stellt sich die Situation dar, wenn eine evtl. oder sicher erforderliche **Bluttransfusion im Zusammenhang mit operativer Eingriffsdurchführung** steht. In diesem Fall ist es für die Problemlösung hilfreich, zwischen **einerseits** der **Operationsindikation**, welche infolge Verweigerung einer sicher erforderlichen Bluttransfusion bereits entfallen kann, und **andererseits** der evtl. erforderlichen **Entscheidung, eine intraoperative Bluttransfusion vorzunehmen** oder zu unterlassen, zu **unterscheiden**. Dabei sollte Ausgangspunkt der Überlegungen auch sein, „dass die Verweigerung der Bluttransfusion die Hilfeleistungspflicht des Arztes unberührt lässt, nur seine Hilfeleistungsmöglichkeiten limitiert" (vgl. dazu[2]). Zudem bleibt zu berücksichtigen, dass im vorliegenden Zusammenhang eine **besonders sorgfältige, eingehende und nachhaltige Aufklärung des Patienten** erfolgen

Transfusion im OP-Zusammenhang

muss. Dabei ist er insbesondere über die nachteiligen und evtl. lebensgefährdenden Folgen einer unterbleibenden Bluttransfusion zu unterrichten. Im Ergebnis muss sichergestellt sein, dass die Verweigerung einer Bluttransfusion auf der Grundlage einsichtsfähiger, klarer und freier Willensbildung erfolgt.

Indikation zur OP

- Wenn ein **Eingriff indiziert** ist, die **Nutzen-Risiko-Bilanz also positiv** ausfällt, auch falls eine Bluttransfusion unterbleiben sollte, **darf der Eingriff ausgeführt werden**. Man wird die Operationsindikation umso mehr bejahen dürfen, je notwendiger und dringender ein Eingriff und je geringer die Wahrscheinlichkeit der Erforderlichkeit einer Bluttransfusion ist. Andererseits wird die Eingriffsindikation umso schwächer, je weniger notwendig und dringlich der Eingriff und je wahrscheinlicher das Erfordernis einer Bluttransfusion ist. Gedanklich ist die Situation dem Fall vergleichbar, dass dem Anästhesisten Blut zur Transfusion aus tatsächlichen Gründen – hier rechtlich aufgrund fehlender Einwilligung des Patienten in eine Transfusion – nicht zur Verfügung steht.

- Ist klar, dass eine **Bluttransfusion intraoperativ zwingend erforderlich** sein wird, muss auf die **Operationsausführung verzichtet** werden; sie ist „kontraindiziert".

- Ein vital indizierter und dringend auszuführender Eingriff mit positiver Nutzen-Risiko-Bilanz trotz Verweigerung der Bluttransfusion ist vorzunehmen, falls anderweitige ärztliche Hilfe nicht zeitgerecht erreichbar ist. Sofern nur bei sofortiger Operationsdurchführung die Chance der Lebensrettung besteht, wird sie auch auszuführen sein, wenn eine hohe Wahrscheinlichkeit für das Erforderlichwerden einer Bluttransfusion besteht.

- **Elektive Eingriffe**, die trotz der Verweigerung einer Bluttransfusion eine positive Nutzen-Risiko-Bilanz aufweisen, sind zulässig. Allerdings besteht insofern – anders als bei vital indizierten Eingriffen – keine Verpflichtung zur Vornahme.

Erfolgt die Eingriffsdurchführung und ergibt sich **intraoperativ die vitale Indikation zur Bluttransfusion**, stellt sich die **Frage, ob der Anästhesist die Transfusion vornehmen darf**, obwohl der umfänglich aufgeklärte Patient darin nicht eingewilligt hat. Der juristische Meinungsstand ist diesbezüglich geteilt.

intraoperative Indikation zur Transfusion

Einerseits wird vertreten, dass der Anästhesist die präoperativ – und intraoperativ mangels Entscheidungsfähigkeit nicht mehr nachfragbare – **versagte Einwilligung** in die Vornahme einer Bluttransfusion **respektieren** muss. Dies gelte selbst dann, wenn die Bluttransfusion lebensrettend wäre. Zur Begründung heißt es, das Grundrecht der Glaubens- und Gewissensfreiheit sowie das Selbstbestimmungsrecht gebe jedermann das Recht, „sein gesamtes Verhalten an den Lehren seines Glaubens auszurichten und seiner inneren Überzeugung gemäß zu handeln"[10] (mit weiteren Nachweisen). Sofern sich kein Indiz für eine Sinnesänderung des Patienten ergibt, bleibt der Arzt also an den präoperativ geäußerten Willen des Patienten gebunden.

contra Transfusion

Nach **anderer juristischer Meinung** wird dem **Lebensschutz des Patienten und der Berufspflicht des Arztes**, „das Leben zu erhalten, die Gesundheit zu schützen und wieder herzustellen" (vgl. § 1 Abs. 2 M-BOÄ) **Vorrang** gegeben. Infolgedessen sei der **Arzt berechtigt, eine Bluttransfusion gegen den erklärten Willen des Patienten vorzunehmen**. Dabei handelt es sich also um eine Güterabwägung, in welche einerseits die Gewissensentscheidung des Arztes und andererseits die Gewissensentscheidung des Patienten eingestellt ist. Dieser Aspekt führt auch zu folgendem:

pro Transfusion

Aufgrund und im Rahmen der Güterabwägung wird die Vornahme der Bluttransfusion im Sinne eines Notstands und der Pflichtenkollision (§ 34 StGB) für **gerechtfertigt** erachtet. Gleiches gelte unter den Aspekten **mutmaßlicher Einwilligung** und **Geschäftsführung ohne Auftrag**.

Güterabwägung Arzt/Patient

Scheidet man Strafbarkeit nicht bereits wegen des Vorliegens eines Rechtfertigungsgrundes aus, kommt weitergehend schließlich ein sog. „unvermeidbarer Verbotsirrtum" als **Entschuldigungsgrund** in Betracht (vgl. § 17 Satz 1 StGB).[10]

Im o.a. Zusammenhang sollte praktisch Folgendes Berücksichtigung finden:

Erfolgt eine Eingriffsdurchführung trotz mangelnder Einwilligung in eine etwa erforderliche Bluttransfusion, sollte der Patient gleichwohl präoperativ darauf hingewiesen werden, seitens der beteiligten Ärzte, insbesondere des Anästhesisten, bleibe die Vornahme einer Bluttransfusion letztlich vorbehalten.

Verweigerung der Einwilligung zur Bluttransfusion durch Eltern für ihre Kinder

Eine besondere Problemstellung bildet in vorliegender Konstellation, wenn Eltern als Sorgeberechtigte für ihre minderjährigen Kinder, soweit diese selbst (noch) nicht einsichts- und damit einwilligungsfähig sind (vgl. dazu Kap. 3 „Aufklärung und Einwilligung des Patienten"/Aufklärungsadressaten), die Vornahme einer Bluttransfusion ablehnen.

im Notfall Durchführung der Transfusion

In diesem Fall ist grundsätzlich die **Entscheidung des Familiengerichts** über die Vornahme einer Bluttransfusion – gegen den Willen der Eltern – einzuholen (§ 1666 BGB). **Ist Eile geboten** und kann eine Entscheidung des Familiengerichts nicht abgewartet werden, darf und **muss der Arzt die Bluttransfusion in Ansehung seiner Hilfeleistungspflicht auch gegen den Willen der Eltern vornehmen**. Anderenfalls würde er sich dem strafrechtlichen Vorwurf einer „unterlassenen Hilfeleistung" aussetzen. In Rechtsprechung und Literatur ist anerkannt, dass sich die Weigerung von Eltern, in die Bluttransfusion einzuwilligen, als „Missbrauch des elterlichen Sorgerechts" darstellt.[4,11], vgl. auch[5]

Medizinpraktische Überlegungen

sorgfältige Indikationsstellung

Selbstverständlich bedarf im vorliegenden Zusammenhang die prospektive Beurteilung und konkrete Stellung einer **Indikation zur Blutübertragung** durchgängig äußerst sorgfältiger Überprüfung.

Jenseits dessen ist stets zu klären, welche transfusionsmedizinischen Maßnahmen der Patient überhaupt konkret ablehnt. Eventuell kommen **fremdblutsparende Maßnahmen** in Betracht, mit welchen sich der Patient einverstanden erklärt (z.B. Benutzung eines Cell Savers). Sollte eine **maschinelle Autotransfusion** in einem mit dem Körperkreislauf geschlossenen System medizinisch möglich sein, ist eine solche Maßnahme vorzubereiten. Eventuell bedarf es dazu der Verlegung des Patienten in eine andere Klinik.[9]

fremdblutsparende Maßnahmen

Prophylaktische Organisation als Risk Management

Auch die Problematik der Verweigerung von Bluttransfusionen aus Glaubens- und Gewissensgründen sollte einem **prophylaktischen Agieren im Sinne eines Risk Managements** zugeführt werden. Siehe dazu näher Allgemeiner Teil, Kap. 23 „Juristische Aspekte anästhesiologischer Komplikationen"/Risk-Management.

Zunächst ist erforderlich, dass sich alle potenziell Beteiligten und Betroffenen mit der sachlichen Problemkonstellation und ihren rechtlichen Zusammenhängen auseinandersetzen. Dies gilt insbesondere auch unter dem Aspekt, dass im Fall der Fälle jeweils arbeitsteiliges Zusammenwirken mit wechselbezüglichen Effekten erforderlich wird. Insofern muss dann auch von vornherein – insbesondere zwischen Anästhesie und operativen Fächern – prinzipiell Konsens bestehen, welche Handhabungen im Rahmen rechtlicher Möglichkeiten erfolgen sollen bzw. angestrebt werden.

klinikinterner Konsens erforderlich

So empfiehlt sich für Kliniken, entsprechend abgestimmte und vereinbarte **organisatorische Vorgaben** zu treffen.

4 Medikamentöse Prämedikation

Lang M

Begriffsbestimmung

Unter Prämedikation versteht man die **anästhesiologische Vorbereitung** des Patienten auf einen operativen Eingriff und die damit verbundene Anästhesie.[17,20,53,54,70] Sie beinhaltet die **präoperative Risikoeinschätzung**[40,45] durch Anamnese und symptomgerichtete körperliche Untersuchung, ein persönliches **Aufklärungsgespräch mit Einverständniserklärung** in die geplanten anästhesiologischen Maßnahmen und die Verordnung einer vorbereitenden Medikation.[38,70] Diese medikamentöse Prämedikation wird allgemein als die „Prämedikation" im engeren Sinne verstanden.

Ziele der medikamentösen Prämedikation

Die medikamentöse Prämedikation dient neben der **psychologischen Vorbereitung** des Patienten einer **perioperativen Risikoreduktion**. Die Prämedikation erleichtert die Narkoseinduktion und führt zu subjektivem Wohlbefinden des Patienten.

i Dabei steht die Reduktion von Angst und Schmerz als **obligatorisches Prämedikationsziel** ganz im Vordergrund, denn Angst und Schmerz triggern über autonome Reflexe der perioperativen Stressreaktion neuroendokrine, metabolische und immunologisch-inflammatorische Folgezustände und Komplikationen der perioperativen Phase.[8,21,25,79,86,87,89]

Je nach Patient und Situation erfolgt eine individuelle Anpassung der Prämedikationsziele[81,82] und je nach Wirkprofil der einzelnen Substanzklassen häufig eine entsprechende Kombination verschiedener Prämedikationsmedikamente. Neben der Angstreduktion sind einerseits teils weitere **fakultative Prämedikationsziele** wie Aspirationsprophylaxe[1,28] sowie antiallergische[18,19,52,68,80] und antiemetische[3,9,22,23,34,35,75,88] Prophylaxe zu berücksichtigen, andererseits kann unter Umständen auch ganz auf eine medikamentöse Prämedikation verzichtet werden.

Prämedikationsziele Substanzklassen

Prämedikationsziel	Substanzklasse	Anmerkungen
Anxiolyse	Benzodiazepine	„Standard"
Sedierung	Benzodiazepine Barbiturate Phenothiazine (Opioide)	Sedierung ist nicht gleichbedeutend mit Anxiolyse
Amnesie	Benzodiazepine	anterograde Amnesie
Analgesie	Opioide Nichtopioid-Analgetika	bei präoperativen Schmerzen und absehbar schmerzhaften Manipulationen vor Narkoseeinleitung
Parasympathikolyse Antisalivation Reflexdämpfung	Anticholinergika (Phenothiazine)	vor Maskennarkose, Bronchoskopie und fiberoptischer Wachintubation, vor Eingriffen im Oropharynx, in der Kinderanästhesie und vor der Gabe von Ketamin
antiemetische Prophylaxe	Phenothiazine Metoclopramid 5-HT$_3$-Rezeptor-Antagonisten Fortecortin Dimetindenmaleat	bei PONV-Anamnese und PONV-Risikoprofil sowie vor Augen- und Mittelohr-OPs und vor gynäkologischen Eingriffen
antiallergische Prophylaxe	H$_1$- und H$_2$-Blocker (Phenothiazine)	bei allergischer Diathese
Aspirationsprophylaxe	Metoclopramid H$_2$-Blocker Natriumzitrat	bei erhöhter Aspirationsgefahr

Tab. 1: Prämedikationsziele und für die Prämedikation einsetzbare Substanzklassen

Applikationsweg

bevorzugt oral

Wo möglich, wird heute der **orale Applikationsweg** bevorzugt. Die orale Prämedikation erfolgt dabei am Vorabend und 30–60 min vor dem geplanten Eingriff. Dabei verstößt nach neueren Empfehlungen die orale Medikamentenzufuhr mit wenigen Schlucken Wasser nicht gegen das Nüchternheitsgebot.[73]

i Die **parenterale Applikation** (intramuskulär[76] oder intravenös) ist besonderen Situationen vorbehalten, die eine orale Medikation nicht zulassen (z.B. Ileus) oder einen schnelleren Wirkeintritt (z.B. Notfalleingriff) erfordern. **Transnasale, sublinguale** und **rektale** Applikationswege[78] geeigneter Prämedikationssubstanzen gelten als Alternativen in der Kinderanästhesie.

Spezielle Pharmakologie der medikamentösen Prämedikation

	Anxi-olyse	Sedie-rung	Hypnose	Am-nesie	Anal-gesie	Parasym-pathiko-lyse	Anti-emesis	Antialler-gische Wirkung	Aspirati-ons-Pro-phylaxe
Benzodia-zepine	++	+++	++	++					
Phenothi-azine		++	+			+	++	++	
Butyro-phenone	±	++					++		
Anticholi-nergika		±				++/+++			
Opioide	+				+++				
H$_1$-Rezep-tor-Anta-gonisten		++	+			+/++	++	+++	
H$_2$-Rezep-tor-Anta-gonisten								++	++
Prokin-etika							++		
5-HT$_3$-Re-zeptor-Antago-nisten							++/+++		
α_2-Rezep-tor-Ago-nisten		+	+		+				
Antazida									++

Tab. 2: Wirkprofil der Prämedikationssubstanzen

Benzodiazepine

Eigenschaften Benzodiazepine[8,10,14,15,21,25,27,46,47,77,78] wirken über die Modifikation von GABA-Rezeptoren beruhigend, sedierend, angstmindernd, hypnotisch, amnestisch, muskelrelaxierend und antikonvulsiv.

i Eine niedrige Dosierung mit langsamer Anflutung bewirkt überwiegend eine Anxiolyse, während eine hohe Dosierung mit schneller Anflutung vorrangig eine Sedierung auslöst.

Vorteil der Benzodiazepine ist ihr schneller und sicherer Wirkungseintritt, ihre vergleichsweise geringe Toxizität und ihre relativ große therapeutische Breite. Benzodiazepine zeichnen sich in geeigneter Dosierung durch verhältnismäßig gute klinische Verträglichkeit ohne wesentliche hämodynamische oder respiratorische Beeinträchtigung sowie durch nahezu unbedeutende Arzneimittelinteraktionen aus.

Nachteilig sind ihre fehlenden analgetischen Eigenschaften und gelegentlich paradoxe Reaktionen. Ungeeignet sind Benzodiazepine bei Patienten mit schwerer obstruktiver Atemwegserkrankung und neuromuskulären Erkrankungen. Vorsicht ist geboten bei Kombination mit zentral dämpfenden Substanzen wie Alkohol und Schlafmitteln sowie bei geriatrischen Patienten.

Wirkstoff (Präparat)	Dosierung (mg) p.o./i.m.	Bemerkung
Kurz wirksam		
Triazolam (Halcion®)	0,125–0,5 mg p.o.	Vorsicht bei älteren Patienten
Midazolam (Dormicum®)	Erwachsene: 3,75–15 mg p.o. (0,05–0,1 mg/kg KG) Kinder: 0,5 mg/kg als Trinklösung p.o. 0,5–0,75 mg/kg KG rektal 0,2 mg/kg KG nasal 0,1 mg kg/KG i.v.	Vorteile: rasche und vollständige Resorption, sehr gut zur p.o. und i.m. Prämedikation geeignet, kurze Wirkdauer
Mittellang wirksam		
Lormetazepam (Noctamid®)	1–2 mg p.o.	
Lorazepam (Tavor®)	2–4 mg p.o.	langsame Resorption, lange Wirkdauer, ausgeprägte Amnesie und Anxiolyse
Oxazepam (Adumbran®)	10–30 mg p.o.	langsame orale Resorption
Bromazepam (Lexotanil®)	3–12 mg p.o.	
Temazepam (Planum®)	10–40 mg p.o.	

Tab. 3: Benzodiazepine

Wirkstoff (Präparat)	Dosierung (mg) p.o./i.m.	Bemerkung
Lang wirksam		
Diazepam (Valium®)	5–20 mg p.o.	i.m.-Applikation schmerzhaft, i.m.-Resorption sehr variabel
Clorazepat (Tranxilium®)	10–40 mg p.o. 50–100 mg i.m.	Vorteile: große therapeutische Breite gute Anxiolyse bei geringer Sedierung Nachteil: lange Wirkdauer
Flunitrazepam (Rohypnol®)	1–2 mg p.o. 1–2 mg i.m.	ausgeprägte anterograde Amnesie
Nitrazepam (Mogadan®)	5–10 mg p.o.	sedierendes Schlafmittel, zur Prämedikation am Vorabend geeignet
Flurazepam (Dalmadorm®)	15–30 mg p.o.	sedierendes Schlafmittel, zur Prämedikation am Vorabend geeignet

Tab. 3, Fortsetzung

Barbiturate

Barbiturate wirken hypnosedativ und antikonvulsiv durch Wirkung an Barbituratrezeptoren.

Eigenschaften

i Barbiturate erzwingen einen wenig erholsamen, desynchronisierten Schlaf durch Reduktion der REM- und Tiefschlafphasen. Sie zeigen eine antianalgetische Wirkung und nicht selten paradoxe Reaktionen sowie potenziell atem- und kreislaufdepressive Nebeneffekte. Bei Patienten mit Porphyrie, schwerer obstruktiver Atemwegserkrankung und neuromuskulären Erkrankungen gelten Barbiturate als kontraindiziert. Besondere Vorsicht ist geboten bei Kombination mit zentral dämpfenden Substanzen wie Alkohol und Schlafmitteln, bei Patienten in reduziertem Allgemeinzustand und bei geriatrischen Patienten.

Wirkstoff (Präparat)	Dosierung	Wirkprofil	Bemerkung
Phenobarbital (Luminal®)	2–3 mg/kg KG i.m.	hypnotisch, antikonvulsiv	Nachteil: antianalgetisch zu Prämedikationszwecken weitgehend außer Gebrauch

Tab. 4: Barbiturate

Neuroleptika

Eigenschaften Neuroleptika[16,18,75] bewirken eine Sedierung mit psychomotorischer Verlangsamung sowie affektiver und emotionaler Indifferenz bei erhaltenem Bewusstsein.

i **Vorteilhaft** ist ihre antiallergische Komponente sowie ein antiemetisch-anticholinerger Nebeneffekt. Unvorteilhaft ist die Möglichkeit von Dysphorie, innerer Unruhe und Anspannung verbunden mit Angstzuständen; weitere unerwünschte Nebenwirkungen sind ein Blutdruckabfall, die Senkung der Krampfschwelle mit Erhöhung der Krampfbereitschaft sowie vegetative und extrapyramidalmotorische Störungen. Ungeeignet und **kontraindiziert** sind Neuroleptika daher bei Patienten mit Epilepsie und Parkinsonsyndrom.

Mehr aus historischen Gründen Erwähnung finden soll hier die in Tab. 5 angeführte und bis vor wenigen Jahren in Deutschland weit verbreitete intramuskuläre Prämedikation mit DHB/Fentanyl (Thalamonal®). Diese Substanz ist aufgrund zahlreicher unerwünschter Nebenwirkungen aktuell mit Einführung modernerer Alternativen sowie nach der Produktionseinstellung von DHB in Deutschland nicht mehr in Gebrauch.

Wirkstoff (Präparat)	Dosierung	Wirkprofil	Bemerkung
Promethazin (Atosil®)	25–75 mg i.m. (0,25–1 mg/kg KG) 25–50 mg p.o.	sedierend, antiemetisch, antihistaminisch, parasympatholytisch	Phenothiazin
DHB/Fentanyl (Thalamonal®)	1–2 ml i.m. (0,02–0,03 ml/kg KG)	neuroleptisch, antiemetisch, analgetisch	nicht mehr in Gebrauch

Tab. 5: Neuroleptika

Opioid- und Nichtopioidanalgetika

Eigenschaften Analgetika werden im Rahmen der Prämedikation **nicht routinemäßig eingesetzt**. Ihr Einsatz ist jedoch sinnvoll bei absehbar schmerzhaften Manipulationen vor Narkoseeinleitung (z.B. Reposition von Frakturen). Darüber hinaus ist für die präoperative Gabe von Analgetika im Rahmen der Prämedikation eine Reduktion des postoperativen Analgetikaverbrauchs beschrieben worden.[2,12,44,50] Zudem zeigt eine präemptive Analgesie[50,86,87] prophylaktische Wirkung bezüglich potenzieller Schmerzchronifizierung.[86]

i Bei den **Opioiden** sind als unerwünschte Nebenwirkungen Sedierung, Atemdepression, Übelkeit und Erbrechen, Histaminfreisetzung mit Blutdruckabfall und Flush sowie Juckreiz und Spasmen der glatten Muskulatur möglich. bei den **Nichtpioidanalgetika**[13] wie den NSAIDs und den Coxiben[32,40] sind hingegen gastrointestinale und kardiovaskuläre Nebenwirkungen sowie Unverträglichkeitsreaktionen zu beachten.

Gefäßchirurgie

Medikamentöse Prämedikation

Empfehlungen zum Einsatz der Coxibe sind aufgrund ihrer kardiovaskulären Risiken und Komplikationsmöglichkeiten aktuell umstritten und im Fluss.

Wirkstoff (Präparat)	Dosierung	Bemerkung
Opioide		
Morphin (Morphin Merck®)	10–15 mg i.m. (0,1–0,2 mg/kg KG) 20–30 mg p.o.	Sedierung, Atemdepression, Übelkeit und Erbrechen
Pethidin (Dolantin®)	50–100 mg i.m. (1 mg/kg KG) 50–100 mg p.o.	Sedierung, Atemdepression, Übelkeit und Erbrechen auch als Tropfen oder Suppositorium erhältlich
Piritramid (Dipidolor®)	3,75–15 mg s.c./i.m. (0,25 mg/kg KG)	Sedierung, Atemdepression, Übelkeit und Erbrechen nicht oral verfügbar
Hydrocodon (Dicodid®)	15–30 mg s.c.	vor Bronchoskopien in Kombination mit Atropin
Tramadol (Tramal®)	50–100 mg i.m./p.o.	nicht BTM-pflichtig
Nichtopioidanalgetika		
Nichtsteroidale Antirheumatika/Antiphlogistika		
Diclofenac (Voltaren®)	50–100 mg p.o./rektal	nichtsteroidales Antirheumatikum, unselektive Cyclooxygenasehemmung gastrointestinale Nebenwirkungen
Ibuprofen (Imbun®)	200–600 mg p.o./rektal	
Cox-II-Inhibitoren („Coxibe")		
Parecoxib (Dynastat®)	40 mg i.v./i.m.	selektive Cox-II-Hemmung, kardiovaskuläre Nebenwirkungen, nicht bei schwerer Leber- und Nierenfunktionsstörung, nicht in Schwangerschaft und Stillzeit
Celecoxib (Celebrex®)		
Valdecoxib (Bextra®)		
Etoricoxib (Arcoxia®)		
Andere Substanzen		
Paracetamol (ben-u-ron®, Perfalgan®)	10–15 mg/kg KG p.o./rektal/i.v. (Einzeldosis bis zu 4 x tgl.)	Blutdruckabfall, Blutbildveränderungen, Unverträglichkeitsreaktionen und allergische Reaktionen, Leber- und Nierenfunktionsstörungen möglich
Metamizol (Novalgin®, Baralgin®, Novaminsulfon®)	8–16 mg/kg KG p.o./rektal/i.v. (Einzeldosis bis zu 4 x tgl.)	Blutdruckabfall bis hin zum Schock bei zu schneller i.v.-Gabe möglich, Blutbildveränderungen bis hin zur Agranulozytose möglich, Unverträglichkeitsreaktionen und allergische Rektionen sowie Nierenfunktionsstörungen möglich

Tab. 6: Opioide und Nichtopioidanalgetika

Anticholinergika

Eigenschaften

Anticholinergika können im Rahmen der Prämedikation zur Reduktion der Speichel- und Schleimproduktion (Hemmung der parasympathischen Erregungsübertragung an muskarinergen Acetylcholinrezeptoren) bei Operationen im Mund- und Rachenbereich, vor fiberoptischer Intubation oder Bronchoskopie, zur Reduktion der Gefahr von Laryngo- und Bronchospasmus in der Kinderanästhesie und zum Schutz vor vagal ausgelösten, reflektorischen Bradykardien z.B. durch den Intubationsreiz oder operative Stimuli eingesetzt werden.[5,39]

i Als **unerwünschte Effekte** sind eine Steigerung des Augeninnendrucks, Mund- und Hauttrockenheit, Temperaturerhöhung, Tachykardie, Herzrhythmusstörungen und eine Tonusminderung des unteren Ösophagussphinkters zu beachten. Daher ist Vorsicht geboten bei Patienten mit Glaukom, Mitral- und Aortenstenose, chronisch obstruktiven Atemwegserkrankungen, Fieber, Hyperthyreose und bei Patienten mit vollem Magen.

Wirkstoff (Präparat)	Dosierung	Wirkung	Bemerkungen
Atropin (Atropin®)	0,01 mg/kg KG i.v./i.m. 0,02 mg/kg KG p.o.	Salivationshemmung, Hemmung der Bronchialsekretion, Dämpfung vagaler Reflexe	Bronchoskopie, fiberoptische Intubation, ZMK, Augen, HNO
Glykopyrrolat (Robinul®)	0,005 mg/kg KG i.v./i.m.		quaternäre Ammoniumverbindung, keine Plazentapassage, keine Wirkung im ZNS

Tab. 7: Anticholinergika

H_1- und H_2-Rezeptor-Antagonisten

Eigenschaften

Bei den Histamin-Rezeptor-Antagonisten sind **H_1- und H_2-Rezeptor-Antagonisten** zu unterscheiden.[68] H_1-Rezeptor-Antagonisten dienen der Abschwächung histaminvermittelter, allergisch-anaphylaktoider, kardiovaskulärer (Tachykardie, Herzrhythmusstörungen, Blutdruckabfall) und pulmonaler (Bronchokonstriktion) Reaktionen durch Blockade der H_1-Rezeptoren bei prädisponierten Patienten (z.B. Atopiker).[19,68,80] H_2-Rezeptor-Antagonisten hingegen bewirken eine Reduktion der Aspirationsgefahr bei Risikopatienten (z.B. Notfallpatienten) durch Herabsetzung von Magensaftvolumen und -azidität durch Blockade von

H$_2$-Rezeptoren.[1] Zur Supprimierung bzw. Blockierung histaminvermittelter Reaktionen[19,80] ist im Normalfall nur die Kombination aus H$_1$- und H$_2$-Rezeptor-Blockade[52,68,80] sinnvoll und effektiv.

Wirkstoff (Präparat)	Dosierung	Bemerkung
H$_1$-Rezeptor-Antagonisten		
Dimetindenmaleat (Fenistil®)	Erwachsene: 1–2 Dragees p.o. 20–40 Tr. p.o. 0,1 mg/kg KG entsprechend 1 ml Injektionslösung/10 kg KG als Kurzinfusion i.v.	Sedierung und Beeinträchtigung des Reaktionsvermögens möglich
H$_2$-Rezeptor-Antagonisten		
Ranitidin (Zantic®, Sostril®)	150–300 mg p.o. 25–50 mg als Kurzinfusion i.v. etwa 1 h vor Einleitung der Narkose	kardiovaskuläre Nebenwirkungen sowie Übelkeit und Erbrechen bei zu schneller parenteraler Anwendung möglich
Cimetidin (Tagamet®)	200–400 mg p.o. 3–5 mg/kg KG als Kurzinfusion i.v.	

Tab. 8: H$_1$- und H$_2$-Rezeptor-Antagonisten

Besonderheiten in speziellen Situationen und bei Vorerkrankungen

Aspirationsprophylaxe

Angst und Schmerz führen durch **Stimulation des vegetativen Nervensystems** zu erhöhtem Magensaftvolumen und Abnahme des Magensaft-pH-Werts. Ausreichende Anxiolyse und Analgesie bedeuten daher bereits eine wichtige Basisprophylaxe vor Aspiration für alle Patienten.

Basisprophylaxe

Bei zusätzlichem Risikoprofil wie Notfalleingriffen, Adipositas, Hiatushernie und Reflux, Aszites, Schwangerschaft, Trauma, erhöhtem intrakraniellem Druck sowie bei fehlender Nüchternheit empfehlen sich **weitere medikamentöse Maßnahmen** zur Beschleunigung der Magensaftentleerung, Reduktion der Magensaftsekretion und Anhebung des Magensaft-pH-Werts.[28,31,63] Dies gelingt bei gegebener Indikation durch eine Kombination von H$_2$-Rezeptorantagonisten mit Metoclopramid und Natriumzitrat.[1,28,31,63]

Maßnahmen bei Risikopatienten

Wirkstoff (Präparat)	Dosierung	Bemerkung
Metoclopramid (Paspertin®)	20–30 Trf. p.o. 10 mg i.v.	Tonuserhöhung des unteren Ösophagussphinkters **Cave:** extrapyramidalmotorische Nebenwirkungen, nicht bei Kindern, Parkinsonsyndrom und anderen extrapyramidalmotorischen Erkrankungen
Ranitidin (Zantic®, Sostril®)	2 x 150 oder 1 x 300 mg p.o. 50 mg i.v.	Reduktion der Magensaftmenge, Anhebung des Magensaft-pH-Werts
Cimetidin (Tagamet®)	200–400 mg p.o. 3–5 mg/kg KG als Kurzinfusion i.v.	
Natriumzitrat-Lösung	30 ml 0,3-molar p.o.	Säureneutralisation

Tab. 9: Medikamente zur Reduktion eines erhöhten Aspirationsrisikos

PONV-Prophylaxe

S. hierzu auch Allgemeiner Teil, Kap. 19 „Postoperative Übelkeit und Erbrechen".

Risikoprofil Bei bestimmtem Risikoprofil (weibliches Geschlecht, Nichtraucherstatus, Art des Eingriffs, Neigung zu Kinetosen, PONV in der Eigenanamnese etc.) lässt sich durch eine medikamentöse Prophylaxe mit antiemetischen Substanzen die Inzidenz für postoperative Übelkeit und Erbrechen (PONV) reduzieren.[3,9,22,23,34,35,75,88]

Wirkstoff (Präparat)	Dosierung	Bemerkung
Droperidol (DHB®)	0,625–1,25 mg i.v.	Produktionseinstellung der Substanz (s.u.)
Haloperidol (Haldol®)	1–2 mg i.v.	Dopamin-Rezeptor-Antagonismus, Sedierung und extrapyramidalmotorische Nebeneffekte möglich
Triflupromazin (Psyquil®)	5–10 mg i.v.	Dopamin-Rezeptor-Antagonismus, Sedierung und extrapyramidalmotorische Nebeneffekte möglich
Metoclopramid (Paspertin®)	10–20 mg i.v. 20–40 Trf. p.o.	extrapyramidalmotorische NW möglich, besondere Vorsicht bei Kindern

Tab. 10: Medikamente zur Prophylaxe von PONV

Wirkstoff (Präparat)	Dosierung	Bemerkung
Dolasetron (Anemet®)	12,5 mg i.v. 50 mg p.o.	i. Allg. sehr gute Verträglichkeit aller 5-HT_3-Antagonisten, mögliche Nebenwirkungen: erhöhte Kopfschmerzrate, Obstipation, transiente Leberwerterhöhung und allergische Reaktionen
Ondansetron (Zofran®)	8 mg i.v. 8 mg p.o.	
Tropisetron (Novabon®)	2 mg i.v. 5 mg p.o.	
Dimenhydrinat (Vomex®)	1 mg/kg KG i.v. 2 mg/kg KG p.o.	anticholinerge und sedierende Nebeneffekte
Dexamethason (Fortecortin®)	4–8 mg i.v. 4–8 mg p.o.	Wirkmechanismus nicht vollständig geklärt, Nebenwirkungen bei Einzelgabe ohne klinische Relevanz

Tab. 10, Fortsetzung

i Bis zur Produktionseinstellung der Substanz in Deutschland war **Droperidol (DHB®)** weit verbreitet als potentes Antiemetikum. Alternativ können seither sämtliche potenten Neuroleptika wie Haloperidol (Haldol®) in niedriger Dosierung zur PONV-Prophylaxe Verwendung finden. Droperidol (DHB®) ist aktuell in Deutschland nur noch über die internationale und europäische Apotheke erhältlich.

Antiallergische Prophylaxe

Vor Allergenexposition bei bekannter allergischer Diathese, bei anamnestischen Risikofaktoren und bei vorhersehbar erhöhter intraoperativer Histaminliberation (z.B. Darmeventeration) lässt sich durch die Kombination von H_1- und H_2-Rezeptor-Antagonisten eine histaminvermittelte allergische Reaktion abschwächen.[42,52,62,80]

H_1-/H_2-Rezeptor-Antagonisten

In besonderen Fällen (z.B. bei Z.n. allergischer Reaktion auf eine erneut notwendige und unvermeidbare Substanz wie Kontrastmittel) empfiehlt sich die zusätzliche Kombination mit einem Kortikoid.

Kortikoide

Wirkstoff (Präparat)	Dosierung	Bemerkung
H₁-Rezeptor-Antagonisten		
Dimetindenmaleat (Fenistil®)	Erwachsene: 1–2 Dragees p.o. 20–40 Trf. p.o. 0,1 mg/kg KG entsprechend 1 ml Injektionslösung/10 kg KG als Kurzinfusion i.v. Kinder: 10–20 Trf. p.o. 0,1 mg/kg KG entsprechend 1 ml Injektionslösung/10 kg KG als Kurzinfusion i.v.	Sedierung und Blutdruckabfall möglich
H₂-Rezeptor-Antagonisten		
Ranitidin (Zantic®, Sostril®)	150–300 mg p.o. 25–50 mg als Kurzinfusion i.v. (1 mg/kg KG)	kardiovaskuläre Nebenwirkungen sowie Übelkeit und Erbrechen bei zu schneller parenteraler Anwendung möglich
Cimetidin (Tagamet®)	200–400 mg p.o. 3–5 mg/kg KG als Kurzinfusion i.v.	
Kortikoide		
Prednisolon (Urbason®)	125–250 mg i.v.	Membranstabilisierung und Modulation der Genexpression
Dexamethason (Fortecortin®)	4–8 mg i.v.	

Tab. 11: Medikamente zur antiallergischen Prophylaxe

β-Rezeptoren-Blocker

bei kardialen Risikopatienten

Bei koronaren Risikopatienten[51,57,58] lässt sich durch eine medikamentöse selektive β₁-Rezeptoren-Blockade[64,65] die perioperative kardiale Mortalität und Morbidität reduzieren.[6,11,55,56,58,67,69,83,84,89,90]

i Aufgrund ihrer Rezeptoreigenschaften bewirken β-Blocker möglicherweise einen unerwünschten Abfall von Blutdruck und Herzfrequenz, einen Anstieg des pulmonalen und bronchialen Atemwegswiderstands, periphere Durchblutungsstörungen und eine Verschlechterung bei diabetischer Stoffwechsellage. Daher gelten β-Blocker als **ungeeignet und kontraindiziert** bei manifester Herzinsuffizienz, höhergradigen AV- und SA-Blockierungen, obstruktiven Atemwegserkrankungen, arteriellen Verschlusserkrankungen und bei Diabetes mellitus.

Gefäßchirurgie

Medikamentöse Prämedikation S. 45

Wirkstoff (Präparat)	Dosierung	Bemerkung
Atenolol (Tenormin®)	25–100 mg p.o.	β_1-selektiv ohne ISA (intrinsische Aktivität)
Bisoprolol (Concor®)	5–10 mg p.o.	
Metoprolol (Beloc®)	50–100 mg p.o.	

Tab. 12: β-Rezeptoren-Blocker

α_2-Adrenozeptoragonisten

Durch den zentralen α_2-Rezeptoragonisten **Clonidin** mit zentral antihypertensiver, sedierender[27] und koanalgetischer Eigenschaft[26,37] lässt sich die perioperative kardiale und kardiorhythmogene Stabilität verbessern,[4,26,36,60,69,74,84,85] die perioperative kardiale Morbidität und Mortalität senken,[6,11,36,41,60,84,85,89,90] der intraoperative Verbrauch an Anästhetika sowie der postoperative Bedarf an Analgetika reduzieren[26,37] und postoperatives Shivering vermeiden.[71]

Eigenschaften

i Die kardioprotektiven Effekte von **Clonidin** in der perioperativen Phase sind nicht im gleichen Umfang gesichert wie für den Einsatz von β-Blockern.
Nebeneffekte von Clonidin sind Sedierung und Mundtrockenheit. Nach plötzlichem Absetzen einer Clonidin-Dauermedikation sind Rebound-Phänomene mit krisenhaftem Blutdruckanstieg, Tachykardie, Unruhe, Nervosität, Zittern, Kopfschmerzen und/oder Übelkeit möglich.

Wirkstoff (Präparat)	Dosierung	Bemerkung
Clonidin (Catapresan®)	150–300 µg p.o. (5 µg/kg KG p.o.)	Dämpfung kardiovaskulärer Reflexreaktionen, Verminderung von postoperativem Shivering, Reduktion der Anästhetika- und Analgetikamenge

Tab. 13: α_2-Adrenozeptoragonisten

Prämedikation von Kleinkindern

S. hierzu auch Allgemeiner Teil, Kap. 18/11 „Früh- und Neugeborene und Kinder".

Die medikamentöse Prämedikation von Kleinkindern[7,14,15,29,33,59] ist i.Allg. erst sinnvoll und **indiziert ab dem 6.–12. Lebensmonat bzw. > 6 kg Körpergewicht**. Bei Neugeborenen und Säug-

Alters-/ Gewichtsgrenzen

lingen < 6 Monaten wird hingegen in der Regel auf eine Prämedikation verzichtet. Applikationsform erster Wahl ist auch bei Kindern die orale Prämedikation mit Tabletten oder geschmackskorrigierten Saft- und Sirupzubereitungen. Midazolam hat sich aufgrund seiner pharmakokinetischen Eigenschaften und seiner vielfältigen Applikationsmöglichkeiten als Medikament erster Wahl durchgesetzt. [14,15,59,66]

i **Alternative Applikationssformen** zur Prämedikation von Kleinkindern sind die rektale, nasale und sublinguale Darreichung.[43,66] Eine parenterale Gabe in Form von subkutaner oder intramuskulärer Injektion ist aufgrund ihrer Schmerzhaftigkeit gerade bei Kleinkindern nicht empfehlenswert und zu vermeiden. Bei Säuglingen und Kleinkindern steht im Rahmen ihrer Prämedikation mehr eine Sedierung, bei Schulkindern hingegen mehr die Anxiolyse im Vordergrund.

Eine **parasympathikolytische Prämedikation** wird heute **nicht mehr generell empfohlen**. Bei Bedarf ist zur vagalen Reflexdämpfung die intravenöse Gabe von Atropin[5,39] im Rahmen der Narkoseeinleitung in einer Dosierung von 0,01-0,02 mg/kg KG i.v. möglich.

Wirkstoff (Präparat)	Applikationsform	Dosierung	Anmerkungen
Midazolam (Dormicum®)	oral	< 25 kg KG: 0,5 mg/kg KG als Saft- oder Sirupzubereitung p.o. (max. 15 mg) > 25 kg KG: 7,5 mg als Tabl. p.o.	Wirkeintritt nach ca. 15 min, kurze Wirkdauer
	rektal	0,5–0,75 mg/kg KG	0,5-prozentige Lösung, gute Akzeptanz bei Kleinkindern
	nasal/sublingual	0,2 mg/kg KG	0,5-prozentige Lösung tropfenweise in beide Nasenlöcher applizieren, sehr schneller Wirkeintritt
	i.v.	0,1 mg/kg KG	im Narkoseeinleitungsraum, nicht auf Normalstation
Chloralhydrat (Chloraldurat®), in Deutschland nicht als Rektiolen im Handel	rektal	< 1 Jahr: 0,5–1 Rektiole 1–6 Jahre: 1–2 Rektiolen	lange Wirkdauer
Chlorprotixen (Truxal®)	oral	0,5–2 mg/kg KG	Neuroleptikum

Tab. 14: Medikamentöse Prämedikation von Kleinkindern

Ergänzend zur medikamentösen Prämedikation erhalten alle Kinder zur Schmerzlinderung als topische Lokalanästhesie der Haut ca. 1 Stunde vor geplanter Venenpunktion ein Okklusionspflaster mit **EMLA** („eutectic mixture of local anesthetics").

Prämedikation beim alten Menschen

S. hierzu auch Allgemeiner Teil, Kap. 18/12 „Geriatrische Patienten".

Eine **vorsichtige** und **bevorzugt orale Prämedikation** mit kurz wirksamen Benzodiazepinen wie Midazolam in reduzierter Dosierung unter Berücksichtigung verminderter Kompensationsreserven bei eingeschränkter Organfunktion, veränderter Pharmakokinetik, eingeschränkter Metabolisierungs- und Ausscheidungsfunktion, geringerer Plasmaeiweißbindung, reduziertem Verteilungsvolumen sowie Multimorbidität und Komedikation gilt als Prämedikationsmethode erster Wahl.[30,69]

kurz wirksame Benzodiazepine

Prämedikation in der Schwangerschaft und Stillperiode

S. hierzu auch Allgemeiner Teil, Kap. 18/10 „Anästhesie in der Schwangerschaft bei nichtgeburtshilflichen Eingriffen".

Aufgrund potenzieller Plazenta- und Muttermilchpassage[48,49,72] der zur Prämedikation geeigneten Substanzen mit potenziell unerwünschten pharmakologischen Nebenwirkungen auf das Un- bzw. Neugeborene und den Säugling wird in Schwangerschaft und Stillperiode **i.d.R. auf eine Prämedikation**, insbesondere mit Hypnosedativa, Neuroleptika und Opioidanalgetika, **verzichtet**.[48,61,72] Eine Aspirationsprophylaxe mit H_2-Rezeptorantagonisten, Metoclopramid und Natriumzitrat zur Sectio caesarea ist bei erhöhtem Aspirationsrisiko der Schwangeren[24,61,72] möglich und empfehlenswert.[48,61]

Verzicht auf Prämedikation

Prämedikation des Notfallpatienten

Eine medikamentöse Prämedikation zur Linderung von Angst und Schmerz mit Benzodiazepinen und ggf. Opioidanalgetika in Kombination mit einer Aspirationsprophylaxe durch H_1-/H_2-Rezeptor-Antagonisten, Metoclopramid und Natriumzitrat hat **in**

nur in Ausnahmefällen keine Prämedikation

Notfallsituationen eine **besondere Bedeutung**. Nur bei Bewusstseinstrübung oder vitaler Gefährdung mit Zwang zur sofortigen Intervention sollte auf eine Prämedikation verzichtet werden.

Prämedikationsverzicht

Nutzen-Risiko-Abwägung

In bestimmten Ausnahmesituationen wird in aller Regel im Rahmen einer Nutzen-Risiko-Abwägung auf eine Prämedikation verzichtet. Dies betrifft z.B. Neu- und Frühgeborene, Säuglinge $< \frac{1}{2}$ Jahr, komatöse oder bewusstseinsgetrübte Patienten, manche ältere Patienten in schwer reduziertem Allgemeinzustand, atem- und kreislaufinsuffiziente Patienten, Patientinnen während Schwangerschaft und Stillperiode sowie Patienten in Notfallsituationen, die zu sofortigem Handeln zwingen.

5 Präoperative Begleit- und Dauermedikation

Lang CM

Arzneimittelinteraktionen zwischen Begleitmedikation und Anästhetika

Aufgrund zunehmender **Multimorbidität** und **demographischer Alterung** operativer Patienten ist im perioperativen Management häufig eine **umfangreiche Begleit- und Dauermedikation** zu berücksichtigen,[13,17,19,24,30,49,68,87,90,92,105,111] denn 24–42 % aller Patienten vor einer Operation stehen unter Dauertherapie mit Arzneimitteln.[68,87] Hieraus ergeben sich zunehmend **Gefahren von Arzneimittelinteraktionen** zwischen Medikamenten einer Begleit- und Dauermedikation und den perioperativ eingesetzten Anästhetika und Adjuvanzien.[12,15,19,25,49,54,68,75,76,83,86,87,109,111] Die Wahrscheinlichkeit einer unerwünschten Arzneimittelinteraktion steigt dabei exponentiell mit der Anzahl der Medikamente, die ein Patient erhält. Sie liegt bei ca. 5 %, wenn ein Patient 2–6 Substanzen einnimmt, und steigt auf über 40 % bei Einnahme von 8 und mehr Wirkstoffen.[68,87]

steigende Gefahr von Arzneimittelinteraktionen

Perioperative Modifikation der Begleit- und Dauermedikation

Nicht selten ist perioperativ eine **Modifikation der vorbestehenden Begleit- oder Dauermedikation** unter Berücksichtigung spezieller pharmakologischer Kenntnisse erforderlich.[13,19,25,68,87,92,105,111]

Aber nur wenige von den Patienten dauerhaft eingenommene Medikamente – wie MAO-Hemmer der 1. Generation,[19,35,68,87,100,111] lang wirksame ACE-Hemmer,[7,19,32,68,87,111] wenn intraoperativ mit erheblichen Volumenverlusten gerechnet wird, Thrombozytenaggregationshemmer vor rückenmarksnaher Regionalanästhesie,[19,39,40,68,87,96,111] lang wirksame Sulfonylharnstoffe[2,19,55,68,82,87,111] und Metformin[19,21,51,55,57,65,68,82,87,89,102,111] – müssen vor einer Narkose tatsächlich abgesetzt werden.[19,28,68,87,111]

Medikation absetzen

Medikation weiterführen Hingegen birgt jedoch gerade das perioperative Absetzen z.B. von Antihypertensiva,[1,3,4,5,13,14,26,34,43,56,61,62,80,81,93,94,97,104,107] Antiarrhythmika,[6,19,68,87,95,111] Psychopharmaka[19,68,87,92,111] und Parkinsonmedikamenten[19,47,68,72,87,111] die eigentlichen Gefahren.[6,13,19,68,87,92,111]

Empfehlungen zum perioperativen Procedere

Substanzklasse/ Wirkstoff	Empfehlung für die perioperative Phase	Bemerkungen	Literatur
Antihypertensiva	• aufgrund perioperativ verbesserter Stabilität des Blutdruckverhaltens in aller Regel nicht absetzen (Einzelsubstanzen s.u.)	• verstärkt hypotensive Wirkung von Anästhetika möglich • bei zentral wirksamen Substanzen verstärkte Wirkung von Hypnosedativa • bei vasodilatierenden Substanzen verstärkt orthostatische Blutdruckabfälle	6, 19, 68, 87, 92, 111
ACE-Hemmer	• perioperativer Einsatz aktuell kontrovers diskutiert • Absetzen empfehlenswert bei schlechtem Hydratationszustand des Patienten und zu erwartendem hohem intraoperativem Volumenumsatz bzw. Blutverlust des Eingriffs insbesondere vor kombinierter Allgemein- und rückenmarksnaher Regionalanästhesie sowie bei Patienten, bei denen intra- und perioperativ unbedingt ein Blutdruckabfall vermieden werden muss	• ausgeprägter Blutdruckabfall bei Dehydratation und in Verbindung mit hohen perioperativen Blut- und Volumenverlusten	6, 7, 19, 23, 32, 37, 68, 69, 87, 92, 98, 108, 111

Tab. 1: Empfehlungen zum perioperativen Procedere bei verschiedenen Substanzklassen

Substanzklasse/ Wirkstoff	Empfehlung für die perioperative Phase	Bemerkungen	Literatur
Angiotensin-II-Rezeptor-Antagonisten, AT_1-Blocker, Sartane	• es gelten grundsätzlich die gleichen Überlegungen zur perioperativen Phase wie für die ACE-Hemmer	• bisher keine gesicherten Daten zu Interaktionen mit Anästhetika bekannt	6, 16, 19, 68, 87, 92, 111
β-Rezeptorenblocker	• nicht absetzen • Reduktion der Inzidenz perioperativer Myokardischämien • Reduktion des Morbiditäts- und Letalitätsrisikos bei KHK • bei Absetzen Rebound mit Gefahr von Hypertonie, Tachykardie, Arrhythmie, Koronarischämie, Myokardinfarkt und plötzlichem Herztod	• verstärkt negativ inotrope Wirkung von Anästhetika • unter Narkose vermehrt bradykarde Phasen	5, 6, 13, 14, 19, 26, 34, 58, 59, 60, 61, 62, 68, 71, 77, 78, 80, 81, 84, 87, 92, 94, 97, 99, 101, 106, 111, 112
Kalzium-Antagonisten	• perioperative Fortführung als vorteilhaft empfohlen • keine gesicherten protektiven Wirkungen gegenüber hämodynamischer Instabilität und Koronarischämie • präoperativer Entzug kann Blutdruckanstieg verursachen	• verstärkt negativ inotrope und vasodilatierende Nebenwirkungen von Anästhetika • Wirkverlängerung und -verstärkung von Muskelrelaxanzien • MAC-Reduktion volatiler Anästhetika • experimentell Potenzierung der kardiotoxischen Nebenwirkungen von Lokalanästhetika	1, 3, 6, 13, 18, 19, 20, 22, 33, 45, 46, 56, 63, 66, 68, 79, 87, 91, 92, 97, 106, 107, 111

Tab. 1, Fortsetzung

S. 52

Substanzklasse/ Wirkstoff	Empfehlung für die perioperative Phase	Bemerkungen	Literatur
Nitrate und Molsidomin	• weiter geben • nach Absetzen Gefahr perioperativer Myokardischämien	• hypotone Kreislaufdysregulation durch vasodilatierende Eigenschaften in Kombination mit volatilen Anästhetika und rückenmarksnaher Regionalanästhesie sowie bei Hypovolämie	6, 19, 68, 87, 92, 111
α-Adreno-Rezeptoren-Blocker	• je nach Indikation i.d.R. präoperativ pausieren • prophylaktische Gabe bei Phäochromozytom	• hämodynamische Instabilität durch ausgeprägte Beeinträchtigung der kompensatorischen Vasokonstriktion nach Einsatz von volatilen Anästhetika, rückenmarksnaher Regionalanästhesie und bei Hypovolämie	6, 19, 68, 87, 92, 103, 111
α_2-Adreno-Rezeptor-Agonisten	• perioperativ weiter geben • hypertensive Krise nach abruptem Absetzen durch Rebound möglich	• Reduktion des Anästhetikaverbrauchs und des postoperativen Analgetikabedarfs • Reduktion postoperativen Shiverings • kardioprotektive Effekte in der perioperativen Phase • orthostatische Dysregulation, Bradykardie, Sedierung, Mundtrockenheit, Übelkeit und Wasserretention möglich	4, 6, 11, 13, 14, 19, 31, 36, 38, 43, 52, 64, 67, 68, 73, 74, 87, 92, 93, 104, 110, 111

Tab. 1, Fortsetzung

Substanzklasse/ Wirkstoff	Empfehlung für die perioperative Phase	Bemerkungen	Literatur
Reserpin	• kurzfristiges Absetzen uneffektiv, da Wirkung bis zu 5 Wochen andauert	• vermindertes Ansprechen auf indirekte Sympathikomimetika • Überempfindlichkeit gegenüber Katecholaminen mit Hypertension und Tachykardie • verstärkte Wirkung von Hypnosedativa • MAC-Reduktion bei volatilen Anästhetika	6, 19, 68, 87, 92, 111
Herzglykoside	• uneinheitliche Empfehlungen zur Fortführung bzw. Pausierung einer Dauertherapie mit Herzglykosiden • in aller Regel nicht absetzen bei Vorhofflimmern mit schneller Überleitung • Spiegelbestimmung sinnvoll	• Gefahr gesteigerter Digitalistoxizität, insbesondere bei Hypokaliämie	6, 19, 68, 87, 92, 111
Diuretika	• pausieren	• Gefahr von Elektrolytstörungen, bes. Hypokaliämie • Gefahr von Herzrhythmusstörungen • u.U. prolongierte neuromuskuläre Blockaden • Gefahr von Hypovolämie und Blutdruckabfall	6, 19, 20, 33, 68, 87, 92, 111

Tab. 1, Fortsetzung

S. 54

Substanzklasse/ Wirkstoff	Empfehlung für die perioperative Phase	Bemerkungen	Literatur
Antiarrhythmika	• Antiarrhythmika der Klassen Ia, Ib, Ic sowie β-Blocker und Kalziumantagonisten in aller Regel weiter geben • Amiodaron (Klasse III) gilt aufgrund der Gefahr von atropinresistenter Bradykardie, AV-Dissoziation, Vasodilatation und HZV-Abfall als problematisch, ein Absetzen bei sehr langer HWZ von 29–100 Tagen allerdings als meist nicht möglich/sinnvoll	• Verlängerung der neuromuskulären Blockade nicht-depolarisierender Muskelrelaxanzien • Potenzierung der negativ inotropen Wirkung von Inhalationsanästhetika	6, 19, 20, 33, 68, 87, 92, 95, 111
Antikoagulanzien	• pausieren • Marcumarisierung u.U. perioperativ auf Heparinisierung umstellen (Empfehlungen zu Zeitintervallen im Zusammenhang mit rückenmarksnaher Regionalanästhesie verschiedener Einzelsubstanzen s. Tab. 4)	• verstärkte Blutungsneigung • Gefahr spinaler Hämatome bei rückenmarksnaher Regionalanästhesie	19, 29, 39, 40, 43, 44, 68, 70, 85, 92, 96, 111
Thrombozytenaggregationshemmer	• pausieren	• verstärkte Blutungsneigung • Gefahr spinaler Hämatome bei rückenmarksnaher Regionalanästhesie	39, 40, 96
Antiasthmatika und Bronchodilatatoren, $β_1$-Sympathikomimetika, Theophyllin	• weiter geben • evtl. Spiegelbestimmung bei Theophyllin	• Potenzierung der arrhythmogenen Wirkung volatiler Anästhetika	19, 68, 87, 92, 111

Tab. 1, Fortsetzung

Substanzklasse/ Wirkstoff	Empfehlung für die perioperative Phase	Bemerkungen	Literatur
Kortikosteroide	• weiter geben, insbesondere bei Substitution aufgrund einer NNR-Insuffizienz	• Störungen des Elektrolyt-, Wasser- und Säure-Base-Haushalts • Verlängerung der neuromuskulären Blockade nichtdepolarisierender Muskelrelaxanzien • Störungen des Glukosestoffwechsels mit Hyperglykämie • Störungen des Proteinstoffwechsels mit Proteinkatabolie, Myopathie, Wundheilungsstörung und Immunsuppression • Störungen der ZNS-Funktion	19, 20, 33, 53, 68, 87, 92, 111
Antidiabetika	• ggf. intensivierte Insulintherapie zur Gewährleistung perioperativer Normoglykämie		8, 9, 10, 19, 68, 111
Sulfonylharnstoffe	• pausieren	• Gefahr von Hypoglykämie	2, 19, 55, 68, 82, 87, 92, 111
Biguanide	• > 48 h präoperativ absetzen	• Gefahr der Laktatazidose	19, 21, 51, 55, 57, 65, 68, 82, 87, 89, 92, 102, 111
Antidepressiva	• im Allgemeinen weiter geben	• Gefahr psychiatrisch-depressiver Dekompensation	19, 35, 41, 68, 87, 92, 111

Tab. 1, Fortsetzung

S. 56

Substanzklasse/ Wirkstoff	Empfehlung für die perioperative Phase	Bemerkungen	Literatur
trizyklische Antidepressiva	• bis OP-Vorabend weiter geben • bei kardiovaskulären Hochrisikopatienten evtl. nach Rücksprache mit Psychiater/Neurologen > 1 Woche präoperativ ab- oder umsetzen	• verstärkt Rhythmusstörungen • Tachykardie, Kreislaufinstabilität • Wirkverstärkung von Hypnotika, Inhalationsanästhetika und Opioiden	19, 68, 87, 111
tetrazyklische Antidepressiva	• tetrazyklische Antidepressiva und neuere Substanzen weiter geben bis OP-Vorabend	• geringere kardiovaskuläre Nebenwirkungen	19, 68, 87, 111
MAO-Hemmer	• Empfehlungen uneinheitlich • bei Beachtung der absoluten Kontraindikationen für Pethidin und Tramadol, bei Vermeidung der Triade Hypoxie, Hyperkarbie und arterieller Hypotonie sowie bei Verzicht auf indirekte Sympathikomimetika erscheint ein generelles Absetzen nicht zwingend notwendig • irreversible MAO-Hemmer ca. 2 Wochen präoperativ gegen selektive und reversible MAO-Hemmer der neueren Generation austauschen	• Interaktion mit Opioiden, Barbituraten, Ketamin, Inhalationsanästhetika, Muskelrelaxanzien, Anticholinergika und Sympathikomimetika möglich • hypertensive Krise nach indirekten Sympathikomimetika möglich • Pethidin und Tramadol kontraindiziert • **exzitatorische Form** der Interferenz (Agitation, Hyper- und Hypotension, Muskelrigidität und Hyperpyrexie sowie Krämpfe und Koma) sowie **depressive Form** der Unverträglichkeitsreaktion (Atemdepression, Hypotension und Koma) beschrieben	19, 35, 68, 87, 100, 111

Tab. 1, Fortsetzung

Präoperative Begleit- und Dauermedikation

Substanzklasse/ Wirkstoff	Empfehlung für die perioperative Phase	Bemerkungen	Literatur
Selektive Serotonin-Reuptake-Hemmer (SSRI)	• Serotonin-Reuptake-Hemmer (SSRI) unter Beachtung der Wechselwirkungen und Kontraindikationen bis zum OP-Tag weiter geben	• Wirkung von Midazolam unter Dauermedikation mit SSRI verlängert • kein Pethidin, Tramadol oder Pentazocin unter SSRI • Serotonin-Syndrom mit Hyperthermie, vegetativer Instabilität sowie Bewusstseinsstörung möglich • bei Absetzen Entzugserscheinungen mit Angst, Unruhe und Dysphorie möglich	19, 48, 68, 87, 111
Lithium	• Empfehlungen uneinheitlich • Spiegelbestimmung	• Wirkungsverstärkung von Hypnosedativa und Muskelrelaxanzien	19, 20, 27, 33, 68, 87, 92, 111
Neuroleptika	• i.d.R. bis zum Vorabend weiter geben	• MAC-Reduktion volatiler Anästhetika • Wirkverstärkung von Hypnosedativa • Wirkverlängerung nicht-depolarisierender Muskelrelaxanzien • Absenkung der Krampfschwelle • durch α-blockierende Wirkung orthostatische Hypotension und Herzrhythmusstörungen möglich • durch anticholinerge Effekte Hyperthermie, Tachykardie und Verwirrtheit bis hin zum malignen neuroleptischen Syndrom möglich	19, 20, 33, 68, 87, 92, 111

Tab. 1, Fortsetzung

Substanzklasse/ Wirkstoff	Empfehlung für die perioperative Phase	Bemerkungen	Literatur
Antikonvulsiva und Antiepileptika	• nicht absetzen	• Interaktion mit Anästhetika und Muskelrelaxanzien möglich • nach Absetzen erhöhte Krampfbereitschaft möglich	19, 20, 33, 68, 87, 92, 111
Antiparkinsonmittel	• nicht absetzen • L-Dopa sollte bis kurz vor und möglichst frühzeitig nach der Operation gegeben werden	• Verzicht auf Atropin bei Anticholinergikatherapie • kein Physostigmin, keine Phenothiazine und Butyrophenone	19, 47, 68, 72, 87, 88, 92, 111
orale Kontrazeptiva	• Empfehlungen uneinheitlich • in aller Regel weiter geben, evtl. perioperativ umsetzen bzw. durch weitere antikonzeptionelle Maßnahmen ergänzen	• unzuverlässiger Kontrazeptionsschutz bei oralen Kontrazeptiva durch eine von Anästhetika bedingte Enzyminduktion des Cytochrom-P_{450}-Systems möglich • erhöhtes Thromboembolierisiko unter oralen Kontrazeptiva	
Antibiotika	• in aller Regel weiter geben	• potenzierende Interaktion von Aminoglykosiden und Muskelrelaxanzien mit prolongierten neuromuskulären Blockaden möglich	20, 33
Thyreostatika	• weiter geben	• Interaktion mit Opiaten und Barbituraten • Gefahr kardiovaskulärer Nebenwirkungen mit Hypertension und Tachykardie sowie Herzrhythmusstörungen bei Hyperthyreose	19, 111

Tab. 1, Fortsetzung

Medikamente, vor elektiven Eingriffen absetzen:

Substanzklasse/ Wirkstoff	Begründung	Karenzzeit vor Narkose
Diuretika	• Hypovolämie mit Gefahr der hypotonen Kreislaufdysregulation • Elektrolytstörungen mit Gefahr von Herzrhythmusstörungen	12 – > 24 h
ACE-Hemmer	• hypotone Kreislaufdysregulation bei Hypovolämie	12 – >24 h
AT_1-Blocker	• aufgrund unzureichender Datenlage noch keine gesicherten Empfehlungen möglich, wahrscheinlich gilt gleiches wie für ACE-Hemmer	24 h
MAO-Hemmer der 1. Generation (z.B. Tranylcypromin)	• hypertensive Krisen nach indirekten Sympathikomimetika, Exzitation nach Pethidin	14 d ggf. Substanzwechsel auf Meclobemid
Orale Antidiabetika		
Sulfonylharnstoffe	• Hypoglykämie	> 12 h
Biguanide (z.B. Metformin)	• Laktatazidose	48 h
gerinnungshemmende Medikamente	• Gefahr der spinalen Blutung nach rückenmarksnaher Regionalanästhesie	Empfehlungen zum Zeitintervall vor und nach rückenmarksnaher Regionalanästhesie s. Tab. 4

Tab. 2: Medikamente, die vor elektiven Eingriffen in Allgemeinanästhesie bzw. rückenmarksnaher Regionalanästhesie abgesetzt werden sollen (modifiziert nach [19,68,87,92,111])

S. 60

Medikamente, perioperativ weiter geben:

Substanzklasse/ Wirkstoff	Begründung
β-Blocker	• Kardioprotektion bei kardialen Risikopatienten • β-Blocker-Entzugssyndrom mit Rebound nach Absetzen
α_2-Adrenorezeptor-Agonisten	• Kardioprotektion bei kardialen Risikopatienten • Clonidin-Entzugssyndrom mit Rebound nach Absetzen
Antiarrhythmika	• Arrhythmien
Nitrate	• Gefahr von Myokardischämien
Parkinsonmittel	• Verstärkung der extrapyramidalmotorischen Symptomatik bei kurzer Halbwertszeit

Tab. 3: Medikamente, die perioperativ weiter gegeben werden sollen (modifiziert nach [19,68,87,92,111])

Zeitintervalle vor/nach rückenmarksnaher Regionalanästhesie:

Substanzklasse/Wirkstoff	Absetzen vor Punktion/Katheter-entfernung	Restart nach Punktion/Katheter-entfernung
unfraktionierte Heparine (prophylaktisch)	4 h	1 h
unfraktionierte Heparine (therapeutisch)	4 h	1 h
niedermolekulare Heparine („low dose")	10–12 h	2–4 h
niedermolekulare Heparine („high dose")	24 h	2–4 h
Fondaparinux	20–22 h	2–4 h
Fondaparinux bei Niereninsuffizienz	36–42 h	unklar
Kumarine	INR < 1,4	unmittelbar nach Katheterentfernung
Hirudine	8–10 h	2–4 h
Melagatran	8–10 h	2–4 h
Acetylsalicylsäure	> 2 d	unmittelbar nach Katheterentfernung
Clopidogrel	> 7 d	nach Katheter-entfernung
Ticlopidin	< 10 d	unmittelbar nach Katheterentfernung
GPIIb//IIIa-Antagonisten	unklar	unklar

Tab. 4: Empfohlene Zeitintervalle vor und nach rückenmarksnaher Punktion und Katheterentfernung (modifiziert nach [19,39,40,96])

6 Pharmaka in der Anästhesie
6/1 Inhalationsanästhetika
Schmidt R

Chemische Struktur

Zur Gruppe der Inhalationsanästhetika zählen **Gase** (Lachgas, Xenon) und **volatile** (verdampfbare) **Flüssigkeiten** mit narkotischen Eigenschaften (Isofluran, Sevofluran, Desfluran, Enfluran, Halothan). Die volatilen Anästhetika weisen untereinander eine ähnliche Molekülstruktur auf und entsprechen chemisch halogenierten Kohlenwasserstoffen.

	Lachgas	Xenon	Isofluran	Sevofluran	Desfluran	Enfluran	Halothan
Struktur	N≡N=O	Xe	F H F | | | H-C-O-C-C-F | | | F Cl F	F F-C-F | | H-C-O-C-H | | H F-C-F | F	F H F | | | H-C-O-C-C-F | | | F F F	F H Cl | | | H-C-O-C-C-H | | | F F F	F Cl | | F-C-C-H | | F Br
Siedepunkt [°C] (760 mmHg)	-88,5	-108,08	48,5	58,5	22,8	56,2	50,2

Tab. 1: Chemische Struktur der Inhalationsanästhetika

Wirkmechanismus

Inhalationsanästhetika **stören** die **Erregungsleitung** in verschiedenen Bereichen **des zentralen Nervensystems**, d.h. im Gehirn und auf Rückenmarksebene. Sie sind in der Lage, sowohl exzitatorische Neurotransmitter zu hemmen als auch die Wirkung inhibitorischer Transmitter auf axonaler Ebene und insbesondere im Bereich der Synapsen zu potenzieren. Der genaue molekulare Wirkmechanismus ist bis heute nicht bekannt. Es werden folgende **Theorien postuliert:**

Theorien zum Wirkmechanismus

- **Theorie des kritischen Volumens und Meyer-Overton-Regel:** Die Meyer-Overton-Regel besagt, dass mit zunehmender Lipophilie die anästhesiologische Potenz eines Inhalationsanästhetikums ansteigt. Sobald eine kritische Anzahl (kritisches Volumen) Anästhetikamoleküle in der Lipid-Zellmembran gelöst ist, kommt es durch Expansion der Zell-

membranen zur Unterbrechung von Ionenströmen und damit der Erregungsleitung, und es tritt die Anästhesie ein.
- **Protein-Rezeptor-Theorie:** Inhalationsanästhetika interagieren mit hydrophoben Regionen spezifischer neuronaler Membranproteine. Dadurch kommt es durch Modulation der Proteinkonformation zu Funktionsveränderungen von Rezeptoren und Ionenkanälen. **Volatile Anästhetika** potenzieren v.a. die Wirkung des inhibitorischen Neurotransmitters Gamma-Aminobuttersäure (GABA), während **Lachgas und Xenon** ihre anästhetische Wirkung primär über die Hemmung des exzitatorischen N-methyl-D-aspartat (NMDA)-Rezeptors vermitteln.[6,11]

Pharmakokinetik

Steuerbarkeit

Ein wesentlicher Vorteil der aktuell im klinischen Gebrauch befindlichen Inhalationsanästhetika ist ihre **gute Steuerbarkeit**. Dadurch ist es möglich, die Narkose zügig zu vertiefen oder abzuflachen.

An-/Abflutungsgeschwindigkeit

Die Löslichkeit dieser Substanzen im Blut beschreibt der **Blut-Gas-Verteilungskoeffizient**. Je geringer dieser Wert, desto schneller erfolgt die Ein- und Ausleitung. Folgende **Faktoren erhöhen** die **An- und Abflutungsgeschwindigkeit** der Inhalationsanästhetika im Gehirn:

- hohe inspiratorische Anästhetikakonzentration
- hohe alveoläre Ventilation
- niedrige funktionelle Residualkapazität
- hoher Frischgasfluss
- niedriger Blut-Gas-Verteilungskoeffizient
- niedriges Herzzeitvolumen
- niedriger Gehirn-Blut-Verteilungskoeffizient
- hoher zerebraler Blutfluss
- hohe Konzentrationsdifferenz zwischen Blut und Gehirn

Konzentrationseffekt

i Je höher die **inspiratorische Konzentration** eines Inhalationsanästhetikums, desto schneller ist der Anstieg der alveolären Konzentration. Die schnelle **Aufnahme von Lachgas** aus den Alveolen führt zum Nachströmen des zur Einatmung angebotenen Gasgemischs (Sauerstoff + Lachgas) in das entstandene „Vakuum". Dadurch wird die Lachgaskonzentration in den Alveolen noch weiter erhöht und die Aufnahme in das Blut wird beschleunigt.

i Bei der gleichzeitigen Applikation von **Sauerstoff und zwei Inhalationsanästhetika** (Lachgas + volatiles Anästhetikum) bewirkt auch hier die schnelle Aufnahme von Lachgas aus den Alveolen ein Nachströmen des zur Einatmung angebotenen Gasgemischs (Sauerstoff + Lachgas + volatiles Anästhetikum). Dadurch kommt es zur Konzentrationserhöhung des gleichzeitig applizierten „zweiten Gases" (des volatilen Anästhetikums), was wiederum zur schnelleren Anflutung führt. Die **klinische Relevanz** des Second-Gas-Effect ist **fraglich**.

Second-Gas-Effect

Die **Elimination der Inhalationsanästhetika** wird zum überwiegenden Teil durch Abatmung über die Lungen determiniert. Lachgas kann in sehr geringer Menge von der Darmflora zu Stickstoff reduziert werden. Das inerte Edelgas Xenon wird vollständig unverändert abgeatmet. Volatile Anästhetika unterliegen jedoch zusätzlich in unterschiedlicher Ausprägung einer vorwiegend hepatischen Metabolisierung über das mikrosomale Cytochrom-P_{450}-System (Cyp 2E1).

Elimination

	Lachgas	Xenon	Halothan	Enfluran	Isofluran	Sevofluran	Desfluran
Blut-Gas-Verteilungskoeffizient	0,47	0,12	2,5	1,8	1,4	0,65	0,45
Gehirn-Blut-Verteilungskoeffizient	1,1	0,76	1,9	1,4	1,6	1,7	1,3
Metabolisierung [%]	0,004	0,0	20	2–5	0,2	3–5	0,02

Tab. 2: Pharmakokinetik von Inhalationsanästhetika

Minimale alveoläre Konzentration

Die narkotische Potenz der einzelnen Inhalationsanästhetika wird durch die minimale alveoläre Konzentration (MAC) einer Substanz definiert. Dabei bezeichnet ein MAC diejenige Konzentration, bei der 50 % der Patienten auf einen chirurgischen Stimulus (Hautschnitt) nicht mehr mit Abwehrbewegungen reagieren.

MAC

	Lachgas	Xenon	Halothan	Enfluran	Isofluran	Sevofluran	Desfluran
MAC in O_2 (Vol.-%)	105	63–71	0,75	1,68	1,15	2,05	6,0
MAC (Vol.-%) mit 70 % Lachgas			0,3	0,6	0,5	1,1	3

Tab. 3: MAC-Werte der Inhalationsanästhetika

Der MAC-Wert kann durch folgende Faktoren beeinflusst werden:

MAC erhöht	MAC erniedrigt	MAC unverändert

• Säuglinge und Kleinkinder
• Hyperthermie
• Hypernatriämie
• chronischer Alkoholabusus
• zentral erregende Medikamente:
  – trizyklische Antidepressiva
  – Kokain
  – Amphetamine
  – MAO-Hemmer
	• Neugeborene
	• Schwangerschaft
	• höheres Alter
	• Hypothermie
	• Hypotension
	• $PaCO_2 < 38$ mm Hg
	• Anämie
	• Hyponatriämie
	• akute Alkoholintoxikation
	• zentral dämpfende Medikamente:
	  – Opiate
	  – Benzodiazepine
	  – Barbiturate
	  – α_2-Agonisten
	  – Lithium
		• Geschlecht (außer Xenon, s. Tab. 5)
		• Anästhesiedauer
		• Hyper-, Hypothyreose
		• Hyper-, Hypokaliämie

Tab. 4: Einflussfaktoren auf den MAC-Wert

Pharmakodynamik

Wirkungen auf das Herz-Kreislauf-System

Herz-Kreislauf-System

- **Herzfrequenz: Desfluran, Isofluran** und in geringerem Ausmaß **Enfluran** führen zu einem dosisabhängigen **Anstieg der Herzfrequenz**. Durch die gleichzeitige Applikation von Opioiden während einer balancierten Anästhesie kann dieser Effekt abgeschwächt werden. **Xenon** kann die **Herzfrequenz senken,** während alle anderen klinikrelevanten Inhalationsanästhetika die Herzfrequenz nicht modulieren.

- **Herzzeitvolumen (HZV): Halothan** und **Enfluran** führen dosisabhängig zu einem Abfall des HZV durch ihre negativ inotrope Wirkung. Isofluran, Sevofluran, Desfluran und Xenon haben keinen signifikanten Einfluss auf das HZV. **Lachgas** kann durch seine sympathomimetischen Effekte zu einem leichten **Anstieg des HZV** führen, hohe Dosen wirken auch hier kardiodepressiv.

- **systemischer Gefäßwiderstand: Isofluran, Sevofluran** und **Desfluran** vermindern dosisabhängig den systemischen Gefäßwiderstand.

- **arterieller Blutdruck:** Alle volatilen Anästhetika führen dosisabhängig zu einem **Blutdruckabfall**. Dieser Effekt beruht bei Isofluran, Sevofluran und Desfluran vorwiegend auf einer Verminderung des systemischen Gefäßwiderstands, bei Halothan und Enfluran wird er durch ihre negativ inotrope Wirkung vermittelt. **Xenon** kann zu einer leichten **Steigerung des Blutdrucks** führen.

- **koronarer Blutfluss: Volatile Anästhetika** sind schwache **koronararterielle Vasodilatatoren**.

_{Coronary-steal-Syndrome}

i Insbesondere **Isofluran** wurde in früheren Studien für die Umverteilung des koronaren Blutflusses weg von potenziell minderdurchbluteten Arealen hin zu normal perfundierten Bereichen verantwortlich gemacht **(Coronary-steal-Syndrome)**. Dies konnte mittlerweile durch mehrere Untersuchungen widerlegt werden, und auch die klinische Signifikanz dieses Effekts, insbesondere eine höhere Inzidenz von Myokardischämien im Zusammenhang mit der Administration von Isofluran, konnte bisher nicht bewiesen werden.

- Das Auftreten intraoperativer Tachykardien und Hypotensionen spielt in diesem Zusammenhang die weitaus größere Rolle und sollte vermieden werden.

    arrhythmogene Potenz: Halothan und in geringerem Ausmaß auch **Enfluran** und andere volatile Anästhetika können die sinu-atriale Überleitung hemmen und somit zu **Bradykardien oder junktionalen Rhythmen** führen. Des Weiteren sensibilisiert insbesondere **Halothan** das Myokard gegenüber arrhythmogenen Effekten der Katecholamine, was bei gleichzeitiger Applikation von Adrenalin zu lebensbedrohlichen ventrikulären Rhythmusstörungen führen kann.

Wirkungen auf die Lunge

- **Atemfrequenz: Volatile Anästhetika** sind **atemdepressiv** und führen beim spontan atmenden Patienten trotz eines dosisabhängigen Anstiegs der Atemfrequenz zu einer Re-

Lunge

duktion des Atemminutenvolumens durch die Senkung des Tidalvolumens. **Xenon** senkt die Atemfrequenz mit konsekutivem Anstieg des Tidalvolumens. Es resultiert ein vermindertes Atemminutenvolumen mit Erhöhung des $PaCO_2$. Der insbesondere durch Hyperkapnie, aber auch durch arterielle Hypoxämie getriggerte **zentrale Atemantrieb** wird durch Inhalationsanästhetika stark vermindert.

- **Atemwegswiderstand:** Alle **volatilen Anästhetika**, sind starke **Bronchodilatatoren** und vermindern somit den Atemwegswiderstand. Einzig für Desfluran sind transiente Zunahmen des Atemwegswiderstands kurz nach Narkoseeinleitung beschrieben. Bedingt durch seine höhere Dichte und Viskosität kann es durch die Gabe von **Xenon** zu einer **Erhöhung des Atemwegswiderstands** kommen. Eine bronchokonstriktorische Wirkung wird durch Xenon nicht vermittelt.

Wirkungen auf das zentrale Nervensystem

ZNS Alle Inhalationsanästhetika führen durch eine **zerebrale Vasodilatation** zum Anstieg des zerebralen Blutflusses und des zerebralen Blutvolumens. Dadurch besteht insbesondere bei Patienten mit Schädel-Hirn-Trauma die Gefahr einer weiteren Erhöhung des intrakraniellen Drucks. Des Weiteren entkoppeln volatile Anästhetika die zerebrale Autoregulation. **Enfluran** ist zusätzlich in der Lage, **Krampfpotenziale** auszulösen.

Wirkungen auf die Niere

Niere Alle Inhalationsanästhetika mit Ausnahme von Xenon senken die renale Durchblutung, die glomeruläre Filtrationsrate und die Urinproduktion.

Wirkungen auf die Leber

Leber Alle Inhalationsanästhetika mit Ausnahme von Xenon **senken den hepatischen Blutfluss**. Dadurch kann es zu geringfügigen perioperativen Transaminasenerhöhungen kommen, die üblicherweise nicht klinisch relevant sind und sich innerhalb von wenigen Tagen normalisieren.

Wirkungen auf den Uterus

Volatile Anästhetika führen dosisabhängig zur **uterinen Vasodilatation** und **vermindern** die **Uteruskontraktilität**. Dies kann im Rahmen geburtshilflicher Eingriffe zu einer erhöhten Blutungsneigung führen. Lachgas und Xenon haben keinen Einfluss auf die uterine Kontraktilität.

Wirkungen auf das Skelettmuskelsystem

Alle **volatilen Anästhetika** haben direkt **muskelrelaxierende Eigenschaften** und potenzieren die Wirkung depolarisierender sowie nicht-depolarisierender Muskelrelaxanzien. Xenon besitzt keine muskelrelaxierenden Effekte. **Lachgas** ist, insbesondere in Kombination mit Opioiden, in der Lage, eine **Muskelrigidität** zu verursachen. Alle volatilen Anästhetika sind **Triggersubstanzen der malignen Hyperthermie** (s. dazu Allgemeiner Teil, Kap. 22/10 „Maligne Hyperthermie"). Lachgas und Xenon gelten als unbedenklich.

Toxizität

Leber

Es gibt zwei Formen der **Halothan-assoziierten Leberschädigung**. Die milde Form (Inzidenz 1:5) geht mit einem transienten Transaminasenanstieg im Serum der betroffenen Patienten einher und ist vollständig reversibel. Die schwere Form wird als „**Halothan-Hepatitis**" bezeichnet (Inzidenz bei Erwachsenen 1:35.000) und ist durch fulminante hepatozelluläre Nekrosen und einer Mortalität von 50–70 % gekennzeichnet.[9]

Risikofaktoren für das Auftreten einer „Halothan-Hepatitis" sind:

- weibliches Geschlecht
- mittleres Alter
- Adipositas
- weniger als 3 Monate zurückliegende Halothan-Anästhesie

- Cytochrom-P_{450}-Enzyminduktion
- genetische Disposition

Auch **andere volatile Anästhetika** (Isofluran, Enfluran, Desfluran) werden **mit dem Auftreten einer „Halothan-Hepatitis" assoziiert**. Die Inzidenz korreliert mit dem Ausmaß ihrer Metabolisierung (Halothan > Enfluran > Isofluran > Desfluran). Sevofluran hingegen besitzt keine hepatotoxische Wirkung (s.u.).

Pathomechanismus

i Der der **„Halothanhepatitis"** zugrunde liegende **Pathomechanismus** beruht wahrscheinlich auf einer immunologischen Reaktion gegen Stoffwechselprodukte des volatilen Anästhetikums. Beim oxidativen Halothanmetabolismus entstehen trifluoroazetylierte Proteine, die wiederum mikrosomale Proteine an der Hepatozytenoberfläche modifizieren können. Dieser „neue" Proteinkomplex wird dann von zirkulierenden IgG-Antikörpern als Antigen erkannt und führt zur immunpathologischen Leberschädigung.

Da auch andere volatile Anästhetika (Isofluran, Enfluran, Desfluran) zu trifluoroazetylierten Metaboliten verstoffwechselt werden, besteht die Gefahr einer Kreuzreaktion. Sevofluran weist keine solche Metaboliten auf. Das Auftreten einer Kreuzreaktion ist daher sehr unwahrscheinlich.

Die betroffenen Patienten imponieren durch Fieber, erhöhte Transaminasen im Serum, Ikterus, Eosinophilie, Urtikaria und Arthralgien innerhalb von 7 Tagen nach Anästhetikaexposition. Die Diagnose der „Halothan-Hepatitis" wird heute außer durch den Ausschluss anderer leberschädigender Ursachen durch den Nachweis von Antikörpern gegen trifluoroazetylierte Neoantigene im Patientenserum gestützt.[10]

Niere

Fluoridproduktion

- **Fluorid:** Beim Metabolismus volatiler Anästhetika entsteht potenziell nephrotoxisches Fluorid. Klinisch relevante Beeinträchtigungen der Nierenfunktion wurden v.a. für das heute nicht mehr im Gebrauch befindliche hochfluoridierte Anästhetikum Methoxyfluran beschrieben.
  Nach **langer Enfluranapplikation** (9,6 MAC-Stunden) finden sich bei gesunden Probanden leichte Funktionseinschränkungen der Niere, die für Patienten mit normaler Nierenfunktion irrelevant sind. Unklar ist, ob der mehrstündige Einsatz von Enfluran bei Patienten mit vorbestehender Nierenerkrankung nachteilig ist.
  Trotz signifikanter Fluoridproduktion durch die Metabolisierung von **Sevofluran** konnte eine dadurch bedingte Nephrotoxizität beim Menschen klinisch nie nachgewiesen werden.

Für die anderen modernen Inhalationsanästhetika sind keine nephrotoxischen Eigenschaften nachgewiesen.

- **Compound A:** Bei der Interaktion von Sevofluran mit CO_2-Absorberkalk entsteht die Substanz Compound A. Die Bildung dieser unter tierexperimentellen Bedingungen potenziell nephrotoxischen Substanz ist erhöht bei hohen Sevofluran-Konzentrationen mit niedrigem Frischgasfluss, trockenem Atemkalk mit hoher Temperatur und gesteigerter CO_2-Produktion. Große klinische Studien konnten jedoch beim Menschen bislang keinen Zusammenhang zwischen Sevofluran-Administration und dadurch bedingter Nephrotoxizität nachweisen.

Compound A

Kohlenmonoxid-Bildung

Die **Interaktion von trockenem Atemkalk mit volatilen Anästhetika** (Desfluran >> Enfluran > Isofluran >> Halothan = Sevofluran) kann zur Bildung des in hohen Konzentrationen toxischen Gases Kohlenmonoxid führen.[2,8] Bei regelmäßigem Wechsel des Atemkalks in Verbindung mit Maßnahmen, die dessen Austrocknung verhindern, spielt die Kontamination mit Kohlenmonoxid im klinischen Alltag keine Rolle.

Organprotektive Wirkungen

Eine Fülle experimenteller Daten belegt den **kardioprotektiven Effekt volatiler Anästhetika**.[3] Aktuelle Untersuchungen zeigen ähnliche Effekte für das neue Anästhetikum Xenon.[7,12] Wie die ischämische Präkonditionierung führt auch die Präkonditionierung mittels volatiler Anästhetika im Tiermodell zu einer Verbesserung der myokardialen Pumpfunktion nach ischämischen Ereignissen und zu einer Reduktion der Infarktgröße. In einer Reihe von klinischen Untersuchungen konnten auch beim Menschen kardioprotektive Effekte durch die Anwendung volatiler Anästhetika beobachtet werden. Unklar ist bis heute, ob die Präkonditionierung mittels volatiler Anästhetika zur Senkung der Morbidität und Mortalität bei bestimmten Patientengruppen beitragen kann.[3]

Kardioprotektion

Eigenschaften der Inhalationsanästhetika

Lachgas (Stickoxidul, N_2O)

Lachgas — *Charakteristika*

- geruchlos, farblos, keine Schleimhautreizung
- gut analgetisch, schwach hypnotisch, nicht muskelrelaxierend
- sehr schnelle An- und Abflutung
- keine relevante Metabolisierung

Dosierung

- bis zu 70 Vol-% in Kombination mit Sauerstoff

Besonderheiten

- **Diffusionshypoxie** (FiO_2 vor Narkoseausleitung auf 1,0 erhöhen)
- Diffusion in luftgefüllte Räume
- Interaktion mit Vitamin B_{12}

Diffusionshypoxie

i Nach Beendigung der Lachgas- (bzw. Xenon-) Zufuhr diffundieren die Gase aufgrund ihrer niedrigen Blut-Gas-Verteilungskoeffizienten sehr schnell aus dem Blut zurück in die Alveolen. Dies kann durch die Verdrängung von Sauerstoff zur „Diffusionshypoxie" führen. Daher sollte die FiO_2 vor Narkoseausleitung auf 1,0 erhöht werden.

Diffusion in luftgefüllte Räume

i Die Gabe von Lachgas bei Patienten mit Pneumothorax kann das **Volumen des Pneumothorax** innerhalb von 10 min verdoppeln und innerhalb von 30 min verdreifachen.[4]. Dies kann die kardiopulmonalen Funktionen entscheidend beeinträchtigen.

Ebenso wird das **Cuffvolumen des Endotrachealtubus** signifikant **erhöht**, sodass beim Einsatz von Lachgas ein kontinuierliches Cuffdruckmonitoring empfohlen wird.

Besondere Vorsicht ist auch beim Einsatz von **pulmonalarteriellen Kathetern** und Lachgas geboten. Auch hier kann die Administration von Lachgas bei mit Luft geblocktem Cuff zu einer Verdopplung des Cuffvolumens innerhalb von 10 min führen.[5]

Die Diffusion von Lachgas in luftgefüllte Räume wie das Mittelohr, den hinteren Augenabschnitt oder nach intrakraniell vermag den Druck um 20-50 mm Hg zu steigern, was zu Komplikationen wie der Dislokation einer Tympanoplastik etc. führen kann. Daher wird der Einsatz von Lachgas bei dieser Art von Eingriffen nicht empfohlen. Dies gilt aus dem gleichen Grund auch für Patienten mit einem Ileus.

i Lachgas ist in der Lage, das Kobaltatom am **Vitamin B_{12} zu oxidieren** und damit seine **Funktion** als Koenzym bei der Methionin- und Folsäuresynthese zu **inhibieren**. Dadurch besteht bei Langzeitanwendung und/oder wiederholter Anwendung in kurzen Zeiträumen die Gefahr einer Knochenmarksdepression.[1] Des Weiteren kann eine Vitamin-B_{12}-Hemmung zu Demyelinisierungsprozessen führen. Lachgasexposition bei Patienten mit chronischen Vitamin-B_{12}-Mangelzuständen kann möglicherweise zum Auftreten einer akuten funikulären Myelose führen.

Lachgas und Vitamin B_{12}

Kontraindikationen

Lachgas

- nicht drainierter Pneumothorax
- erhöhter intrakranieller Druck
- Pneumenzephalon
- Pneumoperitoneum (relativ)
- Ileus
- Tympanoplastik
- Z. n. intraokulärer Gasinstillation
- Eingriffe mit Gefahr der Luftembolie (z.B. Kraniotomien im Sitzen)
- chronischer Vitamin-B_{12}-Mangel
- Neutropenie
- Patienten mit vorbestehender pulmonaler Hypertonie

Vorteile

- kostengünstig
- Dosis gleichzeitig applizierter volatiler Anästhetika kann verringert werden
- keine Triggersubstanz für maligne Hyperthermie

Anmerkungen

Lachgas verschwindet aufgrund seiner ungünstigen Nutzen/Risiko-Relation immer mehr aus der anästhesiologischen Praxis.

Xenon (Xenon pro Anaesthesia®)

Charakteristika

- geruchlos, farblos, keine Schleimhautreizung
- gut analgetisch, gut hypnotisch, nicht muskelrelaxierend
- extrem schnelle An- und Abflutung
- keine Metabolisierung

Dosierung

Alter	MAC [Vol- %]
Männer + Frauen < 65 J.	63–71
Männer > 65 J.	69
Frauen > 65 J.	51

Tab. 5: Dosierung Xenon

Besonderheiten

- Erhöhung des Atemwegswiderstands
- mögliche Erhöhung des intrakraniellen Drucks
- mögliche Diffusionshypoxie
- geringe Diffusion in luftgefüllte Räume

Kontraindikationen

- erhöhter intrakranieller Druck

Vorteile

- hohe hämodynamische Stabilität
- höhere analgetische Potenz als Lachgas
- keine Triggersubstanz für maligne Hyperthermie
- keine toxischen Wirkungen

Anmerkungen

i Die Kombination aus guten hypnotischen und analgetischen Eigenschaften, hoher hämodynamischer Stabilität und geringen unerwünschten Wirkungen unterstützt die Forderung nach einem **breiteren Einsatz von Xenon in der anästhesiologischen Praxis**. Des Weiteren entstehen durch das Freiwerden von Xenon keine negativen Folgen für die Umwelt, da es im Gegensatz zu allen anderen Inhalationsanästhetika **nicht zum Treibhauseffekt beiträgt**.

Xenon: pro und contra

Die hohen Herstellungskosten erfordern jedoch den Einsatz spezieller Narkosesysteme und **limitieren** derzeit noch den **breiten Einsatz in der Anästhesie**. Unter diesem Aspekt erscheint die Anwendung von Xenon derzeit nur in ausgewählten Bereichen, etwa in der Kardioanästhesie oder bei kreislaufinstabilen Patienten, sinnvoll.

Isofluran (Forene®)

Charakteristika

Isofluran

- ätherischer Geruch, Schleimhautreizung
- gut hypnotisch, gering analgetisch, mäßig muskelrelaxierend
- relativ schnelle An- und Abflutung
- geringe Metabolisierung

Dosierung

Dosierung

Alter	MAC in 100 % Sauerstoff [Vol.- %]	MAC in 70 % Lachgas/ 30 % Sauerstoff [Vol.- %]
1 Tag–1 Monat	1,6	n.v.
1–6 Monate	1,87	n.v.
6–12 Monate	1,8	n.v.

Tab. 6: Dosierung Isofluran (aus: Fachinformation Forene®; Fa. Abbott)

Alter	MAC in 100 % Sauerstoff [Vol.- %]	MAC in 70 % Lachgas/ 30 % Sauerstoff [Vol.- %]
1–5 Jahre	1,6	n.v.
26 ± 4 Jahre	1,28	0,56
44 ± 7 Jahre	1,15	0,50
64 ± 5 Jahre	1,05	0,37
n.v.: Daten nicht verfügbar		

Tab. 6: Dosierung Isofluran, Fortsetzung

Besonderheiten

- Isofluran ist das derzeit am häufigsten verwendete volatile Anästhetikum

Kontraindikationen

- Disposition zur malignen Hyperthermie
- frühere Hepatitis nach Gabe eines volatilen Anästhetikums
- erhöhter intrakranieller Druck

Vorteile

- potenter Bronchodilatator
- relativ günstig

Sevofluran (Sevorane®)

Charakteristika

- angenehmer Geruch, keine Reizung der Atemwege, dadurch geeignet zur Inhalationseinleitung
- gut hypnotisch, gering analgetisch, mäßig muskelrelaxierend
- schnelle An- und Abflutung
- 3–5 % Metabolisierung

Inhalationsanästhetika

Dosierung

Alter	MAC in 100 % Sauerstoff [Vol.- %]*	MAC in 65 % Lachgas/ 35 % Sauerstoff [Vol.- %]*
< 3 Jahre	3,3–2,6	2,0
3–5 Jahre	2,5	n.v.
5–12 Jahre	2,4	n.v.
25 Jahre	2,5	1,4
35 Jahre	2,2	1,2
40 Jahre	2,05	1,1
50 Jahre	1,8	0,98
60 Jahre	1,6	0,87
80 Jahre	1,4	0,70

* bei Kindern: 60 % Lachgas/40 % Sauerstoff; n.v.: Daten nicht verfügbar

Tab. 7: Dosierung Sevofluran (aus: Fachinformation Sevorane®; Fa. Abbott)

Besonderheiten

- heute das Inhalationsanästhetikum der Wahl zur Inhalationseinleitung, insbesondere bei Kindern
- Compound-A-Bildung durch Interaktion mit Atemkalk (potenziell nephrotoxisch)
- Fluoridproduktion

Kontraindikationen

- Disposition zur malignen Hyperthermie
- erhöhter intrakranieller Druck

Vorteile

- keine azetylierten Proteinkomplexe durch Sevofluranmetabolisierung, dadurch keine Gefahr einer immunologisch bedingten schweren Leberschädigung

Desfluran (Suprane®)

Charakteristika

- stechender Geruch, atemwegsreizend
- gut hypnotisch, gering analgetisch, mäßig muskelrelaxierend
- sehr schnelle An- und Abflutung
- sehr geringe Metabolisierung

Dosierung

Alter	MAC in 100 % Sauerstoff [Vol.- %]	MAC in 60 % Lachgas/ 40 % Sauerstoff [Vol.- %]
0–1 Jahr	8,95–10,65	5,75–7,75*
1–12 Jahre	7,20–9,40	5,75–7,00**
18–30 Jahre	6,35–7,25	3,75–4,25
30–65 Jahre	5,75–6,25	1,75–3,25
über 65 Jahre	n.v.	n.v.

* 3–12 Monate; ** 1–5 Jahre; n.v.: Daten nicht verfügbar

Tab. 8: Dosierung Desfluran (aus: Fachinformation Suprane®; Fa. Baxter)

Besonderheiten

- erhöhte Inzidenz von Laryngospasmen bei Maskeneinleitung von Kindern
- Tachykardie bei raschen, starken Konzentrationserhöhungen
- Kohlenmonoxid-Bildung durch Interaktion mit Atemkalk möglich

Kontraindikationen   Desfluran

- Disposition zur malignen Hyperthermie
- frühere Hepatitis nach Gabe eines volatilen Anästhetikums
- erhöhter intrakranieller Druck

Vorteile

- sehr gute Steuerbarkeit durch niedrigen Blut-Gas-Verteilungskoeffizienten
- sehr geringes Risiko einer immunologisch vermittelten Hepatitis

Enfluran (Ethrane®)

Charakteristika   Enfluran

- unangenehmer Geruch
- gut hypnotisch, gering analgetisch, mäßig muskelrelaxierend
- relativ langsame An- und Abflutung
- 2–5 % Metabolisierung

Dosierung

- MAC [Vol- %]: 1,68
- MAC mit 70 % N_2O [Vol- %]: 0,57

Besonderheiten

- mäßige Sensibilisierung gegen Katecholamine
- epileptiforme EEG-Veränderungen möglich
- Fluoridproduktion

Enfluran *Kontraindikationen*

- Disposition zur malignen Hyperthermie
- frühere Hepatitis nach Gabe eines volatilen Anästhetikums
- erhöhter intrakranieller Druck
- wenn möglich bei Epileptikern vermeiden

Anmerkungen

Enfluran wird mehr und mehr durch modernere volatile Anästhetika aus der klinischen Anwendung verdrängt.

Halothan (Fluothane®)

Halothan *Charakteristika*

- süßlicher, angenehmer Geruch >>> dadurch geeignet zur Inhalationseinleitung
- gut hypnotisch, gering analgetisch, gering muskelrelaxierend
- langsame An- und Abflutung
- 20 % Metabolisierung

Dosierung

- MAC [Vol- %]: 0,75
- MAC mit 70 % N_2O [Vol- %]: 0,3

Besonderheiten

- Gefahr einer Halothan-Hepatitis (Inzidenz: Erwachsene 1:35.000; Kinder 1:82.000)
- Sensibilisierung gegen Katecholamine (Vermeidung von Adrenalindosen > 1,5 µg/kg, Theophyllin)
- arrhythmogene Potenz durch Dämpfung des Sinusknotens (AV-Rhythmen, Bradykardien)

Halothan

Kontraindikationen

- Disposition zur malignen Hyperthermie
- schwere Leberfunktionsstörungen
- frühere Hepatitis nach Gabe eines volatilen Anästhetikums
- erhöhter intrakranieller Druck
- Patienten mit Phäochromozytom
- schwere kardiale Dysfunktion (negative Inotropie, wahrscheinlicher Katecholamineinsatz)
- Wiederholungsnarkose mit Halothan innerhalb von 3 Monaten

Wechselwirkungen

- Theophyllin (ventrikuläre Tachykardien)
- β-Blocker und Ca-Antagonisten (Verstärkung der myokardialen Depression)
- trizyklische Antidepressiva, Monoaminoxidase-Inhibitoren (Arrhythmien)

Vorteile

- angenehmer Geruch, daher Inhalationseinleitung möglich
- potenter Bronchodilatator

Anmerkungen

Aufgrund des hohen Nebenwirkungsprofils ist Halothan zunehmend durch Sevofluran aus der klinischen Anwendung verdrängt worden.

Nebenwirkungen

6/2 Intravenöse Anästhetika

Roesslein M, Loop T

Intravenöse Anästhetika werden überwiegend zur **Einleitung** und teilweise zur **Aufrechterhaltung einer Narkose** verwendet. Da sie (mit Ausnahme von Ketamin) keine oder nur sehr geringe analgetische Eigenschaften aufweisen, sind sie allein zur Aufrechterhaltung nicht geeignet.

Anwendung

Die **Narkoseeinleitung** mit intravenösen Substanzen bietet im Vergleich zu Inhalationsanästhetika folgende **Vorteile**:

Vor- und Nachteile

- einfache Technik
- rasches und meist angenehmes Einschlafen
- kaum Exzitation

Die wesentlichen **Nachteile** sind die schlechtere Steuerbarkeit („Was drin ist, ist drin") und die organabhängige Elimination.

Die Applikation intravenöser Anästhetika darf nur bei kontinuierlicher Überwachung der Vitalparameter und Intubations- und Reanimationsbereitschaft erfolgen.

Im Einzelnen wird auf folgende Substanzen eingegangen:

Substanzklassen

Anästhetikum	Substanzklasse	Handelsname®
Thiopental-Natrium	Barbiturat	Trapanal
Methohexital		Brevimytal
Etomidat	Imidazolderivat	Hypnomidate
		Etomidat-Lipuro
Propofol	(2,6-Diisopropylphenol)	Disoprivan
		Propofol
		Propofol-Lipuro
(S)-Ketamin	Phencyclidinderivat	Ketanest S
Midazolam	Benzodiazepin	Dormicum

Tab. 1: Substanzen zur intravenösen Anästhesie

Barbiturate

Barbiturate

Im klinischen Alltag verwendete Barbiturate sind Thiopental-Natrium (Trapanal®) und Methohexital (Brevimytal®).

Wirkmechanismus

Barbiturate **dämpfen** das **zentrale Nervensystem**, vermutlich durch funktionelle Hemmung des retikulären aktivierenden Systems in der Formatio reticularis im Hirnstamm. Dieses System wird als wichtig für die Aufrechterhaltung von Wachheit angesehen.

Interaktionen

i Barbiturate interagieren mit dem inhibitorischen Neurotransmitter **Gamma-Amino-Buttersäure (GABA)** und seinem Rezeptor, sodass es zu einer verminderten Dissoziation von GABA vom Rezeptor kommt. Dies führt zu einer verlängerten Öffnungsdauer von Chloridkanälen und in der Folge zur Hyperpolarisation der Zellmembran und funktionellen Behinderung des postsynaptischen Neurons.

Indikationen

- Narkoseeinleitung
- Therapie einer intrakraniellen Hypertension z.B. bei Schädel-Hirn-traumatisierten Patienten
- Therapie eines Status epilepticus

Pharmakokinetik (s.a. Tab. 4)

Elimination

- Elimination: 2 gleichzeitig beginnende Phasen: initial rasche An- und Abflutung in stark durchbluteten Organen (Gehirn, Herz, Leber, Niere, Gastrointestinaltrakt) und langsamere Umverteilung in schlechter durchblutete Gewebe wie Fett, Haut, Muskeln

- Abbau von Thiopental überwiegend – von Methohexital ausschließlich – in der Leber; Abbauprodukte werden hauptsächlich renal ausgeschieden

- Methohexital: schnellere Metabolisierung und rascheres Erwachen als bei Thiopental

Nebenwirkungen

- Herz-Kreislauf-System (s.a. Tab. 6): *Herz-Kreislauf*

    - Blutdruckabfall: dosisabhängig, durch direkte vasodilatative Wirkungen auf Kapazitätsgefäße (Bei Patienten mit Hypertonie, koronarer Herzerkrankung, Herzinsuffizienz, β-Blockade oder Hypovolämie ist mit einem stärkerem Blutdruckabfall zu rechnen.)

    - kompensatorischer Anstieg der Herzfrequenz und des peripheren Widerstandes bei intaktem Barorezeptor-Reflex

    - negativ inotrop Wirkung (s.o.)

    - venöses Pooling (s.o.)

    - Zunahme des myokardialen Sauerstoffverbrauchs

    - ventrikuläre Extrasystolie (positiv chronotrop?)

    i Ein möglicher **Abfall des Herzzeitvolumens** hängt vom intravasalen Volumenstatus, dem zugrundeliegenden Tonus des vegetativen Nervensystems und möglichen vorbestehenden Herzerkrankungen ab. Eine langsame Injektionsgeschwindigkeit kann diesen Abfall bei den meisten Patienten abschwächen. *Herzzeitvolumen-Abfall*

- Bei Methohexital sind die kardiovaskulären Nebenwirkungen geringer ausgeprägt. *Hyperalgesie*

- Hyperalgesie: Subanästhetische Dosen von Barbituraten führen zu einer gesteigerten Wahrnehmung somatischer Schmerzen durch den Patienten. Eine Analgesie ist nur durch hohe Barbituratdosen zu erreichen, die mit erheblichen hämodynamischen Nebenwirkungen einhergehen. *Atemdepression, Bronchospasmus*

- respiratorisches System:

    - dosisabhängige zentrale Suppression des Atemzentrums

    - evtl. Apnoe zum Zeitpunkt der höchsten Gehirnkonzentration, danach Wiederaufnahme der Atmung mit vermindertem AMV

    - Husten, Laryngospasmus und Bronchospasmus

- Nierenfunktion: dosisabhängige Abnahme der Nierendurchblutung (reversibel) *Niere*

Leber
- Leberfunktion:
  - Induktion mikrosomaler Enzyme, dadurch Steigerung des Stoffwechsels anderer Pharmaka und endogener Substanzen
  - Förderung der Porphyrinsynthese ⇨ Auslösen eines **akuten, u.U. tödlichen Anfalls bei Patienten mit Porphyrie**

Geburtshilfe
- Geburtshilfe:
  - kein Einfluss auf die Uterusaktivität
  - plazentarer Übertritt, aber Clearance der fetalen Leber ⇨ keine Beeinträchtigung des Neugeborenen

weitere NW
Sonstige Nebenwirkungen können sein:

- Histaminfreisetzung
- anaphylaktische (Antigen-Antikörper-Interaktion) und anaphylaktoide Reaktionen (1:30.000)
- Venenthrombose
- paravasale Injektion ⇨ Gewebsnekrose
- intraarterielle Injektion ⇨ Gefäßspasmus ⇨ Gangrän
- PONV (30–40 %)
- Toleranzentwicklung und physikalische Abhängigkeit
- Methohexital: ausgeprägtere exzitative Nebenwirkungen (Muskelbewegungen, Husten, Schluckauf, evtl. Laryngospasmus)

Cave:

- Wirkpotenzierung durch zentral dämpfende Substanzen und bei Vorliegen einer Azidose
- schlechte Gewebeverträglichkeit: stark alkalische Injektionslösung, die mit sauren Lösungen ausfällt (Succinylcholin, Pancuronium, Cis-Atracurium, Vecuronium, Alfentanil, Sufentanil, Midazolam)

- Gewebenekrosen bei paravenöser oder intraarterieller Injektion

- Dosisreduktion bei hohem Alter, Kachexie, Leber-/Nierenfunktionsstörungen, Herzinsuffizienz, Anämie, Muskelerkrankungen

- Dosissteigerung bei Alkoholikern und Drogenabhängigen

Kontraindikationen

Absolute Kontraindikationen sind:

- Porphyrie
- Allergie

Relative Kontraindikationen sind:

- schwere Leberfunktionsstörungen
- akuter Myokardinfarkt, dekompensierte Herzinsuffizienz, akute Herztamponade
- schwere Hypovolämie oder Schock
- Status asthmaticus, andere mit Bronchospasmus einhergehende Erkrankungen[2]

Etomidat (Hypnomidate®, Etomidat®-Lipuro)

Bei Etomidat handelt es sich um ein **Hypnotikum** ohne analgetische Komponente mit **großer Sicherheitsbreite** und **geringen respiratorischen** und **kardiovaskulären Nebenwirkungen**.

Wirkmechanismus

Etomidat wirkt durch Dämpfung der Formatio reticularis, wahrscheinlich GABA-mimetisch. Die Wirkung kann durch GABA-Antagonisten aufgehoben werden.

Indikationen

- Narkoseeinleitung bei Risikopatienten
- kurze Eingriffe

Pharmakokinetik (s.a. Tab. 4)

- Spaltung durch unspezifische Leber- und Plasmaesterasen
- überwiegend renale Ausscheidung unwirksamer Metaboliten

Nebenwirkungen

Herz-Kreislauf
- Herz-Kreislauf-System (s.a. Tab. 6):
  - geringe Beeinträchtigung im Vergleich zu anderen intravenösen Anästhetika
  - Zunahme der Koronardurchblutung durch geringe Koronardilatation bei gleich bleibendem myokardialen Sauerstoffverbrauch
  - keine ausreichende Dämpfung des Intubationsreizes durch fehlende analgetische Komponente

Atmung
- respiratorisches System: geringe Atemdepression

NNR
- Nebennierenrinde (NNR): Nicht nur bei der Langzeitanwendung, sondern bereits nach einmaliger Gabe kann es zu einer generalisierten Suppression der NNR kommen.[1] Besonders bei schwer erkrankten Patienten kann dies zu einer relativen NNR-Insuffizienz führen, die mit hämodynamischer Instabilität und erhöhter Mortalität einhergeht.[3]

weitere NW
Sonstige Nebenwirkungen können sein:

- Exzitation (Husten, Schluckauf), Myoklonie; **Therapie:** Vorgabe von Opioid, Benzodiazepin oder „Priming"-Dosis von 0,05 mg/kg
- Injektionsschmerz, Thrombophlebitis; **Therapie:** Verwendung der Lipidemulsion (Etomidat-Lipuro®)
- PONV (Inzidenz 30–40 %)

Kontraindikationen

- Porphyrie (umstritten)
- Schwangerschaft: strenge Indikationsstellung

Dosierung (s.a. Tab. 5)

- sehr große Sicherheitsbreite
- für ausreichende Reflexdämpfung zur Intubation Kombination mit Opioid und Relaxans

Propofol (Disoprivan®, Propofol®, Propofol-Lipuro®)

Propofol ist ein **rasch- und kurzwirksames** intravenöses **Allgemeinanästhetikum** ohne analgetische Wirkung. Die Wirksubstanz ist 2,6-Di-iso-propyl-phenol (wasserunlöslich) in Öl/Wasser-Emulsion gelöst (Sojaöl/Eiphosphatid/Glycerin).

Wirkmechanismus

- Beeinflussung der inhibitorischen Neurotransmission durch GABA

Indikationen

- Einleitung einer balancierten Allgemeinanästhesie
- TIVA (in Verbindung mit kurzwirksamem Opioid)
- Sedierung von beatmeten Patienten im Rahmen einer Intensivbehandlung
- Sedierung bei diagnostischen und chirurgischen Maßnahmen

Pharmakokinetik (s.a. Tab. 4)

- Konjugation in der Leber (hohe Clearance!)
- Ausscheidung der inaktiven Metaboliten über die Nieren
- extrahepatische Metabolisierung (pulmonaler „First-pass"-Effekt) ⇨ Elimination bei Leber-/Niereninsuffizienz relativ wenig beeinträchtigt

Vorteile

- angenehme Einschlafphase
- nur selten postanästhetische Übelkeit/Erbrechen; Ursachen:
  - Dämpfung (sub-)kortikaler Afferenzen inkl. Brechzentrum
  - Verminderung der Serotoninfreisetzung im ZNS
  - intrakranielle Drucksenkung
  - nur seltene Histaminfreisetzung

Nebenwirkungen

Nebenwirkungen	Therapie
Injektionsschmerz	- große Vene zur Injektion wählen - vorherige Gabe von 2 ml 1-%-Lidocain in dieselbe Vene - vorherige Opioidgabe - Verwendung einer Propofol-Fettemulsion aus mittel- und langkettigen Triglyceriden (Lipuro™)
Blutdruckabfall (ältere Patienten, Patienten mit kardiovaskulären Begleiterkrankungen)	- Dosisreduktion
exzitatorische Phänomene: Muskelzuckungen und unwillkürliche Bewegungen bei Einleitung (nichtepileptische Myoklonien)	- Überwachung
Propofol-Infusionssyndrom: Hierbei kommt es nach mehrstündiger (Š 5 h), hoch dosierter (> 5 mg/kg/h) Propofol-Infusion zu einem Syndrom mit Laktatazidose, Muskelnekrose, Nierenversagen und Herzinsuffizienz. Es kann v.a. bei Kindern mit schweren Grunderkrankungen mit hohen Katecholamin- und/oder Kortisolspiegeln auftreten. Pathophysiologisch wird eine Hemmung der Fettsäureoxidation und eine Störung der oxidativen Phosphorylierung in den Mitochondrien durch Entkoppelung der Atmungskette vermutet, die zu einem intrazellulären Energiedefizit führt.[4]	- Beendigung der Zufuhr - Ausgleich der metabolischen Azidose - Stabilisierung der Hämodynamik - Hämodialyse/Hämofiltration

Tab. 2: Nebenwirkungen von Propofol und ihre Therapie

Nebenwirkungen	Therapie
bakterielle Kontamination (Folge: Sepsis, erhöhte Mortalität)[5]	• Vermeidung jeglicher Kontamination bei Präparation und Handhabung • Desinfektion der Ampullen vor dem Öffnen[6] • Verwendung aufgezogener Spritzen innerhalb von 6 h • Wechsel des Infusionssystems nach spätestens 12 h • Verwendung von Konservierungsstoffen (EDTA)

Tab. 2, Fortsetzung

Kontraindikationen   Propofol

- Schwangerschaft
- Überempfindlichkeit gegen Propofol oder einen der Bestandteile der Fettemulsion
- Kinder unter 16 Jahren zur Sedierung im Rahmen der Intensivbehandlung
- Kinder unter 3 Jahren zur Einleitung/Aufrechterhaltung einer Allgemeinanästhesie
- Lipuro®: Kinder unter 1 Monat zur Einleitung/Aufrechterhaltung einer Allgemeinanästhesie

Dosierung (s.a. Tab. 5)

- Höhere Dosen führen zu einem stärkeren Blutdruckabfall.
- Injektionsgeschwindigkeit ca. 20 sec
- Kleinkinder: höherer Einleitungs- (+50 %) und Erhaltungsbedarf (+25 %)
- ältere Patienten: Dosisreduktion

(S)-Ketamin (Ketanest® S)

Bedeutung als Droge

i (S)-Ketamin wurde 1962 bei der Suche nach einem Ersatz für das mit starken Nebenwirkungen behaftete Narkosemittel Phencyclidin synthetisiert. Im Vietnamkrieg erlangte „Special K" bei US-Soldaten als Schmerzmittel und Droge eine bedeutende Rolle. Aufgrund seiner **dissoziativen, bewusstseinsverändernden Wirkung** ist Ketamin in der Drogenszene auch als Partydroge bekannt.

Wirkmechanismus

Wirkmechanismus

Eigenschaft	Auswirkung
Bindung am N-Methyl-D-Aspartat-Rezeptor durch nichtkompetitive Hemmung des exzitatorischen Neurotransmitters Glutamat	zentral wirksame Effekte
zentraler Muskarin-Rezeptor-Antagonist	Antagonisierung durch Physostigmin
Opioid-Rezeptor-Agonist (μ, κ)	teilweise Antagonisierung durch Naloxon
Hemmung von spannungsabhängigen Natriumkanälen	lokalanästhetische Wirkung
Beeinflussung der monoaminergen Neurotransmission	Verstärkung endo- und exogener Katecholamineffekte

Tab. 3: Effekte von Ketamin

Ketamin erzeugt eine **„dissoziative Anästhesie"**. Darunter wird die Erzeugung von Schlaf und Schmerzfreiheit unter weitgehender Erhaltung der Reflextätigkeit, insbesondere der Schutzreflexe, verstanden. Dies bedeutet jedoch keine Aspirationsschutz.

Ketamin ist sowohl ein **schlaferzeugendes Mittel (Hypnotikum)** als auch ein potentes **Analgetikum**.

Indikationen

- Narkoseeinleitung:
    - im Schock
    - bei Asthma bronchiale
    - bei unkooperativen Patienten (i.m.)

- präklinische Notfalltherapie:
  - Verbrennung
  - Bergung
- intensivmedizinische Analgosedierung
- Ko-Analgesie zur Schmerztherapie

Pharmakokinetik (s.a. Tab. 4)

- Bei Ketamin handelt es sich um ein **Racemat**. Da das (S)-Enantiomer im Vergleich zum Racemat bei besserer Steuerbarkeit und kürzerer Aufwachzeit etwa **doppelt so stark analgetisch und anästhetisch wirksam** ist, sollte nur noch (S)-Ketamin verwendet werden.   Vorteile gegenüber Racemat
- Schlafdauer 10–15 min, bei Nachinjektion/Kombination mit Midazolam längere Wirkung

Nebenwirkungen

- ZNS: ZNS
  - Amnesie
  - psychotrope Nebenwirkungen (Halluzinationen): Veränderungen der Wahrnehmung des Körperschemas und von Gefühlen und Stimmungen, z.T. „Schwerelosigkeit/Schweben" oder bedrohliche alptraumartige Erlebnisse (30 %), auch in der Aufwachphase
  - verstärkte Lautwahrnehmung ➪ für ruhige Umgebung sorgen
  - Sinnvoll ist die Kombination mit Benzodiazepinen (Midazolam).
  - unfreiwillige Muskelbewegungen/Lautäußerungen
  - Doppelbilder in der Aufwachphase, seltener bei Kindern und alten Patienten
  - vollständiges Abklingen der Wirkung schwer zu bestimmen

Herz-Kreislauf
- Herz-Kreislauf-System (s.a. Tab. 6):
  - zentrale Sympathikusaktivierung: Sensibilisierung des Herzens gegen Katecholamine
  - HF und MAD steigen um 30 % (innerhalb von 3–4 min, Normalisierung nach 10–20 min)
  - Gefäßwiderstand steigt um 20 %
  - HZV steigt leicht an
  - myokardialer O_2-Verbrauch steigt (ohne Prämedikation) um 70 % (!)

Atmung
- respiratorisches System:
  - Anstieg der Atemfrequenz für 2–3 min
  - Apnoe tritt auf bei hoher Dosierung oder schneller Injektionsgeschwindigkeit (> 10 mg/s)
  - bei Kombination mit niedrig dosierten Benzodiazepinen gewöhnlich keine Atemdepression, bei hohen Benzodiazepindosen jedoch lang anhaltende Hypo-/Apnoe
  - Der Muskeltonus der oberen Atemwege ist aufrecht zu erhalten (Zunge fällt nicht zurück), bei anästhetischen Dosen und nicht nüchternen Patienten ist trotzdem kein sicherer Aspirationsschutz gegeben
  - verstärkte Sekretion von Speicheldrüsen und Drüsen im Bronchialsystem ⇨ Atropingabe empfohlen

Muskulatur
- Skelettmuskel:
  - Muskeltonus steigt bis hin zur Körperstarre und Kieferklemme
  - Muskelrelaxation durchbricht gesteigerten Tonus

Kontraindikationen

Kontraindikationen
- koronare Herzkrankheit
- ausgeprägte arterielle Hypertonie
- manifeste Herzinsuffizienz

- Aorten-/Mitralstenose
- Phäochromozytom
- manifeste Hyperthyreose
- Präeklampsie, Eklampsie
- Uterusruptur, Nabelschnurvorfall
- perforierende Augenverletzung
- Epilepsie
- psychiatrische Erkrankungen
- Eingriffe im HNO-/Bronchialbereich

Kontraindikationen

Dosierung
- s. Tab. 5

Benzodiazepine

Benzodiazepine haben **fünf wesentliche Wirkungen**:

1. Sedierung
2. Anxiolyse
3. antikonvulsive Wirkung
4. rückenmarksvermittelte Relaxation von quergestreiften Muskeln (Hemmung polysynaptischer Rückenmarksreflexe (zentrale Myotonolyse); für chirurgische Eingriffe nicht ausreichend)
5. anterograde Amnesie

Benzodiazepine

Wirkmechanismus

Benzodiazepine erleichtern die inhibitorische Wirkung von Gamma-Amino-Buttersäure (GABA), indem sie an Benzodiazepinrezeptoren, spezifische Bindungsstellen des $GABA_A$-Rezeptors in der subsynaptischen Membran des Effektorneurons, binden. Dies führt zu einer vermehrten Öffnung von Chlorid-Kanälen und in der Folge zu einer verminderten Erregbarkeit der betroffenen Neuronen.

Synergie mit Barbituraten/ Alkohol

An den GABA$_A$-Rezeptor binden auch Barbiturate und Alkohol, was zu synergistischen Effekten und dem **Risiko einer kombinierten Überdosierung mit lebensbedrohlicher ZNS-Depression** führen kann. Diese Synergie ist auch die Grundlage für die phamakologische Cross-Toleranz dieser Substanzen.

(GABA$_A$-Rezeptoren finden sich fast ausschließlich im ZNS, weshalb diese Medikamente geringe Nebenwirkungen außerhalb des ZNS aufweisen.)

Indikationen

- Sedierung
- Kombination mit Ketamin
- Anästhesie: Kombination mit Opioiden (Risikopatienten)
- Therapie von Krämpfen und epileptischen Anfällen
- Prämedikation

Nebenwirkungen

ZNS
Herz-Kreislauf

- zentrales Nervensystem: paradoxe Erregungs- und Verwirrtheitszustände oder Angstreaktionen; **Therapie:** Flumazenil; Physostigmin (Anticholium®) bei Vorliegen eines zentral-anticholinergen Syndroms

Atmung

- kardiovaskuläre Wirkungen (s. auch Tab. 6): Blutdruckabfall möglich; beim Herzgesunden gering, beim Herzkranken evtl. ausgeprägter, v.a. bei Kombination mit Opioiden

- respiratorische Wirkungen:

    - bei hohen Dosierungen geringe Atemdepression (Abnahme des Tidalvolumens und Tonussenkung der Zungengrundmuskulatur mit Obstruktion der Atemwege durch die gegen die Pharynxhinterwand zurückfallende Zunge)

    - Kombination von Benzodiazepinen mit Opioiden: ausgeprägte Atemdepression

Kontraindikationen

- Erkrankungen mit eingeschränkter Muskelkraft, z.B. Myasthenia gravis

Midazolam (Dormicum®)

Eine hervorragende Stellung unter den intravenös verabreichbaren Benzodiazepinen nimmt **Midazolam** ein:

Midazolam

- als einziges wasserlöslich

Vorteile

- nach i.m.-Injektion rasche und vollständige Absorption
- gute Wirksamkeit
- kurze Eliminations-Halbwertszeit

Pharmakokinetik von Midazolam

- „Single-step"-Kinetik: hepatische Metabolisierung zu Hydroxymidazolam: schwächer und kürzer wirksam
- Glukouronidierung und Ausscheidung über die Nieren
- Dosierung:
    - 0,05–0,1 mg/kg KG i.v.: sedierend
    - 0,15 mg/kg KG i.v.: hypnotisch

Benzodiazepinantagonist

Im Gegensatz zu allen anderen i.v.-Anästhetika gibt es für Benzodiazepine einen spezifischen **pharmakologischen Antagonisten**: Flumazenil (Anexate®)

Flumazenil

- Indikation:
    - benzodiazepinbedingter Narkoseüberhang
    - DD verzögerter Aufwachreaktionen
- Dosierung: 0,1–0,2 mg i.v., max. 3,0 mg i.v.
- **Cave:** kürzere Wirkdauer als Benzodiazepine (Rebound-Effekt)

	Propofol	Thiopental	Metho-hexital	Etomidat	(S)-Ketamin	Midazo-lam
Wirkungs-eintritt [sec]	25–40	20–45	20–45	20	i.v.: 45–60 i.m.: 5–10 min	30–60
Wirkdauer [min]	5–8	5–15	5–10	2–5	i.v.: 10–15 i.m.: 10–25	45
Verteilungs-halbwerts-zeit [min]	2–4	8,5 (rasch) 62,7 (langsam)	5,6 (rasch) 58,3 (langsam)	2–4	11–16	7–15
Proteinbin-dung [%]	98	65–75	65–75	75	12	94
Verteilungs-volumen [l/kg]	2–10	2,5	2,2	2,5–4,5	2,5–3,5	1–1,5
Clearance [ml/kg/min]	20–30	3,4	10,9	18–25	12–17	6–8
Eliminati-onshalb-wertszeit [h]	4–23	12	3,9	2,9–5,3	2–3	2–4

Tab. 4: Pharmakokinetische Kenndaten verschiedener intravenöser Anästhetika

	Propofol	Thiopental	Metho-hexital	Etomidat	(S)-Ketamin	Midazolam
1 Amp =	1/2 %	0,5/2,5 g	100/500 mg	10 ml = 20 mg	1/5 %	1 ml = 5 mg 3 ml = 15 mg 5 ml = 5 mg
mg/ml	10/20	25/50	10/50	2	10/50	1/5
Einleitungs-dosis [mg/kg]	1,5–2,5	2–5	1–3	0,15–0,3	0,5–1	0,1–0,2
TIVA (mit Opioiden) [mg/kg/min]	0,1–0,2	–	–	(0,01)	–	–
Sedierung [µg/kg/min]	25–75	–	–	–	0,2–1*	2–5

Tab. 5: Dosierungen und Konzentrationen verschiedener intravenöser Anästhetika

	Propofol	Thiopental	Methohexital	Etomidat	(S)-Ketamin	Midazolam
Anästhetische Wirkkonzentration im Blut [µg/ml]	2–6	10–20	5–15	0,3–1	–	s. Abb. 1 und 2
Sedierende Konzentration im Blut [µg/ml]	1–2	–	–	–	–	s. Abb. 1 und 2
Aufwachkonzentration [µg/ml]	1–1,5	4–8	1–3	0,2–0,35	–	s. Abb. 1 und 2

*: kombiniert mit Midazolam

Tab. 5, Fortsetzung

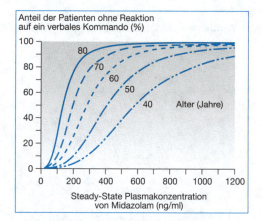

Abb. 1: Zusammenhang zwischen dem Plasmaspiegel von Midazolam und der narkotischen Wirkung in Abhängigkeit vom Alter (nach[7])

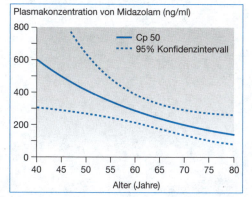

Abb. 2: Ansprechbarkeit von Patienten nach Midazolam in Abhängigkeit vom Alter (nach[7])

	Propofol	Thiopental	Methohexital	Etomidat	(S)-Ketamin	Midazolam
mittlerer arterieller Druck	↓↓	↓	↓	⇔	↑↑	⇔↓
Herzfrequenz	↓	↑	↑↑	⇔	↑↑	↓↑
Herzzeitvolumen	↓	↓	↓	⇔	↑	⇔↓
Myokardkontraktilität	↓	↓	↓	⇔	↑ oder ↓*	⇔
systemischer Gefäßwiderstand	↓↓	↓ oder ↑	↓ oder ↑	⇔	↑ oder ↓*	⇔↓
Venodilatation	ausgeprägt	ausgeprägt	mäßig	⇔	⇔	↑

Tab. 6: Kardiovaskuläre Wirkungen verschiedener intravenöser Anästhetika

6/3 Opioide

Roesslein M, Loop T

Opioide sind Medikamente, die in der Anästhesie, Intensivmedizin, Notfallmedizin und Schmerztherapie zur **Behandlung und Verhinderung von Schmerzzuständen** eingesetzt werden.

Terminologie

Der Begriff „Opioide" bezeichnet als Überbegriff **Substanzen mit morphinartiger Wirkung**. Hierbei werden endogene (Enkephaline, Endorphine und Dynorphine), **natürlich** vorkommende (Opiate) und **synthetisch** hergestellte Opioide unterschieden.

Einteilung

Pharmakodynamik/Wirkmechanismus

Opioide binden reversibel an sog. **Opioidrezeptoren**, von denen **drei Hauptklassen** unterschieden werden: µ (my)-, κ (kappa)- und δ (delta)-Rezeptoren (Tab. 1). Eine historische Einteilung unterscheidet σ (sigma)- und ε (epsilon)-Rezeptoren. Diese gelten aber nicht mehr als Opioidrezeptoren im engeren Sinne.

Opioidrezeptoren

Opioidrezeptoren sind Bestandteil eines endogenen Systems zur Modulation von Schmerzsignalen. Sie wurden sowohl auf den Endigungen somatischer und sympathischer **peripherer Nerven** als auch im **zentralen Nervensystem** (ZNS) nachgewiesen. In Gehirn (periaquäduktale graue Substanz im Bereich des Hirnstammes, Amygdala, Corpus striatum und Hypothalamus) und im Rückenmark (Substantia gelatinosa) sind sie in Bereichen lokalisiert, die an der Schmerzaufnahme, -integration und -antwort beteiligt sind.

Lokalisation

i Die **Aktivierung von Opioidrezeptoren** hemmt die präsynaptische Ausschüttung von exzitatorischen Neurotransmittern (Acetylcholin, Substanz P) aus nozizeptiven Neuronen und auch die postsynaptische Antwort. Über inhibitorische G-Proteine kommt es zur Hemmung der Adenylatcyclase und damit cAMP-abhängiger Proteinkinasen. Dies geht mit einer Hyperpolarisation und damit der Abnahme der Erregbarkeit einher.

Opioid-Klassifizierung

Die **pharmakodynamischen Eigenschaften** eines Opioids hängen von der Bindung an den spezifischen Rezeptor, der Affinität und der entsprechenden Rezeptoraktivierung ab. Opioide lassen sich in reine Agonisten, partielle Agonisten, gemischte Agonisten-Antagonisten und reine Antagonisten **klassifizieren** (Tab. 1).

Rezeptor	μ1	μ2	κ	δ
Wirkungen	Analgesie (supraspinal, spinal)	Analgesie (spinal)	Analgesie (supraspinal, spinal)	Analgesie (supraspinal, spinal)
	Analgesie (peripher)			
	Euphorie	Atemdepression	Dysphorie, Sedierung	physikalische Abhängigkeit
	Miosis	physikalische Abhängigkeit		
	gastrointestinale Wirkungen (Obstipation)		ADH-Freisetzung ↓	gastrointestinale Wirkungen (Obstipation)
	Pruritus			
reine Agonisten	hohe Affinität und hohe intrinsische Aktivität		geringe Affinität	keine Wirkung
	Endorphine			
	Morphin		Dynorphine	Enkephaline
	synthetische Opioide (Fentanyl, Sufentanil, Alfentanil, Remifentanil, Piritramid)			
partielle Agonisten	höhere Affinität bei geringerer intrinsischer Aktivität als Morphin (Buprenorphin)			
gemischte Agonisten-Antagonisten	hohe Affinität, aber sehr geringe intrinsische Aktivität; antagonistisch (Nalbuphin, Pentazozin, Tilidin)		Affinität und intrinsische Aktivität hoch; agonistisch (Nalbuphin, Pentazozin, Tilidin)	
reine Antagonisten	kompetitiver Antagonismus			
	Naloxon			
	Naltrexon			

Tab. 1: Einteilung der Opioidrezeptoren und Opioidanalgetika

Pharmaka in der Anästhesie

Opioide

Cave:

- Gemischte Agonisten-Antagonisten können die Analgesie der reinen Agonisten aufheben.

- Der Partial-Agonist **Buprenorphin** hat die höchste Rezeptoraffinität aller Opioide und kann auch durch analgetisch stärkere Opioide nicht vom Rezeptor verdrängt werden.

Analgetische Potenz

Unter der analgetischen Potenz versteht man die **relative Wirkstärke im Vergleich zu Morphin**: je höher die anlagetische Potenz, desto niedriger ist die erforderliche Dosis, die zu einer vergleichbaren Analgesie führt (Tab. 2).

Wirkstärke

Opioid	Handelsname®	Analgetische Potenz	Minimale Wirkdauer	Klassifikation	BtMVV
Agonisten					
Sufentanil	Sufenta	1000	30 min	reiner Agonist	x
Remifentanil	Ultiva	100–200	10 min	reiner Agonist	x
Fentanyl	Fentanyl Janssen	125	20–30 min	reiner Agonist	x
Alfentanil	Rapifen	40	10 min	reiner Agonist	x
Buprenorphin	Temgesic	30–40	6–8 h	partieller Agonist	x
Hydromorphon	Dilaudid/ Palladon	7	12 h	reiner Agonist	x
Levomethadon	L-Polamidon	2	5–7 h	reiner Agonist	x
Morphin	**Morphin, MSI, MST**	**1**	**2–4 h**	**reiner Agonist**	**x**
Piritramid	Dipidolor	0,7	4–6 h	reiner Agonist	x
Oxycondon	Oxygesic	0,7	12 h	reiner Agonist	x
Nalbuphin	Nubain	0,6	3–6 h	gem. Agonist/ Antagonist	–

Tab. 2: Handelsname, analgetische Potenz, Wirkdauer, Klassifikation und BtMVV-Pflichtigkeit von Agonisten und Antagonisten (adaptiert nach[5])

Opioid	Handelsname®	Analgetische Potenz	Minimale Wirkdauer	Klassifikation	BtMVV
Pentazocin	Fortral	0,3	2–4 h	gem. Agonist/Antagonist	x
Codein	Codeinum ph.	0,2	4 h	reiner Agonist	–
Pethidin	Dolantin	0,1	2–4 h	reiner Agonist	x
Tramadol	Tramal	0,1–0,2	4 h	reiner Agonist	–
Tilidin	in Valoron N	0,1–0,2	3–4 h	gem. Agonist/Antagonist	(x)
Antagonisten					
Naloxon	Narcanti	0	1–4 h	Antagonist	–
Naltrexon	Nemexin	0	bis 24 h	Antagonist	–

Tab. 2, Fortsetzung

Pharmakokinetik (vgl. Tab. 3)

Lipidlöslichkeit — Die **Lipidlöslichkeit** bestimmt über die Membranpassage den **Wirkungseintritt** und die **Wirkdauer**.

Über einen „**First-pass**"-**Effekt** können erhebliche Mengen von lipidlöslichen Opioiden in den Lungen zurückgehalten werden und später in die systemische Zirkulation diffundieren.

Verteilung — **i** Die **bei einmaliger Applikation relativ kurze Wirkung** intravenös applizierter Opioide ist in durchblutungsabhängigen Umverteilungsvorgängen begründet. Das Gehirn erhält als Organ mit einem hohen Anteil am HZV initial auch einen hohen Dosis-Anteil. Mit der anschließend erfolgenden Umverteilung in schlechter durchblutete Gewebe wie Muskulatur und Fettgewebe lässt die Wirkung nach. Bei einer **Nachinjektion oder kontinuierlichen Infusion** ist die Elimination entscheidend an der Wirkdauer beteiligt, da die Rückverteilung aus dem ZNS in bereits gesättigte Gewebe sehr viel langsamer ist.

Die **Verteilungshalbwertszeit** ist bei allen Opioiden **relativ gering** (5–20 min).

kontextsensitive Halbwertszeit — Bei der **kontextsensitiven Halbwertszeit** handelt es sich um die Zeit bis zum **Abfall der Plasma-Konzentration um 50 %** nach Beendigung einer kontinuierlichen Infusion (s. Abb. 1 und Tab. 3).

Opioide

Während bei Fentanyl, Alfentanil und Sufentanil nach zunehmender Infusionsdauer die Zeit bis zum Abfall der Plasmakonzentration auf 50 % („kontextsensitive Halbwertszeit") ansteigt, bleibt sie bei Remifentanil auch nach langer Infusion konstant.

Abb. 1: Kontextsensitive Halbwertszeit verschiedener Opioide (adaptiert nach[3,4,6,8])

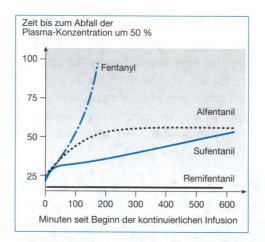

Die meisten Opioide werden **in der Leber metabolisiert**. Deshalb hängt die Clearance vom Blutfluss zur Leber ab.

Biotransformation

Die **Ausscheidung** geschieht:

- biliär (unkonjugierte Form)
- renal (konjugierte Form)

Opioid	Fentanyl	Sufentanil	Alfentanil	Remifentanil	Morphin
nicht-ionisierter Anteil	*	**	****	***	**
Proteinbindung	***	****	****	***	**
Lipidlöslichkeit	****	****	***	**	*
Verteilungsvolumen	****	***	**	*	****
maximaler Wirkungseintritt [min]	5–8	2–4	1	1,5–2	15–30
minimale Wirkdauer [min]	20–30	30	11	10	90
kontext-sensitive T $^1/_2$ nach 4 h Infusion [min]	263	34	59	3–4	–
* = sehr niedrig, ** = niedrig, *** = hoch, **** = sehr hoch; Dosisangaben i.v.					

Tab. 3: Pharmakokinetische Eigenschaften von intravenös verabreichbaren Opioiden (adaptiert nach [6])

Wirkungen und Nebenwirkungen von Opioiden

Dosisanpassung Aufgrund der **großen inter- und intraindividuellen Variabilität** der für eine ausreichende Wirkung erforderlichen Plasmakonzentration an Opioiden ist es notwendig, die **Dosierung** den entsprechenden Erfordernissen der jeweiligen Situation (chirurgischer Stress, gleichzeitige Verwendung anderer Medikamente) **anzupassen**. Günstige und ungünstige Wirkungen von Opioiden zeigt Tab. 4.

Vorteile	Nachteile
• ausgeprägte Analgesie, postoperativ anhaltend (Ausnahme: Remifentanil) • hohe hämodynamische Stabilität/geringgradige kardiovaskuläre Nebenwirkungen im Vergleich zu Hypnotika • keine Sensibilisierung des Myokards gegen Katecholamine • Beatmung und Toleranz gegenüber Endotrachealtubus wird erleichtert (Atemdepression, Dämpfung des Hustenreflexes) • Antagonisierbarkeit • bei balancierter Anästhesie Dosisreduktion des Anästhetikums möglich	• verlängerte Aufwachphase mit erforderlicher Überwachung (Ausnahme: Remifentanil) • Bradykardie, Hypotension • postoperative Übelkeit/Erbrechen

Tab. 4: Günstige und ungünstige Wirkungen von Opioiden

Wirkungen auf die einzelnen Organsysteme

ZNS **Zentrales Nervensystem**

Analgesie
zerebraler
O_2-Verbrauch

- Analgesie: Opioide rufen eine weitgehend **selektive Minderung der Schmerzempfindung** und der affektiven Reaktion auf Schmerzen hervor **ohne den Verlust anderer Sinnesmodalitäten** wie Berührungsempfinden, Propriozeption oder Bewusstsein.

Atemdepression

- Opioide reduzieren den zerebralen O_2-Verbrauch und Blutfluss und senken den intrakraniellen Druck. Im Vergleich zu Barbituraten oder Benzodiazepinen ist der Effekt deutlich geringer ausgeprägt.

- Atemdepression: Opioide **unterdrücken dosisabhängig** – verstärkt durch intravenöse Anästhetika und Sedativa – die **Ventilation**, besonders die Atemfrequenz, aufgrund einer Dämpfung des CO_2-abhängigen Atemantriebs im Atemzentrum des Hirnstamms und auch aufgrund der Abnahme des hypoxischen Atemantriebs. Dies führt zu einem Anstieg des $PaCO_2$, was in einer Erhöhung des intrakraniellen Drucks resultieren kann. Deshalb sollte darauf geachtet werden, dass gefährdete Patienten frühzeitig normoventiliert werden. **Frauen und ältere Patienten** sind von einer Atemdepression **stärker betroffen**.
Die Atemdepression ist proportional zur analgetischen Potenz eines Opioids. Klinisch kann eine dabei eine sog. **Kommandoatmung** bestehen, d.h., die Patienten atmen nur noch nach Aufforderung eigenständig.
Eine schmerzorientierte Titrierung von Opioiden führt nicht zu einer klinisch relevanten Atemdepression.

Euphorie

- Euphorie (bei schmerzfreien Patienten auch Dysphorie): Psychotrope Effekte (angst- und spannungslösend, leichte Benommenheit) sind möglicherweise verantwortlich für eine **psychische Abhängigkeit**.

i Diese Abhängigkeit äußert sich in dem unwiderstehlichen Verlangen, die Substanz wegen ihrer euphorisierenden Wirkung wiederholt einzunehmen (bzw. zu injizieren). Das Risiko, unter einer sachgemäßen Opioid-Schmerztherapie eine psychische Abhängigkeit auszubilden, ist gering.

- Sedierung: Eine alleinige Gabe von Opioiden führt auch in hohen Dosen zu **keiner** für eine Narkose ausreichenden **Bewusstseinsausschaltung**. Deshalb müssen Opioide für eine adäquate Narkose immer mit volatilen/intravenösen Anästhetika kombiniert werden.

Sedierung
Miosis

- Miosis durch Stimulierung des autonomen Anteils im Kern des N. oculomotorius

- Bei Gabe hoher Dosen und durch einen Pethidin-Metaboliten können Krampfanfälle/Myoklonien auftreten.

Krämpfe/ Myoklonien

- Durch die Dämpfung des Hustenreflexes besteht die Gefahr einer Atelektasenbildung und pulmonale Aspiration.

Hustenreflex

Übelkeit und Erbrechen

- Übelkeit kann auftreten durch Stimulation von dopaminergen Rezeptoren der medullären Chemorezeptor-Triggerzone (Area postrema am Boden des IV. Ventrikels).

- zur Therapie: s. Tab. 5

- Die Antagonisierung geschieht durch Naloxon (s. Tab. 11).

i Die **emetische Wirkung von Morphin** wird durch die spätere Dämpfung des Brechzentrums aufgehoben: antiemetische Wirkung.

Antiemetika (Auswahl) Substanz	Anfangsdosis	Anmerkungen
Dimenhydrinat (z.B. Vertirosan®)	50–100 mg (4 bis 6-stdl.)	zentral antiemetisch
Haloperidol (z.B. Haldol®)	0,5 mg (8 bis 12-stdl.)	zentral antiemetisch, in dieser Dosis nicht sedierend
Levomepromazine	5 mg (8 bis 12-stdl.)	zentral antiemetisch, evtl. sedierend
Metoclopramid (z.B. Paspertin®)	10 mg (4 bis 6-stdl.)	prokinetisch, zentral antiemetisch
Domperidon (Motilium®)	10 mg (8-stdl.)	prokinetisch und zentral antiemetisch

Tab. 5: Zur Therapie des opioidinduzierten Erbrechens eingesetzte Medikamente

Toleranzentwicklung physische Abhängigkeit

- Bei **kontinuierlicher Zufuhr über** einen **längeren Zeitraum** kommt es zu einer Toleranzentwicklung (abgeschwächte Wirkung und verkürzte Wirkdauer). Diese ist weniger stark ausgeprägt bei hochpotenten Opioiden. Typischerweise kommt es zu einer schnelleren Toleranzausbildung für Analgesie und Atemdepression als für Miosis und die spasmogenen peripheren Effekte (Obstipation u.a.).

Herz-Kreislauf-System

- Die Entwicklung einer **physischen Abhängigkeit** ist möglich bei **langandauernder wiederholter Opioid-Administration.** Bei abruptem Absetzen besteht die Gefahr der Entstehung einer **Entzugssymptomatik** mit Schweißausbrüchen, Hypertonie, Tachykardie, Tachypnoe, innerer Unruhe und schmerzhaften Muskelkrämpfen.

Ursachen sind die Erhöhung der Enzymaktivität der Adenylatcyclase und eine vermehrte Freisetzung von Noradrenalin.
Therapie: Hemmung der Noradrenalin-Freisetzung durch Besetzung der Opioid-Rezeptoren oder α-2-Rezeptoren (Clonidin)

Kardiovaskuläre Wirkungen

- geringe Nebenwirkungen
- vagal vermittelte Bradykardie (v.a. Morphin)
- Kontraktilität nicht vermindert
- Blutdruck ↓ als Folge der Bradykardie, Venodilation, verringerter Sympathikotonus

Cave:

- **Hypotension** bei Kombination mit anderen Anästhetika (Lachgas, Benzodiazepine, Barbiturate, volatile Anästhetika)
- **Pethidin:** negativ inotrop ⇨ vorsichtiger Einsatz bei Risikopatienten

Respiratorische Wirkungen

- Atemdepression: s. ZNS
- Bronchospasmus v.a. bei Morphin (histaminvermittelt)

i Opioide können einen **Laryngo-/Bronchospasmus verhindern**, der – z.B. während der Intubation – durch Stimulation der Atemwege hervorgerufen werden kann.

Gastrointestinale Wirkungen

- **Obstipation** durch Verminderung der propulsiven Aktivität (keine Toleranzentwicklung bei Langzeittherapie) und Verzögerung der Magenentleerung; Prophylaxe durch Lactulose (Bifiteral®)
- Gallenblasen-Kolik durch opioidinduzierte Kontraktion des Sphincter Oddi

Harnblase — **Urogenitale Wirkungen**

- Harnretention (Tonuserhöhung des Blasensphinkters) bei Harndrang (Tonuserhöhung des M. detrusor)

Skelettmuskulatur — **Muskuläre Wirkungen**

- **Muskelrigidität** (Brustwand) durch zentral vermittelte Muskelkontraktionen; es besteht die Gefahr der Verhinderung einer adäquaten Maskenbeatmung („wooden chest"). **Erhöhtes Risiko** liegt vor bei:

  - rascher Gabe hochdosierter Boli Fentanyl/Sufentanil/Alfentanil
  - älteren Patienten

  Die **Prävention** besteht in:

  - Dosisanpassung
  - Vermeidung hoher Injektionsgeschwindigkeiten

  Zur **Therapie** kommen Muskelrelaxanzien/Opioid-Antagonisten infrage.

- **Muskelkrämpfe**

endokrines System — **Endokrine Wirkungen**

- Blockade der Ausschüttung von Stress-Hormonen (Katecholamine, ADH, Kortison)
- sekundäre Amenorrhö

weitere Wirkungen — **Andere Wirkungen**

- allergische Reaktionen (Histaminausschüttung durch Morphin, selten)
- Juckreiz (histaminunabhängig)
- opoidvermittelte Präkonditionierung von Organen zum Schutz vor Stressfaktoren (Ischämie)[3]

Interaktionen

- synergistische kardiovaskuläre, respiratorische und sedierende Effekte mit Barbituraten und Benzodiazepinen

- Reduzierung des MAC-Werts von volatilen Anästhetika

relevante Wechselwirkungen

Einzelne Opioide

Fentanyl (Fentanyl-Janssen®, Durogesic®-Pflaster)

- hohe Lipidlöslichkeit, schneller Wirkeintritt, kurze Wirkdauer

Fentanyl

- Indikationen:
  - Ergänzung zu volatilen Anästhetika bei einer balancierten Anästhesie (verlängerte postoperative Analgesie) oder zu intravenösen Anästhetika zur Narkoseeinleitung
  - Analgosedierung von intubierten und beatmeten Patienten (mit Midazolam)
  - oral transmukosal („Lollipop") für schnelle Analgesie und Sedierung bei Kindern (15–20 µg/kg) und Erwachsenen (200–800 µg)
  - transdermale Absorption (niedriges Molekulargewicht, hohe Lipidlöslichkeit, s.u.)

- Dosierung und praktische Anwendung: s. Tab. 6 und 7

- Nebenwirkungen: s. Opioide

- Kontraindikationen: Schwangerschaft und Stillzeit (s. Tab. 9)

Cave: längste kontextsensitive HWZ aller Opioide bereits nach kurzer kontinuierlicher/wiederholter intravenöser Applikation ➪ Gefahr der (postoperativen) Atemdepression

Fentanyl-TTS-Pflaster (Durogesic®)

- TTS: transdermales therapeutisches System („through the skin")

Fentanyl-Pflaster

- kontrollierte Mengenabgabe mit gleich bleibender Analgesie über 72 h

Fentanyl-Pflaster
- Abgabemenge proportional zur Pflastergröße (Pflaster nicht zerschneiden, da sonst unkontrollierte Fentanyl-Freisetzung!)
- passive Diffusion von Fentanyl entlang eines Konzentrationsgradienten mit Entstehung eines intradermalen Depots; nach 12–24 h maximale Analgesie
- Indikation: bei Schluck- und/oder Resorptionsstörungen bei stabilem Schmerzniveau (kurzfristige Dosisänderung nicht möglich)
- Tab. 6: zeigt die Umrechnung von Morphindosierungen in äquipotente transdermale Fentanyl-Dosierungen

Morphindosis i.v. [mg/d]	Morphindosis p.o. [mg/d]	Abgabe Fentanyl-Pflaster [µg/h]	Pflastergröße [cm²]
22	90	25	10
23–37	91–150	50	20
38–52	151–210	75	30
53–67	211–270	100	40
je weitere 15 mg/d	je weitere 60 mg/d	je weitere 25 µg/h	je weitere 10 cm²

Tab. 6: Morphin/Fentanyl-TTS-Umrechnungstabelle

Sufentanil (Sufenta®)

Sufentanil
- hohe Fettlöslichkeit, schneller Wirkeintritt, kurze Wirkdauer
- Indikationen:
    - Ergänzung zu volatilen Anästhetika bei einer balancierten Anästhesie
    - Analgosedierung in der Intensivmedizin
    - postoperative Schmerztherapie
    - epidurale Applikation

i Sufenta ist hierbei das Opioid mit den **besten Analgesiequalitäten und den geringsten unerwünschten Nebenwirkungen**. Eine weitere Verbesserung wird durch zusätzliche Gabe eines Lokalanästhetikums erreicht. Bei bestimmten Indikationen könnte die epidurale Applikation der intravenösen überlegen sein, z.B. bei der postoperativen Analgesie nach Hüft-TEP.[4] Der Nutzen der zusätzli-

Sufentanil

chen epiduralen Sufentanil-Gabe zum Lokalanästhetikum scheint außer von der Indikation auch von dessen Konzentration abhängig zu sein.[1,2,8] Ein Nachteil der epiduralen Applikation ist der hohe technische Aufwand.

- Dosierung und praktische Anwendung: s. Tab. 7 und 8
- Nebenwirkungen:
  - s. Opioide
  - Thoraxrigidität
  - **frühe Atemdepression** bei epiduraler Gabe
- Kontraindikationen: Schwangerschaft und Stillzeit (s. Tab. 9)

Cave: postoperative Atemdepression

Alfentanil (Rapifen®)

- schnellerer Wirkeintritt, kürzere Wirkdauer als Fentanyl trotz geringerer Lipidlöslichkeit (Ein hoher nicht-ionisierter Anteil und ein geringes Verteilungsvolumen erhöhen die für die Bindung im Gehirn verfügbare Menge.)
- kurze Eliminationshalbwertszeit
- Indikationen:
  - balancierte Anästhesie/TIVA bei Eingriffen < 45 min
  - Analgosedierung
  - „On-top"-Analgesie
- Dosierung und praktische Anwendung: s. Tab. 7 und 8
- Nebenwirkungen: s. Opioide
- Kontraindikationen: Schwangerschaft und Stillzeit (s. Tab. 9)

Cave:

- im Vergleich zu Fentanyl stärkere Neigung zu Bradykardie und Thoraxrigidität
- Dosisreduktion bei älteren Patienten (30–40 %)

Remifentanil (Ultiva®)

- Ester-Struktur: schnelle Hydrolyse durch unspezifische Esterasen im Blut (Erythrozyten) und Gewebe
- keine verlängerte Wirkdauer bei Patienten mit einem Mangel an Pseudocholinesterasen
- keine Dosisanpassung bei Patienten mit Leber-/Niereninsuffizienz erforderlich
- Indikationen:
  - geeignetes Opioid im Rahmen einer TIVA
  - intraoperative Analgesie: sehr gute Steuerbarkeit mit schnellem und vollständigem Erwachen (gute neurologische Beurteilbarkeit der Patienten)
  - Eingriffe mit geringen postoperativen Schmerzen
  - Analgosedierung
- Dosierung und praktische Anwendung: s. Tab. 7 und 8
- Nebenwirkungen: s. Opioide
- Kontraindikationen:
  - Schwangerschaft und Stillzeit (s. Tab. 9)
  - Kinder < 1 Jahr

Cave:

- Bolusinjektionen (Muskelrigidität)
- Dosisreduktion bei älteren Patienten
- On-Off-Effekt: Gefahr frühzeitig auftretender Schmerzzustände nach Beendigung der Applikation (vor Applikationsende oft länger wirksameres Opioid, z.B. Piritramid, notwendig)
- keine epidurale oder intrathekale Applikation (enthält Glycin)
- kardiovaskuläre NW

Morphin (Morphin Merck®, MST, MSI Mundipharma®)

- gute intestinale Resorption
- schnelle und vollständige Absorption nach intramuskulärer Injektion, Spitzenplasmawerte nach 20–60 min
- geringe Fettlöslichkeit, langsame Passage der Blut-Hirn-Schranke, langsamerer Wirkeintritt, verlängerte Wirkdauer
- geringe Bioverfügbarkeit, da ausgeprägte hepatische Metabolisierung („First-pass-Effekt"): 3 x Dosisanpassung bei oraler Applikation erforderlich
- hepatische Konjugation
- überwiegend renale Elimination der hydrophilen Konjugate
- Morphin selbst wird zu 5–10 % und aktive Endprodukte der hepatischen Biotransformation zu über 90 % durch Nieren eliminiert ⇨ Verlängerung der Wirkdauer bei Nierenversagen
- Indikationen:
  - Schmerztherapie
  - Lungenstauung infolge akuter Linksherzinsuffizienz
  - Sedierung bei Myokardinfarkt (zentrale Sympathikolyse: hämodynamisch günstiger Effekt durch Vor- und Nachlastsenkung)
- Dosierung und praktische Anwendung (s. auch Tab. 7 und 8):
  - s.c./i.m.: initial 10 mg, 10–30 mg; 50–200 µg/kg
  - intrathekal: 0,5–1,0 mg in 4 ml NaCl; 20 µg/kg
  - i.v. 0,01–0,03 mg KG Bolus
- Nebenwirkungen:
  - s. Opioide
  - Blutdruck ↓; Histamin-Ausschüttung: systemischer Gefäßwiderstand ↓
  - Prävention: langsame Injektion; auf adäquates intravaskuläres Volumen achten; Vorbehandlung mit H1/H2-Antagonisten

Morphin

- Kontraindikationen:
  - Asthma bronchiale
  - Gallenkolik
  - Schwangerschaft und Stillzeit (s. Tab. 9)

Cave:

- eingeschränkte Kreislaufregulation
- gut plazentagängig: in der Geburtshilfe Atemdepression des Neugeborenen
- Niereninnsuffizienz (s.o.)
- opioidabhängige Mutter: Neugeborenes ebenfalls abhängig mit Entzugsgefahr nach der Geburt

Pethidin (Dolantin®)

Pethidin

- max. Wirkung nach ca. 15 min
- Wirkdauer: 2–4 h
- HWZ: 3–4,5 h
- Elimination: v.a. hepatisch
- Metabolit Norpethidin (ZNS-Stimulans) ⇨ Dosisanpassung bei Leberinsuffizienz
- Indikationen:
  - Kältezittern („Shivering")
  - akute Schmerzen
- Dosierung und praktische Anwendung: s. Tab. 7 und 8
- Nebenwirkungen: s. Opioide (geringste Spasmogenität aller Opioide)
- Kontraindikationen: Schwangerschaft und Stillzeit (s. Tab. 9)

Cave: Pethidin

- Patienten mit Epilepsie
- Patienten unter MAO-Therapie

Piritramid (Dipidolor®)

- max. Wirkung nach 5–10 min   Piritramid
- Wirkdauer: 4–6 h
- Metabolisierung in der Leber (Entstehung eines aktiven Metaboliten)
- Indikationen: Einsatz häufig zur postoperativen Analgesie
- Dosierung und praktische Anwendung: s. Tab. 7 und 8
- Nebenwirkungen: s. Opioide
- Kontraindikationen: Schwangerschaft und Stillzeit (s. Tab. 9)

Tramadol (Tramal®)

- unterliegt nicht der BtmVV   Tramadol
- Indikationen: Schmerztherapie
- Dosierung und praktische Anwendung: s. Tab. 7 und 8
- Nebenwirkungen:
  - s. Opioide
  - Übelkeit, Erbrechen relativ häufig
  - kaum Atemdepression
- Kontraindikationen: Schwangerschaft und Stillzeit (s. Tab. 9)

Oxycodon (Oxygesic®; s. Tab. 8)

- nur oral verfügbar   Oxycodon
- hohe Bioverfügbarkeit (10 mg Oxygesic ª 20 mg MST)
- Indikationen: starke und stärkste Schmerzen

Oxycodon
- Dosierung und praktische Anwendung: s. Tab. 7 und 8
- Nebenwirkungen: s. Opioide
- Kontraindikationen:
  - Kinder < 12 Jahre
  - Asthma bronchiale
  - Gallenkolik
  - Schwangerschaft und Stillzeit (s. Tab. 9)

Hydromorphon (Dilaudid®/Palladon®)

Hydromorphon
- keine aktiven Metaboliten: geeignet für Patienten mit Niereninsuffizienz
- Indikationen:
  - starke und stärkste Schmerzen
  - starker Hustenreiz
- Dosierung und praktische Anwendung: s. Tab. 7 und 8
- Nebenwirkungen:
  - s. Opioide
  - Urtikaria
- Kontraindikationen: Schwangerschaft und Stillzeit (s. Tab. 9)

Buprenorphin (Temgesic®)

Buprenorphin
- Verschlucken der Tablette: kaum Wirkung (geringe orale Bioverfügbarkeit)
- hohe µ-Rezeptoraffinität ⇨ kaum antagonisierbar (Atemdepression), mögliche Verdrängung reiner Antagonisten aufgrund höherer Rezeptoraffinität
- Ceiling-Effekt nach ca. 1,2 mg
- bei hohen Tagesdosen > 4–5 mg: Analgesie ↓
- Indikationen: Schmerztherapie

- Dosierung und praktische Anwendung: s. Tab. 7 und 8   Buprenorphin
- Nebenwirkungen:
  - s. Opioide
  - Katecholaminfreisetzung mit Blutdruckanstieg
  - mögliche Entzugssymptomatik erst nach 1–2 Wochen
- Kontraindikationen: Schwangerschaft und Stillzeit (s. Tab. 9)

i Bei partiellen Agonisten und gemischten Agonisten/Antagonisten kann aufgrund der antagonistischen Wirkung am Rezeptor prinzipiell nicht die maximal mögliche Wirkung erzielt werden. Eine Dosissteigerung würde nur die Nebenwirkungen, nicht die erwünschte Wirkung verstärken. Dieses Phänomen wird als Ceiling-Effekt (Ceiling = Obergrenze, Höchstmaß) bezeichnet.   Ceiling-Effekt

L-Methadon (L-Polamidon®)

- Enantiomer von Methadon   L-Methadon
- Indikationen:
  - Entwöhnung
  - Prämedikation/Substitution bei Drogenabhängigen perioperativ
- Dosierung und praktische Anwendung: s. Tab. 7 und 8
- Nebenwirkungen: s. Opioide
- Kontraindikationen: Schwangerschaft und Stillzeit (s. Tab. 9)

Pentazocin (Fortral®)

- gemischter Agonist-Antagonist   Pentazocin

Cave: Abstinenzsyndrom bei Opioidagonistenabhängigkeit

- Indikationen: akute Schmerzen
- Dosierung und praktische Anwendung: s. Tab. 7 und 8
- Nebenwirkungen:
  - s. Opioide
  - Katecholaminfreisetzung mit Blutdruckanstieg und vermehrter Herzarbeit

Pentazocin
- psychomimetische Effekte (Angst, Halluzinationen)
- Ceiling-Effekt
- Kontraindikationen: Schwangerschaft und Stillzeit (s. Tab. 9)

Tilidin/Naloxon (Valoron N®)

Tilidin/Naloxon
- in Deutschland nur in fixer Kombination mit Naloxon (8 %) im Handel
- Naloxon nach parenteraler, nicht aber nach oraler Zufuhr wirksam („First-pass-Effekt") ⇨ geringeres Missbrauchspotenzial
- Indikationen: Schmerztherapie
- Dosierung und praktische Anwendung: s. Tab. 7 und 8
- Nebenwirkungen: s. Opioide
- Kontraindikationen: Schwangerschaft und Stillzeit (s. Tab. 9)

Opioid/ Handelsname®	Ampullengröße	Konzentration 1 ml =	Analgesiedosis [µg/kg]	Analgesiedosis Patient 70 kg (mg)	Repetitiv [µg/kg]	Repetitiv Patient 70 kg (mg)	kontinuierlich [µg/kg]	ml/70 kg/h	epidural
Fentanyl/ Fentanyl-Janssen	2 ml = 0,1 mg 10 ml = 0,5 mg	0,05 mg = 50 µg	1–5	0,1–0,3	0,5–2,5	0,05–0,2	0,5–5	1–10	0,05–1 mg (keine oZ)
Sufentanil Sufenta	5 ml = 0,25 mg S. mite: 10 ml = 50 µg S. epidural: 2 ml =10 µg	0,05 mg = 50 µg S. mite: 5 µg S. epidural: 5 µg	0,1–0,2	10–20 µg	0,1–0,2	10–20 µg	0,5–1,5	(S. mite:) 7–20	10–25–50 µg
Alfentanil/ Rapifen	2 ml = 1 mg 10 ml = 5 mg	0,5 mg = 500 µg	10–30	0,5–2	10	0,5–1	30–120	5 mg [a] 10 ml + 40 ml NaCl 14–42	0,1–0,5

Tab. 7: Handelsnamen, Ampullengrößen, Konzentration und Dosierungen von intravenös verabreichbaren Opioiden

Opioide

Opioid/ Handelsname®	Ampullengröße	Konzentration	Analgesiedosis	Repetitiv		kontinuierlich	ml/70 kg/h	epidural
Remifentanil/ Ultiva	1/2/5 mg Trockensubstanz	je nach Verdünnung	0,1–0,5 µg/kg/min	–	0,1–0,5 µg/kg/min	–	0,1–0,5 µg/kg/min	1 mg + 25 ml NaCl 10–50	KI
Morphin/ MSI	1 ml = 10/ 20/ 100/200 mg	je nach Verdünnung	20–100	5–10	15	1	–	100 mg [a] 10 ml + 40 ml NaCl 0,9 % 1–4	1–4 mg in 10 ml NaCl
Pethidin/ Dolantin	1 ml = 50 mg	50 mg	–	25–100	–	25–100	–	–	–
Piritramid/ Dipidolor	2 ml = 15 mg	7,5 mg	20–60	1,5–4,5	20–60	1,5–4,5	–	–	–
Tramadol/ Tramal	1 ml = 50 mg 2 ml = 100 mg	50 mg	1 mg	50–100	200	10–25	–	–	–
Hydromorphon/ Dilaudid	1 ml = 2 mg	2 mg	–	i.v.: 1–1,5 i.m.: 1–2	–	i.v.: 1–1,5 i.m.: 1–2	–	–	–
Buprenorphin/Temgesic	1 ml = 0,3 mg	0,3 mg	–	i.v./i.m.: 0,3 mg	–	i.v./i.m.: 0,3 mg	–	–	–
L-Methadon/ L-Polamidon	1 ml = 2,5 mg	2,5 mg	–	i.v./s.c.: 1–2,5 mg	–	i.v./s.c.: 1–2,5 mg	–	–	–
Pentazocin	1 ml = 30 mg	30 mg	0,3–0,7	15–30	0,3–0,7	15–30	–	–	–

oZ: offizielle Zulassung; KI: Kontraindikation; wenn nicht anders angegeben, alle Angaben bezogen auf intravenöse Applikation

Tab. 7, Fortsetzung

Opioid	Handels-name®	Applikations-form	Dosis [mg]	Einzeldo-sis mg/ 70 kg	Wirkbe-ginn [min]	Mittlere Wirk-dauer [h]	HWZ [h]
Morphin	Sevredol	Tbl.	10/20/ 30/60/ 100/200	1–2 Tbl [a] 30–60	30	4	2
	Mundi-pharma MST (ret.)	Ret-Tbl.				8–12 (ret.)	
Fentanyl	Durogesic	Pflaster	s. Tab. 6	2,5–40 t.d.	12 h	72	3–4
Pethidin	Dolantin	25 Trp.	50	25–150	15	2–4	3–4
		Supp.	100				
Tramadol	Tramal	20 Trp.	50	50–200	5–10	2–4	6
		Kps.	50				
		Supp.	100				
	Tramal long	Ret.-Tbl.	100/ 150/200			8–12	
Oxycodon	Oxygesic	Ret.-Tbl.	10/20/ 40	10–40	60	12	4–6
Hydro-morphon	Palladon	Ret.-Tbl.	4/8/16/ 24	4	2	12	2–3
Pentazocin	Fortral	Kps./Supp.	50	50	10	2–3	2–3
Buprenor-phin	Temgesic	Tbl.	0,2 mg	0,2 sub-lingual	5	6–8	2–5
L-Methadon	L-Polami-don	Trp.	5	Prämed.: 10–20 tgl. Erh.-Dosis: 0,5–0,8 mg/kg	20	6–8	18–60
Tilidin/ Naloxon	Valoron N	20 Trp.	50/4	50–100	10	3–5	5
		Kps.	100/8				
	Valoron N ret	Kps.	150/12		> 10	8–12	

Kps.: Kapsel; Supp: Suppositorium; Tbl.: Tablette; Ret.-Tbl.: Retard-Tablette; Trp: Tropfen; t.d.: transdermal

Tab. 8: Handelsname, Applikationsform, Dosis, Wirkbeginn, mittlere Wirkdauer und Halbwertszeit von oral/transdermal applizierbaren Opioiden

Opioid	Schwangerschaft	Stillzeit
Tramadol/Tramal®	Gabe von Einzeldosen	sollte nicht angewendet werden
Tramal long®	Kontraindikation	Kontraindikation
Morphin/Sevredol®	mutagen und teratogen	relative Kontraindikation
MST®	mutagen und teratogen	Kontraindikation
MSR®	mutagen und teratogen	Kontraindikation
MSI®	relative Kontraindikation; mutagen und teratogen	Kontraindikation
Piritramid/Dipidolor®	keine mutagenen oder teratogenen Effekte nachgewiesen; strenge Indikationsstellung im 1. Trimenon	bei einmaliger Gabe keine Unterbrechung des Stillens notwendig
Pethidin/Dolantin®	s. Tab. 7	Kontraindikation
Fentanyl TTS/Durogesic®	Kontraindikation	Kontraindikation
Tilidin/Valoron®	strenge Indikationsstellung	Kontraindikation
Oxycodon/Oxygesic®	Kontraindikation	Kontraindikation
Buprenorphin/Temgesic®	strenge Indikationsstellung	strenge Indikationsstellung

Tab. 9: Gabe von Opioiden während Schwangerschaft und Stillzeit

Opioid-Intoxikation

Symptome	Therapie
Atemdepression	Sicherung der Atemwege
Koma	Beatmung
Miosis (Mydriasis bei bereits eingetretener Hypoxie möglich)	Antagonisierung der Opioide

Tab. 10: Symptome und Therapie einer Opioid-Intoxikation

	Naloxon (Narcanti®)	Nalbuphin (Nubain®)
Wirkung	reiner Antagonist	gemischter Agonisten-Antagonist: • partieller µ-Agonist • reiner κ-Agonist
1 Amp. =	1 ml = 0,4 mg	1 ml = 10 mg 2 ml = 20 mg
Dosierung	1 Amp. 1:10 verdünnt titriert i.v. = 0,04 mg i.v. bis max 0,4 mg i.v.	10–20 mg i.v.
Wirkungseintritt	1–2 min	µ-Wirkung: 1–2 min κ-Wirkung: 10–15 min
Wirkungsdauer	30 min	2–3 h
Indikationen	• postoperativer Opioid-überhang • akute Opioidintoxikation	• Antagonisierung opioidinduzierter Atemdepression bei erhaltener (postoperativer) Analgesie
Kontraindikationen	• schwere Hypertonie • KHK • Herzinsuffizienz • fixierte pulmonale Hypertonie	–
Cave	• Dosis titrieren (Vermeidung überschießender kardio-vaskulärer Reaktionen durch komplette Aufhebung der Analgesie) • kurze Wirkdauer: erneute Atemdepression („Rebound") • Auslösung von Entzugs-erscheinungen bei opioid-abhängigen Patienten	• Ceiling-Effekt ab 240 mg

Tab. 11: Wirkung und klinische Anwendung von Opioid-Antagonisten (adaptiert nach[7])

6/4 Muskelrelaxanzien

Benzing A

Muskelrelaxanzien führen zur **Relaxation der quergestreiften (Skelett-)Muskulatur** und werden im Rahmen einer Anästhesie eingesetzt, um bei der Narkoseeinleitung die **Intubations-** und intraoperativ die **Operationsbedingungen zu verbessern**. V.a. intraabdominelle Eingriffe sind heute ohne Muskelrelaxation nicht mehr vorstellbar.

Zweck der Muskelrelaxation

i Der **Einsatz von Curare** im Rahmen einer Anästhesie wurde erstmals 1942 beschrieben.[13] Im darauf folgenden Jahr wurde eine Bericht über die Verbesserung der Operationsbedingungen durch Curare bei abdominellen Eingriffen publiziert.[7] 1954 wurde in einer großen Beobachtungsstudie[1] erkannt, dass der Gebrauch von Curare mit einer erheblichen Zunahme der anästhesiebedingten Todesfälle einhergehen kann. In dieser Zeit waren aber das neuromuskuläre Monitoring nicht und die Nebenwirkungen von Curare nur unzureichend bekannt. 1952 wurde das depolarisierende Muskelrelaxans **Succinylcholin** in die klinische Praxis eingeführt.[11,32]

Wirkort von Muskelrelaxanzien

Muskelrelaxanzien **blockieren** an der neuromuskulären Endplatte die **postsynaptischen nikotinartigen Acetylcholinrezeptoren (ACh-R)** und verhindern so die Übertragung von Nervenimpulsen. **Präsynaptische nikotin- und muskarinartige ACh-R** sind an der Regulation der Acetylcholinfreisetzung im Sinne eines positiven Feedbacks beteiligt[4,5,21](s.u.). Nichtdepolarisierende Muskelrelaxanzien greifen auch an den präsynaptischen nikotinartigen Ach-R an.

post-/ präsynaptisch

Die **nikotinartigen ACh-R** sind in die Zellmembran integrierte Proteine, die aus 5 Untereinheiten (2 α- und je 1 β-, δ-, ε-Untereinheit) bestehen (Abb. 1a und b).

nikotinartiger Acetylcholinrezeptor

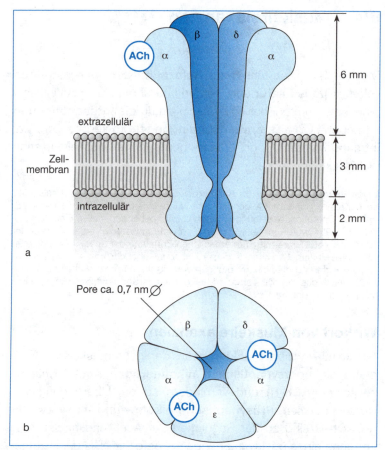

Abb. 1: Acetylcholinrezeptor (ACh-R) im Längsschnitt (1a) und im Querschnitt (1b)

Im Längsschnitt ist die ε-Untereinheit nicht dargestellt. Der ACh-R ist in der Zellmembran verankert und besteht aus 5 Untereinheiten (2 α-, je 1 β-, δ-, ε-Untereinheit). Er besitzt 2 ACh-Bindungsstellen. Die Aktivierung des Rezeptors durch ACh bewirkt eine Konformationsänderung mit einer Öffnung des Kanals und Steigerung der Durchlässigkeit für Kationen (Na^+).

Fetale ACh-Rezeptoren haben an der Stelle der ε-Untereinheit eine γ-Einheit.[5,21]

Nichtdepolarisierende Muskelrelaxanzien sind **kompetitive Antagonisten** des ACh am Rezeptor und verhindern die Aktivierung des Rezeptors durch ACh. **Depolarisierende Muskelrelaxanzien** (Succinylcholin) besetzen den postsynaptischen ACh-R und lösen eine **Depolarisation** aus.

Präsynaptische nikotinartige ACh-R bestehen aus 3 α- und 2 β-Untereinheiten. Die Aktivierung dieser Rezeptoren erleichtert die Freisetzung von ACh (positives Feedback[4,5,21]). Dieser Mechanismus stellt sicher, dass bei einem hohen ACh-Bedarf genügend ACh zur Verfügung steht. Präsynaptische muskarinartige Rezeptoren modulieren diesen Mechanismus. Die Blockade der präsynaptischen ACh-Rezeptoren durch nichtdepolarisierende Muskelrelaxanzien erklärt den im **Train-of-four** (**TOF**; s. Allgemeiner Teil, Kap. 9/3 „Neuromuskuläres Monitoring") beobachteten Fade. Die präsynaptischen muskarinartigen ACh-Rezeptoren werden durch Muskelrelaxanzien nicht beeinflusst.

präsynaptische ACh-Rezeptoren

i Durch die **Blockade präsynaptischer ACh-Rezeptoren** wird die Verfügbarkeit und Freisetzung von ACh in den subsynaptischen Spalt bei den 4 aufeinander folgenden Reizen des TOF reduziert. Dadurch wird die mechanische Reizantwort schwächer.

Neben nikotinartigen ACh-Rezeptoren sind auch präsynaptische muskarinartige Rezeptoren an der Regulation der ACh-Freisetzung beteiligt.[28,29,31]

Nikotinartige ACh-Rezeptoren gibt es nicht nur im Bereich der neuromuskulären Endplatte, sondern auch in autonomen Ganglien. **Muskarinartige Rezeptoren** sind ACh-Rezeptoren (5 Subtypen) im Bereich des autonomen Nervensystems und präsynaptisch an der neuromuskulären Endplatte (s.o.).

Regulation der Zahl der ACh-Rezeptoren

Die **Zahl der ACh-Rezeptoren** (im Bereich der neuromuskulären Endplatte ca. 10.000/µm[25]) kann sich **bei Erkrankungen verändern** (Tab. 1). Bei einer **Zunahme** der ACh-Rezeptoren bilden sich v.a. Rezeptoren vom **fetalen Typ** auf der Zellmembran außerhalb der neuromuskulären Endplatte.[21] Dieser Prozess beginnt 48 h nach Beginn der Erkrankung. Die fetalen Rezeptoren sind unempfindlich auf nichtdepolarisierende Muskelrelaxanzien und stärker empfindlich auf Succinylcholin als reife Rezeptoren. Bei der Rezeptoraktivierung durch Succinylcholin bleibt bei fetalen Rezeptoren der Kanal länger geöffnet als beim reifen Rezeptor. Dadurch nimmt der Kalium-Efflux aus der Zelle zu, und die Gefahr der Hyperkaliämie steigt.[21]

Zu-/Abnahme der ACh-Rezeptoren

Die **Empfindlichkeit** der Muskulatur **für nichtdepolarisierende Muskelrelaxanzien** verringert sich bei einer Zunahme der ACh-

Rezeptoren, bei einer Abnahme steigt sie.[21] Klinisch kann jedoch eine protrahierte Relaxanzienwirkung auftreten, wenn nämlich durch die Erkrankung eine muskuläre Schwäche z.B. der Atemmuskulatur vorbesteht. In der innervierten Restmuskulatur muss die Relaxanzienwirkung vollständig abgeklungen sein, damit diese Restmuskulatur die gesamte Atemarbeit leisten kann.

Krankheiten

Zunahme der ACh-Rezeptoren	Abnahme der ACh-Rezeptoren
• Rückenmarksverletzung mit Querschnittslähmung • Schlaganfall mit Parese/Plegie • Verbrennung • längerfristige Anwendung von Muskelrelaxanzien (Intensivtherapie) • Multiple Sklerose • Guillain-Barré-Syndrom	• Myasthenia gravis • Vergiftung mit langwirksamen Cholinesterase-Hemmern (z.B. Alkylphosphate)

Tab. 1: Krankheiten, die mit einer Veränderung der Zahl der ACh-Rezeptoren der Muskulatur einhergehen[21]

Pharmakologie der Muskelrelaxanzien

i Im Folgenden werden die sog. ED_{50} und die ED_{95} aufgeführt. Die **ED_{50}** ist die Dosis, bei der 50 %, die **ED_{95}** die Dosis, bei der 95 % der maximal erreichbaren Wirkung eintritt.

Succinylcholin

Succinylcholin

Succinylcholin weist – wie alle Muskelrelaxanzien – eine Strukturverwandtschaft mit Acetylcholin auf (Abb. 2).

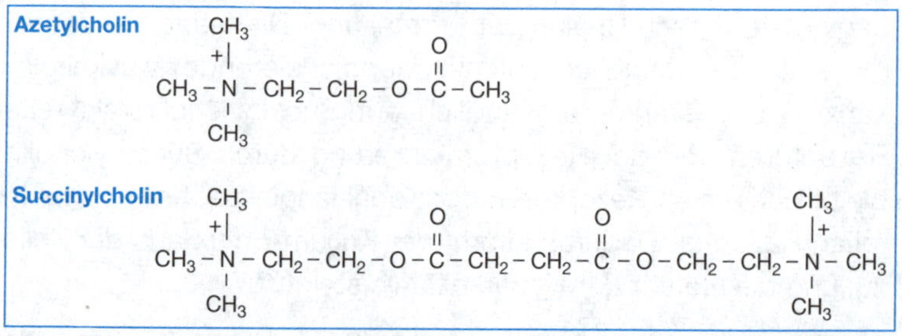

Azetylcholin

$$CH_3-\overset{\overset{\displaystyle CH_3}{\displaystyle +|}}{\underset{\underset{\displaystyle CH_3}{\displaystyle |}}{N}}-CH_2-CH_2-O-\overset{\overset{\displaystyle O}{\displaystyle \|}}{C}-CH_3$$

Succinylcholin

$$CH_3-\overset{\overset{\displaystyle CH_3}{\displaystyle +|}}{\underset{\underset{\displaystyle CH_3}{\displaystyle |}}{N}}-CH_2-CH_2-O-\overset{\overset{\displaystyle O}{\displaystyle \|}}{C}-CH_2-CH_2-\overset{\overset{\displaystyle O}{\displaystyle \|}}{C}-O-CH_2-CH_2-\overset{\overset{\displaystyle CH_3}{\displaystyle |+}}{\underset{\underset{\displaystyle CH_3}{\displaystyle |}}{N}}-CH_3$$

Abb. 2: Strukturformeln von Acetylcholin und Succinylcholin. Die Moleküle sind teilweise identisch aufgebaut.

Succinylcholin ist das Muskelrelaxans mit dem **schnellsten Wirkungseintritt** (30–60 sec) und der **kürzesten Wirkdauer** (ca. 5 min). Wegen des Nebenwirkungsprofils wird es – unter Beachtung der Kontraindikationen (s.u.) – nur noch zur **Ileuseinleitung** verwendet. Succinylcholin besetzt die nikotinartigen Rezeptoren an der neuromuskulären Endplatte sowie nikotin- und muskarinartige Rezeptoren des autonomen Nervensystems. Daraus erklären sich einige der Nebenwirkungen von Succinylcholin (z.B. Bradykardie, siehe Tab. 2).

Wirkprofil

Indikation	• Ileuseinleitung • Elektro-Krampftherapie[30] • ausgeprägter Laryngospasmus
Dosis	• ED_{95}: 0,6 mg/kg • Intubationsdosis: 1 mg/kg i.v. (auch intramuskulär möglich 2–3 mg/kg); bei Laryngospasmus ca. $1/3$ der Dosis
Wirkungseintritt	• 30–60 sec; i.m. 3–5 min
Wirkdauer	• ca. 10 min, bei atypischer Pseudocholinesterase 3–8 h (s.u.)
Nebenwirkungen	• Muskelfaszikulationen, Muskelschmerzen • Spasmus des M. masseter • Rhabdomyolyse • Histaminfreisetzung • Arrhythmien, v.a. Bradykardie bis Asystolie (durch Stimulation der muskarinartigen und nikotinartigen ACh-Rezeptoren des autonomen Nervensystems), AV-Knoten-Rhythmus, ventrikuläre Rhythmusstörungen • Hyperkaliämie • Erhöhung des Augeninnendrucks • Steigerung des intragastralen Druckes (variabel) • Steigerung des intrakraniellen Drucks • Trigger für maligne Hyperthermie
Kontraindikationen	• vollständige Immobilisation > 24 h (Hyperkaliämie) • Verbrennung (Hyperkaliämie) bis 60 Tage nach Erkrankung • Hyperkaliämie, v.a. bei terminaler Niereninsuffizienz • längerdauernde Intensivtherapie • atypische Pseudocholinesterase • Disposition zur malignen Hyperthermie • Muskeldystrophien und Myotonien • Querschnittslähmung, Apoplexie mit Plegie

Tab. 2: Wirkprofil von Succinylcholin

Eine **Präkurarisierung,** d.h. die Injektion einer kleinen Dosis (10 % ED_{95}) eines nichtdepolarisierenden Muskelrelaxans vor der Succinylcholingabe, wird wegen der Nebenwirkungen, der teilweise fehlenden Effektivität und der notwendigen Dosiserhöhung von Succinylcholin auf 1,5 mg/kg nicht empfohlen.[9,30,33]

Wirkungsbeendigung

Der **Abbau** erfolgt **durch** die **Pseudocholinesterase** im Serum (Abbau zu Succinylmonocholin + Cholin). An der neuromuskulären Endplatte gibt es keine Pseudocholinesterase; **Succinylcholin diffundiert ins Blut** und wird **dort gespalten**. Succinylmonocholin wirkt schwach muskelrelaxierend und wird zu Succinat und Cholin abgebaut.

i Eine Reihe von Erkrankungen und Medikamenten (Lebererkrankungen, Unterernährung, Verbrennungen, Schwangerschaft, Ovulationshemmer, β-Mimetika) führt zu einer **Verringerung der Pseudocholinesterase-Aktivität**. Klinisch ist diese Abnahme der Pseudocholinesterase-Aktivität nicht von Bedeutung, weil die Succinylcholinwirkung von 5-10 min auf maximal 20-25 min verlängert wird.

Eine **Verlängerung der Succinylcholinwirkung** auf 3–8 h tritt bei Patienten mit einer genetisch determinierten Variante der Pseudocholinesterase-Wirkung auf.[16,22] Die genetische Variante kann mit der sog. **Dibucain-Zahl** bestimmt werden.[17]

i **Dibucain** hemmt die atypische Pseudocholinesterase deutlich weniger als das normale Enzym. Die Dibucain-Zahl gibt an, welcher Anteil des Enzyms (in Prozent) durch Dibucain gehemmt wird. Bei homozygot normaler Pseudocholinesterase liegt die Dibucain-Zahl bei 70-80, bei homozygot atypischer Pseudocholinesterase bei 20-30 (Häufigkeit 1:3.000-1:4.000) und bei Heterozygoten beträgt sie 50-60.

Nichtdepolarisierende Muskelrelaxanzien

nichtdepolarisierende Muskelrelaxanzien

Bei den heute noch gebräuchlichen nichtdepolarisierenden Muskelrelaxanzien unterscheidet man Relaxanzien mit **Steroid-Struktur** (Pancuronium, Vecuronium, Rocuronium) und solche mit **Benzylisochinolin-Struktur** (Atracurium, Cis-Atracurium, Mivacurium).

Die **Wirkung** nichtdepolarisierender Muskelrelaxanzien wird **durch Inhalationsanästhetika verstärkt**. Die Dosis kann während der Inhalationsanästhesie im Vergleich zu einer intravenösen Anästhesie reduziert werden (s. bei den einzelnen Substanzen).

Die **Wirkung** nichtdepolarisierender Relaxanzien sollte immer **überwacht werden** (s. Allgemeiner Teil, Kap. 9/3 „Neuromuskuläres Monitoring").

Hypothermie,[6,15,18] Antibiotika (v.a. Aminoglykoside, Clindamycin), Verapamil und Magnesium verstärken die Wirkung von nichtdepolarisierenden Relaxanzien ebenfalls.

Pancuronium

Pancuronium ist ein **langwirksames Relaxans mit langer Erholungszeit**, das nur bei sehr langen Operationen (auch mit der Möglichkeit der Nachbeatmung) oder bei beatmeten Intensivpatienten verwendet werden sollte.

i Im Vergleich zu Atracurium und Vecuronium war die **Inzidenz** einer **postoperativen Restrelaxation** nach Pancuroniumgabe deutlich erhöht.[2,23] Diese postoperative Restrelaxation war mit einer Zunahme der postoperativen pulmonalen Komplikationen verbunden.[2,23]

Dosis	• ED_{50}: 0,04 mg/kg (ohne Inhalationsanästhetikum) • ED_{95}: 0,07 mg/kg (ohne Inhalationsanästhetikum) • Intubationsdosis: 0,1 mg/kg • Relaxationsdosis ohne Inhalationsanästhetikum: 0,05 mg/kg • Relaxationsdosis mit Inhalationsanästhetikum: 0,03 mg/kg • Repetitionsdosis: 20–30 % der Initialdosis
Wirkungseintritt	• 2–5 min
Wirkdauer	• ca. 45 min
Nebenwirkungen	• Tachykardie
Kontraindikationen	• Allergie,[3,14,20] auch auf Brom
Wirkungsbeendigung	• Umverteilung • Elimination über die Niere • hepatische Metabolisierung

Tab. 3: Wirkprofil von Pancuronium

Vecuronium

Vecuronium

Vecuroniumbromid ist ein **mittellang wirkendes** nichtdepolarisierendes Muskelrelaxans, das **selektiv nur an** den ACh-Rezeptoren der **neuromuskulären Endplatte wirkt**. Nebenwirkungen durch Beeinflussung der ACh-Rezeptoren des autonomen Nervensystems treten deshalb nicht auf. Vecuronium führt nicht zur Histaminfreisetzung.

Wirkprofil

Dosis	• ED_{50}: 0,03 mg/kg (ohne Inhalationsanästhetikum) • ED_{95}: 0,05 mg/kg (ohne Inhalationsanästhetikum) • Intubationsdosis: 0,1–0,2 mg/kg • Relaxationsdosis ohne Inhalationsanästhetikum: 0,05 mg/kg • Relaxationsdosis mit Inhalationsanästhetikum: 0,03 mg/kg • Repetitionsdosis: 20–30 % der Initialdosis
Wirkungseintritt	• 2–3 min
Wirkdauer	• ca. 30 min
Kontraindikationen	• Allergie[3,14,20]
Wirkungsbeendigung	• Umverteilung • hepatische Metabolisierung

Tab. 4: Wirkprofil von Vecuronium

Atracurium

Atracurium

Atracurium ist ein **mittellang wirkendes** nichtdepolarisierendes Muskelrelaxans, das organunabhängig durch Hofmann-Elimination (spontaner Zerfall) und durch Esterasen abgebaut wird. Die Abbauprodukte Laudanosin und Monoacrylat sind potenziell toxisch; Hinweise auf eine klinische Relevanz der Toxizität gibt es nicht.[10]

Dosis	• ED_{50}: 0,12 mg/kg (ohne Inhalationsanästhetikum) • ED_{95}: 0,25 mg/kg (ohne Inhalationsanästhetikum) • Intubationsdosis: 0,5–0,6 mg/kg • Relaxationsdosis ohne Inhalationsanästhetikum: 0,3 mg/kg • Relaxationsdosis mit Inhalationsanästhetikum: 0,15 mg/kg • Repetitionsdosis: 20–30 % der Initialdosis	Wirkprofil
Wirkungseintritt	• 2–3 min	
Wirkdauer	• ca. 40 min	
Nebenwirkungen	• Histaminfreisetzung	
Kontraindikationen	• Allergie[3,14,20]	
Wirkungsbeendigung	• Hofmann-Elimination • Spaltung durch Esterasen	

Tab. 5: Wirkprofil von Atracurium

Cis-Atracurium

Cis-Atracurium ist das cis-Isomer von Atracurium. Atracurium ist ein **Gemisch mehrerer Isomere**. Die Wirkung von Cis-Atracurium ist im Vergleich zum Atracurium länger (ca. 45 min), die Histaminfreisetzung und die Laudanosinbildung sind geringer.

Cis-Atracurium

Wirkprofil

Dosis	• ED_{50}: 0,025 mg/kg (ohne Inhalationsanästhetikum) • ED_{95}: 0,05 mg/kg (ohne Inhalationsanästhetikum) • Intubationsdosis: 0,1–0,2 mg/kg • Relaxationsdosis ohne Inhalationsanästhetikum: 0,05 mg/kg • Relaxationsdosis mit Inhalationsanästhetikum: 0,04 mg/kg • Repetitionsdosis: 20–30 % der Initialdosis
Wirkungseintritt	• 2–5 min
Wirkdauer	• ca. 45 min
Nebenwirkungen	• selten Histaminfreisetzung
Kontraindikationen	• Allergie[3,14,20]
Wirkungsbeendigung	• Hofmann-Elimination

Tab. 6: Wirkprofil von Cis-Atracurium

Rocuronium

Rocuronium ist ein **mittellang wirksames** Muskelrelaxans, das eine **relativ kurze Anschlagszeit** hat. **In höherer Dosierung (0,6–0,9 mg/kg)** werden gute Intubationsbedingungen nach 1–1,5 min erreicht. Deshalb kann bei Kontraindikationen für Succinylcholin auf Rocuronium zur **Ileuseinleitung** ausgewichen werden.[19,24,27] Die Intubationsbedingungen sind insgesamt allerdings etwas schlechter als nach Succinylcholin.[19,24,27] Nach der Intubationsdosis muss mit einer verlängerten Wirkung gerechnet werden.

Dosis	• ED_{50}: 0,15 mg/kg (ohne Inhalationsanästhetikum) • ED_{95}: 0,3 mg/kg (ohne Inhalationsanästhetikum) • Intubationsdosis: 0,6–0,9 mg/kg • Relaxationsdosis ohne Inhalationsanästhetikum: 0,3 mg/kg • Relaxationsdosis mit Inhalationsanästhetikum: 0,15 mg/kg • Repetitionsdosis: 20–30 % der Initialdosis	Wirkprofil
Wirkungseintritt	• 1–2 min	
Wirkdauer	• ca. 40 min	
Nebenwirkungen	• selten Herzfrequenzanstieg	
Kontraindikationen	• Allergie[3,14,20]	
Wirkungsbeendigung	• 80 % hepatobiliäre Elimination • 20 % renale Elimination	

Tab. 7: Wirkprofil von Rocuronium

i Für Rocuronium wird derzeit in klinischen Studien eine **neue Form der Antagonisierung** geprüft.[12,25,26] Durch einen Antagonisten (Cyclodextrin), der Rocuronium bindet, kann die Wirkung des Relaxans auch bei profunder Blockade innerhalb weniger Minuten beendet werden.

Mivacurium

Mivacurium ist ein Muskelrelaxans mit **kurzer Wirkdauer**. Im Gegensatz zu den anderen nichtdepolarisierenden Relaxanzien wird es **durch** die **Pseudocholinesterase** im Plasma **inaktiviert**. Deshalb ist – wie beim Succinylcholin – die Wirkung bei atypischer Plasmacholinesterase resp. niedriger Dibucain-Zahl verlängert (> 2 h).

Wirkprofil

Dosis	• ED_{50}: 0,04 mg/kg (ohne Inhalationsanästhetikum) • ED_{95}: 0,08 mg/kg (ohne Inhalationsanästhetikum) • Intubationsdosis: 0,2–0,3 mg/kg • Relaxationsdosis ohne Inhalationsanästhetikum: 0,1 mg/kg • Relaxationsdosis mit Inhalationsanästhetikum: 0,08 mg/kg • Repetitionsdosis: 20–30 % der Initialdosis
Wirkungseintritt	• 3–5 min
Wirkdauer	• 15–25 min
Nebenwirkungen	• Histaminfreisetzung
Kontraindikationen	• Allergie[3,14,20]
Wirkungsbeendigung	• Spaltung durch Pseudocholinesterase

Tab. 8: Wirkprofil von Mivacurium

Antagonisierung von nichtdepolarisierenden Muskelrelaxanzien

Mit Ausnahme von Mivacurium können nichtdepolarisierende Muskelrelaxanzien durch **Cholinesterase-Hemmstoffe** (Neostigmin, Pyridostigmin) **antagonisiert** werden.

Eine Antagonisierung darf erst dann durchgeführt werden, wenn im Train-of-four (TOF) wenigstens ein Reiz beantwortet wird.

Nebenwirkungen

Die Cholinesterase-Hemmer bewirken nicht nur an der neuromuskulären Endplatte, sondern auch an den Acetylcholinrezeptoren des autonomen Nervensystems eine Erhöhung der Acetylcholinkonzentration mit entsprechenden Nebenwirkungen.

Nebenwirkungen der Cholinesteraser-Hemmer können sein:

- Bradykardie
- Bronchokonstriktion
- Salivation
- Darmmotorik ↑
- Miosis

Um diese Nebenwirkungen zu verhindern, wird **zusätzlich** zum Cholinesterase-Hemmer **Atropin gegeben** (Tab. 9).

Reizantwort im TOF	Neostigmin-Dosis nach mittellang wirksamem Relaxans
1–2	60 µg/kg + Atropin 7–15 µg/kg
3	40 µg/kg + Atropin 7–15 µg/kg
4 mit Fade	30 µg/kg + Atropin 7–15 µg/kg

Tab. 9: Dosierung von Neostigmin und Atropin zur Antagonisierung nichtdepolarisierender Relaxanzien

6/5 Lokalanästhetika
Hempel V

Wirkmechanismus

Lokalanästhetika wirken durch eine Blockade von spannungskontrollierten **Natriumkanälen** des neuronalen Axons. Derartige Ionenkanäle kommen nicht nur an den Axonen peripherer Nerven vor, sondern sind überall im Körper verbreitet, z.B. im ZNS, im Reizleitungssystem des Herzens und in der glatten und quergestreiften Muskulatur. Deshalb lassen sich **über** den primären **Wirkmechanismus** der Lokalanästhetika auch fast alle **Nebenwirkungen erklären.**[4]

Natriumkanal-Blockade

Ziel der verschiedenen Techniken der Regionalanästhesie ist es, das Lokalanästhetikum in unmittelbare Nähe der Nervenbahnen zu injizieren, die das Zielgebiet (z.B. Operationsfeld, Ausgangspunkt von Schmerzen) versorgen, und eine rasche systemische Aufnahme zu vermeiden. Ein gutes Lokalanästhetikum sollte also eine hohe Affinität zu den spezifischen Rezeptoren in den Natriumkanälen der **Nervenmembranen**, dort eine starke Wirksamkeit und gleichzeitig eine möglichst geringe Resorption vom Injektionsort aufweisen.

Zielort: Nervenmembranen

Zur Resorptionsverzögerung mit dem Ziel längerer Wirkung und geringerer systemischer Nebenwirkungen sind bei manchen Techniken Zusätze von **Vasokonstriktoren** (v.a. Adrenalin) üblich. Der Gebrauch solcher Zusätze ist allerdings in den letzen Jahren stetig zurückgegangen, weil Lokalanästhetika mit langer Wirkungsdauer zur Verfügung stehen und weil der Adrenalinzusatz chemisch instabil ist (Es sind also im adrenalinhaltigen Fertigpräparat noch Zusätze zur Stabilisierung erforderlich.). Das Zumischen von **Adrenalin** vor der Injektion gilt als nicht mehr zeitgemäß.

Zusatz von Vasokonstriktoren

Substanzgruppen/chemische Struktur

Ester-/Amid-Typ Die gebräuchlichen Lokalanästhetika lassen sich in zwei chemisch definierte Gruppen einteilen: Die (älteren) Ester (**Procain, Chlorprocain** und **Tetracain**) und die neueren Amide (**Lidocain, Mepivacain, Prilocain, Bupivacain** und **Ropivacain**).[3]

Ester-Verbindungen Unter den **Ester-Verbindungen** hat **Procain** nur noch historische Bedeutung, andererseits wird es noch von einigen Neuraltherapeuten für unentbehrlich gehalten.

Verwendung im angelsächsischen Raum i **Chlorprocain** spielt wegen einer besonderen Eigenschaft eine Rolle in den angelsächsischen Ländern: Sobald es in die Blutbahn gerät, wird es von der Serumcholinesterase rasch hydrolysiert und damit inaktiviert. Es ist deshalb sehr wenig systemtoxisch, und es ist das Lokalanästhetikum mit der kürzesten Wirkdauer. Eine gewisse chemische Instabilität macht allerdings einen Zusatz von **Bisulfit** im Fertigpräparat erforderlich, der in der Vergangenheit bei Epiduralanästhesien zu neurologischen Schäden geführt hat. In **Deutschland** ist es **nicht im Handel**.

Tetracain wird v.a. in den USA noch zur **Spinalanästhesie** verwendet. Seine Wirkungsstärke entspricht ungefähr der von Bupivacain, und die Anwender sehen keine Gründe, vom bewährten Tetracain abzugehen. Bei Spinalanästhesien spielt die Toxizität von Lokalanästhetika wegen der geringen Dosierung keine Rolle.

Nachteile der Ester-Verbindungen Grundsätzlich gelten die **Ester-Lokalanästhetika** als **den Amid-Lokalanästhetika unterlegen**, weil die Relation von Wirksamkeit zu Toxizität ungünstiger ist und weil sie häufiger allergische Reaktionen verursachen. Dies lässt sich dadurch erklären, dass bei Hydrolyse der Esterbindung **p-amino-Benzoesäure** freigesetzt wird, die ein hohes Allergiepotenzial hat (**Para-Gruppen-Allergie**).

Im Folgenden werden die **Ester-Lokalanästhetika nicht** weiter **besprochen**, weil sie für das Gebiet Anästhesie **im deutschsprachigen Raum bedeutungslos** sind.

Physikochemische Eigenschaften der Lokalanästhetika

	Molekular-gewicht (Base)	pK (25 °C)	Verteilungs-koeffizient	Proteinbindung (%)
Prilocain	236	7,9	25	55
Lidocain	220	7,9	43	64
Mepivacain	234	7,6	21	78
Bupivacain	288	8,1	346	96
Etidocain	276	7,7	800	94
Ropivacain	274	8,2	115	94

Tab. 1: Physikalisch-chemische Parameter der Amid-Lokalanästhetika

pH-abhängige Dissoziation, pK-Wert, Löslichkeit als Hydrochlorid oder Karbonat

Lokalanästhetika sind **Basen**. Sie besetzen ihren Rezeptor in protonisiertem Zustand, aber diffundieren zum Wirkort als freie Basen und sind als freie Basen lipophil. Der pH-Wert, bei dem die Hälfte des Lokalanästhetikums protonisiert (also wasserlöslich), die andere Hälfte als freie Base vorliegt, ist der **pK-Wert**.

pK-Wert

i Der **pK-Wert einer Base** beschreibt das Konzentrationsverhältnis der protonisierten Substanz (AH⁺ und OH⁻) zur nichtdissoziierten Substanz (A) in wässriger Lösung. Die Dissoziation ist eine substanzspezifische Größe (Gleichung (1)–(4)):

1. $A + H_2O \leftrightarrow AH^+ + OH^-$

2. Nach dem Massenwirkungsgesetz gilt

   $\frac{[AH+][OH-]}{[A][H2O]}$ $\frac{[AH+][OH-]}{[A]}$ = konstant

3. Da die Konzentration von Wasser [H₂O] bei der Reaktion praktisch konstant bleibt, wird sie in die Konstante eingerechnet:

   $K = \frac{[AH+][OH-]}{[A]}$

4. Der pK-Wert ist der negative dekadische Logarithmus der Konstanten K.

   $pK = -\lg K = -\lg \frac{[AH+][OH-]}{[A]}$

   Wenn der pH-Wert des Milieus dem pK-Wert der Substanz entspricht, sind die Konzentrationen der freien und der protonisierten Base gleich.

Azidose Im Falle einer **Azidose** steigt der protonisierte Anteil des Lokalanästhetikums. Protonisierte Moleküle am Rezeptor sind dann dort „gefangen" **(„Ion-trapping")**.

Je alkalischer das Milieu, desto größer ist der Anteil der freien Base. Nur diese hat gute Penetrationsfähigkeiten durch **Lipidmembranen**. Umgekehrt kann Lokalanästhetikum im sauren Gewebe „gefangen" werden, indem es dort durch die **Protonisierung** seine Penetrationsfähigkeit verliert. Dies wurde als Argument gegen den Einsatz von **Mepivacain** in der **Geburtshilfe** gebraucht (der pK-Wert von 7,6 liegt deutlich weniger weit im Alkalischen als der anderer Lokalanästhetika, und so könnte verhältnismäßig viel Lokalanästhetikum im sauren Fetus „gefangen" werden).

Löslichkeit Um die Lokalanästhetika in Ampullen gut löslich zu machen, ist der pH-Wert in den handelsüblichen Ampullen mit **HCl** im sauren Bereich eingestellt, damit sie nicht ausfallen (Präparate als Hydrochlorid).

Auch **Kohlensäure** lässt sich für diesen Zweck einsetzen. Damit ergibt sich der Vorteil, dass das Präparat nach der Injektion ins Gewebe sehr schnell seine Azidität verliert, indem die Kohlensäure zu CO_2 und Wasser dissoziiert und das CO_2 abdiffundiert, die freie Base plötzlich stark überwiegt und das Lokalanästhetikum infolge der raschen Penetration ins Nervengewebe schneller wirkt. Allerdings scheint der klinische Vorteil den galenischen Aufwand nicht aufzuwiegen, denn entsprechende Präparate haben sich nicht durchgesetzt.

Eine weitere Möglichkeit, über pH-Änderungen den Wirkungseintritt von Lokalanästhesien zu beschleunigen, besteht im Zusatz von 1-molarem **Natrium-Bicarbonat** (entsprechend 8,4 %) im Verhältnis 1:10. Dies funktioniert allerdings nur bei mittellang wirkenden Lokalanästhetika, die langwirkenden fallen bei der **Alkalisierung** in vitro aus.

Lipophilie

Die Lipophilie wird angegeben als **Verteilungskoeffizient** des Lokalanästhetikums zwischen einer wässrigen Pufferlösung und einer lipidartigen Substanz, z.B. Olivenöl.

Je lipophiler ein Lokalanästhetikum ist, desto stärker reichert es sich nach systemischer Resorption in den Membranen des Gehirns und des **Reizleitunssystems** des Herzens an. Daher gilt: **Je lipophiler, desto toxischer** ist ein Lokalanästhetikum.

je lipophiler, desto toxischer

Es wurde auch postuliert, dass die lipophilen Lokalanästhetika wegen ihrer Anreicherung in den **Myelinscheiden** stärker an myelinreichen motorischen Nervenfasern wirken als weniger lipophile, also weniger geeignet sind für einen sog. **„Differenzialblock"** (s.u.). Dies lässt sich aber z.B. beim Vergleich des wenig lipophilen Mepivacain mit dem sehr lipophilen Bupivacain nicht belegen.

Proteinbindung

Der Natriumkanal, in dem die Lokalanästhetika wirken, besteht aus einem Glykoprotein mit einem Molekulargewicht von 260.000 Dalton.[4] Daher ist eine hohe Proteinbindung mit hoher Potenz eines Lokalanästhetikums verbunden. Bei einer hohen Proteinbindung ist auch die Elimination aus dem Gewebe an den Proteingehalt des Plasmas gebunden. Das wichtigste **Transportprotein** für Lokalanästhetika ist das saure α_1-**Glykoprotein**. Es handelt sich dabei um ein kurzlebiges **„Akute-Phase-Protein"**, dessen Spiegel z.B. im Stress stark ansteigt wobei das LA schneller eliminiert wird (und bei erhöhten Östrogenspiegeln sinkt).

hohe Proteinbindung, hohe Potenz

Strukturchemie/Chiralität

Alle Lokalanästhetika, die ein sog. „asymmetrisches" C-Atom besitzen (d.h., es gibt vier unterschiedliche Substituenten an diesem Kohlenstoffatom), können in zwei spiegelbildlichen, unterschiedlich optisch aktiven Formen **(S- und R-Form)** bei sonst identischen physikochemischen Eigenschaften vorkommen. Gemische von beiden Komponenten **(Enantiomere)** im

S- und R-Form

Verhältnis 1:1 heißen **Razemate**. Weil der LA-Rezeptor im Natriumkanal offenbar stereospezifisch reagiert, gibt es je nach Substanz mehr oder weniger deutliche Unterschiede in der Wirkungsintensität und im Nebenwirkungsspektrum beider Enantiomere. Während zwischen beiden Formen von Mepivacain keine Unterschiede bestehen, sind die Unterschiede zwischen **S- und R-Bupivacain** deutlich. Ropivacain ist nur als S-Enantiomer in Gebrauch. Neuerdings wird das S-Enantiomer von Bupivacain angeboten, wegen seiner im Vergleich zum Razemat geringeren Neuro- und Kardiotoxizität.

Pharmakodynamik

Rezeptortheorie

Lokalanästhetika diffundieren vom Injektionsort durch die lipophilen Nervenmembranen in die Natriumkanäle. Dort werden sie reversibel an spezifische **Rezeptoren** gebunden, wo sie den **Natriumeinstrom** bei elektrischer Erregung verhindern. Während die Diffusion durch die Lipidmembran durch die freie Base erfolgt (Begünstigung der Diffusion durch alkalisches Milieu), bindet das Lokalanästhetikum an seinen Rezeptor in protonisierter Form.

modulierter Rezeptor

i Modulierter Rezeptor: Experimentelle Untersuchungen belegen, dass die Rezeptoren Lokalanästhetika nur während der elektrischen Erregung binden. Zwar erfolgen bei Nerven auch ohne spezifische Reizung ständig für eine ausreichende Bindung genügende Spontanentladungen, aber aktive Nervenbahnen binden Lokalanästhetika schneller und stärker.[1] Analog gilt, dass das Reizleitungssystem eines tachykarden Herzens vulnerabler für eine **Lokalanästhetikum-Intoxikation** ist als das eines langsam schlagenden.

Die **klinische Wirkung einer Nervenblockade** tritt bei Nervenfasern mit **Myelinscheide** erst dann zuverlässig ein, wenn die Natriumkanäle im Bereich von mindestens drei benachbarten **Ranvier'schen Schnürringen** blockiert sind.

Wirksamkeit an unterschiedlichen Nervenfasern – Differenzialblock

Die Natriumkanäle „durchbohren" die Plasmamembran des **Axons** (das **Axolemm**), sie verbinden die Innen- mit der Außenseite. Axonen ohne Myelinscheide haben eine langsame Leitungsgeschwindigkeit und sind sehr empfindlich gegen Lokalanästhetika (autonome postganglionäre Fasern). Andere Axonen sind umgeben von einer Myelinscheide, welche die **saltatorische Erregungsleitung** verursacht und damit für sehr hohe Leitungsgeschwindigkeit des Nervs sorgt.

LA-Empfindlichkeit nach Leitungsgeschwindigkeit

Dies gilt besonders für die Aα- und Aγ-Fasern, die für Motorik und Berührungsempfinden verantwortlich sind. **Schmerzen und Temperatur** werden über Aδ-Fasern und C-Fasern vermittelt, die eine dünnere bzw. keine Myelinscheide haben und deshalb **empfindlicher gegen Lokalanästhetika** sind. Die unter klinischen Bedingungen größte Empfindlichkeit gegen Lokalanästhetika besitzen allerdings die **B-Fasern**, die gering ausgebildete **Myelinscheiden** haben. Sie sind für die Verbindung von Rückenmark zum sympathischen Grenzstrang verantwortlich und bilden die „**Rami communicantes albi**". Dies erklärt die Empfindlichkeit des Sympathicus gegen rückenmarknahe Anästhesien.

Nervenfaser-Arten

Dass die **C-Fasern**, die keine Myelinscheide haben, klinisch weniger empfindlich gegen Lokalanästhetika sind als die mit einer schwachen Myelinscheide versehenen B-Fasern, erklärt man mit der Bündelung von C-Fasern zu sog. „**Remak-Bündeln**", die die Diffusion des Lokalanästhetikums zum Axolemm der einzelnen Fasern erschwert.[5]

Durch die unterschiedliche Empfindlichkeit der verschiedenen Nervenfaser-Arten erklärt sich der Begriff des „**Differenzialblocks**", der beinhaltet, dass bei einem Regionalanästhesie-Block Analgesie, Verlust des Temperaturempfindens und Sympathikolyse viel eher auftreten als die motorische Blockade und der Verlust des Berührungsempfindens.

Differenzialblock

i Bei der **Periduralanästhesie** zur Geburtserleichterung und bei der postoperativen Analgesie ist eine ausgeprägt differenzierte Lokalanästhetikum-Wirkung sehr erwünscht (Ideal: kompletter Block der Schmerzleitung, Berührungsempfinden und Motorik vollständig erhalten).

Bei Anästhesien für chirurgische Eingriffe ist sowohl eine lückenlose sensorische Blockade als auch eine Muskelentspannung gewünscht. Differenzialblocks gelingen mit manchen Lokalanästhetika leicht (z.B. mit **Ropivacain**), mit anderen kaum (z.B. **Etidocain**).

Wirkungsstärke von Lokalanästhetika

anerkannter Parameter der Wirkungsstärke fehlt

Im Gegensatz zu der Situation bei vielen anderen Pharmaka, bei denen eine ED_{50} als Parameter der Wirkungsstärke bekannt ist, oder den Inhalationsanästhetika, bei denen der MAC-Wert bekannt ist, fehlt **bisher ein allgemein anerkannter Wert** zur Beschreibung der Wirkungsstärke von Lokalanästhetika.

Cm-Wert

Es wurde zwar der so genannte **Cm-Wert**[3] beschrieben, der die Wirkungsstärke von Lokalanästhetika an isolierten Nervenpräparaten beschreibt, aber die Messbedingungen sind bisher nicht standardisiert.

MLAC-Wert

Für klinische Zwecke wurde in den 90er-Jahren der **MLAC-Wert** (minimale lokalanästhetische Konzentration) definiert.[2] Er wird ermittelt, indem man einer Reihe von Gebärenden unter definierten Bedingungen 20 ml einer Lokalanästhetikum-Konzentration epidural injiziert und den Erfolg nach 15 min anhand einer VAS-Skala kontrolliert. Führt diese Konzentration zum Erfolg (VAS < 10 %), erhält die nächste Gebärende eine geringere Konzentration, bei Misserfolg eine höhere. Nach einer Reihe von Fällen (ca. 20) ermittelt man als MLAC-Wert den Median der gefundenen Konzentrationen. Mit dieser Methode ist beispielsweise gezeigt worden, dass **Ropivacain** schwächer wirksam ist als **Bupivacain**. Allerdings ist die Aussagefähigkeit dieses Verfahrens nicht ohne weiteres auf andere Regionalanästhesiemethoden zu übertragen.

Bis bessere Parameter der Wirkungsstärke gefunden werden, behilft man sich also mit dem **MLAC-Wert** oder gibt empirisch die Wirkungsstärke in Relation zum Standard-Lokalanästhetikum **Lidocain** an (s. Tab.2).

Lokalanästhetika

Lokalanästhetika	Relative Wirkungsstärke
Lidocain	1
Prilocain	1
Mepivacain	1
Bupivacain	4
Etidocain	4
Ropivacain	3–4

Tab. 2: Relative Wirkungsstärke von Lokalänastetika

Unerwünschte Wirkungen

Systemische Nebenwirkungen von Lokalanästhetika, Intoxikation

Man unterscheidet drei Stufen der **Lokalanästhetikum-Intoxikation**:

- **leichte** Intoxikation (Symptome: Ohrensausen, metallischer Geschmack, taubes Gefühl perioral, verwaschene Sprache, Schwindel, Bewusstseinsstörungen)

- **mittelschwere Intoxikation** (tonisch-klonische Krampfanfälle)

- **schwere Intoxikation** (Koma, Atemstillstand, Herzrhythmusstörungen bis zum Kammerflimmern)

Bei leichten und mittelschweren Intoxikationen ist die Gabe eines **Benzodiazepins** (z.B. 2 mg **Midazolam**) oder einer Einschlafdosis eines Hypnotikums (z.B. 250 mg **Thiopental**) indiziert, beides wirkt antiepileptisch und sedierend.

Bei schweren Intoxikationen wird wie üblich **reanimiert** (s. dazu Allgemeiner Teil, Kap. 22/6 „Herz-Kreislauf-Stillstand und Reanimation"). Dabei gelten die kardialen Wirkungen langwirkender Lokalanästhetika als schwer therapierbar, weil diese stark in den Natriumkanälen der Myokardzellen haften. Es kann deshalb in Einzelfällen erforderlich werden, die Patienten während der Reanimation an eine **Herz-Lungen-Maschine** anzuschließen.

Für **stark lipophile Lokalanästhetika** (v.a. Bupivacain) gilt besondere Vorsicht. Weil die depolarisierbaren Membranen (Nerven, Reizleitungssystem des Herzens) Lokalanästhetika v.a. während der **Depolarisation** und der **Repolarisation** aufnehmen, ist das Herz bei einer Tachykardie viel empfindlicher gegen Lokalanästhetika als während Normo- oder Bradykardie.

Lokale Nebenwirkungen: Neurotoxizität, Myotoxizität

Neurotoxizität

Seit Beginn der 90er-Jahre ist bekannt, dass **Lidocain** in höheren Konzentrationen neurotoxisch wirkt. So wurden **Cauda-equina-Syndrome** nach Katheter-Spinalanästhesien beobachtet, bei denen hochkonzentriertes (5 %, aber auch 2 %) Lidocain immer wieder an dieselbe Stelle injiziert wurde. Lidocain scheint toxischer zu sein als anderer Lokalanästhetika.[7]

Nach **Spinalanästhesien** mit **Lidocain** und mit **Mepivacain** wurden Lumbago-ähnliche, in die untere Extremität und die Beine ausstrahlende Schmerzsyndrome beobachtet, die einige Tage anhalten können, auf Antirheumatika gut ansprechen und an eine radikuläre Wurzelreizung denken lassen.[9] Sie wurden als **„TNS"** (transitorische neurologische Symptome) bezeichnet und sollten die Auswahl von Lokalanästhetika zur Spinalanästhesie bestimmen. **Bupivacain** und **Prilocain** gelten bezüglich dieser Nebenwirkung als relativ sicher.

Myotoxizität

In der experimentellen Medizin wurde seit den 70er-Jahren **Bupivacain** zur In-vivo-Auflösung von Muskeln von Labortieren eingesetzt.[6] Dieser Effekt wurde in den letzten Jahren systematisch untersucht. Demnach verursachen langwirkende Lokalanästhetika eine lokale Schädigung der Muskulatur, die am ausgeprägtesten bei **l-Bupivacain**, bei **Ropivacain** nur gering nachweisbar ist. Die klinische Bedeutung dieser Befunde sind noch unklar.

i Auf subzellulärer Ebene scheint eine **Schädigung der Mitochondrien** der Muskelfasern für den Gewebsuntergang verantwortlich zu sein. Ob mit diesem Mechanismus klinische Nebenwirkungen im Sinne von Muskelschwächen oder Atrophien nach peripheren Blocks erklärt werden können, ist nicht geklärt.

Pharmakokinetik

Lokalanästhetika werden in die Nähe von Nerven **ins Gewebe injiziert**. Die erwünschte Wirkung wird nicht über Blutspiegel vermittelt, wohl aber die Nebenwirkungen. Daher sind hohe Blutspiegel unerwünscht.

hohe Blutspiegel vermeiden

Für die **Elimination** aus dem Körper ist jedoch der Weg **über die Blutbahn** obligat.

Elimination über die Blutbahn

i Für die Aufnahme in die Blutbahn, die Verteilung im Körper und die **Biotransformation** sind in erster Linie die Lipidlöslichkeit, die Proteinbindung und das Molekulargewicht von Bedeutung. Auch Injektionsort, regionale Durchblutung und Plasmaeiweiß-Zusammensetzung sind wichtig für den Abtransport vom Injektionsort. Die regionale Durchblutung am Injektionsort wird beeinflusst durch die vasoaktive Wirkung der Lokalanästhetika (meist eine Vasodilatation) und ggf. durch **Vasokonstriktor**-Zusatz.

Die Aufnahme von LA ins Blut führt zunächst zu messbaren Spiegeln im zentralvenösen Blut. Der Anstieg im arteriellen Blut erfolgt verzögert und erreicht nur eine geringere Höhe, weil die **Lunge** Lokalanästhetika speichert, also eine Pufferfunktion übernimmt. Als Transportprotein für Lokalanästhetika spielt das **saure α_1-Glykoprotein** die wichtigste Rolle.[4]

Transportproteine

i Beim α_1-Glykoprotein handelt es sich um ein Akute-Phase-Protein, dessen Spiegel bei Stress und Entzündungen erheblich ansteigt. Erst bei höheren Spiegeln des Lokalanästhetikums spielt der Transport durch **Albumin** eine Rolle.

Die **Biotransformation** findet bei Amid-Lokalanästhetika hauptsächlich in der **Leber** statt. **Lidocain** wird bei der **Leberpassage** komplett aus dem Blut extrahiert. Daher ist für seine Elimination aus dem Blut die **Leberperfusion** der begrenzende Faktor. Im Gegensatz dazu gilt für die meisten **anderen Amid-Lokalanästhetika** die mikrosomale Aktivität der Leber als der begrenzende Faktor für die Elimination ans der Blutbahn.[10] Für die **Ester-Lokalanästhetika** wird eine rasche Hydrolyse durch **Plasmacholinesterase** angenommen.

Biotransformation

i Ein wichtiger **Metabolit ist** im Falle der Ester die Paraaminobenzoesäure, die ein potentes Allergen ist. Beim Prilocain-Abbau entsteht **o-Toluidin**, das Hämoglobin zu **Methämoglobin** oxidiert. Das o-Toluidin ist also für **Methämoglobinämien** verantwortlich, die nach der Anwendung von Prilocain auftreten können.[8]

Metaboliten

Wegen der im Vergleich zum mütterlichen Plasma **anderen Zusammensetzung des fetalen Plasmas** (sehr geringer Spiegel an saurem α_1-Glykoprotein) enthält das fetale Plasma niedrigere

feto-maternaler Quotient

Lokalanästhetikum-Spiegel als das mütterliche. Der **feto-maternale Quotient** liegt für Prilocain bei 1, für Lidocain und Mepivacain bei ca. 0,7, für Ropivacain bei 0,4, für Bupivacain bei 0,3.[4]

Klinische Anwendung

Dosierung

Höchstdosen Wegen der Möglichkeit einer Lokalanästhetika-Intoxikation muss die **applizierte Dosis begrenzt** bleiben. Aus praktischen Gründen unterscheidet man zwischen Injektionen in Gewebe mit hoher Resorption (Halsregion, Gesicht, Schleimhäute, Beckenboden, Pleura), subkutaner Injektion, protrahierter Injektion (Injektionen in mehreren Portionen, z.B. bei kombinierten Techniken). Die empfohlenen Höchstdosen beziehen sich auf gesunde Patienten von ca. 70 kg (Tab. 2).

	Mepivacain ohne/mit Adrenalin	Lidocain ohne/mit Adrenalin	Prilocain ohne/mit Adrenalin	Bupivacain ohne/mit Adrenalin	Ropivacain
subkutan	400/500	400/500	600	150	aus pharmakologischer Sicht bei zum 2fachen von Bupivacain vergleichbar
hohe Resorption	200	200	300	75	
Einzelinjektion	400/500	400/500	600	150	
protrahierte Injektion	500	500	700	200	
vasoaktive Injektion	1–25 ml	1–25 ml	1–25 ml	1–25 ml	

Tab. 3: „Empfohlene Grenzdosen" für Lokalanästhetika in Abhängigkeit vom Injektionsort

Bei **kontinuierlichen Techniken** ist nach Anlage des Blocks eine stündliche Zufuhr von ca. 250 mg (mittellang wirksame Lokalanästhetika) bzw. von 30–40 mg/h (**Bupivacain, Ropivacain**) über längere Zeit vertretbar.[4]

Zubereitungen

- Die meisten Lokalanästhetika-Präparate sind **Hydrochloride**, d.h., die nur wenig wasserlösliche freie Base des Lokalanästhetikums wurde durch Zusatz von HCl **wasserlöslich gemacht**.

    Hydrochloride Karbonate

- Bei **Karbonaten** wird die Löslichkeit durch Kohlensäure-Zusatz erreicht. Nach Injektion ins Gewebe kann die Kohlensäure zu Wasser und CO_2 dissoziieren und damit für ein beschleunigtes Auftreten hoher Anteile der freien Base sorgen. Diese diffundiert dann rasch durch die lipophilen Membranen zum Wirkort. Trotz dieser theoretischen Vorteile haben sich die Karbonate kaum durchgesetzt.

    Alkalisierung

- Setzt man der Lösung eines mittellang wirksamen Lokalanästhetikums im Verhältnis 1:10 einmolares (= 8,4-prozentiges) Na-Bicarbonat zu, wird die Anschlagzeit deutlich verkürzt. Die **Alkalisierung** führt zu einem erhöhten Anteil freier Base (s.o.). Dies funktioniert bei langwirkenden Lokalanästhetika nicht, weil sie dann ausfallen.

    Vasokonstriktoren

- **Zusätze von Vasokonstriktoren** sollen die Durchblutung am Injektionsort drosseln und so den Abtransport verlangsamen. Gebräuchlich sind **Adrenalin**-Zusätze in einer Konzentration von 1:200.000 (5 µg/ml). Adrenalin ist chemisch nicht stabil. Deshalb wird es entweder unmittelbar vor Gebrauch der Lösung tropfenweise zugesetzt, oder es wird eine Fertiglösung mit einem **Antioxidans-Zusatz** (meist **Bisulfit**) verwendet.
    Es sind auch noch Lokalanästhesie-Lösungen mit **Noradrenalin**-Zusatz für die Zahnheilkunde in Gebrauch.

    Glukose

- Der **Glukosezusatz** dient der Beeinflussung des spezifischen Gewichts einer Lokalanästhesie-Lösung. Lösungen, deren spezifisches Gewicht über 1000 mg/ml bei 37 °C liegt, werden als „hyperbar" bezeichnet. Es sind Lösungen mit 8 % und mit 5 % Glukose im Handel. Mit Bupivacain-Lösungen mit 8 % Glukose gelingen einseitige Spinalanästhesien und Sattelblocks.

6/6 Vasoaktive Medikamente
Hötzel A

Vasopressoren
Ziel: Behandlung einer Herzinsuffizienz und Hypotonie

Behandlung von Herzinsuffizienz/Hypotonie

- **Substanzgruppe:** Analogon von Phenylephrin, synthetisches Katecholamin

  Etilefrin (Effortil®)

- **Pharmakokinetik:** HWZ: 2–3 min
- **Pharmakodynamik:** Stimulation von $\beta_1 > \beta_2/\alpha$-Rezeptoren
- **Dosierung:** Bolus: 1–2 mg i.v.
- **Unerwünschte Wirkung:** Tachykardie
- **Kontraindikationen:** Klappenstenosen, hypertrophe obstruktive Kardiomyopathie (HOCM)
- **Anwendungsgebiete:** arterielle Hypotonie
- **Substanzgruppe:** Mischung aus Theoadrenalin (Theophyllin und Noradrenalin) und Cafedrin (Coffein und Ephedrin) im Verhältnis 1:20

  Akrinor®

- **Pharmakokinetik:** Wirkdauer: ca. 20 min
- **Pharmakodynamik:** unselektive Phosphodiesterasehemmung und indirekte noradrenerge Wirkung
- **Dosierung:** Bolus: 1–2 ml i.v. (2:10-verdünnte Lösung)
- **Unerwünschte Wirkungen:** Angina pectoris, Herzklopfen, ventrikuläre Herzrhythmusstörungen
- **Kontraindikationen:** Phäochromozytom, Mitralstenose, schwere Schilddrüsenfunktionsstörung
- **Wechselwirkungen:** Bradykardie bei zusätzlicher β-Blockade, in Kombination mit Halothan Herzrhythmusstörungen, hypertensive Krise bei vorbestehender Therapie mit MAO-Inhibitoren

Orciprenalin (Alupent®)

- **Anwendungsgebiete:** arterielle Hypotonie, Hypotension bei Regionalanästhesie in der Geburtshilfe
- **Substanzgruppe:** synthetisches Katecholamin
- **Pharmakokinetik:** HWZ: 2 h; Elimination: unverändert oder nach hepatischer Konjugation renal
- **Pharmakodynamik:** Stimulation von $\beta_1>\beta_2$-Rezeptoren
- **Dosierung:** Bolus: 10–20 (–200) µg i.v.; Perfusor: 0,01–0,5 (–1,0) µg/kg/min i.v.
- **Unerwünschte Wirkungen:** Tachykardie, ventrikuläre Extrasystolen
- **Kontraindikationen:** hypertrophe obstruktive Kardiomyopathie (HOCM), Aortenstenose

Dopamin

- **Anwendungsgebiete:** atropinresistente, bradykarde Erregungsstörung, Intoxikation durch β-Blocker.
- **Substanzgruppe:** natürliches Katecholamin, Vorstufe von Noradrenalin
- **Pharmakokinetik:** HWZ: 1,7–2,9 min; Elimination: enzymatischer Abbau und neuronale Wiederaufnahme
- **Pharmakodynamik:**
  - niedrige Dosierung: Stimulation von Dopaminrezeptoren
  - mittlere Dosierung: zusätzlich β_1-Rezeptoren
  - hohe Dosierung: zusätzlich noradrenerge Wirkung
- **Dosierung** (Perfusor):
  - niedrige Dosierung: 0,5–3 µg/kg/min i.v.
  - mittlere Dosierung: 3–8 µg/kg/min i.v.
  - hohe Dosierung: > 8 µg/kg/min i.v.
- **Unerwünschte Wirkungen:** Tachykardie, Herzrhythmusstörungen, Verminderung des Atemantriebs, Übelkeit/Erbrechen, Zunahme des intrapulmonalen Rechts-Links-Shunts, Suppression der hormonellen Schilddrüsenregulation, Immunosuppression

- **Kontraindikationen:** Allergie auf Sulfit
- **Anwendungsgebiete:**
  - niedrige Dosierung: Steigerung der intestinalen Perfusion
  - mittlere Dosierung: Behandlung der Herzinsuffizienz bei nur gering erniedrigtem Blutdruck
  - hohe Dosierung: arterielle Hypotonie

i Trotz der häufigen Anwendung von Dopamin zur Steigerung der Nierendurchblutung und glomerulären Filtrationsrate konnte klinisch bislang eine Nierenprotektion nicht verifiziert werden.[1,5]

Dobutamin

- **Substanzgruppe:** synthetisches Katecholamin
- **Pharmakokinetik:** HWZ: 2–3 min; Elimination: durch Konjugation und Umwandlung zu inaktiven Metaboliten
- **Pharmakodynamik:** Stimulation von $\beta_1 > \beta_2$-Rezeptoren
- **Dosierung:** Perfusor: 2–15 µg/kg/min i.v.
- **Unerwünschte Wirkungen:** Hemmung der Thrombozytenaggregation, Zunahme des intrapulmonalen Rechts-Links-Shunts bei hoher Dosierung, Tachykardie, Hypotonie bei Hypovolämie, Herzrhythmusstörungen
- **Anwendungsgebiete:** Steigerung der Inotropie, akute Herzinsuffizienz bei erhöhten Füllungsdrücken, niedrigem HZV und normaler Nachlast

Dopexamin (Dopacard®)

- **Substanzgruppe:** Abkömmling von Dobutamin, synthetisches Sympathikomimetikum
- **Pharmakokinetik:** HWZ: 5–7(–11) min; Elimination durch Metabolisierung in der Leber
- **Pharmakodynamik:** Stimulation von Dopaminrezeptoren, $\beta_1 > \beta_2$-Rezeptoren und Reuptake-Hemmung von Noradrenalin und Adrenalin
- **Dosierung:** Perfusor: 0,5–2 µg/kg/min i.v., „Nierendosis": ca. 0,5 (max 1) µg/kg/min i.v.

- **Unerwünschte Wirkungen:** reversible Thrombo-/Granulozytopenie, im oberen Dosisbereich Tachykardie, ventrikuläre Arrhythmie, Angina pectoris

- **Anwendungsgebiete:** Steigerung der Mesenterialdurchblutung, Therapie der schweren Herzinsuffizienz mit gleichzeitiger Nachlastsenkung

i Experimentell konnte eine Erhöhung der **Splanchnikusdurchblutung** gezeigt werden. Ob Low-Dose-Dopexamin effektiver als Low-Dose-Dopamin ist, bleibt jedoch unklar.[4]

Noradrenalin, Norepinephrin (Arterenol®)

- **Substanzgruppe:** natürliches Katecholamin

- **Pharmakokinetik:** HWZ: 1–3 min; Elimination: Methylierung, Oxidation und neuronale Wiederaufnahme

- **Pharmakodynamik:** Stimulation von α_1- und β_1-Rezeptoren

- **Dosierung:** Bolus: 5–20 (–100) µg i.v.; Perfusor: 0,015–0,3 (–1,0) µg/kg/min i.v.

- **Unerwünschte Wirkungen:** hypertone Krise, Reflexbradykardie, Erhöhung des pulmonalvaskulären Widerstands, Arrhythmie und Vasokonstriktion im Splanchnikusgebiet

- **Anwendungsgebiete:** Erhöhung von peripherem Widerstand, Blutdruck und zerebralem Perfusionsdruck

Adrenalin, Epinephrin (Suprarenin®)

- **Substanzgruppe:** natürliches Katecholamin

- **Pharmakokinetik:** HWZ: 1–3 min; Elimination: enzymatischer Abbau und neuronale Wiederaufnahme

- **Pharmakodynamik:** Stimulation vorwiegend von β_1-/β_2-Rezeptoren und bei höherer Dosis von α-Rezeptoren

- **Dosierung:** Bolus: 10–20 (–100) µg i.v.; Perfusor: 0,05–0,2 (–0,5) µg/kg/min i.v.
  - Reanimation: 0,01 mg/kg (0,5–1 mg) i.v. oder die 3fache Menge mit 7 ml NaCl verdünnt intratracheal
  - anaphylaktische Reaktion: 10–500 µg fraktioniert i.v.

- **Unerwünschte Wirkungen:** Arrhythmie, Hyperglykämie, Hyperkoagulabilität, Hypokaliämie, Anstieg des pulmonalarteriellen Drucks und der linksventrikulären Nachlast

- **Wechselwirkungen:** Wirkungsreduktion durch simultane Bikarbonatinfusion; Wirkungsverstärkung durch Glukokortikoide und Schilddrüsenhormone
- **Anwendungsgebiete:** anaphylaktischer Schock, kardiopulmonale Reanimation und Low-Cardiac-Output-Syndrom

Vasopressin (Pitressin®), Arginin-Vasopressin (AVP)

- **Substanzgruppe:** antidiuretisches Hormon (ADH) des Hypophysenhinterlappens
- **Pharmakokinetik:** HWZ: 10 min; Wirkdauer: 10–20 min
- **Pharmakodynamik:** vasokonstriktive Wirkung über Vasopressinrezeptor V_1
- **Dosierung:** 40 U i.v.
- **Unerwünschte Wirkungen:** koronare und intestinale Minderperfusion, Arrhythmie, Reduktion des HZV, Verstärkung einer pulmonalen Hypertonie
- **Anwendungsgebiete:** kardiopulmonale Reanimation

i Während Vasopressin in der kardiopulmonalen Reanimation bei Kammerflimmern anstelle der Adrenalingabe gleichwertig erscheint,[3] ist die Wertigkeit von Vasopressin in der Therapie der Sepsis oder des hämorrhagischen Schocks bislang unklar.[8] In niedriger Dosierung (0,01-0,04 U/min) scheint Vasopressin bei katecholaminrefraktärer Hypotonie in der Sepsis den Blutdruck zu stabilisieren. Das HZV und die intestinale Perfusion können bei höherer Dosierung eingeschränkt sein. Deshalb ist eine adäquate Volumentherapie obligate Voraussetzung für den Einsatz von Vasopressin. Eine regelmäßige Anwendung von Vasopressin in der Sepsis außerhalb klinischer Studien kann derzeit nicht empfohlen werden. Vasopressin gilt deshalb als Ultima ratio bei katecholaminrefraktärem septischem Schock.[2]

Milrinon (Corotrop®)

- **Substanzgruppe:** Inodilatator
- **Pharmakokinetik:** HWZ: 55 min; Elimination: 12 % hepatisch, 80 % renal
- **Pharmakodynamik:** Hemmung der Phosphodiesterase-III
- **Dosierung:** Bolus: 50 µg/kg i.v. über 10 min; Perfusor: 0,3–0,75 µg/kg/min i.v. (max. 4–5 d); Dosisreduktion bei Niereninsuffizienz (0,2–0,4 µg/kg/min abhängig von der GFR)
- **Unerwünschte Wirkungen:** Herzrhythmusstörungen, Hypotonie, Thrombozytopenie, Fieber, gastrointestinale Störungen, Transaminasenanstieg, Myalgien, Anämie, Nierenfunktionsstörungen, Hypokaliämie

- **Kontraindikationen:** obstruktive Vitien, hypertrophe obstruktive Kardiomyopathie (HOCM), ventrikuläres Aneurysma, akuter Myokardinfarkt, akute Myokarditis, Amyloidkardiomyopathie, schwere Hypovolämie, Herzinsuffizienz infolge Hyperthyreose, Kinder < 12 Jahre, Schwangerschaft, Stillzeit
- **Wechselwirkungen:** diuretische und hypokaliämische Wirkung von Diuretika werden verstärkt; chemische Interaktion mit Furosemid und Bumetanid (unterschiedliche i.v.-Zugänge!)
- **Anwendungsgebiete:** therapierefraktäre Herzinsuffizienz mit niedrigem HZV

Medikament	Dosierung (i.v.)	β_1	β_2	α_1	α_2	DA1	DA2	V_1	PDE
Adrenalin	0,015–0,05 µg/kg/min	++	+++	+	++	0	0	0	0
	> 0,15 µg/kg/min	+++	+++	+++	+++	0	0	0	0
Akrinor	2 ml (2:10-Verdünnung)	++	++	(+)	0	0	0	0	– –
Dobutamin	1–10 µg/kg/min	+++	+	+	0	0	0	0	0
Dopamin	0,5–3 µg/kg/min	+	0	0	0	++	++	0	0
	3-8 µg/kg/min	++	+	(+)	(+)	+++	+++	0	0
	> 8 µg/kg/min	++	+	++	+	+++	+++	0	0
Dopexamin	0,5–4 µg/kg/min	+	+++	0	0	++	+	0	0
Etilefrin	1–2 mg	++	+	+	+	0	0	0	0
Milrinon	0,3–0,75 µg/kg/min	0	0	0	0	0	0	0	– – –
Noradrenalin	0,015–0,3 (–1,0) µg/kg/min	++	0	+++	+++	0	0	0	0
Orciprenalin	10–20 µg	+++	++	0	0	0	0	0	0
Vasopressin	40 U	0	0	0	0	0	0	+++	0

DA1/DA2: Dopaminrezeptoren; V_1: Vasopressinrezeptor; PDE: Phosphodiesterase

Tab. 1: Rezeptorwirkung vasopressorischer Medikamente

Vasoaktive Medikamente

Medikament	Dosierung (i.v.)	CI	HF	VO$_2$	MAP	SVR	PVR	PCWP
Adrenalin	0,015–0,15 µg/kg/min	↑↑	↑↑	↑	↑	↑↓	↑	↑
Akrinor	2 ml (2:10-Verdünnung)	↑↑	(↑↓)	(↑)	↑	↓		
Dobutamin	1–10 µg/kg/min	↑↑↑	↑	↑	↑↓	↓	↓	(↓)
Dopamin	0,5–3 µg/kg/min	↑	↑	↑	(↔)	(↓)	↓	↓
	3-8 µg/kg/min	↑↑	↑	↑	↑	↑↓	↓	↓
	> 8 µg/kg/min	↑↑	↑	↑↑	↑↑	↑↑	(↑)	↑
Dopexamin	0,5–4 µg/kg/min	↑↑	↑	↑	↔	(↓)	↓	↓
Etilefrin	1–2 mg	↑	↑	(↑)	↑	(↑↓)		
Milrinon	0,3–0,75 µg/kg/min	↑↑	(↑)	↓	↔	↓	↓	↓
Noradrenalin	0,015–0,3 (–1,0) µg/kg/min	0	0	↑	↑↑	↑↑↑	↑	↑↓

CI: Herzindex; HF: Herzfrequenz; VO$_2$: Sauerstoffverbrauch; MAP: mittlerer arterieller Blutdruck; SVR: systemischer Widerstand; PVR: pulmonaler Widerstand; PCWP: pulmonarkapillarer Verschlussdruck (Wedge)

Tab. 2: Hämodynamische Auswirkungen vasopressorischer Medikamente

Vasodilatanzien

Ziel: Therapie einer Hypertension und Durchführung einer kontrollierten Hypotension

Therapie der Hypertension/ kontrollierte Hypotension

- **Substanzgruppe:** α-Rezeptor Blocker

Urapidil (Ebrantil®)

- **Pharmakokinetik:** HWZ: 3 h bei i.v.-Gabe, 5 h bei p.o.-Gabe, Wirkungseintritt nach 2–5 min; Elimination: 70 % renal

- **Pharmakodynamik:** selektive Blockade peripherer α$_1$- und Stimulation zentraler α$_2$-Rezeptoren, Stimulation zentraler Serotonin-Rezeptoren (HT$_{1A}$)

- **Dosierung:** Bolus: 10–50 (–100) mg i.v. fraktioniert; Perfusor: 2–10 µg/kg/min i.v.

- **Therapiedauer:** kontinuierliche Gabe für maximal 7 Tage zugelassen

- **Unerwünschte Wirkungen:** Schwindel, Übelkeit, Unruhe, Herzklopfen

Dihydralazin (Nepresol®)

- **Kontraindikationen:** Aortenisthmusstenose, hämodynamisch relevanter arteriovenöser Shunt
- **Wechselwirkungen:** Wirkungsverstärkung durch Cimetidin und Alkohol
- **Anwendungsgebiete:** hypertensive Krise, kontrollierte Hypotension, Hypertonie bei Präeklampsie
- **Substanzgruppe:** α_1-Inhibitor
- **Pharmakokinetik:** Eliminations-HWZ: 6 h
- **Pharmakodynamik:** vorwiegend Hemmung von α_1-Rezeptoren der Arteriolen
- **Dosierung:** Bolus: 6,25–12,5 mg i.v. (**Dosisreduktion** bei Niereninsuffizienz)
- **Unerwünschte Wirkungen:** Reflextachykardie, Lupus erythematodes ähnliche Bilder, selten Parästhesien und Übelkeit
- **Anwendungsgebiete:** hypertensive Krise

Clonidin (Catapresan®)

- **Substanzgruppe:** Imidazolderivat
- **Pharmakokinetik:** HWZ: 9–12 h; Wirkbeginn nach 5–10 min; Elimination: 20–30 % hepatisch, ~65 % renal
- **Pharmakodynamik:** Stimulation zentraler postsynaptischer α_2- und peripherer präsynaptischer α_2-Rezeptoren, Hemmung der Noradrenalinfreisetzung
- **Dosierung:** Bolus: 2–4 µg/kg (75–150 µg) i.v.; Perfusor: 30–120 µg/h i.v.
- **Unerwünschte Wirkungen**: initialer Blutdruckanstieg, Bradykardie, Sedierung, **Rebound-Hypertension**, Obstipation, Polyneuropathie; **Antidot:** Naloxon 0,4 mg i.v.
- **Kontraindikationen:** Hypovolämie, ausgeprägte bradykarde Rhythmusstörungen, AV-Block, Sick-Sinus-Syndrom
- **Wechselwirkungen:** Atemdepression bei Kombination mit Opioiden

- **Anwendungsgebiete:** arterielle Hypertonie (Einschränkung: Phäochromozytom), als Sedativum, zentrale Sympathikolyse, Prämedikation (150–300 µg p.o.), Entzugssymptomatik von Drogen oder Alkohol, postoperatives Shivering (75–150 µg i.v.)

i Die perioperative Therapie mit $α_2$-Agonisten zeigte in einigen Studien eine Verminderung koronarischämischer Ereignisse und könnte in Zukunft eine potenzielle Prophylaxe bei Patienten mit koronarer Herzkrankheit darstellen.[6,9]

- **Substanzgruppe:** Kalziumantagonist

Nifedipin (Adalat®)

- **Pharmakokinetik:** HWZ: 2 h, Wirkbeginn nach 5–10 min, Wirkdauer 1–4 h

- **Pharmakodynamik:** Blockade langsamer Ca-Kanäle

- **Dosierung:** Bolus: 0,5 mg i.v. (über 5 min); 5–10 mg sublingual; Perfusor: 0,4–1,7 mg/h i.v.

- **Unerwünschte Wirkungen:** Reflextachykardie, Übelkeit, Kopfschmerz, negativ inotrop in höherer Dosierung

- **Wechselwirkungen:** Wirkungsreduktion durch Rifampicin

- **Anwendungsgebiete:** arterielle Hypertonie, hypertensive Krise, instabile Angina pectoris aufgrund von Koronarspasmen.

CAVE: Ca-Antagonisten sollten präoperativ nicht abgesetzt werden.

- **Substanzgruppe:** organisches Nitrat, NO-Donor

Glyceroltrinitrat (Nitroglycerin) (Nitrolingual inf®)

- **Pharmakokinetik:** HWZ: 2–4 min, hohe extrahepatische Clearance und First-pass-Effekt

- **Pharmakodynamik:** durch NO-Freisetzung direkte Relaxierung v.a. venöser Kapazitätsgefäße

- **Dosierung:** Bolus: 50–100 µg i.v.; Perfusor: beginnend mit 0,1–1,0 µg/kg/min i.v., dann bedarfsadaptiert bis ca. 3–5 µg/kg/min i.v.; sublingual: 0,8–1,2-mg-Kapsel

- **Unerwünschte Wirkungen:** Reflextachykardie, Kopfschmerzen, Anstieg des intrakraniellen Drucks (ICP), Hypotension

Nitroprussidnatrium (Nitropruss®)

- **Kontraindikationen:** hypertrophe obstruktive Kardiomyopathie (HOCM), toxisches Lungenödem

- **Anwendungsgebiete:** intraoperative Blutdrucksenkung, kontrollierte Hypotension, akute Koronarinsuffizienz, Lungenödem bei Linksherzinsuffizienz, Vorlastsenkung bei Rechtsherzinsuffizienz

- **Substanzgruppe:** NO-Donor

- **Pharmakokinetik:** HWZ: 2,5 min

- **Pharmakodynamik:** durch NO-Freisetzung direkte Relaxierung bevorzugt der Arteriolen

- **Dosierung:**
  - Boli zur Therapie von Blutdruckspitzen: 50–100 µg i.v.
  - Perfusor: beginnend mit 0,2 µg/kg/min bis zu 10 µg/kg/min (max. 0,5 mg/kg/h) i.v.
  - **Maximale Dosis:** 1–1,5 mg/kg i.v.

CAVE: keine periphere Applikation, Therapie ausschleichend beenden.

- **Unerwünschte Wirkungen:** Cyanidintoxikation, Rebound-Hypertension, Tachyphylaxie, Reflextachykardie, Thrombozytenfunktionsstörungen, Schwindel, Erbrechen

- **Kontraindikationen:** Aortenisthmusstenose, intrapulmonaler Shunt, Hypothyreose, Vitamin-B_{12}-Mangel, metabolische Azidose, Optikusatrophie, Amblyopie

- **Anwendungsgebiete:** hypertensive Krise, kontrollierte Hypotension, intraoperative Aneurysmaruptur

i **Prophylaxe Cyanidintoxikation:** simultan zu Nitroprussidnatrium **Natriumthiosulfat** 10 % im Verhältnis 1:10 (0,5 mg/kg/h i.v.).
Therapie Cyanidintoxikation: Methämoglobinbildung mit 4-Dimethyl-Aminophenol (**DMAP**; 3-4 mg i.v.), Natriumthiosulfat (100-150 mg/kg i.v.) zur renalen Elimination von Thiocyanat.

inhalatives Stickstoffmonoxid (NO)

- **Substanzgruppe:** NO

- **Pharmakodynamik:** direkte Vasodilatation pulmonaler Gefäße in belüfteten Lungenbereichen

Vasoaktive Medikamente

- **Dosierung:** 0,5–20 (–40) ppm inhalativ
- **Anwendungsgebiete:** pulmonale Hypertonie, Rechtsherzversagen.

i Die hypoxisch pulmonale Vasokonstriktion in nicht belüfteten Bereichen bleibt erhalten.
Die Therapie mit inhalativem NO gilt nach wie vor nicht als Standard sondern als „**Rescue-Therapie**". Eine Senkung der Mortalität durch diese Therapie konnte bislang nicht gezeigt werden.[7]

Medikament	Dosierung	CI	HF	Vorlast	ZVD	MAP	SVR	PVR
Clonidin	75–150 µg	↑↓	↓	(↓)	(↓)	↓	↓	(↓)
Dihydralazin	6,25–12,5 mg	↑	(↑)	(↓)	↓	↓↓	↓	(↔)
Nifedipin	0,5 mg	↓	↑↓	(↓)	(↓)	↓↓	↓↓	(↓)
Nitroglycerin	0,1–1,0 µg/kg/min	↓	(↑)	↓↓	↓↓	↓	↔	↓↓
Nitroprussid-Na	0,2–10 µg/kg/min	(↑)		↓	↓	↓↓↓	↓↓↓	(↓)
NO inhalativ	0,5–20 ppm	↔	↔	↔	↔	↔	↔	↓↓
Urapidil	10–50 mg	↓	↔	(↓)	↔	↓↓	↓↓	(↓)

CI: Herzindex; HF: Herzfrequenz; ZVD: zentraler Venendruck; MAP: mittlerer arterieller Blutdruck; SVR: systemischer Widerstand; PVR: pulmonaler Widerstand

Tab. 3: Hämodynamische Auswirkungen vasodilatativer Medikamente

6/7 Antibiotikaprophylaxe

Frank U, Ebner W

Perioperative Antibiotikaprophylaxe

Der Zweck der perioperativen Antibiotikaprophylaxe (PAP) ist es, das Wachstum von Erregern, die das OP-Feld *während* der Operation kontaminieren, zu verhindern. Die Domäne der PAP sind **sauber-kontaminierte** (= Eröffnung des Magen-Darm-, Respirations- oder Urogenitaltrakts) bzw. **kontaminierte** Eingriffe. Die meisten aseptischen Eingriffe erfordern keine PAP, da die Infektionsraten gering sind; die Risiken einer PAP (Nebenwirkungen, Resistenzentwicklung) würden in keinem Verhältnis zum Nutzen stehen. Ausnahmen hierbei sind aseptische Eingriffe mit Implantation von großem **Fremdmaterial** (z.B. Hüftendoprothesen) und **herzchirurgische Eingriffe**.

Bei vielen kontaminierten oder septischen Eingriffen wird eine längere Antibiotikagabe im Sinne einer Therapie erforderlich – von einer Prophylaxe kann hier nicht mehr gesprochen werden.

Zweck der PAP

Allgemeine Gesichtspunkte

Antibiotika für die PAP sollen nichttoxisch sein und die wichtigsten Erreger, die Wundinfektionen in dem jeweiligen OP-Gebiet verursachen, erfassen.[10] Für die meisten Eingriffe eignen sich besonders Cephalosporine der 1. oder 2. Generation (**Basiscephalosporine**). Bei Eingriffen, bei denen mit Anaerobiern der Bacteroides-fragilis-Gruppe als Erreger von Wundinfektionen zu rechnen ist (z.B. Eingriffe im Bereich des distalen Ileums, der Appendix oder des Kolon), wird zusätzlich **Metronidazol** gegeben.

Antibiotika

Bei Patienten mit einer **Cephalosporinallergie** oder wenn die Häufigkeit von Infektionen mit methicillinresistenten Staphylokokken sehr hoch ist, kann **Vancomycin** gegeben werden. **Clindamycin** ist ebenfalls eine Alternative bei einer Cephalosporinallergie und soll gegenüber Vancomycin bevorzugt werden. **Aminoglykoside** werden wegen ihrer Toxizität nicht prophylaktisch gegeben. Auf Cephalosporine der 4. Generation

Cephalosporinallergie

und neue Chinolone soll wegen der Gefahr der Resistenzentwicklung und auch wegen der hohen Kosten verzichtet werden.

Zeitpunkt der Antibiotikagabe

Optimal ist eine **Gabe des Antibiotikums** möglichst kurz vor dem Inzisionszeitpunkt, am besten **bei Anästhesieeinleitung**.[6] Eine Antibiotikaprophylaxe Stunden oder sogar Tage vor der Operation beginnen zu lassen, ist überflüssig, weil dadurch Blut- und Gewebespiegel zum Operationsbeginn nicht erhöht werden können.

Applikationsform

Die **intravenöse Gabe** ist am sichersten, da kurze Zeit nach Bolusinjektion hohe Serum- und Gewebespiegel erreicht werden. Sowohl die orale als auch die intramuskuläre Applikation des Antibiotikums führen zu wesentlich niedrigeren Spiegeln. Die **Infusionsdauer** soll bei Cephalosporinen 5 min, bei Clindamycin und Metronidazol 20–30 min und bei Vancomycin 60 min betragen.[32]

Weitere Regeln

- Es sollen **therapeutische Dosen** gegeben werden.

präoperativ ausreichend
- Viele Studien[10,32] zeigen, dass eine **Einmalgabe** präoperativ ausreichend ist; die optimale Dauer der PAP ist jedoch nicht völlig geklärt.

intraoperative Dosis
- Eine zweite intraoperative Dosis wird bei längeren Operationen nach einem Intervall, welches der ein- bis zweifachen Halbwertszeit der Substanz entspricht, empfohlen; manche Experten[10,32] empfehlen auch, nach Blutverlusten von mehr als einem Liter eine zweite Dosis zu applizieren.

- Aufgrund der derzeitigen Datenlage[10,32] wird eine fortgesetzte postoperative Gabe nicht empfohlen.

keine PAP
- Eine PAP über 24 Stunden hinaus ist nicht indiziert. Die Kontaminationsgefahr steriler Gewebe besteht nur während der Operation, daher sind therapeutische Antibiotikaspiegel nur für den Zeitraum des Eingriffs erforderlich. Bei längerer Gabe erhöhen sich Nebenwirkungen, Kosten und die Resistenzentwicklung.

Beispiele für Antibiotika und ihre Dosierungen

- Basiscephalosporin: Cefuroxim (Zinacef®) 1,5 g; Cefotiam (Spizef®) 1 g
- Aminobenzylpenicillin/β-Laktamase-Inhibitor (BLI): Ampicillin/Sulbactam (Unacid®) 3 g
- Metronidazol: Clont® 0,5 g

Soweit nicht explizit anders vermerkt, gelten die folgenden Empfehlungen für eine PAP grundsätzlich für alle Patienten, die sich dem jeweiligen operativen Eingriff unterziehen.

Empfehlungen

Allgemeinchirurgie

Art des Eingriffs	Empfohlene Antibiotikaprophylaxe	Bemerkungen
Magenchirurgie, Ösophaguschirurgie, Dünndarmchirurgie	Basiscephalosporin[10,32]	nur bei Risikofaktoren: • Karzinome • Magen-Ulkus • obere GI-Blutung • Obstruktionen • Perforation • Hemmung der Magensäuresekretion • extreme Adipositas
Gallenwegschirurgie	Basiscephalosporin + Metronidazol **oder** Aminobenzylpenicillin + β-Laktamasehemmer[10,19,23,32]	nur bei Risikofaktoren: • Alter > 60 Jahre • Adipositas • Choledocholithiasis • Gallengangsobstruktion • akute Cholezystitis (oder vor kurzem durchgemacht) • Z.n. OP in dieser Region laparoskopische Eingriffe: gleiches Procedere[1]
kolorektale OP	Basiscephalosporin + Metronidazol **oder** Aminobenzylpenicillin + β-Laktamasehemmer[1,12,24]	

Tab. 1: PAP bei allgemeinchirurgischen Eingriffen

Art des Eingriffs	Empfohlene Antibiotikaprophylaxe	Bemerkungen
Appendektomie	Basiscephalosporin + Metronidazol; bei gangränöser Appendizitis/Abszessen außerdem Therapie für 3–5 Tage[12,32]	**Alternative** nach Ansicht mancher Experten: Verzicht auf generelle PAP, Durchführung einer Antibiotikatherapie nur bei Vorliegen einer gangränösen Appendizitis oder eines Abszesses[32]
Herniotomien (Leistenhernien)	Basiscephalosporin[10]	• **ohne** Verwendung von prothetischem Material: PAP bei Vorliegen von Risikofaktoren: ASA ≥ 3 oder OP-Dauer ≥ 2 h • **mit** Verwendung von prothetischem Material: PAP bei allen Patienten
penetrierendes Abdominaltrauma mit Darmverletzung	Basiscephalosporin + Metronidazol	falls Darmverletzung bei Exploration, Gabe für 12–24 h[9,20]
aseptische abdominelle Eingriffe ohne Eröffnung des GI-Trakts	keine PAP	

Tab. 1, Fortsetzung

Herz- und Gefäßchirurgie

Art des Eingriffs	Empfohlene Antibiotikaprophylaxe	Bemerkungen
Herzchirurgie (einschließlich ACB-OP und Klappenersatz)	Basiscephalosporin[22]	saubere Eingriffe, jedoch hohe Infektionsraten ohne PAP und dramatische Konsequenzen bei Auftreten einer Sternumosteomyelitis oder Kunstklappenendokarditis[32] Dauer der Prophylaxe nicht völlig geklärt – 24 h sind kosteneffektiv;[32] auf keinen Fall länger als 48 h[22]
Gefäßoperationen i.B. der unteren Extremität, Implantation von Gefäßprothesen, Amputationen wegen pAVK, Schrittmacherimplantation	Basiscephalosporin	bei Amputationen zusätzlich Metronidazol[7,9,20]

Tab. 2: PAP bei herz- und gefäßchirurgischen Eingriffen

Lungenchirurgie

Empfohlene Antibiotikaprophylaxe	Bemerkungen
wenn PAP: Basiscephalosporin	Indikation kontrovers[2,3,17]

Tab. 3: PAP bei lungenchirurgischen Eingriffen

Traumatologie/Orthopädie

Art des Eingriffs	Empfohlene Antibiotikaprophylaxe	Bemerkungen
Gelenkersatz-OP, hüftgelenksnahe Frakturen, offene Frakturen 2./3. Grades, Osteosynthesen	Basiscephalosporin[11,15,16,21,26]	
sonstige OP mit Implantation von Fremdmaterial	Basiscephalosporin	Indikation zur PAP nicht völlig geklärt; von manchen Autoren empfohlen[4,10]
OP ohne Implantation von Fremdmaterial, arthroskopische Eingriffe	keine Antibiotikaprophylaxe (evtl. Indikation bei OP-Dauer > 2 h)	

Tab. 4: PAP bei traumatologischen/orthopädischen Eingriffen

Gynäkologie und Geburtshilfe

Art des Eingriffs	Empfohlene Antibiotikaprophylaxe	Bemerkungen
Mammachirurgie	Basiscephalosporin[10,29]	nur bei Risikofaktoren: ASA ³ 3 oder OP-Dauer ³ 2 h
Hysterektomie (abdominell und vaginal), induzierter Abort	Basiscephalosporin + Metronidazol oder Aminopenicillin + β-Laktamasehemmer[14,25,32]	
Sectio caesarea	nichtelektive Sectio (Sectio mehr als 6 h nach Blasensprung): Basiscephalosporin (Gabe nach Abklemmen der Nabelschnur!)[32]	zwei neuere Metaanalysen[5,31] empfehlen eine PAP bei jeder elektiven Sectio

Tab. 5: PAP bei gynäkologischen/geburtshilflichen Eingriffen

Urologie

Art des Eingriffs	Empfohlene Antibiotikaprophylaxe	Bemerkungen
transurethrale Prostatektomie	Basiscephalosporin[10,27,28,30,32]	Indikation wird kontrovers diskutiert: • Falls eine positive Urinkultur vor dem Eingriff vorliegt, sollte primär eine Behandlung gemäß Antibiogramm stattfinden. • Falls eine negative Urinkultur vorliegt, ist (in Institutionen mit normaler Rate an postoperativen Infektionen) keine PAP erforderlich. • Falls keine Urinkultur vor dem Eingriff verfügbar ist, sollte eine PAP durchgeführt werden.[32]
andere offene urologische Eingriffe (z.B. totale Zystektomie, Nephrektomie)	Basiscephalosporin[10,27,28,32]	
Nierentransplantation	PAP mit einem Basiscephalosporin in Betracht ziehen[10,27,28,32]	wenig Daten verfügbar

Tab. 6: PAP bei gynäkologischen/geburtshilflichen Eingriffen

HNO- und Kiefer-Gesichts-Chirurgie

Art des Eingriffs	Empfohlene Antibiotikaprophylaxe	Bemerkungen
bedingt aseptische Eingriffe mit Eröffnung der oralen oder pharyngealen Mukosa	Basiscephalosporin[32,33]	

Tab. 7: PAP in der HNO-/Kiefer-Gesichts-Chirurgie

Neurochirurgie

Art des Eingriffs	Empfohlene Antibiotikaprophylaxe	Bemerkungen
saubere Eingriffe (z.B. Kraniotomien)	Basiscephalosporin[18,32]	
sauber-kontaminierte Eingriffe	Aminopenicillin + β-Laktamasehemmer oder Basiscephalosporin + Metronidazol[18,32]	Eröffnung der Sinus, operativer Zugang über Naso- oder Oropharynx
Shunt-OP	Basiscephalosporin[13,18,32]	Nach der *Infection in Neurosurgery Working Party of the British Society for Antimicrobial Chemotherapy* gibt es drei widersprüchliche Metaanalysen, weshalb diese Institution keine Empfehlungen pro oder contra ausspricht.[18]
Schädelbasis-Frakturen mit Liquorrhö	keine PAP oder therapeutische Antibiose indiziert[18,32]	

Tab. 8: PAP in der Neurochirurgie

Antibiotikaprophylaxe bei bestimmten Begleiterkrankungen

Endokarditisprophylaxe

Nach den Richtlinien der American Heart Association (AHA)[8] zur Verhütung der infektiösen Endokarditis ist eine **Antibiotikaprophylaxe vor bestimmten Risikoeingriffen** erforderlich bei Patienten mit:

gefährdete Patienten nach AHA-Richtlinien

- Herzklappenprothesen (biologisch/mechanisch)
- durchgemachter infektiöser Endokarditis (auch in Abwesenheit einer funktionellen Herzerkrankung)
- kongenitalen Herzvitien (ohne Vorhofseptumdefekt)
- rheumatischen oder anders erworbenen Klappenvitien (v.a. nach chirurgischer Korrektur)
- hypertropher obstruktiver Kardiomyopathie
- Mitralklappenprolaps mit Mitralinsuffizienz

Risikoeingriffe Für die gefährdeten Patienten ist eine **Antibiotikaprophylaxe indiziert** bei:

- Eingriffen an Zähnen, die zu Gingivablutungen führen (z.B. Zahnextraktionen, Zahnsteinentfernung)
- chirurgischen Eingriffen am oberen Respirationstrakt (z.B. Tonsillektomie, Adenotomie)
- Bronchoskopien mit starren Bronchoskopen, Sklerotherapie von Ösophagusvarizen, Ösophagusdilatationen
- chirurgischen Eingriffen am Gastrointestinaltrakt (z.B. Cholezystektomien)
- chirurgischen oder instrumentellen Eingriffen am Urogenitaltrakt (z.B. Zystoskopien, Urethradilatation, Prostataoperationen) oder Legen eines transurethralen Harnblasenkatheters *nur bei* Vorliegen einer Harnwegsinfektion
- vaginaler Hysterektomie oder vaginaler Entbindung *nur bei* Vorliegen einer Infektion und Inzision und Drainage eines Infektionsherdes

Die Prophylaxe richtet sich gegen die **häufigsten Erreger der Endokarditis**. Eine Prophylaxe gegen gramnegative Keime und Pilze ist bisher nicht möglich.

Empfehlungen der AHA Die Empfehlungen der AHA sind in den Tabellen 9 und 10 zusammengefasst.

Antibiotikaprophylaxe

Erkrankung	Erreger	Prophylaxe	Bemerkungen
bei kongenitalen Herzvitien (nicht Vorhofseptumdefekt vom Sekundentyp), rheumatischen und erworbenen Herzvitien, Mitralklappenprolaps, hypertropher Kardiomyopathie	A-Streptokokken Viridans-Streptokokken	Schema A oder B (bei Penicillinallergie: Schema C)	bei allen Eingriffen an Zähnen, die zu Gingivablutungen führen (z.B. Extraktion), und bei chirurgischen Eingriffen, Biopsien oder Endoskopien mit starren Instrumenten am oberen Respirationstrakt und Ösophagus (z.B. Tonsillektomie, Adenotomie)
	Enterokokken Streptokokken	Schema A oder B (bei Penicillinallergie: Schema E)	bei chirurgischen oder instrumentellen Eingriffen am Urogenitaltrakt oder Gastrointestinaltrakt, außer bei Eingriffen am Ösophagus
bei künstlichen Herzklappen, Z.n. Endokarditis	Staphylococcus epidermidis Streptokokken	Schema A oder B (bei Penicillinallergie: Schema C)	bei allen Eingriffen an Zähnen, die zu Gingivablutungen führen (z.B. Extraktion), und bei chirurgischen Eingriffen am oberen Respirationstrakt und Ösophagus (z.B. Tonsillektomie, Adenotomie)
	Enterokokken Streptokokken	Schema D (bei Penicillinallergie: Schema F)	bei chirurgischen oder instrumentellen Eingriffe am Urogenitaltrakt oder Gastrointestinaltrakt, außer bei Eingriffen am Ösophagus

Tab. 9: Prophylaxe einer Endokarditis mit Antibiotika nach Empfehlungen der American Heart Association[8]

	Erwachsene	Kinder
Schema A	Amoxicillin 2 g p.o., 1 h vor Eingriff	Amoxicillin 50 mg/kg p.o., 1 h vor Eingriff **oder** < 15 kg KG: Amoxicillin 0,75 g p.o. 15–30 kg KG: Amoxicillin 1,5 g p.o. > 30 kg KG: Amoxicillin 2 g p.o. (wie Erwachsene)
Schema B	Ampicillin 2 g i.m. oder i.v., $^1/_2 \pm 1$ h vor Eingriff	Ampicillin 50 mg/kg i.m. oder i.v., $^1/_2$ h vor Eingriff
Schema C	Clindamycin 600 mg oder Cefalexin 2 g oder Cefadroxil 2 g oder Azithromycin 500 mg oder Clarithromycin 500 mg jeweils p.o., 1 h vor Eingriff **oder** Clindamycin 600 mg i.v., $^1/_2$ h vor Eingriff	Clindamycin 20 mg/kg oder Cefalexin 50 mg/kg oder Cefadroxil 50 mg/kg oder Azithromycin 15 mg/kg oder Clarithromycin 15 mg/kg jeweils p.o., 1 h vor Eingriff **oder** Clindamycin 20 mg/kg i.v., $^1/_2$ h vor Eingriff
Schema D	Ampicillin 2 g i.m. oder i.v. **plus** Gentamicin 1,5 mg/kg i.m. oder i.v., $^1/_2$ h **vor** Eingriff **und** Amoxicillin 1 g p.o. oder Ampicillin 1 g i.m. oder i.v., **nach** 6 h Vancomycin 1 g i.v. (langsam über 1–2 h), bis $^1/_2$ h vor Eingriff, keine 2. Dosis erforderlich	Ampicillin 50 mg/kg i.m. oder i.v. **plus** Gentamicin 1,5 mg/kg i.m. oder i.v., $^1/_2$ h **vor** Eingriff **und** Amoxicillin 25 mg/kg p.o. oder Ampicillin 25 mg/kg i.m. oder i.v., **nach** 6 h
Schema E	Vancomycin 1 g i.v. (langsam über 1–2 h) **plus** Gentamicin 1,5 mg/kg i.m. (nicht über 120 mg) oder i.v., bis $^1/_2$ h vor Eingriff	Vancomycin 20 mg/kg i.v. (langsam über 1–2 h), bis $^1/_2$ h vor Eingriff, keine 2. Dosis erforderlich
Schema F		Vancomycin 20 mg/kg i.v. (langsam über 1–2 h) plus Gentamicin 1,5 mg/kg i.m. oder i.v., bis $^1/_2$ h vor Eingriff

Tab. 10: Prophylaxe-Schemata einer Endokarditis nach Empfehlungen der American Heart Association[8]

Antibiotikaprophylaxe

Die Endokarditisprophylaxe ist im Allgemeinen **nicht erforderlich** bei:

- orthodontischer Zahnbehandlung
- endotrachealer Intubation
- Endoskopien mit flexiblen Bronchoskopen oder gastrointestinalen Endoskopen (mit oder ohne Biopsie)

keine Endokarditisprophylaxe

Nicht sinnvolle Indikationen für eine Antibiotikaprophylaxe

Im Folgenden sind einige Indikationen zusammengestellt, bei denen häufig eine Antibiotikaprophylaxe durchgeführt wird, obwohl sie nicht indiziert ist:

- Legen von intravasalen Kathetern, Blasenkathetern, Intubation
- während des Liegens von intravasalen Kathetern oder Blasendauerkathetern
- Verbrennung
- Koma
- Herzkatheteruntersuchung und Angiographien
- Kortisontherapie

keine Antibiotikaprophylaxe

7 Narkosesysteme

Benzing A

Narkosesysteme haben sich in den vergangenen Jahren von einfachen, pneumatisch betriebenen Geräten zu hochkomplexen, **computergesteuerten Systemen** entwickelt (Abb. 1 und 2).

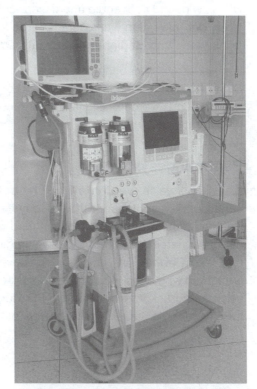

Abb. 1: Modernes Narkosegerät mit Beatmungssystem, Vaporen und Überwachungseinheit

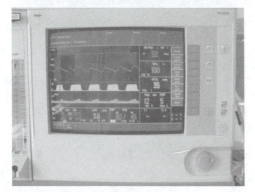

Abb. 2: Patientenüberwachungseinheit

S. 176

Prinzipiell **bestehen Narkosesysteme** aus einem Beatmungssystem, Verdampfer(n) für volatile Anästhetika, Messeinheiten für Gase (O_2, CO_2, N_2O, volatile Anästhetika) sowie Überwachungs- und Sicherheitseinrichtungen.

Einweisung/ Gerätecheck

Technische und Bedienungsfehler sind in einem nicht unerheblichen Maß **Ursache von Anästhesiezwischenfällen**. Deshalb ist es zwingend notwendig und gesetzlich vorgeschrieben, dass jeder, der mit einem Narkosegerät arbeitet, sich **mit der Funktionsweise und Bedienung vertraut** gemacht hat.

Vor jeder Inbetriebnahme muss bei Narkosegeräten ein **Sicherheitscheck** entsprechend den Vorgaben des Herstellers durchgeführt werden. Die Durchführung des Checks ist zu dokumentieren.[a]

Beatmungssysteme

Typenunterscheidung

Klassischerweise **werden offene, halboffene, halbgeschlossenen und geschlossene Narkosesystem** unterschieden. Die Unterscheidung offen/geschlossen wird danach getroffen, woher das Einatemgas stammt und wohin die Ausatemluft abgeatmet wird (Tab. 1). Bei halbgeschlossenen und geschlossenen Systemen wird das ausgeatmete Gas wieder in den Inspirationsschenkel zurückgeführt, nachdem CO_2 durch Absorber (s.u.) entfernt wurde. Die Steuerung erfolgt über entsprechende Ventile.

Narkosesysteme

Bezeichnung	Einatmung	Ausatmung	Anmerkung	Beispiel
offen	Umgebung	Umgebung		Schimmelbusch-Maske
halboffen	System	Umgebung		Intensiv-Beatmungsgerät
halbgeschlossen	System	System	Rückatmung des ausgeatmeten Gases nach Elimination von CO_2, ein Gas-Überschuss wird in die Umgebungsluft geleitet	Standard-Narkosegerät
geschlossen	System	System	Im Steady-State Zufuhr genau derjenigen Gasmenge, die verbraucht wird; Rückatmung des ausgeatmeten Gases nach Elimination von CO_2, kein Gasüberschuss	Physioflex-Gerät (Fa. Dräger, Lübeck)

Tab. 1: Charakterisierung der unterschiedlichen Beatmungssysteme

i **Offene Systeme,** bei denen Exspirations- und Inspirationsschenkel offen gegenüber der Umgebungsluft sind (Schimmelbusch-Maske für die Äthernarkose) sind **historisch** und werden nicht mehr verwendet. **Halboffene Beatmungssysteme**, bei denen der Inspirationsschenkel geschlossen ist und das Exspirationsgas in die Umgebung abgeleitet wird, sind in Intensivbeatmungsgeräten realisiert. In der Anästhesie werden halboffene Systeme nicht verwendet, weil mit dem Exspirationsgas größere Mengen von Inhalationsanästhetikum in die Abluft gelangen (Kosten, Umweltbelastung).

Standard in der Anästhesie sind **halbgeschlossene Systeme**. — Standard

Um die Belastung der Luft in OP-Sälen durch gas- oder dampfförmige Anästhetika zu minimieren, wird das überschüssige Gas in durch eine am Narkosegerät angebrachte **Narkosegasabsaugung** in die Außenluft geleitet (s.a.[b]).

i Bei **geschlossenen Systemen** wird immer soviel Frischgas zugeführt, wie vom Patienten aufgenommen wird. Gasverluste in die Umgebungsluft gibt es praktisch nicht. Der technische Aufwand ist dafür enorm; deshalb haben sich geschlossene Systeme in der Praxis nicht durchgesetzt. Sollte sich Xenon als Anästhetikum in der Klinik durchsetzen,[6] wären geschlossene Systeme wegen des hohen Preises von Xenon wieder interessant.

Die **Beatmungsgeräte** in modernen Narkosegeräten **erlauben unterschiedliche Beatmungsformen und Einstellungen**, z.B. volumenkontrollierte Beatmung, druckkontrollierte Beatmung, SIMV („synchronized intermittent mandatory ventilation"), Spontanatmung, Einstellung eines positiv-endexspiratorischen — Narkosebeatmungsgeräte

Drucks („positive endexpiratory pressure", PEEP) und Einstellung des Inspirations- zum Exspirationsverhältnis.

Während der Narkosebeatmung werden Beatmungsdrücke und Volumina überwacht.

Gasversorgung

Die Gasversorgung der Narkosegeräte erfolgt entweder über eine **zentrale Gasversorgung** des Krankenhauses **oder** durch **Gasflaschen**. Zur Vermeidung von Verwechslungen sind die **Verbindungsstecker der einzelnen Gase** (Sauerstoff, Druckluft und Lachgas) unterschiedlich geformt und haben unterschiedlich Farben. Die Farbcodierung gilt auch für Gaszylinder. Veränderungen an den Gassteckern/-dosen sind verboten.

Farbcodierung

Entsprechend einer Norm der Europäischen Union werden die **Farbcodierungen europaweit vereinheitlicht** (Tab. 2).

Gas	Alte DIN-Kennfarbe	Neue ISO-Kennfarbe
Sauerstoff	blau	weiß
Lachgas	grau	blau
Luft	gelb	schwarz-weiß
Stickstoff	dunkelgrün	schwarz
Kohlendioxid	grau	grau
Sickstoffmonoxid/Stickstoff-Gemische (NO in N_2)	–	schwarz-hellgrün
Vakuum	weiß	gelb

Tab. 2: Alte und neue Farbcodierungen für Gase[c]

zentrale Gasversorgung

Eine **zentrale Gasversorgung** hat im Vergleich zur Versorgung aus Gaszylindern mehrere Vorteile:

- höhere Sicherheit (kleineres Risiko eines Ausgehens der Gasversorgung während der Anästhesie)
- kein Platzbedarf im Operationssaal

Gaszylinder

- kein Auswechseln von Gaszylindern

Bei ambulanten Eingriffen in Praxen muss die Gasversorgung häufig jedoch durch Gaszylinder erfolgen.

i Der **Gasinhalt von Sauerstoff- und Druckluftzylindern** kann aus dem Füllungsdruck und dem Volumen der Gasflaschen nach dem Boyle-Mariottxschen Gesetz berechnet werden. Danach ist bei konstanter Temperatur das Produkt aus Druck und Volumen konstant. Beispielsweise ergibt der Inhalt eines Sauerstoffzylinders von 10 l Inhalt und einem Druck von 150 bar 150 x 10 = 1500 l Sauerstoff bei Atmosphärendruck.

Lachgas verflüssigt sich bei einem Überdruck von 51 bar und liegt deshalb in Gaszylindern flüssig vor. Deshalb kann bei Lachgaszylindern das Boyle-Mariottxsche Gesetz nicht angewendet werden. Wird Lachgas aus einem Gaszylinder entnommen, verdampft es aus der flüssigen Phase, sodass der Gasdruck im Zylinder konstant bei 51 bar bleibt, bis der Vorrat erschöpft ist. Den Inhalt eines Lachgaszylinders kann man aus dem Gewicht des Inhalts bestimmen: 1 kg flüssiges Lachgas ergibt ca. 550 l Lachgas bei Atmosphärendruck und 20 °C.

Gasdosierung

Die **Frischgaszufuhr** (O_2, Luft, N_2O) **und -dosierung** erfolgt bei den meisten Narkosegeräten über **Durchflussmessgeräte** (Abb. 3).

Durchflussmessgeräte

i Die häufig für Gasdurchflussmessgeräte gebrauchte Bezeichnung „**Rotameter**" stammt von den Konstrukteuren der Geräte, den Deutschen Rotawerken, die 1909 in Aachen gegründet, später nach Wehr/Baden verlegt wurden.

In einem senkrecht stehenden, konischen **Messrohr** befindet sich ein speziell geformter **Schwebekörper**. Strömt Gas, wird der Schwebekörper angehoben, bis ein ringförmiger Spalt zwischen Schwebekörper und Rohrwand entsteht. Bei konstantem Durchfluss stabilisiert sich die Lage des Schwebekörpers, da die an dem Schwebekörper wirkenden Kräfte im Gleichgewicht sind. Durch **Eichung** wird jeder Höhenstellung des Schwebekörpers ein Durchfluss zugeordnet. Viskosität und Dichte eines Gases haben einen wesentlichen Einfluss auf die Höhenstellung des Schwebekörpers. Deshalb sind Rotameter für O_2, Luft und N_2O nicht austauschbar.

Messprinzip

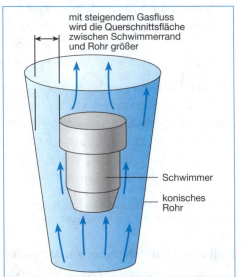

Abb. 3: Messprinzip eines Durchflussmessers (s.u.)

Niedrigfluss-Narkosen

High-/Low-/Minimal Flow

Entsprechend der Höhe des Frischgasflusses unterscheidet man die **High-, Low- und Minimal-Flow-Anästhesie** (Tab. 3).

Bezeichnung	Frischgasfluss
High Flow	> 1 l/min
Low Flow	0,6–1 l/min
Minimal Flow	0,5 l/min

Tab. 3: Frischgasfluss bei der High-, Low- und Minimal-Flow-Anästhesie

Ziel

Das Ziel der Reduktion des Frischgasflusses ist ein **möglichst großer Rückatmungsanteil**. Dadurch wird das exspirierte Inhalationsanästhetikum weitgehend wieder verwendet; die Umweltbelastung durch Inhalationsanästhetika und die Kosten sinken.

i Unter dem Aspekt der **Verbrauchskosten** und der **Umweltbelastung** ist ein geschlossenes System am besten (s.o.); wegen des hohen technischen und finanziellen Aufwandes haben sich diese Systeme aber bislang nicht durchgesetzt.

Voraussetzung

Voraussetzung für die Durchführung von **Low- bzw. Minimal-Flow-Anästhesien** ist eine ausreichende **Dichtigkeit der Narkosesysteme** und genaue **Dosierbarkeit der Frischgaszufuhr**. Dies ist bei modernen Narkosegeräten gegeben.

Bei der Durchführung von Niedrigfluss-Narkosen müssen die Gaskonzentrationen, v.a. die inspiratorische Sauerstoffkonzentration (F_IO_2), streng überwacht werden, weil bei hohem Sauerstoffverbrauch und relativ niedriger Zufuhr die F_IO_2 absinken kann. Die O_2-Zufuhr darf keinesfalls unter 250 ml/min sinken. Standard sind 300 ml O_2/min.

i In neuen Narkosegeräten kann die **O_2-Zufuhr** – durch technische Einrichtungen – nicht unter 250 ml/min reduziert werden.

Anflutung von Inhalationsanästhetika

langsame Anflutung

Da nur das Frischgas, nicht das rückgeatmete Gas den Verdampfer durchströmt, geht die **Anflutung eines Inhalationsanästhetikums sehr langsam** vonstatten. Aus diesem Grund wird

Narkosesysteme

S. 181

bei Niedrigflussnarkosen während der ersten 10–15 min der Frischgasfluss hoch (ca. 3 l/min), die Anästhetikakonzentration am Verdampfer für Isoflurane bei 1–1,5 %, für Sevoflurane bei 1,5–2 % eingestellt; erst danach geht man auf Low- bzw. Minimal Flow über.

i Alternativ dazu kann von Beginn an eine Low-Flow-Anästhesie durchgeführt werden, wenn die Einstellung am Verdampfer hoch eingestellt wird (3-4 % Isoflurane, 5-6 % Sevoflurane). Dabei muss die endtidale Anästhetikakonzentration (s.u.; s.a. Allgemeiner Teil, Kap.6/1 „Inhalationsanästhetika") streng überwacht werden.

Abfluten von Inhalationsanästhetika

Bei der **Narkoseausleitung nach** einer **Niedrigflussanästhesie** sollte neben der Unterbrechung der Zufuhr des Inhalationsanästhetikums der Frischgasfluss (O_2 und Luft oder N_2O) erhöht werden (5–8 l/min), um die Elimination des Inhalationsanästhetikums zu beschleunigen. Bei Erhöhung der Frischgaszufuhr nimmt die Rückatmung ab und das ausgeatmete Inhalationsanästhetikum wird über die Narkosegasabsaugung in die Abluft geleitet.

Narkoseausleitung

Verdampfer

Die am häufigsten verwendeten Anästhetika-Verdampfer sind **Flow-Verdampfer** (Abb. 4). Der **Aufbau** der Verdampfer ist **für Isoflurane und Sevoflurane** prinzipiell **gleich** (Desflurane s.u.). Ein Teil des Frischgases strömt durch die Verdampferkammer und wird mit dem Anästhetikum aufgesättigt. Die Konzentration des Anästhetikums in diesem Anteil des Frischgases hängt v.a. vom Dampfdruck des Anästhetikums ab. Deshalb dürfen Verdampfer nur mit dem dafür vorgesehenen Anästhetikum gefüllt werden. Der andere Teil des Frischgases durchströmt den Verdampfer im Bypass ohne Kontakt mit dem Anästhetikum und vermischt sich am Gasauslass des Verdampfers mit dem aufgesättigten Gas. Die Konzentration des Anästhetikums im Frischgas wird durch das Verhältnis der beiden Gasflüsse (Bypass-Flow und Gasfluss durch die Verdampferkammer) variiert. Dies erfolgt durch Einstellung des Dosierrades.

Flow-Verdampfer

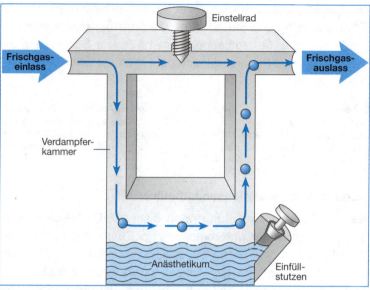

Abb. 4: Funktionsprinzip eines Flow-Verdampfers

Temperaturkompensation

Bei der **Verdampfung von Anästhetikum** wird **Energie verbraucht**; die flüssige Phase kühlt ab. Wenn die Temperatur sinkt, sinkt auch der Dampfdruck; die Konzentration des Anästhetikums im Frischgas würde sinken. Aus diesem Grund sind **Vaporen mit** einer **Temperaturkompensation** ausgestattet (z.B. Verwendung von Metallen mit hoher Wärmeleitfähigkeit, damit der Temperaturausgleich mit der Umgebung sehr rasch erfolgt). Heute verwendete Vaporen können bei Umgebungstemperaturen zwischen 15 und 35 °C verwendet werden.

Änderungen des Gasflusses

Bei **sehr hohen Gasflüssen** könnten verschiedene Phänomene zu einer **Abnahme der Konzentration des Anästhetikums** führen:

- stärkeres Absinken der Temperatur
- Absinken der Anästhetikum-Konzentration in der Gasphase der Verdampferkammer durch raschen Abtransport des Anästhetikums

Um dieses zu verhindern, sind in der Verdampferkammer **Dochte** eingelassen, um die Verdampfungs-Oberfläche in der Verdampferkammer zu vergrößern.

Narkosesysteme

Bei modernen Vaporen kann der Frischgasfluss 0,25–15 l/min betragen.

i Neben den Flow-Verdampfern werden gelegentlich auch **Vergaser-Verdampfer** verwendet, bei denen Anästhetikum durch eine Venturi-Düse in den Gasfluss eingesprüht wird. Die winzigen Tröpfchen des Anästhetikums verdampfen sofort.

Desflurane-Verdampfer

Wegen des **niedrigen Siedepunktes** (23 °C) müssen für Desflurane **andere Verdampfer** als für Iso- und Sevoflurane verwendet werden.

Desflurane-Verdampfer sind beheizte (38 °C) elektronisch gesteuerte Verdampfer. Durch das Aufheizen wird in der Verdampferkammer ein konstanter Gasdruck von 1460 mm Hg erreicht. Ein elektronisch gesteuerter Regler hält die Desflurane-Konzentration auch bei Veränderungen des Frischgasflusses konstant.

CO_2-Absorption

Aus der **Ausatemluft** wird vor der Rückführung des Gases in das Narkosesystem CO_2 **entfernt**. Dies geschieht mit **Atemkalk** (s.a.[d]).

Atemkalk

i **Atemkalk** kann eine unterschiedliche Zusammensetzung haben. Calciumhydroxid, Natriumhydroxid, Kaliumhydroxid oder Bariumhydroxid und Wasser sind die möglichen Bestandteile. Der am häufigsten verwendete Atemkalk ist der sog. „Soda lime", der zum größten Teil aus Calciumhydroxid und aus Natriumhydroxid besteht. Bariumkalk wird in Deutschland nicht angeboten.

Im Absorber reagiert CO_2 mit Wasser zu Kohlensäure, die Kohlensäure reagiert mit Calciumhydroxid, Natriumhydroxid oder Kaliumhydroxid zu dem entsprechenden Karbonat und Wasser. Dabei wird Wärme frei. Bei Bariumhydroxid verläuft die Reaktion etwas anders: Bariumhydroxid reagiert zusammen mit Wasser und CO_2 zu $BaCO_3$. Dabei entsteht Wärme und Wasser. Das Wasser verbindet sich mit CO2 zu Kohlensäure, die wiederum mit Natriumhydroxid, das in diesem Atemkalk ebenfalls enthalten ist, wie oben beschrieben reagiert. Calciumhydroxid kann in geringem Umfang auch mit CO_2 direkt (nicht nur mit Kohlensäure) reagieren.

Absorber-Kapazität

100 g Atemkalk können – je nach Zusammensetzung – **max. 10–26 l CO_2 binden**. In der Praxis ist die Absorptionskapazität jedoch geringer, v. a. weil sich durch das durchströmende Gas „Kanäle" im Atemkalk bilden.[2,3]

Farbindikator — Dem Atemkalk wird ein **Farbindikator zugesetzt**, der die Erschöpfung der Absorptions-Kapazität anzeigt. Der Atemkalk ist verbraucht, wenn

- er sich nicht mehr erwärmt
- ein Farbumschlag zu violett zu beobachten ist

Interaktionen Atemkalk – volatile Anästhetika

Kohlenmonoxid — Bei der Verwendung von **ausgetrocknetem Atemkalk** kann als Reaktionsprodukt volatiler Anästhetika mit dem Atemkalk **Kohlenmonoxid** entstehen, was zu einer schweren Intoxikation führt.[1,4] Außer vom Wassergehalt des Absorberkalks ist die Bildung von CO abhängig

- vom Anästhetikum (Desflurane ≥ Enflurane > Isoflurane >> Halothane = Sevoflurane)
- vom Typ des Atemkalks (Bariumkalk >> Soda lime; Alkalihydroxide begünstigen CO-Entstehung)
- von der Temperatur im Absorber
- von der Konzentration des Anästhetikums

Compound A — **Sevoflurane kann mit Atemkalk reagieren**; dabei entsteht eine potenziell toxische Substanz, das **Compound A** (Fluoromethyl-2,2-Difluoro-1-(Trifluoromethyl)-Vinyläther).[5] Die Konzentration von Compound A steigt

- mit abnehmendem Frischgasfluss
- mit steigender Sevofluranekonzentration
- mit steigender Temperatur im Absorber
- bei trockenem Absorber
- bei der Verwendung von Bariumkalk im Vergleich zu Soda lime

Durch die **Beachtung der Richtlinien**[d] (Verhindern von Austrocknen, rechtzeitiges Erneuern, Verwendung von Atemkalk ohne Kaliumhydroxid, keine Verwendung von Absorbern, die längere Zeit unbenutzt waren) kann die Gefahr von Intoxikationen massiv verringert werden.

Messung von Gaskonzentrationen

Während einer Anästhesie werden **inspiratorische und endtidale Gaskonzentrationen gemessen**: O_2, CO_2, N_2O und Inhalationsanästhetika.

i Die **endtidalen Konzentrationen** entsprechen – bei kleiner oder fehlender physiologischer Totraumventilation – den alveolären und damit den arteriellen Konzentrationen. Die arterielle Konzentration z.B. eines Inhalationsanästhetikums entspricht derjenigen in den Geweben, mit denen das Blut im Äquilibrium steht. Deshalb gibt die endtidale Anästhetikakonzentration Hinweise auf die Anästhetikakonzentration im Gehirn.

8 Atemweg

8/1 Sicherung der Atemwege

Klein U

Bedeutung der Sicherung des Atemwegs für die Anästhesie

Ziel ist die zuverlässige, komplikationslose Sicherung der Atemwege bei allen Patienten mit gut erprobten und beherrschten Methoden.

Zu den wesentlichsten Aufgaben des Anästhesisten gehört es, während der Narkose für den **ungestörten Gasaustausch** unter erhaltener Spontanatmung, assistierter oder kontrollierter Beatmung des Patienten zu sorgen. Die **Atemwegssicherung** hat dabei eine zentrale Rolle.

Insbesondere gilt es, **Atemwegshindernisse** zu erkennen und zu beseitigen sowie eine Aspiration zu verhindern und andere Komplikationen wie Verletzungen auf ein Minimum zu beschränken. Seit jeher sind **Mängel bei der Atemwegssicherung** für einen wesentlichen Anteil schwerer und schwerster **anästhesiebedingter Komplikationen** (bis zum Tod) verantwortlich.

Deshalb sind in den letzten 10 Jahren **Leitlinien** zu diesem Thema eingeführt worden **(Leitlinie der Deutschen Gesellschaft für Anästhesiologie und Intensivmedizin „Airway Management")**.[2] Leitlinien sollen in konkrete Handlungsanleitungen einmünden und die Gegebenheiten der jeweiligen Einrichtung berücksichtigen.

Voruntersuchung zur Narkose

Die **atemwegsbezogene Anamnese** beinhaltet die Befragung des Patienten nach Problemen bei früheren Narkosen, die Einsicht in frühere Narkoseprotokolle und ggf. Anästhesieausweise. Die **Untersuchung** des Patienten betrifft vorrangig Besonderheiten von Gesicht, Mund(-höhle) und Halsbereich, um mögliche Probleme bei der Atemwegsfreihaltung, beginnend bei der Maskenbeatmung, zu erkennen. Damit ist es möglich, das Intubationsrisiko für die herkömmliche Intubation zu ermitteln und ggf. alternative Wege der **Atemwegssicherung** zu planen. Bei erwartetem schwierigem Atemweg sollte im Vorfeld die Möglichkeit einer Regionalanästhesie bedacht werden.

Dokumentation von Atemwegsproblemen

Anlässlich der Prämedikationsvisite muss auf dem Narkoseprotokoll eine ausreichende **Dokumentation** möglicher Atemwegsprobleme erfolgen.

Sorgfältige Anamnese und Untersuchung des Patienten reduzieren die Häufigkeit des Auftretens des **unerwarteten schwierigen Atemwegs** deutlich.

Techniken zur Atemwegssicherung

allgemeiner Vergleich der Techniken

Zur **Atemwegssicherung** werden in der Routine **verwendet** (Abb. 1 und 2):

- Gesichtsmasken (am wenigsten invasiv)
- oropharyngeale und nasopharyngeale Luftbrücken nach Guedel bzw. Wendl
- Larynxmasken
- endotracheale Intubation

Eine geringere Invasivität eines Verfahrens bedeutet schlechtere Voraussetzungen für die künstliche Beatmung und ein höheres Aspirationsrisiko.

Allerdings birgt die invasivere **endotracheale Intubation** andere **Risiken:**

Risiken endotrachealer Intubation

- **Verletzungen** (Zahnschäden, Schleimhautläsionen, Schwellungen durch Ödeme oder Hämatome im Bereich von Hypopharynx, Larynx und Trachea)
- **kardiovaskuläre Reaktionen** (vagale und sympathikotone Reflexe, d.h. Bradykardie, Tachykardie, Hypertension)
- **bronchiale Reizungen** (Bronchokonstriktion)[11]

Atemweg

Sicherung der Atemwege

Da im Anästhesiealltag die genannten Verfahren häufig auch integrativ neben- und wechselweise nacheinander praktiziert werden, ist für jede Narkose ein nach Art und Größe abgestimmtes Set an Instrumenten vorzuhalten (Tab. 1):

Checkliste Grundausstattung zur Atemwegssicherung

funktionstüchtiges Narkosegerät (Dichtigkeit, Atembeutel größengerecht)

Absaugeinrichtung (intakt und leistungsfähig)

Patientenüberwachung:
- Blutdruckmessung
- Pulsoxymetrie
- Kapnographie
- EKG

künstliche Atemwege in verschiedenen Größen:
- Gesichtsmasken, Oropharyngeal (Guedel)- und Nasopharyngeal (Wendl)-Tuben (Abb. 1)
- Kehlkopfmasken, Endotrachealtuben (Abb. 2)

funktionstüchtiges Laryngoskop mit Zubehör (Lichtquelle!; Abb. 1):
- unterschiedliche Spatel (Größe, Form)
- Führungsstäbe
- Magill-Zange
- Tupfer (Abb. 1b)

Sonstiges
- Stethoskop
- Gleitmittel
- Lidocain-Spray
- physiologische Kochsalzlösung oder steriles Wasser
- Handschuhe
- Pflaster oder Fixierbinde
- Intubationskissen
- Luftspritze
- Cuffdruckmesser

Tab. 1: Checkliste: Grundausstattung zur Sicherung der Atemwege

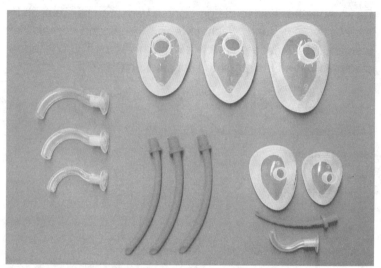

Abb. 1: Set verschiedener Gesichtsmasken (oben), Guedel- (links) und Wendl- (Mitte) Tuben, rechts unten für Kinder

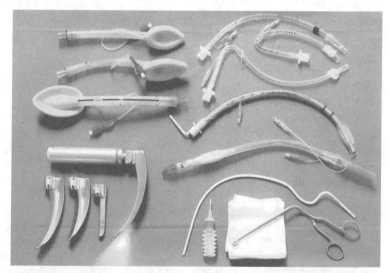

Links oben: Standard-Larynxmasken der Größen 3–5 (oben + Mitte: Blick in die laryngeal zugewandte Öffnung, unten: Blick auf die pharyngeal zugewandte Rückseite mit schwarzer Orientierungslinie).
Links unten: Kaltlicht-Laryngoskop mit großem Spatel nach Macintosh und zwei kleineren Größen sowie einem kleinen geraden Miller-Spatel für Säuglinge.
Rechts von oben nach unten: Tuben-Set (Magill, RAE-oral, RAE-nasal, Woodbridge mit inliegendem Führungsstab, linksseitiger Doppellumentubus), Führungsstab, Magill-Zange, Gleitmittel und Mullkompressen.

Abb. 2 : Larynxmasken, Kaltlicht-Laryngoskope, diverse Tuben und weiteres Zubehör

Gesichtsmaske

Die **Gesichtsmaske zur Anästhesie** erfüllt verschiedene Funktionen:

Funktionen

- **Präoxygenierung** unter erhaltener Spontanatmung oder unter manuell assistierter Beatmung vor der Intubation (vor Relaxation) oder Platzierung einer Kehlkopfmaske
- Durchführung von **Maskennarkosen** unter Spontan- oder assistierter Beatmung
- **Sauerstoffinsufflation** nach Extubation unter Spontanatmung
- **manuelle Beatmung** im Notfall, wenn die Oxygenierung anders nicht möglich ist

Damit hat die Gesichtsmaske bei nahezu jeder **Allgemeinanästhesie** ihren Platz. Grundsätzlich ist die **Freihaltung der Atemwege** mit der Maske möglich.

Der **sichere Umgang mit der Gesichtsmaske** ist **Voraussetzung** für jede Anästhesie.

Vorgehen bei Maskenbeatmung

Wichtig ist die richtige **Form- und Größenauswahl** entsprechend den Gesichtsverhältnissen des Patienten, wobei Nase und Mund sicher umschlossen werden, die Augen indessen frei bleiben sollen, um Schäden zu vermeiden.

Auswahl

Durch erhöhte Lagerung des Kopfes (**verbesserte Jackson-Position**) und Anwendung des **Handgriffs nach Esmarch-Heiberg** erfolgt die Streckung der Halsstrukturen, wodurch Spontanatmung und manuelle Beatmung erleichtert bzw. überhaupt erst möglich werden (Abb. 3 und 4).

Kopflagerung

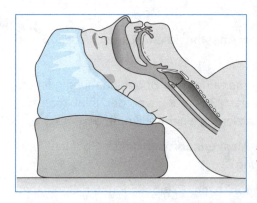

Abb. 3: Verbesserte Jackson-Position für den Einsatz der Gesichtsmaske

mögliche Probleme
: Auf den **Zahnstatus** des Patienten ist Rücksicht zu nehmen, da lockere Zähne bei zu starkem Griff disloziert werden können.
Bei Patienten mit adipösem oder flächigem Gesicht, feuchter oder eingecremter Haut, bei Vollbart, Zahnlosigkeit, großer Zunge oder anderen **anatomischen Abweichungen** können Probleme mit der Beatmung per Gesichtsmaske auftreten.
Als störend kann sich der Zug durch das **Gewicht der Beatmungsschläuche** erweisen, weshalb man diese mit dem eigenen Körper oder einer entsprechenden Halterung am OP-Tisch fixiert.
Manchmal ist es erforderlich, beide Hände einzusetzen, wobei für die manuelle Beatmung die **Unterstützung** durch eine **zweite Person** nötig ist.

Beatmung über Gesichtsmaske

Beatmungsdruck
Ein **Beatmungsdruck** über 25 cm H_2O ist zu vermeiden, da sonst infolge der Überschreitung des Verschlussdrucks des unteren Ösophagussphinkters eine Mageninsufflation mit konsekutiver **Regurgitation** und **Aspiration** auftreten kann.

Atemzugvolumen
Die Maskenbeatmung erfolgt sorgsam per Hand mit einem **Atemzugvolumen** von ca. 5–8 ml/kg ideales KG (auf Thoraxexkursionen achten).

Die **effektive Sauerstoff-Applikation über die Gesichtsmaske** ist für die Patientensicherheit **wesentlicher** als eine **erzwungene Intubation**.

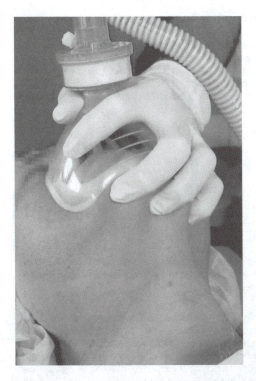

Abb. 4: Haltung der Gesichtsmaske

i Unter Beibehaltung der verbesserten Jackson-Position wird die **Maske so gehalten**, dass Daumen und Zeigefinger den Maskenansatz für das Y-Stück umschließen, während die übrigen drei Finger zur Fixierung des Unterkieferbogens dienen und diesen nach aufwärts ziehen können. Mit den Fingern darf nicht unwillkürlich Druck auf die Weichteile des Zungengrundbereichs ausgeübt werden (**Atemwegsverlegung**). Dabei ist ein **dichter Sitz** bei dosiertem Kraftaufwand des Anästhesisten entscheidend.

Haltung der Maske

Oropharyngeale und nasopharyngeale Tuben

Bei **erschwerter Maskenbeatmung** ist es sinnvoll, manchmal sogar notwendig, oropharyngeale (Guedel-Tubus) oder nasopharyngeale Luftbrücken (Wendl–Tubus) einzusetzen (Abb. 5–10). Die **Narkose** muss **ausreichend tief** sein, um unerwünschte Reflexe (Schluckreflex, Husten, Erbrechen, Laryngospasmus) zu verhindern.

Vorgehen zur Platzierung der Tuben

Guedel-Tubus

i Zur Platzierung des **Guedel-Tubus** (bei Erwachsenen Größe 3–5) wird der Mund leicht geöffnet, der Tubus mit der Öffnung nach kranial in die Mundhöhle geführt und unter Drehung um 180 Grad und Aufladen der Zunge tiefer geführt, bis der Beißkeil zwischen den Zahnreihen zu liegen kommt. Dabei ist darauf zu achten, dass die Zunge nicht mit der Tubusspitze nach pharyngeal gedrückt wird (Abb. 5).

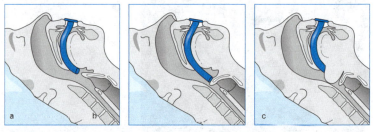

Abb. 5a–c: Korrekte Position eines passend ausgewählten Guedel-Tubus (a), zu großer (b) und zu kleiner Tubus (c) mit den entsprechenden Konsequenz einer Atemwegsverlegung

Wendl-Tubus

i Die Platzierung des weicheren **Wendl-Tubus** (bei Erwachsenen 28–34 Ch) erfolgt in **verbesserter Jackson-Position** (s.o.). Die Nasenspitze wird mit dem Zeigefinger einer Hand angehoben und der gleitfähig gemachte Tubus wird mit der anderen Hand unter vorsichtiger Drehung durch den unteren Nasengang in Richtung Kehlkopf geschoben, wobei die Tubusspitze in der Nähe des Zungengrundes zu liegen kommt. Nur so sind Schleimhautschäden mit der Gefahr von Nasenbluten zu vermeiden (Abb. 6).

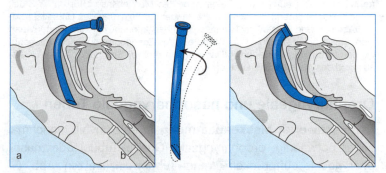

Abb. 6: Korrekte Platzierung eines passend ausgewählten Wendl-Tubus

Die **korrekte Lage der Tuben** erkennt man an einer erleichterten Maskenbeatmung.

Präoxygenierung

Vor Beginn einer Allgemeinanästhesie soll **immer** eine **Präoxygenierung** durchgeführt werden.

vor Allgemeinanästhesie

Bei der Präoxygenierung wird durch die gezielte **Einwaschung von Sauerstoff** in die funktionelle Residualkapazität (FRC) die **Apnoetoleranz erhöht** – bei Erwachsenen auf bis zu 10, bei Hochschwangeren auf bis zu 6 und bei Kleinkindern auf bis zu etwa 3 min.[9] Dies schafft ein Zeitfenster für die anschließende Intubation oder Platzierung einer Larynxmaske zur **Vermeidung einer Hypoxie**. Die Präoxygenierung soll vor Bewusstseinsverlust und Relaxation erfolgen.

Hypoxievermeidung durch Erhöhung Apnoetoleranz

Vorgehen zur Präoxygenierung

Das auf Dichtigkeit geprüfte Kreissystem wird mit reinem Sauerstoff **gespült**.

Spülung

Über die dicht sitzende Gesichtsmaske wird dem Patienten bei leichter Oberkörperhochlagerung ein **Frischgasstrom** von mindestens 8 l/min Sauerstoff verabreicht. Der Patient soll tief ein- und ausatmen.

Sauerstoffgabe

Bei gesunder Lunge wird somit nach **1–2 min** (ca. 15–20 Atemzügen) eine **suffiziente Anreicherung** der FRC mit Sauerstoff erreicht, bei nicht ausreichender Effektivität der Ventilation dauert dies länger. Als **Zielgröße** kann man sich an der endtidalen Sauerstoffkonzentration ($F_{et}O_2$) bis nahe 90 % orientieren.

Dauer/Zielgröße

Kehlkopfmasken

Kehlkopf- oder **Larynxmasken** (LM; engl. **l**aryngeal **m**ask **a**irway: LMA) sind seit über 15 Jahren in klinischer Anwendung. Das Prinzip der Atemwegssicherung mit LM besteht in der Verlängerung des künstlichen Atemwegs bis auf die Ebene von **Larynx** und **Ösophaguseingang**, wobei Position und Blockung der Manschette eine gewisse Separation von Atemweg und Ösophagus ermöglichen. Der Ablauf ihrer Platzierung hat, bezogen auf den Bewegungsverlauf der Zunge beim Vordringen der LM-Manschette, Ähnlichkeit mit dem Schluck-Vorgang.

Funktionsprinzip

verfügbare Größen der Standard-Larynxmasken

Derzeit gibt es **Standard-Larynxmasken** (z.B. LMA classic™) in sechs Größen als wieder verwendbare oder Einmalprodukte für alle Altersklassen. Für Frauen kommen vorzugsweise die Größen 3–5 und für Männer 5 und 6 zur Anwendung. Bei Kindern erfolgt die Auswahl außer nach dem Alter v.a. nach Körpermasse (s. Allgemeiner Teil, Kap. 18/11 „Früh- und Neugeborene und Kinder").

Sonderformen

Bei Larynxmasken **mit flexibler Metallspirale** ist ein Abknicken unmöglich **(LMA flexible™)**. Sie haben sich z.B. in der Ophthalmologie, bei enoralen Eingriffen und bei Kindern im HNO-Bereich bewährt.

Die **Intubations-Larynxmaske** (ILM; LMA **Fasttrach™**) dient vornehmlich als Leitschiene zur blinden Intubation nach vorangegangener ILM-Platzierung.

Bei der **LMA Proseal™** kann über einen zweiten Kanal eine **Magensonde** platziert werden (s.u.).

Anwendung von Larynxmasken

Kehlkopfmasken nehmen bezüglich **Invasivität** der Atemwegssicherung, aber auch im Hinblick auf anatomische Lokalisierung und Sicherheit eine **Position zwischen Gesichtsmaske und Endotrachealtubus** ein.

Grenzen der Anwendung

Die wesentlichen **Grenzen der Anwendung** von LM ergeben sich aus der nicht vollständigen Trennung von Atemweg und Verdauungstrakt. Deshalb

- sind die Atemwege nicht vor einer **Aspiration** von regurgitiertem Mageninhalt geschützt,
- ist bei höherem Beatmungsdruck neben Undichtigkeit die **Mageninsufflation** möglich.

Damit sind Kehlkopfmasken der Standardausführung vorzugsweise **geeignet**:

- für elektive Eingriffe
- bei nüchternen Patienten
- in Standardlagerung
- wenn der Anästhesist schnellen Zugang zum Kopf des Patienten hat

Einsatzmöglichkeiten

Kontraindikationen für LM sind:

- nicht nüchterner Patient
- gastroösophagealer Reflux
- deutliche Adipositas
- schwierige Beatmungsbedingungen
- Oberbauch-Eingriffe
- Bauchlagerung

Kontraindikationen

Sie sind **nicht Atemweg der ersten Wahl** bei:

- Kopftieflagerung
- laparoskopischen Operationen
- langen Operationen

eingeschränkte Eignung

Wenn **Stimmbandirritationen** befürchtet werden (Sprechberufe, Sänger), sind Risiko und Nutzen der Methoden individuell abzuwägen.

Standard-LM werden **nach Präoxygenierung** bei suffizienter Narkose, grundsätzlich blind und ohne Muskelrelaxierung oder andere Instrumente (außer ILM) in „Schnüffelstellung" platziert (s.u.). Zur intravenösen Einleitung hat sich dabei **Propofol** als günstig erwiesen.

Vorgehen zur Platzierung einer Larynxmaske

Platzierung

i Die mit Aqua oder 0,9 % NaCl-Lösung gleitfähig gemachte und **entlüftete LM**, deren Spitze etwas nach dorsal weist, wird vom Rechtshänder wie ein Bleistift mit der rechten Hand unter Führung mit gestrecktem Zeigefinger am Übergang von Manschette zu Tubus vorsichtig (bei Widerstand nicht „stochern") an der **Krümmung des harten Gaumens entlang** in den Mund **geführt**, bis sich ein federnder Widerstand ergibt. Dabei darf die Zunge nicht mit der LM-Spitze aufgeladen und nach pharyngeal gepresst werden.

Die andere Hand **fixiert** dabei den **Kopf** des Patienten oder unterstützt die Öffnung des Mundes mit einem Griff an die obere Schneidekante. Die Unterstützung der Mundöffnung kann auch mit den übrigen Fingern der rechten Hand oder durch eine zweite Person erfolgen (s. auch Abb. 7 + 8).

Verbesserung der Insertion

Hindernisse für die Passage ergeben sich meist am Übergang vom Gaumen zur Pharynx-Hinterwand oder durch die Zunge. Möglichkeiten, die Insertion zu verbessern, sind u.a.

- Fingereinsatz
- Laryngoskop-Unterstützung
- Verbesserung der Mundöffnung (z.B. mittels Zweihandgriff)
- partielle Cuff-Blockung (5–10 ml Luft)
- Drehung aus 180°-Wendung (Einführen der LM mit der nach kranial zeigenden Öffnung der Maske in den Mund und intraorale Drehung)

langsame Blockung

Die **Manschette** wird nach Platzierung der LM langsam bis zu einem Druck von maximal 60 cm H_2O **geblockt** (ca. 30 ml, Cuff-Druck-Messer), wodurch sich die LM unter Lageoptimierung den anatomischen Gegebenheiten anpasst.

i Damit können **postoperative Beschwerden** oder auch **Nervenläsionen** im Rachen **vermieden** werden. Oft tritt die LM unter der Blockung wieder um 1–2 cm aus dem Mund heraus, was den korrekten Sitz anzeigt.

Atemweg

Sicherung der Atemwege

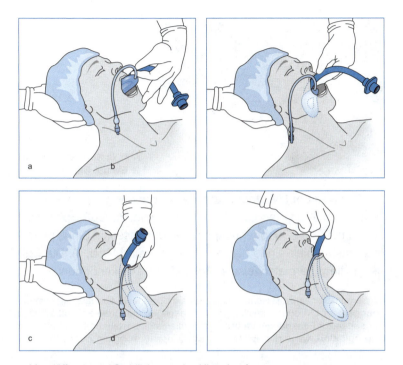

a: Mundöffnung und Stabilisierung des Hinterkopfes
b: Beim Vorschieben bietet oft der harte Gaumen Widerstand (in dieser Position sind das Umschlagen der LM-Spitze nach dorsal oder auch die Verlagerung der Zunge nach dorsal Probleme, die die korrekte LM-Funktion verhindern können)
c: Der „lange Zeigefinger" ist für die Platzierung hilfreich
d: Nach Einführung stellt sich in der Regel ohne Zutun, allein unter langsamer Blockung, die richtige Position ein.

Abb. 7: Stadien der Platzierung einer Larynxmaske

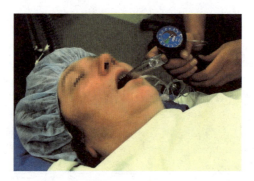

Abb. 8: Korrekt eingelegte Einmal-Standard-LM

korrekte Lage

Die **Öffnung der LM** umgibt jetzt den **Larynxeingang**, ihr Rücken liegt der hinteren Wand des Hypopharynx an, die Cuff-Spitze sitzt auf dem oberen Ösophagussphinkter, die Seiten im Sinus piriformis, das kraniale Ende hält den Zungengrund (Abb. 9). Die **Epiglottis liegt** normalerweise **außerhalb** der Maskenöffnung.

Lageabweichung

i Fiberoptisch nachzuweisende seitlich-axiale oder kranio-kaudale **Lageabweichungen** der LM oder partielle Lumenverlegungen durch die Epiglottis führen **nur selten** zur **Funktionseinschränkung**. Allerdings besteht erhöhte Gefahr für **Regurgitation**, wenn die Spitze nicht im Ösophaguseingang platziert werden kann.

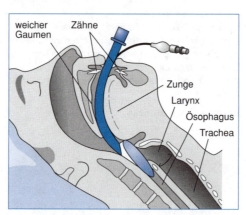

Abb. 9: Funktionsgerechte LM-Position (Schemazeichnung)

Atemweg

Sicherung der Atemwege

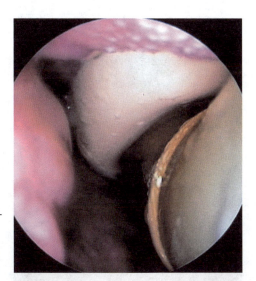

10 a: Blick am äußeren LM-Schaft entlang (ventral: Zungengrund, linker Bildrand: linke Tonsille; dorsal: Rachenhinterwand.

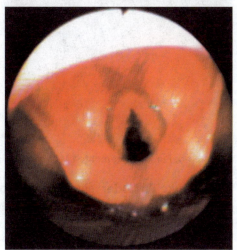

10 b: optimaler Sitz bei Blick durch den LM-Schaft (die Epiglottis liegt außerhalb der LM-Öffnung).

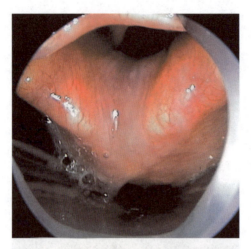

10 c: Die LM-Spitze liegt im Ösophaguseingang (Kondenswasser-Ansammlungen sind nach einiger Zeit möglich, die kleinen Bläschen deuten auf geringe Undichtigkeiten hin, die aber auch bei Niedrigflussnarkose klinisch nicht relevant sind).

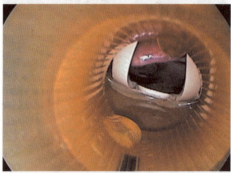

10 d: Funktionsgerechter Sitz, wenn auch die Epiglottis partiell in der LM-Öffnung liegt.

Abb. 10 a-d: Funktionsgerechte LM-Positionen (endoskopische Bilder)

Vorgehen bei Fehllage

Undichtigkeiten oder eine **Obstruktion** (Ventilation schlecht oder nicht möglich) weisen auf eine **Fehllage** hin. Dann ist die Entfernung des Instruments und die **Neuplatzierung sinnvoll**.

i Der Wechsel zu einer LM einer **höheren Größe** löst manchmal das Problem. Bei Undichtigkeiten kann durch leichte Dreh- und Auf-und-Ab-Bewegungen bei geblockter Manschette die Position optimiert werden. Wenn eine korrekte Positionierung der LM nicht möglich ist, muss **endotracheal intubiert** werden.

Fixation/ Funktionsprüfung

Die **Fixation** der LM **und** die **Funktionsprüfung** erfolgen wie bei der endotrachealen Intubation (s.u.). Die Einlage eines Beißschutzes ist nicht zwingend notwendig.

i Der bewusst in leichter Krümmung nach kaudal gebogene Tubus stabilisiert den LM-Sitz und verhindert die axiale Drehung. Der schwarze Streifen an der LM soll dabei gegenüber der Nasenspitze liegen (Abb. 11).

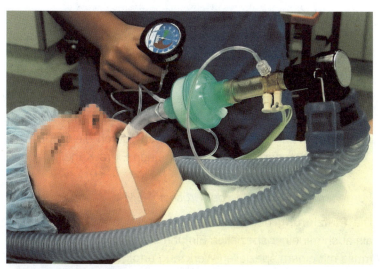

Abb. 11: In leichter Krümmung und mit Pflaster fixiert stabilisierte LM (Typ zur Einmal-Anwendung)

Die korrekt positionierte LM gestattet die Freihaltung der Atemwege unter **Spontanatmung** und unter **Beatmung**. **Beatmungsdrücke** bis 20 cm H_2O sind akzeptiert. Ein **PEEP** um 5 cm H_2O ist ebenso möglich wie die **Niedrigflussnarkose**.

Beatmung

Die **Narkoseführung** mittels LM ist anspruchsvoll. Obwohl die gut sitzende Maske besser als ein Trachealtubus toleriert wird, kann eine **unzureichende Narkosetiefe** leicht eine laryngeale Atemwegsobstruktion bis hin zum **Laryngospasmus** zur Folge haben.

Narkoseführung

i Dies kann vom unerfahrenen Anwender als **Fehllage** der Larynxmaske interpretiert werden. Forcierte Ventilationsmanöver führen in dieser Situation zur Gasinsufflation des Magens. **Regurgitation** von Mageninhalt in den Hypopharynx und pulmonale **Aspiration** können folgen. Darüber hinaus kommt es bei zu flacher Narkose zur **Aktivierung des Schluckreflexes** und zu **Würgen**, wodurch ebenso einer Regurgitation Vorschub geleistet wird. In diesen Fällen muss die **Narkose vertieft**, manchmal auch relaxiert werden.

Bei **Narkoseausleitung** wird gewartet, bis Spontanatmung und **Schutzreflexe zurückgekehrt** sind und der Patient auf Aufforderung den Mund öffnet. Danach kann die LM entblockt und entfernt werden.

Ausleitung

Proseal™-LM

erhöhte Sicherheit

Die Einführung der **Proseal™-LM**, die in der Zwischenzeit auch für Kinder zur Verfügung steht, ist ein weiterer Schritt, die Sicherheit von Larynxmasken zu erhöhen (Abb. 12–13). Wesentliche Merkmale dieser LM sind:[1,3,6]

- höhere Dichtigkeit im Vergleich zur Standard-LM
- **Verringerung der Aspirationsgefahr** durch die Möglichkeit einer Magensondeneinlage über einen Extra-Kanal[7]

Vorgehen zur Platzierung der Proseal™-LM

Platzierung mit/ohne Hilfsmittel

Die **Platzierung** der Proseal™-LM ist sowohl ohne Hilfsmittel als auch mit einer speziellen Einführhilfe möglich. Die Entlüftung muss mit einem speziellen Werkzeug erfolgen (Abb. 12–13). Die Einführung des Instruments bedarf einer geringgradig weiteren Mundöffnung im Vergleich zur LM-Standardversion.

Magensonde

Eine **Magensonde** soll immer gelegt werden, da sie nicht nur Aspirationsschutz bietet, sondern auch ein wichtiges Indiz für die richtige Position der LM ist.

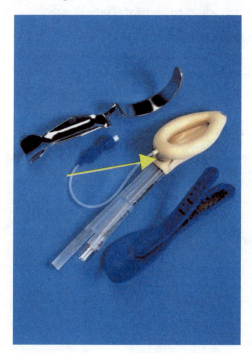

Die Proseal™-LM lässt sich ohne Hilfsmittel (der die LM wie üblich führende Zeigefinger fasst dazu in den Schlitz zwischen Tubus und Manschette; s. Pfeil) oder mit dem abgebildeten Metall-Einführinstrument platzieren.

Abb. 12a: Proseal™-LM (mit freundlicher Genehmigung der Firma LMA Deutschland GmbH)

Vor der Platzierung ist die Entlüftung der Proseal™-LM mithilfe des eigens dafür gedachten Instruments erforderlich. Die Magensondierung soll stets erfolgen, um den korrekten LM-Sitz zu verifizieren.

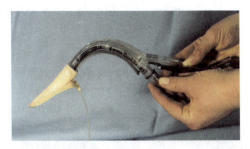

Abb. 12b: Entlüftung der Proseal™-LM (mit freundlicher Genehmigung der Firma LMA Deutschland GmbH)

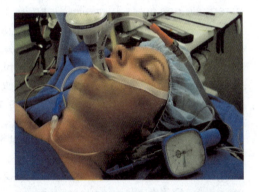

Abb. 13: Korrekt eingelegte Proseal™-Larynxmaske

Generell ist es mit der Proseal™-LM möglich, den **Indikationsbereich** von Kehlkopfmasken zu **erweitern**. Dies soll jedoch Erfahrenen vorbehalten bleiben. **Weiterer Klärungsbedarf über den Nutzen** bzw. Risiken der Proseal™-LM **besteht** z.B. für Oberbaucheingriffe, v.a. bei erhöhtem intraabdominellen Druck, Kopftieflage, Adipositas oder bei Patienten mit niedriger Compliance von Lunge und Thorax.

erweiterte Nutzung nur durch erfahrene Anästhesisten

Endotracheale Intubation

Die **endotracheale Intubation** gewährleistet die Sicherung der Atemwege auf hohem Niveau. Sie bietet die günstigsten Voraussetzungen für:

- Erhaltung eines offenen Atemwegs
- Schutz vor **Aspiration**
- sichere **Oxygenierung** bei definierter inspiratorischer Sauerstoffkonzentration

- **kontrollierte Beatmung** auch mit höherem positiv-endexspiratorischem Druck
- Tracheo-Bronchialtoilette

Wahl des Endotrachealtubus

Die endotracheale Intubation erfolgt unter **direkter Laryngoskopie** mit Kaltlicht-Laryngoskopen, in der Regel mit gebogenen Macintosh-Spateln. Die **Wahl des Endotrachealtubus** richtet sich nach dem Eingriff und nach dem gewählten anästhesiologischen Verfahren. Normalerweise werden **Magill-Tuben** verwendet, für spezielle Lagerungen oder Struma-Operationen sind nicht knickbare, flexible **Woodbridge-Tuben** mit integrierter Federspirale geeignet. Spezielle Tuben für die Laser-Chirurgie haben ihr Anwendungsfeld in der HNO (s. dazu Spezieller Teil, Kap. 10 „Hals-Nasen-Ohren-Heilkunde").

Niederdruckmanschette („Cuff")

Die Tuben haben eine meist walzenförmige **Niederdruckmanschette** („Cuff"), die bis zur ausreichenden Dichtigkeit mit Luft gefüllt wird. Die Cuff-Füllung erfolgt bis zu einem **Cuff-Druck von 20–25 cm H_2O**. Bei der Anwendung von **Lachgas** muss der Cuffdruck engmaschig oder kontinuierlich kontrolliert werden, da N_2O in die Tubusmanschette diffundiert und der Cuff-Druck ansteigt. Bei **hohem Beatmungsdruck** (> 25 mbar Spitzendruck) muss der Cuffdruck angepasst werden (langsame Füllung des Cuffs unter gleichzeitiger Auskultation lateral am Hals; der Cuff ist bei Verschwinden des Nebenstromgeräusches dicht).

Sowohl die große Auflagefläche der Manschetten als auch der niedrige Füllungsdruck tragen zur **Vermeidung ischämischer Mukosaschäden** bei.

Richtwerte Cuffbefüllung

Die **ausreichende Cuffbefüllung** liegt in der Regel bei Drücken von **20–25 cm H_2O**. Ein **Druck über 30 cm H_2O** ist **zu vermeiden**.

Tubusmaße

Adäquate **Tubusmaße** liegen für Frauen bei einem ID zwischen 7 und 8 mm und für Männer zwischen 8 und 9 mm (zu Kindern s. Allgemeiner Teil, Kap. 18/11 „Früh- und Neugeborene und Kinder").

weitere Ausstattung

Führungsstäbe werden bei erschwerter Intubation zur Anpassung der Tubuskrümmung an die anatomischen Verhältnisse des Patienten, als Führungsschiene oder zur Tubusversteifung (beim flexiblen Woodbridge-Tubus) benötigt. Eine **Magill-Zange** (bei erschwerter Tubusführung) und einige Mulltupfer (zur Behebung von Sichtbehinderungen durch Sekret) müssen ebenfalls griffbereit sein (s.o. Tab. 1; Abb. 2).

Durchführung der elektiven endotrachealen Intubation

Wesentlich für den Erfolg und insbesondere für die Sicherheit des Patienten sind die auf den Eingriff abgestimmte Vorbereitung des Instrumentariums und die sorgfältige Narkoseeinleitung (Tab.1). Das Vorgehen richtet sich speziell danach, ob es sich um eine **elektive Intubation** bei prämediziertem Patienten, um eine sog. **„Ileuseinleitung"** unter den Kriterien des „vollen" Magens (s. Allgemeiner Teil, Kap. 14 „Praxis der Allgemeinanästhesie") oder um eine Intubation bei voraussehbarem **schwierigem Atemweg** handelt (s. Allgemeiner Teil, Kap. 8/2 „Schwieriger Atemweg"). Die orale Gabe von 20 ml Natriumzitrat vor der (elektiven) Narkoseeinleitung erhöht den Magensaft-pH und verringert so das Risiko der Folgen einer Aspiration.

Vorgehen auf den Patienten abstimmen

Vorgehen bei orotrachealer Intubation

Die **Reklination des Kopfes** unter Beibehaltung der **Kopfhochlagerung** (sog. **„Schnüffelstellung"**) schafft eine gewünscht kurze Distanz zwischen oberer Zahnreihe und Larynxeingang und eine nahezu gerade Achse von der Mundöffnung über den Hypopharynx in den Verlauf der Trachea (Abb. 14–16). Bei der Reklination sind ruckartige Bewegungen unbedingt zu vermeiden, besonders unter Relaxation (**cave:** Patienten mit **HWS-Problemen**).

Schnüffelstellung

Auf **Augenschutz** ist bei allen Handlungen zu achten. Die Öffnung des Mundes erfolgt mit der rechten Hand, dem Zeigefinger dabei an der oberen und dem Daumen an der unteren Schneidekante, wobei durch diesen **„Kreuzgriff"** die Reklinationsstellung des Kopfes gesichert wird.

i Die **Einführung des Laryngoskopspatels** erfolgt mit der linken Hand über den rechten Mundwinkel am rechten Zungenrand entlang, vorsichtig unter Sicht auf den Kehlkopf zu, bis die Epiglottisspitze sichtbar wird. Die Zunge selbst wird mit der dafür am Spatel ausgebildeten Schiene nach links gedrängt, wobei der Spatel in die mittlere Sagittalebene gelangt.
Die Sicht ist verbessert, wenn eine zweite Person den rechten Mundwinkel nach außen zieht. Manchmal, z.B. bei Behinderung durch ein vorstehendes Gebiss, erweist es sich als günstig, den Spatel unter geringer Drehung des Kopfes nach links vom rechten Mundwinkel aus schräg, direkt in Richtung Kehlkopf vorzuschieben (**retromolarer Zugang**).

Führung des Spatels

Nicht hebeln!   i Mit dem gebogenen **Spatel nach Macintosh** geht man nun **zwischen Zungengrund** und **Epiglottis** (Vallecula epiglottica) und kann durch Zug nach vorne und oben mit leichter Betonung der Spatelspitze in Richtung Mundboden (wegen der Gefahr von Zahnschäden **nicht hebeln!**) die Epiglottis aufrichten, sodass der Blick auf die Stimmbandebene frei wird und der Kehlkopfeingang im günstigen Falle komplett dargestellt ist. Zur sanft kontrollierten Druckausübung empfiehlt es sich, das Laryngoskop nicht am Batterieschaft, sondern mehr im Winkel von Schaft und Spatel zu fassen.

Mit einem **geraden Spatel** wird die Epiglottis „aufgeladen" und angehoben (Abb. 14a+b).

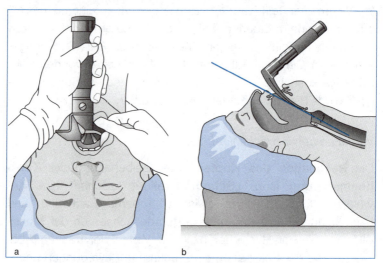

Unter Reklination des Kopfes aus der verbesserten Jackson-Position („Schnüffelstellung") ergibt sich bei der Laryngoskopie eine gerade Linie von der Zahnreihe bis in die Luftröhre. So stellt sich die Glottisebene dar. Die **Kraftausübung** soll im Wesentlichen **nach vorne oben** und zur Verdrängung der Zunge etwas nach links erfolgen (Spitze betonen). Die Mundöffnung gelingt am besten mittels „Kreuzgriff" der rechten Hand.

Abb. 14: Orotracheale Intubation

Tubusplatzierung   i Der **Tubus** wird nunmehr über den rechten Mundwinkel vorsichtig unter Sicht in die Trachea platziert. Bei Widerständen darf nicht versucht werden, diese mit Gewalt oder blindem „Stochern" zu überwinden.

Als Richtwert für die Einführtiefe gilt eine **Distanz von Tubusspitze bis Zahnreihe** von etwa **22 cm**.

BURP-Man   Bei **inkompletter oder fehlender Sicht** (Ursachen: zumeist Kopf zu flach oder Spatel zu tief, manchmal auch zu kurz eingesetzt) kann der Kehlkopf, auch mittels Hilfestellung einer zweiten Person, nach kranial, dorsal oder auch nach rechts (sog. **BURP-Manöver:** engl. **b**ackward, **u**pward, **r**ight **p**ressure) ge-

Atemweg

Sicherung der Atemwege

drückt werden, um einen besseren Blick auf die Glottisebene zu gewinnen, oft durch nunmehr erfolgreiches Aufrichten der Epiglottis.

Führungsstäbe können die Intubation erleichtern.

Führung des Spatels

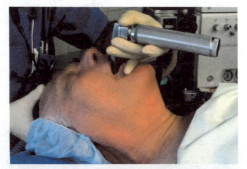

15 a: korrekte Laryngoskophaltung

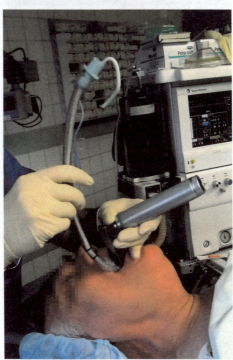

15 b: Einführen des mit einem Führungsstab armierten Woodbridge-Tubus

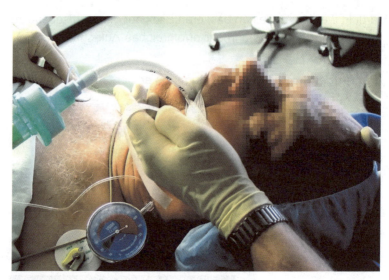

15 c: Fixation des Tubus und Cuffdruck-Kontrolle

Abb. 15 a-c: Platzierung eines mittels Plastikmandrin armierten Woodbridge-Tubus

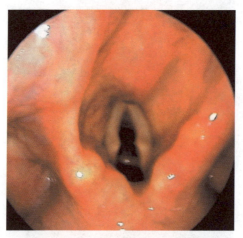

16 a: Stimmbandebene

Atemweg

Sicherung der Atemwege

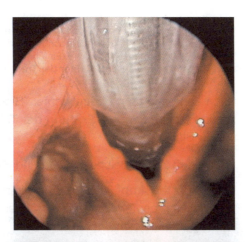

16 b: Tubusspitze im Larynx

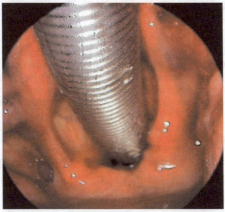

16 c: Vorschieben des Tubus

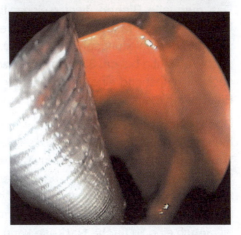

16 d: endgültige Tubus-Position

Abb. 16 a-d: Stadien des Intubationsverlaufs mit einem 8,5 mm-ID-Woodbridge-Tubus bei einem Mann

> i Mit der weichen (!), ca. 1 cm über die Tubusspitze hinausragenden Spitze kann die **Epiglottis angehoben**, dann evtl. der Kehlkopfeingang vorsichtig sondiert und schließlich der Tubus vorgeschoben werden. Der Mandrin muss gleitfähig sein und muss vor dem Einführen des Tubus in die Trachea zurückgezogen werden (sonst **Gefahr der Trachealverletzung!**; s. Allgemeiner Teil, Kap. 8/2 „Schwieriger Atemweg").

Prüfung der Tubusfunktion

Nach Intubation und regelrechter Blockung der Tubusmanschette (s.o.) erfolgt die **Prüfung der Tubusfunktion** unter manueller Blähung:

- **optisch** (seitengleiches Heben und Senken des Thorax)
- per **Stethoskop** (laterale Auskultation der Lungenspitzen beidseits, bei Zweifel an der trachealen Lage auch epigastrisch: atemsynchrones „Blubbern")
- mittels **Kapnogramm**

Tubusfehllagen/-verlegung

> i Durch Inspektion und Auskultation können **Fehlintubation** des **Ösophagus**, Intubation eines **Hauptbronchus** (einseitiges Atemgeräusch), andere **Fehllagen des Tubus** oder Sekret in den Atemwegen bzw. anderweitige Stenosen durch **Tubusverlegung**, z.B. Tubusspitze nahe Hauptkarina, Abknickung, Sekretverlegung, Manschetten- oder Schleimhautvorverlagerung, erkannt werden.
> Das **Kapnogramm** verleiht zusätzlich hohe Sicherheit über einen richtigen trachealen Sitz und hat speziell in Fällen, in denen die Auskultation schwer möglich ist (Adipositas, schweres Emphysem, Notfallbedingungen), herausragende Funktion.

Sicher ist die Tubusposition mittels **nochmaliger laryngoskopischer Bestätigung** (Tubus zwischen den Stimmbändern zu sehen) zu verifizieren.

Mikroatelektasen

Das **manuelle Blähen** dient gleichzeitig der **Behebung bzw. Prophylaxe von Mikroatelektasen**, welche sich insbesondere während der Einleitungsphase entwickeln.[10] Die Lungenblähung muss vorsichtig **bis ca. 35 mbar Atemwegsdruck** erfolgen, danach ist umgehend eine dem Patienten entsprechende **PEEP-Einstellung** (beim Lungengesunden 5 mbar) vorzunehmen.

Obstruktion/ Spastik

Obstruktion oder Spastik (Auskultationsbefund!, hoher Beatmungsdruck) während der Narkoseeinleitung können durch ein **Tubusproblem oder** eine **Sekretverlegung** ausgelöst sein. Spastik kann auch durch die anästhesiebedingte **Abnahme der FRC** bedingt sein, wenn diese unter die Verschlusskapazität (Zunahme mit Alter, bei Adipositas, Emphysem, Rauchen) abfällt. Auch eine zu **flache Narkose** kann Spastik auslösen.

Vorgehen bei Spastik: Blähung der Lunge, Einstellen eines PEEP, steriles endotracheales Absaugen, ggf. Narkosevertiefung.

Ein „Asthmaanfall" ist bei suffizienter Narkose eine Rarität, womit die Anwendung von Bronchodilatatoren erst nach oben genannten Maßnahmen sinnvoll erscheint.

Zur sicheren **Fixation des Tubus** wird gut haftendes (hautverträgliches) **Pflaster**, alternativ eine kontrolliert straff gebundene elastische Binde benutzt. Die Fixation erfolgt in Lippenebene (Abb. 15c). Kommt ein **Beißschutz** zur Anwendung (**cave:** wegen möglicher Verletzungen anstatt Guedel-Tuben Mullbinde benutzen), wird dieser zusammen mit dem Tubus eingebunden.
Fixation

Die **Extubation** sollte, auch bei stärkerer Irritabilität der Atemwege (COPD, Kinder mit Infekt), am gerade erwachten, **reflexaktiven Patienten** vorgenommen werden.
Extubation

i Dazu werden zunächst Mund und Rachen in Narkose **abgesaugt** und die **Lunge gebläht**. Dies kann unter maschineller oder besser manueller Beatmung erfolgen.
In der anschließenden Phase des Erwachens sollen jegliche Handlungen am Patienten unterbleiben.
Nach nochmaliger vorsichtiger manueller Blähung wird aus der Inspirationsstellung während der direkt folgenden **Exspiration** extubiert. Der **Tubus** wird sozusagen **„ausgehustet"**. Der Patient wird aufgefordert, tief einzuatmen und nochmals zu husten. Danach kann in der Regel ungehindert spontan geatmet werden.

Die Extubation **während** einer **Inspiration** führt häufiger zu **Glottiskrämpfen**. Die Irritation der oberen Atemwege wird beim oben vorgeschlagenen Vorgehen im Gegensatz zu einer unkontrollierten Extubation in ungewissem Narkosestadium minimiert.

Grundsätzlich können **bei sämtlichen Maßnahmen der Atemwegssicherung**, besonders bei vorbestehender Irritation der Schleimhaut der oberen Luftwege (Entzündungen, Infekt bei Kindern!, Sekrete), erhebliche, oft **reflexbedingte Komplikationen** hervorgerufen werden. Diese äußern sich im Auftreten von:
Komplikationen

- Schluckreflexen
- Husten
- Erbrechen

- Aspiration
- Laryngospasmus
- Asphyxie

Die **Behandlung** besteht in:

- Sauerstoffzufuhr bei freiem Atemweg
- Narkoseeinleitung bzw. -vertiefung
- u.U. umgehender (Re-)Intubation unter Relaxation
- einer suffizienten Tracheobronchialtoilette

suffiziente Anästhesie Alle Handlungen im Bereich der oberen Atemwege erfordern eine **suffiziente Anästhesie**.

Nasotracheale Intubation

Indikationen/ Kontraindikationen Die nasotracheale Intubation ist schwieriger als die orotracheale. Ihre **Indikationen** betreffen vorrangig **Operationen im Mund- und Rachenbereich**, wo ein oral liegender Tubus störend wäre (siehe Spezieller Teil, Kapitel 8 „Neurochirurgie", 10 „Hals-Nasen-Ohren-Heilkunde", 11 „Zahn-, Mund-, Kiefer- und Gesichtschirurgie").

Vorsicht geboten ist beim nasotrachealen Zugang bei:

- Koagulopathien
- Frakturen der Schädelbasis
- intranasalen Problemen (häufiges Nasenbluten, Polypen, Zustand nach plastischen Eingriffen)
- großen Rachenmandeln

Evtl. sind dann (gemeinsam mit dem Operator) die Alternativen **orale Intubation** oder **Tracheotomie** abzuwägen.

Vorgehen bei nasotrachealer Intubation

Nasenloch Für die nasotracheale Intubation empfiehlt es sich, das für die Tubuspassage **besser durchgängige Nasenloch** zu definieren. Dies erfolgt durch tiefes Durchatmen des Patienten bei ge-

Atemweg

Sicherung der Atemwege

schlossenem Mund und Zudrücken jeweils eines Nasenlochs. Zur **Vermeidung von Nasenbluten** werden vor Narkoseeinleitung abschwellende Nasentropfen instilliert sowie zusätzlich Nase und Rachen mit einem Lokalanästhetikum (z.B. Lidocain-Spray) anästhesiert.

Die **Tubusgröße** wird gegenüber der oralen Intubation um eine Nummer kleiner gewählt (für Frauen 6,5–7, für Männer 7,5–8 mm ID). Der Tubus soll außerdem über eine gut abgerundete Spitze verfügen. Damit sind Schäden im Rachenbereich beim blinden Vorschieben (Abscheren von Conchae, Septumverletzungen, Perforation bis via falsa in den Retropharyngealraum) am besten zu vermeiden.

Tubus

i Der gut gleitfähige Tubus wird bei leicht angehobener Nasenspitze in „**Schnüffelstellung**" durch den **unteren Nasengang** mit sanfter Hand unter beständig ausgeübtem Druck und leichtem Hin- und Herdrehen bis in den Rachen geschoben. Danach erfolgt die Laryngoskopie.
Mit der Magill-Zange in der rechten Hand fasst der Anästhesist nun den Tubus unter Schonung der Manschette und dirigiert ihn zwischen die Stimmbänder, während eine zweite Person den Tubus langsam vorschiebt (Abb. 17). Bei optimaler Position des Kopfes ist die Intubation der Trachea oft auch ohne Zange möglich.

Tubusplatzierung

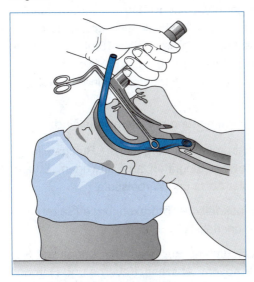

Abb. 17: Nasotracheale Intubation

Ergeben sich **Probleme**, kann zunächst ein Tubus orotracheal gelegt werden. Danach wird der nasotracheale Weg erneut angestrebt.

Vorgehen bei Problemen

i Treten **Probleme beim Vorschieben auf,** ist die Sondierung mittels einer geeigneten Magensonde (oder Absaugkatheter) hilfreich. Die Sonde wird durch den Tubus gezogen, durch die Nase in den Rachen vorgeschoben und dient als Führungsschiene für den Tubus.

Unter laryngoskopischer Sicht wird der orale Tubus zurückgezogen, die Sonde evtl. mit Unterstützung der Magill-Zange in die Trachea gebracht und anschließend der nasale Tubus nachgeschoben.

Extubation

Bei der **Extubation** nasotrachealer Tuben kann es zu **Nasenbluten** kommen, was aber zumeist durch konsequente Kompression der Nase zwischen Daumen und Zeigefinger mittels Mullkompresse über 3–5 min zu beherrschen ist. In Einzelfällen muss eine Nasentamponade gelegt werden.

Die **blinde nasotracheale Intubation** ist heute durch die Einführung der fiberoptischen Intubation abgelöst worden.

Doppellumen-Tubus

Einsatz und Alternativen

Der Einsatz eines Doppellumen-Tubus **(DLT)** ist die am häufigsten praktizierte Methode zur Trennung der Atemwege (**Lungenseparation**) und zur Einlungen-Ventilation (ELV) bei intrathorakalen Eingriffen.[12] Alternativen sind die sehr seltene **endobronchiale Intubation** (Notfälle bei schweren bronchialen Blutungen sowie tracheobronchialen Verletzungen, operative Revision bei Bronchusstumpfinsuffizienz nach Pneumonektomie) und die Nutzung von **Bronchusblockern**.

Indikationen

Indikationen für die Seitentrennung der Atemwege sind:

- Erleichterung des chirurgischen Vorgehens („Ruhigstellung" der operierten Seite) bei Eingriffen an Luftwegen, Lunge, Ösophagus, thorakaler Aorta und Wirbelsäule
- videoassistierte endoskopische Thoraxchirurgie (Seitentrennung der Ventilation unerlässlich)
- Verhinderung der Überflutung der gesunden Lunge mit Sekret oder Blut aus Empyem, Abszess, Kaverne und Hämoptyse

- Sicherung der Ventilation bei bronchopleuraler Fistel, tracheobronchialem Trauma, einseitigen Lungenparenchymzysten oder Emphysemblasen, chirurgischer Eröffnung großer Bronchien und einseitigen Parenchymerkrankungen
- Sicherung des Gasaustausches bei differenzierter Beatmung wie Kombination von ELV mit kontinuierlichem positiven Atemwegsdruck (CPAP) oder hochfrequenter Jetbeatmung (HFJV) auf der operierten Seite
- einseitige bronchoalveoläre Lavage (z.B. bei Mukoviszidose)

Funktionsweise

Jeder DLT hat parallellaufend einen kürzeren trachealen und einen längeren bronchialen Tubusschenkel, wobei entsprechend der Anatomie des Bronchialbaumes links- und rechtsseitige DLTs unterschieden werden (Abb. 18, 19).

Die **seitengetrennte Beatmung** wird **ermöglicht durch**:

- einen trachealen Cuff, der die Abdichtung nach außen sichert
- eine endobronchiale Manschette, welche die Separation der einen von der anderen Lunge ermöglicht

DLTs nach Robertshaw

Verwendet werden heute vorzugsweise **DLTs nach Robertshaw** (ohne Karinasporn) aus PVC (Abb. 18). Diese sind in den Größen 26 bis 41 Ch verfügbar (s.u. Tab. 2), die ID der Lumina betragen 4,5 (28 Ch)–7,5 mm (41 Ch).

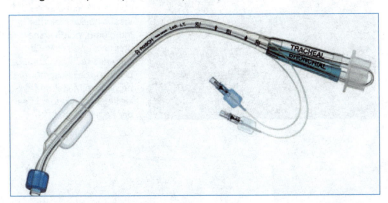

Der inliegende Metall-Mandrin vom Hersteller dient der Formgebung und nicht als Intubationsmandrin.

Abb. 18: Linksseitiger Doppellumentubus nach Robertshaw (mit freundlicher Genehmigung der Teleflex Medical GmbH)

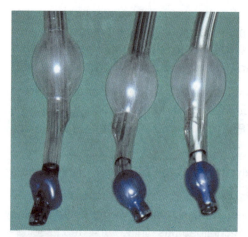

19 a: Es ist ratsam, den häufiger angewandten linksseitigen DLT, dessen bronchialer Schenkel den anatomischen Gegebenheiten entsprechend stärker abgewinkelt ist als der rechtsseitige, mit einem geeigneten Plastikmandrin zu strecken. Die Intubation wird dadurch erleichtert und gestaltet sich ähnlich wie mit einem Magill-Tubus. Auch fallen die für die Intubation von DLTs mit Karinasporn erforderlichen axialen Tubusdrehungen weg.

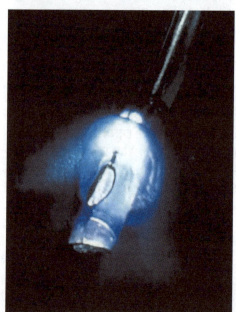

19 b: Der rechtsläufige DLT lässt sich zwar leichter intubieren, durch seine schmale und zur Belüftung des rechten Oberlappens speziell ausgeformte bronchiale Manschette allerdings schwieriger in seiner Lage halten.

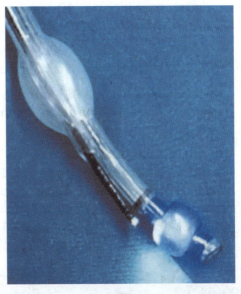

19 c: Der Einsatz der fiberoptischen Bronchoskopie gewährleistet die günstigsten Voraussetzungen für die Anwendung sowohl von links- (Abb. c) als auch von rechtsseitigen DLTs (Abb. b).

Abb. 19 a-c: Distale Anteile von links- und rechtsseitigem Doppellumentubus nach Robertshaw

Beim **rechtsseitigen DLT** muss die Öffnung am distalen endobronchialen Schenkel (sog. „Auge") vor dem rechten Oberlappenabgang zu liegen kommen (Belüftung des Oberlappens). Deshalb ist der rechtsseitige Tubus **schwieriger zu platzieren** und in Position zu halten als der linksseitige. Aus diesem Grund wird, wo immer möglich, ein linksseitiger Tubus verwendet. **Zwingende Indikationen** für den **rechtsseitigen Tubus** sind jedoch Eingriffe, bei denen **am linken Stammbronchus operiert** wird (linksseitige Pneumonektomie, bronchoplastische Eingriffe).

rechts-/linksseitiger DLT

Probleme bei der Indikation zur Doppellumenintubation können sein:

Probleme bei DLT

- **anatomische Hindernisse** im Tracheobronchialbaum entlang der Tubuspassage mit Verletzungsgefahr bei der DLT-Platzierung (Stenosierungen durch Tumor, Missbildung oder Kompression von außen wie mediastinale Raumforderung, Struma; hochgradige Verdrehung/Verbiegung der Trachea; Tumorinvasion in die Atemwege)

- Einsatz bei **Kindern** (< 10 Jahre) bzw. kleinwüchsigen Frauen nicht bzw. oft nicht möglich
- **schwierige Intubation** bzw. Probleme beim Wechsel von DLT auf einen üblichen Trachealtubus

Deshalb müssen vor der DLT-Intubation die **Befunde** von Thoraxröntgen, Bronchoskopie und Computertomografie **bekannt sein**.

Auswahl der DLT-Größe

Bei der **DLT-Auswahl** gelten folgende Überlegungen: Die **DLT-Größe** richtet sich nach Geschlecht, Größe und Trachealweite (der p.a.-Röntgen-Thorax-Aufnahme zu entnehmen) des Patienten (Tab. 2). Im Vergleich zu Trachealtuben sind für DLTs größere Maße ratsam, für Frauen (35) 37–39 Ch und für Männer 39–41 Ch.

gemessene Tracheal-weite (mm)	kalkulierte Weite des linken Haupt-bronchus (mm)	DLT-Größe (Ch)	äußerer DLT-Durchmesser			
			Hauptschaft (mm)		bronchialer Schenkel (mm)	
			M	R	M	R
≥ 18	≥ 12,2	41	14–16	14,7	10,6	11,5
≥ 16	≥ 10,9	39	13–14	14,0	10,1	10,6
≥ 15	≥ 10,2	37	13–14	13,3	10,0	10,0
≥ 14	≥ 9,5	35	12–13	12,5	9,5	9,3
≥ 12,5	≥ 8,5	32	10–11	–	8,3	–
≥ 11	≥ 7,5	28	9,1–9,4	9,1	7,4	7,7
keine Angaben	keine Angaben	26	9,0	9,0	–	7,2

M = **Bronchocath**[TM], Fa. Mallinckrodt, Irland; R = **Bronchopart**[TM], Fa. W. Rüsch AG, Deutschland

Tab. 2: Auswahl (linksseitiger) Doppellumentuben nach Weite der Trachea[4]

Formel:
Kalkulierte Weite des linken Hauptbronchus = gemessene Trachealweite × 0,68

DLT-Intubation und **-Lagekontrolle** müssen sorgsam erfolgen. Die **Intubation** mit dem **DLT** wird erleichtert, wenn er mittels eines Plastik-**Mandrins** im bronchialen Schenkel armiert und der Form des Magill-Tubus angeglichen wird.

DLT-Intubation

i Ist der Eingang des Larynx mit dem **Laryngoskop dargestellt**, wird der **endobronchiale Schenkel in** die **Glottis** eingeführt. Der tracheale Cuff befindet sich dabei in Höhe der oberen Schneidezähne (**cave:** Schädigung des Cuffs!). Sobald der bronchiale Schenkel die Glottis passiert hat, wird der **Mandrin entfernt** und der Tubus unter geringer Streckung und leichter Drehung von Kopf und Hals in Richtung des zu intubierenden Hauptbronchus vorgeführt. Dabei kann eine geringe Drehung des linksseitigen DLT gegen den Uhrzeiger- bzw. des rechtsseitigen DLT im Uhrzeigersinn die bronchiale Intubation erleichtern.

Vorgehen

Ein erster **federnder Widerstand** zeigt das Erreichen der Hauptkarina an, ein zweiter die zu tiefe Intubation (endobronchiale Lage des trachealen Lumens).

Als **Faustformel** gilt, dass ein korrekter Sitz bei 170 cm Körperhöhe gut mit einer Einführungstiefe von 29 cm korreliert, für +/- 10 cm Körpergröße muss die Intubationstiefe um +/-1 cm korrigiert werden. Dann wird die tracheale Manschette vorsichtig gebläht, die endobronchiale Blockade erfolgt später (Abb. 20, 21).

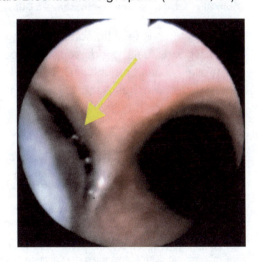

Der Oberrand des blauen, bronchialen Cuffs ist im Abstand von 0,5–1 cm zur Hauptkarina erkennbar (Pfeil).

Abb. 20: Korrekte Position eines linksseitigen DLT

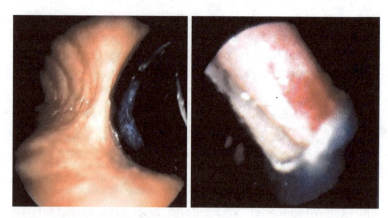

Bei Benutzung eines rechtsseitigen DLT ist manchmal die suffiziente Seitentrennung bei gleichzeitiger ausreichender Belüftung des rechten Oberlappens nicht ohne Kompromiss zu realisieren.
a: Hier dichtet die endobronchiale Manschette bei gegenüber der Norm etwas zu weit proximaler Position (der blaue bronchiale Cuff des Tubus wölbt sich sichtbar über den Rand der Hauptkarina) gerade noch den rechten Stammbronchus ab, obgleich sein bronchialer DLT-Ast (b) dabei bereits etwas zu weit distal ist und das Fenster für die Belüftung des Oberlappens nicht ganz kongruent mit dem Oberlappeneingang harmoniert.
Abb. 21 : Platzierung eines rechtsseitigen DLT

klinische Prüfung der Position

Die anschließende **klinische Prüfung der Tubus-Position** („looks good, feels good, sounds good") dient vorrangig der Kontrolle, ob das bronchiale DLT-Ende im entsprechenden richtigen Hauptbronchus liegt. Dies erfolgt durch wechselweises Abklemmen der Tubusschenkel.

i Der **DLT liegt** nach klinischen Kriterien

- **korrekt,** wenn atemsynchrone Thoraxbewegung und Atemgeräusch beidseits vorhanden sind und bei Abklemmen eines Tubusschenkels auf der entsprechenden ipsilateralen Seite verschwinden

- **im falschen Hauptbronchus,** wenn bei Abklemmung eines Schenkels Atemgeräusch und -exkursion ipsilateral fortbestehen

- **zu tief,** wenn schon vor Abklemmen eines Schenkels nur eine Lunge belüftet wird und nach Abklemmen der Gegenseite der Atemwegswiderstand, oft mit Giemen und Brummen, deutlich steigt

- **noch in der Trachea,** wenn trotz Abklemmens eines Tubusschenkels beide Lungen belüftet bleiben

Um druckbedingte Schäden im Bereich des Hauptbronchus zu vermeiden, erfolgt die **Blähung des endobronchialen Cuffs** i.d.R. erst nach Sicherung der regelrechten DLT-Position oder sogar erst nach Lagerung des Patienten zur Operation unter fiberoptischer Sicht.

Auch wenn die klinische Lagekontrolle den korrekten Sitz eines DLT anzeigt, ergibt die **Überprüfung mit FOB** in 30–50 % der Fälle eine Fehllage, die in 25 % klinische Relevanz durch insuffiziente Seitentrennung oder Beatmungsprobleme, auch mit Hypoxämie, erreicht.[5,8] Deshalb muss nach Meinung des Autors die **Lage eines DLT** immer **durch** die **FOB kontrolliert** werden (Abb. 20–23). Im Übrigen dient sie zur primären DLT-Platzierung, wenn die konventionelle Positionierung nicht gelingt, und zur Unterscheidung von Tubusfehllagen von Blut- oder Sekretverlegungen. Der rechtsseitige DLT ist ohne FOB nicht sicher einzusetzen (Abb. 21).

fiberoptische Bronchoskopie (FOB)

Die **fiberoptische Bronchoskopie** sollte nach Intubation und nach jeder Umlagerung des Patienten durchgeführt werden. Intraoperativ sollte sie bei Verdacht auf eine Lageveränderung des Tubus, bei Problemen der Seitentrennung oder bei Hinweisen auf eine **Tubusverlegung** eingesetzt werden.

Eine **Bronchoskopie dient:**

1. als sichere optische Kontrolle der DLT-Position

2. dem schonenden Absaugen unter direkter Sicht

3. als Platzierungshilfe (im Sinne eines Mandrins) für den Tubus

Für die DLT-Anwendung sollen Fiberskope nicht nur nach Durchmesser, sondern auch **nach Länge und Flexibilität ausgewählt** werden. Sog. **Intubationsbronchoskope** sind wegen größerer Steifigkeit und einer Arbeitslänge von 600 mm anderen Geräten mit gleichem Durchmesser **vorzuziehen**.

Intubationsbronchoskope

FOB-Kriterien

FOB-Kriterien für eine regelgerechte DLT-Position sind (Abb. 22):

- **Blick durch tracheales Lumen:** Sicht auf Hauptkarina sowie in die Ostien des jeweils nicht intubierten Stammbronchus (die Bifurkation darf nicht durch den bronchialen Cuff verdrängt sein). Der Oberrand der bronchialen Manschette soll distal der Hauptkarina noch zu sehen sein.

- **Blick durch bronchiales Lumen:** uneingeschränkte Sicht auf die jeweilige Aufteilung der Hauptbronchien (Identifizierung von B6 ist dabei wichtig). Beim rechtsseitigen DLT mit Blick durch die seitliche Öffnung (sog. „Auge") Sicht in den OL-Bronchus.

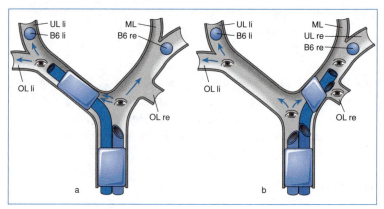

a: DLT li
b: DLT re
OL: Oberlappen; ML: Mittellappen; UL: Unterlappen; B6: jeweils sechster Segmentbronchus

Abb. 22: Fiberoptische Orientierung bei DLT-Kontrolle

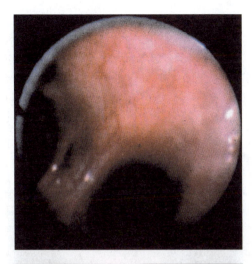

23 a: Regelrechte Position eines linksseitigen DLT bei fiberoptischem Blick durch sein bronchiales Lumen in den linken Hauptbronchus (die Aufzweigung von Ober- und Unterlappen ist deutlich sichtbar).

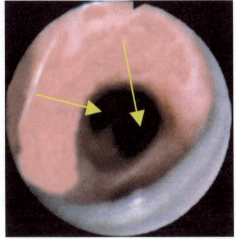

23 b: Dieser linksseitige DLT ist zu weit distal platziert, seine Tubusspitze hat bereits den Oberlappenabgang weitgehend verlegt, erkennbar an der gerade noch am linken Bildrand zu identifizierenden Oberlappen-Karina. Im Blickbereich findet sich zentral der Unterlappenbronchus mit Abgang seines sechsten Segmentbronchus nach dorsal (Pfeile). Diese Aufzweigung kann bei noch weiter distal platziertem DLT die Ober-/Unterlappenaufzweigung vortäuschen, mit der tatsächlichen Konsequenz der Verlegung des Oberlappenostiums.

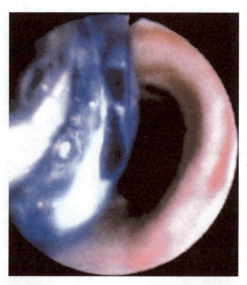

23 c: Tracheal dislozierter linksseitiger DLT bei Blick mit der Fiberoptik durch sein tracheales Lumen (häufiges Problem bei Umlagerung und intraoperativ; die Seitentrennung ist aufgehoben, wobei der geblähte bronchiale Cuff die Trachea partiell verlegt).

Abb. 23 a-c : Fiberoptische Lagekontrolle eines linksseitigen DLT

Bronchusblocker

Die **Anwendung von Bronchusblockern (BB)** ist angezeigt, wenn Nachteile oder **Kontraindikationen für den DLT-Einsatz** bestehen:

Einsatz von Bronchusblockern

- **Intubationshindernis** in Trachea und Stammbronchus (Tumorinfiltration, Stenosierung, anatomische Abweichungen)

- Umgehen der **Umintubation** bei **Nachbeatmung** oder bei bereits intubiertem Patienten

- **Kinder und kleinwüchsige Erwachsene** (zumeist Frauen). Für die Seitentrennung der Atemwege beim Kleinkind und Säugling ist der BB unabdingbar, weil es keine kleinen DLT gibt.

- Bei **schwieriger orotrachealer Intubation** des Erwachsenen und im Notfall von **Hämoptysen** und bei **Thoraxtrauma** ist die Bronchusblockade über den liegenden Endotrachealtubus ein einfaches Verfahren zur Seitentrennung der Atemwege.

Sicherung der Atemwege

Es gibt zwei **Möglichkeiten der Atemwegstrennung** mittels Bronchusblockern:

- Univent™-Tubus mit integriertem BB
- Kombination eines singulären BB mit einem Endotrachealtubus

Die Beatmung der zu ventilierenden Lunge erfolgt über den tracheal platzierten Tubus, der Ausschluss der anderen Lungenseite wird durch den in den entsprechenden Hauptbronchus positionierten BB erreicht (Abb. 24). Voraussetzung für beide Verfahren ist die **fiberoptische Bronchoskopie**.

Atemwegstrennung

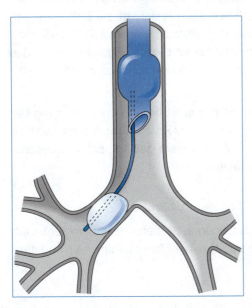

Abb. 24: Bronchusblocker (Univent™-Tubus) im rechten Hauptbronchus (schematisch)

Univent™-Tubus

i Der **Univent™-Tubus** ist ein Endotracheal-Tubus aus Silikonpolymer, in dessen vorderer (konkaver) Wand der Katheter eines BB (ID 3 mm, Ch 17) verschieblich geführt ist. Aus dem Tubus kann der Katheter, an dessen leicht abgeknicktem Ende sich ein Ballon von 2 mm Volumen befindet, 8 cm weit ausgefahren werden.

Aufbau

Das Instrument liegt in **Größen von 3,5–9,0 mm ID** vor. Wegen der durch die Blockerführung bedingten verdickten Wandung ist das Verhältnis von Außen- (OD) zu Innendurchmesser (ID) ungünstiger als beim herkömmlichen Trachealtubus.

Größen

i So besitzt der kleinste Univent™-Tubus mit 3,5 mm ID immer noch einen OD von 7,5–8,0 mm; ein normaler Tubus mit diesem OD bietet einen ID von 5,5–6 mm.

Kinder Für die Seitentrennung der Luftwege bei **Kindern unter 6 Jahren** bzw. 20 kg KG sind diese Tuben deshalb **nicht geeignet**.

Vorgehen zur Platzierung

Intubation Bei der Intubation ist der **Blockerkatheter** mit entleerter Manschette vollständig in den Seitenkanal des Tubus **zurückgezogen**.

Tubus-Drehung Vor Beginn der Seitentrennung wird der **Tubus** mit seiner konkaven Biegung und dem schrägen Anschnitt der Spitze zu dem Hauptbronchus **gedreht**, der geblockt werden soll. Zur Blockade des rechten Hauptbronchus ist dieses Manöver wegen des steileren Abgangs des rechten Hauptbronchus meist entbehrlich.

BB-Einführung Der **BB** wird nun **unter FOB-Kontrolle** und unter Nutzung der Abknickung des Katheters in den Hauptbronchus **eingeführt**. Dann wird der Blocker-Cuff behutsam gebläht, bis die zuverlässige **Abdichtung** hergestellt ist.

Endotrachealtubus mit Bronchusblocker

Bronchusblocker (BB) sind dünne Katheter mit einem zentralem Lumen (für Absaugung und Gasinsufflation) und einem endständigen Ballon.

Vorgehen zur Platzierung eines Bronchusblockers

Einführung des BB Nach der endotrachealen Intubation wird der **BB** außerhalb (s.u.) oder innerhalb des Tubus **in die Trachea eingeführt**. Danach wird unter fiberbronchoskopischer Sicht der Tubus in Richtung des zu blockierenden Hauptbronchus vorgeschoben. Nun kann der BB in den zu blockierenden Hauptbronchus **vorgeschoben** werden. Nach Rückzug des Tubus in die Trachea wird unter FOB-Kontrolle die **Blockermanschette** bis zur Abdichtung **gebläht**.

Neuere Blocker verfügen über eine die fiberoptische Platzierung unterstützende **Führungsschlaufe** (BB nach Arndt, Abb. 25) **oder** eine mittels integrierter Zugvorrichtung **abwinkelbare Spitze** (Modifikation nach Cohen). Mit dem oben beschriebenen Vorgehen sind diese Modifikationen zumeist entbehrlich.

Reicht das **Tubuslumen** für BB und zugleich für ein dünnes Fiberskop nicht aus **(Säuglinge)**, muss der BB neben dem Tubus in den Bronchus geführt werden.

Vorgehen bei geringem Tubuslumen

i Da die Bewegung des Katheters oft durch den Tubus behindert wird, muss der **BB** meist mittels Fiberskop, manchmal aber durch ein starres Bronchoskopierohr **vor der Intubation** des Endotrachealtubus in den zu blockierenden Hauptbronchus **eingebracht werden**.

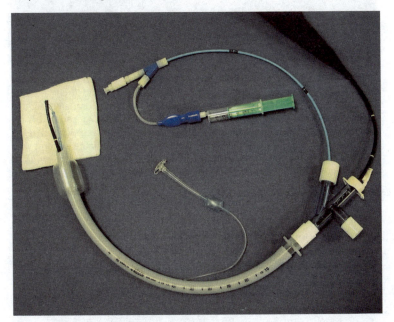

25 a: Entblockter Bronchusblocker (nach Arndt, Fa. COOK), der über einen Mehrweg-Adapter durch einen Magill-Tubus eingeführt wurde. Der Mehrweg-Adapter hat neben dem Einführungskanal für den BB einen Ansatz für das Beatmungsgerät, der zugleich als Zugang für das Fiberbronchoskop genutzt wird.

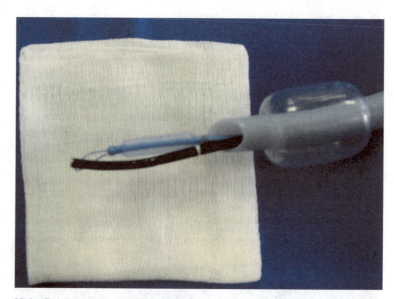

25 b: Bei liegendem Endotrachealtubus wird das distale Bronchoskopende durch die über den BB-Kanal geführte Führungsschlaufe gefädelt und mit dieser umschlungen. Danach sucht man den gewünschten Hauptbronchus auf und streift den BB ab. Dann wird das Fiberskop vorsichtig zurückgezogen, bis die Blockermanschette so im Blickfeld liegt, dass sie unter Sicht ausreichend gefüllt werden kann. Ist die BB-Lage korrekt, muss die Führungsschlaufe entfernt werden, um den Kanal des Blockers nutzen zu können. Eine Neupositionierung ist hiernach nur noch auf die klassische Art möglich.

Abb. 25 a/b: Entblockter Bronchusblocker in einem Magill-Tubus

Nachteile der BB

Die **Nachteile von Bronchusblockern** gegenüber dem DLT sind nicht unerheblich:

- Verlegung des dünnen Lumens des BB durch Sekret oder Blut leichter möglich
- Be- und Entlüftung der stillgelegten Seite unter ELV ohne Aufhebung der Seitentrennung erschwert
- Sekret-Management wegen des dünnen Lumens des BB auf der operierten Seite schwieriger
- Anwendung differenzierter Beatmungsverfahren problematisch
- Separation bei singulärem BB nicht so sicher wie mittels DLT

8/2 Der schwierige Atemweg

Danzeisen O

Bedeutung

Die Sicherung der Atemwege und die suffiziente Oxygenierung/Ventilation stellen mit die wichtigsten **Sicherheitsaspekte** in der Anästhesie dar.[20] Die seit 1993 von den nationalen Fachgesellschaften (USA, Frankreich, Italien) eingeführten **Algorithmen zur Atemwegssicherung** haben zum Ziel, die Anzahl der atemwegsbezogenen **Komplikationen zu reduzieren**.

Atemwegssicherung

i Untersuchungen der abgeschlossenen Haftpflichtfälle in mehreren Studien haben ergeben, dass Probleme im Bereich des Atemwegsmanagements die **häufigste Einzelursache von gravierenden Komplikationen** im Rahmen der anästhesiologischen Betreuung darstellen.[4,5,7] In einem Großteil der Fälle verliefen diese Komplikationen tödlich bzw. waren mit einem bleibenden schweren neurologischen Defizit des Patienten verbunden. Von einigen Autoren wird daher regelmäßiges Training der praktischen Fähigkeiten und eine strukturierte Weiterbildung in Bezug auf die verwendeten Verfahren ebenso gefordert wie eine kontinuierliche Überarbeitung und Auffrischung der Handlungskonzepte bei schwierigem Atemweg.[21]

Definitionen

- **schwierige Maskenbeatmung:** Es ist nicht möglich, eine adäquate Maskenbeatmung durchzuführen.[6] Die Gründe dafür können sein: Undichtigkeit, exzessives Gasleck oder massiver Widerstand bei der Ein- oder Ausatmung.

- **schwierige Laryngoskopie:** Mittels konventioneller Laryngoskopie können die Stimmbänder auch nach mehreren Versuchen nicht eingestellt werden (entspricht Cormack-und-Lehane-Einteilung Grad 3 oder 4; s. Abb. 1).[6]

Cormack-und-Lehane-Einteilung

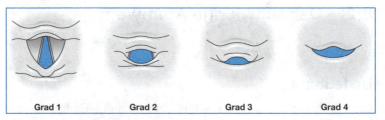

Grad 1: Stimmbänder komplett sichtbar
Grad 2: hinterer Abschnitt der Stimmbänder und Aryregion sichtbar
Grad 3: nur Epiglottis sichtbar
Grad 4: nur weicher Gaumen sichtbar

Abb. 1: Einteilung der laryngoskopisch sichtbaren Strukturen nach Cormack und Lehane[20]

„Cannot ventilate – cannot intubate", Lebensgefahr!

- **schwierige Intubation:** Es werden mehrere Intubationsversuche benötigt. Eine tracheale Pathologie kann vorliegen.[6]

- **schwieriger Atemweg** (< 1:10.000): schwierige Ventilation in Kombination mit einer schwierigen Intubation. Hierbei handelt es sich um eine **potenziell lebensbedrohliche Situation** („cannot ventilate – cannot intubate")![6]

Anamnese und klinische Untersuchung

jeden Patienten untersuchen

Jeder Patient sollte unabhängig vom verwendeten Anästhesieverfahren (Regionalanästhesie, Stand-by, Lokalanästhesie) **auf potenzielle Intubationsschwierigkeiten hin untersucht** werden.

positive Anamnese

Bei der **Anamnese** sollte speziell nach bereits aufgetretenen Intubationsschwierigkeiten oder nach Operationen im Kopf-Hals-Bereich gefragt werden. Schluckstörungen, Heiserkeit oder ein Fremdkörpergefühl können auf Raumforderungen hindeuten.

Wenn möglich, sollten die **Befunde früherer Operationen** (Narkoseprotokoll, Operationsbericht) eingesehen werden.

Untersuchung

Bei der **klinischen Untersuchung** des Patienten sollten folgende Punkte gezielt geprüft werden:

- Physiognomie und Körpergewicht
- HWS-Beweglichkeit (> 90 °)
- Reklinationsfähigkeit (normal: > 35 °)

- Narbenbildung an Kopf oder Hals
- Stimme/Atmung (Heiserkeit, Stridor)
- Mundöffnung (normal: > 4 cm) und Mundhöhle
- Zahnstatus

Bei unsicheren Befunden sollten erfahrene Kollegen zu Rate gezogen und die Ergebnisse individuell diskutiert werden.

Die Indikation für eine gezielte **erweiterte Diagnostik** (Spiegelung durch HNO, Tracheazielaufnahme, Computertomographie) sollte im Zweifelsfall großzügig gestellt werden.

Klinische Warnzeichen und Screeningtests

Warnzeichen

i Eine Vielzahl von klinischen Warnzeichen und Screeningtests[2,14,16,18,19,23,24] ist definiert worden, um Intubationsprobleme vorhersagen zu können. Zwar weisen viele dieser Tests eine hohe Sensitivität bzw. Spezifität auf, dies erlaubt jedoch keine Aussagen über den wirklichen klinischen Nutzen, nämlich eine schwierige Intubation auch als solche vorherzusagen. Diese **Vorhersagbarkeit** ist leider **bei allen aktuell verfügbaren Prädiktoren/Tests relativ gering**.

schlechte Vorhersagbarkeit

i Zwar wird von vielen Experten gefordert, neben einer genauen Anamnese und einer sorgfältigen körperlichen Untersuchung auch die „gängigsten" Tests durchzuführen, jedoch bleibt unklar, welche dies genau sein sollen.[9,22] Einigkeit besteht jedoch darüber, dass **fehlende Warnhinweise bzw. unauffällige Untersuchungsbefunde** eine **schwierige Intubation nicht ausschließen**. Die Indikation für eine erweiterte präoperative Abklärung von Intubationsproblemen sollte daher großzügig gestellt werden, und es sollte jederzeit mit dem Auftreten von unerwarteten Atemwegsproblemen gerechnet werden.

jederzeit mit Atemwegsproblemen rechnen

In Tab. 1 sind einige der häufigsten klinischen Warnhinweise aufgeführt, die auf eine erschwerte Intubation hindeuten.

Die **frühzeitige Erkennung** von potenziellen Problemen ermöglicht eine optimale Vorbereitung von Personal und Material und schafft so maximale Sicherheit für Patient und Anästhesisten.

klinische Warnhinweise

Gesichtsmissbildungen

- Mikrogenie
- prominente obere Schneidezähne
- Prognathie
- Lippen-Kiefer-Gaumenspalte
- kleiner Mund
- Fehlbildungssyndrome:
  - Pierre-Robin-Syndrom
  - Franceschetti-Zwahlern-Syndrom
  - Treacher-Collins-Syndrom
  - Goldenhar-Syndrom

Eingeschränkte Kiefer- und HWS-Beweglichkeit

- kurzer Hals
- HWS-Frakturen, Luxationen
- HWS-Versteifung
- M. Bechterew
- Achondroplasie
- intermaxilläre Fixierung nach OP
- Klippel-Feil-Syndrom
- Gelenksankylose
- Kieferklemme (entzündlich, traumatisch, paraneoplastisch)
- Unterkiefer- und Mittelgesichtsfrakturen

Larynx- und Trachealveränderungen

- Verletzungen an Larynx und/oder Trachea
- Recurrensparese beidseits
- Trachealstenose
- Epiglottitis
- Tracheomalazie
- Mediastinal-Mass-Syndrome

Raumforderungen

- Tumoren
- Struma
- Hämangiome
- Phlegmonen (Mundboden, Hals)
- Abszesse (Mundboden, peritonsillär)
- postoperative, -traumatische Einblutung

Tab. 1: Klinische Warnhinweise und Vorerkrankungen, die auf eine schwierige Intubation hinweisen

Erworbene Anomalien

- Adipositas per magna (Körpergewicht > 110 kg)
- schwangere Patientinnen (allgemeine Ödemneigung, Schleimhäute vulnerabel und gut durchblutet)
- Diabetes mellitus („Stiff-Man-Syndrome")
- Makroglossie (Akromegalie)
- Verbrennungen im Gesicht
- Inhalationstrauma
- Weichteilverletzungen
- Narbenkontrakturen
- Z.n. Bestrahlung von Gesicht/Hals
- Mukopolysaccharidosen
- postoperativ (Gesichts-OP; Unterkiefer-, Zungen-, Mundbodenresektion, Unterkieferrekonstruktion, plastische Deckung mit freiem Lappen u.Ä.)

Tab. 1, Fortsetzung

Screeningtests

Die folgenden Screeningtests sind **einfach, praktikabel und leicht reproduzierbar**. Sie können daher bei fast jedem Patienten durchgeführt werden und bieten dem Anästhesisten und dem Patienten ein hohes Maß an Sicherheit.

Test nach Mallampati

- **Durchführung:** Der Patient sitzt dem Untersucher gegenüber, der Kopf ist in Neutralposition. Bei maximaler Mundöffnung wird die Zunge so weit wie möglich herausgestreckt. Es erfolgt dann eine Einteilung anhand der sichtbaren Strukturen (Abb. 2).[14]

Mallampati-Test

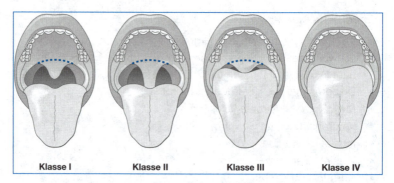

Grad I: Weicher Gaumen, Fauces, Uvula, vorderes und hinteres Tonsillarbett sind sichtbar.
Grad II: Weicher Gaumen, Fauces und Uvula sind sichtbar.
Grad III: Weicher Gaumen und Basis der Uvula sind sichtbar.
Grad IV: Nur der weiche Gaumen ist sichtbar.

Abb. 2: Mallampati-Klassifikation der Atemwege (modifiziert nach Samsoon & Young[19])

- **Beurteilung:** Bei einem **Mallampati-Grad Š 3** muss mit **Intubationsschwierigkeiten** gerechnet werden.

Test nach Patil (thyreomentaler Abstand)

Patil-Test
- **Durchführung:** Bei maximal rekliniertem Kopf wird der Abstand von der Kinn-Innenkante bis zur Incisura thyroidea superior gemessen (Abb. 3).[18]

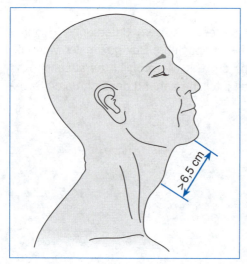

Abb. 3: Test nach Patil

Atemweg

Der schwierige Atemweg

- **Beurteilung:** Der thyreomentale Abstand sollte mindestens 6,5 cm betragen. Allerdings können bereits bei einem thyreomentalen Abstand < 7 cm Intubationsschwierigkeiten auftreten. Bei einem **thyreomentalen Abstand < 6 cm** ist mit einer **stark erschwerten Intubation** zu rechnen.

Risiko-Score nach Wilson

- **Durchführung:** Verschiedene Risikofaktoren werden hier in Kategorien eingeteilt, denen Punkte von 0–2 zugeordnet sind. Aus der Summe der vergebenen Punkte ergibt sich der Wilson-Risiko-Score.[23]

Wilson-Risiko-Score

Risikofaktor	Kategorie	Punkte
Körpergewicht	< 90 kg	0
	90–110 kg	1
	> 110 kg	2
Kopf-Hals-Beweglichkeit	> 90 °	0
	90 ° ± 10 °	1
	< 90 °	2
Mundöffnung (MÖ) und maximale Protrusion von Unterkiefer (UK) und Oberkiefer (OK)	MÖ > 5 cm, Protrusion: UK vor OK	0
	MÖ < 5 cm, Protrusion: UK = OK	1
	MÖ < 5 cm, Protrusion: UK hinter OK	2
zurückweichender Unterkiefer	normal	0
	mäßig	1
	stark	2
vorstehende Schneidezähne	normal	0
	mäßig	1
	stark	2
maximal mögliche Punktzahl		**10**

Tab. 2: Risiko-Score nach Wilson

- **Beurteilung:** Ab einer **Punktzahl von ≥ 2** ist mit einer **schwierigen Intubation** zu rechnen.
- **Vorteil:** Geringe Variabilität bei verschiedenen Untersuchern durch die Erfassung mehrerer Risikofaktoren.

Multifaktor-Risikoindex nach Arné et al.

Der Multifaktor-Risikoindex stellt den **umfassendsten Test** zur Erhebung von Intubationsschwierigkeiten dar.[2] Als schwierige Intubation werden 2 frustrane Intubationsversuche durch 2 verschiedene Anästhesisten bei bestmöglicher Sicht unter Verwendung von speziellen Instrumenten zur Atemwegssicherung (Bullard-Laryngoskop, Fiberoptik u.Ä.) bezeichnet.

- **Durchführung:** Mehrere Screeningtests werden hier zusammengefasst und die vergebenen Punkte aufsummiert. Eine detaillierte Aufstellung einer vereinfachten Variante findet sich in Tab. 3.
- **Beurteilung:**
    - Summe < 11 Punkte: leichte Intubation
    - Summe **> 11 Punkte: schwierige Intubation**

Risikofaktoren	Punkte
Schwierige Intubation in der Anamnese	
nein	0
ja	10
Pathologische Veränderungen in Bezug auf eine schwierige Intubation, die zu einer schwierigen Intubation führen können	
nein	0
ja	5
Klinische Symptome einer pathologischen Veränderung der Atemwege	
nein	0
ja	3

Tab. 3: Vereinfachter Multifaktor-Risikoindex nach Arné et al.[2]

Risikofaktoren	Punkte
Schneidezahn-Kanten-Distanz (SKD)/Alveolarkamm-Kanten-Distanz (AKD) und Subluxationsfähigkeit (S_{Lux})	
SKD/AKD ≥ 5 cm oder S_{Lux} > 0	0
SKD > 3,5 cm/AKD < 5 cm und S_{Lux} = 0	3
SKD/AKD ≤ 3,5 cm oder S_{Lux} < 0	13
Thyreomentaler Abstand	
≥ 6,5 cm	0
< 6,5 cm	4
Maximale Kopf- und Halsbeweglichkeit	
über 100 °	0
über 90 ° (± 10 °) [[?? gemeint: 90 ° ± 10 °?]]	2
unter 80 °	5
Mallampati-Test (modifiziert nach Samsoon & Young)	
Grad 1	0
Grad 2	2
Grad 3	6
Grad 4	8
Maximal mögliche Punktzahl	48

Tab. 3, Fortsetzung

Es gibt keinen Test, der eine sichere Aussage über schwierige Atemwegsverhältnisse erlaubt, daher sollte im Zweifelsfall eine erweiterte Abklärung erfolgen.

Fehlende Warnhinweise bzw. unauffällige Untersuchungsbefunde schließen eine schwierige Intubation/Atemweg nicht aus, daher muss jederzeit mit dem Auftreten von unerwarteten Intubationsproblemen gerechnet werden!

Vorgehen beim schwierigen Atemweg

Bei Problemen der Atemwegssicherung orientiert sich das Vorgehen an dem **Algorithmus der American Society of Anesthesiologists**[6] (s. Abb. 4). Dieser Algorithmus kann als

ASA-Algorithmus Difficult Airway

Grundlage zur Erarbeitung eines **abteilungsinternen Standards** dienen. Abweichungen von diesem Algorithmus bezüglich der verwendeten Verfahren sollten an die personellen und materiellen Gegebenheiten der Klinik angepasst sein.

Die verwendeten Verfahren zur Atemwegssicherung sollen dem Patientenkollektiv entsprechen und der praktische Umgang mit den Instrumenten soll regelmäßig aufgefrischt werden.

Das verfügbare **Equipment** soll **schnell einsatzbereit** und jederzeit einfach verfügbar sein (Notfall-Airway-Wagen).

Bei geplanter Anwendung spezieller Verfahren (z.B. fiberoptische Intubation) muss der **Patient** im Vorfeld über Vor- und Nachteile dieser Verfahren und über potenzielle Komplikationen **aufgeklärt** werden.

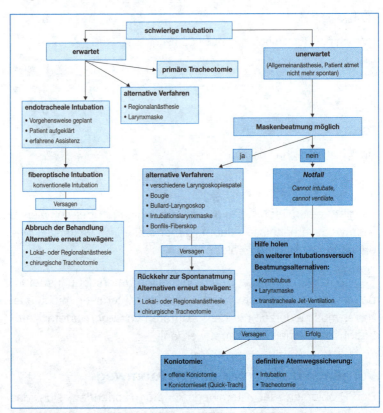

Abb. 4: Algorithmus Difficult Airway der American Society of Anesthesiologists[6]

Bei der **Auswahl des Verfahrens** zur Atemwegssicherung sollten folgende Punkte gegeneinander abgewogen werden:

- erhaltene Spontanatmung ↔ keine Spontanatmung
- wacher Patient ↔ Patient in Narkose
- nichtinvasives Verfahren ↔ primäres chirurgisches Verfahren

Bei Problemen der Atemwegssicherung stellt die erhaltene suffiziente Spontanatmung des Patienten die größte Sicherheit für den Anästhesisten dar.

Verfahrenswahl

i Eine Arbeit von Heidegger et al.[12] **vergleicht verschiedene Algorithmen/ Guidelines im Bereich des Airwaymanagements**. Die fiberoptische Intubation unter erhaltener Spontanatmung des Patienten stellt weiterhin die Methode der Wahl bei erwarteten Atemwegsproblemen dar.

i Bei **Problemen der Atemwegssicherung** ist es nicht entscheidend, welcher Algorithmus angewendet wird. Entscheidend sind die **Verwendung eines** solchen **Algorithmus in der täglichen Routine** und der **regelmäßige Umgang mit den verfügbaren Instrumenten**. Die Wahl der Instrumente ist oft von den lokalen Gegebenheiten und den persönlichen Vorlieben abhängig. Es wird empfohlen, einen einfachen Algorithmus zu erstellen und die verwendeten Hilfsmittel auf wenige, dafür aber regelmäßig verwendete Verfahren zu beschränken. Sehr wichtig ist es, in Notfallsituationen frühzeitig erfahrene Hilfe anzufordern, um die Situation suffizient managen zu können.

wichtig: routinierter Umgang mit Atemwegsproblemen

Vorgehen bei erwartetem schwierigem Atemweg

Bei bekanntem schwierigem Atemweg sind eine **sorgfältige Planung** und eine **optimale Vorbereitung** des geplanten Vorgehens äußerst wichtig (Lagerung des Patienten, Materialcheck, 2. Anästhesist zur Unterstützung, ggf. Tracheotomiebereitschaft), um eine Notfallsituation mit vitaler Bedrohung des Patienten zu vermeiden.

optimale Planung und Vorbereitung

Der **Patient** muss über das geplante Vorgehen und die möglichen Probleme und Komplikationen **aufgeklärt** werden.

Patientenaufklärung

Es sollten **mögliche Alternativen zur Allgemeinanästhesie** (Regionalanästhesie) und zur endotrachealen Intubation (Larynxmaske, Kombitubus) besprochen werden. In Einzelfällen muss auch die primäre Tracheotomie in Lokalanästhesie in Erwägung gezogen werden.

alternative Verfahren

Auch bei Patienten, die primär in Regionalanästhesie versorgt werden, muss ein Handlungskonzept erstellt werden und die

Präoxygenierung

entsprechenden Vorbereitungen getroffen werden, um bei Komplikationen, die eine Allgemeinanästhesie mit Intubation notwendig machen schnell handeln zu können.

Unabhängig vom verwendeten Verfahren sollte **jeder Patient konsequent mit 100 % Sauerstoff präoxygeniert** werden. Im Rahmen einer Apnoephase bei längerdauernder Intubation werden, verbraucht der Körper weiterhin 200–300 ml/min Sauerstoff.

Durch eine Präoxygenierung werden die intrapulmonalen Sauerstoffspeicher (FRC) mit reinem Sauerstoff aufgefüllt. Der in der Alveole vorhandene Stickstoff wird gleichzeitig ausgewaschen (Denitrogenisierung), sofern durch eine dicht sitzende Maske das Nachströmen von Stickstoff verhindert wird.

Zeitgewinn durch Präoxygenierung

Durch diese Maßnahmen **verlängert sich die Zeit**, die man **zur Sicherung der Atemwege** zur Verfügung hat, um ein Vielfaches (s. Tab. 4), was für den Patienten eine höhere Sicherheit schafft. Wenn eine suffiziente Maskenbeatmung gewährleistet ist, stellt die schwierige Intubation keine lebensbedrohliche Situation dar.

	Erwachsener	Schwangere	Neugeborenes	Frühgeborenes
FRC (ml)	3000	2400	200	25
O_2-Vorrat (ml), der bis zu einem Abfall der arteriellen Sauerstoffsättigung (SaO_2) auf 75 % (Hypoxie) zur Verfügung steht				
Normoxie (SaO_2: 96 %)	[a] 230	[a] 190	[a] 15	[a] 2
Hyperoxie (SaO_2 ≤ 98 %)	[a] 2500	[a] 200	[a] 160	[a] 20
Sauerstoffverbrauch (ml/min)	250	300	45	10,5
Zeit (sec), die bis zu einem Abfall der arteriellen Sauerstoffsättigung (SaO_2) auf die angegebenen Werte zur Verfügung steht				
Normoxie > Hypoxie	[a] 60	[a] 40	[a] 20	[a] 10
Hyperoxie > Normoxie	[a] 540	[a] 360	[a] 180	[a] 100
Hyperoxie > Hypoxie	[a] 600	[a] 400	[a] 200	[a] 120

Tab. 4: Sauerstoffreserve und zur Intubation verfügbare Zeit mit und ohne Präoxygenierung

i Eine vorausgegangene **suffiziente Präoxygenierung** des Patienten spielt beim Management von Atemwegsproblemen eine entscheidende Rolle. Die mit Sauerstoff gefüllten Lungen können hier zumindest für kurze Zeit als Reservoir dienen und das **Auftreten einer Hypoxie verzögern**.[11]

Die Zeitspanne vom Augenblick der Unterbrechung der Beatmung bis zum Abfall des arteriellen O_2-Partialdrucks auf kritische Werte korreliert mit der inspiratorischen O_2-Konzentration. Unter Beatmung mit jeweils 100, 80 oder 60 % O_2 (die zu exspiratorischen O_2-Konzentrationen von im Mittel 93, 75 und 53 % führte) betrug die durchschnittliche Zeit vom Aussetzen der Beatmung bis zum Abfall der durch Pulsoxymetrie gemessenen peripheren O_2-Sättigung (SpO_2) auf 90 % im Mittel fast 7 min (Bereich 4-9 min) nach vorangegangener Beatmung mit 100 % O_2, 5 min (Bereich 3-6,5 min) nach vorangegangener Beatmung mit 80 % O_2 und 3,5 min (Bereich 2-6 min) nach vorangegangener Beatmung mit 60 % O_2.[15] Der Zeitraum bis zu einem Abfall der arteriellen Sauerstoffsättigung auf 85 % verlängerte sich von 84 sec bei der Verwendung von Raumluft (FiO_2 = 0,21) auf 502 sec bei reinem Sauerstoff (FiO_2 = 1,0).[10,11]

Es gibt wohl kaum einen Anästhesisten, der in Situationen einer akuten Atemwegsproblematik nicht dankbar wäre, wenn ihm zusätzliche 2-3 min für die Wiederherstellung einer suffizienten Oxygenierung zur Verfügung stünden – besonders in Situationen, in denen der Zugang zu den Atemwegen erschwert ist (bedingt durch Lagerung oder OP-Gebiet).

Die **primäre fiberoptische Intubation** beim wachen, spontanatmenden Patienten stellt heutzutage das Verfahren der Wahl bei erwarteter schwieriger Intubation dar. Dabei handelt es sich um ein risiko- und komplikationsarmes Verfahren, das eine hohe Erfolgsrate aufweist und durch die erhaltene Spontanatmung/Schutzreflexe eine maximale Patientensicherheit schafft.

primäre fiberoptische Intubation

Vorgehen bei unerwartetem schwierigem Atemweg

Das Vorgehen bei unerwartet auftretenden Problemen bei der Atemwegssicherung orientiert sich auch am Algorithmus der American Society of Anesthesiologists[6] (s. Abb. 4).

Es ist wichtig, zu jedem Zeitpunkt zu prüfen, ob eine endotracheale Intubation zwingend nötig ist bzw. die Narkose-Einleitung abgebrochen werden kann. Ebenso sollte **jeder** weitere **Schritt** dem verantwortlichen Anästhesisten noch **„Rückzugsmöglichkeiten" offen lassen**, um die Patientensicherheit zu garantieren (**Cave:** Relaxierung).

Rückzugsmöglichkeiten offen halten

Bei unerwarteten Problemen sind folgende **Notfallmaßnahmen** zu ergreifen:

- sofort erfahrene Hilfe anfordern (Facharzt/Oberarzt)
- Uhrzeit stoppen

Notfallmaßnahmen

- Patienten aufwachen lassen
- alternative Verfahren abwägen (Larynxmaske, Kombitubus u.ä.)
- Verbesserung der Oxygenierung/Ventilation mit einfachen Mitteln:
  - Lagerung optimieren (verbesserte Jackson-Position, Schnüffelposition)
  - Verwendung von Guedel- oder Wendel-Tuben
  - Maskenbeatmung durch zweite Person
  - Einlage einer Larynxmaske bei insuffizienter Maskenbeatmung
- Verbesserung der Laryngoskopiebedingungen durch:
  - BURP-Manöver (**B**ackward, **U**pward, **R**ight-sided **P**ressure)
  - OELM-Manöver (**O**ptimal **E**xternal **L**aryngeal **M**anipulation)

nicht zu viele Intubationsversuche

Es sollte nur eine begrenzte **Anzahl von Intubationsversuchen** unternommen werden, um Schwellungen/Blutungen im Hypopharynxbereich zu vermeiden, die die Maskenbeatmung oder eine spätere fiberoptische Intubation erheblich beeinträchtigen oder unmöglich machen können.

Ultima Ratio: Koniotomie

Führt keine der Maßnahmen zu einer suffizienten Oxygenierung, bleibt als **Ultima Ratio** die **invasive Atemwegssicherung** durch eine transtracheale Ventilation oder eine Koniotomie.

Dokumentation

Um ein erneutes Auftreten zu verhindern, sollten die aufgetretenen Probleme und die durchgeführten Maßnahmen sorgfältig **dokumentiert (Anästhesiepass)** und Patient und Angehörige ausführlich informiert werden.

> **i** Bei unerwarteten Atemwegsproblemen steht die **Aufrechterhaltung einer suffizienten Oxygenierung** im Mittelpunkt. In einer Arbeit von Crosby et al.[9] wird ein Handlungskonzept zur Schaffung und Aufrechterhaltung einer suffizienten Ventilation, gegebenenfalls auch unter Verwendung von Hilfsmitteln, beschrieben. Die Möglichkeit, den Patienten aufwachen zu lassen, und somit eine Rückkehr zur Spontanatmung stellt eine wichtige Alternative dar, die regelmäßig geprüft werden sollte. Die Autoren kommen auch zu dem Schluss, dass der Umgang mit den Instrumenten zur Atemwegssicherung auch im Routinebetrieb geübt werden sowie ein Algorithmus für die Extubation von Patienten mit schwierigem Atemweg verfügbar sein sollte.

Verfahren und Hilfsmittel

Optimierung der Intubationsverhältnisse

Viele Intubationsschwierigkeiten sind durch eine nicht korrekte Lagerung des Patienten bedingt. Durch eine **optimierte Lagerung des Patienten** (verbesserte Jackson-Position, Schnüffelposition) führt die Annäherung der oralen und der pharyngealen Achse zu einer besseren Sicht auf die Glottis.

Lagerung

Externe Manipulation am Kehlkopf wie das BURP-Manöver (**B**ackward, **U**pward, **R**ight-sided **P**ressure) oder das OELM-Manöver (**O**ptimal **E**xternal **L**aryngeal **M**anipulation) können zu verbesserten Laryngoskopiebedingungen beitragen.

externe Kehlkopfmanipulation

Mit einem überlangen **MacIntosh-Spatel** oder einem geraden **Miller-Spatel** kann versucht werden, die Epiglottis vorsichtig aufzuladen.

spezielle Laryngoskopiespatel

Ein **Hebel-Laryngoskop** nach McCoy kann durch ein Abwinkeln der Spatelspitze die Epiglottis weiter anheben und so die Sicht auf die Stimmbandebene ermöglichen (Abb. 5).

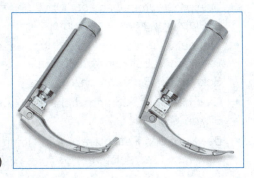

Abb. 5: Hebel-Laryngoskop nach McCoy (mit freundlicher Genehmigung von: McCoy Laryngoscope, Penlon Ltd, UK)

Laryngoskop nach Bullard

Die Anwendung des Bullard-Laryngoskops ist v.a. bei unerwarteten Intubationsproblemen und bei Patienten mit **reduzierter Mundöffnung und eingeschränkter HWS-Beweglichkeit** indiziert. Es ist schnell einsetzbar und ermöglicht durch eine im **Spatel integrierte starre Fiberoptik** die Intubation unter verbesserter Sicht auf die Glottisebene.

Intubation unter verbesserter Sicht

Das Bullard-Laryngoskop kann **auch beim wachen, spontanatmenden Patienten** unter Schleimhautanästhesie eingesetzt werden.

Voraussetzungen **Voraussetzung** für die Anwendung dieses Verfahrens ist eine **adäquate Maskenbeatmung und** eine **Mundöffnung > 1 cm**.

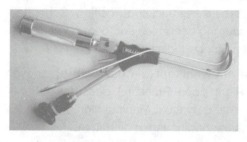

Abb. 6: Bullard-Laryngoskop

Vorbereitung Folgende **vorbereitende Maßnahmen** sind zu treffen:

- Die Bullard-Optik ist in 2 Größen (Kinder, Erwachsene) verfügbar.
- Der Tubus wird auf einen integrierten Führungsdraht aufgefädelt. Über den Arbeitskanal kann mit einer Fasszange der Tubus im Murphy-Auge fixiert werden. Dadurch folgt die Tubusspitze automatisch der Optik und ermöglicht eine gezielte Platzierung des Tubus unter Sicht.
- Alternativ ist die Applikation von Sauerstoff bzw. eine Jet-Ventilation über den Arbeitskanal oder die Absaugung von Sekret oder Blut möglich.
- Gleitmittel auf Führungsdraht und Tubus auftragen (Creme, Silikon-Öl)
- Der Kopf des Patienten liegt in Neutralposition, ggf. mit einem Tuch unterpolstert.
- Anti-Beschlagmittel auf die Fiberskopoptik auftragen

Durchführung Die Laryngoskopie wird folgendermaßen durchgeführt:

- Das Bullard-Laryngoskop mit Tubus wird horizontal in den Mund des Patienten geführt und gegen den harten Gaumen gedrückt (Abb. 7a).
- Dann wird das Laryngoskop durch eine Kreisbewegung des Handgriffs in eine vertikale Position gebracht, wobei der Druck gegen den Gaumen aufrechterhalten wird (Abb. 7b).

Atemweg

Der schwierige Atemweg

- Durch Zug nach oben wird die Epiglottis angehoben (Abb. 7c).
- Durch vorsichtiges seitliches Rotieren kann die Stimmbandebene zentral eingestellt werden.
- Der Tubus wird über den Führungsdraht vorgeschoben und endotracheal platziert und geblockt (Abb. 7d).
- Die Lagekontrolle erfolgt visuell und nach Intubation über Auskultation und Kapnometrie.
- Das Laryngoskop wird durch eine Kreisbewegung zurückgedreht und entfernt (Abb. 7e). Der Tubus ist dabei mit der freien Hand zu sichern.

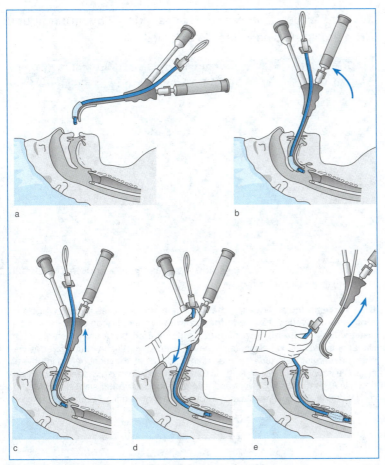

Abb. 7a–e: Anwendung des Bullard-Laryngoskops

Larynxmaske

Die konventionelle Larynxmaske ist auch ein **wichtiger Bestandteil** der Atemwegssicherung bei schwierigem Atemweg.

Intubation über Larynxmaske

Bei erschwerter/unmöglicher Maskenbeatmung und Intubation kann eine Larynxmaske mit **minimalem Aufwand eingelegt** werden. Wenn darüber eine suffiziente Oxygenierung des Patienten gelingt, kann **über** die **Larynxmaske** entweder blind oder fiberoptisch **intubiert** werden. Die Erfolgsrate bei blinder Intubation über eine konventionelle Larynxmaske liegt jedoch nur bei 30–60 %.

Über einen **Mainzer Universaladapter** kann die Beatmung während der fiberoptischen Intubation weitergeführt werden.

Zur Größe der Larynxmaske **passende Tubusgrößen und Bronchoskope** sind in Tabelle 5 dargestellt.

passende Tubusgrößen/ Bronchoskope

Größe der Larynxmaske	Innendurchmesser der Larynxmaske (mm)	Maximal mögliche Tubusgröße
1	5,2	3,5
1,5	6,1	4,0
2	7,0	4,5
2,5	8,4	5,0
3	10,0	6,0
4	10,0	6,0
5	11,5	7,0

Tab. 5: Larynxmasken und Größe der passenden Endotrachealtuben bzw. flexiblen Bronchoskope

Anwendungsmöglichkeiten

i Die **Verwendung einer Larynxmaske** ist mittlerweile **in den meisten Algorithmen** zur Atemwegssicherung **aufgenommen** worden. Benumoff[3] beschreibt in seiner Arbeit **mehrere Anwendungsmöglichkeiten** bei Atemwegsproblemen. Die Larynxmaske kann als Leitschiene für eine fiberoptische Intubation des wachen oder anästhesierten Patienten dienen, die nicht konventionell zu intubieren sind. Sie kann elektiv wie in Notfallsituationen zur Atemwegssicherung bei Patienten in Allgemeinnarkose verwendet werden, und der Autor sieht sie als Methode der ersten Wahl in einer Cannot-intubate-cannot-ventilate-Situation.

Intubationslarynxmaske

Die Intubationslarynxmaske (ILM) kann im Notfall und beim erwarteten schwierigen Atemweg verwendet werden. Sowohl eine blinde als auch eine fiberoptische Intubation sind darüber möglich. Die ILM kann **ab einer Mundöffnung von 2 cm** angewendet werden, und der **Kopf** des Patienten bleibt dabei in **Neutralposition** (HWS-Trauma).

Die **Besonderheiten** der Intubationslarynxmaske sind (Abb. 8):

- **Metallschaft mit Handgriff:** sorgt für eine bessere Führung der ILM und bietet Stabilität während der Intubation
- **Auslassklappe:** ermöglicht Intubation/Bronchoskopie und hebt die Epiglottis an, sobald Tubus oder Fiberoptik diese passieren
- beidseitig angeschrägter **Spiraltubus**: erleichtert die Passage durch die Stimmbandebene
- **veränderte Tubusführung:** Eine Schwelle vor der Auslassklappe lenkt Tubus in Richtung Trachea ab.

Die **Erfolgsquote** bei der **blinden Intubation** wird mit 80–95 % angegeben, allerdings sind meist 2–3 Intubationsversuche notwendig. Oft wird eine fiberoptische Intubation bevorzugt, um eine Traumatisierung der Larynxregion zu vermeiden. Bei Patienten mit **Zenker-Divertikel** ist wegen der erhöhten Perforationsgefahr die **blinde Intubation kontraindiziert**.

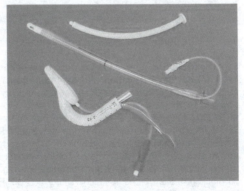

Abb. 8a: Intubationslarynxmaske mit passendem Spiraltubus und ein Silikonplatzhalter, der den Tubus stabilisiert, wenn die ILM entfernt wird

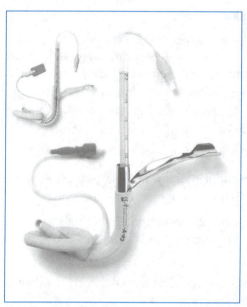

Abb. 8b: Intubationslarynxmaske mit eingeführtem Spiraltubus

Größenwahl

Die **Auswahl der Größe** der Intubationslarynxmaske richtet sich nach Körpergröße und Gewicht des Patienten. Die jeweils passenden Tubengrößen sind in Tab. 6 dargestellt.

Größe	Körpergröße/Gewicht	Maximal mögliche Tubusgröße
3	< 160 cm/30–50 kg	7,0
4	160–180 cm/50–70 kg	7,5
5	> 180 cm/70–100 kg	8,5

Tab. 6: Größenauswahl der Intubationslarynxmaske

Effektivität der Anwendung

i In einer Studie von Agro et al.[1] wird die **Effektivität der Intubationslarynxmaske (ILM) bei der Ventilation und als Intubationshilfe** an 110 Patienten untersucht. Nach Einleitung der Allgemeinnarkose war die ILM bei allen Patienten problemlos uns schnell (< 10 sec) zu platzieren. Eine suffiziente Ventilation war in 95 % (104/110) der Fälle möglich. Eine blinde Intubation wurde 3 min nach Gabe von Relaxanzien (Vecuronium) durchgeführt. Bei Widerständen im Rahmen der Intubation wurden verschiedene, definierte Manöver durchgeführt, um die ILM optimal zu platzieren. In 40 % der Fälle (42/110) war der erste Versuch erfolgreich, bei den restlichen 60 % war ein Korrekturmanöver nötig, um den Tubus endotracheal zu platzieren. Die durchschnittliche Dauer von der Diskonnektion der Beatmung bis zur erfolgreichen Intubation betrug im Mittel 79 sec (12-315 sec). In der Studie waren 6 Patienten mit potenziellen bzw. bekannten Intubationsproblemen eingeschlossen, die alle problemlos über die ILM zu intubieren waren.

Folgende **vorbereitende Maßnahmen** sind nötig: *Vorbereitung*

- Gleitmittel auf Rückseite der ILM und auf dem Spiraltubus auftragen; zur geplanten fiberoptischen Intubation über die ILM s.u. fiberoptische Intubation
- den Cuff der ILM komplett entblocken (Löffelform) und eine Faltenbildung an der Spitze vermeiden, um Widerstände bei der Platzierung zu minimieren
- Der Kopf des Patienten liegt in Neutralposition, ggf. mit einem Tuch unterpolstert.

Platzierung der ILM: *Durchführung*

- Die ILM wird in den Mund eingeführt und gegen den harten Gaumen gedrückt.
- Dann wird die ILM durch eine Kreisbewegung des Handgriffs platziert, wobei der Druck gegen den Gaumen aufrechterhalten wird (Abb. 9a).
- die ILM blocken und mit dem Beatmungsgerät verbinden und eine Lagekontrolle über Auskultation oder Kapnometrie durchführen
- Bei korrekter Lage und suffizienter Ventilation kann die folgende Intubation ohne Zeitdruck erfolgen.

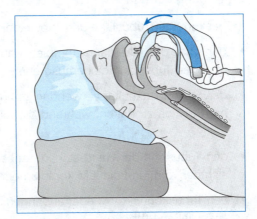

Abb. 9a: Platzierung der ILM

Endotracheale Intubation:

- Den passenden Spiraltubus so einführen, dass die schwarze Längsmarkierung zur Nase zeigt. Eine Markierung zeigt an, wann der Tubus die Auslassklappe passiert (Abb. 9b).

- Den Handgriff der ILM vorsichtig ca. 2–5 mm nach oben ziehen. Dadurch entsteht eine optimale Ausrichtung von Tubusachse und Trachea (Chandy-Manöver; Abb. 9c).

- den Tubus noch etwa 4–5 cm weiter einführen (Abb. 9d)

- den Tubuscuff blocken und eine Lagekontrolle durchführen

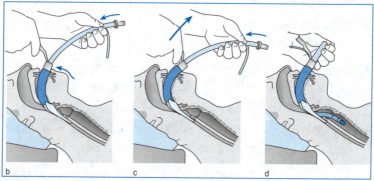

Abb. 9b-d: Endotracheale Intubation

Entfernung der ILM:

- bei korrekter Tubuslage den Tubuskonnektor entfernen

- den Cuff der ILM dann komplett entblocken und die ILM über den Tubus zurück herausdrehen

- den Silikonplatzhalter verwenden, um den Spiraltubus in seiner Position zu halten, während die ILM entfernt wird (Abb. 9e)

- den Tubus mit der Hand sichern, sobald die Auslassklappe sichtbar wird, und die ILM komplett entfernen (Abb. 9f)

- den Tubuskonnektor wieder anbringen und an die Beatmung anschließen (Abb. 9g)

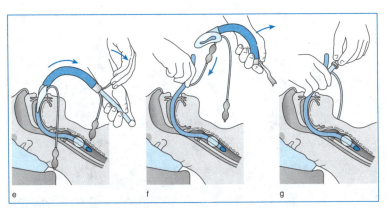

Abb. 9e–g: Entfernung der ILM

Larynxtubus

Der Larynxtubus stellt wie der ösophago-tracheale Kombitubus ein **technisch einfaches Verfahren** dar, das schnell eingesetzt werden kann.

Durch das weiche Silikonmaterial ist die **Gefahr einer Schleimhautschädigung** sehr **gering**. Beim blinden Vorschieben kommt das distale Ende aufgrund der Materialbeschaffenheit im Ösophagus zu liegen.

Der **Aufbau** eines Larynxtubus ist in Abb. 10 dargestellt.

Aufbau

- Im Unterschied zum Kombitubus besitzt der Larynxtubus nur ein Beatmungslumen.
- Beide Cuffs werden simultan mit einer Spritze geblockt.

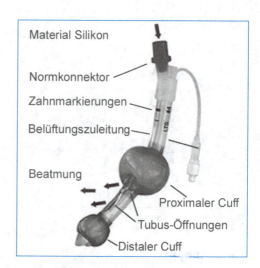

Abb. 10: Aufbau eines Larynxtubus

Bei Blutungen im Rachenbereich oder bei pharyngealen Fremdkörpern ist die Anwendung kontraindiziert.

Größenwahl Der Larynxtubus ist in 6 verschiedenen Größen erhältlich (s. Tab. 7).

Größe	Gewicht
0	< 6 kg
1	6–15 kg
2	15–30 kg
3	30–60 kg
4	50–90 kg
5	> 85 kg

Tab. 7: Auswahl des Larynxtubus

Folgende **vorbereitende Maßnahmen** sind nötig:

Vorbereitung

- Gleitmittel auf den Larynxtubus auftragen
- Kopf bleibt in Neutralstellung

Durchführung

Die Intubation wird folgendermaßen **durchgeführt:**

- Mit Daumen und Zeigefinger wird der Unterkiefer und somit der Zungengrund angehoben.
- Der Larynxtubus wird blind in der Mittellinie an der Rachenwand entlang eingeführt, bis die schwarzen Markierungen zwischen den Schneidezähnen liegen.
- Die Cuffs werden über ein einzelnes Ventil mit den vorgesehenen Mengen geblockt.
- abei entfaltet sich der zuerst der pharyngeale Cuff, wodurch der Tubus positioniert wird, dann entfaltet sich der ösophageale Cuff, wodurch ein relativer Aspirationsschutz entsteht und der Tubus in seiner Position fixiert wird (Abb. 11).
- Lagekontrolle mittels Auskultation oder Kapnometrie

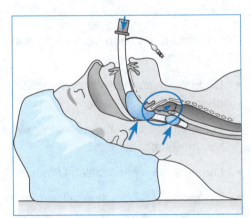

Abb. 11: Geblockter Larynxtubus in korrekter Position. Die Ventilation erfolgt über zwischen den Cuffs gelegene Tubus-Öffnungen.

Ösophago-trachealer Kombitubus

Der Kombitubus ist ein **technisch einfaches Verfahren**, das sich in der Notfallmedizin wie innerklinisch als Möglichkeit zur Atemwegssicherung etabliert hat.

Vor-/Nachteile   Der Kombitubus kann **ab Schneidekantenabstand von 2,5 cm** angewendet werden, eine spezielle Lagerung des Kopfes ist nicht nötig.

Bei bekannten Pathologien des Ösophagus (Varizen) und nach Einnahme von korrosiven Substanzen ist die Anwendung des ösophago-trachealen Kombitubus kontraindiziert (s. Tab. 8).

Vorteile	Kontraindikationen/Nachteile
• keine Vorbereitung/Lichtquelle nötig • blinde Intubation möglich; die Verwendung eines Laryngoskops wird jedoch empfohlen (Schleimhautschäden) • funktioniert in trachealer und ösophagealer Position • minimales Aspirationsrisiko • erlaubt Anwendung hoher Beatmungsdrücke • keine spezielle Lagerung des Kopfes erforderlich	• Patient mit erhaltenen Schutzreflexen (Würge-, Schluck und Beißreflex) • Patient mit Körpergröße < 120 cm • potenziell traumatisierend • Patient mit bekannter Pathologie der Speiseröhre (Varizen, Zenker-Divertikel) • Gefahr der Ösophagusperforation • Patient nach Ingestion korrosiver Substanzen • zentrale Obstruktion der Atemwege

Tab. 8: Vor- und Nachteile des ösophago-trachealen Kombitubus

Aufbau   Der **Aufbau** eines ösophago-trachealen Kombitubus ist in Abb. 12 dargestellt.

- Doppellumentubus mit pharyngealem Lumen (1) und ösophagotrachealem Lumen (2)
- Lumen 1 mit verschlossenem unteren Ende und Perforationen im Rachenbereich
- Lumen 2 mit einer distalen Öffnung
- Ein großer Mundrachenballon dichtet Mund und Nase ab, der distale Ballon dichtet entweder Speise- oder Luftröhre ab.

Der schwierige Atemweg

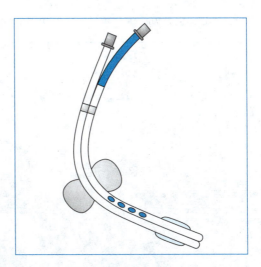

Abb. 12: Querschnitt durch einen Kombitubus

Die **Tubusgröße** wird nach Körpergröße ausgewählt, für Patienten < 120 cm ist kein Modell verfügbar:

- Kombitubus 37F: für Patienten mit einer Körpergröße von 120–165 cm
- Kombitubus 41F: für Patienten mit einer Körpergröße über 165 cm

Größenwahl

i In Übersichtsarbeit von Hrska et al.[13] wird die Anwendung des ösophago-trachealen Kombinationstubus beurteilt. Der Kombitubus hat mittlerweile wegen seiner einfachen Handhabung sowohl prä- als auch innerklinisch einen **festen Platz beim „Difficult-Airway-Management"** eingenommen. Die anästhesiologische bzw. intensivmedizinische **Routineanwendung** wird wegen der potenziell schwerwiegenden Komplikationen und der erhöhten Kosten weiterhin sehr **kontrovers diskutiert**.

Folgende **vorbereitende Maßnahmen** sind nötig:

Vorbereitung

- Der Patient muss tief narkotisiert bzw. bewusstlos sein und darf über keine Schutzreflexe (schlucken, würgen, beißen) verfügen.
- In Notfallsituationen kann der Tubus zwar blind eingelegt werden, zur Vermeidung von Schleimhautschäden sollte jedoch ein Laryngoskop verwendet werden.

Durchführung

Die Intubation wird folgendermaßen **durchgeführt**:

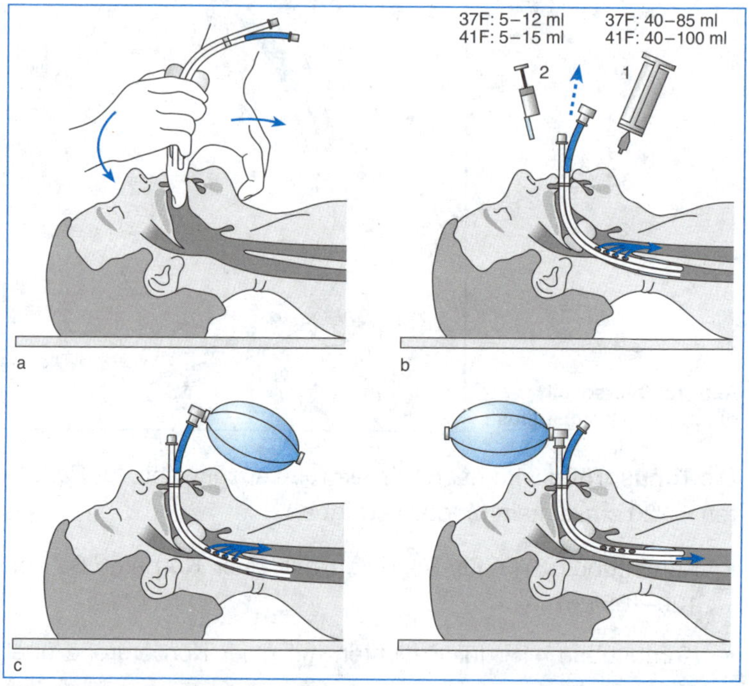

Abb. 13a-c: Intubation mit einem ösophago-trachealen Kombitubus

- Der Kombitubus wird vorsichtig in einer nach unten gekrümmten Bewegung eingeführt.
- Bei blinder Intubation sollten Zunge und Unterkiefer zwischen Daumen und Zeigefinger einer Hand genommen und dabei angehoben werden (Abb. 13a).
- Der Tubus wird so tief eingesetzt, bis die Ringmarken zwischen den Zähnen oder den Alveolarkämmen zu liegen kommen.
- Nicht mit Gewalt einführen!
- Zuerst wird der Mund-Rachen-Cuff mit den angegebenen Volumina geblockt, als zweites der distale Cuff (Abb. 13b).
- Der Kombitubus kann beim Blocken etwas herausgeschoben werden und wird durch die geblockten Cuffs in seiner Position fixiert.

Vorgehen bei **ösophagealer Lage** (Abb. 13c):

ösophageale Lage

- In den meisten Fällen kommt es zu einer ösophagealen Lage, daher sollte zuerst über den pharyngealen Schenkel (blau) ventiliert werden.
- Da Mund, Nase und Speiseröhre durch die Cuffs abgedichtet werden, wird Luft in die Trachea geleitet.
- Nach Lagekontrolle mittels Auskultation oder Kapnometrie kann die Ventilation fortgesetzt werden.
- Über das distale Lumen kann der Magen abgesaugt werden.

Vorgehen bei **trachealer Lage**:

tracheale Lage

- In seltenen Fällen kommt es zu einer trachealen Lage.
- Die Beatmung erfolgt dann über den ösophago-trachealen Schenkel (durchsichtig).
- In diesem Fall kann der Mund-Rachen-Cuff entblockt werden.
- Nach Lagekontrolle mittels Auskultation oder Kapnometrie kann die Ventilation fortgesetzt werden.

Fiberoptische Intubation

Die primäre fiberoptische Intubation unter erhaltener Spontanatmung des Patienten stellt die **Methode der ersten Wahl bei Verdacht auf schwierige Intubation** dar.

Methode der ersten Wahl

Der Patient muss darüber aufgeklärt werden, warum diese spezielle anästhesiologische Technik angewandt werden soll und welche **Vor- und Nachteile** (Tab. 9) dieses Verfahren bietet.

Vor-/Nachteile

Vorteile	Nachteile/Komplikationen
• hohe Patientensicherheit durch erhaltene Spontanatmung und Schutzreflexe • hohe Erfolgsrate • Arbeiten unter Sicht • wenig traumatisierend	• nicht für kleine Tubusdurchmesser geeignet und fehlende Absaugmöglichkeit bei dünnen Bronchoskopen • kardiovaskuläre Nebenwirkungen • Sichtbehinderung durch Beschlagen des Bronchoskops, Sekret oder Blut • Hypoxie • Exazerbation eines Stridors/Dyspnoe durch Manipulation an den oberen Atemwegen

Tab. 9: Vor- und Nachteile der fiberoptischen Wachintubation

Spontanatmung erhalten

Die **suffiziente Spontanatmung** des Patienten stellt den **größten Sicherheitsfaktor** bei der Anwendung dieses Verfahrens dar und ist daher unbedingt zu erhalten. Daher sollte die Gabe von Sedativa bei Patienten mit bereits beeinträchtigter Spontanatmung (Stridor) ebenso wie die Gabe von Muskelrelaxanzien genau abgewogen werden.

Größenwahl

Die **Auswahl des Bronchoskops** richtet sich in erster Linie nach den Verhältnissen des Patienten und dem geplanten Eingriff. Eine freie Passage durch Nase, Pharynx und Glottis ist Voraussetzung für eine fiberoptische Intubation, da höhergradige Stenosen mit dem Bronchoskop nicht überwunden werden können.

Die verfügbaren **Tubusgrößen** für verschiedene Bronchoskopdurchmesser sind in Tab. 10 dargestellt.

Außendurchmesser des Bronchoskops (mm)	Tubusinnendurchmesser (mm)
5,0	6,0–7,5
4,0	4,5–6,0
3,0	4,0–5,0
2,0	2,5–4,0

Tab. 10: Bronchoskop- und Tubusgrößen

Analgosedierung

Generell ist eine **milde Analgosedierung** des Patienten im Rahmen der fiberoptischen Intubation möglich bzw. erforderlich, allerdings darf sie nicht zu einer Einschränkung der suffizienten Spontanatmung führen. Eine **ausgiebige Präoxygenierung und Denitrogenisierung** des Patienten ist unbedingt erforderlich. Während der fiberoptischen Intubation sollte eine **Sauerstoffzufuhr über** eine **Nasensonde** erfolgen oder eine Endoskopie-Maske bzw. ein Mainzer Adapter (s.u. Hilfsmittel) verwendet werden und eine kontinuierliche **pulsoxymetrische Überwachung** gewährleistet sein.

keine Beeinträchtigung der Spontanatmung!

Verschiedene **Sedierungsmöglichkeiten** sind in Tab. 11 dargestellt, die verwendeten Medikamente sollten jedoch individuell an den Patienten angepasst werden.

Sedierung

Eine alleinige Sedierung mit Midazolam und Remifentanil ist möglich, in aller Regel empfiehlt sich jedoch eine Analgosedierung mit einer **Kombination aus Midazolam und Fentanyl oder (S)-Ketamin oder Remifentanil**.

Medikament	Besonderheiten
Midazolam 0,01–0,1 mg/kg KG i.v.	• starke Dosisschwankungen • gute Amnesie
Fentanyl 0,05–1,5 µg/kg KG i.v.	• starke Atemdepression • laryngeale Reflexdämpfung
(S)-Ketamin 0,1–0,25 mg/kg KG	• Hypersalivation möglich, daher ggf. Gabe von Atropin (0,01 mg/kg KG) erforderlich
Remifentanil 0,01–0,1 µg/kg KG/min iv.	• Bradykardie • starke Atemdepression

Tab. 11: Sedativa/Analgetika bei fiberoptischer Intubation

Schleimhautanästhesie

Eine sorgfältige Schleimhautanästhesie **verhindert** einerseits **Schmerzen** bei der Passage von Bronchoskop und Tubus, andererseits wird durch den Zusatz von Vasokonstriktoren das **Auftreten von Blutungen reduziert**. Es ist eine Anästhesie der Nasen- und der Rachenschleimhaut sowie der supra- und infraglottischen Region nötig.

Applikation

Die **Anästhesie der Nasenschleimhaut** kann entweder mit Oxymetazolin-Nasentropfen oder einer Kombination von Lidocain und Phenylephrin durchgeführt werden. Von einer lokalen Kokainapplikation sollte angesichts der kardiovaskulären Nebenwirkungen abgesehen werden.

Zur **Rachenschleimhautanästhesie** hat sich die Applikation von Lidocainspray über einen Sprühaufsatz bewährt. Über den Arbeitskanal kann eine lokale Applikation unter Sicht erfolgen.

Die **Anästhesie der Glottisregion und der Stimmbänder** erfolgt ebenfalls unter Sicht über den Arbeitskanal oder durch einen darüber eingebrachten Periduralkatheter. Es ist auch eine transkrikoidale Applikation von 2–3 ml Lidocain durch das Lig. Conicum möglich.

Hilfsmittel

Mainzer Adapter Endoskopie-Gesichtsmaske

- **Mainzer Universaladapter:** Er wird zwischen Y-Stück und Gesichtsmaske angebracht und ermöglicht durch eine verschließbare Seitenöffnung die fiberoptische Intubation ohne Unterbrechung der Beatmung.

- **Endoskopie-Gesichtsmaske:** Über eine verschließbare Öffnung mit Membran kann die fiberoptische Intubation ohne Unterbrechung der Beatmung durchgeführt werden.

Guedel-Tuben

- **Guedel-Tuben:** Bei oralen fiberoptischen Intubationen wird durch die Einlage spezieller Guedel-Tuben (geschlitzt, rundes Lumen) die Passage über den Zungengrund gebahnt.

Bei allen genannten Hilfsmitteln muss der **Tubuskonnektor entfernt werden**, da er meist nicht durch die Öffnung der Instrumente passt.

Folgende vorbereitende Maßnahmen sind vorzunehmen: *Vorbereitung*

- Gleitmittel mit einer sterilen Kompresse auf Bronchoskop und Tubus auftragen (Lidocain-Creme, Gleitcreme)
- den Tubuscuff vollständig entlüften, um Gewebsschädigungen zu vermeiden
- Den Tubus dann über das Bronchoskop schieben und am Griff fixieren. Die Fixierung sollte wieder einfach zu lösen sein, um eine Dislokation der Bronchoskopspitze zu vermeiden.
- Anti-Beschlagmittel auf die Bronchoskopoptik auftragen
- Bei geplanter oraler Intubation sollte ein Beißschutz verwendet werden. Der Tubuskonnektor muss in diesem Fall entfernt werden, da er nicht durch die Öffnung des Beißschutzes passt.

Die fiberoptische Intubation wird folgendermaßen durchgeführt (s. Abb. 14a + b): *Durchführung*

- Bei nasaler fiberoptischer Intubation erfolgt der Zugang über das weitere Nasenloch.
- nasales/orales Einführen des Bronchoskops vom Kopfende oder von der Seite des Patienten
- weiteres Vorschieben des Bronchoskops nur unter Sicht durchführen, um eine Traumatisierung der Schleimhäute zu vermeiden
- Einstellung der Stimmbandebene und lokale Applikation von Lokalanästhetikum (2–5 ml Lidocain 2 %) unter Sicht über den Arbeitskanal oder durch einen darüber eingebrachten Periduralkatheter
- Regelmäßiges Absaugen über den Arbeitskanal oder über einen oralen Absaugkatheter verhindert eine Verlegung der Optik mit Sekret oder Blut.
- vorsichtige Passage der Stimmbandebene, um Husten und Würgen des Patienten zu vermeiden
- das Bronchoskop weit genug in die Trachea vorschieben, um eine Disslokation beim Vorschieben des Tubus zu verhindern

- Platzierung des Tubus, ggf. unter vorsichtigen Drehbewegungen
- fiberoptische Lagekontrolle (Abstand Tubusspitze – Carina) und Fixierung des Tubus

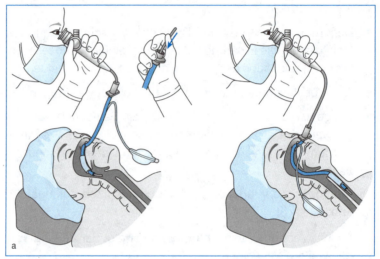

Abb. 14a: Nasale fiberoptische Intubation

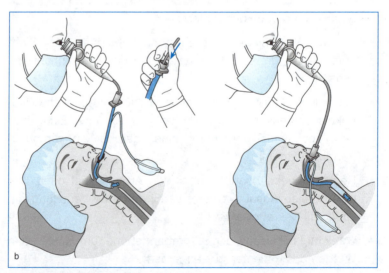

Abb. 14b: Orale fiberoptische Intubation

i Die fiberoptische Intubation zur Bewältigung der schwierigen Intubation wird in den meisten Fällen an wachen, sedierten Patienten durchgeführt. Ziel der vorliegenden prospektiven Studie war es, die **Kombination von Propofol und Remifentanil als Analgosedierung zur bronchoskopischen Intubation** zu überprüfen.

Bei 40 Patienten mit vorhersehbar schwierigen Intubationsverhältnissen war die primäre bronchoskopische Intubation geplant. Nach Oberflächenanästhesie des Nasopharyngealraums mit Lidocain wurde neben der Applikation von Sauerstoff eine nasale Kapnographie zur Überwachung der Ventilation angeschlossen. Danach wurden die Infusionen mit Remifentanil (0,05 µg/kg/min) und Propofol (2 mg/kg/h) gestartet. Bei ersten Zeichen der Ermüdung erfolgte die nasale bronchoskopische Intubation. Die Analgosedierung wurde während der Intubation klinisch und kapnographisch gesteuert, die Remifentanildosierung bei Bedarf adaptiert. **Alle Patienten** mit teilweise schwersten anatomischen Veränderungen der oberen Atemwege konnten **problemlos bronchoskopisch intubiert** werden.

Die nasale Kapnographie ermöglichte bei allen Patienten während des gesamten Bronchoskopiemanövers die Überwachung der Ventilation. Eine beginnende Hypoventilation konnte so in 6 Fällen rechtzeitig erkannt und durch alleinige Reduktion der Remifentanilinfusion therapiert werden. Kein Patient wurde während der bronchoskopischen Intubation hypoxisch oder hyperkapnisch. Blutdruck und Herzfrequenz schwankten nur bei einem von 40 Patienten um mehr als 30 % vom Ausgangswert (37 % Blutdruckanstieg). 35 Patienten zeigten während der Intubation eine gute bis sehr gute Sedierung, Husten trat bei 5 Patienten auf. Bei 37 von 40 Patienten bestand keine Erinnerung an die Intubation.

Die gewählte Kombination von Remifentanil (0,05 µg/kg/min) und Propofol (2 mg/kg/h) erwies sich als **sicheres Sedierungsverfahren zur fiberoptischen Intubation**. Die Überwachung der Ventilation durch nasale Kapnographie und der Oxygenierung durch Pulsoxymetrie gewährleistet hierbei eine ausreichende Patientensicherheit.[17]

Analgosedierung zur fiberoptischen Intubation

Intubations-Fiberskop nach Bonfils

Das Bonfils-Fiberskop wird v.a. **bei unerwarteten Intubationsproblemen** verwendet.

Eine **ausreichende Mundöffnung und HWS-Beweglichkeit** sind Voraussetzungen für die Anwendung dieses Verfahrens.

Es ist schnell einsetzbar und ermöglicht unter Verwendung eines Laryngoskops eine Tubusplatzierung unter Sicht, wobei das Fiberskop als Führungsstab dient (Abb. 15).

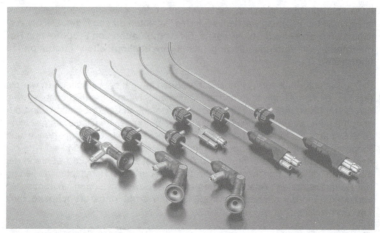
Abb. 15: Intubations-Fiberskop nach Bonfils

Cave: Traumatisierung

Zwar können mit dem Fiberskop auch Stenosen überwunden werden, allerdings besteht durch die starre Optik ein **erhöhtes Traumatisierungsrisiko**.

Vorbereitung

Folgende **vorbereitende Maßnahmen** sind durchzuführen:

- Gleitmittel auf Fiberskop und Tubus auftragen (Creme, Silikonöl)
- Laryngoskop mit Macintosh-Spatel bereitstellen
- Kopf in einer Kopfschale oder mit einem Tuch unterpolstert lagern (verbesserte Jackson-Position)
- Tubus (ID > 7 mm) über Fiberskop schieben und am Griff fixieren
- Anti-Beschlagmittel auf die Fiberskopoptik auftragen

Durchführung

Die Intubation wird folgendermaßen **durchgeführt**:

- mit dem Laryngoskop Zungengrund/Epiglottisdeckel anheben
- Das Fiberskop wird retromolar eingeführt und unter Sicht in Richtung Larynx vorgeschoben. Die angewinkelte Spitze erleichtert die Einstellung der Stimmbandebene.

Der schwierige Atemweg S. 267

- Das Fiberskop wird vorsichtig in der Trachea platziert und anschließend der Tubus, wobei das Fiberskop als Führungsstab dient.

- Tubusfixierung und Lagekontrolle über Auskultation oder Kapnometrie

Intubations-Tracheoskop (Notrohr)

Das Intubations-Tracheoskop stellt eine **Kombination aus starrem Bronchoskop und Laryngoskop** dar und kann bei Notfallsituationen eingesetzt werden.

nur in Notfallsituationen indiziert!

Es ermöglicht die **Überwindung von hohen Gewebswiderständen** und wird durch stärkere Blutungen weniger beeinträchtigt als andere Optiken.

Eine ausreichende Mundöffnung, eine passierbare Mundhöhle und eine überstreckbare Halswirbelsäule sind Voraussetzungen für die Anwendung dieses Verfahrens.

Wegen der **ausgeprägten Gewebetraumatisierung** sollte dieses Verfahren **nur von erfahrenen Kollegen angewendet** werden.

hohe Traumatisierungsgefahr

Folgende **vorbereitende Maßnahmen** sind durchzuführen:

Vorbereitung

- Kopf des Patienten maximal überstrecken

- Der starre Bronchoskopspatel ist in verschiedenen Rohrlängen verfügbar und daher auch für den Einsatz im Kindesalter geeignet.

- Der Batteriehandgriff wird mit dem Bronchoskopspatel konnektiert.

- Über einen seitlichen Anschluss kann Sauerstoff appliziert oder eine Jet-Ventilation durchgeführt werden, und über einen großlumigen Arbeitskanal können auch große Mengen Sekret abgesaugt werden.

Die Intubation wird folgendermaßen **durchgeführt**:

Durchführung

- Das Intubations-Tracheoskop wird vom Kopfende seitlich in die Mundhöhle eingeführt.

- Weiteres Vorschieben in Richtung Larynx erfolgt unter Sicht.
- Um die Stimmbandebene einstellen und passieren zu können, muss das Tracheoskop fast parallel zur Patientenunterlage geführt werden.
- Beim Absenken des Tracheoskops sollte eine Hebelbewegung an den Schneidezähnen des Oberkiefers vermieden werden (Abb. 16).

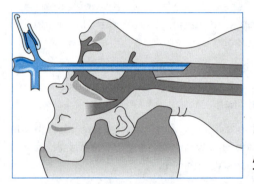

Abb. 16: Intubations-Tracheoskop (Notrohr)

- Über den großlumigen Arbeitskanal können Instrumente (Fasszange/Sauger) eingesetzt oder ein Bougie-/Führungsstab zur orotrachealen Intubation eingelegt werden.
- endotracheale Intubation oder Schaffung eines alternativen Atemwegs mit passagerer Ventilation über das Tracheoskop

Koniotomie

in Notfallsituationen bei Versagen aller Alternativen

Bei kompletter Verlegung der oberen Atemwege und Versagen aller Alternativen **(cannot ventilate, cannot intubate)** stellt die Koniotomie (perkutane Punktion oder offen chirurgisch) die **Ultima Ratio** im Bereich der Atemwegssicherung dar. Die möglichen **Komplikationen** dieses Verfahrens sind in einer lebensbedrohlichen Situation vertretbar (s. Tab. 12).

Da invasive Methoden nur sehr selten im innerklinischen Alltag zum Einsatz kommen, sollten gerade diese **Techniken regelmäßig erlernt und geübt werden**.

Eine Koniotomie stellt nur eine **temporäre Maßnahme** dar und sollte baldmöglichst durch ein anderes Verfahren ersetzt werden (plastische Tracheotomie, Endotrachealtubus).

temporäre Maßnahme

Vorteile	Nachteile

• schnell durchführbar (< 90 sec)
• nur minimales Instrumentarium nötig bzw. Punktion mit Fertigset möglich
• einfache Technik
	• hohe Komplikationsrate (bis zu 30 %)
	• meist mangelnde Übung
	• Komplikationen:
	  – Verletzung von umgebenden Strukturen
	  – Perforation der Trachealhinterwand
	  – Kehlkopf- oder Stimmbandschäden

Tab.12: Vor- und Nachteile der Koniotomie

Folgende **vorbereitende Maßnahmen** sind durchzuführen:

Vorbereitung

- den Kopf des Patienten maximal reklinieren und die Schultern unterpolstern
- Als Leitstruktur wird das Ligamentum cricothyroideum identifiziert. Nur bei eindeutiger Identifikation kann die perkutane Punktion durchgeführt werden. In allen anderen Fällen muss die Tubuseinlage offen chirurgisch erfolgen.

offene chirurgische Koniotomie

- Zur **offenen Koniotomie** sind nötig:
  - Skalpell
  - stumpfer Spreizer/Klemme
  - dünner Endotrachealtubus (ID: 4,0–6,0)
- Die **Fertigsets** für die **perkutane Punktionskoniotomie** sind in einer Größe für Kinder (ID 2 mm) und Erwachsene (ID 4 mm) verfügbar und sofort einsatzbereit. Der **Inhalt eines Fertigsets** (Abb. 17) besteht aus:
  - Punktionskanüle mit Aspirationsspritze
  - Hautmesser
  - Fixierband
  - Beatmungsadapter

perkutane Punktion mit Fertigset

perkutane Punktion mit Kanüle

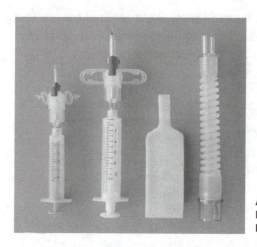

Abb. 17: Quick-Trach-Punktionsset für Erwachsene und Kinder

Durchführung
- Im Notfall kann die Punktion auch mit einer **großlumigen Venenverweilkanüle** erfolgen (Erwachsene: 13–14G, Kinder 14–18G). Mittlerweile sind auch spezielle Punktionskanülen erhältlich, die durch eine Armierung eine höhere Stabilität gewährleisten.

Die **offene chrirurgische Koniotomie** wird folgendermaßen **durchgeführt:**

offene chirurgische Koniotomie
- mediane Längsinzision der Haut über dem Schildknorpelunterrand
- stumpfe Präparation des Halsweichteilgewebes, bis das Lig. cricothyroideum identifizierbar ist
- mit dem Skalpell eine ca. 1 cm breite Querinzision des Lig. cricothyroideum durchführen und dann stumpf (Spreizer, Klemme) aufdehnen (s. Abb.18).

Der schwierige Atemweg

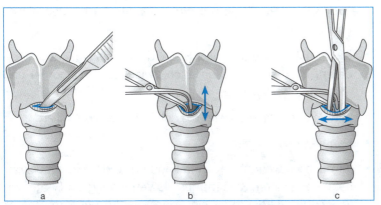

Abb. 18: Inzision und Dilatation des Lig. cricothyroideum

- Einlage und Blocken eines dünnen Endotrachealtubus (ID: 4–6 mm)
- nach Tubusfixierung Anschluss an die Beatmung

Die **perkutane Koniotomie mit Fertigset** wird folgendermaßen durchgeführt:

perkutane Koniotomie mit Fertigset

- Die Punktion sollte wenn möglich vom Kopfende her ausgeführt werden.
- mit dem Hautmesser eine kleine Längsinzision der Haut über dem Lig. cricothyroideum durchführen, um einen starken Widerstandsverlust bei Durchstehen der Haut zu vermeiden
- Die perkutane Punktion des Lig. conicum wird mit einer senkrechten Stichrichtung durchgeführt, wobei die zweite Hand den Kehlkopf fixiert und ein laterales Abweichen verhindert. Ein Abstandhalter begrenzt die Einstichtiefe und verhindert eine Perforation der Trachealhinterwand.
- Nach Lagekontrolle durch Luftaspiration werden die Punktionskanüle aus Stahl und der Abstandhalter entfernt.
- Die Beatmungskanüle aus Kunststoff wird nun bis zum Anschlag eingeführt und fixiert.
- Um eine Dislokation durch direkte Manipulation zu vermeiden, sollte der Beatmungsadapter verwendet werden.

perkutane Punktion mit Kanüle

Die **perkutane Punktion mit einer Kanüle** wird folgendermaßen durchgeführt:

- Die Punktion erfolgt in aller Regel durch das Lig. cricothyroideum, in Ausnahmefällen auch zwischen Ringknorpel und erster Trachealspange.
- Mittels Luftaspiration wird die richtige Lage kontrolliert.
- Kanüle sicher fixieren
- Je nach verwendeter Kanüle kann entweder ein Tubuskonnektor von einem Kindertubus als Verbindung zur Beatmung verwendet werden oder ein Adapter aus einer 2-ml-Spritze und einem Tubuskonnektor eines großlumigen Tubus.
- Alternativ ist auch die transtracheale Jet-Ventilation möglich. Spezielle Adapter erlauben eine manuell kontrollierte Jet-Ventilation.
- Die oberen Atemwege dürfen nicht komplett verlegt sein. Gerade bei der Jet-Ventilation kann es durch hohe Gasflüsse bei fehlender Exspirationsmöglichkeit zu einer massiven Lungenüberblähung kommen.

Vergleich perkutane/offene Koniotomie

i In einer Studie von Mutzebauer et al.[15] wurde die **perkutane Punktionskoniotomie mit dem offenen chirurgischen Zugang verglichen**. Im Rahmen einer Weiterbildungsveranstaltung führten eine von zwei Probandengruppen, bestehend aus 18 anästhesiologischen Weiterbildungsassistenten und 2 Medizinstudenten, am unfixierten Leichenpräparat in einer Notfallsimulation eine Koniotomie in chirurgisch-anatomischer Präpariertechnik durch. In der zweiten Gruppe mit anästhesiologisch erfahreneren Testpersonen ging der „blind" durchgeführten Präparation eine Punktionskoniotomie voraus. Der Zeitbedarf jeder Maßnahme und die entstandenen Komplikationen wurden analysiert.

In Gruppe 1 wurden zwischen 75 sec und 280 sec (Median 180 sec), in der zweiten Gruppe zwischen 53 sec und 255 sec (Median 73 sec) benötigt. „Blutungskomplikationen" wurden bei chirurgisch-anatomischer Präpariertechnik in 40 % (Gruppe 1) und 30 % der Fälle (Gruppe 2) beobachtet. Knorpelstrukturen wurden in 20 % bzw. 30 % verletzt. Das Punktionsverfahren in Gruppe 2 dauerte 10–36 sec (Median 25 sec). Es gelangen 70 % der Punktionen ohne Komplikationen. Die **Punktionskoniotomie** ist ein Verfahren, das **in der Notfallsituation als Erstmaßnahme** eingesetzt werden bzw. eine **Überbrückungsmaßnahme vor der chirurgisch-anatomisch durchgeführten Koniotomie** darstellen kann.

Extubation bei bekanntem schwierigem Atemweg

Bei geplanter Extubation eines Patienten mit schwierigem Atemweg sind die **gleichen Vorbereitungen** zu treffen **wie bei** der **Intubation**. Die Instrumente, die zur Atemwegssicherung eingesetzt wurden, müssen einsatzbereit sein.

Vorbereitungen wie bei Intubation

Durch Manipulation im Bereich der oberen Atemwege (Operation, traumatische Intubation) kann es zu **lokalen Schwellungen/Einblutungen** kommen. Bei Verdacht auf Atemwegsverlegung sollte eine Kontrollinspektion (laryngoskopisch oder fiberoptisch) durchgeführt werden.

Die Vernebelung von Medikamenten (Epinephrin) und die intravenöse Kortikoidgabe (100 mg Hydrocortison, 100 mg Prednisolon) zur Ödemprophylaxe wird kontrovers diskutiert. **Im Zweifelsfall** sollte die Indikation zur **kontrollierten Nachbeatmung** großzügig gestellt werden.

Medikamente

Zum Zeitpunkt der Extubation sollte der Patient **wach** sein und über kräftige **Schutzreflexe** verfügen.

Durch den Überhang von Medikamenten (Relaxanzien, Sedativa) kann es zu einem Tonusverlust der Hals- und Gesichtsmuskulatur mit Atemwegsverlegung kommen.

Vor allem bei Kindern kommt es nach Extubation durch einen Laryngospasmus häufig zu einer lebensbedrohlichen Situation.

Einen Algorithmus für die Extubation bietet Abb. 19 dargestellt.

Algorithmus zur Extubation

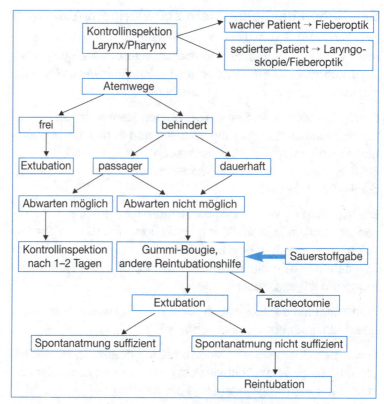

Abb. 19: Extubation bei bekanntem schwierigem Atemweg

9 Monitoring

9/1 Hämodynamisches Monitoring

Benzing A

Ziel des hämodynamischen Monitorings ist die frühzeitige Erkennung intraoperativer kardiovaskulärer Störungen, um durch geeignete Interventionen die Perfusion aller Organe aufrechtzuerhalten.

Ziel

i Es gibt nur **wenige** kontrollierte, randomisierte klinische **Studien**, in denen der Nutzen einzelner hämodynamischer Überwachungsmethoden überprüft wurde.[2,6,10,11,12] Für die meisten hämodynamischen Überwachungsmethoden verbieten sich solche Studien aus ethischen Gründen.

Monitoringverfahren

Zum hämodynamischen **Standardmonitoring** gehören:

- Elektrokardiogramm
- nicht-invasive Blutdruckmessung
- Kapnographie
- bei Kindern ein präkordiales Stethoskop (s. Allgemeiner Teil, Kap. 18/12 „Früh- und Neugeborene und Kinder")

Standardmonitoring

Das **erweiterte** hämodynamische **Monitoring** umfasst:

- Invasive arterielle Druckmessung
- Messung des zentralen Venendrucks
- Diurese (über Blasenkatheter)

erweitertes Monitoring

Bei kardial schwer vorerkrankten Patienten können zur intraoperativen hämodynamischen Überwachung zusätzlich herangezogen werden:

- ein Pulmonalarterienkatheter
- eine transösophageale Echokardiographie (s. Kap. 9/1.1 „Transösophageale Echokardiographie")
- eine Schlagvolumenmessung mit einer ösophagealen Doppler-Sonde

optionale Überwachungsmethoden

EKG

Das Elektrokardiogramm wird mit **Klebe-Elektroden** abgeleitet. Eine Vielzahl von Informationen kann daraus gewonnen werden:

- Herzfrequenz (Bradykardie, Tachykardie, Asystolie)
- Herzrhythmus
- Rhythmusstörungen
- Myokardischämie
- Myokardinfarkt
- Veränderungen durch Hyperkaliämie, Hypokaliämie, Hyperkalzämie, Hypokalzämie

intraoperative EKG-Ableitung

Am häufigsten wird **intraoperativ** die **EKG-Ableitung II** (nach Einthoven) eingesetzt. Dabei wird die Spannungsdifferenz zwischen dem rechten Arm und dem linken Bein (linke Flanke) gemessen. Projektionsbedingt bilden sich in dieser Ableitung die Vorhöfe gut ab, sodass Störungen des Herzrhythmus (z.B. eine supraventrikuläre Arrhythmie) in der Regel gut erkannt werden.

EKG bei KHK-Patienten

Zur Detektierung einer **Myokardischämie** bei Patienten mit KHK wird meist eine modifizierte V_4- oder V_5-Ableitung (i.e. die Positionierung einer Elektrode auf Position V_4 oder V_5) verwendet, weil damit Vorderwandischämien am besten erkannt werden können.[8,9] Vorderwandischämien machen den größten Teil der perioperativen Myokardischämien aus.

Blutdruckmessung

Nicht-invasive Blutdruckmessung

Die nicht-invasive Blutdruckmessung wird in der Regel an einem **Oberarm** durchgeführt. Wenn an den Armen nicht gemessen werden kann, kann der Blutdruck auch an Ober- oder Unterschenkel gemessen werden.

Manschettenbreite

In allen Fällen muss auf die **korrekte Manschettenbreite** geachtet werden. Sie soll $2/3$ **der Länge des Oberarms** bzw. Ober- oder Unterschenkels betragen. Bei zu schmaler Manschette werden falsch-hohe, bei zu breiter Manschette falsch-niedrige Blutdruckwerte gemessen.

Monitoring

Hämodynamisches Monitoring

ⓘ Normalerweise werden zur nicht-invasiven Blutdruckmessung **automatische Blutdruckmessgeräte** verwendet. Sie messen den systolischen, diastolischen und mittleren arteriellen Blutdruck. Die Blutdruckmanschette wird automatisch in vorwählbaren Intervallen aufgepumpt, die Pulsationen werden mit verschiedenartigen Sensoren, z.B. Oszillometrie und elektrischer Auskultation, detektiert. An den Geräten können Alarmgrenzen eingestellt werden; bei Unter- oder Überschreiten der Grenzwerte wird ein akustischer Alarm ausgelöst.

Invasive Blutdruckmessung

Für eine invasive arterielle Blutdruckmessung bestehen die folgenden **Indikationen:** — Indikationen

- Eingriffe mit Herz-Lungen-Maschine
- Eingriffe mit Ein-Lungen-Ventilation
- Phäochromozytom
- Karotischirurgie
- Operationen an der Aorta
- intrakranielle Eingriffe
- relevante kardiovaskuläre Ko-Morbidität (Carotisstenosen, Vitien, Kardiomyopathie)
- Eingriffe, die einen großen Blutverlust erwarten lassen
- Unmöglichkeit der nicht-invasiven Blutdruckmessung (z.B. bei Patienten nach Amputationen)

Vorteile der invasiven Blutdruckmessung durch arterielle Kanülierung gegenüber der nicht-invasiven sind: — Vorteile arterieller Kanülierung

- die genaue Messung des arteriellen Drucks Herzschlag für Herzschlag
- sofortiges Erkennen von Blutdruckschwankungen
- die indirekte Beurteilung des Volumenstatus („Swing" bei Hypovolämie)
- bestehender Zugang für arterielle Blutentnahmen (Blutgasanalyse, Säure-Basen-Status)

Komplikationen **Komplikationen** der arteriellen Kanülierung sind können sein:

- Hämatome mit Druck auf die umgebenden Strukturen (z.B. N. medianus)
- Nervenschäden (v.a. bei Punktion der A. axillaris)
- Aneurysmabildung
- AV-Fistel (v.a. bei Punktion der A. femoralis)
- Blutung
- Infektion
- Ischämie distal
- arterielle Embolie
- Fehlinjektionen mit Nekrosen im nachgeschalteten Stromgebiet

Lokalisation **Mögliche Punktionsorte** für eine arterielle Kanülierung sind:

- A. radialis
- A. ulnaris
- A. femoralis
- A. dorsalis pedis
- A. axillaris

i Nach **Fehlpunktion einer A. radialis** darf die gleichseitige A. ulnaris wegen der Gefahr der Ischämie nicht punktiert werden.
Da die A. brachialis eine Endarterie mit relativ kleinem Durchmesser ist, erachten wir das **Risiko einer Unterarm-Ischämie** als relativ groß und empfehlen, diese Arterie nicht zur invasiven Blutdruckmessung zu kanülieren.

Allen-Test Vor der Kanülierung der A. radialis wird empfohlen, einen **Allen-Test** durchzuführen.

i Beim **Allen-Test** wird der Blutfluss durch die A. ulnaris klinisch geprüft. Der Untersucher komprimiert die A. radialis und die A. ulnaris. Der Patient erzeugt durch mehrfaches Öffnen und Schließen der Faust eine Blutleere in der Hand. Anschließend wird nach dem Freigeben der A. ulnaris geprüft, wie lange es dauert, bis die Hand wieder rosig wird. Eine Zeit von mehr als 10 sec deutet auf einen erheblich reduzierten Blutfluss in der A. ulnaris hin – in der Regel durch eine Hypoplasie des Gefäßes bedingt. In dieser Situation sollten weder A. radialis noch A. ulnaris punktiert werden. In einem kleinen Teil der Fälle (ca. 5 %) führt der Allen-Test zu einem falsch-negativen Ergebnis

Technik der Kanülierung

Die arterielle Kanülierung kann mit **Seldinger-Technik** (Abb. 1) oder durch **direkte Punktion** mit einer Verweilkanüle erfolgen. Bei zu erwartender schwieriger Punktion empfiehlt sich die Seldinger-Technik. Beim Erwachsenen werden in der Regel **20G-Kanülen** verwendet, für Kinder s. Allgemeiner Teil, Kap. 18/12 „Früh- und Neugeborene und Kinder".

Technik

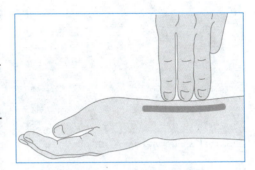

Abb. 1a: Die Hand wird etwas überstreckt gelagert und fixiert. Die A. radialis wird durch Palpation identifiziert. In schwierigen Situationen kann zur genauen Lokalisation einer Arterie ein Doppler zuhilfe genommen werden.

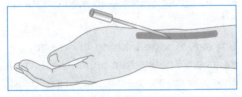

Abb. 1b: Die Arterie wird mit einer Stahl-Kanüle in einem Winkel von ca. 30° zur Haut punktiert.

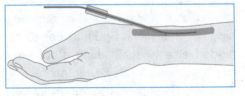

Abb. 1c: Der Seldinger-Draht weit in die Arterie vorgeschoben. Das Vorschieben des Seldinger-Drahtes muss leicht, ohne Widerstand möglich sein.

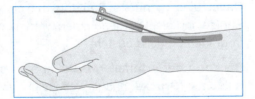

Abb. 1d: Nach Entfernen der Punktionskanüle wird die Kunststoff-Verweilkanüle in die Arterie eingebracht und fixiert (s.a. Abb. 1e)

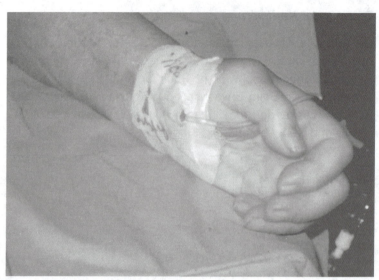

Abb. 1e: Kanülierung der A. radialis

Ein entsprechendes Vorgehen gilt für die Punktion aller anderen Arterien.

Um eine **Koagelbildung** in oder an der Kanüle **zu vermeiden**, muss ein **Spülsystem** angebracht werden. Bei den handelsüblichen Spülsystemen wird die Spüllösung (0,9 % NaCl) in einem Druckbeutel mit 300 Torr unter Druck gesetzt. Ein vorne am Druckwandler oder in Kanülennähe angebrachtes Ventil bewirkt eine kontinuierliche **Spülung der Kanüle mit 3 ml/h**. Dies verhindert eine Koagelbildung, führt aber nicht zur Verfälschung der Messung. Nach Blutentnahmen kann das System durch manuelle Betätigung des Ventils freigespült werden.

Cave: Eine **manuelle Spülung** mit einer flüssigkeitsgefüllten Spritze darf nicht vorgenommen werden, da die Gefahr einer retrograden Embolie besteht.

Messort

Die **Form der arteriellen Druckkurve** und die **Höhe des systolischen Drucks** hängt wesentlich vom Ort der invasiven Druckmessung ab (Abb. 2). Je herzferner gemessen wird, desto höher ist der systolische Druck und desto schmaler wird die Druckkurve (Windkessel und Pulswelle). Der arterielle Mitteldruck nimmt von der Aorta bis zur A. dorsalis pedis geringfügig ab.

Hämodynamisches Monitoring

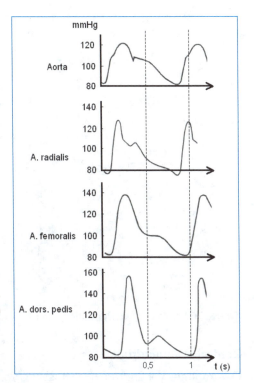

Beachte, dass der systolische Druck mit zunehmender Entfernung vom Herzen ansteigt.

Abb. 2: Arterielle Druckkurve in Abhängigkeit vom Messort

Die häufigsten **Fehlerquellen** bei der arteriellen Druckmessung sind:

- falsche Höhe des Druckwandlers (sollte auf Herzhöhe liegen!)
- fehlender Nullabgleich gegen den Atmosphärendruck
- Dämpfung der Kurve (Luftblasen im System, Knickung)

Kapnographie

Die Kapnographie ist nicht nur Bestandteil des respiratorischen Monitorings, sondern auch ein sehr sensitiver Bestandteil der hämodynamischen Überwachung. Wenn bei konstant eingestellter Beatmung das Herzzeitvolumen, beispielsweise durch eine intraoperative Blutung, abfällt, nimmt die Totraumventilation zu und die endexspiratorische CO_2-Konzentration fällt ab (Abb. 3). Der **arterielle CO_2-Partialdruck** steigt an.

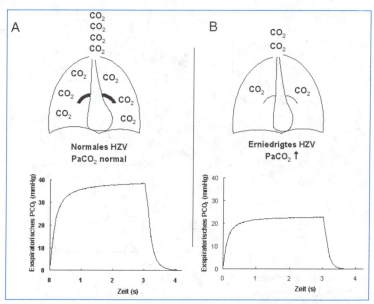

Abb. 3: Endtidale CO_2-Konzentration und Herzzeitvolumen

Zentraler Venendruck

ZVD Der zentrale Venendruck (ZVD) ist während einer **Vielzahl von Operationen** (abdominal- und lungenchirurgische Eingriffe, Operationen mit Lagerungen anders als in strenger Rückenlage) ein **unzuverlässiger Para**meter zur hämodynamischen Überwachung[3,4,5,7,13] (s. Allgemeiner Teil, Kap. 10 „Intraoperatives Flüssigkeitsmanagement").

Bei **anderen Eingriffen**, z.B. Hüftgelenksersatz bei Patienten mit kardiovaskulären Vorerkrankungen, kann der ZVD allerdings ein **hilfreiches Instrument** sein, um den Volumenstatus des Patienten zu beurteilen. Dabei sind eher die **Veränderungen des ZVD** als sein Absolutwert zu verwerten. Bei **Volumenänderungen bis ± 1** Liter im Vergleich zur Normovolämie bewegt sich der ZVD im – relativ breiten – Normwerte-Bereich (Abb. 4).

Hämodynamisches Monitoring

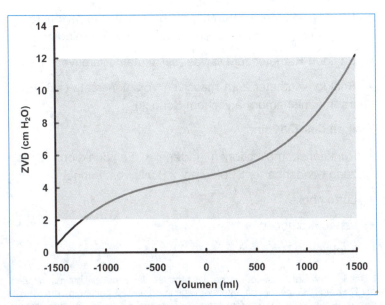

Die Markierung „0" auf der Abszisse bedeutet Normovolämie, negative Zahlen Hypo-, positive Zahlen Hypervolämie. Erst ab einer Volumenänderung von ± 1200 ml liegt der ZVD außerhalb des – grau unterlegten – Normbereichs von 2–10 cm H_2O.

Abb. 4: Zentraler Venendruck (ZVD) in Abhängigkeit vom Volumenstatus

Ein **zentraler Venenkatheter (ZVK)** kann notwendig sein, wenn **hochosmolare Substanzen** oder **vasoaktive Medikamente** verabreicht werden müssen.

Indikationen ZVK

Für einen intraoperativen ZVK bestehen folgende **Indikationen:**

- ZVD-Messung zur Beurteilung des Volumenstatus (**unzuverlässig** bei abdominellen und lungenchirurgischen Eingriffen und bei Seit- oder Bauchlage)

- Anwendung hochosmolarer Substanzen (z.B. Mannitol in der Neurochirurgie)

- Gabe größerer Mengen an Kalium (z.B. Herzchirurgie)

- Therapie mit Katecholaminen

- postoperative parenterale Ernährung mit Sicherheit notwendig (sehr selten)

- Infusion von Medikamenten, die bei Infusion in periphere Venen nicht oder schlecht verträglich sind (z.B. Amiodaron)
- Shaldon-Katheter zur Dialyse (bei akutem Nierenversagen)
- Shaldon-Katheter zum massiven Volumenersatz (z.B. Polytrauma mit hämorrhagischem Schock)

Risiken

Risiken des ZVK sind:

- Punktionskomplikationen (arterielle Fehlpunktion, Verletzung benachbarter Strukturen, z.B. Nerven, Lunge)
- Luftembolie
- Venenthrombose
- Infektion

i Das Infektionsrisiko steigt mit der Liegedauer, der Zahl der Lumina, der Zahl der Dreiwege-Hähne, bei parenteraler Ernährung und ist abhängig vom Punktionsort: V. subclavia < V. jugularis interna < V jugularis externa < V. cubitalis = V. femoralis).

- Herzbeuteltamponade bei zu tiefer Lage (Perforation des Vorhofs im Bereich des Herzohrs)

Punktionsorte

Zentrale Venenkatheter können grundsätzlich via

- Kubitalvene
- V. subclavia
- V. jugularis interna oder externa
- V. femoralis

platziert werden. Im Operationssaal sollte wegen der Gefahr eines intraoperativen Pneumothorax auf die **Punktion der V. subclavia verzichtet** werden. Vor und Nachteile der einzelnen Punktionsorte sind in Tab. 1 zusammengestellt.

Monitoring

Hämodynamisches Monitoring

Punktionsort	Vorteile	Nachteile
Kubitalvene	leichte Punktion, minimale Punktionskomplikationen	häufige Fehllagen, Thrombose/Infektionsgefahr groß (Liegedauer ≤ 3 Tage!)
V. jugularis externa	leichte Punktion, minimale Punktionskomplikationen	Fehllagen, Thrombose/Infektionsgefahr groß (Liegedauer ≤ 3 Tage!)
V. jugularis interna	Fehllagen sehr selten	arterielle Fehlpunktion, Verlagerung der Vene bei Struma möglich; bei Volumenmangelschock Vene evtl. kollabiert
V. subclavia	geringste Infektionsgefahr, auch im Volumenmangelschock punktierbar	Punktionskomplikationen häufiger als bei anderen Lokalisationen (Pneumothorax, Hämatothorax)
V. femoralis	leichte Punktion, minimale Punktionskomplikationen, auch im Volumenmangelschock punktierbar	relativ große Infektionsgefahr

Tab. 1: Punktionsorte für einen zentralen Venenkatheter

Am häufigsten wird wegen der vergleichsweise geringen Komplikationsrate die **V. jugularis interna** punktiert.

Die Punktion der V. jugularis interna/externa, der V. subclavia und der V. femoralis erfolgt mit **Seldinger-Technik**, die einer Kubitalvene mit einer **dicklumigen Kanüle**, durch welche der ZVK vorgeschoben wird.

Punktionstechnik

Die Anlage eines ZVK muss unter **sterilen Kautelen** (sterile Arbeitsfläche, Haube, Mundschutz, steriler Mantel) erfolgen.

V. jug. interna

Lagerung	Kopf tief, Kopf 20–30 ° zur kontralateralen Seite geneigt, achsengerecht
Orientierung	Kehlkopf und palpable A. carotis
Punktionsort	Kehlkopfhöhe direkt neben der A. carotis; Zeige- und Mittelfinger der freien Hand werden leicht auf die A. carotis gelegt (Vene liegt lateral, ventral der A. carotis)
Stichrichtung	30 ° zur Haut in Richtung Mamille
Vorschieben	der Punktionskanüle unter Aspiration
Punktion	der V. jug. interna nach 3–5 cm

Tab. 2: Punktion der V. jugularis interna

Seldinger-Draht	Einbringen muss ohne Widerstand möglich sein!
ZVK	darüber einfädeln nach Entfernen der Punktionskanüle
Fixierung	des ZVK bei einer Tiefe von 15 cm (Erwachsene)
Prüfung	ob Katheter rückläufig ist (Blutaspiration)
häufigste Fehler	Kopf zu weit nach der kontralateralen Seite gedreht Punktion zu weit lateral (Angst vor arterieller Fehlpunktion) Verschieben der A. carotis durch freie Hand
Cave	**Nicht zu tief punktieren! Gefahr des Pneumothorax**

Tab. 2, Fortsetzung

V. jug. externa

Lagerung	Kopf tief, Kopf 20–30 ° zur kontralateralen Seite geneigt, achsengerecht
Orientierung	Sichtbare Vene
Punktionsort	sichtbare V. jugularis externa in Halsmitte; Haut leicht straffen, damit die Vene nicht ausweicht
Stichrichtung	Verlauf der Vene
Vorschieben	der Punktionskanüle unter Aspiration
Punktion	der V. jug. Externa
Seldinger-Draht	einbringen; kann gelegentlich nicht in die Hohlvene vorgeschoben werden (Einmündungsstelle der V. jug. externa)
ZVK	darüber einfädeln nach Entfernen der Punktionskanüle
Fixierung	des ZVK bei einer Tiefe von 15 cm (Erwachsene)
Prüfung	ob Katheter rückläufig ist (Blutaspiration)
häufigste Fehler	zu geringe Kopf-Tieflage (Venenfüllung) Wegrutschen der Vene Perforation der hinteren Venenwand (Durchstich)
Cave	**Seldinger-Draht nicht mit Gewalt über die Einmündungsstelle der V. jug. interna vorschieben!**

Tab. 3: Punktion der V. jugularis externa

Monitoring

Hämodynamisches Monitoring S. 287

V. subclavia

Lagerung	Kopf tief, Kopf 10 ° zur kontralateralen Seite geneigt, achsengerecht
Orientierung	Clavicula und Jugulum
Punktionsort	Übergang äußeres/mittleres Drittel der Clavicula, 2–3 cm kaudal des Schlüsselbeins
Stichrichtung	auf die Clavicula zu, nach Knochenkontakt Änderung der Stichrichtung auf das Jugulum zu, Richtungsverlauf direkt unter der Clavicula
Vorschieben	der Punktionskanüle unter Aspiration
Punktion	der V. subclavia nach ca. 4–6 cm
Seldinger-Draht	Einbringen
ZVK	darüber einfädeln nach Entfernen der Punktionskanüle
Fixierung	des ZVK bei einer Tiefe von 15 cm (Erwachsene)
Prüfung	ob Katheter rückläufig ist (Blutaspiration)
häufigste Fehler	Stichrichtung nicht korrekt
Cave	**Pneumothoraxgefahr bei falscher Kanülenrichtung und bei Patienten mit Emphysem!**

Tab. 4: Punktion der V. subclavia

V. femoralis

Lagerung	Rückenlage 0 °, Bein jeweils 10–20 ° abduziert und nach außen rotiert
Orientierung	Leistenband und palpable A. femoralis (V. femoralis liegt medial der A. femoralis)
Punktionsort	0,5–1 cm medial der A. femoralis 1–2 cm unterhalb des Leistenbandes; Finger leicht auf A. gelegt (s. V. jug. int.)
Stichrichtung	parallel zur A. femoralis
Vorschieben	der Punktionskanüle unter Aspiration
Punktion	der V. femoralis nach ca. 3–5 cm
Seldinger-Draht	Einbringen
ZVK	darüber einfädeln nach Entfernen der Punktionskanüle
Fixierung	des ZVK bei einer Tiefe von 15 cm (Erwachsene)

Tab. 5: Punktion der V. femoralis

Prüfung	ob Katheter rückläufig ist (Blutaspiration)
häufigste Fehler	Punktionsstelle zu weit medial Stichrichtung nicht korrekt
Cave	**Der Katheter darf nicht zu weit vorgeschoben werden, die Spitze muss unterhalb der Einmündung der Nierenvene liegen, deshalb in einer Tiefe von 15 cm (Erwachsene). Der zentrale Venendruck wird auch in dieser Position korrekt gemessen.**

Tab. 5, Fortsetzung

Kubitalvene (von peripher gelegter ZVK)

Lagerung	Arm 30 ° abduziert
Orientierung	sichtbare Kubitalvene
Punktionsort	Kubitalvene nach Stauung
Stichrichtung	im Venenverlauf
Vorschieben	der Punktionskanüle in die Vene
ZVK	durch die dicklumige Punktionskanüle vorschieben
Fixierung	des ZVK bei einer Tiefe von 40 cm (Erwachsene)
Prüfung	ob Katheter rückläufig ist (Blutaspiration)
häufigste Fehler	Arm angelagert, Vorschieben des Katheters über den Schulterbereich hinaus erschwert; ggf. Arm abduzieren
Cave	**Tiefertreten der Katheterspitze um bis zu 8 cm bei Bewegung (Abduktion) des Armes! Dadurch Katheterlage im Vorhof möglich mit Gefahr der Herzbeuteltamponade.**

Tab. 6: Punktion der Kubitalvene

Die gleiche Vorgehensweise bei der Anlage eines ZVK gilt auch für Kinder. Die Fixierungstiefe richtet sich nach der Größe des Kindes.

ZVK-Lagekontrolle

Die Standardmethode zur **Lagekontrolle** ist die **Röntgen-Thoraxaufnahme**. Alle Katheter sind röntgendicht; es genügt eine Aufnahme ohne die Gabe von Röntgenkontrastmittel (Abb. 5).

Möglich ist auch eine Lagekontrolle durch die Ableitung des Vorhof-EKGs. Dabei wird entweder über den an einer Stelle markierten Seldinger-Draht oder über den mit 0,9 % NaCl-gefüllten Katheter ein EKG abgeleitet. Bei Kontakt der Katheterspitze mit dem Vorhof erscheint eine große P-Welle. Aus dieser Position wird der Katheter 3 cm zurückgezogen und fixiert.

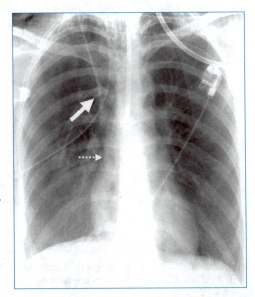

Bei diesem Patienten wurde nach einem Polytrauma (u.a. mit Pneumothorax rechts) ein ZVK über die rechte V. jugularis interna eingebracht. Die Spitze (dicker Pfeil) liegt in der oberen Hohlvene, weit vor dem rechten Vorhof (gestrichelter Pfeil).

Abb. 5: Über V. jugularis interna eingelegter ZVK

Die ZVD-Kurve hat einen **charakteristischen Verlauf**, der durch den Herzzyklus bestimmt wird (Abb. 6).

ZVD-Kurve

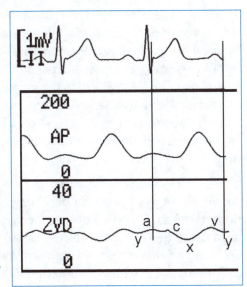

a-Welle: Druckanstieg durch Vorhofkontraktion
c-Welle: Vorwölben der Trikuspidalklappe in den rechten Vorhof bei Beginn der Ventrikelkontraktion rechts
x-Welle (-Tal): Vorhofrelaxation und Verschiebung der Trikuspidalklappe nach unten in der Ventrikelsystole
v-Welle: schnelle Füllung des rechten Vorhofes bei (noch) geschlossener Trikuspidalklappe
y-Welle (-Tal): Öffnung der Trikuspidalklappe mit Einstrom von Blut in den rechten Ventrikel

Abb. 6: Normale ZVD-Kurve

Veränderungen der ZVD-Kurve

Bei **Erkrankungen** im Bereich des **rechten Herzens** kann die ZVD-Kurve typisch verändert sein. So ist beispielsweise bei einer **Trikuspidalklappeninsuffizienz** die c-Welle erhöht (Rückstrom von Blut in den Vorhof bei unvollständigem Klappenschluss). Bei einem **Rechtsherzversagen** ist die ZVD-Kurve pathognomonisch verändert; charakteristisch ist die extrem tiefe y-Welle (Abb. 7).

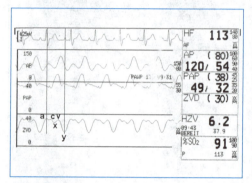

Bei diesem 50-jährigen Patienten hatte sich ein fulminantes Lungenversagen bei septischem Schock mit akuter pulmonaler Hypertension, Rechtsherzinsuffizienz (und Rechts-schenkelblock) entwickelt. Zum Messzeitpunkt war der Kreislauf mit Noradrenalin (0,35 µg/kg/min) stabilisiert.

Abb. 7: ZVD-Kurve bei schwerer Rechtsherzinsuffizienz. Beachte den hohen ZVD-Wert (zu Erkennen an der Skalierung auf der Ordinate) und die tiefe y-Welle

Pulmonalarterienkatheter

In großen Untersuchungen an Patienten mit relevanter kardialer Ko-Morbidität war durch die intraoperative hämodynamische Überwachung mit einem Pulmonalarterienkatheter (PA-Katheter) keine Verringerung der Mortalität oder der Komplikationen zu erreichen.[2,11] Deshalb sollte die intraoperative Überwachung mit einem Pulmonalarterienkatheter **nur in Ausnahmefällen**, z.B. bei Patienten mit septischem Schock, myokardialer Begleiterkrankung und großem intraabdominellen Eingriff erwogen werden.

Messprinzip PA-Katheter

Über eine **dicklumige Schleuse** in ZVK-Position (Abb. 8) wird der mit einem Ballon kurz vor der Katheterspitze versehene **PA-Katheter** (Abb. 9) in die Hohlvene vorgeschoben und anschließend durch den mit Luft gefüllten Ballon mit dem Blutstrom in die Pulmonalarterie links via rechtem Vorhof und Ventrikel eingeschwemmt („**Einschwemmkatheter**", Abb. 10). Der Ballon bleibt die ganze Zeit über gefüllt.

Monitoring

Hämodynamisches Monitoring

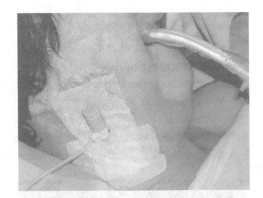

Abb. 8: PA-Schleuse in der V. jugularis interna rechts

Lumen 1: Katheterspitze (in Pulmonalarterie)
Lumen 2: proximales Lumen, 30 cm von der Katheterspitze entfernt (kommt normalerweise im rechten Vorhof zu liegen)
Lumen 3: Thermistor kurz vor der Katheterspitze
Lumen 4: Ballon: zur Luftfüllung des Ballons?

Abb. 9: 4-Lumen-PA-Katheter

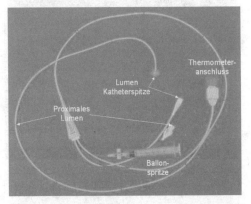

Der Katheter verläuft von der linken V. jugularis interna durch den rechten Vorhof und Ventrikel in die rechte Pulmonalarterie

Abb. 10: PA-Katheter in situ

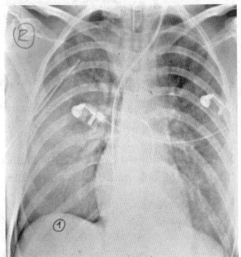

i Ein Thermistor (von engl. thermal resistor) ist ein elektrischer Widerstand, der seinen spezifischen Widerstand bei Temperaturänderungen verändert.

Wenn der Ballon ein Lungengefäß gleichen Durchmessers verschließt (**Wedge-Position**; wedge = verkeilen), fällt der an der Katheterspitze gemessene Druck schlagartig ab (Abb. 11). Dieser **Wedge-Druck** („pulmonary capillary wedge pressure, PCWP) entspricht dem linksatrialen Druck (Füllungsdruck des linken Ventrikels) (Abb. 12). Der Ballon wird extra für die Druckmessung oder bereits beim Einschwemmen gefüllt.

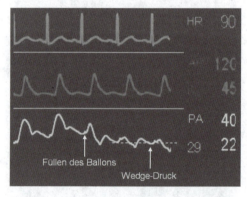

Der Wedge-Druck entspricht bei intakter Mitralklappe dem linksventrikulären Füllungsdruck.

Abb. 11: Wedge-Druck

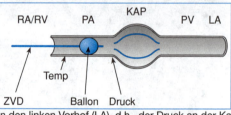

Bei Verschluss eines Pulmonalarterienastes durch den Katheter-Ballon besteht von der Katheterspitze über das Lungenkapillarbett (KAP) und die Pulmonalvenen (PV) eine Flüssigkeitssäule in den linken Vorhof (LA), d.h., der Druck an der Katheterspitze entspricht dem linksatrialen Druck.
RA/RV = rechter Vorhof/Ventrikel, Temp = Temperaturmessung

Abb. 12: Messprinzip des Wedge-Drucks

Neben dem indirekt bestimmten linksatrialen Druck können mit dem PA-Katheter **gemessen werden**:

- Pulmonalarteriendruck
- ZVD
- Herzzeitvolumen (Thermodilution)

Monitoring

Hämodynamisches Monitoring

S. 293

i Bei Herzzeitvolumenmessung mittels Thermodilution wird ein Bolus Flüssigkeit (in der Regel 10 ml physiologische Kochsalzlösung), deren Temperatur unter der Bluttemperatur liegt (5-20°C; niedrigere Temperatur bedeutet höhere Messgenauigkeit) über das ZVD–Lumen des Pulmonalarterienkatheters in den rechten Vorhof injiziert. Über ein am Injektionsort eingebrachtes Thermometer wird die Injektat-Temperatur gemessen. Die Injektion führt zum vorübergehenden absinken der Bluttemperatur in der Lungenstrombahn. Die Abnahme der Bluttemperatur und deren Zeitverlauf (bis zum Wiedererreichen der Ausgangstemperatur) werden am Thermistor gemessen. Aus der Temperaturverlaufskurve, dem Injektionsvolumen und der Injektat-Temperatur wird das Herzzeitvolumen (vom Computer am Monitor) berechnet.

- gemischt-venöse Sauerstoffsättigung

Abgeleitete Größen sind:

- pulmonalvaskulärer Widerstand („pulmonary vascular resistance", PVR)
- systemischer vaskulärer Widerstand („systemic vascular resistance", SVR)
- Schlagvolumen
- systemischer Sauerstoffverbrauch

Risiken des PA-Katheters sind:

- Punktionskomplikationen wie bei ZVK
- Herzrhythmusstörungen
- Knotenbildung des Katheters
- Lungengefäßruptur (oft tödlich)
- Lungeninfarkt
- Infektionen
- Thrombose

Risiken des PA-Katheters

Lungengefäßrupturen und -infarkte treten dann auf, wenn der Ballon gefüllt in Wedge-Position verbleibt oder wenn bei abgelassenem Ballon durch Tiefertreten des Katheters ein PA-Ast verschlossen wird.

Deshalb muss die **PA-Kurve kontinuierlich überwacht** werden. Bei Auftreten einer Wedge-Druck-Kurve muss der Ballon überprüft und der Katheter ggf. zurückgezogen werden.

Schlagvolumenmessung durch ösophageale Dopplersonde

ösophageale Dopplersonde

Bei dieser Überwachungsmethode wird mit Hilfe einer ösophageal platzierten Dopplersonde aus dem sonographisch bestimmten Aorten-Durchmesser und der aortalen Blutflussgeschwindigkeit das **Schlagvolumen bestimmt**. Die Wirkung von Interventionen (Volumengabe, Katecholamine) auf das Schlagvolumen kann so unmittelbar geprüft werden.

i In einigen klinischen Studien[6,10,12] wurde gezeigt, dass eine **zielorientierte Flüssigkeitstherapie** zur Optimierung des Schlagvolumens mithilfe dieser dopplersonographischen Methode im Vergleich zu einem konservativen Vorgehen zu einer Verringerung der postoperativen Komplikationen und der Krankenhausverweildauer führte.

Transösophageale Echokardiographie

S. hierzu Kap. 9/1.1.

Diurese

Die Diurese als Ausdruck einer normalen Nierenperfusion sollte 0,5–1 ml/hg/KG betragen.

9/1.1 Transösophageale Echokardiographie

Fischer MU

Die transösophageale Echokardiographie hat eine **zunehmende Verbreitung und Akzeptanz** in der perioperativen Medizin gefunden. Durch den Einsatz dieses Verfahrens kann nicht nur das anästhesiologische[3] und chirurgische[5,8,10] Management, sondern auch der Krankheitsverlauf positiv beeinflusst werden.[1,9]

Indikationen

i In Deutschland hat eine Kommission der deutschen Gesellschaft für Anästhesie und Intensivmedizin (DGAI) die **Indikationen zur TEE** in der Anästhesie, Intensivmedizin und Notfallmedizin festgelegt.[7] Im Bereich der Anästhesiologie bestimmt die **Reihenfolge** die **Wertigkeit der Indikation** (vom ersten zum letzten Punkt abnehmend).

TEE bei **kardiochirurgischen Eingriffen:**   Kardiochirurgie

- Überprüfung des **Operationserfolgs** bei
  - **Klappenrekonstruktionen**
  - Korrektur **kongenitaler Vitien**
- **Klappenprothetik**
  - intraoperative Detektion intrakavitärer Luft
  - Nachweis einer paravalvulären Leckage
  - Evaluierung der **Klappenfunktion**
  - perioperative Beurteilung der Klappenfunktion bei ungeklärter instabiler Hämodynamik
- Verdacht auf **myokardiale Ischämien** (z.B. durch insuffizienten Bypass)
- bei bekannter **Atherosklerose**: Graduierung der Atherosklerose
- Überprüfung des Operationserfolgs bei intrakardialen **Raumforderungen**

- Kontrolle der **Anastomosen** in der Transplantationschirurgie (Herz, Lunge)

- **sonstige Indikationen:**

    - Defi-Implantationen (z.B. in der Schwangerschaft)

    - Stentimplantation bei Aneurysmen der Aorta descendens

    - Detektion kardialer Ischämien in der minimalinvasiven Bypasschirurgie

    - Lage-/Funktionskontrolle von links- bzw. rechtsventrikulären Unterstützungssystemen, z.B. intraaortale Ballongegenpulsation (IABP)

nicht-kardiochirurgische Eingriffe

TEE bei **nicht-kardiochirurgischen Eingriffen:**

- Patienten mit erhöhtem kardialen Risiko (s. Allgemeiner Teil, Kap. 18/1 „Patienten mit kardialen Erkrankungen")

- chirurgische Eingriffe, die mit erhöhtem Risiko einer hämodynamischen Entgleisung einhergehen

- embolieträchtige Eingriffe (z.B. Neurochirurgie, Orthopädie)

Notfallmedizin

TEE in der **Notfallmedizin:**

- ungeklärte Kreislaufinstabilität

- **Primärdiagnostik** (insbesondere hier in enger Kooperation mit der Kardiologie)

- Verdacht auf **Aortenverletzung**: Ausmaß und Lokalisation einer(s) möglichen Dissektion/Aneurysmas

- Verdacht auf Perikardtamponade

- Verdacht auf kardiales Trauma

Kontraindikationen[4,7]

absolute KI

Absolute Kontraindikationen sind:

- Ablehnung des Verfahrens durch den Patienten
- unzureichende Erfahrung des Untersuchers

- operative Eingriffe am Ösophagus oder Magen innerhalb der vergangenen 6 Wochen
- symptomatische Ösophagusstriktur/-stenose
- Ösophaguspathologie wie Tumor, Divertikel, Abszess, Fistel
- nicht abgeklärte Schluckbeschwerden

Relative Kontraindikationen sind:

relative Kontraindikationen

- symptomatische Hiatusgleithernie
- Gerinnungsstörung
- Blutung des oberen Gastrointestinaltrakts
- Erkrankung der Halswirbelsäule
- Ösophagusvarizen
- schwieriges Einführen der Sonde in den Ösophagus

Komplikationen

TEE-assoziierte Komplikationen sind **selten,** lebensbedrohliche Komplikationen sehr selten (Morbidität 0,2 %,[6] Mortalität < 0,01 %[2]). Folgende Komplikationen können auftreten:

Komplikationen selten

- Zahnschaden
- Verletzung der Mukosa (Mundraum, Rachenraum und Ösophagus)
- Blutungen aus dem oberen Gastrointestinaltrakt
- Schluckstörungen
- Dislokation des Endotrachealtubus
- Kompression der großen intrathorakalen Gefäße und des Bronchialsystems (Kinder)
- Pharynxperforation (selten)
- Ösophagusperforation (selten)

Praktische Durchführung einer transösophagealen Echokardiographie

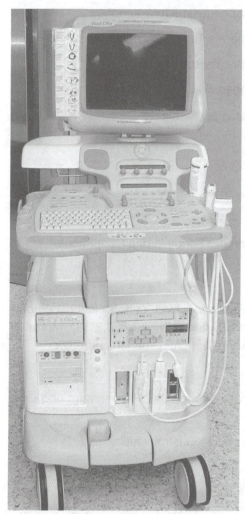

Abb. 1: Echokardiographiegerät

Vorbereitung Folgende **vorbereitende Maßnahmen** sind durchzuführen:

- Prüfung der Kontraindikationen
- Patient wenn möglich über Untersuchung und Komplikationen aufklären
- vor dem Einführen der Sonde Prüfung auf Schäden, z.B. Riss im Sondenschaft oder Schallkopf

Beim **beatmeten Patienten** wird die TEE wie folgt durchgeführt: *Durchführung*

- Sonde am Echokardiographiegerät anschließen
- Magensonde entfernen
- Beißring einlegen
- Sondenkopf und -schaft mit Gel gleitfähig machen
- Einführen der Sonde unter Anteflexion des Schallkopfs bis Sondenspitze im Hypopharynx liegt
- Passage des Kehlkopfs unter geringer Retroflexion des Schallkopfs (dabei Anheben des Zugengrundes mittels Laryngoskop oder Anheben des Unterkiefers und der Zunge mit der freien Hand)
- Sonde nie gegen Widerstand vorschieben (**Cave:** Verletzungen und Dislokation Endotrachealtubus!)
- Lageprüfung der Echosonde im Ösophagus, z.B. durch Laryngoskopie (**Cave:** kleine Sonden können in Trachea gleiten!)
- Lageprüfung Endotrachealtubus
- Durchführung der Untersuchung z.B. nach J.S. Shanewise[11] (s.u. Tab. 2)

Zur **Nachbereitung** sind folgende Maßnahmen erforderlich: *Nachbereitung*

- vorsichtiges Entfernen der Sonde (Sonde in Neutralposition, nicht arretiert)
- Lageprüfung des Endotrachealtubus
- Waschen und Desinfektion der Sonde
- Dokumentation und Archivierung der Untersuchung (s. Tab. 1)

Dokumentations-
bogen

TEE-Protokoll	
Bereich:	TEE: ..../......
Dienstart: Routine Dienst	(Nummer/Jahr)
Patientendaten:	Untersucher:
Diagnose:	**Eingriff:**
Funktionelle Diagnostik	**Strukturelle Diagnostik**
Ventrikelfüllung	Kammergröße
Klappenstatus	Wanddicke
	Vorhof- und Ventrikelseptum
Regionale Wandbewegung	Klappenmorphologie
Systolische Funktion linker Ventrikel	Intrakavitäre Raumforderung
Diastolische Funktion linker Ventrikel	Pulmonalarterielle Thromben
Rechtsherzfunktion	Perikarderguss
Vorhof- und Ventrikelseptum	Aorta
Bemerkungen:	
Datum:	Unterschrift:

Tab. 1: Beispiel Dokumentationsbogen TEE

Multiplane Sondentechnik

Die **multiplane Sondentechnik** stellt heute den **Goldstandard** der transösophagealen Technik dar. Sie ermöglicht die **stufenlose Rotation des Schallsektors** von 0 ° (Transversalebene) über 90 ° (Longitudinalebene) bis zu 180 ° (Spiegelbild der 0 ° Ebene)[11], s. dazu Abb. 2.

Sondenpositionen

Die Sonde kann unterschiedlich tief in den Ösophagus eingeführt werden. **Anhand** der **Schallkopftiefe** unterscheidet man **4 Positionen:**

- oberer Ösophagus
- mittlerer Ösophagus
- transgastrale Position
- tief transgastrale Position

Da man die Sonde daneben auch noch nach links oder rechts drehen (Abb. 3) und flektieren kann (Anteflexion, Retroflexion, Flexion nach rechts und links; Abb. 4) entsteht eine sehr große Zahl von möglichen Schnittbildern des Herzens.

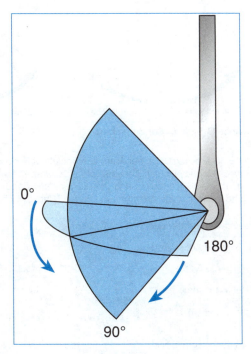

Abb. 2: Rotation Schallsektor

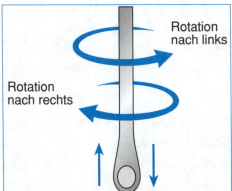

Abb. 3: Bewegung Schallkopf im Ösophagus

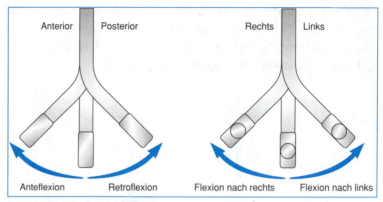

Abb. 4: Flexion Sondenschaft

i Eine Arbeitsgruppe der American Society of Echocardiography und der Society of Cardiovascular Anesthesiologists erarbeitete **20 Schnittbilder**, die eine ganzheitliche Untersuchung des Herzens und der thorakalen Aorta ermöglichen und internationale Anerkennung finden[11](Tab. 2; Abb. 5–24).

Sondentiefe	Schnittbilder	Winkel	Strukturen
oberer Ösophagus (20–25 cm)	(S) lange Achse AoB	0°	AoB, V. brach.
	(T) kurze Achse AoB	90°	AoB, TP, PK, V. brach.
mittlerer Ösophagus (30–40 cm)	(A) Vierkammerblick	0–20°	LV, LA, RV, RA, MK, TK, IAS
	(G) Kommissuraler Blick MK	60–70°	MK, LV, LA
	(B) Zweikammerblick	80–100°	LV, LA, LH, MK, SC
	(C) Langachsenblick	120–160°	LV, LA, AK, LVOT, MK, Aorta asc.
	(M) rechtsventrikulärer Ein-Ausflusstrakt	60–90°	RV, RA, TK, RVOT, PK, TP
	(H) kurze Achse AK	30–60°	AK, IAS, Koronarostien, LVOT, PK
	(I) lange Achse AK	120–160°	AK, LVOT, prox. Aorta asc., rechte PA
	(L) bicavaler Blick	80–110°	RA, VCS, VCI, IAS, LA
	(O) kurze Achse Aorta asc.	0–60°	Aorta asc., VCS, TP, rechte PA
	(P) lange Achse Aorta asc.	100–150°	Aorta asc., rechte PA
	(Q) kurze Achse Aorta desc.	0°	Aorta desc., linker Pleuraspalt
	(R) lange Achse Aorta desc.	90–110°	Aorta desc., linker Pleuraspalt

Tab. 2: 20 Schnittbilder des Herzens und der Aorta

Hämodynamisches Monitoring

Transösophageale Echokardiographie

Sondentiefe	Schnittbilder	Winkel	Strukturen
Transgastric (40–45 cm)	(F) basaler Kurzachsenblick	0–20 °	LV, MK, RV, TK
	(D) mittpapillärer Kurzachsenblick	0–20 °	LV, RV, PM
	(E) Zweikammerblick	80–100 °	LV, MK, Chordae, PM, SC, LA
	(J) lange Achse LV	90–120 °	LVOT, AK, MK
	(N) Einflusstrakt RV	100–120 °	RV, TK, RA, Chordae TK, PM
tief transgastral (40–50 cm)	(K) lange Achse LV	0°–20° Anteflexion	LVOT, AK, Aorta asc., AoB

Aorta asc.: Aorta ascendens; Aorta desc.: Aorta descendens; AoB: Aortenbogen; IAS: interatriales Septum; LA: linkes Atrium; LH: linkes Herzohr; LV: linker Ventrikel; MK: Mitralklappe; LVOT: linksventrikulärer Ausflusstrakt; RA: rechtes Atrium; RV: rechter Ventrikel; RVOT: rechtsventrikulärer Ausflusstrakt; PA: Pulmonalarterie; PK: Pulmonalklappe; SC: Sinus coronarius; PM: Papillarmuskel; TK: Trikuspidalklappe; TP: Truncus pulmonalis; V. brach.: Vena brachiocephalica; VCI: Vena cava inferior; VCS: Vena cava superior

Tab. 2, Fortsetzung

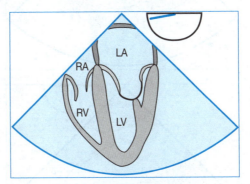

Abb. 5: (A) Vierkammerblick

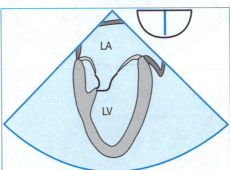

Abb. 6: (B) Zweikammerblick

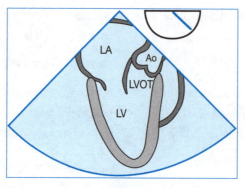

Abb. 7: (C) Langachsenblick

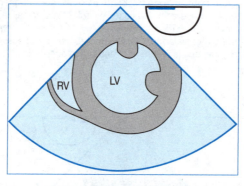

Abb. 8: (D) Mittpapillärer Kurzachsenblick

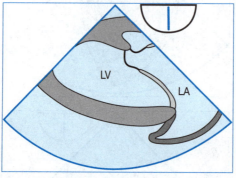

Abb. 9: (E) Zweikammerblick

Hämodynamisches Monitoring

Transösophageale Echokardiographie

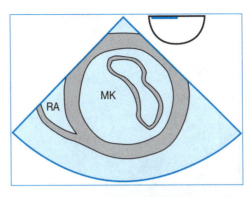

Abb. 10: (F) Basaler Kurzachsenblick

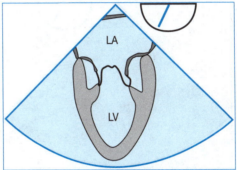

Abb. 11: (G) Kommissuraler Blick MK

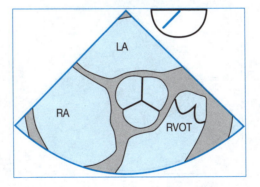

Abb. 12: (H) Kurze Achse AK

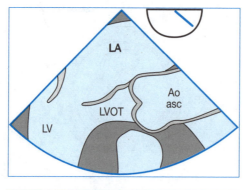

Abb. 13: (I) Lange Achse AK

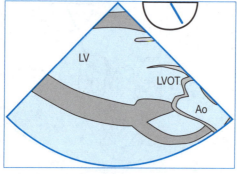

Abb. 14: (J) Lange Achse LV

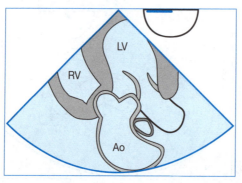

Abb. 15: (K) Lange Achse LV

Hämodynamisches Monitoring

Transösophageale Echokardiographie

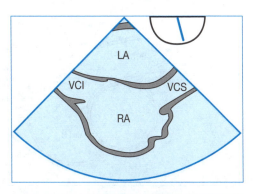

Abb. 16: (L) Bicavaler Blick

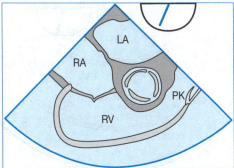

Abb. 17: (M) Rechtsventrikulärer Ein- Ausflusstrakt

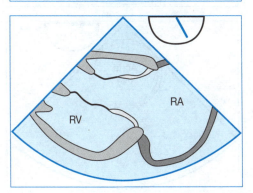

Abb. 18: (N) Einflusstrakt RV

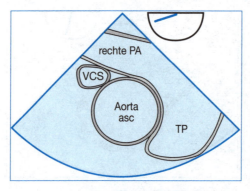

Abb. 19: (O) Kurze Achse Aorta asc.

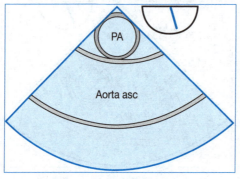

Abb. 20: (P) Lange Achse Aorta asc.

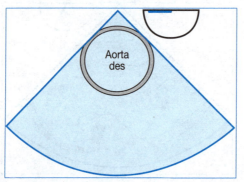

Abb. 21: (Q) Kurze Achse Aorta desc.

Hämodynamisches Monitoring

Transösophageale Echokardiographie

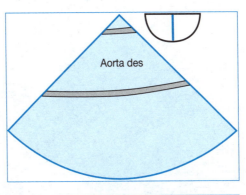

Abb. 22: (R) Lange Achse Aorta desc.

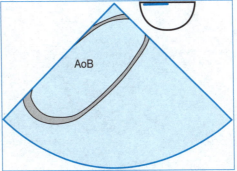

Abb. 23: (S) Lange Achse AoB

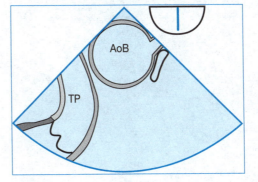

Abb. 24: (T) Kurze Achse AoB

9/2 Respiratorisches Monitoring

Mols G

Grundlagen

Mit dem respiratorischen Monitoring sollen vier Fragen beantwortet werden:

Ziel des Monitorings

1. Ist der Patient ausreichend **oxygeniert**?
2. Ist die **Ventilation** durch das Beatmungsgerät oder den Patienten selbst adäquat?
3. Ist der pulmonale **Gasaustausch** gestört?
4. Erfolgen **Beatmung** und **Narkosegasapplikation störungsfrei**?

i Es ist wichtig, diese **vier Fragen voneinander zu trennen**. Denn ein Patient kann adäquat oxygeniert und ventiliert sein, obwohl eine schwere Störung des pulmonalen Gasaustauschs besteht. Der Patient mit Globalinsuffizienz bei schwerer COPD kann unter maschineller Beatmung adäquat oxygeniert und ventiliert sein, obwohl eine schwere Störung der Ventilations-Perfusions-Verteilung und evtl. eine Verlängerung der Diffusionsstrecke vorliegt. Umgekehrt kann der lungengesunde Patient durch technische Störungen oder Fehlbedienung des Beatmungsgeräts unzureichend oxygeniert und inadäquat ventiliert sein.

Beide Aspekte, **Oxygenierung/Ventilation** und **pulmonaler Gasaustausch**, müssen also voneinander **abgegrenzt** werden. Der erste Aspekt ist in der Regel wichtig für die Einstellung des Beatmungsgeräts bzw. die Applikation von Sauerstoff über eine Gesichtsmaske. Der zweite Aspekt hingegen ist für die Einschätzung der zugrunde liegenden Lungenerkrankung bedeutsam.

Oxygenierung

Die **Sauerstoffsättigung (SO$_2$)** ist der geeignete Parameter, um die Frage nach der ausreichenden Oxygenierung zu beantworten. Sie kann kontinuierlich nichtinvasiv mit einem **Pulsoxymeter** (SpO$_2$) oder mittels einer **arteriellen Blutgasanalyse** (SaO$_2$) bestimmt werden. Für eine ausreichende Sauerstoffversorgung sollte ihr **Wert mindestens 90 %** betragen. Intra- und postoperativ werden Werte um 100 % angestrebt. Ein postoperativ hoher Sauerstoffpartialdruck trägt dazu bei, die Rate an Wundheilungsstörungen zu reduzieren.[1,2]

SO$_2$

Sauerstoff-
bindungskurve

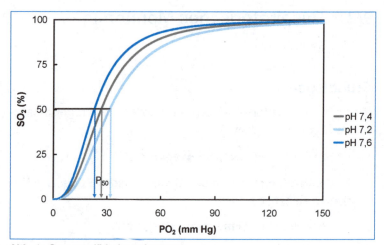

Abb. 1: Sauerstoffbindungskurve

i Die **Sauerstoffsättigung** gibt den Anteil des sauerstoffbeladenen Hämoglobins am Gesamt-Hämoglobin an. Die Beziehung zwischen Sauerstoff-Partialdruck (PO_2, entspricht dem physikalisch gelösten Sauerstoff) und der Sauerstoffsättigung, die sog. **Sauerstoffbindungskurve**, (Abb. 1) verläuft S-förmig. **Markante Punkte** der Sauerstoffbindungskurve bei normalem pH, normalem CO_2-Gehalt des Blutes und adultem Hämoglobin sind:

PO_2 (mm Hg)	SO_2 (%)
27	50
40	75
60	90
80	95

Tab. 1: Markante Punkte der Sauerstoffbindungskurve

Der erste Wert in der Liste (27 mm Hg, 50 % SO_2) ist der sog. **P_{50}**. Er gibt an, wie hoch der PO_2 sein muss, um eine Sättigung von 50 % zu erreichen. Bei Alkalose, Hypothermie und fetalem Hämoglobin ist der P_{50} < 27 mm Hg (Linksverschiebung der Sauerstoffbindungskurve), bei Azidose und Fieber ist er > 27 mm Hg (Rechtsverschiebung).

Wegen der **Form der Sauerstoffbindungskurve** ist die Sauerstoffsättigung nicht sicher geeignet, Störungen des pulmonalen Gasaustauschs zu erkennen bzw. mit ausreichender Genauigkeit zu beurteilen. Nur eine unerwartet niedrige Sauerstoffsättigung (z.B. SaO_2 95 % unter einer F_iO_2 0,6) weist auf eine Gasaustauschstörung hin. Umgekehrt kann aus einer normalen

Sauerstoffsättigung bei hoher F_iO_2 (z.B. SaO_2 100 % unter einer F_iO_2 1,0) nicht geschlossen werden, dass keine Störung des pulmonalen Gasaustauschs besteht.

Ventilation

Die Frage, ob die Lungen des Patienten ausreichend ventiliert sind, muss von der Frage nach der Oxygenierung unbedingt getrennt werden. Eine **ausreichende Oxygenierung** kann mit **insuffizienter Ventilation** einhergehen und **umgekehrt**. Eine unzureichende Ventilation äußert sich in einer **Hyperkapnie**. Aus unzureichender Ventilation resultiert oft auch eine insuffiziente Oxygenierung.

Hyperkapnie

i Bei einer **Hypoventilation** nimmt im Vergleich zur Normoventilation der alveoläre Sauerstoffpartialdruck ab. Damit sinkt auch der Sauerstoffpartialdruck im Lungenkapillarblut – die Oxygenierung verschlechtert sich auch bei gesunden Lungen. Durch eine Erhöhung der inspiratorischen Sauerstoffkonzentration (am Beatmungsgerät oder durch Sauerstoffzufuhr über eine Maske) kann der alveoläre PO_2 gesteigert und die Oxygenierung verbessert werden. Hypoventilation ist z.B. der Grund für die Hypoxie bei einem Opiatüberhang.

Hypoventilation

Welches **Atemminutenvolumen adäquat** ist, hängt v.a. vom Patienten ab:

Atemminutenvolumen

- **Normoventilation** ist anzustreben beim lungengesunden Patienten ohne Schädel-Hirn-Trauma. Für den an hohe $PaCO_2$-Werte adaptierten COPD-Patienten wird „Normoventilation" jedoch meist bei einem $PaCO_2$ deutlich über 40 mm Hg erreicht. Hier erlaubt der pH-Wert eine bessere Beurteilung der Ventilation: Ein normaler pH bedeutet „Normoventilation".

- Die Vermeidung der **Hypoventilation** ist das Ziel beim Schädel-Hirn-Traumatisierten. Hypoventilation oder besser „permissive Hyperkapnie" ist das Beatmungsziel beim Patienten mit akutem Lungenversagen (Acute Respiratory Distress Syndrome, ARDS), um die beatmungsassoziierte Lungenschädigung möglichst gering zu halten.

Vor Beurteilung der Ventilation muss also der **gewünschte $PaCO_2$-Wert bzw. der pH-Wert festgelegt** werden.

Die Ventilation gibt beim spontanatmenden Patienten Auskunft über die **Funktion der „Atemmuskelpumpe"**. Ein Anstieg des $PaCO_2$ ist daher meist als Erschöpfung der Atemmuskulatur zu interpretieren. Bei manchen Patienten ist das für eine bestimmte Ventilation erforderliche Atemminutenvolumen durch eine Verteilungsstörung von Ventilation und Perfusion erhöht. Derartige **Ventilations-Perfusions-Verteilungsstörungen** sind häufig beim ARDS und bei der COPD anzutreffen. Echte Diffusionsstörungen treten sehr selten auf.

Pulmonaler Gasaustausch

Adäquate Oxygenierung und Ventilation reichen nicht aus, um Störungen des pulmonalen Gasaustauschs auszuschließen. Beides kann möglicherweise nur zu einem hohen Preis in Form von hoher Sauerstoffkonzentration, hohen Beatmungsdrücken oder Atemminutenvolumen erreicht werden.

Quantifizierung der Gasaustauschstörung

Gasaustauschstörungen liegt meist eine **gestörte Ventilations-Perfusions-Verteilung** zugrunde. Daher sind Oxygenierungsstörungen oft, aber nicht immer mit Ventilationsstörungen vergesellschaftet. Der Grad einer Oxygenierungsstörung kann anhand der **alveoloarteriellen Sauerstoffdifferenz ($AaDO_2$)** abgeschätzt werden. Beim gesunden Menschen beträgt sie etwa 20–30 mm Hg und ist hauptsächlich durch physiologischen Shunt erklärt. Beim Lungenkranken kann sie auf mehrere 100 mm Hg ansteigen und gibt indirekt Auskunft über die Shuntfraktion. Bei der Beurteilung der $AaDO_2$ ist zu beachten, dass ihre Höhe von der F_IO_2 abhängt. Eine **F_IO_2 über 0,8** zieht innerhalb weniger Minuten **Resorptionsatelektasen** nach sich, die zu einer **Erhöhung des Shunts** und damit der $AaDO_2$ führen.

Ursachen

Noch wichtiger als die Quantifizierung der Gasaustauschstörung ist jedoch die Ermittlung ihrer **Ursache** – aus der Abschätzung der Gasaustauschstörung allein folgt keine Behandlungsempfehlung. Eine **hohe $AaDO_2$** ist daher Anlass für eine genaue klinische Untersuchung (Pneumonie?, Pneumothorax? etc.), Anamnese, Röntgen-Thorax und ggf. weiterführende Diagnostik.

Kontrolle von Beatmung und Narkose

Im klinischen Alltag spielt die Frage, ob Beatmung und Narkosegasapplikation störungsfrei erfolgen, eine große Rolle. Bei einem Abfall der Sauerstoffsättigung (Pulsoximeter), einem Abfall oder Anstieg des exspiratorischen CO_2 oder einem Absinken des Atemminutenvolumens muss als Erstes geprüft werden, ob die **Beatmung regelrecht funktioniert**. Gleiches gilt für die **Narkosegasapplikation**. Zur Überwachung geeignet sind die Kapnometrie/-graphie, das exspirierte Tidalvolumen bzw. Atemminutenvolumen und die in- und exspiratorische Narkosegaskonzentration.

Überwachungsmethoden

Methoden

Respiratorisches **Monitoring** kann **klinisch oder apparativ** erfolgen. Standardvorgaben für das apparative Monitoring sowie die hohe Qualität und einfache Bedienbarkeit der heute verfügbaren Geräte verleiten dazu, die **Wichtigkeit der klinischen Untersuchung** zu unterschätzen. Klinisches Monitoring ist jederzeit verfügbar, wenig störanfällig, kostengünstig und von hoher Aussagekraft. Außerdem hilft es dem Anästhesisten, konzeptionell und diagnosebezogen statt wertebezogen zu denken und zu handeln.

klinisch oder apparativ

Klinische Untersuchung

Die einfachste, **meist völlig** in ihrem Wert **unterschätzte** Untersuchungsform ist die **Inspektion**. Sie gibt einen Eindruck von der Grundkonstitution des Patienten und weist auf bestimmte Vorerkrankungen bzw. Risikofaktoren (COPD, Adipositas etc.) hin. Außerdem hilft sie bei der **Beurteilung der Beatmungsqualität,** insbesondere wenn die Auskultation nicht möglich oder von eingeschränkter Aussagekraft ist: Eine **seitendifferente Beatmung** kann ein wichtiger Hinweis auf einen Pneumothorax oder eine Atelektase sein. Eine **verlängerte Exspiration** ist leicht sichtbar und geht fast immer mit einer Bronchialobstruktion einher.

Inspektion

Hauptvorteil der Inspektion ist ihre **Schnelligkeit**. Viele Störungen und pathologische Zustände lassen sich „auf einen Blick" erkennen.

Auskultation

Auch die **Auskultation** ist eine **schnelle Untersuchungsmethode**, durch die sich sehr **viele Störungen und Erkrankungen erkennen** bzw. vermuten lassen: Pneumothorax, Pneumonie, Atelektasen, Pleuraergüsse etc. Ein pathologischer Auskultationsbefund ist **oft** der **Anlass für** eine **apparative Untersuchung** (Röntgenaufnahme etc.). Sie kann diese nicht ersetzen, aber hilft bei der richtigen Indikationsstellung für die teuren und teils invasiven apparativen Verfahren. Daneben beantwortet die Auskultation die Frage, ob die Lungen des Patienten überhaupt beatmet werden.

Perkussion

Die Perkussion wird in Anästhesie und Intensivmedizin in erster Linie **zur Erkennung von Pneumothoraces, Pleuraergüssen und Atelektasen eingesetzt**. Die Beurteilung gelingt aber nur im Zusammenhang mit der Auskultation. Verminderte Atemgeräusche mit tympanischen Klopfschall weisen auf einen Pneumothorax hin, wohingegen verminderte Atemgeräusche mit einem gedämpften Klopfschall auf einen Pleuraerguss oder eine Atelektase hindeuten.

Apparatives Monitoring

Grundsätzliches

Das apparative Monitoring **gewinnt** immer mehr **an Stellenwert**. Die Technik wird immer einfacher in der Anwendung, immer robuster und zuverlässiger. Viele technische Errungenschaften wie etwa die Pulsoxymetrie sind aus dem klinischen Alltag nicht mehr wegzudenken. Mit dem Einsatz des technischen Monitorings sind jedoch **drei wesentliche Gefahren** verbunden:

Probleme

1. Der **Wert der klinischen Untersuchung wird unterschätzt** (s.o.). Dem apparativen Monitoring wird meist mehr „geglaubt" als dem eigenen klinischen Urteil.

2. **Technische Störungen** lenken vom Patienten ab.

3. **Pathologische Werte** werden oft **ignoriert oder** als technische Störung **fehlgedeutet**. Damit wird der Sinn des appa-

rativen Monitorings untergraben, das dazu dient, schwere Störungen schnell zu erkennen, wenn das klinisch nicht möglich ist. Daher müssen pathologische Werte immer ernst genommen werden. Beispielsweise ist eine niedrige pulsoxymetrisch ermittelte Sauerstoffsättigung bis zum Beweis des Gegenteils als echt anzusehen. Der niedrige Wert sollte Anlass sein, zuerst auf den Patienten zu schauen und dann erst nach einem technischen Fehler zu suchen.

Atemwegsdrücke, Atemzugvolumen, AMV, Compliance

Die **Atemwegsdrücke** werden zum Teil eingestellt (PEEP, Plateaudruck bei druckkontrollierter Beatmung), zum Teil folgen sie aus der Einstellung des Atemzugvolumens (bei volumenkontrollierter Beatmung) und der Compliance des respiratorischen Systems. Die **Überwachung der Drücke** dient also der Kontrolle der Geräteeinstellung **oder** der Überwachung **des Krankheitszustands**.

Atemwegsdrücke

Während einer volumenkontrollierten Beatmung z.B. während einer Narkose weist ein **Anstieg des Spitzen- oder Plateaudrucks** auf folgende **Störungen** hin:

- Sekretverhalt
- Tubusobstruktion
- Husten
- Nachlassen der Relaxation
- Veränderungen der Compliance (Lagerung, chirurgische Manipulation)
- Pneumothorax

Das **Atemzug- oder Tidalvolumen** wird bei maschinell unterstützter Spontanatmung und bei kontrollierter Beatmung überwacht.

Atemzugvolumen

- Bei **maschinell unterstützter Spontanatmung** gibt das Atemzugvolumen einen Anhalt dafür, ob die Höhe der Unterstützung ausreicht. Allerdings liegt das Zielvolumen im Ermessen des Arztes und nicht – wie es eigentlich sein sollte – in

Atemzugvolumen   dem des Patienten: es wird überprüft, ob der Patient mit der gewählten Unterstützung das Atemzugvolumen erreicht, das der Arzt für sinnvoll hält. Indirekt erhält man über die Größe des Atemzugvolumens unter einer bestimmten Druckunterstützung auch einen Eindruck von der Compliance des respiratorischen Systems. Die Compliance ist damit aber nicht wirklich bestimmbar, weil das ein passives respiratorisches System voraussetzt.

- Bei **volumenkontrollierter Beatmung** dient die Messung des Atemzugvolumens lediglich der Kontrolle der Beatmung. Die Frage lautet: Wird das eingestellte Atemzugvolumen tatsächlich erreicht?

- Bei **druckkontrollierter Beatmung** (und passivem respiratorischen System) informiert das Atemzugvolumen tatsächlich über die Compliance (s.u.).

Compliance   Die **Compliance** wird **gemessen bei passivem respiratorischen System**, d.h. bei relaxiertem oder zumindest tief sediertem Patienten. Nach einer endinspiratorischen und endexspiratorischen Pause von wenigen Sekunden wird das **Tidalvolumen durch die Druckdifferenz dividiert**. Man erhält mit der Compliance ein Maß für die Dehnbarkeit des respiratorischen Systems.

Schwierigkeiten   i Die **Beurteilung** der Compliance wird durch zwei Faktoren **erschwert**:

- Die Compliance müsste eigentlich auf **Körpergröße** bzw. **Lungenvolumen** normiert werden. Ein zierlicher lungengesunder Patient (insbesondere ein Kind) kann eine niedrigere Compliance haben als ein großgewachsener Patient mit ARDS. Trotzdem ist die Lungendehnbarkeit des Lungengesunden natürlich größer als die des Kranken. Die notwendige Normierung ist aber in der klinischen Praxis ungebräuchlich.

- Die Höhe der Compliance ist stark abhängig vom **endexspiratorischen Lungenvolumen**, d.h. vom Startpunkt des Tidalvolumens auf der Druck-Volumen-Kurve. Damit sind Compliance-Werte, die bei verschiedenen PEEP-Werten ermittelt wurden, nicht vergleichbar.

Angesichts dieser Schwierigkeiten dient die Messung der Compliance lediglich der **Verlaufsbeurteilung einer Lungenerkrankung**. Zur Einstellung der Beatmung sollte sie nicht herangezogen werden.

Respiratorisches Monitoring

Pulsoxymetrie

Eine Narkose oder Beatmungstherapie ohne Pulsoxymetrie ist heute nicht mehr denkbar und darüber hinaus auch unzulässig. Die Pulsoxymetrie hat einen **hohen Stellenwert**, weil sich **Oxygenierungsstörungen** nur mit diesem Instrument **schnell erkennen lassen**. Die Abdeckung des OP-Feldes und des Patienten und niedrige Hb-Konzentration machen es oft unmöglich, eine Zyanose durch klinische Beurteilung zu erkennen. Insofern bringt die Pulsoxymetrie einen erheblichen Sicherheitsgewinn, der allerdings bislang nicht wissenschaftlich belegt werden konnte.

Erkennung von Oxygenierungsstörungen

i Wahrscheinlich wird es auch in Zukunft **nicht gelingen**, den mit der Pulsoxymetrie verbundenen **Sicherheitsvorteil zu belegen**. Zum einen wäre eine entsprechende Studie ethisch nicht vertretbar, zum anderen erschwert das geringe Anästhesierisiko den Nachweis einer zusätzlichen Verbesserung. Gleiche Überlegungen lassen sich für fast alle Monitoringverfahren anstellen. Der **fehlende Nachweis** des Sicherheitsgewinns **spricht** jedoch **nicht gegen den Einsatz** der Pulsoxymetrie und anderer **Monitoringverfahren**.

Sicherheitsgewinn?

Bei der Beurteilung pulsoxymetrischer Daten müssen die **Grenzen und Fehlermöglichkeiten** des Verfahrens berücksichtigt werden:

Fehlerquellen

- Die Pulsoxymetrie verwendet nur 2 Wellenlängen und bestimmt die funktionelle Sauerstoffsättigung (HbO_2/($Hb+HbO_2$)). **HbCO und MetHb** bleiben **unberücksichtigt** bzw. führen zu einer nicht vorhersehbaren Änderung der angezeigten Sauerstoffsättigung.[3]

- Die Pulsoxymetrie ist **empfindlich** gegen eine **verminderte Perfusion** der Akren (Schock, Zentralisierung) und gegen Lichteinfall.

- Da die Pulsoxymeter anhand von Probanden-Versuchen kalibriert worden sind, können sehr **niedrige SaO_2-Werte** damit nur sehr **ungenau** bestimmt werden.

- Aufgrund der Form der Sauerstoffbindungskurve kann der **pulmonale Gasaustausch** mit der SaO_2 **nicht** oder nur sehr eingeschränkt **beurteilt** werden. Eine normale SaO_2 kann mit einer hohen $AaDO_2$ (die einen gestörten pulmonalen Gasaustausch anzeigt) einhergehen.

Blutgasanalyse

Die arterielle Blutgasanalyse eignet sich zur Erkennung und Beurteilung schwerer **Störungen des pulmonalen Gasaustauschs und des Säure-Basen-Haushalts**. Darüber hinaus werden mit den heute gebräuchlichen Geräten auch die Konzentrationen der wichtigsten **Elektrolyte** (Na^+, K^+, Ca^{++}), der **Hb** und der **Hämatokrit** bestimmt. Aus den Ergebnissen der Blutgasanalyse lassen sich noch andere Parameter wie etwa die $AaDO_2$ ableiten.

Voraussetzungen

Voraussetzungen für eine die korrekte Durchführung einer genauen Analyse sind:

- **luftfreie Abnahme** mit vorherigem Abziehen und Verwerfen des Katheterinhalts

- **schnelle**, am besten sofortige **Probenverarbeitung** (andernfalls Kühlung)

i In Blutproben, die **größere Luftblasen** enthalten, nähert sich der PO_2 dem der Luft (ca. 150 mm Hg) an, und der PCO_2 sinkt. In Blutproben, die **bei Raumtemperatur liegen bleiben,** sinkt der PO_2, und der PCO_2 steigt durch den fortdauernden aeroben Stoffwechsel in Erythrozyten und Granulozyten.

Vor- und Nachteile

Die **Hauptvorteile** der Blutgasanalyse liegen in der **Fülle der** zu erzielenden **Informationen** und in ihrer **Schnelligkeit** verglichen mit konventionellen Laboranalysen. **Nachteilig** sind die **hohen Kosten** für Beschaffung, Wartung und Betrieb eines Blutgasgerätes. Dennoch ist die Blutgasanalyse in jeder klinischen Einrichtung unverzichtbar, die schwerkranke Patienten behandelt. Nur mit dieser Methode lassen sich viele akut lebensbedrohlichen Zustände erkennen und in ihrem Verlauf beurteilen.

Kapnometrie/-graphie

Als **Kapnometrie** bezeichnet man die **Messung der exspiratorischen CO_2-Konzentration im Atemgas**. Die **Kapnographie** erlaubt darüber hinaus die graphische Darstellung des Konzentrationsverlaufs über den gesamten Atemzug. Beide Verfahren können im Haupt- oder Nebenstromverfahren angewendet werden. Beim **Hauptstromverfahren** befindet sich die Messküvette im künstlichen Atemweg, was die Messung weitaus empfindlicher macht. Von Vorteil ist aber, dass kein Atemgas aus dem Kreisteil abgesaugt werden muss. Daher eignet sich die Hauptstrommessung v.a. für die Kinderanästhesie. Die **meist verwendete Nebenstrommessung** ist robuster. Allerdings erfolgt die Anzeige der Werte bzw. Kurve durch die Wegstrecke zur Messküvette etwas verzögert.

Die **Kapnometrie** dient der **Lagekontrolle des Tubus** nach Intubation, der **Überwachung der Ventilation** und der **Erkennung schwerer Zirkulationsstörungen**. Durch Vermischung mit Atemgas aus dem funktionellen Totraum ist der endtidale CO_2-Partialdruck niedriger als der $PaCO_2$. Beim lungen- und kreislaufgesunden Menschen beträgt die Differenz ca. 3 mm Hg. Bei einer schweren Zirkulationsstörung steigt die Differenz erheblich an, weil der funktionelle Totraum größer wird. Klassisches Beispiel ist die **Lungenembolie**. Hier wird ein sofortiger Abfall des $etCO_2$ bei konstant bleibendem bzw. ansteigendem $PaCO_2$ beobachtet. Ähnliches tritt bei einem starken **Abfall des Herzzeitvolumens** auf, bei dem nicht mehr alle Alveolen ausreichend perfundiert werden. Der entstehende Totraum führt zu einem Abfall des $etCO_2$, der aber meist langsamer erfolgt als bei der akuten Lungenembolie. Jeder starke Abfall des $etCO_2$ ohne vorherige Änderung der Ventilation muss daher als Hinweis auf eine schwere Störung der Zirkulation gewertet werden.

Kapnometrie

Bei **Kreislaufstillstand und Reanimation** gibt die Höhe des $etCO_2$ einen Hinweis auf die Erfolgsaussichten der Reanimationsmaßnahmen. Sehr niedrige Werte zeigen an, dass kein suffizienter Kreislauf besteht.

Die **graphische Darstellung der exspirierten CO_2-Konzentration über die Zeit** liefert noch mehr Informationen (Abb. 2). Beispielsweise deutet ein langsamer Anstieg der CO_2-Konzentration im Verlauf der Exspiration auf eine inhomogene Ventilation hin. Derartige Verteilungsstörungen der Ventilation finden sich häufig bei einer Bronchialobstruktion. Senken im Kurvenverlauf werden oft durch zusätzliche Eigenatmung des Patienten verursacht, Stufen durch eine Undichtigkeit des Beatmungssystems.

Kapnographie

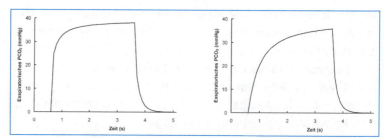

Abb. 2: Kapnogramm eines lungengesunden Patienten (links) und eines Patienten mit COPD (rechts). Der langsame Anstieg des exspiratorischen CO2 ist Folge einer Ventilations-Verteilungs-Störung.

Narkosegasmonitoring

Die Narkosegasüberwachung ist an jedem Narkosegerät **vorgeschrieben**. Idealerweise wird nicht nur die **inspiratorische,** sondern **auch** die **exspiratorische Gaskonzentration überwacht**. Damit kann man einerseits die Funktion des Narkosegeräts und des Vapors überwachen (inspiratorische Konzentration) und andererseits die alveoläre Konzentration (endexspiratorische Konzentration). Mit Letzterem lässt sich z.B. gut überwachen, wie schnell oder langsam Änderungen der inspiratorischen Gaskonzentration beim Patienten „ankommen". Die Messung erfolgt über den gleichen Weg wie die Nebenstromkapnometrie.

9/3 Neuromuskuläres Monitoring

Benzing A

Ziele des neuromuskulären Monitorings sind die **Aufrechterhaltung einer adäquaten intraoperativen Muskelrelaxation** v.a. bei abdominalchirurgischen Eingriffen und die **Vermeidung eines Relaxansüberhangs** zum Zeitpunkt der Extubation.

Ziele

i In mehreren Studien[8,9,11,12] wurde gezeigt, dass nach Anwendung von Muskelrelaxanzien die Gefahr einer **Nachrelaxation** im Aufwachraum groß ist. Wenn eine Nachrelaxation vorliegt, ist die Inzidenz von Hypoxämie und postoperativen pulmonalen Komplikationen erhöht.[2,10]

Beim Einsatz von nichtdepolarisierenden Muskelrelaxanzien ist ein neuromuskuläres Monitoring u.E. obligat.

Monitoringverfahren

Das gebräuchlichste Monitoringverfahren ist die **elektrische Stimulation eines motorischen Nervs** (am häufigsten N. ulnaris handgelenksnah) mit einem supramaximalen Reiz **und** die **Registrierung der mechanischen Muskelantwort** (M. adductor pollicis).

elektrische Nervenstimulation

i Obwohl eine andere Methode, die **magnetische Nervenstimulation**,[7] theoretisch Vorteile bietet (weniger schmerzhaft), hat sie sich wegen des erforderlichen hohen Geräteaufwandes und wegen des Fehlens des sog. Train-of-four (s.u.) in der klinischen Praxis nicht durchgesetzt.

Vorgehensweise

Für die Nervenstimulation werden entlang des Verlaufs des zu stimulierenden Nervs (N. ulnaris) **zwei Elektroden aufgeklebt** und **mit dem Nervenstimulator verbunden**. Die distale Elektrode wird am besten über dem N. ulnaris 1 cm proximal der proximalen Handgelenksfalte, die zweite 3–5 cm proximal der distalen Elektrode geklebt.

Anbringung der Elektroden

i **Alternativ zum N. ulnaris** können der N. medianus, der N. tibialis posterior oder Gesichtsnerven stimuliert werden.

Der **elektrische Reiz** muss supramaximal (70 mA) sein.

i Bei einem **supramaximalen Reiz** werden alle Fasern des innervierten Muskels stimuliert. Nach der Relaxansgabe ist der Grad der Abschwächung der mechanischen Antwort durch die Zahl der blockierten Fasern bedingt. Bei einem nicht-supramaximalen Reiz kann die Abschwächung durch die fehlende Stimulation einzelner Muskelfasern verursacht sein.

Reizantwort

Die **mechanische Antwort** wird entweder **taktil oder über einen Beschleunigungssensor** (akzelerometrisch) **gemessen**. Bei der taktilen Methode wird der Daumen abduziert und anschließend die Reizantwort taktil „gemessen".

i Physikalisch ist Kraft gleich dem Produkt aus Masse mal Beschleunigung. Man geht davon aus, dass sich die Muskelmasse (am Daumen) während einer Operation nicht ändert. Deshalb ist die vom Muskel entwickelte Kraft proportional zur Beschleunigung, die bei der Muskelkontraktion entsteht. Die Beschleunigung wird mit einem piezoelektrischen Transducer gemessen.

Reizstrom-Muster

Am häufigsten werden Einzelreize, der Train-of-four, die posttetanische Stimulation und die sog. Double-burst-Stimulation verwendet.

Einzelreiz
Train-of-four

- **Einzelreiz:** Bei der Einzelreizung wird mit einer Frequenz von 1 Hz (1 Reiz/sec) bis 0,1 Hz (1 Reiz/10 sec) gereizt. Bei Frequenzen oberhalb von 0,2 Hz wird die mechanische Antwort etwas kleiner und stabilisiert sich auf niedrigerem Niveau.
  Abb. 1 zeigt die mechanische Antwort nach der Gabe einer Dosis von Succinylcholin zum Zeitpunkt 0, Abb. 2 die mechanische Antwort nach einer Dosis eines nichtdepolarisierenden Muskelrelaxans zum Zeitpunkt 0. Die Reizantwort ist beim Depolarisationsblock und beim kompetitiven Block – mit Ausnahme des zeitlichen Verlaufs – gleich.
  Die Einzelreizstimulation kann **während** der **Narkoseeinleitung** zur Überprüfung des Wirkungseintritts des Relaxans vor der Intubation verwendet werden.

Neuromuskuläres Monitoring

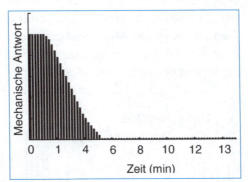

Abb. 1: Mechanische Antwort auf Einzelreizung nach Gabe einer Dosis Succinylcholin zum Zeitpunkt 0

Abb. 2: Mechanische Antwort auf Einzelreizung nach Gabe einer Dosis eines nichtdepolarisierenden Muskelrelaxans zum Zeitpunkt 0

- Der **Train-of-four-Reiz (TOF)** ist neben der Double-burst-Stimulation die **wichtigste Methode zur Überwachung** der Muskelrelaxation **nach nichtdepolarisierenden Muskelrelaxanzien**. Dabei werden 4 Reize innerhalb von 2 Sekunden appliziert. Bei vollständiger muskulärer Blockade erfolgt keine mechanische Reizantwort, in der Erholungsphase wird der erste Reiz am stärksten, die nachfolgenden immer schwächer beantwortet (**„Fade"**) (Abb. 3).

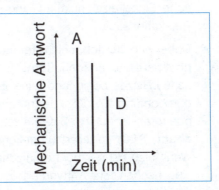

Abb. 3: Mechanische Reizantwort nach einem Train-of-four-Reiz während einer abklingenden Relaxation mit einem nichtdepolarisierenden Muskelrelaxans. Das Amplitudenverhältnis des 4. zum 1. Reiz (D:A) ist die sog. TOF-Ratio.

i Der **Fade** kommt durch die unzureichende Erholung der nicht mehr vom Muskelrelaxans blockierten Fasern zustande.

Wenn die Amplitude der letzten mechanischen Antwort ins Verhältnis zur Amplitude der ersten mechanischen Antwort gesetzt wird (in Abb. 3 entspricht das D:A), erhält man die sog. **TOF-Ratio**. Vor einer Extubation soll die TOF-Ratio > 0,7 sein, um einen relevanten Relaxansüberhang zu vermeiden.

Für die meisten abdominalchirurgischen Eingriffe und für die meisten Chirurgen ist eine Relaxation ausreichend, wenn der erste oder der erste und der zweite elektrische Reiz des TOF gerade eben mechanisch beantwortet werden.

Depolarisierende Muskelrelaxanzien führen nicht zu einem Fade im TOF, sondern zu einer gleichmäßigen Reduktion aller 4 mechanischen Antworten (Abb. 4).

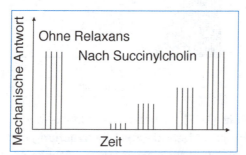

Abb. 4: Nach depolarisierenden Muskelrelaxanzien tritt – anders als bei nichtdepolarisierenden Relaxanzien – kein Fade, sondern eine gleichmäßige Reduktion der mechanischen Reizantwort auf.

posttetanische Reizung

- **Posttetanische Reizung: Bei tiefer Relaxation**, beispielsweise kurz nach der Gabe eines nichtdepolarisierenden Muskelrelaxans, erfolgt **keine Reizantwort auf den TOF**. Die genaue Relaxationstiefe kann dann nicht mit dem TOF bestimmt werden. In dieser Situation erlaubt die posttetanische Einzelreizstimulation eine weitere Differenzierung der Relaxationstiefe.[7]

- Dabei wird **zunächst** ein **tetanischer Reiz** (50 Hz, 5 sec lang) appliziert und **anschließend**, 3 sec nach Ende des tetanischen Reizes beginnend, eine **Einzelreizstimulation** (1 Hz) durchgeführt. Die Zahl der mechanischen Antworten auf die posttetanische 1-Hz-Einzelreizstimulation (sog. **posttetanic count, PTC**) korreliert umgekehrt mit der Relaxationstiefe. Wenn also bei der posttetanischen Einzelreizstimulation nur eine mechanische Antwort erfolgt (PTC = 1), ist die Relaxation tiefer als wenn mehrere mechanische Reizantworten beobachtet werden. Die Relaxation ist bei einem PTC ≤ 8 für chirurgische Eingriffe immer ausreichend.

Der PTC gibt für jedes Muskelrelaxans einen Hinweis auf die Zeitdauer bis zum Auftreten der ersten Reizantwort des TOF (Abb. 5).[4]

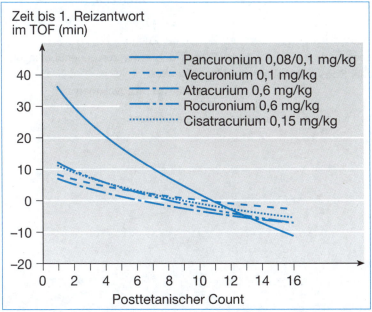

Abb. 5: Der PTC korreliert für jedes nichtdepolarisierende Muskelrelaxans mit der Zeit bis zum Auftreten der ersten mechanischen Reizantwort beim TOF. Beispielsweise tritt für Vecuronium (0,1 mg/kg) bei einem PTC von 1 die erste mechanische Antwort auf den TOF nach knapp 10 min ein (in Anlehnung an[4]).

- Die **Double-burst-Stimulation (DBS)** besteht aus **zwei kurzen tetanischen Reizen** (50 Hz) im Abstand von 750 msec. Bei nichtrelaxierten Patienten erfolgen zwei gleich starke mechanische Antworten, bei Patienten mit einer Restrelaxation gibt es einen Fade. Die taktile Erkennung eines Relaxansüberhangs am Ende der Anästhesie ist leichter als mit dem TOF.[5] Der sichere Ausschluss eines Relaxansüberhangs ist auf diese Weise aber nicht möglich.[6]

Double-burst-Stimulation

Klinische Prüfung auf einen Relaxansüberhang

klinische Zeichen   In Tab. 1 sind **sichere und unsichere klinische Zeichen** für eine ausreichende neuromuskuläre Erholung zusammengestellt.

Sichere Zeichen der neuromuskulären Erholung	Unsichere Zeichen der neuromuskulären Erholung
• Anheben des Kopfes > 5 sec • Anheben des Beines > 5 sec • Händedruck > 5 sec • max. inspiratorischer Sog < – 40 mbar	• Öffnen der Augen • Zeigen der Zunge • Führen des Arms zur gegenüberliegenden Schulter • normales Atemzugvolumen

Tab. 1: Klinische Zeichen für ausreichende neuromuskuläre Erholung

10 Intraoperatives Flüssigkeitsmanagement

Benzing A

Ziel der perioperativen Flüssigkeitstherapie ist die Aufrechterhaltung der Normovolämie, um die Durchblutung und Funktion aller Organe zu gewährleisten. Mögliche **Ursachen einer** absoluten oder relativen **Hypovolämie** sind:

- präoperatives Flüssigkeitsdefizit
- Blutverlust
- Sequestration von Flüssigkeit in den Dritten Raum
- Vasodilatation durch die Anästhesie, insbesondere bei rückenmarksnaher Regionalanästhesie
- verminderter venöser Rückstrom zum Herzen durch die maschinelle Beatmung (positiver intrathorakaler Druck) während einer Allgemeinanästhesie.

Ziel

Flüssigkeitsdefizit

Ein Flüssigkeitsdefizit durch **Nahrungskarenz** vor der Anästhesie spielt bei dem liberaler gewordenen präoperativen Nüchternheitsgebot[12] nur eine nachgeordnete Rolle. Allerdings weisen insbesondere **ältere Patienten** mit schweren Erkrankungen gelegentlich ein relevantes Flüssigkeitsdefizit auf.[33] Die bei manchen Patienten vor Dickdarmeingriffen durchgeführte **anterograde Darmspülung** kann ebenfalls zu einem relevanten Flüssigkeitsdefizit führen.[20,44]

präoperatives Flüssigkeitsdefizit

Ursache der Flüssigkeitssequestration in den Dritten Raum ist die Aktivierung inflammatorischer Kaskaden mit der vermehrten **Freisetzung von Zytokinen**[5,6,7] (Abb. 1).

Flüssigkeitssequestration in den Dritten Raum

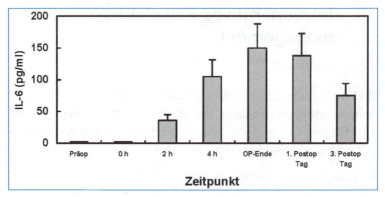

Durch Operationstrauma und Blutverlust wird eine inflammatorische Kaskade mit Anstieg der Zytokinspiegel wie Interleukin 6 (IL-6) im Serum aktiviert. Der Anstieg hält über mehrere Tage an. (Daten aus[6])

Abb. 1: Anstieg von Interleukin 6 (IL-6)

Zytokine führen zu einer **Permeabilititätserhöhung** an den Kapillaren.[1,11,31,39] Dadurch wird die Sequestration von Flüssigkeit von intravasal nach interstitiell begünstigt (Abb. 2).

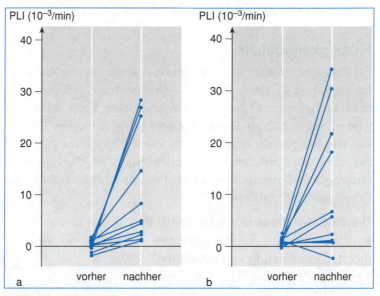

Protein-Leak-Index (PLI) in der unteren Extremität (A) und in der Lunge (B) vor und nach einem operativen Eingriff an der Aorta (n = 11). Der PLI wird mit einer nuklearmedizinischen Methode gemessen. Ein erhöhter PLI bedeutet eine erhöhte Permeabilität der Kapillaren mit verstärkter Extravasation von Proteinen und Flüssigkeit.

Abb. 2: Protein-Leak-Index (PLI)

Durch die perioperativen Flüssigkeitsverschiebungen kommt es zur Reduktion des intravasalen Volumens mit der Gefahr einer **Hypoperfusion von Organen** (Abb. 3).

Bei Operationen entsteht durch eine inflammatorische Reaktion eine Permeabilitätsstörung, die zur Flüssigkeitssequestration in den sog. Dritten Raum führt. Dadurch kann das zirkulierende Blutvolumen abnehmen. Nach 2–5 Tagen wird, wenn die inflammatorische Reaktion abgeklungen ist, die Flüssigkeit rückresorbiert und ausgeschieden.

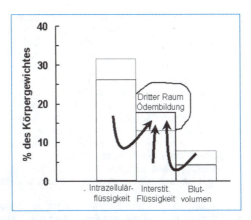

Abb. 3: Flüssigkeitssequestration in den „Dritten Raum"

Intraoperativer Flüssigkeitsbedarf

Der **intraoperative Flüssigkeitsbedarf** hängt vom präoperativen Zustand des Patienten und von der Art, Größe und Dauer des operativen Eingriffs ab[17] und variiert von < 500 ml (kurze Oberflächeneingriffe) bis > 10.000 ml bei Extremeingriffen wie Peritonektomien.

Flüssigkeitsbedarf

Die intraoperative **Flüssigkeitssubstitution** sollte nicht Formelbasiert sondern **zielorientiert** durchgeführt werden (Zielgrößen s. u.).

zielorientierte Flüssigkeitssubstitution

i In vielen klinischen Studien[15,27,29,38,40,49] wurde an Patienten während Operationen und auf der Intensivstation gezeigt, dass eine **zielorientierte Flüssigkeitstherapie** (Optimierung von Schlagvolumen, zentralvenöser Sauerstoffsättigung oder Säure-Basen-Status) im Vergleich zu einem konservativen Vorgehen immer mit einer höheren Flüssigkeitszufuhr und gleichzeitig einer Abnahme der Komplikationen und der Krankenhausverweildauer verbunden ist.

Bei **unkomplizierten** urologischen und intraabdominellen **Eingriffen** (z.B. laparoskopische Cholezystektomie, kleinere Darmresektionen, laparoskopische Eingriffe in der Gynäkologie) bei ansonsten gesunden Patienten sollte die intraoperative Flüssigkeitszufuhr **30–40 ml/kg Körpergewicht** betragen. Bei dieser Infusionsmenge ist die postoperative Erholung schneller und

Flüssigkeitszufuhr bei unkomplizierten intraabdominellen und urologische Eingriffen die Inzidenz von postoperativer Übelkeit („postoperative nausea and vomiting", PONV) niedriger als nach der Infusion geringerer Flüssigkeitsmengen.

restriktive vs. liberale Infusionsstrategie

i Bei 48 ASA-I-II-Patienten, die sich einer laparoskopischen Cholezystektomie (ohne Blutverlust) unterziehen mussten, wurden die **Effekte einer restriktiven** (15 ml/kg) **und einer liberalen** (40 ml/kg) **Infusionsstrategie** miteinander verglichen.[19] Zielwerte waren die postoperative Lungenfunktion, die postoperative Belastbarkeit auf einem Fahrradergometer (4 (!) und 24 Stunden postoperativ), die Entlassfähigkeit nach Hause am OP-Tag und Serumspiegel mehrerer Stresshormone. Sowohl bei den Lungenfunktionsprüfungen als auch bei der Belastbarkeit schnitten die Patienten mit der liberalen Infusionsstrategie besser ab als die restriktiv infundierten Patienten. Auch konnten mehr Patienten aus der liberal infundierten Gruppe am OP-Tag nach Hause entlassen werden. Wahrscheinlicher Grund für das bessere Abschneiden der liberal infundierten Patientengruppe war die geringere hormonelle Stressantwort.
Im **Tierexperiment** kommt es durch Hypovolämie oder postoperative Dehydratation mit Furosemid zu vermehrten Anastomoseninsuffizienzen.[14,18]

Flüssigkeit und PONV

i Nach laparoskopischen Eingriffen in der Gynäkologie wurde die **Inzidenz von postoperativer Übelkeit und Erbrechen** durch eine liberale Flüssigkeitszufuhr (bis zu 30 ml/kg) deutlich reduziert.[2,25] Derselbe Effekt kann durch die präoperative Zufuhr von Flüssigkeit erreicht werden.[26] Nach einer präoperativen Infusion von 2 ml/kg pro Stunde präoperativer Nüchternheit (ca. 1000 ml bei 70 kg und 6 h Nüchternheit) sank die Inzidenz von PONV von 87 % auf 59 %. Zusätzlich war die Schwere des PONV verringert und der Schmerzmittelbedarf geringer als in der konservativ infundierten Patientengruppe.[26]

Eine Flüssigkeitszufuhr von ca. 30 ml/kg KG führt nicht nur bei laparoskopischen Eingriffen in der Gynäkologie, sondern auch bei unkomplizierten urologischen und allgemeinchirurgischen Eingriffen zur **Reduktion von PONV**.[2,15,19,25,26]

Intraoperativer Flüssigkeitsersatz

Zielgrößen

Zielgrößen zur Steuerung der intraoperativen Flüssigkeitszufuhr sind:

- arterieller Blutdruck
- Herzfrequenz
- Urinausscheidung (0,5–1 ml/kg/h)
- das Ausmaß der systolischen Druckschwankungen (> 5 mm Hg) in der arteriellen Druckkurve in Abhängigkeit von der Beatmung („Swing")
- mit Einschränkungen: zentraler Venendruck (ZVD)
- wenn möglich dopplersonographisch gemessenes Schlagvolumen.

Arterieller Blutdruck und Herzfrequenz

Bei ausreichender Narkosetiefe ist eine intraoperative **Hypotonie und Tachykardie** fast immer Ausdruck einer Hypovolämie, die durch Volumenersatz korrigiert werden muss. In Situationen, in denen unklar ist, ob die hämodynamische Instabilität durch einen Volumenmangel entstanden ist, kann aufgrund der **Effekte eines Flüssigkeitsbolus** (z.B. 500 ml kristalloide oder 200 ml kolloidale Lösung) entschieden werden, ob eine Hypovolämie vorlag. Normalisieren sich die Zielgrößen nach Bolusgabe, lag eine Hypovolämie vor. Dann kann die Gabe eines kleinen Flüssigkeitsbolus so lange wiederholt werden, bis keine Änderung der Zielvariablen mehr auftritt. Danach wird die Infusionstherapie wie zuvor fortgesetzt.

Hämodynamische Instabilität

Urinausscheidung

Die intraoperative Urinausscheidung ist bei präoperativ **normaler Nierenfunktion und intakten Ureteren** eine Methode des hämodynamischen Monitorings. Bei Abnahme der Nierenperfusion kommt es über den Renin-Angiotensin-Aldosteron-Regelkreis und eine ADH-Ausschüttung zur Rückresorption von Na^+ und H_2O in der Niere und zum Rückgang der Diurese. Intraoperativ sollte die Diurese über ein Intervall von wenigstens zwei Stunden beobachtet werden bevor interveniert wird. Bei Oligurie kann durch Gabe eines Flüssigkeitsbolus (s.o.) entschieden werden, ob die rückläufige Diurese durch ein Flüssigkeitsdefizit verursacht war.

Diurese als Monitoring-Methode

Beatmungsabhängige Amplitudenänderung des arteriellen Druckes (Swing)

Bei hypovolämischen Patienten führt während einer künstlichen Beatmung die intrathorakale Drucksteigerung während der **Inspiration** zu einem „Auspressen" der Lungenvenen und damit zur besseren Füllung des linken Vorhofes. Dadurch **steigen** das Schlagvolumen und der **arterielle Blutdruck**.[3] Während der exspiratorischen Senkung des intrathorakalen Drucks **sinkt** der **Blutdruck**.

Swing der arteriellen Druckkurve

S. 334

i Bei beatmeten septischen Patienten und bei Patienten nach kardiochirurgischen Eingriffen war die Schwankung des systolischen Blutdrucks um mindestens 5 mm Hg innerhalb eines Atemzyklus ein strenger Prädiktor einer positiven hämodynamischen Reaktion auf einen Flüssigkeitsbolus.[23,28,52] Dies gilt allerdings nur, wenn das Tidalvolumen mindestens 8 ml/kg Körpergewicht beträgt.[10]

Bei einem **beatmungsabhängigen Swing** der arteriellen Druckkurve von 25 mm Hg sollte der Effekt eines **Flüssigkeitsbolus** (500 ml kristalloide oder 200 ml kolloidale Lösung) auf die Amplitudenänderung geprüft und die Bolusgabe ggf. wiederholt werden, bis die **Pulsdruckschwankung** innerhalb des Atemzyklus **< 5 mm Hg** beträgt.

Zentraler Venendruck

unzuverlässiger Indikator des Volumenstatus

Der ZVD ist während abdominellen, thorakalen und Wirbelsäulenoperationen sowie bei Eingriffen in Seit- oder Bauchlage ein unzuverlässiger Indikator des Volumenstatus.[4,7,13,16,51] Nur bei Leberresektionen (s.u.) wird ein niedrigerer ZVD (≥ 5 mm Hg) angestrebt. Lagerung und intraoperative Änderungen des intraabdominellen oder intrathorakalen Drucks führen zu Schwankungen des ZVD ohne Veränderung des Volumenstatus beim Patienten.

Pulmonalarterienkatheter

Die intraoperative hämodynamische Überwachung mit einem **Pulmonalarterienkatheter** bringt auch bei Hochrisikopatienten keinen Vorteil.[45]

Parameter zur intraoperativen Flüssigkeitssubstitution

Bei **Patienten mit kardialen Begleiterkrankungen**, die sich einem großen Eingriff an den Extremitäten (Hüftgelenksersatz, Wechsel eines künstlichen Gelenkes, gefäßchirurgische Eingriffe) unterziehen müssen, ist der ZVD ein **nützlicher Parameter** zur intraoperativen Flüssigkeitssubstitution.[38,49] Präoperative Normovolämie vorausgesetzt (normaler Kreislauf und ZVD, normale Diurese), wird intraoperativ soviel Flüssigkeit substituiert, bis der ZVD anzusteigen beginnt. Danach wird der ZVD auf diesem Niveau gehalten.

Optimierung des Schlagvolumens durch eine Doppler-Sonde

Schlagvolumenoptimierung

Das Schlagvolumen kann durch eine **im Ösophagus platzierte Doppler-Sonde** bestimmt werden. Aus dem Durchmesser der Aorta descendens und der Blutflussgeschwindigkeit wird das

Schlagvolumen berechnet. Bei verringertem Schlagvolumen mit V.a. Hypovolämie wird ein Flüssigkeitsbolus (s.o.) gegeben. Wenn danach das Schlagvolumen ansteigt, wird die Flüssigkeitsgabe so lange wiederholt bis das Schlagvolumen nicht mehr ansteigt.

i Die **schlagvolumen-orientierte Flüssigkeitstherapie** führt im Vergleich zu einem konventionellen Vorgehen zu einer Reduktion der postoperativen Komplikationen und zur Verkürzung der Krankenhausverweildauer.[15,27,37,38,49]

Besonderheiten in einzelnen operativen Fachgebieten

Leberchirurgie

Aus retrospektiven Untersuchungen,[21,50] deren Ergebnisse nicht unwidersprochen geblieben sind,[5] wurde gefolgert, dass bei Leberresektionen ein intraoperativer **ZVD ≥ 5 mm Hg** mit einem **geringeren Blutverlust** verbunden ist als ein ZVD > 5 mm Hg. Dies wird auf eine geringere venöse Blutfülle der Leber bei niedrigem ZVD zurückgeführt. Um nicht vom Operateur für einen übermäßig großen Blutverlust verantwortlich gemacht zu werden, sollte deshalb während Leberresektionen ein **möglichst niedriger ZVD** durch eine geringe Infusionsmenge (2–3 ml/hg/h) angestrebt werden. Eine Hypovolämie mit Hypotonie und Tachykardie muss aber in jedem Fall vermieden werden!

Leberresektion

Im Gegensatz zu den oben aufgeführten retrospektiven Untersuchungen war interessanterweise bei **Lebertransplantationen** die intraoperative Kreislaufstabilisierung durch Volumengabe bis zu einem ZVD von 10 mm Hg mit einem besseren Überleben verbunden als eine Kreislaufstabilisierung durch Vasopressorgabe bei einem ZVD von maximal 5 mm Hg.[47] D.h. hier sollte bei Kreislaufinstabilität ein Flüssigkeitsersatz zu einem ZVD von 10 mm Hg durchgeführt werden.

Lebertransplantation

Lungenchirurgie

Eine der am meisten **gefürchteten Komplikationen** nach Lungenresektionen ist das **Akute Lungenversagen** („Acute Respiratory Distress Syndrome", ARDS).[24,42] Die Mortalität des Postpneumonektomie-ARDS ist enorm hoch.[8,24,36,42,55,56,58]

Lungenresektion und ARDS

i Während in manchen Untersuchungen eine **mögliche Ursache** des ARDS in einer hohen intraoperativen Flüssigkeitszufuhr gesehen wird,[36,58] kommen andere Studien zu dem Schluss, dass die intraoperative Flüssigkeitszufuhr nicht mit dem Entstehen eines ARDS assoziiert ist.[8,55,56]

Angesichts einer unklaren Studienlage sollte die intraoperative **Flüssigkeitszufuhr** bei Lungenresektionen unter Erhalt eines stabilen Kreislaufs **so knapp wie möglich** gehalten werden. Eine Hypovolämie muss aber in jedem Fall vermieden werden. Als Anhaltspunkt können bei Patienten ohne Blutverlust **10 ml/kg KG** gelten.

Neurochirurgie

Eine übermäßige Flüssigkeitszufuhr oder die Infusion von hypotonen Lösungen oder freiem Wasser (d.h. Glukose-Lösungen) können bei neurochirurgischen Patienten zur Ausbildung oder Zunahme eines **Hirnödems** führen.[54] Die Flüssigkeitssubstitution sollte so sein, dass eine **ausreichende Diurese** (0,5–1 ml/kg/h) gewährleistet ist.

Gefäßchirurgie

Gefäßchirurgische Patienten haben oft eine relevante koronare Herzerkrankung, eine Herzinsuffizienz und eine Niereninsuffizienz. Eine intraoperative Hypovolämie kann eine Verschlechterung der Nierenfunktion bis hin zur Dialysepflichtigkeit oder ein akutes Lungenversagen auslösen.[35,53] Eine **Flüssigkeitsüberladung** kann zur myokardialen Dekompensation führen. Deshalb muss bei gefäßchirurgischen Eingriffen eine Hypovolämie und eine Hyperhydratation vermieden werden. Um dieses Ziel zu erreichen wird ein **erweitertes hämodynamisches Monitoring**, d.h. invasive Blutdruckmessung, ZVD-Messung und wenn möglich dopplersonographische Schlagvolumenbestimmung empfohlen.[34]

Auswahl der Flüssigkeit

Die **Zusammensetzung** der gebräuchlichsten kristalloiden und kolloidalen **Infusionslösungen** ist in den Tab. 1 und 2 zusammengestellt.

Welche Flüssigkeit?

Infusions-lösung	Na$^+$	K$^+$	Ca^{++}	Mg^{++}	Cl$^-$	Laktat	Azetat	Malat	Phosphat	Glukose
0,9 % NaCl	154				154					
RingerLösung	147	4	2		156					
RingerAzetat	137	4	1,65	1,25	110		36,8			
RingerLaktat	130	5	2		112	27				
$^2/_3$ Elektrolyt	100	20	2,5	2,5	100		20	7,8		50
$^1/_2$ Elektrolyt	70	3	1		77					50
$^1/_3$ Elektrolyt	45	25		2,5	45		20		10	50
Glukose 5 %										50

Elektrolyte in mmol/l, Glukose in g/l. Die Zusammensetzung kann, abhängig vom Hersteller der Infusionslösung, variieren.

Tab. 1: Zusammensetzung kristalloider Lösungen

Substanz	Mittleres Mol-Gew.	Konzentration	Na$^+$	K$^+$	Ca^{++}	Mg^{++}	Cl$^-$	Laktat	Substitutionsgrad
Dextran 40	40.000	100	154				154		
Dextran 70	70.000	60	140	10	2,5	1,5	103	55	
Gelatine	30.000	40	154				120		
HAES	130.000	60	154				154		0,4
HAES	200.000	60	154				154		0,5
HAES NaCl-frei*	200.000	60							0,5
HAES	450.000	60	154				154		0,7

* enthält 50g/l Glukose
Mol-Gew.: Molekulargewicht in Dalton, Konzentration in g/l, Elektrolyte in mmol/l.
Die Elektrolytzusammensetzung kann, abhängig vom Hersteller, variieren.

Tab. 2: Zusammensetzung der gebräuchlichsten kolloidalen Infusionslösungen

Vollelektrolytlösungen

am besten geeignet

Vollelektrolytlösungen mit einem Chlorid-Gehalt von 100–120 mmol/l (Ringerazetat, Ringerlaktat) sind die für den intraoperativen Flüssigkeitsersatz **geeignetsten kristalloiden Lösungen**.

Physiologische Kochsalzlösung

NaCl 0,9 % nicht verwenden hyperchlorämische Azidose

Die intraoperative Flüssigkeitssubstitution mit physiologischer Kochsalzlösung (NaCl 0,9 %) führt zur **hyperchlorämischen Azidose.**[52,53] 0,9 % NaCL-Lösung sollte deshalb **nie verwendet werden.**

i Bei **Nierentransplantationen** trat bei der Verwendung physiologischer Kochsalzlösung (kaliumfrei, zur Vermeidung einer Hyperkaliämie) häufiger eine – azidosebedingte – Hyperkaliämie auf als bei der Verwendung von Ringer-Laktat.[54]

Eine hyperchlorämische Azidose kann auch nach der Infusion kochsalzhaltiger Kolloide entstehen.[55] Analoges gilt vermutlich für die Ringerlösung mit einem ähnlichen Chloridgehalt (Tab. 1).

Glukose-5-%-Lösungen

nur bei Dehydratation

Die in diesen Infusionslösungen enthaltene Glukose wird rasch verstoffwechselt, sodass letztendlich **freies Wasser** infundiert wird. Freies Wasser diffundiert rasch und führt zu extra- und intrazellulären **Ödemen**. Deshalb sind Glukose-Lösungen nur **indiziert**, wenn eine **offensichtliche Dehydratation** vorliegt.[12] Engmaschige Elektrolyt- und Blutzuckerkontrollen sind notwendig.

Bei **Kindern** muss Infusionslösungen u.U. Glukose zugesetzt werden (20 ml 40 % Glukose in 500 ml Vollelektrolytlösung), um eine intraoperative Hypoglykämie zu vermeiden.

Kristalloide vs. Kolloide

Kristalloide oder Kolloide?

Die intraoperative Infusion von **Hydroxyäthylstärke** soll mit **günstigen Effekten** verbunden sein: höherer Gewebe-PO_2, verringerte Inzidenz von PONV und eine kürzere Dauer der postoperativen Darmatonie.[12,56] Zwei Meta-Analysen[57,58] fanden allerdings keinen eindeutigen Vorteil der kolloidalen Infusionslösungen.

In der Praxis ist möglicherweise ein **Misch-Konzept** günstig: Blutverluste können mit kolloidalen Lösungen ersetzt werden, der Basis-Flüssigkeitsbedarf mit einer Elektrolytlösung (Beispiele s. Tab. 3).

Misch-Konzept

Größe (m)	KG (kg)	Eingriff	Blutverlust[(ml)	Vollelektrolytlösung (ml)	HAES (ml)
1,65	77	Lap. Cholezystektomie	50	3000	0
1,80	70	Hemikolektomie re.	500	2800	500
1,69	140	Magenband	100	4500	0
1,78	62	Diagnostische. Laparoskopie	0	2000	0
1,80	71	Sigmaresektion	700	3000	500

Tab. 3: Beispiele zum intraoperativen Flüssigkeitsersatz

11 Substitution von Blutkomponenten und Gerinnungsfaktoren

Fehr R

Das **Ziel** der Substitution von Blutkomponenten und Gerinnungsfaktoren ist die Aufrechterhaltung der Versorgung des Organismus mit einer ausreichenden Anzahl an Sauerstoffträgern und einer adäquaten Gerinnungsfähigkeit

Ziel

Gesetzliche Grundlagen sind

gesetzliche Grundlagen

- das Transfusionsgesetz[4,6]

- die Leitlinien zur Therapie mit Blutkomponenten und Plasmaderivaten[25]

- die Richtlinien zur Gewinnung von Blut und Blutbestandteilen und zur Anwendung von Blutprodukten (Hämotherapie)[17]

Diese gesetzlichen Grundlagen sind von allen Personen, die Blut- oder Blutprodukte herstellen oder anwenden, unbedingt zu beachten.

Alle Einrichtungen, die an der Akutversorgung der Bevölkerung beteiligt sind, haben ein **Qualitätssicherungssystem** zu implementieren, das ein möglichst hohes Maß an Versorgungsqualität sicherstellt.[6]

> i Für die **klinisch tätigen** Ärzte sind folgende Paragraphen aus dem TFG besonders wichtig: § 14 (Dokumentation, Datenschutz), § 15 (Qualitätssicherung), § 16 (Unterrichtungspflichten), § 19 (Rückverfolgung) und § 21 (Koordiniertes Meldewesen).
> An den **Akutkrankenhäusern** ist eine **Transfusionskommission** zu bilden, es sind ein **Transfusionsverantwortlicher** und abteilungsbezogen **Transfusionsbeauftragte** zu ernennen, die die Umsetzung gesetzlicher Vorgaben gewährleisten müssen.
> Belegärzte oder niedergelassene Anästhesisten sind eigenverantwortlich tätig, d.h., sie sind selbst Transfusionsbeauftragte ihrer Belegklinik oder als Niedergelassene. An sie gelten die gleichen Anforderungen, insofern sie Blutprodukte anwenden.

Erythrozytentransfusion

Ziel der Erythrozytentransfusion

Das **Ziel** der Erythrozytentransfusion ist die Erhaltung einer ausreichenden Anzahl an Sauerstoffträgern zur Vermeidung einer anämischen Hypoxie.

Sauerstoffversorgung

Die **Sauerstoffversorgung des Organismus** ist abhängig von den Faktoren

- Hämoglobingehalt
- Herzzeitvolumen bzw. Herzzeitvolumenindex
- Sauerstoffsättigung
- physikalisch gelöster Anteil von Sauerstoff im Blut

nach folgenden Formeln (Abkürzungsverzeichnis s.u.):

Sauerstoffangebot (ml O_2/min): $DO_2 = 10 \times caO_2 \times HZV$

bzw.

Sauerstoffangebotsindex (ml O_2/min/m² KOF): $DO_2I = 10 \times caO_2 \times HI$

($caO_2 = (Hb \times 1{,}39 \times SaO_2) + (0{,}003 \times PaO_2)$)

Kompensationsmechanismen bei Anämie

Der Verlust an Erythrozyten kann durch verschiedene **Mechanismen kompensiert** werden.

Bei strikter Normovolämie wird die Sauerstoffversorgung zunächst durch eine **Erhöhung des HZV bzw. HI** gewährleistet (s. dazu auch Allgemeiner Teil, Kap. 9/1 „Hämodynamisches Monitoring").[26,28] Außerdem wird der **Blutfluss** zur Haut, im Splanknikusgebiet und in der Muskulatur reduziert und zugunsten von Herz und Gehirn **umverteilt**.[26,28]

Zusätzlich kann bei Bedarf auch die O_2-**Extraktion** aus dem arteriellen Blut **erhöht** werden:[26]

Sauerstoffaufnahme (ml O_2/min): $VO_2 = 10 \times (caO_2 - cvO_2) \times HZV$

bzw.

Sauerstoffaufnahmeindex (ml O_2/min/m² KOF): $VO_2I = 10 \times (caO_2 - cvO_2) \times HI$

Substitution von Blutkomponenten und Gerinnungsfaktoren

i Abkürzungsverzeichnis:

- caO_2: Sauerstoffgehalt des arteriellen Blutes (ml O_2/100 ml Blut)
- cvO_2: Sauerstoffgehalt des venösen Blutes (ml O_2/100 ml Blut)
- Hb: Hämoglobingehalt (mg/dl Blut)
- 1,39: Hüfner'sche Zahl, Menge des von einem Gramm Hämoglobin gebundenen O_2 (ml O_2/g Hb)
- SaO_2: fraktionelle O_2-Sättigung des Hämoglobins
- 0,003: Löslichkeitskoeffizient für O_2 im Plasma bei 37 °C (ml O_2/mm Hg PaO_2)
- PaO_2: O_2-Partialdruck im arteriellen Blut (mm Hg)
- HZV: Herzzeitvolumen (l/min)
- HI: Herzzeitvolumenindex (l/min/m² KOF)
- KOF: Körperoberfläche

Die Erhöhung der **Sauerstoffextraktionsrate im Koronarkreislauf** des Herzens ist limitiert. Sie beträgt schon in Ruhe beim Gesunden 60–75 %.[5]

Bei der KHK ist eine Dilatation der Koronarien nicht oder nur eingeschränkt möglich, sodass rasch eine kritische Minderversorgung insbesondere des subendokardialen Myokards eintreten kann.[28]

Bei Vorliegen einer Anämie können folgende **Zeichen der Sauerstoffminderversorgung** auftreten:[5,21,26]

Anämische Hypoxie

	Symptome
hämodynamische Instabilität	Tachykardie (> 100 Schläge/min oder Anstieg um > 25 % des Ausgangswerts)
	Hypotension (art. Mitteldruck < 60 mm Hg oder Abfall > 25 % des Ausgangswertes)
ischämietypische EKG-Veränderungen	neu auftretende ST-Senkungen > 0,1 mV oder ST-Hebungen > 0,2 mV
	Arrhythmien
Echokardiographie	neu aufgetretene regionale Wandbewegungsstörungen

Tab. 1: Zeichen der Sauerstoffminderversorgung

	Symptome
Veränderung der Parameter der globalen Oxygenierung	Laktatazidose (Anstieg des Laktats über die Norm und gleichzeitiges Vorliegen einer metabolischen Azidose)
	Abfall der gemischtvenösen Sättigung auf < 50 %
	Abfall der VO_2 um mehr als 10 % des Ausgangswertes
allgemeine unspezifische Zeichen	Blässe der Haut und Schleimhäute
	Müdigkeit bei wachen Patienten

Tab. 1, Fortsetzung

Richtlinien der Erythrozytentransfusion

Richtlinien/Grenzwerte

Richtlinien zur Erythrozytentransfusion wurden in verschiedenen Ländern publiziert,[9,12,21,23,28,29] in Deutschland in den Leitlinien der Bundesärztekammer.[25] Allerdings wurde meist nur ein oberer und ein unterer Grenzwert festgelegt, abhängig vom Gesamtzustand des Patienten.

Neuere Arbeiten, insbesondere aus dem intensivmedizinischen Bereich,[3,5,8,15,16] lassen einen deutlich niedrigeren Grenzwert als den früher üblichen als sicher erscheinen.

i In einem Cochrane Review[9] wurden die kontrollierten Studien erfasst, die einer restriktiven Transfusionspraxis eine liberale Transfusionsstrategie gegenüberstellten. Die größte Studie, die über 800 Patienten einschloss,[8] stellte einen Transfusionstrigger von < 7 g/dl Hämoglobingehalt des Blutes (restriktiv) einem Transfusionstrigger von < 10 g/dl (liberal) gegenüber.

Trotz methodischer Mängel in einigen Studien konnte klar gezeigt werden, dass die Mortalität, die Rate an kardiovaskulären Ereignissen, die Morbidität und die Krankenhausverweildauer bei den restriktiv gleich wie bei den liberal transfundierten Patienten waren, mit Ausnahme der Patienten, die einen akuten Myokardinfarkt erlitten hatten und bei Patienten mit instabiler Angina pectoris. Zur Vorgehensweise siehe Abb. 1.

Indikationen für EK-Transfusion

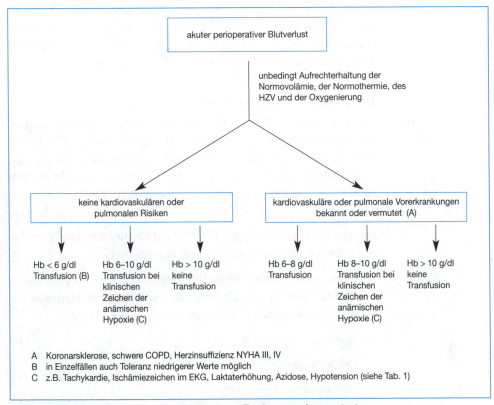

Abb. 1: Indikationsstellung zur Transfusion von Erythrozytenkonzentraten

Im **hämorrhagischen Schock** und bei anhaltender **starker Blutung** muss vorausschauend transfundiert werden. Die bei der Massivtransfusion verwendeten EKs sollten eine möglichst kurze Lagerungsdauer haben (< 10 Tage).[25]

bei starker Blutung

Abgesehen von der Verweigerung der Transfusion durch den Patienten (z.B. Zeugen Jehovas) sind **absolute Kontraindikationen nicht bekannt**. Allerdings müssen alle Indikationen für spezielle EK-Präparate beachtet werden (z.B. Bestrahlung).

Bei potenziellen **Empfängern eines KM-Transplantats** ist die Gabe von EK des Transplantatspenders sowie von Blutsverwandten des Empfängers und Spenders unbedingt zu vermeiden, da sonst die Gefahr der Transplantat-Abstoßung stark erhöht ist.

Ein EK enthält ca. 8–10 % des Erythrozytenvolumens eines 70 kg schweren Menschen. Bei Annahme einer Wiederfindungsrate von mindestens 70 % ist ein Anstieg der Hb-Konzentration um 1–1,5 g/dl (oder des HKT um ca. 3–4 %) nach Transfusion eines EKs zu erwarten.

Besonderheiten bei Kindern

EK-Transfusion bei Kindern

Insbesondere bei Früh-, Neugeborenen und Säuglingen **jünger als 4 Monate** werden andere Grenzwerte bezüglich der Transfusionspflichtigkeit postuliert.[25] Große evidenzbasierte Studien hierzu fehlen, aber in den letzten Jahren hat sich auch in diesem Bereich ein restriktiveres Management durchgesetzt, s. dazu Abb. 2.[7]

Neuere Leitlinien aus den USA[14,19] und Großbritannien[7] differieren zum Teil von den Leitlinien der Bundesärztekammer.[25]

Es ist bei allen Autoren unstrittig, dass bei Vorliegen einer **Anämie** (siehe Abb. 2) und **Zeichen der anämischen Hypoxie** bei Früh-, Neugeborenen und Säuglingen < 4 Monaten wie

- Apnoen,
- Bradykardien,
- Laktatanstieg im Serum,
- Lethargie, Gewichtsabnahme trotz ausreichender Ernährung,
- fehlendem Retikulozytenanstieg,

oder

- akutem Blutverlust > 10 % des errechneten Blutvolumens,
- schweren Begleiterkrankungen (z.B. nekrotisierende Enterokolitis, septischer Schock),
- maschineller Beatmung,
- ECMO (extrakorporale Membranoxygenierung)-Behandlung

meist eine Bluttransfusion indiziert ist.

i Wenn möglich, sollten Erythrozytenkonzentrate (und andere Blutprodukte) von einer **möglichst geringen Anzahl von Spendern** übertragen werden, um die Gefahr einer Infektionsübertragung möglichst gering zu halten. Dies wird von den Blutspendediensten durch die Bereitstellung sog. **„Babypacks"** realisiert.

Hierfür wird das gespendete EK während der Produktion im geschlossenen System in mehrere (meist vier) kleinere Einheiten aufgeteilt, sodass die sukzessive Übertragung auch geringerer Mengen möglich ist.[24,25]
Blutentnahmen sollten auf ein Mindestmaß **beschränkt** werden, gerade in dieser Altersgruppe ist die Gefahr der iatrogenen Anämisierung besonders groß[25]
Früh- und Neugeborene sollten am besten 7, höchstens aber 28 Tage lang gelagertes Blut erhalten, das CMV-negativ oder leukozytendepletiert ist.[25] Indikationen zur Bestrahlung der Präparate s.u.

Indikationen für EK-Transfusion bei Kindern

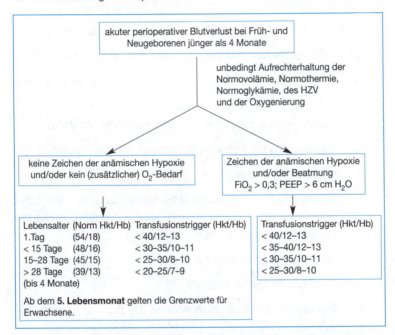

Abb. 2: Indikationsstellung zur Transfusion von Erythrozytenkonzentraten bei Früh-, Neugeborenen und Säuglingen < 4 Monate[1,7,14,19,24,25]

Es gelten dieselben **Kontraindikationen** wie bei Erwachsenen. Allerdings können Eltern, die Zeugen Jehovas sind, nicht alleine für ihr Kind entscheiden. Bei Verweigerung einer Bluttransfusion durch die Eltern kann und muss das Vormundschaftsgericht, in Notfällen per Eilentscheidung, angerufen werden.

Das übliche **Transfusionsvolumen** liegt bei ca. 5–15 ml/kg KG (Früh-, Neugeborene und Säuglinge s. [19]). Die Gabe von 3 ml EK/kg KG erhöht die Hämoglobinkonzentration um ca. 1 g/dl. Das Transfusionsvolumen lässt sich auch wie folgt berechnen:[25]

Transfusionsvolumen (ml EK) = Ziel-HKt – akt-HKt / Konserven-HKt

Das Blutvolumen beim Neugeborenen beträgt ca. 85–90 ml/kg KG. Ab dem 5. Lebensmonat gelten die Grenzwerte für Erwachsene.

EK-Präparationen

in Deutschland erhältliche EK-Präparate

Folgende **Präparate** sind in Deutschland erhältlich:

1. **leukozytendepletiertes EK** in Additivlösung (Standard)
2. **bestrahltes leukozytendepletiertes EK;** Indikationen:[13,25]

   - Transfusion bei Stammzell-/Knochenmarktransplantation
   - Transfusion vor autologer Blutstammzellentnahme
   - Transfusion bei schwerem Immundefektsyndrom
   - intrauterine Transfusion
   - Transfusion bei Hochdosis-Chemotherapie mit oder ohne Ganzkörperbestrahlung bei Leukämien, malignen Lymphomen und soliden Tumoren (*)
   - Austauschtransfusion (*)
   - Transfusion bei M. Hodgkin (*)
   - Transfusion bei Frühgeborenen (< 37. Schwangerschaftswoche)
   - Transfusion bei Neugeborenen bei V.a. Immundefizienz
   - bei allen gerichteten Blutspenden von Blutsverwandten (Blutspenden, die unter Blutsverwandten gezielt bereitgestellt werden, z.B. von einer Mutter für ihr Kind oder von einem Bruder für seine Schwester)

   (*) nicht gesicherte Indikation

3. **gewaschenes EK;** Indikationen:[7]

   - Antikörper gegen IgA oder andere Plasmaproteine

4. **kryokonserviertes EK** (–80 °C); Indikationen:

   - Bereitstellen seltener Blutgruppen für Notfälle (international in wenigen Blutbanken in begrenzter Menge)

Auswahl der Erythrozytenkonzentrate und Durchführung der Transfusion

Die Einleitung der Transfusion erfolgt nach **Aufklärung** durch den transfundierenden Arzt und **schriftlicher Einwilligungserklärung** des Patienten.

Aufklärung/ Einwilligung

Folgende **blutgruppenserologische Befunde** müssen vor einer Transfusion erhoben bzw. überprüft werden:[17,25]

Maßnahmen vor EK-Transfusion

- Identitätssicherung und AB0-Eigenschaften des Empfängers
- Rhesusfaktor D
- aktueller Antikörpersuchtest
- Vorliegen der serologischen Verträglichkeitsprobe („Kreuzprobe"), valide für 3 Tage
- bei Mädchen und bei Frauen im gebärfähigen Alter möglichst zusätzlich Bestimmung der gesamten Rhesusformel und des Merkmals Kell

Die **Bestimmungen** werden **im Labor durchgeführt** und dokumentiert, im Regelfall auch dort durch den Arzt kontrolliert. Hierfür werden vom Labor Röhrchen je nach System bereitgestellt (von Haus zu Haus unterschiedliche Systeme). Die Bestimmung dauert komplett mindestens 45 min, eine Teilbestimmung (z.B. BG + Rhesusfaktor oder Kreuzprobe) ca. 10–15 min.

Labor

Unmittelbar vor der Transfusion ist der **AB0-Identitätstest** („Bedside-Test") am Empfänger vorzunehmen und das Ergebnis schriftlich zu dokumentieren.

EKs werden **AB0-gleich** transfundiert. Nur in Ausnahmefällen (bei Nichtverfügbarkeit von AB0-gleichen Konserven oder zur Vermeidung von rhesusinkompatiblen Bluttransfusionen, um eine Immunisierung zu vermeiden) können auch AB0-blutgruppenkompatible Präparate transfundiert werden.

i **AB0-Blutgruppenkompatibilität:** Die Major-Kompatibilität ist gewahrt, die Erythrozytenkonzentrate sind aber Minor-inkompatibel, es werden also Isoagglutinine übertragen, für die der Empfänger Antigene besitzt (z.B. Anti-A (und Anti-B) bei Verwendung von 0-EK für A-Empfänger).

kompatible Blutgruppen

Patientenblutgruppe	Kompatible EK
A	A oder 0
B	B oder 0
AB	AB, A, B oder 0
0	0

Tab. 2: Kompatible Blutgruppen (für den Notfall vorbehalten!)

Das **Rhesusmerkmal D** ist wegen seiner starken Immunogenität stets zu berücksichtigen, nur bei lebensbedrohlicher Situation kann hiervon abgewichen werden.

Unbedingt vermieden werden muss es, gegen einen bekannten **Alloantikörper** (auch wenn aktuell nicht mehr nachweisbar) anzutransfundieren.

i **Alloantikörper** sind **erworbene Antikörper gegen Blutgruppenmerkmale**, im Regelfall entstanden durch vorhergegangene Transfusionen oder bei Frauen durch eine stattgehabte Schwangerschaft.

Die Präparate sind auf Unversehrtheit und Haltbarkeit zu überprüfen, eine **visuelle Kontrolle** z.B. auf bakterielle Kontamination (Trübung) hat zu erfolgen.

Durchführung der EK-Transfusion

Die Transfusion aller Blutkomponenten erfolgt in der Regel über ein Transfusionssystem mit **Standardfilter** (DIN 58360, Porengröße 170–230 μm), möglichst über einen eigenen Zugang. Der Standardfilter darf maximal 6 h gebraucht werden, es können auch mehrere Blutkomponenten über denselben Filter verabreicht werden.

Außer in Notfällen hat die Transfusion **langsam** (ca. 300 ml/h) zu erfolgen, eine Erwärmung ist in diesem Fall nicht notwendig. Nach 6 h muss die Transfusion abgeschlossen sein.

Zur **Erwärmung** (maximal 37 °C) dürfen nur nach MPG (Medizinproduktegesetz) hierfür zugelassene Geräte verwendet werden.

Nach der Transfusion ist das **leere Blutbehältnis steril zu verschließen** (z.B. mit von der Industrie hergestellten speziellen Verschlüssen, Kosten ca. 1 €/Stück) und in einem Kühlschrank bei 4 °C 24 h lang aufzubewahren, um bei einem verzögert auftretenden Transfusionszwischenfall noch Testmaterial zur Verfügung zu haben.

Die Aufklärung über die **Risiken** einer Bluttransfusion, die **Einwilligung** des Patienten und die anwendungsbezogenen **Wirkungen** und **Nebenwirkungen** sind schriftlich zu dokumentieren (§ 14 Transfusionsgesetz). Die Daten der Dokumentation sind nach den Anforderungen des TFG 30 Jahre lang aufzubewahren, sie müssen zeitnah patienten- und produktbezogen genutzt werden können.

schriftliche Dokumentation

Risiken allogener Erythrozytentransfusionen

Unerwünschte Wirkungen	Risiko je transfundierte Einheit
hämolytische Transfusionsreaktion vom Soforttyp (meist Inkompatibilitäten im AB0-System durch Verwechslungen)	
ohne tödlichen Ausgang	1:6.000–1:80.000
mit tödlichem Ausgang	1:250.000–1:600.000
hämolytische Transfusionsreaktion vom verzögerten Typ (Boosterung präformierter Antikörper, die bei EK-Gabe unter der Nachweisgrenze lagen)	
ohne tödlichen Ausgang	1:1.000–1:4.000
mit tödlichem Ausgang	1:100.000–1:2.500.000
febrile, nicht hämolytische Transfusionsreaktion (meist HLA-bedingte Reaktion, deswegen seit Leukozytendepletion seltener geworden)	1:100–1:1.200 (bei leukozytendepletiertem EK)
allergische Transfusionsreaktion (meist Plasmaunverträglichkeit)	milder Verlauf: 1:33–1:333 schwerer Verlauf (Schock): 1:20.00–1:50.000
transfusionsassoziierte Graft-versus-Host-Krankheit (taGvHD) (durch Transfusion auf einen i.d.R. immuninkompetenten Empfänger übertragene proliferationsfähige T-Lymphozyten des Spenders)	1:6.900–1:48.000[10] 1:400.000–1:1.200.000[25]
Immunisierung (Transfusion von bezüglich nicht getesteter Blutgruppensysteme (alle außer AB0-Rhesus) inkompatiblem Blut; bekannt sind mehr als 100 weitere Systeme und Subsysteme)	1:100

Tab. 3: Risiken allogener Erythrozytentransfusionen[10,20,25,28,30]

Unerwünschte Wirkungen	Risiko je transfundierte Einheit
transfusionsassoziierte akute Lungeninsuffizienz (TRALI) (leukozytäre Antikörper meist im Spender-, selten im Empfängerblut, welche das Kapillarstrombett der Lunge verstopfen)	1:4.400–1:7.200[25] < 1:180.000[20]
Zitratreaktionen (Zitratzusatz zur Gerinnungshemmung in EK)	bei EK unbedeutend (außer bei Massivtransfusionen)
bakterielle Kontamination	
Sepsis	1:200.000–1:1.400.000
Tod	1:4.000.000–1:10.000.000
transfusionsassoziierte Virusinfektion durch	
HIV	1:1.000.000–1:11.000.000
HBV	1:100.000–1:1.000.000
HCV	1:1.000.000–1:13.000.000
transfusionsassoziierte Virusinfektion durch CMV	nur für bestimmte Gruppen relevant (Schwangere, Immunsupprimierte), seit Leukozytendepletion sehr geringes Restrisiko
transfusionsassoziierte Virusinfektion durch Parvovirus B19	nur für bestimmte Gruppen relevant (Schwangere, Immunsupprimierte) 1:3.300–1:40.000
transfusionsassoziierte Parasitosen	< 1:1.000.000
neue Variante der Creutzfeld-Jakob-Krankheit	bisher 2 Verdachtsfälle[30]

Tab. 3, Fortsetzung

Transfusionszwischenfälle

Zu den Ursachen (außer Infektionen) siehe Tab. 3.

Symptome

Einzeln oder kombiniert können **Symptome** wie Kreuz- und Lendenschmerzen, Atemnot, Unruhe, Hitzegefühl, Frösteln, Blässe, Juckreiz und Übelkeit auftreten. In Narkose sind diese Symptome nicht zu bemerken. Hierbei können Schüttelfrost,

Exantheme, Tachykardie und Blutdruckabfall die ersten Hinweise auf einen Transfusionszwischenfall sein.

In **schweren Fällen** (hämolytische Sofortreaktion, Endotoxinschock bei bakteriell kontaminiertem Blutprodukt) kann sich eine disseminierte intravasale Gerinnung (DIC), ein akutes Nierenversagen und ein katecholaminpflichtiges Kreislaufversagen ausbilden.[17]

Diagnostik

Bei Verdacht auf eine **hämolytische Transfusionsreaktion** sollten zumindest folgende Parameter untersucht werden:[17]

- freies Hb im Plasma und Urin
- Blutbild
- LDH, Haptoglobin und Bilirubin im Serum
- Globaltests der Gerinnung (PTT, Quick)
- Elektrolyte (insbesondere Kalium)
- immunhämatologische Untersuchungen (AB0- und Rhesuskontrolle vom Blutprodukt und Empfänger, Wiederholen der Kreuzprobe, Antikörpersuchtest mit prä- und posttransfusionellem Blut des Empfängers)
- bei Verdacht auf eine **erregerbedingte Nebenwirkung** zusätzlich Ansetzung einer Blutkultur des Empfängers und des Blutprodukts

Untersuchungen bei V.a. hämolytische Transfusionsreaktion

Therapie

Die **Transfusion** ist bei den ersten Zeichen einer unerwünschten Nebenwirkung **abzubrechen**. Die Behandlung erfolgt **symptomatisch** entsprechend Schockzuständen anderer Genese.

Transfusionsabbruch bei Nebenwirkungen

Meldepflichten

Alle unerwünschten Wirkungen durch Transfusionen sind patientenbezogen mit Datum und Uhrzeit vollständig zu dokumentieren und 30 Jahre lang aufzubewahren.

Dokumentation/ Meldung von Zwischenfällen

Im Falle des Verdachts auf eine unerwünschte Wirkung ist unverzüglich der **Transfusionsbeauftragte** der jeweiligen Abteilung, der **Transfusionsverantwortliche** der Klinik und der **pharmazeutische Unternehmer**, im Falle einer schwerwiegenden unerwünschten Wirkung zusätzlich die **Bundesoberbehörde** (d.h. in Deutschland das Paul-Ehrlich-Institut) zu unterrichten.

Gleichzeitig sollte eine Meldung an die **Arzneimittelkommission** der Deutschen Ärzteschaft erfolgen (§ 6 der Berufsordnung). Die gesetzlichen Meldepflichten bleiben hiervon unberührt.

i Besteht der begründete Verdacht, dass Empfänger von Blutprodukten mit **HI-**, **HC-** oder **HB-Viren** oder anderen Erregern, die zu schwerwiegenden Krankheitsverläufen führen können, infiziert wurden, ist eine Rückverfolgung möglicherweise mitbetroffener Empfänger bzw. bis zu dem infrage kommenden Spender zu veranlassen (sog. „**look-back-Verfahren**", § 19, Abs. 1 TFG).

Transfusion von gefrorenem Frischplasma (GFP)

S. dazu auch auch Allgemeiner Teil, Kap. 18/16 „Patienten mit Gerinnungsstörungen".

Ziel der GFP-Transfusion

Das **Ziel** der Gabe von gefrorenem Frischplasma ist die Aufrechterhaltung einer adäquaten plasmatischen Gerinnungsfähigkeit.

Als gerinnungsaktiv wirksames Produkt enthält das GFP im Mittel **pro ml je ca. eine Einheit** an allen Gerinnungsfaktoren und deren Inaktivatoren.[25]

i Außer bei Poolplasma (hergestellt aus ca. 6.000–10.000 Plasmaeinzelspenden) handelt es sich bei **GFP** (hergestellt aus einer Einzelspende) um ein Produkt, dessen **Gerinnungsaktivität** in einem gewissen gesetzlich vorgeschriebenen Rahmen einer Schwankungsbreite unterliegen darf. Je nach den Ausgangswerten der spendenden Person liegt sie **zwischen 0,6 und 1,4 E/ml**. **Poolplasma** ist durch den Herstellungsprozess normiert, allerdings auch insgesamt in seiner Wirkstärke herabgesetzt.[2]

Halbwertszeit der Gerinnungsfaktoren

Bedingt durch die **unterschiedlichen Halbwertszeiten der** einzelnen **Gerinnungsfaktoren** (Tab. 4) kann es bei längerfristigem, wiederholtem Einsatz zu Imbalancen kommen.

Komponente	Biologische Halbwertszeit
Fibrinogen	96–120 h
Faktor II	48–120 h
Faktor V	12–15 h
Faktor VII	1,5–6 h
Faktor VIII	8–12 h
von-Willebrand-Faktor	6–12 h
Faktor IX	20–24 h
Faktor X	24–48 h
Faktor XII	48–60 h
Faktor XIII	100–120 h
Plasminogen	36–48 h
Antithrombin	36 h
Protein C	1,5–6 h
Protein S	24–48 h
Protein Z	24–48 h

Tab. 4: Halbwertszeiten der Gerinnungsfaktoren (aus [25])

Die in Tab. 4 genannten Zeitangaben sind **Richtwerte**. Bei gesteigertem Umsatz oder Antikörpern gegen einzelne Gerinnungsfaktoren (z.B. bei wiederholter Therapie der Hämophilie A) können die Halbwertszeiten deutlich verkürzt sein.

i Erst bei einem **Abfall der Gerinnungsfaktoren auf 30–50 % des Normalwerts** ist die Gerinnungsfähigkeit des Blutes eingeschränkt.[25] Randomisierte Studien zur Effektivität von GFP sind rar,[22] aber in allen nationalen und internationalen Leitlinien werden ähnliche Indikationen für den Einsatz festgelegt.[19,23,24,25]
Als **Überwachung der Gerinnungsfähigkeit** werden im Allgemeinen Globaltests (aPTT/aktivierte partielle Thromboplastinzeit, PTZ/Prothrombinzeit = „Quickwert", TZ/Thrombinzeit) eingesetzt. Spezielle Untersuchungen, insbesondere Einzelfaktorenbestimmungen, sind zeitaufwändig und stehen daher in Akutsituationen oft nicht zur Verfügung.

Indikationen für GFP-Transfusion

- Notfallbehandlung bei **klinisch manifester Blutungsneigung** (z.B. bei invasiven Maßnahmen in der Intensivtherapie oder bei unaufschiebbaren Operationen) oder bei akuten Blutungen aufgrund einer komplexen Störung des Hämostasesystems (z.B. schwerer Leberparenchymschaden mit Synthesestörung)

- Verlust- und/oder Verdünnungskoagulopathie bei polytraumatisierten Patienten mit hohem Blutverlust und Massivtransfusion (deutlich mehr als die Hälfte des zirkulierenden Blutvolumens) innerhalb kurzer Zeit

- Der Einsatz bei Verbrauchskoagulopathie (DIC) ist erst nach Behandlung der dazu führenden Ursache und Beendigung des unkontrollierten Verbrauchs sinnvoll.

- Ersatz von Gerinnungsfaktoren, für die keine Faktorenkonzentrate zur Verfügung stehen (Faktor V, XI)

- Austauschtransfusionen (insbesondere bei Neugeborenen)

Selten:

- Plasmaaustausch bei thrombotisch-thrombozytopenischer Purpura (TTP, syn. M. Moschcowitz)

- Guillain-Barré-Syndrom (als eine der Therapiemöglichkeiten)

Kontraindikationen für GFP-Transfusion

- Patienten mit bekannter Plasmaunverträglichkeit (z.B. IgA-Mangel wegen Antikörpern gegen IgA)

- als Ersatz von Gerinnungsfaktoren ausschließlich aufgrund pathologischer Laborparameter ohne klinische Zeichen einer Blutungsneigung oder akuter Blutungen

- als Volumenersatztherapie

- zur Anhebung des kolloidosmotischen Drucks

- für die parenterale Ernährung, als Ersatz für Albumin oder zur Substitution von Immunglobulinen

Dosierung GFP

1 ml GFP pro kg Körpergewicht erhöht den Faktoren- und Inaktivatorengehalt im Patienten um ca. 1–2 %.

Initial ist die **Gabe von 15–20 ml/kg KG** angezeigt, dabei muss sorgfältig auf Zeichen der Volumenüberlastung geachtet werden.[25] Bei der Übertragung von mehr als 50 ml/min kann wegen der **Zitratreaktion** die Gabe von Kalziumpräparaten notwendig werden.

> i Daraus ergibt sich, dass bei einem Erwachsenen mit etwa 70 kg KG der Einsatz von 2 GFP-Präparaten niemals eine signifikante Verbesserung der Gerinnungsfähigkeit herbeiführen kann. Wenn man als Globaltest den **Quickwert** heranzieht, so ergibt sich bei einem durchschnittlichen Inhalt eines GFP (ca. 230 ml) ein Anstieg um etwa 6–12 %.
> **Zitratreaktion:** Durch die rasche Zufuhr großer Mengen an Zitrat wird freies ionisiertes Calcium gebunden. Der Mangel an Calcium führt beim wachen Patienten zur Tetanie, gefährlich ist insbesondere das Auftreten von Herzrhythmusstörungen.

Auswahl der GFP-Präparate und Durchführung der Transfusion

Die Einleitung der Transfusion erfolgt nach **Aufklärung** durch den transfundierenden Arzt und **schriftlicher Einwilligungserklärung** des Patienten.

Folgende blutgruppenserologische Befunde müssen vor einer Transfusion erhoben bzw. überprüft werden: Identitätssicherung und AB0-Eigenschaften des Empfängers.

Unmittelbar vor der Transfusion ist der **AB0-Identitätstest** („Bedside-Test") am Empfänger vorzunehmen und das Ergebnis schriftlich zu dokumentieren. Das **Verwendbarkeitsdatum** darf nicht überschritten sein.

GFP wird wegen der im Präparat enthaltenen blutgruppenspezifischen Isoagglutinine **AB0-gleich** transfundiert. In Ausnahmefällen (bei Nichtverfügbarkeit von AB0-gleichen Plasmen) kann Plasma AB0-kompatibel transfundiert werden. Um die Zufuhr großer Mengen von Isoagglutininen zu vermeiden, ist nach Tab. 5 vorzugehen.

kompatible Blutgruppen

Patientenblutgruppe	Kompatible Plasmen
A	A oder AB
B	B oder AB
AB	AB
0	0, A, B, AB

Tab. 5: Kompatibilität GFP

Im Notfall kann die Therapie ohne Kenntnis der Blutgruppe mit **AB-Plasma** eingeleitet werden. Nach Bestimmung der Blutgruppe sollte unverzüglich auf GFP der entsprechenden Blutgruppe umgestellt werden (Vorkommen der Blutgruppe AB < 5 % der Bevölkerung).

Eine **visuelle Kontrolle** auf Unversehrtheit des Beutels und eventuelle Verfärbungen hat zu erfolgen.

Durchführung der GFP-Transfusion

Die Transfusion aller Blutkomponenten erfolgt in der Regel über ein Transfusionssystem mit **Standardfilter** (DIN 58360, Porengröße 170–230 µm), möglichst über einen eigenen Zugang. Der Standardfilter darf maximal 6 h gebraucht werden, es können auch mehrere Blutkomponenten über denselben Filter verabreicht werden.

Nach der Transfusion ist das **leere Blutbehältnis steril zu verschließen** und in einem Kühlschrank bei 4 °C 24 h lang aufzubewahren, um bei einem verzögert auftretenden Transfusionszwischenfall noch Testmaterial zur Verfügung zu haben.

schriftliche Dokumentation

Die Aufklärung über die **Risiken** einer GFP-Transfusion, die **Einwilligung** des Patienten und die anwendungsbezogenen **Wirkungen** und **Nebenwirkungen** sind schriftlich zu dokumentieren (§ 14 Transfusionsgesetz). Die Daten der Dokumentation sind nach den Anforderungen des TFG 30 Jahre lang aufzubewahren, sie müssen zeitnah patienten- und produktbezogen genutzt werden können.

Risiken der GFP-Transfusion

Unerwünschte Wirkungen	Risiko je transfundierte Einheit
hämolytische Transfusionsreaktion vom Soforttyp (meist Inkompatibilitäten im AB0-System durch Verwechslungen, nur bei hochtitrigen Isoagglutininen des Spenders)	1:100.000–1:1.000.000
febrile, nicht hämolytische Transfusionsreaktion (HLA-Antikörper, Zytokine)	1:100–1:200
allergische Transfusionsreaktion (Urtikaria) (meist Plasmaunverträglichkeit)	1:30–1:300
anaphylaktische Transfusionsreaktion (IgA-Mangel, Plasmaunverträglichkeit)	1:20.000–1:170.000
Immunisierung (Zufuhr inkompatibler „fremder" HLA-Antigene oder Thrombozytenantigene)	1:100 (HLA-Antikörper) 1:100 (thrombozytäre Antikörper)
posttransfusionelle Purpura (durch Zufuhr von mit Thrombozyten kontaminiertem GFP)	1:50.000
transfusionsassoziierte akute Lungeninsuffizienz (TRALI) (leukozytäre Antikörper meist im Spender-, selten im Empfängerblut, welche das Kapillarstrombett der Lunge verstopfen)	1:5.000–1:20.000
transfusionsassoziierte Graft-versus-Host-Krankheit (taGvHD) (durch Transfusion auf einen i.d.R. immuninkompetenten Empfänger übertragene proliferationsfähige T-Lymphozyten des Spenders)	1:6.900–1:48.000 (D) 1:17.700–1:39.000 (USA)
Zitratreaktionen durch Zitrat im GFP	keine Daten (relevant nur bei zu schneller Transfusion oder bei Massivtransfusionen)

Tab. 6: Risiken der GFP-Transfusion[10]

Virale Infektionen (insbesondere bezüglich HIV, HBV und HCV) sind denkbar. Durch die Quarantänelagerung bei GFP und die Virusabreicherung durch spezielle Verfahren bei SD (solvent detergent)-Plasma ist das Risiko noch geringer als bei EK.

Besonderheiten bei Kindern

Eine Besonderheit stellt die Austauschtransfusion bei Neugeborenen dar. In der Regel stellt der Blutspendedienst ein mit GFP der Blutgruppe AB (oder der Blutgruppe des Kindes) auf einen Hämatokrit von etwa 60 % eingestelltes EK zur Verfügung. Die Menge des Austauschblutes richtet sich nach dem klinischen Bild (meist bis zum Zweifachen des Blutvolumens des Kindes).

Thrombozytentransfusion

Ziel der Thrombozytentransfusion

Das **Ziel** der Thrombozytentransfusion ist die Aufrechterhaltung der Versorgung des Organismus mit einer ausreichenden Anzahl funktionstüchtiger zellulärer Elemente des Hämostasesystems.

Thrombozyten-Halbwertszeit

Die **Halbwertszeit** körpereigener Thrombozyten beträgt 7–10 Tage.

> **i** Nach Transfusion verteilen sich die übertragenen vitalen Thrombozyten im Blut und in der Milz. Die **Wiederfindungsrate** (engl. recovery) im peripheren Blut liegt deshalb nur bei etwa 60–70 %, sie nimmt mit der Lagerungsdauer der Präparate ab (Lagerungsschaden). Die **„recovery"** ist bei fehlender Milz entsprechend höher, bei Hypersplenismus deutlich geringer.
> Eine verringerte „recovery" findet man auch bei erhöhtem Thrombozytenverbrauch (z.B. Sepsis, disseminierter intravasaler Gerinnung, Antikörperbildung gegen thrombozytäre Antigene).[25]

Indikationen für Thrombozytentransfusion

allgemeine Indikationen TK

Allgemeine Indikationen zur Thrombozytentransfusion sind in Tab. 7, **spezielle** Indikationen in Tab. 8 zusammengestellt.[7,19,23,24,25,29]

Indikationsstellung	klinische Symptome/ therapeutische Maßnahmen	Grenzwerte	Bemerkungen
prophylaktisch und therapeutisch	extrakorporale Membranoxygenierung (ECMO), kardiopulmonaler Bypass	< 100/nl	„Maschinenschaden" der Thrombozyten: Durch Zirkulation in der Pumpe werden an der Oberfläche der Maschine Thrombozyten aktiviert, sie verklumpen und werden herausgefiltert. Dadurch sinkt ihre Zahl oder sie sind zumindest stark geschädigt.
prophylaktisch und therapeutisch	Eingriffe am Auge, neurochirurgische OP bei Massivtransfusion	< 80/nl	bei nicht absehbarem (durch Blutung hervorgerufenem) Transfusionsende muss vorausschauend transfundiert werden
therapeutisch	schwerwiegende Blutung, chirurgischer Eingriff mit großen Wundflächen, vor Organbiopsie, Lumbal- oder Epiduralpunktion	< 50/nl	zwingende Indikation (Erwachsene)

Tab. 7: Indikationen und Grenzwerte für die Transfusion von Thrombozyten

Substitution von Blutkomponenten und Gerinnungsfaktoren

S. 361

Indikations-stellung	klinische Symptome/ therapeutische Maßnahmen	Grenz-werte	Bemerkungen
prophylaktisch	ohne vorliegende Blutung oder vor geplantem Eingriff	< 50/nl	Grenzwert für **Frühgeborene**[7,19,25]
prophylaktisch	Störungen der plasmatischen Gerinnung, Fieber > 38 °C, Infektionen	< 20–30/nl	Erwachsene
prophylaktisch	ohne vorliegende Blutung oder vor geplantem Eingriff	< 20–30/nl	Grenzwert für reife **Neugeborene**[7,19,25]
prophylaktisch	hämostaseologisch stabil ohne zusätzliche Risikofaktoren	< 10/nl	laut [29] evtl. auch 5–10 / nl tolerabel (für Erwachsene)

Tab. 7, Fortsetzung

Zum Ausschluss einer **Pseudothrombozytopenie** muss eine Bestimmung der Thrombozytenzahl aus dem **Zitratblut** erfolgen. Die Bestimmung der **Blutungszeit** ist ein unsicheres Verfahren zur Vorhersage eines thrombozytär bedingten Blutungsrisikos.[23]
Thrombozytopenien infolge starker Blutverluste und/oder nach einer Massivtransfusion treten meist erst nach einem Verlust/Austausch von mehr als dem 1,5-fachen des Blutvolumens auf.

spezielle Indikationen TK

	Ursachen	Vorgehen	Bemerkungen
erworbene Thrombozytenfunktionsstörungen	Urämie, Medikamente (z.B. ASS, Clopidogrel, Ticlopidin, GP-IIb/IIIa-Antagonisten, Amphotericin B)	keine prophylaktische Transfusion, Thrombozytenzahl nicht entscheidend; transfundieren bei klinischer Blutungsneigung	Versuch mit Desmopressin (DDAVP) 0,3–0,4 µg/kg KG, Antifibrinolytika, Aprotinin
angeborene Thrombozytenfunktionsstörungen	z.B. Thrombasthenie Glanzmann, Bernard-Soulier-Syndrom	keine prophylaktische Transfusion	auch zusätzlich Thrombozytopenie möglich, Indikation bei schwerer Blutung oder OP (siehe Tab. 7)
Autoimmunthrombozytopenien	erworbene Antikörper gegen Thrombozytenantigene	keine prophylaktische Transfusion; therapeutische Transfusion nur bei vitaler Indikation (z.B. starker Blutung)	sehr geringe Blutungsneigung, Transfusion verstärkt die Antikörperbildung, Behandlungsversuch mit Glukokortikoiden und i.v. γ-Globulinen
disseminierte intravasale Gerinnung (DIC)	meist Sepsis	Transfusion bei schweren Blutungen	Behandlung der Grundkrankheit steht im Vordergrund

Tab. 8: Spezielle Indikationen für die Transfusion von Thrombozyten[23,25,29]

Bestrahlung TK Die Indikationen bezüglich einer **Bestrahlung von Thrombozytenkonzentraten** entsprechen denen bei Erythrozytenkonzentraten (s.o.)

Kontraindikationen für TK-Transfusion

Kontraindikationen TK Bei **thrombotisch-thrombozytopenischer Purpura (TTP)** und bei **posttransfusioneller Purpura (PTP)** ist die Gabe von Thrombozytenkonzentraten auf absolut vital bedrohliche Blutungssituationen beschränkt, da aufgrund der Pathophysiologie (Antikörper gegen Thrombozytenantigene) eine Transfusion meist wirkungslos ist, es sogar zu einer Intensivierung der Thrombozytopenie mit verstärkter Blutungsneigung kommen kann.

Bei einer **heparinassoziierten Thrombozytopenie (HIT)** ist das Absetzen des Heparins und eine alternative Antikoagulation entscheidend. Durch die alleinige Gabe von Thrombozytenkonzentraten kann es zu einer Verschlechterung des Krankheitsbildes kommen.

Patienten mit bekannter **Allergie gegen humane Plasmaproteine** (z.B. IgA) sollten gewaschene Präparate erhalten.

Dosierung TK

Dosierung TK i Die **Dosierungsangaben** beruhen nicht auf Ergebnissen prospektiver Studien. Algorithmen zur Berechnung einer optimalen Dosis haben sich im klinischen Alltag als wenig zweckmäßig erwiesen.[25]

Eine **therapeutische Einheit** für Erwachsene entspricht einem Apherese-TK oder einem Pool-TK (s.u.) aus 4 bis 6 Einzelspender-TK und enthält 200 bis 400 $\times$ 10^9 Thrombozyten. Standardpräparat ist das Pool-TK, Apheresepräparate sind aufwändiger herzustellen und speziellen Indikationen vorbehalten (z.B. Immunisierung des Empfängers gegen Thrombozytenantigene). Die Apherese-Präparate werden auf Bestellung bei den Blutspendediensten hergestellt, sie sind bis zu viermal teurer als „normale" Pool-TK. Ein Pool-TK erhöht **beim 70 kg schweren** Erwachsenen die Zahl der wiedergefundenen Thrombozyten um ca. 30–40/nl; je nach Ausgangswert und klinischer Situation wird so die Menge an zu transfundierenden Präparaten gewählt.

Bei **Früh- und Neugeborenen und Säuglingen** sollten 10 ml TK pro kg KG transfundiert werden.

Eine Überprüfung der Wirksamkeit sollte eine Stunde nach Transfusion durchgeführt werden. Hierzu wird die Zahl der Thrombozyten bestimmt.

Auswahl der TK-Präparate und Durchführung der Transfusion

- **Pool-TK:** hergestellt aus 4–6 Einzelspenden, 200–350 ml Plasma/Additivlösung, Leukozytengehalt $< 1 \times 10^6$ pro TK, enthält $240–360 \times 10^9$ Thrombozyten

- **Apherese-TK:** hergestellt durch Apherese aus einem Spender, 200–300 ml Plasma/Additivlösung, Leukozytengehalt $< 1 \times 10^6$ pro TK, enthält $200–400 \times 10^9$ Thrombozyten

TK-Präparate

In beiden Präparaten ist eine geringe Restmenge an Erythrozyten vorhanden ($< 3 \times 10^9$).

Die wichtigsten **Alloantigene** auf humanen Thrombozyten sind:

Alloantigene auf Thrombozyten

- AB0-Blutgruppenantigene
- HLA-Merkmale der Klasse I
- plättchenspezifische Antigene (HPA)

Die Einleitung der Transfusion erfolgt nach **Aufklärung** durch den transfundierenden Arzt und **schriftlicher Einwilligungserklärung** des Patienten.

Aufklärung/ Einwilligung

Folgende blutgruppenserologische Befunde müssen vor einer Transfusion erhoben werden:[17,25]

Maßnahmen vor TK-Transfusion

- Identitätssicherung und AB0-Eigenschaften des Empfängers
- Rhesusfaktor

Unmittelbar vor der Transfusion ist der **AB0-Identitätstest** („Bedside-Test") am Empfänger vorzunehmen und das Ergebnis schriftlich zu dokumentieren. Das **Verwendbarkeitsdatum** darf nicht überschritten sein (Verwendbarkeit der Thrombozytenkonzentrate in Deutschland: 5 Tage).

Bedside-Test

kompatible Blutgruppen Liegen keine Hinweise für eine Alloimmunisierung vor, genügt es, TK aufgrund ihrer Kompatibilität entsprechend den Regeln für die Erythrozytentransfusion (Tab. 1) im AB0-Blutgruppensystem zu transfundieren (s.o. Tab. 2).

Bei **Erwachsenen** sind **AB0-inkompatible Thrombozytengaben** möglich (z.B. A (Spender) für 0 (Empfänger)). Jedoch werden die transfundierten Thrombozyten beschleunigt abgebaut, es resultiert eventuell ein konsekutiver Mehrbedarf an Transfusionen.

Bei inkompatibler Transfusion und Vorliegen **hochtitriger Isoagglutininen** können akute oder verzögerte hämolytische Transfusionsreaktionen (s.o. „Transfusionszwischenfälle") auftreten.[25]

Bei **Kindern unter 25 kg KG** sollte eine Transfusion von Plasma (Minor)-inkompatiblen Thrombozyten (z.B. 0 (Spender) für A (Empfänger)) unterbleiben.

i Die präformierten Antikörper im AB0-System werden **Isoagglutinine** genannt (Anti-A, Anti-B). In seltenen Fällen können sie in großer Zahl im Spenderplasma vorhanden sein. Hierdurch können schwere Unverträglichkeitsreaktionen ausgelöst werden.

Rhesusfaktor Wegen der Gefahr der **Immunisierung** (geringe Restmengen an Erythrozyten im TK) sollte bei der Auswahl auch der **Rhesusfaktor D** berücksichtigt werden, insbesondere bei rhesusnegativen Mädchen und Frauen im gebärfähigen Alter. Ist bei einem Notfall die Gabe von rhesuspositiven TK an rhesusnegative Empfänger nicht zu vermeiden, ist eine **Prophylaxe mit Anti-D-Immunglobulin** (250–300 µg) indiziert.

Bei Nachweis von **HLA- oder plättchenspezifischen Antikörpern** müssen TK von ausgewählten Spendern mittels Thrombozytapherese unter Berücksichtigung der zu vermeidenden Antigene transfundiert werden.

Eine **visuelle Kontrolle** auf Unversehrtheit des Beutels und eventuelle Verfärbungen hat zu erfolgen.

Durchführung der TK-Transfusion Die Transfusion aller Blutkomponenten erfolgt in der Regel über ein Transfusionssystem mit **Standardfilter** (DIN 58360, Porengröße 170–230 µm), möglichst über einen eigenen Zugang. Der

Standardfilter darf maximal 6 h gebraucht werden, es können auch mehrere Blutkomponenten über denselben Filter verabreicht werden. Nach der Transfusion ist das **leere Blutbehältnis steril zu verschließen** und in einem Kühlschrank bei 4 °C 24 h lang aufzubewahren, um bei einem verzögert auftretenden Transfusionszwischenfall noch Testmaterial zur Verfügung zu haben.[17]

Die Aufklärung über die **Risiken** einer Thrombozytentransfusion, die **Einwilligung** des Patienten und die anwendungsbezogenen **Wirkungen** und **Nebenwirkungen** sind schriftlich zu dokumentieren (§ 14 Transfusionsgesetz). Die Daten der Dokumentation sind nach den Anforderungen des TFG 30 Jahre lang aufzubewahren, sie müssen zeitnah patienten- und produktbezogen genutzt werden können.

schriftliche Dokumentation

Risiken der Thrombozytentransfusion

Unerwünschte Wirkungen	Risiko je transfundierte Einheit
febrile, nicht hämolytische Transfusionsreaktion (HLA-Antikörper, Zytokine)	1:3–1:135
allergische Transfusionsreaktion (Urtikaria) (meist Plasmaunverträglichkeit)	1:30–1:300
anaphylaktische Transfusionsreaktion (IgA-Mangel, Plasmaunverträglichkeit)	1:20.000–1:170.000
Immunisierung (Zufuhr von inkompatiblen „fremden" HLA-Antigenen oder Thrombozytenantigenen)	1:100 (Bildung von HLA-Antikörpern) 1:100 (Bildung von thrombozytären Antikörpern)
posttransfusionelle Purpura (durch die Zufuhr nicht kompatibler Thrombozyten, z.B. im HLA-System)	1:50.000
transfusionsassoziierte akute Lungeninsuffizienz (TRALI) (leukozytäre Antikörper meist im Spender-, selten im Empfängerblut, welche das Kapillarstrombett der Lunge verstopfen)	1:430 (A)–1:1.120 (B)
transfusionsassoziierte Graft-versus-Host-Krankheit (taGvHD) (durch Transfusion auf einen i.d.R. immunkompetenten Empfänger übertragene proliferationsfähige T-Lymphozyten des Spenders)	1:6.900–1:48.000 (D) 1:17.700–1:39.000 (USA)

Tab. 9: Risiken der Thrombozytentransfusion (nach [10,20,25])

Unerwünschte Wirkungen	Risiko je transfundierte Einheit
Zitratreaktionen (Zitrat im TK)	keine Daten (relevant nur bei zu schneller Transfusion oder bei Massivtransfusionen)
Bakterielle Kontamination	
Sepsis	1:5.000–1:100.000
Tod	1:47.000–1:1.000.000
(A) = Pool-Thrombozytenpräparate; (B) = Einzelspender-Thrombozytenpräparate (Apharese-TK)	

Tab. 9, Fortsetzung

Zu den Risiken **viraler Infektionen** s.o. Tab. 3.

Transfusion von Gerinnungsfaktoren

Ziel der Transfusion von Gerinnungsfaktoren

Das **Ziel** der Transfusion von Gerinnungsfaktoren ist die Aufrechterhaltung einer adäquaten Gerinnungsfähigkeit des Blutes bei Beeinträchtigung der plasmatischen Gerinnung durch den teilweisen oder kompletten **Ausfall eines oder mehrerer Gerinnungsfaktoren.**

Die meisten Gerinnungsfaktoren und deren Inhibitoren sowie auch die Faktoren des Fibrinolysesystems werden in der **Leber gebildet**, einige davon (Faktor II, VII, IX, X, Protein C, S, Z) Vitamin-K-abhängig.

Faktorenkonzentrate

Für den Ersatz fast aller Gerinnungsfaktoren stehen heute **Faktorenkonzentrate** zur Verfügung, zum Teil gentechnisch hergestellt.

Bei angeborenen (z.B. Hämophilie A) oder erworbenen Gerinnungsstörungen (z.B. medikamentös) ist aufgrund der höheren Effektivität der Einsatz dieser Faktorenkonzentrate indiziert. Außerdem wäre die Behandlung durch GFP in der Regel mit einer hohen Volumenbelastung verbunden.

i Bei **komplexen Hämostasestörungen** ist GFP das Mittel der Wahl. Da keine Einzelfaktorenkonzentrate für den **Faktor V und XI** bereitstehen, muss bei deren Mangel GFP zur Therapie eingesetzt werden.[25]
Alle Gerinnungsfaktorenkonzentrate unterliegen laut Transfusionsgesetz der **Chargendokumentation** (§ 14 TFG). (Zur Herstellung von Faktorenkonzentraten sind große Plasmapools erforderlich, aus denen die gewünschten Faktoren

hergestellt werden (meist Plasma von 4.000–10.000 Spendern). Hierdurch entstehen identische Faktorenkonzentrate (als Chargen bezeichnet). Der Anwender muss genau wie bei allen Blutpräparationen die Rückverfolgung gewährleisten. Sollte es sich im Nachhinein herausstellen, dass ein Spender potenziell infektiös war, muss eine schnelle Identifizierung der Personen erfolgen können, die Präparate von ihm erhalten haben. Bei Faktorenkonzentraten erfolgt dies über die zugehörige Chargennummer.)

Die meisten angeborenen Störungen der plasmatischen Gerinnung im Sinne einer Blutungsneigung sind selten von klinischer Bedeutung, sodass der Einsatz von Faktorenkonzentraten eine Ausnahme darstellt. Bei den erworbenen Störungen der plasmatischen Gerinnung stellt die iatrogene Hemmung durch Kumarin-Derivate (Marcumarisierung) die häufigste Ursache dar, sodass hierauf genauer eingegangen wird.

Störungen

PPSB-Gabe

Prothrombinkomplex (PPSB) enthält neben den **Faktoren II, VII, IX** und **X** die **Proteine C, S** und **Z**. Alle Bestandteile des Prothrombinkomplexes benötigen Vitamin K zu ihrer Synthese. Die Präparate enthalten Heparin in unterschiedlicher Menge, manche auch Antithrombin.

PPSB-Konzentrate sind nur hinsichtlich ihres Faktor-IX-Gehalts standardisiert. Die anderen Faktoren und Proteine weisen eine erhebliche Schwankungsbreite auf. Da die Präparate einen geringen Anteil an **aktivierten Faktoren** enthalten können, existiert ein Restrisiko zur Auslösung einer **DIC**, insbesondere bei hoch dosierter Gabe und schneller Transfusion.[11]

i Die **Infusionsgeschwindigkeit** darf nicht mehr als 1 ml PPSB/min betragen.

Indikationen für PPSB-Transfusion

i Für die hier aufgeführten Indikationen existieren keine prospektiven klinischen Studien.[25]

Indikationen PPSB

1. PPSB soll nur bei nachgewiesenem **Mangel der Faktoren II, VII, IX und X** angewendet werden. In Fällen komplexer Hämostasestörungen ist PPSB nicht das Mittel erster Wahl.

2. Je nach Ursache, Lokalisation (eine Hirnblutung ist deutlich schwerwiegender als eine Blutung an der Körperoberfläche)

und Ausmaß der Blutung können andere Maßnahmen ausreichend oder zusätzlich erforderlich sein (z.B. Vitamin-K-Gabe).

3. Häufige Indikation ist der erworbene **Mangel an Prothrombinkomplex**, meist hervorgerufen durch Einnahme von oralen Antikoagulanzien vom Kumarintyp. Auch andere Vitamin-K-Mangelzustände (hoch dosierte Antibiose, persistierende Diarrhö, Resorptionsstörungen) sind möglich.

Kontraindikationen für PPSB-Transfusion

Kontraindikationen PPSB

1. DIC, außer bei einer manifesten Blutung durch Mangel an Prothrombinkomplex-Faktoren und gleichzeitiger Behandlung der DIC

2. heparininduzierte Thrombozytopenie (da die Präparate Heparin enthalten)

3. bei Vorliegen von Hemmkörpern (z.B. nach häufigerer Anwendung)

Dosierung PPSB

Dosierung PPSB

Faustregel: **Initialdosis** (Einheiten) = Körpergewicht (kg) × gewünschter Faktorenanstieg (%)

Die **Erhaltungsdosis** ist von den Laborkontrollen (Quickwert bzw. INR) abhängig, im Regelfall kann sie die Hälfte der Initialdosis betragen, die Halbwertszeiten sind zu berücksichtigen (s.o. Tab. 4). Gleichzeitig ist eine parenterale oder enterale Therapie mit **Vitamin K** einzuleiten.

i Die **Halbwertszeit der** verwendeten **Kumarine** ist ebenfalls zu berücksichtigen (z.B. Marcumar 7 Tage). Bei absinkendem Quickwert bzw. ansteigendem INR ist deswegen die erneute Vitamin-K- oder PPSB-Gabe indiziert.

Lagerung und Haltbarkeit

PPSB wird als Trockensubstanz bei 2–8 °C gelagert. Die durch Auflösen gemäß Herstelleranweisung hergestellte Lösung ist sofort zu verbrauchen, längere Standzeiten sind aus Gründen der Sterilität und der Labilität der Gerinnungsfaktoren zu vermeiden.

Durchführung der Transfusion

Die Gabe von PPSB kann im Regelfall über ein normales Infusionsbesteck durchgeführt werden – die Empfehlungen des Herstellers sind zu berücksichtigen. Die Infusionsgeschwindigkeit darf nicht mehr als 1 ml PPSB/min betragen.

Direkt nach der Gabe von PPSB sind Gerinnungsanalysen zur Wirksamkeit erforderlich.

12 Intraoperative Hypothermie

Pannen B

Die akzidentelle intraoperative Hypothermie ist ein **häufiges Ereignis**. Wenn keine besonderen Maßnahmen getroffen werden, kommt es bei mehr als 50 % aller Patienten in der perioperativen Phase zu einem Abfall der Körperkerntemperatur um mehr als 2 °C.

Ursachen der intraoperativen Hypothermie

Klimatische Bedingungen im OP-Bereich

Die klimatischen Bedingungen im Operationsbereich begünstigen den Verlust von Wärme:

> Begünstigung von Wärmeverlust

- Die **Umgebungstemperatur** ist in der Regel **niedriger** als die Indifferenztemperatur des unbekleideten Erwachsenen (ca. 28 °C).

- Es herrschen häufig hohe Luftströmungsgeschwindigkeiten, die **konvektive Wärmeverluste begünstigen**.

- Gleichzeitig sind die **Patienten häufig** sowohl in der präoperativen Phase (Schleusen, Anlage von Kathetern, Lagerung) als auch in der intraoperativen Phase (in Abhängigkeit vom jeweiligen Operationsgebiet) **nur unzureichend isoliert**. Durch die Exposition von Eingeweiden und die daraus resultierenden vergrößerten Verdunstungsoberflächen werden Wärmeverluste begünstigt, da die Verdunstung von Wasser ein endothermer Vorgang ist.

Diese **ungünstigen klimatischen Bedingungen** wirken sich in der perioperativen Phase besonders negativ aus, da sowohl die Allgemeinanästhesie als auch die rückenmarksnahe Regionalanästhesie die **Mechanismen der Temperaturregulation beeinträchtigen**.

Auswirkungen der Anästhesie

Allgemeinanästhesie

Während einer **Allgemeinanästhesie** ist das willentliche Temperaturregulationsverhalten (z.B. Anpassung der Kleidung, Steigerung der körperlichen Aktivität) aufgehoben. Durch die Reduktion der metabolischen Aktivität ist die **endogene Bildung von Wärme vermindert**.

Darüber hinaus **senken** zahlreiche **Anästhetika** den zentralen **Schwellenwert für die Auslösung von Kältegegenregulationsreaktionen** (Vasokonstriktion, Muskelzittern) um bis zu 2 °C ab. Dadurch wird aus einem hömöothermen Organismus ein partiell poikilothermer Organismus, dessen Körperkerntemperatur in einem kritischen Bereich weitgehend passiv entsprechend der Umgebungstemperatur abnimmt.

Regionalanästhesie

Auch **rückenmarksnahe Regionalanästhesien** beeinträchtigen die Temperaturregulation. Durch die **Deafferenzierung** kommt es zu einer „falsch-hohen" zentralen Repräsentation der Hauttemperatur. Dies führt zu einer – im Vergleich zur Allgemeinanästhesie jedoch meist geringeren – **Absenkung der Kältegegenregulationsschwelle**. Durch die **Deefferenzierung** wird gleichzeitig in den von der Blockade betroffenen Körperregionen die **Wärmekonservierung** (Aufhebung der tonischen Vasokonstriktion in arteriovenösen Shunts) **und** die **Wärmebildung** (Reduktion der basalen Stoffwechselaktivität der Skelettmuskulatur, Aufhebung des Kältezitterns) **gehemmt**.

Phasen der Abkühlung

Die **Körperkerntemperatur** zeigt während einer Allgemein- und rückenmarksnahen Regional-Anästhesie häufig einen **charakteristischen Verlauf** (s. Abb. 1). Unter physiologischen Bedingungen besteht ein Gradient zwischen dem Körperkern, dessen Temperatur weitgehend konstant ist, und der Körperschale, die als Puffer fungiert und bei niedrigeren Umgebungstemperaturen kälter ist als der Kern.

Intraoperative Hypothermie

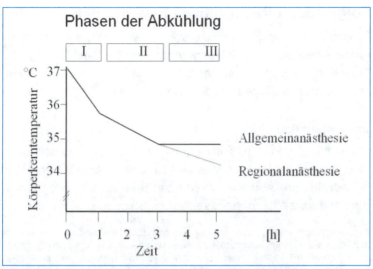

Abb. 1: Verlauf der Körperkerntemperatur während einer Anästhesie

Durch die Absenkung der zentralen Kältegegenregulationsschwelle sowie durch eine direkte periphere Vasodilatation kommt es initial zu einer **Umverteilung von Wärme von zentral nach peripher** und dadurch zu einem raschen Abfall der Körperkerntemperatur um mehr als 1 °C (**„Umverteilungshypothermie"**). In der zweiten Phase nimmt die Körperkerntemperatur langsamer ab. Diese Abnahme beruht darauf, dass die **Wärmeverluste** an die Umgebung die **endogene Wärmebildung übersteigen**.

Umverteilungshypothermie

Wird im Rahmen einer **Allgemeinanästhesie** die erniedrigte Schwellentemperatur erreicht, entwickelt sich häufig ein **Kerntemperaturplateau auf niedrigem Niveau**, während die Peripherie weiter auskühlt. Im Rahmen von **rückenmarksnahen Regionalanästhesien** wird ein solches Kerntemperaturplateau **häufig nicht erreicht**, wenn die efferenten Kältegegenregulationsmechanismen in Abhängigkeit von der Ausdehnung und der Dauer der Blockade weiterhin nicht effektiv wirksam werden können.

niedriges Kerntemperaturplateau

Die **Kombination von Allgemeinanästhesie und rückenmarksnaher Regionalanästhesie** geht mit einem besonders **hohen Risiko** für die Entwicklung einer akzidentellen intraoperativen Hypothermie einher.

Folgen der intraoperativen Hypothermie

Es gibt zunehmend Hinweise darauf, dass bereits eine intraoperative Reduktion der Körperkerntemperatur um 1–2 °C die **Funktion von Organsystemen**, die in der perioperativen Phase von besonderer Bedeutung sind, negativ beeinflussen kann.

Immunfunktion

Schwächung der Abwehr

In verschiedenen Untersuchungen konnte gezeigt werden, dass eine intraoperative Hypothermie zu einer **Schwächung der körpereigenen Abwehr** führen kann und dass dies mit einem **ungünstigeren Krankheitsverlauf** einhergeht.

> **i** In einer prospektiven, randomisierten Doppelblindstudie beobachteten Kurz et al.,[3] dass die **Wundinfektionsrate** nach elektiven kolonchirurgischen Eingriffen ca. 3-fach **erhöht** war, wenn keine Maßnahmen getroffen wurden, um einen intraoperativen Abfall der Körperkerntemperatur zu vermeiden. Dies ging mit einer um 2,6 Tage längeren Krankenhausverweildauer im Vergleich zum normothermen Kontrollkollektiv einher, obwohl der Unterschied in der Körperkerntemperatur zwischen den beiden Gruppen am Ende der Operation lediglich 1,9 °C betrug.

Gerinnungsfunktion

gesteigerter Blutverlust

Durch eine erniedrigte Körpertemperatur kann sowohl die **Thrombozytenfunktion** als auch die Aktivität der Enzyme der **plasmatischen Gerinnungskaskaden beeinträchtigt** werden.

> **i** In einer Untersuchung von Schmied et al.[6] an Patienten, die sich einem totalendoprothetischen Ersatz des Hüftgelenks unterziehen mussten, war sowohl der **kumulative Blutverlust** am Morgen nach der Operation als auch der **Fremdblutbedarf** nach intraoperativer Hypothermie im Vergleich zu normothermen Patienten **erhöht**, obwohl der Unterschied in der minimalen Kerntemperatur zwischen den beiden Patientengruppen in dieser prospektiven, randomisierten Studie nur 1,6 °C betrug.

Klinisch relevante Einschränkungen der Gerinnungsfunktion durch eine intraoperative Hypothermie wurden nicht nur im Rahmen orthopädischer Eingriffe, sondern auch bei großen abdominalchirurgischen Eingriffen beschrieben.

> **i** Temperatur-assoziierte Veränderungen der Konzentration von Gerinnungsfaktoren konnten bisher nicht nachgewiesen werden. Daraus ergibt sich unmittelbar, dass **Hypothermie-bedingte Gerinnungsstörungen** nur erkannt werden können, wenn auch die Funktionstests bei der tatsächlichen Körpertemperatur des Patienten durchgeführt werden. Außerdem lässt sich daraus ableiten, dass diese Form der Gerinnungsstörung nicht durch die Substitution von Thrombozyten, Gerinnungsfaktoren oder Frischplasma, sondern nur **durch** eine **Normalisierung der Körpertemperatur behandelt** werden kann.

Kardiovaskuläre Funktion

Eine intraoperative Hypothermie kann bei Patienten mit einem erhöhten kardialen Risiko das **Auftreten schwerwiegender kardiovaskulärer Komplikationen**, besonders in der postoperativen Phase, begünstigen.

erhöhte Inzidenz kardialer Ereignisse

i Frank et al. berichteten, dass bei Patienten, die sich gefäßchirurgischen Eingriffen an den unteren Extremitäten unterziehen mussten, elektrokardiographische Veränderungen im Sinne einer **myokardialen Ischämie wesentlich häufiger** nachweisbar waren, wenn die sublingual gemessene Temperatur bei der Aufnahme auf die Intensivstation kleiner als 35 °C war.[1]

Diese Befunde konnten in einer prospektiven, randomisierten Doppelblindstudie bestätigt werden. In dieser Untersuchung an 300 Patienten mit manifester koronarer Herzerkrankung bzw. einem hohen Risiko für diese Erkrankung, die sich nicht-kardiochirurgischen Eingriffen unterziehen mussten, konnte durch die **Aufrechterhaltung einer normalen Körperkerntemperatur** in der intraoperativen Phase die **Häufigkeit schwerwiegender postoperativer kardiovaskulärer Komplikationen** (ventrikuläre Tachykardien, Asystolie, instabile Angina pectoris, Myokardinfarkt) **reduziert** werden (relative Risikoreduktion > 50 %).[2]

Aufwachphase und Patientenkomfort

Eine Hypothermie kann sowohl durch pharmakokinetische als auch durch pharmakodynamische Veränderungen die **Wirkdauer von Medikamenten verlängern**.

verzögerte postoperative Erholung und eingeschränkter Komfort

i Lenhardt et al. beobachteten eine **Zunahme der Verweildauer im Aufwachraum** nach großen bauchchirurgischen Eingriffen, wenn intraoperativ keine zusätzlichen Maßnahmen zur Aufrechterhaltung der Körpertemperatur getroffen wurden. Dies war selbst dann der Fall, wenn das Erreichen einer bestimmten Körpertemperatur kein Verlegungskriterium darstellte.[4]

Darüber hinaus empfinden viele Patienten die **unmittelbaren** postoperativen **Folgen** einer intraoperativen Hypothermie (z.B. Frieren und Kältezittern) **als sehr unangenehm**. In ähnlicher Weise wie Schmerzen oder postoperative Übelkeit und Erbrechen kann somit auch eine Hypothermie den **Patientenkomfort** erheblich **beeinträchtigen**.

Konsequenzen für die Praxis

Temperaturüberwachung

Um die negativen Folgen einer Hypothermie zu vermeiden, ist eine aktive Strategie erforderlich, mit dem Ziel, einen **Abfall der Körperkerntemperatur unter 36 °C zu vermeiden** bzw. umge-

kein Temperaturabfall unter 36 °C

hend zu behandeln (s. Tab. 1). Um das Bewusstsein für das Problem zu schärfen und die Effizienz der eigenen Maßnahmen zu überprüfen, sollte die Körperkerntemperatur deshalb möglichst bei allen Patienten überwacht werden.

Prävention von Wärmeverlusten

Isolation

Eine **konsequente Isolation** des Patienten in der gesamten perioperativen Phase bildet die Grundlage jedes Wärmemanagementkonzepts und ist die kostengünstigste Art, zu einer ausgeglichenen Wärmebilanz beizutragen. Hier sind häufig noch wesentliche Verbesserungen im Prozessablauf, vor allem in den Phasen vom Beginn der Einleitung bis zum Hautschnitt sowie nach Beginn der Narkoseausleitung, möglich. In Absprache mit dem übrigen an der operativen Versorgung des Patienten beteiligten Personal kann auch durch eine **Erhöhung der Lufttemperatur** (z.B. auf bis zu 25 °C) das Ausmaß der Abkühlung reduziert werden.

i Im Operationssaal erfolgen die **größten Wärmeverluste** in der Regel durch **elektromagnetische Strahlung** (Radiatio) an die den Patienten umgebenden Objekte (Wände, Decken, Verblendungen etc.). In diesem Zusammenhang ist zu beachten, dass eine Erhöhung der Lufttemperatur im Operationsbereich durch die effektive Klimatisierung zwar innerhalb weniger Minuten möglich ist, dass es jedoch wesentlich länger dauert, bis sich auch die den Patienten umgebenden Objektoberflächen erwärmt haben. Die Temperatur dieser Oberflächen determiniert jedoch aus den oben genannten Gründen in erster Linie das Ausmaß der Wärmeverluste. **Anpassungen der Lufttemperatur** sollten deshalb **möglichst frühzeitig** (> 1 h im Voraus) vorgenommen werden.

Aktive Wärmebehandlung der Körperoberfläche

Der Abfall der Körperkerntemperatur, der auf der Umverteilung von Wärme beruht, kann nicht durch Isolationsmaßnahmen verhindert werden. Außerdem sind in Abhängigkeit vom Operationsgebiet die **Möglichkeiten zur Isolation begrenzt**. Aus diesem Grund müssen Maßnahmen zur Prophylaxe von Wärmeverlusten in der Regel **mit einer aktiven Wärmebehandlung kombiniert** werden, um eine Normothermie aufrechterhalten zu können.

technische Verfahren

Die Wärmezufuhr über die Körperoberfläche ist durch **verschiedene technische Verfahren** möglich: Dazu gehört die konvektive Luftwärmung, der Einsatz von Matten, die von erwärmtem Wasser durchströmt werden, sowie die Anwendung von resistiven Verfahren („Heizdecken").

Die meisten **Systeme** sind auch **in modularer Form verfügbar**. Dies bietet den Vorteil, dass in Abhängigkeit vom Ort und der Ausdehnung des Operationsgebiets dennoch ein möglichst **großer Anteil der Körperoberfläche erwärmt werden** kann. Die **Körperauflagefläche** als alleiniger Ort der Wärmezufuhr ist **weitgehend ungeeignet** (geringe Wärmeabgabe an die meist gut isolierende Operationstischauflage, eingeschränkte Durchblutung der aufliegenden Körperpartien).

i Wird die **aktive Wärmebehandlung** bereits in der **präoperativen Phase**, z.B. in einer „Holding Area", eingesetzt, kann durch die Erhöhung des Wärmegehalts im peripheren Kompartiment der durch die Umverteilung bedingte initiale Abfall der Körperkerntemperatur reduziert werden. Es konnte inzwischen gezeigt werden, dass eine solche präoperative Wärmebehandlung die Wundinfektionsrate nach oberflächenchirurgischen Eingriffen senkt.[5]

präoperative Wärmebehandlung

Konnte eine intraoperative Abkühlung des Patienten nicht vollständig verhindert werden, sollte die **Wiedererwärmung** durch eine aktive Wärmebehandlung der Körperoberfläche noch **vor Beendigung der Anästhesie** angestrebt werden, da nach der Narkoseausleitung durch die wiedereinsetzende Vasokonstriktion der Wärmetransfer von der Peripherie in das zentrale Kompartiment erheblich erschwert ist.

rechtzeitige Wiedererwärmung

Temperierung von Lösungen und Atemgas

Die **Temperatur der** verwendeten **Infusionen und Transfusionen beeinflusst** den **Wärmehaushalt des Patienten**. So sinkt die Körpertemperatur durch die Infusion von 2 l kristalloider Lösung mit Raumtemperatur bzw. durch die Transfusion von zwei ungewärmten Erythrozytenkonzentraten (ca. 4 °C) um mehr als 0,5 °C. Daher ist es sinnvoll, diese **Lösungen** vor der Zufuhr **auf 37 °C zu erwärmen**. Dazu stehen verschiedene Infusionswärmesysteme zur Verfügung. Positive Wärmebilanzen lassen sich allerdings auf diesem Weg nur erzielen, wenn sehr große Volumina zugeführt werden müssen. Auch Lösungen, die zur intraoperativen Spülung von Körperhöhlen verwendet werden, sollten zuvor unbedingt auf 37 °C erwärmt werden.

temperierte Lösungen

Atemgastemperierung wenig sinnvoll

Die Beatmung mit kalten, trockenen Gasen entzieht dem Körper Wärme. Eine **aktive Erwärmung von Atemgasen** hat sich dennoch im Bereich der klinischen Anästhesie wegen der ungünstigen Kosten-Nutzen-Relation und zahlreichen Risiken **nicht bewährt**. Außerdem kann das Problem durch den konsequenten **Einsatz von „Low Flow"- und „Minimal-Flow"-Verfahren** weitgehend gelöst werden.

Checkliste: Vermeidung einer Hypothermie

Ziel: Vermeidung eines Abfalls der Körperkerntemperatur unter 36 °C

Überwachung der Körpertemperatur

Prophylaxe von Wärmeverlusten

- konsequente Isolierung
- niedriger Frischgasfluss
- Erhöhung der Lufttemperatur

Zufuhr von Wärme

- Wärmebehandlung der Körperoberfläche
- Temperierung von Infusionen und Transfusionen

Tab. 1: Checkliste: Strategien zur Vermeidung einer intraoperativen Hypothermie

13 Die Lagerung des Patienten zur Operation

Wittau N

Die **optimale Lagerung** des Patienten ist immer ein **Kompromiss** zwischen dem bestmöglichen **chirurgischen Zugang** zum Operationsgebiet, der optimalen **anästhesiologischen Überwachung** und Behandlung sowie der **Minimierung von lagerungsabhängigen Risiken** für den Patienten. Dies erfordert eine enge Zusammenarbeit zwischen chirurgischem und anästhesiologischem Personal.

Kompromiss zwischen verschiedenen Anforderungen

Verantwortung für die Lagerung

Für die Lagerung des Patienten zur Operation und deren Überwachung sind Anästhesist und Operateur gemeinsam verantwortlich. Zur **Abgrenzung** der jeweiligen Kompetenzen wurden zwischen dem Berufsverband Deutscher Anästhesisten, dem Berufsverband der Deutschen Chirurgen sowie dem Berufsverband der Ärzte für Orthopädie **Vereinbarungen** getroffen,[2,3] die im wesentlichen auch als Handlungsgrundlage für die Zusammenarbeit mit anderen operativen Disziplinen gelten können.

Kompetenzen Anästhesist/ Operateur

Zusammengefasst wurde **folgendes vereinbart**:

1. Die Lagerung richtet sich nach den Erfordernissen des operativen Vorgehens
2. Bestehen aus anästhesiologischer Sicht Bedenken gegen die geplante Lagerung, muss der Anästhesist den Chirurgen darauf hinweisen.
3. Die endgültige Entscheidung fällt der Chirurg nach Abwägung für oder gegen die Lagerung sprechender Gründe (**Stichentscheid**).

Lagerungsentscheidung und Verantwortung

Diese Vereinbarung wurde einige Jahre später präzisiert und erweitert.[4] Anhand des zeitlichen Ablaufs der Zusammenarbeit zwischen Anästhesist und Operateur werden nun **4 Phasen** unterschieden:

S. 380

4 perioperative Phasen der Lagerungsverantwortung

1. Während der **präoperativen Phase** ist der Anästhesist für die Lagerung des Patienten zur Einleitung der Narkose verantwortlich, bis dieser zur Operation gelagert wird.

2. Die **Lagerung zur Operation** veranlasst und verantwortet der Operateur unter Berücksichtigung des anästhesiologischen Risikos.

3. **Intraoperativ** ist der Anästhesist für die Lagerung der Extremitäten verantwortlich, die er zur Überwachung und der Verabreichung von Narkosemitteln und Infusionen benötigt. Daneben ist er verpflichtet den Operateur auf Risiken hinzuweisen, die sich aus intraoperativen Lageveränderungen ergeben (z.B. das Abstützen auf dem Körper des Patienten oder eine übermäßige Kopftieflagerung).

4. In der **unmittelbaren postoperativen Phase** ist wiederum der Anästhesist verantwortlich, bis der Patient an die Pflegekräfte der Bettenstation übergeben wird. In der Praxis schließt dies die Umlagerung des Patienten vom Operationstisch ins Bett und den gesamten Aufenthalt im „Aufwachraum" ein.

Lagerungsschäden

Immer wieder kommt es während Operationen zu Schäden die durch die Lagerung des Patienten verursacht sind. Neben anderen Ursachen spielen **Bewusstseinsverlust, Analgesie** und **Muskelrelaxation** eine **entscheidende Rolle**. Diese Faktoren erlauben Lagerungsmaßnahmen, die der wache Patient nicht oder zumindest nicht über einen längeren Zeitraum hinweg tolerieren würde.

Lagerungsschäden führen häufig zu **juristischen Auseinandersetzungen** hinsichtlich der Haftung und damit verbundener Schadensersatzansprüche.

besonders gefährdete Strukturen

Schädigungen entstehen in der Regel durch Druck und Zug. **Gefährdete Strukturen** sind vor allem:

- periphere Nerven
- Kopf, insbesondere Augen, Ohren und Nase

- Haut und Weichteile
- Gefäße
- Gelenke

Neben angeborenen und erworbenen Erkrankungen haben auch **andere Faktoren** wie Operationsdauer, Blutdruck, Volumenstatus und Körpertemperatur einen Einfluss auf die Entstehung von Lagerungsschäden.

i Der mit Abstand **häufigste perioperative Lagerungsschaden** ist die **Verletzung peripherer Nerven**. Nach Daten der American Society of Anesthesiologists (ASA) liegen 16 % aller Haftungsfälle eine Schädigung peripherer Nerven zugrunde. Dies hat die ASA veranlasst sich diesem Thema ausführlicher zu widmen. Es wurde eine Kommission gegründet („Task Force on Prevention of Perioperative Peripheral Neuropathies") und zunächst die publizierte Literatur gesichtet. Dabei stellte sich heraus, dass von 509 Publikationen nur 6 Studien die Kriterien der Evidenz-basierenden Medizin erfüllten. Die erarbeiteten und veröffentlichten Empfehlungen zur Vermeidung perioperativer Neuropathien sind daher ein Konsens, der im Wesentlichen auf der Befragung von 1.500 Anästhesisten und 150 Experten beruht.[1]

häufigster Lagerungsschaden

Präanästhesiologische Visite

Die **Planung der Lagerung** des Patienten beginnt bereits mit der präanästhesiologischen Visite. Ziel ist das Erkennen von lagerungsrelevanten Vor- und Begleiterkrankungen sowie von anatomischen Veränderungen und deren individuelle Bewertung hinsichtlich der geplanten Operationslagerung. Von diesen Befunden ausgehend können zusätzliche Untersuchungen notwendig werden (z.B. Echokardiographie zum Ausschluss eines offenen Foramen ovale bei geplanter sitzender Lagerung). Ausgewählte Vor- bzw. Begleiterkrankungen und deren Bedeutung für die Lagerung sind in Tab. 1 zusammengefasst.

In einzelnen Fällen kann schon hier überprüft werden, ob die geplante Operationslagerung vom Patienten toleriert wird. Einfache Untersuchungen können Hinweise auf mögliche lagerungsbedingte Komplikationen geben. Provoziert z.B. die Überstreckung und Drehung des Kopfes (Adson-Manöver) oder die Abduktion der Arme über die Waagerechte eine Abschwächung des Radialispulses bzw. Parästhesien in den Armen, sollte die Über-Kopf-Lagerung der Arme vermieden werden.[7]

Planung der Lagerung

Vorerkrankung	Bedeutung
Diabetes mellitus	Durchblutungsstörungen und Periphere Polyneuropathie begünstigen Druckschäden und Nervenläsionen
Erkrankungen peripherer Nerven	erhöhte Inzidenz von Nervenschäden
kardiorespiratorische Erkrankungen	eingeschränkte Kompensationsbreite bei Kopftief-, Seiten- und Bauchlagerung
Übergewicht	respiratorische Probleme in Kopftieflagerung, abdominelle Kompression in Bauchlagerung, erhöhte Inzidenz von Druckschäden
Untergewicht	erhöhte Inzidenz von Druck- und Nervenschäden
Gelenkerkrankungen	Erschwerung der Lagerung durch Einschränkungen der Beweglichkeit
Thoracic Outlet Syndrome	Auslagerung der Arme in Rückenlage und Über-Kopf-Lagerung der Arme in Bauchlage müssen vermieden werden
Malabsorptionssyndrome	erhöhte Inzidenz von Nervenschäden
Alkoholismus	erhöhte Inzidenz von Nervenschäden
Dialysepflicht	sorgfältige Lagerung des Dialyseshunts, erhöhte Inzidenz von Nervenschäden

Tab. 1: Auswahl lagerungsrelevanter Vorerkrankungen

Aufklärung des Patienten

Patienteninformation/ ärztliche Absicherung

Die anästhesiologische Risikoaufklärung erstreckt sich auch auf Schäden, die durch die Lagerung des Patienten entstehen können. Hierbei ist zu berücksichtigen, dass **Lagerungsschäden** trotz ärztlicher Sorgfalt **nicht sicher zu vermeiden** sind. Entsprechende Hinweise sind in den vom Berufsverband Deutscher Anästhesisten empfohlenen Aufklärungsbögen enthalten. Wurden Befunde erhoben, die ein spezielles oder **erhöhtes Risiko** für lagerungsbedingte Komplikationen vermuten lassen, ist darüber gesondert aufzuklären und zu dokumentieren.[6]

Einzelne Lagerungsformen

Rückenlagerung

Bei der Rückenlagerung und ihren Variationen erfordert v.a. die Lagerung des Kopfes, des Halses und der Arme die Aufmerksamkeit des Anästhesisten.

Der **Hinterkopf** wird zum Schutz vor Druckschäden gepolstert, die **Augen** entweder mit Augensalbe versehen und/oder der Lidschluss mittels Pflaster gesichert. Der Kopf sollte sich idealerweise in Mittelstellung und die **Halswirbelsäule** in Neutralposition befinden. Dies hat im Wesentlichen zwei Gründe: Zum einen können durch übermäßiges Abweichen von der Neutralposition Nerven überdehnt werden (z.B. Plexus brachialis, zervikaler Grenzstrang). Zum anderen ist in Neutralposition sowohl der **zerebrale Blutfluss** als auch der venöse Abfluss am besten. Dies ist besonders wichtig bei vorbestehenden Durchblutungsstörungen der hirnversorgenden Arterien, wie z.B. Karotisstenosen.

Lagerung des Kopfes

Die **Arme** können sowohl an- als auch ausgelagert werden. Besonderes Augenmerk gilt hier dem Plexus brachialis, dem N. radialis an der Oberarminnenseite, dem N. medianus in der Ellenbeuge und dem N. ulnaris im Sulcus ulnaris. Um eine Kompression des Plexus brachialis zwischen erster Rippe und Clavicula durch die zurückfallende **Schulter** zu verhindern, wird eine Unterpolsterung der Schulter empfohlen. Die ist besonders wichtig, wenn zusätzlich Zug auf einen angelagerten Arm ausgeübt wird (z.B. bei Operationen an der Halswirbelsäule).[7] Beim angelagerten Arm sollten N. radialis und N. ulnaris durch Polsterung des Oberarmes und des Ellenbogens geschützt werden. Der Unterarm befindet sich in Neutralstellung. Bei der Auslagerung der Arme sollten folgende Kriterien berücksichtigt werden:

Lagerung der Arme

1. keine Abduktion des Arms über 90°
2. keine Extension im Schultergelenk, d.h. Arm auf Thoraxhöhe
3. Supination oder Neutralstellung des Unterarms zur Entlastung des Sulcus ulnaris

4. keine übermäßige Extension oder Flexion im Ellenbogengelenk

5. Polsterung, insbesondere des Ellenbogens

Steinschnittlagerung

kardiorespiratorische Veränderungen

Hier muss mit erheblichen **kardiorespiratorischen** Veränderungen gerechnet werden. Die Hochlagerung der Beine führt durch **Autotransfusion** zu einer transienten Erhöhung des intrathorakalen Blutvolumens. Patienten mit **Herzinsuffizienz** sind hier besonders gefährdet. Beatmungsprobleme können durch eingeschränkte Zwerchfellbeweglichkeit entstehen. Durch Druckschäden sind vorwiegend N. ischiadicus und N. peroneus gefährdet. Übermäßige Beugung im Hüftgelenk kann in Verbindung mit der Hochlagerung zu Durchblutungsstörungen der Beine führen. Durch die Behinderung des venösen Abstroms besteht die Gefahr der **Thrombenbildung**.

Kopftieflagerung

Gefahrenpotenzial

Gefahrenpotenzial liegt in der eingeschränkten Lungencompliance durch **Zwerchfellhochverlagerung** und in den Auswirkungen der erhöhten kardialen Füllungsdrücke. Kopf und Hals liegen unter Herzniveau, wodurch der **intrakranielle Druck** ansteigt und der venöse Abstrom behindert wird. **Netzhautablösungen** in Kopftieflagerung wurden beschrieben.[8]

Bauchlagerung

Zur **Umlagerung** des Patienten sollte ausreichend Personal vorhanden sein. Die Drehung muss „en bloc" erfolgen. Probleme entstehen häufig durch Druck auf Thorax und Abdomen. Insbesondere kann Druck auf das Abdomen zur Verminderung des **venösen Rückstroms** zum Herzen und damit zum Blutdruckabfall führen. Die Unterpolsterung des Thorax sollte kopfwärts das Jugulum und fußwärts die Höhe der 6. Rippe möglichst nicht überschreiten, da ansonsten die **thorakale Compliance** erheblich eingeschränkt werden kann.

Kopf und **Hals** müssen besonders sorgfältig gelagert werden. Der Kopf sollte sich möglichst weit in Mittelstellung befinden. Druck auf die Augen, Nase und Kinn ist unbedingt zu vermeiden. Der Hals darf nicht aufliegen. Die korrekte Position des Kopfes muss regelmäßig überprüft werden, da schon geringe Abweichungen von der Ausgangslagerung ein potenzielles Risiko für Druckschäden darstellen.

sorgfältige Lagerung von Kopf und Hals

Die **Tubusfixierung** sollte vor dem Ablösen durch den Speichel des Patienten gesichert werden. Das Herausrutschen der Zunge muss verhindert werden, da sie sonst erheblich anschwellen kann.

Die **Arme** werden im Regelfall seitlich nach vorne und unten ausgelagert und sind im Ellenbogengelenk gebeugt. Die **Schulter** toleriert in Bauchlage bei leichter Flexion auch eine Abduktion über 90°[1] Dabei ist darauf zu achten, dass der Plexus brachialis in den **Achselhöhlen** nicht durch das Thoraxpolster komprimiert wird. Der N. ulnaris ist im Sulcus ulnaris besonders gefährdet und sollte daher sorgfältig gepolstert werden.

Lagerung der Arme

Seitenlagerung

Die **achsengerechte** Position der Hals- und Brustwirbelsäule ist unbedingt einzuhalten. Dies kann zuverlässig erst nach Beendigung der chirurgischen Lagerungsmaßnahmen, noch vor dem Abdecken des Patienten mit Operationstüchern, beurteilt werden. Augen, Ohren und Nase müssen druckfrei gelagert werden. Die **untenliegende Schulter** wird durch eine ausreichend dicke Unterpolsterung des Thorax entlastet. Dieses Polster darf das Gefäß-Nervenbündel in der **Achselhöhle** nicht komprimieren, und die Atemexkursion des Thorax nicht behindern. Der **oben liegende Arm** sollte waagerecht und ohne Zug gelagert werden. Eine Abduktion im Schultergelenk über 90° ist möglichst zu vermeiden. Der N. medianus kann durch Fixationsmaterial in der Ellenbeuge komprimiert werden.

achsengerechte Wirbelsäulenposition

Wird der Operationstisch in die sog. **Taschenmesser-Position** gebracht sind hämodynamische Auswirkungen durch Behinderung des venösen Rückstroms aus den Beinen möglich.

Sitzende Lagerung

Verminderung des venösen Rückstroms

Die Verminderung des venösen Rückstroms und die damit einhergehende Abnahme des **Herzzeitvolumens** und des arteriellen Blutdrucks sind charakteristisch für alle sitzenden oder halbsitzenden Lagerungen. Die Endposition der Lagerung sollte deshalb schrittweise unter engmaschiger Blutdruckkontrolle erfolgen. Durch elastische Binden oder Kompressionsstrümpfe kann **venöses „Pooling"** minimiert und der Entstehung von **Thrombosen** vorgebeugt werden.

Der Kopf sollte in Mittelstellung fixiert werden. Eine übermäßige Beugung oder Streckung der **Halswirbelsäule** ist zu vermeiden. Die Augen werden durch Augensalbe und Pflaster geschützt. Besonders bei langen Operationen sind die Nn. ischiadici durch Kompression in den Foramina ischiadica gefährdet. Die Beugung im Hüftgelenk sollte deshalb so gering wie möglich gehalten werden.[8] Zusätzliche Polster können weiteren Schutz bieten.

Gefahren bei intrakraniellen Eingriffen

Wird die sitzende Lagerung bei intrakraniellen Eingriffen verwendet, besteht die besondere Gefahr der **Luftembolie**. Wegen der potenziell letalen Folgen einer **paradoxen Embolie** ist ein offenes **Foramen ovale** eine Kontraindikation für diese Lagerung und sollte deshalb präoperativ ausgeschlossen werden.

Dokumentation

Dokumentationspflicht

Die Art der Lagerung muss **auf** dem **Narkoseprotokoll dokumentiert** werden. Dabei genügt nach derzeitiger Rechtsprechung bei Standardlagerungen eine **schlagwortartige** Beschreibung oder ein **zeichnerisches Symbol**. Die Dokumentation muss gewährleisten, dass für den Fachmann erkennbar wird, nach welcher Methode gelagert und dass die Lagerung ärztlich kontrolliert wurde.[5] Wird aus operationstechnischen oder patientenspezifischen Gründen vom Standard abgewichen oder gibt es **Meinungsverschiedenheiten** zwischen Anästhesist und Operateur, sollte detaillierter dokumentiert werden.

Es muss aber berücksichtigt werden, dass die Rechtsprechung hinsichtlich Lagerungsschäden dem Patienten weit reichende Beweiserleichterungen bis hin zur **Beweislastumkehr** zugesteht. Dies bedeutet, dass der für die Lagerung verantwortliche Arzt die **sachgerechte Lagerung** und deren Kontrolle beweisen muss.[9] Dazu wird hauptsächlich das Narkoseprotokoll herangezogen. Es kann daher empfohlen werden, u.a. die Lage von Gefäßzugängen, Blutdruckmanschette, Pulsoxymeter, Polsterungen, Fixierungen, die Art des Augenschutzes, die Position der Extremitäten sowie intraoperative **Lagerungsveränderungen** und Umlagerungen zu dokumentieren.

Risiko unzureichender Dokumentation

13/1 Abbildungen zur Lagerung des Patienten

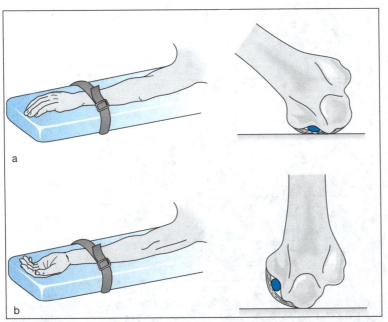

Abb. 1: Mögliche Druckschädigung des N. ulnaris im Sulcus ulnaris durch Lagerung des Arms in Pronation (a). Entlastung durch korrekte Lagerung in Supination (b).

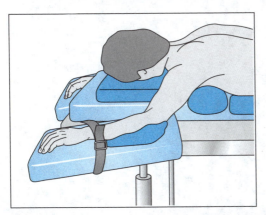

Führung der Arme nach vorne und unten, Polsterung des Brustkorbes unter Vermeidung einer Kompression der axillären Gefäß-Nerven-Bündel und des Abdomens, sorgfältige Polsterung der Ellbogen und des Gesichtes unter Aussparung von Augen, Nase und Kinn.

Abbildung 2: Bauchlagerung

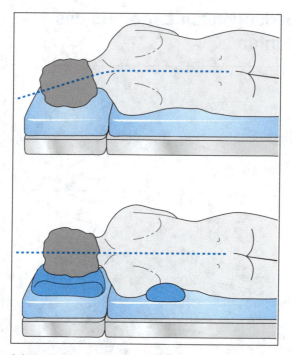

Achsengerechte Lagerung mit Entlastung der unten liegenden Schulter durch Unterpolsterung des Brustkorbes und Niveau ausgleichender Unterstützung des Kopfes.

Abb. 3: Seitenlagerung

14 Praxis der Allgemeinanästhesie

Bettecken J

Einführung

Bei der Allgemeinanästhesie wird ein Patient in einen reversiblen Zustand versetzt, in dem er eine schmerzhafte diagnostische Prozedur oder einen operativen Eingriff toleriert. Dabei sollte das **Bewusstsein** reversibel unterbrochen werden und eine **Schmerzausschaltung** sowie **vegetative Dämpfung** gewährleistet sein.

Bewusstseinsverlust/ Schmerzausschaltung/ vegetative Dämpfung

Der Operateur sollte unter optimalen Bedingungen arbeiten können, welche durch einen immobilen, korrekt gelagerten und bei Bedarf relaxierten Patienten garantiert sind.[1]

Narkoseeinleitung

Nachdem der Patient in den Vorbereitungsraum des Operationssaals gebracht wurde, erfolgen die Vorbereitungen zur Narkoseeinleitung:

Vorbereitungen

- Überprüfung der Identität und der Daten des Patienten
- korrekte Lagerung zur Einleitung
- Anbringen des Monitorings: mindestens EKG, Blutdruckmessung, pulsoximetrische Sättigung
- Dokumentation der pränarkotischen Werte von Herzfrequenz, Blutdruck, Sauerstoffsättigung
- Legen eines intravenösen Zugangs, sofern noch nicht vorhanden

Überprüfung des Narkosegeräts

Vor Beginn einer Anästhesie muss der Anästhesist das Narkosegerät, Gasversorgung und -absaugung, Schläuche, Beatmungsbeutel, Masken, Filter, Absauger, Monitor etc. geprüft haben. Nur wenn alles einwandfrei funktioniert und vollständig ist, darf mit der Einleitung einer Narkose begonnen werden.

keine Einleitung ohne Überprüfung

S. 392

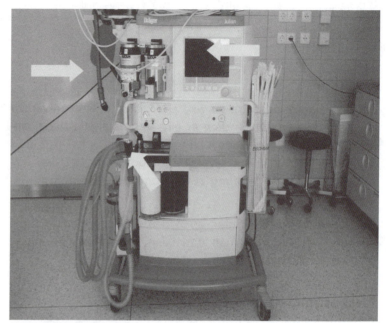

Abb. 1: Narkosegerät vor Inbetriebnahme: Sicht- und Funktionsprüfung

Präoxygenierung

Präoxygenierung vor jeder Narkoseeinleitung

Nach dem Anschließen des Monitorings ist die wichtigste Maßnahme vor jeder Narkoseeinleitung die **ausreichende Präoxygenierung** des Patienten durch die Inhalation von reinem Sauerstoff über die Gesichtsmaske,[11] welche dicht aufgesetzt werden muss (s. allgemeiner Teil, Kap. 8/1 „Sicherung der Atemwege"). Hierbei muss ein Gasfluss von 8–10 l O_2/min eingestellt werden.

Bei normaler Atmung sollte die Zeit der Präoxygenierung **mindestens 3–5 min** betragen. Alternativ kann man den Patienten acht sehr tiefe Atemzüge machen lassen.[8,9,66,67]

i **Zweck der Präoxygenierung** ist die Sicherstellung einer ausreichenden Sauerstoffreserve (Füllen der funktionellen Residualkapazität (FRC) mit O_2) für die Phase der Apnoe bis zur Sicherung des Atemwegs. Die Zeit **bis zum Abfall der Sauerstoffsättigung** in hypoxische Bereiche wird durch eine suffiziente Präoxygenierung um ein Vielfaches **verlängert**; die Präoxygenierung stellt somit einen großen Sicherheitsfaktor für den Patienten dar.[11]

Die Narkoseeinleitung kann **intravenös** oder **inhalativ** erfolgen.

Intravenöse Einleitung

In der Regel werden Allgemeinanästhesien **bei Erwachsenen intravenös** eingeleitet.

Zur intravenösen Narkoseeinleitung stehen heute die Injektionsnarkotika Thiopental (Trapanal®), Methohexital (Brevimytal®), Etomidate (Hypnomidate®), Propofol (Disoprivan®) und S-Ketamin (Ketanest S®)zur Verfügung.[93] Meist werden diese mit Opiaten (Remifentanil, Alfentanil, Sufentanil oder Fentanyl) kombiniert.

Injektionsnarkotika

Wirkstoff (Präparat)	Dosierung (intravenös)	Bemerkung
Thiopental (Trapanal®)	3–5 mg/kg	nicht für Nachinjektionen geeignet, kontraindiziert bei Porphyrie (induziert porphyrische Attacken)
Methohexital (Brevimytal®)	1–1,5 mg/kg	Aufrechterhaltung mit Repetitionsdosen möglich, kann zur rektalen Einleitung verwendet werden (30 mg/kg)
Etomidate (Hypnomidate®)	0,2–0,3 mg/kg	Injektionsschmerz durch hohe Osmolarität, Nebennierenrindensuppression
Propofol (Disoprivan®)	1,5–2,5 mg/kg	Injektionsschmerz (kann durch Zusatz von 2 ml Lidocain 2 % auf 20 ml reduziert werden), angenehmes Aufwachen
S-Ketamin (Ketanest S®)	0,5–1 mg/kg	Kombination mit Benzodiazepin (z.B. Midazolam) zur Abschwächung psychodysleptischer NW empfehlenswert, i.m. Einleitung möglich (5–6fache i.v.-Dosis)

Tab. 1: Übersicht über die wichtigsten Injektionsnarkotika mit den Dosierungen zur Einleitung einer Allgemeinanästhesie

Eine **Modifikation** ist die Einleitung mit **hoch dosierten Opiaten** wie Fentanyl (Fentanyl®, 20–50 µg/kg), Sufentanil (Sufenta®, 7–20 µg/kg) in Kombination **mit** einem **Benzodiazepin** wie Midazolam (Dormicum®, 0,15–0,2 mg/kg) oder Flunitrazepam (Rohypnol®, 1–2 mg). Die Einleitung mit Opiaten und Benzodiazepinen gilt als **weniger kreislaufbelastend** und wird bevorzugt in der **Kardioanästhesie oder** bei **kardialen Hochrisikopatienten** eingesetzt (siehe auch Spezieller Teil, Kap. 3 „Herzchirurgie").[14]

Opiat + Benzodiazepin

Inhalative Einleitung

Alternativ kann eine Narkose auch **inhalativ** eingeleitet werden. Dieses **insbesondere** in der **Kinderanästhesie** beliebte Verfahren kann auch beim Erwachsenen eingesetzt werden.

Narkosegas: Sevofluran

Einziges geeignetes Narkosegas zur inhalativen Einleitung ist nach dem Verschwinden von Halothan heutzutage **Sevofluran**,[103] da die anderen Inhalationsnarkotika Isofluran und Desfluran ausgeprägte Atemwegsirritationen hervorrufen können.[96] Nach Präoxygenierung wird dem Patienten in steigender Dosierung (bis 8 Vol.- %) Sevofluran über die dicht sitzende Maske zugeführt.[47]

inhalative Einleitung: pro und contra

Vorteil der inhalativen Einleitung ist die lange erhaltene Spontanatmung des Patienten,[43] **Nachteil** die Kontamination der Umgebung mit Narkosegas, die sich kaum vermeiden lässt.[41]

Alternative Einleitungsmethoden

Selten (**meist bei Kindern**) sind sowohl die intravenöse als auch die inhalative Einleitung nicht möglich. Alternativen sind dann eine **rektale** oder eine **intramuskuläre Narkoseeinleitung.**

rektale Einleitung

i **Kinder** können mit **Methohexital** in einer Dosierung von 30 mg/kg auch über eine rektale Instillation eingeleitet werden.[5] **Nachteile** dieser Methode sind eine längere (bis 6 min) Zeit bis zur ausreichenden Narkosetiefe sowie das postoperative Auftreten von schwarzem Stuhlgang.

intramuskuläre Einleitung

i **Intramuskuläre Narkoseeinleitung**: Mit **S-Ketamin** kann man auch intramuskulär eine Narkose einleiten, wobei die Dosierung ca. das 5–6fache der i.v. Dosis beträgt. Auch diese Methode wird am ehesten **bei Kindern** angewandt.

Maskenbeatmung und Intubation

Masken-beatmung, Relaxans-Gabe

Nach der Narkoseeinleitung beim **nüchternen** Patienten wird der Patient zunächst mit der **Maske beatmet**.[46]

Ist dies möglich, kann jetzt zur Intubation ein nichtdepolarisierendes **Muskelrelaxans** verabreicht werden, v.a. wenn der Eingriff es erforderlich macht. Hierzu sind Atracurium (Tracrium®, 0,5 mg/kg), Cis-Atracurium (Nimbex®, 0,15-0,2 mg/kg), Mivacurium (Mivacron®, 0,1–0,25 mg/kg) sowie Vecuronium (Norcuron®, 0,08–0,1 mg/kg) und Rocuronium (Esmeron®, 0,6 mg/kg) die meistverwendeten Substanzen (s. auch Allgemeiner Teil, Kap. 6/4 „Muskelrelaxanzien").

Grundsätzlich ist – v.a. bei der Verwendung von Propofol + Opiat zur Einleitung – eine Intubation auch ohne Relaxans möglich,[108] aber bisher nicht weit verbreitet. Bei anderen Verfahren (Maskennarkose, Larynxmaske) ist ein Relaxans verzichtbar.

Zur Intubation des **nicht nüchternen** Patienten wird auf die Maskenbeatmung verzichtet (s. Ileuseinleitung).

Für die **Intubation** muss der Patient bis zur vollen Wirkung des Relaxans über die Maske beatmet werden. Je nach verwendetem Relaxans dauert dies 3–5 min (s. Allgemeiner Teil, Kap. 6/4 „Muskelrelaxanzien").[93]

Intubation

Nachdem die **Relaxierung vollständig** ist (s. Allgemeiner Teil, Kap. 6/4 „Muskelrelaxanzien"), wird die Sicht auf die Glottis mit dem Laryngoskop eingestellt und der Patient **schonend intubiert** (siehe Allgemeiner Teil, Kap. 8/1 „Sicherung der Atemwege").

Zur Intubation im Rahmen einer Allgemeinanästhesie bestehen folgende **Indikationen**:

Indikationen für Intubation

- laparoskopische Eingriffe
- Bauchlage
- Patient mit bestehender Bewusstseinstrübung
- thoraxchirurgische Eingriffe
- BMI > 30
- nicht nüchterner Patient
- große abdominal- und gefäßchirurgische Eingriffe
- intrakranielle Eingriffe
- Ileus
- Sectio caesarea

Ileuseinleitung (Rapid-Sequence-Induction)

Eine besondere Situation ist die Einleitung einer Allgemeinanästhesie beim **aspirationsgefährdeten** Patienten.[65]

Dabei muss nach ausreichender Präoxygenierung durch schnelle Einleitung und unter **Verzicht auf Zwischenbeatmung** intubiert werden. Ziel ist es, eine Aspiration von Magen- oder Darminhalt zu verhindern.

Indikationen

Folgende Patienten werden als **aspirationsgefährdet** eingestuft: (modifiziert nach[30])

- Dünn- oder Dickdarmileus
- nicht nüchterner Patient oder unklare Zeit zwischen letzter Nahrungsaufnahme und Narkoseeinleitung
- akutes Abdomen
- obere GI-Blutung
- Trauma
- symptomatischer gastroösophagealer Reflux
- Schwangerschaft (> 14 Wochen)
- Diabetes mellitus mit autonomer Neuropathie
- Adipositas (BMI > 30 kg/m^2) (umstritten)[28]

Medikamentöse Prophylaxe einer Aspiration

nicht aspirationsgefährdete Patienten

Eine medikamentöse Prophylaxe soll den **pH-Wert des Magensafts anheben** und dessen **Menge reduzieren**, um mögliche Folgen einer Aspiration für das Lungengewebe abzumildern. Bei **nicht aspirationsgefährdeten** Patienten wird die Gabe von Prokinetika, H_2-Blockern oder Protonenpumpenhemmern **nicht empfohlen**.[65,72,95]

aspirationsgefährdete Patienten

Bei **aspirationsgefährdeten Patienten** ist der **Einsatz der o.g. Substanzen zu erwägen**, ohne dass hierfür gesicherte Daten vorliegen.[95] Praktisch empfiehlt es sich, dieser Patientengruppe bei **elektiven** Eingriffen einen Protonenpumpenhemmer oder H_2-Blocker zu verabreichen (z.B. Pantoprazol 20 mg, Ranitidin 150–300 mg p.o.).

Zur schnellen Anhebung des Magensaft-pH-Werts ist bei aspirationsgefährdeten Patienten die Gabe von ca. **30 ml Natriumcitrat** 15 min vor der Narkoseeinleitung geeignet.[15] Dies sollte v.a. vor **Sectio caesarea** und bei **Notfalleingriffen** durchgeführt werden.

Lagerung zur Ileuseinleitung

Über die **richtige Lagerung** zur Ileuseinleitung besteht Uneinigkeit. Vorteil einer **Oberkörperhochlagerung** ist die Reduktion einer möglichen Regurgitation, tritt diese dennoch ein, kann Mageninhalt der Schwerkraft folgend allerdings leichter in die Lunge gelangen.[71]

i Vorteil einer **Oberkörperhochlagerung** bei **adipösen Patienten** ist die effektivere Präoxygenierung.[24]

Wird der Patient mit dem **Oberkörper** tief gelagert, fördert dies die **Regurgitation**, allerdings kann dann Sekret aus dem Mund herauslaufen und eine Intubation ist ggf. ohne Aspiration möglich. **Ungewohnte Oberkörper-Hoch- oder Tieflagerungen** können die **Intubationsbedingungen verschlechtern**. Dies muss vermieden werden.

Deshalb sollte u.E. die Lagerung des Patienten nur so weit von der (gewohnten) Flachlagerung verändert werden, dass **keine Einschränkungen der Bewegungsabläufe** für den Anästhesisten auftreten. Es ist mit Sicherheit günstiger, einen Patienten schnell in Flachlagerung als verzögert in Oberkörper-Hochlage zu intubieren.

relative Flachlagerung empfohlen

Absauger

Bei der Einleitung muss ein **dicklumiger und leistungsfähiger Sauger** griffbereit sein.

Absauger griffbereit?

Anlage einer Magensonde

Bei **Ileuszuständen** sollte vor der Narkoseeinleitung **eine Magensonde** gelegt und über diese abgesaugt werden. Bei flüssigem Mageninhalt kann so die verbleibende Menge erheblich

Absaugen über Magensonde

reduziert werden (bis zu mehreren Litern!). Gröbere Speisereste werden durch das dünne Lumen nicht abgesaugt. Zur Narkoseeinleitung kann die Magensonde belassen werden.[65]

Krikoiddruck („Sellick-Handgriff")

Zur **Vermeidung der Regurgitation** von Mageninhalt nach Narkoseeinleitung und Erschlaffung der Muskulatur wird in der Regel der **Krikoiddruck** angewendet. Hierbei wird der obere Ösophagus zwischen Krikoid und Halswirbelsäule komprimiert.[87]

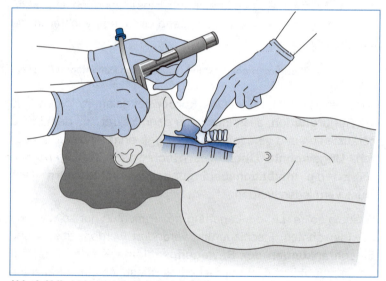

Abb. 2: Krikoiddruck („Sellick-Handgriff")

i Die **Effektivität des Krikoiddrucks** wird immer wieder angezweifelt.[56] Auch gibt es Berichte über erschwerte Intubationsbedingungen unter Krikoiddruck,[40] was aber durch eine aktuelle große Studie widerlegt wurde.[100]

korrekter Krikoiddruck: Standardmaßnahme

Der **korrekt durchgeführte Krikoiddruck** gilt bei der Ileuseinleitung als **Standardmaßnahme**.[95]

Muskelrelaxanzien zur Ileuseinleitung

Succinylcholin

Zur schnellen Intubation ist die Gabe eines Muskelrelaxans mit möglichst **kurzer Anschlagszeit** indiziert. Bis heute erfüllt diese Voraussetzung nur das **depolarisierende** Relaxans **Succinylcholin** (Lysthenon®, Pantolax®).

i **Succinylcholin** ist ein Muskelrelaxans **mit erheblichem Nebenwirkungspotenzial** wie Hyperkaliämie und Rhabdomyolyse. Es ist ein potenter Trigger der **malignen Hyperthermie**, sodass es aus der Routineanwendung verschwunden ist. Zur **Ileuseinleitung** ist es unter Beachtung absoluter Kontraindikationen (siehe Allgemeiner Teil, Kap. 6/4 Muskelrelaxanzien) aber **weiterhin indiziert**.[91]

Als Alternative kommt **Rocuronium** (Esmeron®) infrage, ein mittellang wirksames **nichtdepolarisierendes** Muskelrelaxans mit Steroidstruktur. Es kann in **erhöhter Dosierung (0,9 mg/kg)** zur Ileuseinleitung verwendet werden,[70] da es dann die kürzeste Anschlagszeit aller nichtdepolarisierenden Muskelrelaxanzien hat.[48] **Nachteil** dieser erhöhten Dosierung ist eine **sehr lange Relaxanswirkung**, die bei kurzen Eingriffen klinisch bedeutsam ist.

Alternative: Rocuronium

i In einer aktuellen Studie wurden die Intubationsbedingungen unter **normaler Dosierung** von **Rocuronium (0,6 mg/kg)** zur Ileuseinleitung bei 222 aspirationsgefährdeten Notfallpatienten im Vergleich zu Succinylcholin (1,0 mg/kg) bewertet. Hierbei wurde die Narkose mit **Propofol und Alfentanil** eingeleitet. Es bestand kein Unterschied in den Intubationsbedingungen.[51]

Dennoch wird derzeit eine Dosierung von **0,9 mg/kg Rocuronium** zur Ileuseinleitung empfohlen.[48]

Intubation ohne Muskelrelaxans

Bei Anwendung von **Propofol und Alfentanil** ohne Relaxansgabe lassen sich auch schnell gute Intubationsbedingungen erzielen.[27,107] Bei Vorliegen einer **echten Ileussituation** ist dieses Verfahren jedoch möglicherweise unzuverlässig, wenn nicht sofort eine ausreichende Narkosetiefe erreicht ist. Nur nach sorgfältiger Abwägung und Erfahrung kann ein Vorgehen unter Verzicht auf Muskelrelaxanzien empfohlen werden.

Verzicht nur nach sorgfältiger Abwägung

Praktische Durchführung der Ileuseinleitung

Eine Übersicht über die erforderlichen Maßnahmen zur Durchführung einer Ileuseinleitung gibt Tab. 2:

praktische Durchführung

S. 400

Durchführung einer Ileuseinleitung („Rapid-Sequence-Induction")

- Lagerung des Kopfes in Jackson-Position (s. Allgemeiner Teil, Kap. 8/1 „Sicherung der Atemwege")
- ggf. Legen einer **Magensonde**, Absaugen
- bei Einleitungen mit hohem Risiko ggf. zusätzliche Hilfsperson, wenn verfügbar
- Überprüfen der sicheren Lage des i.v. Zugangs
- Bereitstellung des Tubus **mit Führungsstab** und aufgesetzter Blockerspritze
- Eschmann-Stab bereithalten, um bei evtl. schwieriger Laryngoskopie keine wertvolle Zeit zu verlieren
- zweiten Laryngoskopgriff bereithalten
- **Absauger** prüfen und griffbereit eingeschaltet lassen
- ausreichende **Präoxygenierung** (10 tiefe Atemzüge oder 3–5 min normale Atmung mit dicht sitzender Maske)
- ggf. niedrig dosiertes Opiat (**cave** bei Bewusstseinstrübung!)
- **zügige Injektion** des Hypnotikums (Thiopental, Propofol, Etomidat, Ketanest); Dosierung an Obergrenze
- Succinylcholin 1–1,5 mg/kg (bei KI: Rocuronium 0,9 mg/kg)
- **Krikoiddruck** durch Assistenz
- Intubation, sofortiges Blocken des Tubus
- Tubuskontrolle

Tab. 2: Praktische Durchführung der Ileuseinleitung

Ileuseinleitung bei vermutetem schwierigem Atemweg

Sind schwierige Intubationsbedingungen bekannt oder werden sie vermutet, so ist die **fiberoptische Wachintubation** das Verfahren der Wahl bei der Indikation zur Ileuseinleitung (siehe Allgemeiner Teil, Kap. 8/1 „Sicherung der Atemwege").[46]

Aufrechterhaltung

Nach der Einleitung muss die Anästhesie für die Dauer der Operation in einer dem chirurgischen Operationsstimulus angepassten Weise aufrechterhalten werden.

Balancierte Anästhesie

Kombination verschiedener Medikamente

Zur balancierten Anästhesie, die 1926 erstmalig beschrieben wurde,[55] wird eine **Kombination von Medikamenten**, die i.v. und inhalativ verabreicht werden, eingesetzt. Diese unterstützen sich in ihrer Wirkung gegenseitig, um die einzelnen Aspekte **Hypnose, Schmerzfreiheit** und **Muskelentspannung** in einer möglichst nebenwirkungsarmen, ausgewogenen („balancierten") Weise herbeizuführen.

Heute ist die Kombination mehrerer Medikamente tägliche Praxis, sodass **fast nur noch die balancierte Anästhesie** zur Anwendung kommt.

Inhalations- anästhetikum	Lachgas	Opiat	Muskel- relaxans
+	+	+	+
+	−	+	+
+	−	+	−

Tab. 3: Beispiele für die Kombination verwendeter Substanzen für eine balancierte Anästhesie

i 1959 entstand der Begriff der **„Neuroleptanästhesie"**. Beschrieben wurde hiermit die **Kombination** eines **Neuroleptikums** mit einem **Opiat**.[22] Heute wird die "klassische" Neuroleptanästhesie praktisch nicht mehr angewendet, zumal das hierfür am häufigsten verwendete **Droperidol** inzwischen vom Markt genommen wurde.

Neuroleptanästhesie

i Eine Allgemeinanästhesie kann auch **ausschließlich mit volatilen Anästhetika** eingeleitet und aufrechterhalten werden (Volatile Induction and Maintenance; "VIMA"[103]). In der Praxis wird die **Inhalationsanästhesie** wegen der unzureichenden analgetischen Komponente **nicht mehr durchgeführt**.[1]

Inhalationsanästhesie

Verwendung von Lachgas

Lachgas (Stickoxidul, N_2O) ist das **älteste Inhalationsanästhetikum,** welches in der Anästhesie verwendet wird. Über viele Jahrzehnte wurde Lachgas bei fast jeder Allgemeinanästhesie verwendet.

In der letzten Zeit wurden leidenschaftliche Diskussionen über das **Für und Wider** der Anwendung dieses Gases geführt.[10,81,83] Nach der Entwicklung von neuen, gut steuerbaren Opiaten (z.B. Remifentanil) erscheint es manchen Autoren als entbehrlich.[10,26]

Anwendung umstritten

Vorteile **Lachgas** hat folgende **Vorteile:**

- Lachgas **vermindert die MAC** (minimale alveoläre Konzentration) **von volatilen Anästhetika**, wobei diese Wirkung möglicherweise überschätzt wurde.[26]

- Lachgas hat einen **opioidsparenden Effekt**; es wirkt **selbst analgetisch** und hypnotisch und wird nicht metabolisiert. Es hat einen niedrigen Blut-Gas-Verteilungskoeffizienten, sodass es schnell an- und abflutet und somit **gut steuerbar** ist. Es ist jedoch unmöglich, eine Narkose ausschließlich mit Lachgas durchzuführen (Die MAC für N_2O alleine wäre 104 %).[83]

- Lachgas **vermindert die Inzidenz von** Zuständen intraoperativer Wachheit (**Awareness**), insbesondere bei der Sectio caesarea.[83]

- Die Maskeneinleitung mit Inhalationsanästhetika kann durch einen lachgasbedingten Konzentrationseffekt beschleunigt werden.[31,45]

Nachteile Dagegen hat die Anwendung von **Lachgas** folgende **Nachteile:**

- Vorhaltung von separaten Leitungen, Schlauchanschlüssen und Reservoiren

- Lachgas **diffundiert rasch in Hohlräume** und erhöht den Tubuscuffdruck, sodass dieser während der Narkose wiederholt überprüft werden muss, um Druckschäden der Trachea zu vermeiden. Ebenso ist Lachgas bei Zuständen wie **Pneumothorax, Enterothorax bei Kindern, Ileus und Mittelohreingriffen kontraindiziert**.[81,83] In diesen Fällen führt es durch einen raumfordernden Effekt zu Druckerhöhungen und Distensionen in den jeweiligen Kompartimenten.

Lachgas wird mit einer erhöhten **Inzidenz von postoperativer Übelkeit** und Erbrechen in Verbindung gebracht.[4]

Durch **Widerstandserhöhung in der Lungenstrombahn** ist Lachgas bei Patienten mit chronischer Rechtsherzbelastung (z.B. COPD) mit Vorsicht anzuwenden.[85]

i Weitere Kontraindikationen und Nebenwirkungen: N$_2$O muss bei Patienten mit **erhöhtem intrakraniellen Druck** und **eingeschränkter Funktion der Blut-Hirn-Schranke** vermieden werden.

Kontraindikationen/ Nebenwirkungen

Patienten mit **Vitamin-B$_{12}$-Mangel** (z.B. Alkoholiker, Veganer, Patienten chronisch entzündlichen Darmerkrankungen[83]) können durch Lachgasexposition schwere neurologische Schädigungen erleiden, welche sich erst Wochen nach einer Narkose manifestieren können. Lachgas **hemmt die Methioninsynthetase**, verursacht so einen Mangel an Vitamin B$_{12}$ und Tetrahydrofolsäure und kann eine **Demyelinisierung von nervalen Strukturen** verursachen.[34,57]

Neuere Untersuchungen zeigten zudem eine **Zunahme des Homocysteinspiegels** nach Lachgasanwendung, welcher als Risikofaktor für kardiovaskuläre Komplikationen erkannt wurde. In einer Studie war die Inzidenz von **kardialen Ischämien** bei Patienten, die Lachgas erhielten im Vergleich zur Kontrollgruppe erhöht.[6]

Pro: Anwendung von N$_2$O	Contra: Anwendung von N$_2$O
• weniger Awareness • schnellere Maskeneinleitung • Reduzierung der MAC von Inhalationsanästhetika • opioidsparender Effekt • gute Steuerbarkeit • keine Metabolisierung	• erhöhte PONV-Inzidenz bei Patienten mit hohem Risiko • intrakranielle Pathologie • Ileus • kontraindiziert bei Vit.-B$_{12}$-Mangel • Diffusion in Hohlräume • COPD • Infrastruktur (Gasversorgung)

Tab. 4: Übersicht über das Für und Wider für die intraoperative Anwendung von Lachgas während Allgemeinanästhesien

Kombinierte Anästhesie

Unter dem Begriff „kombinierte Anästhesie" versteht man die **Kombination eines Regionalanästhesieverfahrens mit einer Vollnarkose**. Sie wird im Bereich der Thorax- und großen Abdominalchirurgie angewendet, um die somatische Stressreaktion des Organismus abzumildern und die Dosierungen der Allgemeinanästhetika möglichst niedrig zu halten.[74]

Regionalanästhesie + Vollnarkose

Mittlerweile haben mehrere große Studien und Metaanalysen **Vorteile der Anwendung von Epiduralkathetern** gezeigt.[17,76,104]

Epiduralkatheter/ Fast-Track-Surgery

Auch wird der thorakalen Epiduralanästhesie und -analgesie zunehmend im Rahmen der **„Fast-Track-Surgery"** großer Stellenwert beigemessen.[39,44,105]

In der Regel werden die Epiduralkatheter präoperativ beim **wachen Patienten** angelegt. Nur so kann sichergestellt werden, dass es nicht zu einer direkten Rückenmarksverletzung kommt.[22]

Vorteile

Vorteile der Kombinationsanästhesie sind:

- **Verminderung von pulmonalen Komplikationen** bei großen, insbesondere thoraxchirurgischen Eingriffen

- Hinweise auf eine **verminderte Inzidenz von Myokardinfarkten** bei Risikopatienten

- Die **Funktion des Gastrointestinaltrakts** erholt sich nach abdominalchirurgischen Eingriffen schneller, die postoperative Ileusinzidenz sinkt.[36,54,86,104]

- Die **postoperative Schmerztherapie** über einen Epiduralkatheter ist anderen Verfahren überlegen,[75] wobei eine präemptive Wirkung nicht bei allen Eingriffen nachgewiesen werden konnte.[18,61]

i Das Verfahren ist zwar primär zeitlich und personell aufwändiger, jedoch konnten bei Zugrundelegung des gesamten Klinikaufenthalts eines Patienten **ökonomische Vorteile** gezeigt werden.[37]

Nachteile

Die **Nachteile** der kombinierten Anästhesie liegen bei den Risiken der epiduralen Punktion wie **Infektionen** und **epiduralen Hämatomen** mit bleibenden neurologischen Defiziten.[60]

postoperative Fortführung der epiduralen Analgesie

Somit ist die **Anlage** eines **Epiduralkatheters** nach **Risiko-Nutzen-Abwägung** bei großen Oberbauch-, Thorax- oder urologischen Eingriffen und bei Patienten mit entsprechendem Risikoprofil wie COPD und koronarer Herzkrankheit gerechtfertigt. Die **postoperative Fortführung der Schmerztherapie** über den Epiduralkatheter sollte gewährleistet sein, da ein Teil der Vorteile sonst aufgegeben wird.[17,76]

Praktische Durchführung der kombinierten Anästhesie

i Es gibt bisher keinen Konsens darüber, mit **welchen Verfahren oder Dosierungen** eine kombinierte Anästhesie durchgeführt wird. Die Allgemeinanästhesie kann nach normaler Einleitung als **TIVA** (total intravenöse Anästhesie) oder mit **Inhalationsanästhetika** aufrechterhalten werden.

keine Standard-Verfahren und -Dosierungen

Zu **Applikationsweise und Dosierungen der Lokalanästhetika über** den **Epiduralkatheter** finden sich in der Literatur sehr uneinheitliche und disperse Angaben, sodass **keine allgemeingültige Empfehlung** angegeben werden kann. Teilweise werden hochkonzentrierte Lokalanästhetika zur vollständigen Schmerzausschaltung appliziert; die Vollnarkose dient nur dem Schlaf und der Amnesie.

Bei der Gabe niedrig konzentrierter LA werden systemische Analgetika eingespart. Tab. 5 gibt zur Orientierung eine Übersicht über verwendete Verfahren aus der klinischen und Studienpraxis.

Autor	Lokalanästhetikum	Initialbolus vor Inzision (nach Testdosis)	Dosierung zur Aufrechterhaltung
Seeling[86]	Bupivacain 0,25 %	ca. 15 ml	0,1 ml/kg/h kontinuierlich
von Dossow[101]	Bupivacain 0,5 %	6–8 ml	Bolus 3–5 ml alle 80 min
Doss[25]	Ropivacain 0,2 %	5–10 ml	Bolus 3–5 ml nach Ausbreitung 4–6 ml/h kontinuierlich postop.
Brodner[17]	Ropivacain 0,5 % und 1 %	10–15 ml (1 %)	Bolus nach Klinik 5–10 ml (0,5 %)
Groeben[32]	Ropivacain 0,75 % Bupivacain 0,75 %	6,6 ± 0,5 ml	Bolus nach Klinik (0,375 %)
Carli[19]	Bupivacain 0,5 %	15–20 ml	5 ml Bolus alle 60 min
Burmeister[18]	Ropivacain 0,375 %	10 ml	6 ml/h kontinuierlich
Suttner[94]	Bupivacain 0,125 % + Sufentanil 1 µg/ml	10–12 ml	4 ml/h kontinuierlich
Yeh[111]	Lidocain 2 %	8–10 ml	8–10 ml/h kontinuierlich

Tab 5: Übersicht über angewendete Applikationsweisen (Bolus/kontinuierlich) sowie Lokalanästhetika und deren Konzentrationen bei der Durchführung von kombinierten Anästhesien

Total intravenöse Anästhesie (TIVA)

TIVA Bei der total intravenösen Anästhesie (TIVA) werden ausschließlich **intravenöse Substanzen** verabreicht[1] und der Patient mit einem Luft-Sauerstoff-Gemisch beatmet. Die am häufigsten verwendete Substanz für dieses Verfahren ist **Propofol**. Es wird über einen Perfusor kontinuierlich appliziert und **mit** einem **Opiat**, sehr häufig dem kurz wirksamen Remifentanil (Ultiva®), **kombiniert** und parallel infundiert.[89,97]

Dosierung zur total intravenösen Anästhesie (TIVA)	
Propofol (Disoprivan®): 6–10 mg/kg/h	Remifentanil (Ultiva®): 0,1–2 µg/kg/min

Tab. 6: Dosierung von Propofol und Remifentanil zur Aufrechterhaltung einer Total intravenösen Anästhesie

Target-controlled Infusion (TCI)

TCI – Funktionsweise

Eine **Sonderform der total intravenösen Anästhesie** ist die **Target-controlled Infusion**. Hier werden Propofol-Infusionspumpen verwendet, die nach einem softwaregesteuerten Algorithmus ihre Infusionsgeschwindigkeit variieren.[33,84]

Zielparameter („Target") für die Einstellung der Pumpengeschwindigkeit ist die aus **pharmakokinetischen Daten errechnete Serumkonzentration** von Propofol bei bestimmten Infusionsgeschwindigkeiten zu verschiedenen Zeitpunkten der Operation (3-Kompartment-Modell, siehe Abb. 3).

i In den Algorithmus fließen **Daten von tausenden Patienten** ein. Alter, Geschlecht und Gewicht der Patienten müssen vor Durchführung einer TCI eingegeben werden. Nach Vorgabe der erwünschten Serumkonzentration von Propofol errechnet die TCI-Pumpe die Infusionsgeschwindigkeit und verändert diese auch automatisch während der Dauer der Anästhesie, um den **errechneten** (aber nicht gemessenen) Serumspiegel von Propofol konstant im vorgegebenen Bereich zu halten. Die Vorgaben der Serumspiegel werden je nach Erfordernissen an die Narkosetiefe angepasst und liegen typischerweise zwischen **2 und 4 µg/ml**.

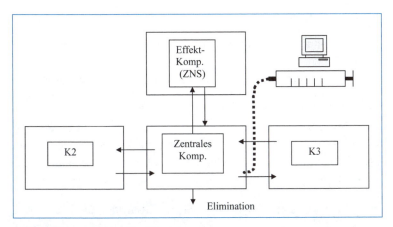

zentrales Kompartment: Blut/Plasma
K2: gut durchblutetes Gewebe
K3: schlecht durchblutetes Gewebe
Die softwaregesteuerte Infusionspumpe variiert ihre Infusionsgeschwindigkeit nach einem einprogrammierten pharmakokinetischen Algorithmus unter Berücksichtigung der einzelnen Verteilungs- und Eliminationskonstanten (Pfeile).
Abb. 3: Vereinfachtes Schema zum Prinzip der Target-controlled Infusion

Eine **Besonderheit** der TCI-Pumpen ist die **Anzeige der vermuteten Aufwachzeit nach Infusionsstop**, wobei diese auch noch von anderen Faktoren wie der Verabreichung anderer Substanzen abhängt.

Nachteil der TCI sind die höheren Kosten für spezielle Spritzen, die Propofol enthalten („Diprivan®"), und die Pumpen von verschiedenen Herstellern (Graseby®, Fresenius Vial®, Alaris®).[89]

i **Remifentanil und TCI:** Auch für das gut steuerbare Remifentanil (Ultiva®) wurde eine TCI-Pumpe entwickelt, die sich aber bisher in der klinischen Routine nicht durchgesetzt hat.[89]

„Dissoziative Anästhesie" mit Ketamin

Neben Propofol ist auch **Ketamin** potenziell für die Aufrechterhaltung einer intravenösen Anästhesie geeignet. Es kann über **Perfusor** appliziert **oder als Bolus** nachinjiziert werden.

Ketamin zur Aufrechterhaltung

i Ketamin wirkt **stark analgetisch** und scheint den Bewusstseinszustand des Patienten zu entkoppeln (**Dissoziation**).[20] Die Spontanatmung und Reflexe bleiben weitgehend erhalten. Es wirkt broncholytisch und kann so **bei Asthmatikern** gut eingesetzt werden. Seine sympathikomimetischen Eigenschaften werden v.a. in der Notfallmedizin bei **kreislaufinstabilen Patienten** geschätzt.[2]

Dissoziation des Bewusstseinszustands

S-Ketamin mit Benzodiazepin

i Ketamin als **Racemat** wurde aufgrund seiner **psychodysleptischen Nebenwirkungen** (z.B. Albträume) immer weniger verwendet. Heute wird nur noch das Isomer **S(+)-Ketamin** eingesetzt, bei dem diese Nebenwirkungen weniger ausgeprägt sein sollen.

S-Ketamin sollte immer nur in **Kombination mit einem Benzodiazepin** (in der Regel Midazolam, ca. 0,1 mg/kg) appliziert werden, um die psychodysleptischen Nebenwirkungen abzuschwächen oder zu eliminieren.

Die Aufrechterhaltung einer Allgemeinanästhesie mit S-Ketamin in Kombination mit einem Benzodiazepin ist wenig verbreitet, aber unter einfacheren Bedingungen (z.B. in Entwicklungsländern) durchaus ein probates Anästhesieverfahren.[12,73,88]

Dosierung von S(+)-Ketamin (Ketanest S®)	
Initialdosis:	0,5–1 mg/kg
Aufrechterhaltung:	50 % der Initialdosis nach jeweils 10–15 min, kontinuierlich: 0,5–3 mg/kg/h
Kombination mit Midazolam (Dormicum®):	0,1 mg/kg als Bolus

Tab. 7: Dosierung von S-Ketamin

Messung der Narkosetiefe

adäquate Narkosetiefe?

Während der Allgemeinanästhesie ist es für den Anästhesisten mitunter schwierig abzuschätzen, ob die **Narkosetiefe adäquat** ist, insbesondere dann, wenn der Patient voll relaxiert ist.

Als Parameter sind die **sympathiko-adrenergen Reaktionen** wie Blutdruck und Herzfrequenz zwar orientierende Hilfen, sagen aber über den Bewusstseinszustand des Patienten während der Narkose nichts aus.[13]

prozessierte Daten aus EEG-Ableitungen

Zur Messung der Narkosetiefe existieren heute **mehrere Methoden** und kommerziell erhältliche Geräte, die mit unterschiedlichen Parametern aus elektronisch prozessierten Daten aus EEG-Ableitungen Rückschlüsse auf die Narkosetiefe erlauben. So kann die Gefahr der **intraoperativen Wachheit (Awareness,** s.u.) vermindert, aber leider **bisher nicht sicher verhindert** werden.[63,92]

Die Dosierungen von Anästhetika kann aber optimiert und die Aufwachphase gegen Ende der Operation besser gesteuert werden.

Am weitesten verbreitet ist bisher der **bispektrale Index** (BIS), der mit dem BIS-Monitor erfasst wird. Andere Techniken, Geräte und Messparameter sind in Tab. 8 zusammengestellt:

bispektraler Index

Gerät	Hersteller	Messparameter
BIS-Monitor A 2000®	Aspect	bispektraler Index
Narkotrend®	MT – Monitor Technik	Verlauf EEG-Stadien; Medianfrequenz; spektrale Eckfrequenz
A-line AEP-Monitor®	Alaris	akustisch evozierte Potenziale mittlerer Latenz (MLAEP)
M-Entropy®	Datex-Ohmeda	Entropie des EEG (EE)

Tab. 8: Übersicht über die wichtigsten Geräte und deren Messparameter zur Erfassung der Narkosetiefe

In den letzten Jahren sind viele Studien zu möglichen Vorteilen der Messung der Narkosetiefe erschienen. Bei Messung der Narkosetiefe werden **Anästhetika eingespart**. Vorteile bei Aufwachzeiten, Verweildauer im Aufwachraum oder Entlassungsfähigkeit sind gegenüber bisheriger Praxis nicht eindeutig belegt.

Vorteile der Messung

i **Vorteile des Monitorings** der Narkosetiefe zeigten sich, wenn TIVA durchgeführt wurde. Bei Inhalationsanästhetika sind die Ergebnisse nicht mehr eindeutig.[50]

In einer aktuellen Studie mit 1.580 Patienten wurden das postoperative Aufwachverhalten und die Aufenthaltsdauer im Aufwachraum mit bei **Anwendung von BIS-Monitoring** mit dem Standardvorgehen bei verschiedenen chirurgischen Eingriffen verglichen. Es zeigte sich kein Unterschied in der postoperativen Ausleitungsphase und der Überwachungsdauer im Aufenthaltsraum.[68]

Intraoperative Wachheit („Awareness")

Ein für die Allgemeinanästhesie einzigartiges Problem ist die **intraoperative Wachheit** („Awareness"). Awarenesszustände treten bei ca. 0,1–0,2 % der Allgemeinanästhesien auf, wobei die Dunkelziffer möglicherweise höher liegt.[82,92]

Inzidenz

i Eine **erhöhte Inzidenz** von Awareness findet sich bei der **Sectio caesarea** (ca. 0,4 %), in der **Herzchirurgie** (1,5 %) und bei der Versorgung **polytraumatisierter Patienten** (>10 %).

Als **zusätzlicher Risikofaktor** gilt die Verwendung von **Muskelrelaxanzien** bei Allgemeinanästhesien, sodass deren Einsatz immer kritisch überdacht werden sollte.[82,92]

Lachgas und volatile Anästhetika verringern die Awareness-Inzidenz.

vorbeugende Maßnahmen

Zur **Vermeidung von** Zuständen **intraoperativer Wachheit** muss während der Narkoseüberwachung ständig auf die Funktion und Einstellung von Vaporen, Rotametern, Gasmessung, Infusionspumpen, Zuleitungen und intravenösen Zugängen geachtet werden.

Eine **Prämedikation mit amnestischen Substanzen** wie Benzodiazepinen soll ebenfalls der intraoperativen Wachheit vorbeugen.[82,92]

Patientenaufklärung

Von Awareness betroffene Patienten können außer **depressive Erscheinungen** zu entwickeln bis hin zur **posttraumatischen Belastungsstörung** (Post-traumatic Stress-Disorder; PTSD) dauerhaft erkranken. Sollte einmal intraoperative Wachheit bei einem Patienten aufgetreten sein, ist das **intensive Gespräch** mit dem Anästhesisten von außerordentlicher Wichtigkeit. Der Patient muss über die Problematik aufgeklärt und bezüglich eventueller zukünftiger Narkosen beruhigt werden.[82,92]

Beatmung während der Allgemeinanästhesie

Verschlechterung des Gasaustauschs

Während der Allgemeinanästhesie ändern sich die **physiologischen Bedingungen** des pulmonalen Gasaustauschs, der sich verschlechtert.

kraniale Verlagerung des Zwerchfells

Allein durch die Rückenlage ändert sich das Ventilations-Perfusions-Verhältnis der Lunge. Das Zwerchfell tritt durch die Lageänderung weiter nach kranial; dadurch wird die **funktionelle Residualkapazität kleiner.**[106]

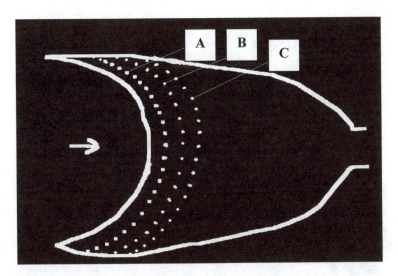

A: durch Rückenlage
B: nach Narkoseeinleitung und erhaltener Spontanatmung
C: nach Muskelrelaxierung und kontrollierter Beatmung[106]

Abb. 4: Skizze zur Verlagerung des Zwerchfells nach kranial bei der Allgemeinanästhesie

Nach Narkoseeinleitung **verstärkt sich diese Verlagerung des Zwerchfells** und nimmt nach Muskelrelaxierung nochmals deutlich zu. Die Folge sind **dorsobasale Atelektasen** mit Verschlechterung der Oxygenierung (siehe Abb. 5).[98]

Ein **positiver endexspiratorischer Druck** (Positive Endexspiratory Pressure, PEEP) wirkt der FRC-Abnahme und Atelektasenbildung in Narkose **entgegen**.[64]

Atelektasenbildung

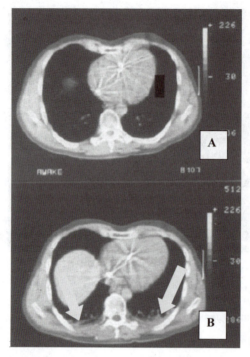

Abb. 5: Einfluss der Allgemeinanästhesie mit Beatmung auf die Lage des Zwerchfells und Atelektasenbildung

A: Thorax-CT eines wachen Patienten in Spontanatmung
B: Derselbe Patient ca. 15 min nach Einleitung einer Allgemeinanästhesie und kontrollierter Beatmung: Deutliche Atelektasenbildung dorsobasal (Pfeile). Sichtbar ist auch die kraniale Verlagerung des Zwerchfells, welches rechts in der gleichen Schnittebene zur Darstellung kommt (mit freundlicher Genehmigung von Prof. Hedenstierna, Uppsala/Schweden).

Mögliche Beatmungsformen während Allgemeinanästhesie

Mit modernen Narkosegeräten lassen sich heute zahlreiche **Beatmungsmodi** wählen:[52]

Beatmungsformen

- Spontanatmung
- assistierte Spontanatmung
- manuelle Beatmung
- SIMV (Synchronisierte intermittierende mandatorische Beatmung)
- IPPV/CPPV (volumenkontrollierte Beatmung)
- PCV (druckkontrollierte Beatmung)

Spontanatmung

i Für **sehr kurze Eingriffe in Maskennarkose** kann unter Umständen die Spontanatmung des Patienten ausreichend erhalten sein, sodass eine zusätzliche Unterstützung nicht notwendig ist. Durch die atemdepressive Wirkung der balancierten Anästhesie[80] ist dies praktisch aber nur selten der Fall. Einzige Ausnahme stellt hier die Verwendung von S-Ketamin dar, welches die Spontanatmung nicht so stark beeinträchtigt.[99]

i Nach Narkoseeinleitung assistiert der Anästhesist der spontanen Atmung des Patienten durch **unterstützende, atemsynchrone manuelle Beatmung mit dem Beatmungsbeutel**. Diese Methode kann sowohl bei der **Maskennarkose** als auch bei der Verwendung der **Larynxmaske** angewendet werden. Wichtig ist die **genaue Abstimmung** der unterstützenden Atemhübe auf die spontane Inspiration des Patienten, da leicht Desynchronisationen auftreten können, die schnell als Unmöglichkeit der manuellen Beatmung interpretiert werden. Über das endtidale CO_2 und das exspiratorische Tidalvolumen kann eine suffiziente Ventilation abgeschätzt werden.

assistierte Spontanatmung

i Wenn der Patient während einer **kurzen Allgemeinanästhesie** keinen spontanen Atemantrieb mehr hat, kann er über die Maske oder eine eingeführte Kehlkopfmaske **manuell beatmet** werden. Welche Hubvolumina und Frequenzen hierbei anzuwenden sind, muss unter Zuhilfenahme des endtidalen CO_2 individuell abgeschätzt werden. Zu vermeiden sind zu hohe Druckspitzen > 20 mbar, um eine Insufflation des Magens zu vermeiden.[42]

manuelle Beatmung

SIMV

SIMV (synchronized intermittent mandatory Ventilation) ist eine **Kombination** von **maschineller Beatmung mit Spontanatmung**. Sollte der Patient eine nicht ausreichende, aber vorhandene Spontanatmungsaktivität haben, kann er mit intermittierenden, volumenkontrollierten Atemzügen maschinell unterstützt werden. Die **maschinellen Atemzüge** sind mit der **Spontanatmungs-Aktivität** des Patienten **synchronisiert**. Diese Beatmungsform kann in der **Ausleitungsphase** einer Narkose verwendet werden.

maschinelle Beatmung

IPPV/CPPV und PCV

IPPV als **volumenkontrollierte Beatmung** wird häufig während **Allgemeinanästhesien mit voller Muskelrelaxierung** angewendet.[52] Vorgegeben werden das Tidalvolumen, die Atemfrequenz, Atemzeitverhältnis und inspiratorische Pause. Bei Applikation eines **PEEP** wird die IPPV definitionsgemäß zur **CPPV** (continuous positive Pressure Ventilation).

volumenkontrollierte Beatmung

Richtwerte zur Einstellungen des Ventilators beim Erwachsenen zur IPPV/CPPV zeigt Tab. 9:

Tidalvolumen	8–12 ml/kg
Atemfrequenz	8–12/min
Atemzeitverhältnis I:E	1:1,5–1:2
PEEP	5 mbar (s.u.)

Tab 9: Richtwerte zur Einstellung eines Ventilators zur volumenkontrollierten Beatmung während einer Allgemeinanästhesie

Höhere Tidalvolumina führen bei Lungengesunden nicht zu einem Anstieg von inflammatorischen Zytokinen, sodass die „lungenprotektive" Beatmung während der Allgemeinanästhesie nicht notwendig ist.[109]

druckkontrollierten Beatmung

Bei der **druckkontrollierten Beatmung** (PCV) werden Druckmaximum und Frequenz vorgegeben, sodass das Tidalvolumen eine abhängige Variable der Lungen- und Thoraxcompliance ist. Das **Druckmaximum sollte nicht zu hoch,** max. 35 mbar **gewählt** werden. Normalerweise wird mit einer Druckdifferenz von 15–20 mbar ein ausreichendes Tidalvolumen erreicht. **Nachteil** der PCV ist die **volumeninkonstante Beatmung**, die ggf. häufiges Nachregeln je nach endtidalen CO_2-Werten erfordert.

keine eindeutigen Vorteile für volumen-/druckkontrollierte Beatmung

Ein **Vorteil** für die volumen- oder druckkontrollierte Beatmung während Allgemeinanästhesie ist bisher **nicht belegt**. Somit bleibt die **Wahl** des kontrollierten Beatmungsverfahrens situativ dem durchführenden **Anästhesisten vorbehalten**.

besondere Situationen

i In manchen Situationen kann die Beatmung in Narkose eine entscheidende Rolle spielen. Bei **erhöhtem Hirndruck** und **gestörter Autoregulation der zerebralen Gefäße** (z.B. Akutversorgung eines Schädel-Hirn-Traumas) sollte die Beatmung streng nach dem **arteriellen PCO_2** eingestellt werden (Werte zwischen 35 und 45 mm Hg anstreben). Die Einstellung nach dem endtidalen PCO_2 genügt nicht, da die Differenz zwischen arteriellem und endtidalen CO_2 erheblich sein kann (Totraumventilation).[78] **Hyperkapnie** kann über zerebrale Vasodilatation zur Steigerung des Hirndrucks, **Hypokapnie** durch Vasokonstriktion der Hirngefäße zu zerebralen Ischämien führen.[16]

Anwendung von PEEP (positive end-exspiratory Pressure)

Bei jeder Beatmung während einer Anästhesie sollte ein **PEEP eingestellt** werden (5–10 mbar). Dadurch wird die anästhesiebedingte FRC-Erniedrigung aufgehoben und die **Ausbildung von Atelektasen gehemmt**.

Dies gilt besonders für **adipöse Patienten** oder erhöhten intraabdominellen Druck wie bei laparoskopischen Eingriffen.[64,69] **Kontraindikationen** gegen eine Anwendung eines PEEP von 5–10 mbar **bestehen nicht**.[64]

PEEP

i Die **Anwendung eines PEEP** führt nicht immer zu einer Verbesserung des Gasaustauschs in Narkose. Durch Änderung von regionalen Ventilations- und Perfusions-Verhältnissen kann es durch Umverteilung sogar zur Verschlechterung des Gasaustauschs kommen.[98] Im individuellen Fall kann die PEEP-Wirkung beim Lungengesunden nicht vorhergesagt werden. Werden allerdings Intensivpatienten mit Lungenschädigungen operiert, ist die Anwendung eines ausreichend hohen PEEP unverzichtbar.[3]

Inspiratorische Sauerstoffkonzentration

Hohe inspiratorische Sauerstoffkonzentrationen, die über längere Zeit appliziert werden, können durch die **Bildung von Resorptionsatelektasen** nachteilige Wirkungen verursachen.[35]

nicht zu hohe Konzentrationen

i Werden **hohe Sauerstoffkonzentrationen über längere Zeit** appliziert, können durch Radikalbildungen und Lipidperoxidation direkte Lungenschäden verursacht werden,[21] welche im Rahmen der Allgemeinanästhesie jedoch **klinisch nicht relevant** sind. Eine Beatmung mit hohen inspiratorischen Sauerstoffkonzentrationen über 6–8 h gilt bezüglich der pulmonalen Toxizität als unbedenklich.[10]

Während einer Allgemeinanästhesie soll die **inspiratorische Sauerstoffkonzentration** zwischen **30 und 50 %** eingestellt werden,[35] wenn damit eine gute Sauerstoffsättigung erzielt wird. Höhere inspiratorische Sauerstoffkonzentrationen sind nur bei Patienten mit akuten oder chronischen Lungenfunktionsstörungen mit eingeschränktem Gasaustausch gerechtfertigt.

Rekrutierungsmanöver bei Auftreten von Atelektasen

Blähmanöver zur Wiedereröffnung von Atelektasen

Treten intraoperative **Sättigungsabfälle** aufgrund von vermehrter **Atelektasenbildung** auf, so können diese mit einem **Blähmanöver** zum großen Teil **wiedereröffnet** werden. Hierbei wird ein Druck bis **40 mbar über 7–10 sec** appliziert. Längere Rekrutierungsmanöver sind nicht notwendig.[77]

Indikationen zur postoperativen Nachbeatmung

Nachbeatmung in seltenen Fällen

In wenigen Fällen gelingt es nicht, den Patienten postoperativ im OP-Saal zu extubieren, sodass eine **Nachbeatmung** auf der Intensivstation erforderlich wird. Es bestehen die folgenden **Indikationen zur postoperativen Nachbeatmung**:

- Hypothermie (Temperatur < 34 °C)
- kardiozirkulatorische Instabilität
- schwere Gasaustauschstörung
- erhöhter intrakranieller Druck
- vorbestehende Bewusstseinstrübungen
- Massivtransfusion
- frische Aspiration, wenn der Gasaustausch dadurch eingeschränkt ist

Ausleitung und Übergabe

Ziel

Ziel der Narkoseausleitung ist die Verlegung eines **erweckbaren**, **kreislaufstabilen** Patienten mit **suffizienter Spontanatmung** und wiedererlangten **Schutzreflexen** in den Aufwachraum.

Kommunikation im OP-Saal

Dabei ist die enge Kooperation und Kommunikation zwischen Operateuren und Anästhesisten sehr wichtig. Nur so lassen sich tatsächliche Eingriffsdauer oder Abweichungen vom geplanten operativen Vorgehen einschätzen und sinnvoll auf die Allgemeinanästhesie abstimmen.

> **i** Gerade im Rahmen der **Umstrukturierungen im Gesundheitswesen** haben Operationssäle als wertvolle Ressource eine Schlüsselrolle bekommen, sodass die zeitlichen Abläufe eng aufeinander abgestimmt werden müssen. Zeitverlust durch zu lange Ausleitzeiten wird aus ökonomischen Gründen nicht toleriert, andererseits sollte auch kein Patient länger in Narkose liegen, als es der operative Eingriff erforderlich macht.

Um den Patienten zeitnah zum Operationsende aufwachen zu lassen, muss bei intravenösen Anästhesien rechtzeitig die Infusion oder die inspiratorische Gaskonzentration bei der Verwendung von volatilen Anästhetika reduziert bzw. abgestellt werden.

rechtzeitige Reduktion der Infusion/ Gaskonzentration

Eine **Restrelaxierung** sollte durch Relaxometrie erfasst werden (siehe Allgemeiner Teil, Kap. 6/4 „Muskelrelaxanzien"). Gegebenfalls sind die **Muskelrelaxanzien zu antagonisieren**, z.B. mit Neostigmin bis 0,05 mg/kg.

Zeigt der Patient ausreichende Wachheit (z.B. Augenöffnen auf Ansprache), eine gute Spontanatmung ohne Hyperkapnie und gute Schutzreflexe, kann extubiert bzw. die Larynxmaske entfernt werden.

Unter Spontanatmung sollte die **Sauerstoffsättigung** weiter überwacht werden, um Hypoxien nicht zu übersehen. Ggf. ist der Patient mit **transportabler Sauerstoffinsufflation** in den Aufwachraum zu verlegen.[59]

Der postnarkotische Patient darf auf dem Weg in den Aufwachraum **nie unbeobachtet** auf dem OP-Tisch liegen.

Er wird vom verantwortlichen Anästhesisten in die OP-Schleuse begleitet und dort dem Aufwachraumpersonal übergeben. Dabei sind **Name des Patienten**, der stattgehabte **Eingriff**, **anästhesiologische Verfahren und Besonderheiten**, **Begleiterkrankungen** und **besondere Umstände** (z.B. zu beobachtende Drainagen, Tamponaden etc.) mitzuteilen.[53] Ist der Aufwachraum nicht arztbesetzt, sollten Anordnungen zur Schmerz- und Infusionstherapie getroffen werden.

Übergabe an Aufwachraumpersonal

Typische Probleme in der Ausleitung/postnarkotischen Phase

Atemwegsprobleme

Ein frisch aus einer Allgemeinanästhesie erwachter Patient kann nach Extubation einen **Laryngospasmus** oder andere **Atemwegsobstruktionen** (z.B. durch Weichteilödem- oder Hämatombildung) entwickeln, die zur unmittelbaren Reintubation

Atemwegsobstruktionen

zwingen können.[59] Bei prädisponierten Patienten ist auf das Auftreten von **Bronchospasmen** zu achten. Vorbeugend sollte der Mund-Rachen-Raum vor der Narkoseausleitung sorgfältig abgesaugt werden.

Aspiration — Auch ist immer mit einer potenziellen **Aspiration** zu rechnen, die häufig postoperativ auftritt.

i Ein weiteres Problem kann die Persistenz oder das Auftreten von **Atelektasen** sein. Prinzipiell ist bei Patienten mit erhöhtem pulmonalen Risiko (bekannte COPD, Raucheranamnese, chronische Bronchitis etc.) besondere Aufmerksamkeit geboten.[102]

Muskelrelaxansüberhang

Aspirationsgefährdung durch Relaxansüberhang — Die Gefahr, einen Patienten nach Allgemeinanästhesie in den Aufwachraum zu verlegen, der noch eine **Restrelaxierung** aufweist, ist größer als bislang angenommen, besonders wenn keine Relaxometrie zur Überwachung angewendet wurde. Ein Patient mit Restrelaxierung ist **aspirationsgefährdet**.[62] Im Zweifel sollten **Muskelrelaxanzien antagonisiert** werden.[49]

i In einer Reihe von aktuellen Untersuchungen wurde festgestellt, dass bis zu 40 % der Patienten nach der Gabe von Muskelrelaxanzien eine **Restparalyse** im Aufwachraum aufwiesen, obwohl sie als komplett erholt eingestuft wurden.[7,23,62,79]

Opiatüberhang

Stark wirksame Opiate, wie sie im Rahmen der Allgemeinanästhesie verwendet werden, sind **stark atemdepressiv**.[29] Wenn sie in Kombination mit anderen Substanzen gegeben werden, ist dieser Effekt noch ausgeprägter.[80]

Anzeichen für Opiatüberhang — Klinische Zeichen eines Opiatüberhangs sind **Bradypnoe bis Apnoe** und die „Kommandoatmung", d.h., der Patient atmet auf Ansprache und Aufforderung wieder schneller.

i Das **Risiko des Opiatüberhangs** ist **abhängig** von der **verwendeten Substanz**. Nach Alfentanil-Gabe ist die postoperative Atemdepression weniger wahrscheinlich als nach der Applikation von Fentanyl.[38,90] Äquianalgetische Dosen dieser potenten Opiate wirken ähnlich stark atemdepressiv, sodass pharmakokinetische Unterschiede zum Tragen kommen.[58] Insbesondere die **repetitive Gabe von Fentanyl** prädisponiert zum Opiatüberhang. Um dies zu vermeiden, sollte Fentanyl initial gleich in höherer Dosierung gegeben werden oder eine „Top-up–Analgesie" mit kürzer wirksamen Opiaten (Alfentanil oder Remifentanil) gegen Ende der Operation durchgeführt werden.[29]

Prinzipiell kann die opiatinduzierte Atemdepression **mit Naloxon antagonisiert** werden; dies ist in der unmittelbar postoperativen Phase aufgrund akut auftretender Schmerzen jedoch zu vermeiden. Nötigenfalls ist die Zeit bis zum sicheren Eintreten einer **suffizienten Spontanatmung** des Patienten abzuwarten („Time is non-toxic").

15 Praxis der Regionalanästhesie
15/1 Spinal- und Periduralanästhesie

Benzing A

Eine **Spinalanästhesie** (SpA) kann für Eingriffe in der unteren Körperhälfte, eine **Periduralanästhesie** (PDA) für Operationen im Bereich der unteren Körperhälfte und als kontinuierliche PDA über einen Katheter zur Schmerzbehandlung bei Thoraxeingriffen, abdominellen Eingriffen, Eingriffen an den unteren Extremitäten und in der Geburtshilfe eingesetzt werden. Eine **kombinierte Anästhesie** – Periduralanalgesie + Allgemeinanästhesie – wird häufig für große thorakale oder abdominelle Operationen durchgeführt. Gelegentlich wird eine PDA auch im Rahmen der Therapie chronischer Schmerzen eingesetzt.

Kontraindikationen für eine rückenmarksnahe Regionalanästhesie sind:

Kontraindikationen

- Infektion im Bereich der Punktionsstelle
- Sepsis
- erhöhter intrakranieller Druck
- Schock
- Ablehnung durch den Patienten
- Blutgerinnungsstörung (Quick und PTT sollten im Normbereich liegen, die Thrombozytenzahl > 100.000/µl betragen)
- unkooperativer Patient
- SpA: schwere Kopfschmerzen in der Anamnese

Bezüglich der Therapie mit gerinnungshemmenden Substanzen ist Folgendes zu beachten (s.a. AWMF-Leitlinien http://www.uni-duesseldorf.de/WWW/AWMF/ll/001-005.htm):

Antikoagulanzientherapie

- hochmolekulares Heparin: letzte Heparingabe 6 h vor Anlage der Anästhesie
- fraktioniertes Heparin: letzte Gabe 12 h vor Anlage der Anästhesie

- Acetylsalicylsäure-Therapie: tägl. Dosis ≤ 100 mg keine Kontraindikation, höhere Dosen unklar; rückenmarksnahe Anästhesie nicht empfohlen
- Therapie mit nichtsteroidalen Antirheumatika (NSAID): unklar; letzte Gabe 24 h vor Anlage der SpA; Ausnahme: Tenoxicam und Piroxicam (längere HWZ)
- Ticlopidin: letzte Gabe 10 Tage vor Anästhesie
- Clopidogrel: letzte Gabe 7 Tage vor Anästhesie

Anatomie

Das Rückenmark endet in Höhe von L1–L3 und geht dort in die Cauda equina über (Abb. 1).

Längsschnitt Wirbelsäule

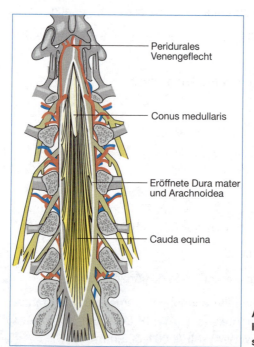

Abb. 1: Längsschnitt lumbale/sakrale Wirbelsäule (nach[1])

Bei der Punktion für die **Spinalanästhesie** müssen, ausgehend von der Haut, das Ligamentum supraspinale, das Ligamentum interspinale, das Ligamentum flavum, der Periduralraum und die Dura mater und Arachnoidea mit der Kanüle durchwandert werden (Abb. 2). Die subarachnoidale Lage der Kanülenspitze erkennt man am Heraustropfen von Liquor. Bei der Anlage einer **Periduralanästhesie** (s.u.) wird die Kanülenspitze im Ligamentum flavum platziert und der Periduralraum unter weiterem vorsichtigem Vorschieben der Kanüle mit der Widerstandsverlusttechnik („Loss of resistance") oder dem hängenden Tropfen identifiziert.

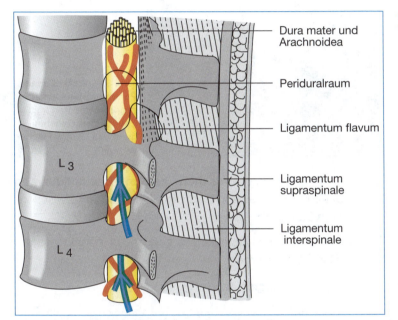

Querschnitt Wirbelsäule

Abb. 2: Querschnitt der lumbalen Wirbelsäule (nach[1])

Spinalanästhesie

Vorgehen

Die Anlage einer Spinalanästhesie erfolgt am besten am **sitzenden Patienten** in Höhe **L3/4** (Abb. 3). Wenn die sitzende Position für den Patienten nicht möglich ist, kann eine SpA auch am liegenden Patienten mit leicht gekrümmten Rücken angelegt werden.

sitzender Patient

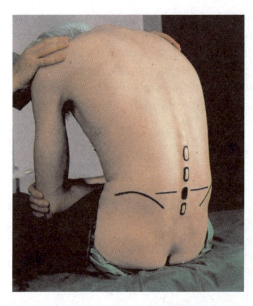

Abb. 3: Lokalisation der Punktionsstelle am sitzenden Patienten (mit freundlicher Genehmigung des Gustav Fischer Verlags[1])

Die **Verbindungslinie zwischen beiden Beckenkämmen** schneidet die Wirbelsäule in Höhe von L4 oder dem Zwischenwirbelraum L3/4 (Abb. 3).

steriles Vorgehen

Bei der Anlage einer Spinalanästhesie muss sorgfältigst auf **Sterilität** geachtet werden:

- OP-Haube, Mundschutz
- Händedesinfektion
- sterile Handschuhe
- 3-malige großzügige Hautdesinfektion im Bereich der Punktionsstelle
- sterile Materialien

Punktion

Vorgehen bei der **Punktion**:

- steriles Trockenwischen des Desinfektionsmittels nach der Einwirkzeit (Gefahr der chemischen Arachnoiditis durch Bestandteile der Desinfektionsmittel)
- Lokalanästhesie im Bereich der Einstichstelle
- Platzieren der Führungskanüle (Abb. 4)

- Vorschieben der Spinalkanüle in den Subarachnoidalraum (meist 4–6 cm ab Hautniveau)
- langsame Injektion des Lokalanästhetikums

Es steht eine Vielzahl von **Kanülen** mit unterschiedlichem Schliff zur Verfügung. Wichtig ist die Verwendung **dünner** (25–27G) **Kanülen**.

Kanülen

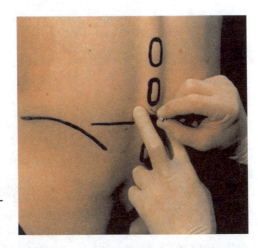

Abb. 4: Platzieren der Führungskanüle für die Spinalnadel (mit freundlicher Genehmigung des Gustav Fischer Verlags[1])

Spinalnadeln sind dünn und können ohne Führungskanüle nicht platziert werden. Bei der Positionierung der Führungskanüle können Zeige- und Mittelfinger der linken Hand die Haut zwischen den Dornfortsätzen etwas straffen. Die Punktion muss in der Mittellinie rechtwinklig zum Rücken erfolgen.

Lokalanästhetika

Zur Anlage einer Spinalanästhesie können **hyperbare oder isobare Lokalanästhetikalösungen** verwendet werden (Tab. 1). Hyperbare Lösungen sind durch Zusatz von Zucker schwerer als Liquor; die Anästhesieausbreitung kann durch Lagerung des Patienten (Schwerkraft!) etwas beeinflusst werden.

Dosierung

Lokal-anästhetikum	Dosis bei Anästhesiehöhe[a] Th 10 (ml)	Dosis bei Anästhesiehöhe[a] Th 4 (ml)	Wirkdauer (ca. min)
Bupivacain 0,5 % isobar	2–3	3–4	120–240
Bupivacain 0,5 % hyperbar	1,5–3	2,5–4	120–240
Mepivacain 4 % hyperbar	1–1,5	1,5–2	40–90
Ropivacain 0,5 % isobar[2]	2,5–3	3,5–4	180–240
Ropivacain 0,5 % hyperbar[2]	2	3	180–240
Lidocain 5 % hyperbar	1,5–2	2	60–90

Tab. 1: Lokalanästhetika zur Spinalanästhesie

Bei **älteren Patienten und Schwangeren** muss die Dosis um 30–50 % reduziert werden.

kein Lidocain

Transiente neurologische Symptome (TNS) sind nach Spinalanästhesien mit **Lidocain** häufiger als nach anderen Lokalanästhetika.[3] Auf Lidocain sollte deshalb nach Möglichkeit verzichtet werden.

Sattelblock

Ein Sattelblock ist eine Form der Spinalanästhesie, die **im Sitzen** angelegt und bei der 1–1,5 ml **hyperbares Lokalanästhetikum** injiziert wird. Anästhesiert werden die sakralen Segmente; geeignet ist der Sattelblock für **perineale und proktologische Eingriffe**.

Sectio caesarea

Bei der Spinalanästhesie zur Sectio caesarea reichen 2–2,5 ml 0,5 % Bupivacain aus (s. Spezieller Teil, Kap. 6 „Geburtshilfliche Anästhesie").

Komplikationen und ihre Behandlung

Mögliche **Frühkomplikationen** der Spinalanästhesie sind in Tab. 2, **später auftretende Komplikationen** in Tab. 3 zusammengefasst.

frühe und späte Komplikationen

Komplikation	Ursache	Behandlung
Blutdruckabfall	• Sympathikolyse	• Volumen (1–2 l Kristalloide oder $^{1}/_{2}$ l Kolloid) und ggf. • Sympathikomimetikum: Akrinor® 2:10 verdünnt, 2–4 ml i.v. **oder** • Ephedrin® 2–5 mg i.v.
Bradykardie	• Blockade der Nn. accelerantes • unbekannte Mechanismen	• Atropin 0,5 mg i.v. • bei schwerer Bradykardie oder fehlendem Effekt Adrenalin 0,1 mg i.v.
Übelkeit, Erbrechen	• häufig Hypotension/Bradykardie	• Behandlung der Hypotension/Bradykardie • wenn Kreislauf stabil, ggf. Serotonin-Antagonist
totale Spinalanästhesie	• Überdosierung Lokalanästhetikum • bei PDA: subarachnoidale Injektion	• Intubation • Volumen • Katecholamintherapie • Wiederbelebung

Tab. 2: Frühe Komplikationen nach Spinalanästhesie

Komplikation	Ursache	Behandlung
postspinaler Kopfschmerz	• persistierender Liquorverlust • dicke Spinalnadel	• Bettruhe • großzügige Flüssigkeitszufuhr • Schmerzmedikation
Rückenschmerzen	• ungeklärt	• symptomatisch
Subduralhämatom	• vermutlich persistierender Liquorverlust, dadurch mechanischer Zug an den subduralen Venen	• chirurgisch

Tab. 3: Später auftretende Komplikationen nach Spinalanästhesie

Komplikation	Ursache	Behandlung
Nervenschädigung	• direkte Nervenschädigung bei der Punktion • Hämatombildung mit Nervenkompression • aseptische Meningitis (durch Substanzen, die in Desinfektionsmitteln enthalten sind oder bei der Sterilisation verwendet werden) • bakterielle Meningitis	• nach Ursache • Bei postspinalen neurologischen Symptomen muss **schnell** gehandelt werden. • erste diagnostische Maßnahme bei unklarem Befund: Kernspintomografie
Harnverhalt	• Blockade sakraler parasympathischer Nerven	• Einmalkatheter

Tab. 3, Fortsetzung

Periduralanästhesie

Anatomie

Der Periduralraum wird nach dorsal vom Ligamentum flavum, nach ventral von der Dura mater begrenzt (Abb. 2). Er ist mit Gefäßen und lockerem Bindegewebe gefüllt. Im Bereich der Lendenwirbelsäule ist er 5–6 mm dick, thorakal 3–5 mm und zervikal 3 mm.

Die Periduralanästhesie wird in der Regel als **kontinuierliches Verfahren** mit einem Katheter durchgeführt. Möglich ist jedoch auch die sog. „**Single-Shot**"-PDA; dabei wird über die Kanüle eine Dosis Lokalanästhetikum appliziert und die Kanüle entfernt.

Indikationen

Die **häufigsten Indikationen** für eine Katheter-PDA sind:

- Schmerzlinderung zur Geburt (s. Spezieller Teil, Kap. 6 „Geburtshilfliche Anästhesie")
- große abdominelle und thoraxchirurgische Eingriffe, bei denen sowohl intraoperativ als auch über mehrere Tage postoperativ der Periduralkatheter zur Schmerzausschaltung bzw. -behandlung genutzt werden kann

Vorgehen

Die **Punktionshöhe** sollte im Zentrum der Segmente liegen, die von Schmerzen betroffen sind, z.B.:

- Thorakotomie (Lungenresektion, Ösophaguschirurgie): Th 4–7
- Oberbaucheingriff (Gastrektomie, Pankreaschirurgie): Th 6–9
- Dickdarmeingriff: Th 10–L1

Die Anlage einer Periduralanästhesie erfolgt am besten am **sitzenden Patienten** (Abb. 5). Wenn die sitzende Position für den Patienten nicht möglich ist, kann eine PDA auch am liegenden Patienten mit leicht gekrümmten Rücken angelegt werden.

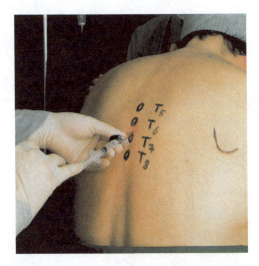

Abb. 5: Anlage einer thorakalen Periduralanästhesie am sitzenden Patienten (mit freundlicher Genehmigung des Gustav Fischer Verlags[1])

Bei der Anlage einer Periduralanästhesie muss sorgfältigst auf **Sterilität** geachtet werden:

- OP-Haube, Mundschutz
- Händedesinfektion
- sterile Handschuhe
- 3-malige großzügige Hautdesinfektion im Bereich der Punktionsstelle
- sterile Materialien

Punktion Vorgehen bei der **Punktion**:

- steriles Trockenwischen des Desinfektionsmittels nach der Einwirkzeit
- Lokalanästhesie im Bereich der Einstichstelle
- Einführen der Periduralkanüle in den interspinalen Raum (2–3 cm)
- Die Stichrichtung ist im Bereich der LWS senkrecht zur Haut, in Höhe Th 6 ca. 45 ° nach kranial (Verlauf der Dornfortsätze) (Abb. 6).

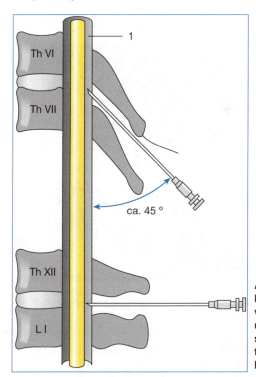

Abb. 6: Die Stichrichtung bei der Anlage einer PDA verläuft im Bereich der unteren BWS und LWS senkrecht zur Haut; im thorakalen Bereich nach kranial(nach[1]).

- Nach Einführen der Kanüle in den interspinalen Raum wird der **Mandrin entfernt**, eine leichtgängige, mit physiologischer Kochsalzlösung gefüllte 10-ml-Spritze aufgesetzt und die Kanüle unter ständigem Druck auf den Spritzenstempel vorsichtig und langsam vorgeschoben. Die zweite Hand „sichert" gegen die Haut des Rückens. Wenn die Kanülenspitze **im Ligamentum flavum** liegt, ist der **Widerstand** gegen den

Stempeldruck **groß**, bei der Perforation des Ligamentum flavum tritt ein **plötzlicher Widerstandsverlust** am Spritzenstempel auf. Die Kanülenspitze liegt dann im Periduralraum.

i Beim sitzenden Patienten kann eine thorakale PDA auch mit Hilfe des **sog. Hängenden Tropfens** platziert werde. Nach Einführen der Kanüle in den interspinalen Raum wird der Mandrin entfernt, an das Kanülenende ein Tropfen physiologischer Kochsalzlösung angebracht („angehängt") und die Kanüle vorsichtig vorgeschoben. Erreicht die Kanülenspitze der Periduralraum, wird der Tropfen auf Grund des Unterdrucks im Periduralraum in die Kanüle hineingesaugt.

- Nach Platzieren der Kanüle wird der **Periduralkatheter** 4–5 cm weit in den Periduralraum **vorgeschoben**. Die Passage der Katheterspitze durch die Kanülenspitze bedeutet einen kurzen Widerstand beim Vorschieben, der nach der Passage der Kanülenspitze nicht mehr spürbar ist. Ein Vorschieben des Katheters um mehr als 4–5 cm kann zu Schlingen- oder Knotenbildung führen.

- **Fixierung** des Katheters (Pflaster, Folie oder Annaht) und Hochleiten des Katheters neben der Wirbelsäule zum Hals   Kanüle

Standard-Kanüle ist die 18G **Tuohy-Kanüle**. Sie hat eine gekrümmte Spitze. Die Gefahr der versehentlichen Durapunktion ist dadurch verringert (Abb. 7).

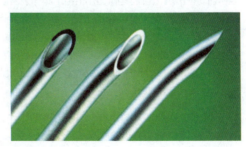

Abb. 7: Spitze der Tuohy-Kanüle (mit freundlicher Genehmigung der B. Braun Melsungen AG)

Lokalanästhetika

Die **Wahl des Lokalanästhetikums** und seiner Konzentration hängt von der Art der gewünschten Blockade ab (Tab. 4 und 5).   Auswahl

Für eine komplette Anästhesie muss die Konzentration des Lokalanästhetikums hoch sein, für eine Schmerzbehandlung genügen niedrige Konzentrationen. Die motorische Blockade (und damit die Muskelrelaxation) nehmen mit zunehmender Konzentration des Lokalanästhetikums zu.

i Die **Unterschiede zwischen motorischer und sensibler Blockade** beruhen auf den anatomischen Unterschieden der Nervenfasern. Schmerzleitende C-Fasern sind dünn, und das Lokalanästhetikum kann leicht in die Membran diffundieren. Deshalb reichen niedrige Lokalanästhetikakonzentrationen zur Blockade aus. Motorische A-Fasern sind dicker und bieten deshalb – im Vergleich zu den C-Fasern ein Diffusionshindernis. Deshalb sind für die motorische Blockade höhere Lokalanästhetikakonzentrationen erforderlich.

Ein hohes Injektatvolumen bedeutet ein größeres Ausbreitungsgebiet der Anästhesie/Analgesie. Bei der Initialdosis werden pro Segment ca. 1,5 ml benötigt.

Dosis

Medikament	Konzentration (%)	Volumen (ml)	Wirkdauer (min)	Max. Dosis (mg)
Ropivacain	0,7–1	12–30	180–360	220
Bupivacain	0,5	12–30	120–240	150
Mepivacain	1–2	12–30	90–150	300
Prilocain	1–2	12–30	60–120	300

Tab. 4: Lokalanästhetika zur kompletten Blockade bei einer PDA für operative Eingriffe

Testdosis

Für die **Testdosis** wird eine **kleine Menge eines Lokalanästhetikums mit Adrenalinzusatz** (2–3 ml Bupivacain 0,5 % mit Adrenalin) in den Periduralraum **injiziert**, bevor die eigentliche Wirkdosis appliziert wird. Mit dem Adrenalinzusatz soll eine versehentliche intravasale Lage (bei intravasaler Lage Anstieg der Herzfrequenz > 10 %) und eine versehentliche subarachnoidale Lage (Spinalanästhesie durch das Lokalanästhetikum) ausgeschlossen werden.

Der **Nutzen** der Testdosis ist **umstritten**; an unserer Klinik wird eine Testdosis verabreicht.

Geburtshilfe

In der Geburtshilfe werden **nur Bupivacain oder Ropivacain** eingesetzt. Beide haben eine hohe Plasmaeiweißbindung; dadurch ist das Risiko des Übertritts von Lokalanästhetikum auf den Feten minimal (s.a. spez. Teil, Kap. 6 „Geburtshilfliche Anästhesie").

PDA zur postoperativen Schmerztherapie

Zur postoperativen Schmerztherapie werden meist **Bupivacain** 0,25–0,375 % **oder Ropivacain** 0,2–0,4 % verwendet. Zur Verbesserung der Analgesie kann dem Lokalanästhetikum **Sufentanil** (0,5–1 µg/ml Endkonzentration) **zugemischt** werden. Die Medikamente können bolusweise verabreicht werden; normalerweise werden sie jedoch **kontinuierlich** (4–8 ml/h) über eine Infusionspumpe appliziert. Regelmäßig müssen **Wirkungen**, evtl. Nebenwirkungen und die Einstichstelle des Katheters **überprüft** werden (s.a. Allgemeiner Teil, Kap. 20 „Perioperative Schmerztherapie").

Komplikationen und ihre Behandlung

Die möglichen Komplikationen einer PDA sind in Tab. 5 **(frühe Komplikationen)** und in Tab. 6 **(späte Komplikationen)** zusammengefasst.

frühe und späte Komplikationen

Komplikation	Ursache	Behandlung
Durapunktion	• fehlerhafte Technik	• erneute Punktion; teilw. wird dieselbe Höhe, teilw. eine andere Höhe empfohlen • bei Kopfschmerzen Vorgehen wie bei postspinalem Kopfschmerz
hohe Periduralanästhesie (beginnt mit Kribbeln im kleinen Finger; N. ulnaris bekommt Fasern aus Th 1)	• Überdosierung Lokalanästhetikum	• symptomatisch: Volumen, Vasopressoren, bei Ateminsuffizienz (Lähmung N. phrenicus) Intubation und Beatmung
totale Spinalanästhesie	• Duraperforation und Injektion des Lokalanästhetikums	• Wiederbelebung • s.o. Spinalanästhesie
blutige Punktion	• Punktion einer Periduralvene	• Entfernen der Kanüle oder des Katheters; Neupunktion
einschießender Schmerz während Punktion	• Reizung einer Nervenwurzel	• sofort Kanüle entfernen, neue Punktion

Tab. 5: Frühe Komplikationen einer PDA

Komplikation	Ursache	Behandlung
Blutdruckabfall	• Blockade präganglionärer sympathischer Fasern	• Volumen, Vasopressoren • s.o. Spinalanästhesie
Blasenentleerungsstörung	• Blockade sakraler parasympathischer Nerven	• Blasenkatheter

Tab. 5, Fortsetzung

Komplikation	Klinische Symptome	Behandlung
epidurales Hämatom	• sensorische und/oder motorische Ausfälle an den Beinen • starker Schmerz in den Beinen oder im Rücken	• bei Verdacht **sofort** handeln: Kernspintomografie, Operation
epiduraler Abszess	• starke Rückenschmerzen • Druckschmerz im Punktionsgebiet • Fieber • Leukozytose • neurologische Ausfälle (Paresen)	• bei Verdacht **sofort** handeln: Kernspintomografie, Operation, antibiotische Therapie (häufigster Erreger: Staphylococcus aureus)
Cauda equina Syndrom	• Blasenentleerungsstörung • Stuhlinkontinenz • Reithosenanästhesie • Ursache kann Hämatom/Abszess sein	• **sofort** handeln: Kernspintomografie; danach Festlegung des Prozedere

Tab. 6: Späte Komplikationen nach PDA

15/2 Nervenblockaden der oberen und unteren Extremität

Hempel V

Periphere Blockaden

Allgemeines

Bei peripheren Nervenblockaden wird ein **Lokalanästhetikum möglichst dicht an** einen **Nerv oder** ein **Nervengeflecht** herangebracht. Dazu müssen Nerv oder Nervengeflecht lokalisiert werden. Voraussetzung hierfür sind anatomische Kenntnisse, die Orientierung an tastbaren Nachbarstrukturen, z.B. Arterien, und die Möglichkeit, eine Reaktion des Zielnervs auszulösen. Dies geschah seit langem durch das Auslösen von **Parästhesien**, was aber einen direkten Kontakt der Punktionsnadel mit dem Nerv erfordert und damit ein gewisses Risiko einer Nervenverletzung mit sich bringt. Deshalb sollten Parästhesien nur mit großer Vorsicht und nur bei wachen Patienten ausgelöst werden.

Voraussetzungen und Risiken

Weitere Hilfsmittel zur Lokalisation der Injektionsstelle sind die **Sonographie**, die für diesen Zweck gerade fortentwickelt wird (z.Z. fehlen meist noch einschlägige Erfahrung und verfügbare Geräte), und die **elektrische Nervenstimulation**, die sich bei peripheren Nervenblockaden durchgesetzt hat. Man verzichtet auf dieses Hilfsmittel nur bei sehr peripheren Blockaden (z.B. Handblocks, Fußblocks, Interkostalblockaden).

Elektrische Nervenstimulation

Mithilfe der elektrischen Nervenstimulation gelingt die **Lokalisation peripherer Nerven** zur Blockade recht zuverlässig. Es werden bis zur Spitze isolierte Spezialkanülen eingesetzt. Die elektrisch leitende Spitze dient als **Kathode**, mit der die Nerven lokalisiert werden. Die **Anode** des Stromkreises ist eine Klebeelektrode, die am Patienten befestigt wird (Position unwichtig). Von einem steuerbaren Gerät werden rechteckige **Gleichstromimpulse** mit einer Breite von 0,1 (–1,0) ms, einer regelbaren

Funktionsweise

Stromstärke von 1,5–0,1 mA und einer Frequenz von 1 oder 2 Hz abgegeben. Bei Annäherung an den Nerv erfolgen bei einer **Reizstrombreite** von 0,1 ms rhythmische Kontraktionen der innervierten Muskeln (die **Chronaxie** motorischer Nervenfasern ist deutlich kürzer als die sensorischer Fasern, und so können motorische Fasern ganz selektiv gereizt werden). Bei **Neuropathien** (z.B. beim Diabetiker) kann eine größere Reizbreite (z.B. 0,3–1 ms) erforderlich sein. Die Nadelspitze wird nun so weit an den Nerv herangeführt, bis eine Stimulation mit weniger als 0,5 mA möglich ist. Dann ist der richtige Ort zur Injektion des Lokalanästhetikums erreicht.[4]

Ultraschall-gesteuerte Nervenblockaden

sonografische Lokalisation

Im vergangenen Jahrzehnt ist die sonografische Lokalisation der Injektionsstelle für einige Regionalanästhesieverfahren entwickelt worden. Das Verfahren ist an Ultraschallgeräte mit geeigneten Schallköpfen („small-parts device") und entsprechende sonografische Erfahrung gebunden. Voraussetzung ist eine nicht allzu tiefe Lage des Injektionsortes (Ausnahme: Der Psoas-Compartment-Block. Hier dient die Sonografie in erster Linie der Vermeidung einer Nierenpunktion).

Die sonografische Methode eignet sich besonders für die Axilläre Plexusanästhesie, den Femoralisblock und den tiefen Block des Plexus cervicalis. Sie lässt sich auch mit der elektrischen Nervenstimulation kombinieren. Sichtbar gemacht werden die Leitstrukturen (Gefäße, Muskeln, Sehnen). Die Visualisierung der Punktionskanüle ist schwierig, dagegen lässt sich die Ausbreitung des Injektat-Depots sehr gut verfolgen.

Plexus-cervicalis-Blockade

Karotis-Chirurgie

Die Blockade des Plexus cervicalis hat Bedeutung für die **Chirurgie der A. carotis**. Wird diese in Regionalanästhesie ausgeführt, kann durch klinische Überwachung eine intraoperative zerebrale Ischämie erkannt und prompt behoben werden. Der **Plexus-cervicalis-Block** allein reicht meist für die chirurgische Toleranz nicht aus, sondern der Operateur muss zusätzlich Lokalanästhetikum in die Gefäßscheide der A. carotis injizieren.

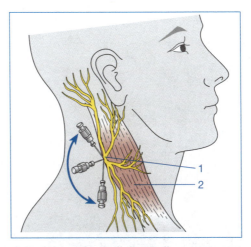

Oberflächlicher Block des Plexus cervicalis.
1: Plexus cervicalis
(N. occipitalis minor,
N. auricularis magnus,
N. transversus colli,
Nn. supraclaviculares),
2: M. sternocleidomastoideus

Abb. 1: Block des Plexus cervicalis superficialis

Eine Elektrostimulation ist nicht erforderlich, weil es **nur** um **sensorische Nerven** geht. Die Nn. occipitalis minor, auricularis magnus, transversus colli und die Nn. supraclaviculares treten an der Hinterkante des M. sternocleidomastoideus in das subkutane Gewebe ein und versorgen von dort Hinterkopf, Hals, Nacken und Clavicula-Region bis oberhalb der Mamille.

Sie werden blockiert, indem **entlang** der **Hinterkante des M. sternocleidomastoideus** auf Höhe seiner Mitte ein ca. 6 cm langer subkutaner Wall mit ca. 10 ml Lokalanästhetikum gelegt und von derselben Stelle aus noch einmal dieselbe Menge Lokalanästhetikum unter die Halsfaszie an der Dorsalseite desselben Muskels injiziert wird. **Empfohlene Lokalanästhetika** sind: Bupivacain 0,375 % oder Ropivacain 0,5 % bzw. bei erwarteter kürzerer Operationszeit Mepivacain oder Prilocain 1 % (15–20 ml)

Block des Plexus cervicalis in der Tiefe: Die Querfortsätze von C2, C3 und C4 werden lokalisiert, indem sie ca. 1 QF dorsal einer Verbindungslinie zwischen Mastoid und Tuberculum caroticum getastet und markiert werden. Der Querfortsatz von C4 wird dann mit leicht kaudaler Stichrichtung aufgesucht. **Elektrostimulation** ist dabei **hilfreich** (Kontraktionen der Nackenmuskeln, des M. suprascapularis). Bei diesem Block ist immer mit einer gleichseitigen **Phrenicus-Parese** zu rechnen. Injiziert werden dann 15–20 ml Bupivacain 0,375 % oder Ropivacain 0,5 %.

Durchführung der Blockade

tiefer Block

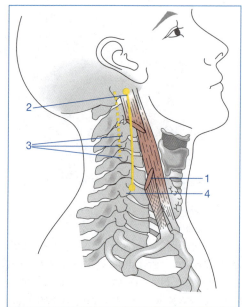

1: M. sternocleidomastoideus,
2: Mastoid,
3: Querfortsätze C2–C4,
4: Tuberculum caroticum (vorderes Tuberculum des Querfortsatzes von C6)

Abb. 2: Tiefer Block des Plexus cervicalis

Bei der **Karotis-Chirurgie** verzichten viele Anästhesisten auf den tiefen Plexus-cervicalis-Block (der viel invasiver als der oberflächliche ist),[7] nehmen aber dabei in Kauf, dass der Chirurg dann mehr infiltrieren muss. Eine zusätzliche subkutane Infiltration an der Unterkiefer-Kante (Blockade von Ästen des N. mandibularis) ist nötig, wenn in diesem Bereich ein Retraktor abgestützt wird.

Plexus-brachialis-Blockaden

Schulter-, Arm- und Handchirurgie

Plexus-brachialis-Blockaden sind indiziert zur **Chirurgie an Schulter, Arm und Hand**. Der Plexus brachialis bildet sich aus den vorderen Anteilen der Spinalwurzeln C5 bis Th1. Diese lagern sich zunächst zu drei **Trunci** (superior, medius und inferior) zusammen, um sich beim Austritt aus der hinteren **Scalenuslücke** (zwischen M. scalenus anterior und medius) zu den drei Faszikeln (lateralis, posterior und medius) umzulagern. Diese umgeben die A. brachialis und teilen sich in Höhe der Axilla in die vier großen Armnerven auf. Armplexus und Arterie sind gemeinsam von einer derben Faszienscheide umgeben (Abb. 3).

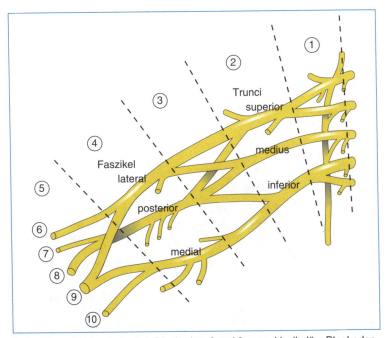

1: Ansatzpunkt interskalenärer Blockaden, 2 und 3: supraklavikuläre Blockaden, 4: infraklavikuläre Blockaden, 5: axilläre Blockaden, 6: N. musculocutaneus, 7: N. axillaris, 8: N. radialis, 9: N. medianus, 10: N. ulnaris

Abb. 3: Plexus brachialis – schematische Darstellung

Es sind **zahllose Zugänge** zum Plexus brachialis beschrieben worden. Unterschieden werden **interskalenäre** (erreichen den Plexus in Höhe der Trunci), **supraklavikuläre** (setzen im Bereich der Umlagerung von den Trunci zu den Faszikeln an) und **infraklavikuläre** Zugänge (mit Injektion im Bereich der Faszikel) sowie **axilläre Methoden**, die die Aufteilung der Faszikel in die großen Armnerven erreichen. Während die interskalenären Methoden besonders im Bereich der Schulter und des Oberarms wirken, hat die axilläre Plexusanästhesie ihre beste Wirkung im Bereich von Unterarm und Hand. Supraklavikuläre und infraklavikuläre Methoden liegen dazwischen.

Zugänge zum Plexus brachialis

Interscalenus-Block (nach Winnie)[18]

In Höhe des Ringknorpels wird lateral des M. sternocleidomastoideus der M. scalenus anterior palpiert. Unmittelbar lateral davon ist die hintere Scalenuslücke tastbar, an deren kaudalem

Durchführung

Ende die A. subclavia pulsiert. In **Höhe des Ringknorpels über der Scalenuslücke** wird eine Hautquaddel gesetzt und dann unter Elektrostimulation senkrecht zur Oberfläche, d.h. mit nach medial, dorsal und kaudal geneigter Stimulationskanüle, der Plexus aufgesucht (Abb. 4).

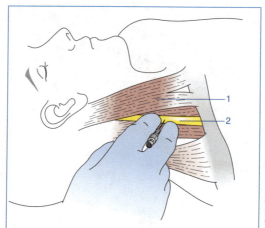

1: M. sternocleidomastoideus,
2: M. scalenus anterior und medius, dazwischen die Scalenuslücke

Abb. 4: Interskalenärer Block nach Winnie

Bei Stimulationserfolg am Oberarm oder an der Schulter werden 30–40 ml Lokalanästhetikum (z.B. 1 % Mepivacain; 0,5 % Ropivacain) injiziert. Das Auffüllen der Faszienhülle führt meist zu einem tastbaren länglichen Wulst, der dem Verlauf des Plexus entspricht.

Phrenicus-Parese

Der **Interscalenus-Block** geht fast regelmäßig mit einer **Phrenicus-Parese** einher, die allerdings bei gesunder Lunge meist unbemerkt bleibt (der N. phrenicus entspringt bei C3 und C4 unmittelbar zwischen Plexus brachialis und Plexus cervicalis). Nicht selten ist ein **Horner-Syndrom** (Diffusion von Lokalanästhetikum zum zervikalen Grenzstrang), auch werden Bradykardien und Blutdruckabfälle beschrieben.

Interscalenus-Block nach Meier

Durchführung zur postoperativen Analgesie

Weil **größere Schulter-Operationen** postoperativ sehr schmerzhaft sind, ist ein **Katheter** zur **kontinuierlichen Analgesie** nützlich. G. Meier[10] hat einen Zugang zum Plexus im Bereich der **Scalenuslücke** angegeben, der sich besser als der ursprüngliche zum Einschieben von Kathetern in die Faszienhülle des

Plexus eignet, weil die Punktionsrichtung den **Trunci** in Längsrichtung folgt.

Die hintere **Scalenuslücke** wird wie oben beschrieben lokalisiert und eingezeichnet. Die Punktionsstelle findet sich am Schnittpunkt der Scalenuslücke mit einer horizontalen Linie 2 cm oberhalb des Ringknorpels. Dort wird eine Hautquaddel gesetzt und wegen des Einsatzes einer kräftigen Nadel eine kleine Hautinzision durchgeführt. Unter Elektrostimulation wird eine zum Einführen eines Katheters geeignete Kanüle etwa 30° zur Hautoberfläche geneigt in Richtung der Scalenuslücke vorgeschoben, bis nach deutlich tastbarer Perforation der Halsfaszie der Plexus erreicht wird. Reizerfolg am M. deltoideus oder M. biceps zeigen eine korrekte Lage der Kanüle. Nun wird ein passender Katheter ca. 3–4 cm über die Kanülenspitze vorgeschoben. Die LA und Dosen entsprechen dem Block nach Winnie (s.o.).

Supraklavikuläre Plexusanästhesie

Weil die älteste Methode der Plexusanästhesie nach Kulenkampff ein erhebliches **Pneumothorax-Risiko** beinhaltet, wurde von Winnie und Collins der **Subclavia-Perivaskulärblock** entwickelt, bei dem dieses Risiko nicht besteht.[16]

risikominimierte Plexusanästhesie

Es werden die Scalenuslücke und die A. subclavia wie oben beschrieben getastet. Die Punktion erfolgt unmittelbar über dem unteren Ende der **Scalenuslücke** in Richtung der Körper-Längsachse. Lässt sich die A. subclavia gut tasten, orientiert man sich zu deren dorsaler Seite hin. Die Plexus und Arterie umhüllende Faszie wird deutlich tastbar perforiert. Nach ca. 2 cm findet sich eine Reizantwort am Arm. Werden die **Faszikel** des Plexus verfehlt, stößt man auf die erste Rippe, welche die Pleura schützt (Abb. 5). Diese Methode gilt daher als relativ Pneumothorax-sicher und hat den Vorteil, dass sie sowohl die radiale als auch die ulnare Seite des Arms gut erreicht. Die LA und Dosen entsprechen dem Block nach Winnie (s.o.).

Durchführung

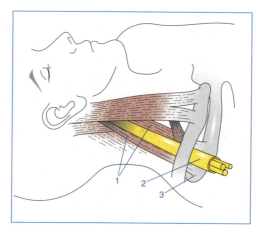

1: Mm. scalenus anterior und medius,
2: Gefäß-Nerven-Scheide mit A. subclavia und Plexus brachialis,
3: erste Rippe

Abb. 5: Supraklavikuläre Plexusanästhesie – Technik nach Winnie und Collins (Subclavia-Perivaskulärblock)

Infraklavikuläre Plexusanästhesie

Durchführung des vertikalen infraklavikulären Blocks

Unter den infraklavikulären Methoden ist der VIB (vertikaler infraklavikulärer Block) nach Kilka und Mehrkens[6] die verbreitetste Methode. Sie orientiert sich am Acromion, der Fossa jugularis und der Clavicula. Die Strecke zwischen Acromion und Fossa jugularis wird beim flachliegenden Patienten mit einem Lineal halbiert und auf halber Strecke die Punktionsstelle markiert. Die Punktion erfolgt dann streng senkrecht zur Unterlage. Angestrebt wird eine Reizantwort aus dem Innervationsgebiet des Fasciculus posterior (Dorsalflexion der Hand, Streckung im Ellenbogengelenk). Reizantworten aus dem Bereich des Fasciculus lateralis (Beugung im Ellenbogengelenk) führen zu schlechten Resultaten. In diesem Falle sucht man den Fasciculus posterior etwas weiter lateral und tiefer auf.

Neuburger und Kaiser[14] haben eine Ergänzung der Methode vorgeschlagen, die sowohl die Erfolgssicherheit verbessert als auch die (an sich geringe) Pneumothoraxgefahr mindert: Die Halbierung der Strecke zwischen Acromion und Fossa jugularis zur Ermittlung der Punktionsstelle gilt nur für eine (sehr große) Distanz von 20 cm. Wenn diese Distanz kleiner ist, wird die Punktionsstelle pro fehlendem Zentimeter um 3 mm nach lateral verlegt, z.B. liegt bei einer Distanz von 17 cm die Punktionsstelle nicht 8,5 cm lateral der Fossa jugularis, sondern 8,5 + 0,9 = 9,4 cm. Die LA und Dosen entsprechen dem Block nach Winnie (s.o.).

Axilläre Plexusanästhesie

Die axilläre Plexusanästhesie setzt am Übergang der Faszikel in die großen Armnerven an. Am abduzierten Arm wird die A. axillaris in der Axilla getastet und ca. 2 QF distal der Achselfalte eine Hautquaddel direkt vor der Arterie gesetzt. Dann wird eine Stimulationskanüle nach Perforation der Haut parallel zur Arterie sehr dicht daran entlang geführt (Abb. 6). Die Perforation der Faszienhülle ist meist sehr deutlich zu spüren. Nach angemessener Reizantwort (meist im Innervationsgebiet des N. medianus, es kann aber auch der N. radialis oder der N. ulnaris aufgesucht werden) werden > 40 ml des Lokalanästhetikums (z.B. 1 % Mepivacain; 0,5 % Ropivacain) injiziert. Bei Erfahrenen ist die Erfolgsquote > 90 %.[1] Die Methode hat oft Schwächen im Innervationsgebiet des N. radialis oder des N. musculocutaneus. Die Lücken können durch gezielte Nervenblocks geschlossen werden (s.u.).

Durchführung

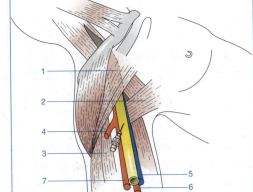

1: M. pectoralis major,
2: M. coracobrachialis,
3: M. biceps brachii,
4: N. musculocutaneus,
5: A. axillaris,
6: N. medianus,
7: N. ulnaris,
8: N. radialis

Abb. 6: Axilläre Plexusanästhesie

Nervenblockaden am Arm

Humerusblock

Der Humerusblock (= „Midhumeral Approach") stellt die Kombination von Blockaden der großen Armnerven auf Oberarmhöhe dar und konkurriert mit der axillären Plexusanästhesie.[3]

Durchführung Die Strecke zwischen Epicondylus medialis und Axilla an der Innenseite des Oberarms in der Senke zwischen M. biceps und M. triceps wird gedrittelt. Zwischen proximalem und mittlerem Drittel über der A. brachialis wird eine Hautquaddel gesetzt und von dort aus werden mit Elektrostimulation die Nn. mediani (sehr oberflächlich vor der Arterie gelegen), der N. ulnaris (dorsal der Arterie), der N. radialis (Hinterkante des Humerus wird durch Knochenkontakt aufgesucht, direkt darunter findet sich der N. radialis) und der N. musculocutaneus (vor der Arterie, tief unter dem Bizeps) aufgesucht. An jeden der Nerven werden bei Stimulationserfolg mit < 0,5 mA 10 ml Lokalanästhetikum (Bupivacain 0,5 %, Ropivacain 0,75 %, Mepivacain 1 % oder Prilocain 1 %) injiziert.

Einzelne Nervenblocks entsprechend diesem Vorgehen können auch zur Ergänzung lückenhafter Plexusanästhesien eingesetzt werden.

Blocks auf Ellbogenhöhe

Durchführung Auch auf Ellbogenhöhe lassen sich die großen Armnerven leicht blockieren. **Elektrostimulation** ist **sinnvoll** außer beim rein sensorischen Endast des N. musculocutaneus, dem N. antebrachii lateralis. Dieser wird durch einen subkutanen Wall über dem Muskelwulst vor dem Epicondylus lateralis geblockt. In demselben Muskelwulst auf halbem Weg zum Knochen findet man durch Elektrostimulation den N. radialis. Der N. medianus findet sich unmittelbar medial der tastbaren A. cubitalis in der Ellenbeuge dicht unter der Faszie, und der N. ulnaris wird proximal des Sulcus ulnaris am distalen Oberarm aufgesucht. Für jeden dieser Nerven genügt ein Injektionsvolumen von 5–10 ml.

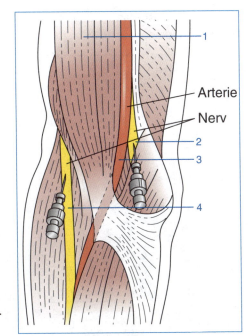

1: M. biceps brachii,
2: N. medianus,
3: A. brachialis,
4: N. radialis

Abb. 7: Blockaden auf Ellbogen-Höhe (li. Arm).

Handblock

Auf Höhe des Handgelenks verläuft der **N. radialis** nur noch subkutan. Er wird durch einen subkutanen Wall über dem distalen Radius blockiert.

Der **N. medianus** wird im Karpaltunnel aufgesucht, indem man mit einer dünnen Kanüle zwischen der Sehne des M. palmaris longus (radial davon) und des M. flexor carpi radialis (ulnar davon) den Karpaltunnel aufsucht und dort 5 ml Lokalanästhetikum (z.B. 1 % Mepivacain; 0,5 % Bupivacain) injiziert. Der Nerv ist dort noch sehr dick, sodass man oft **Parästhesien** auslöst. In diesem Fall reichen 3 ml Lokalanästhetikum, nachdem man die Kanüle minimal zurückgezogen hat.

Den Endast des **N. ulnaris** erreicht man, indem man unmittelbar proximal des Os pisiforme, an dem der M. flexor carpi ulnaris ansetzt, mit einer dünnen Kanüle unmittelbar an der Sehne radial vorbeipunktiert und nach Passage der Sehne 5 ml Lokalanästhetikum injiziert (z.B. 1 % Mepivacain; 0,5 % Bupivacain).[11]

Durchführung

Werden **Parästhesien** ausgelöst, gilt dasselbe Vorgehen wie beim N. medianus.

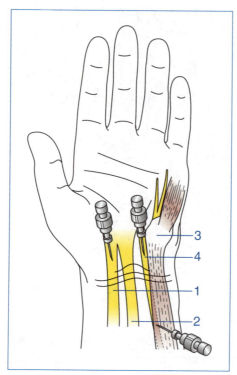

1: Sehne des M. flexor carpi radialis,
2: N. medianus
3: Sehnen des M. palmaris longus,
4: Os pisiforme,
5: A. ulnaris,
6: N. ulnaris

Abb. 8: Handblock

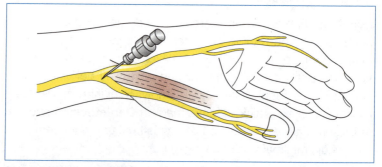

N. radialis, subkutan gelegen

Abb. 9: Handblock, Ringwall an der radialen Seite

Interkostalblock

Eine Interkostalblockade ist indiziert bei **Rippenfrakturen** und bei **einseitigen Oberbauchschnitten** zur **Analgesie**. Sie wird immer an mehreren benachbarten Rippen ausgeführt.[13] Im Bereich des hinteren Rippenwinkels wird mit einer dünnen Kanüle (z.B. 17er) Knochenkontakt an der durch Tasten lokalisierten Rippe gesucht und die Kanüle dann unter der Unterkante der Rippe ca. 3 mm vorbeigeführt. Dort wird dann ohne weitere Lagekontrolle das Lokalanästhetikum (3 ml Bupivacain 0,5 % oder Ropivacain 0,75 % pro Rippe) injiziert. Man kann höher dosieren, wenn nur wenige Interkostalnerven zu blocken sind (z.B. 5 ml Bupivacain 0,5 %). Die Wirkungsdauer beträgt > 10 Stunden!

Durchführung zur Analgesie

Blocks des Plexus lumbalis

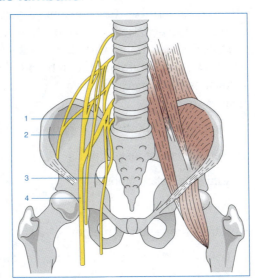

1: N. genitofemoralis,
2: N. cutaneus femoris lateralis,
3: N. obturatorius,
4: N. femoralis
Der Plexus lumbalis liegt zwischen M. psoas major und M. quadratus lumborum.

Abb. 10: Plexus lumbalis

Psoas-Compartment-Block

Der Psoas-Compartment-Block[2] ist eine **Plexusanästhesie** des **Plexus lumbalis**, die die Innervationsgebiete der Nn. cutaneus femoris lateralis, femoralis und obturatorius anästhesiert. Meist wird er mit einem Plexus-sacralis-Block bzw. Ischiadicus-Block kombiniert. Auf diese Weise kann eine komplette Anästhesie eines Beins erreicht werden.

komplette Beinanästhesie

Indikationen sind die postoperative Analgesie nach Hüft- und Knie-Endoprothetik sowie die Chirurgie der unteren Extremität.

Durchführung

In Seitenlage des Patienten werden die Dornfortsätze von L4 und L5 lokalisiert und mit einer Linie verbunden. 5 cm lateral davon auf der zu blockenden Seite wird eine Parallele dazu gezogen und die Höhe von L4 markiert. 3 cm kaudal davon ist die Punktionsstelle.

Mit einer **langen Elektrostimulations-Kanüle** (> 10 cm, geeignet für das Einbringen von Kathetern) wird senkrecht in die Tiefe punktiert, bis man Kontakt mit dem **Querfortsatz** des 5. Lendenwirbels erhält. Die Nadel wird dann umgelenkt, sodass sie den Querfortsatz kranial passiert. Dann geht man unter Elektrostimulation weiter vor, bis eine Reizantwort des M. quadriceps auftritt. Wird der **Querfortsatz verfehlt**, wird die Richtung nach 10 cm geändert, bis Knochenkontakt gefunden wird. Die Reizantwort ist zu erwarten, wenn die Kanüle den Querfortsatz ca. 2 cm passiert hat. Dann wird ein **Katheter** 3 cm über die Kanülenspitze hinaus **eingelegt**, durch den nach Austestung 30 ml Lokalanästhetikum (Ropivacain 0,5 % oder Mepivacain 1 %) injiziert werden.

Komplikationen

Folgende **Komplikationen** können auftreten:

- Periduralanästhesie
- totale Spinalanästhesie
- Nierenpunktion
- retroperitoneales Hämatom
- Lokalanästhetikum-Intoxikation (s. dazu Allgemeiner Teil, Kap. 6/5 „Lokalanästhetika")

Femoralis-Block

3-in-1-Block

Vom Femoralis-Block[17] nahm man früher an, dass man bei der Injektion großer Lokalanästhetika-Volumina neben dem N. cutaneus femoris lateralis auch den N. obturatorius mitblocken könnte. Daher kommt die Bezeichnung „3-in-1-Block". Mittlerweile ist allerdings klar, dass dieser Nerv nicht mitblockiert wird.

In Rückenlage des Patienten wird die A. femoralis unter der Leistenfalte getastet und markiert. Dann wird im Winkel von ca. 30° zur Horizontalen 1 QF seitlich vom Arterienpuls mit einer Elektrostimulationskanüle nach kranialwärts punktiert. Es werden zwei Faszien passiert: beim Eintritt in die Lacuna vasorum und beim dorsalen Austritt. Unmittelbar dahinter ist der Reizerfolg zu erwarten (Kontraktionen des M. quadriceps). Bei Kontraktionen des M. sartorius ist nur der dorthin ziehende Seitenast des N. femoralis getroffen. Die Lage muss dann nach lateral korrigiert werden. Nach korrektem Reizerfolg wird ein Katheter 3 cm über die Kanülenspitze vorgeschoben, und es werden 30 ml Lokalanästhetikum (Ropivacain 0,5 % oder Mepivacain 1 %) injiziert.

Durchführung

Als mögliche **Komplikation** kann eine Lokalanästhetikum-Intoxikation auftreten (s. dazu Kap. 6/5 „Lokalanästhetika").

Komplikationen

Plexus-sacralis-/Ischiadicus-Block

Plexus-sacralis-Block nach Mansour

Beim Plexus-sacralis-Block nach Mansour[9] wird eine Verbindungslinie von der Spina iliaca posterior sup. zum Tuber ischiadicum gezogen. Auf dieser Verbindungslinie wird der Punktionsort 6–7 cm kaudal der Spina markiert. Dort wird in Seitenlage des Patienten nach Setzen einer Hautquaddel mit einer > 10 cm langen, ggf. zum Einschieben eines Katheters geeigneten Elektrostimulationskanüle senkrecht zur Oberfläche der Plexus sacralis aufgesucht (Reizantwort: Dorsalflexion (kranial) oder Plantarflexion (kaudal) des Fußes). Dann werden ca. 30 ml Lokalanästhetikum (Bupivacain 0,5 % oder Ropivacain 0,5 %) per single shot oder über einen Katheter appliziert.

Durchführung

Im Gegensatz zur Technik nach Labat (s.u.) wird bei dieser Methode oft auch der N. obturatorius miterreicht. Daher ergänzt sie sich gut mit dem Femoralis-Block. Der Block eignet sich wie der Block nach Labat in Kombination mit einem Plexus-lumbalis-Block zur postoperativen Analgesie nach Knie- und Hüftchirurgie und zur sog. „Einbein-Anästhesie".

Komplikationen

Folgende **Komplikationen** können auftreten:

- Lokalanästhetikum-Intoxikation (s. dazu Allgemeiner Teil, Kap. 6/5 „Lokalanästhetika")
- Hämatom

Ischiadicus-Block nach Labat

Durchführung

Am Patienten in Seitenlage mit gebeugtem Hüftgelenk werden beim Ischiadicus-Block nach Labat[8] der Trochanter major und die Spina iliaca posterior sup. markiert und durch eine gerade Linie verbunden. Diese Linie wird halbiert und an dieser Stelle eine Senkrechte nach kaudal errichtet. Auf dieser Linie liegt die Punktionsstelle 4 cm unterhalb der Verbindungslinie zwischen Trochanter und Spina. Man kann auch noch eine Hilfslinie zwischen Trochanter und Hiatus sacralis einzeichnen. Deren Schnittpunkt mit der oben beschriebenen Senkrechten ist die Punktionsstelle (Abb. 11).

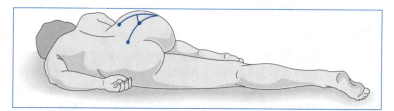

Eine Linie verbindet die Spina iliaca posterior sup. mit dem Trochanter major, eine zweite den Hiatus sacralis mit dem Trochanter major. Die obere Linie wird halbiert und dort eine Senkrechte nach mediokaudal errichtet. Die Punktionsstelle liegt am Schnittpunkt der Senkrechten mit der unteren Linie.

Abb. 11: Aufsuchen des N. ischiadicus

Die Punktion erfolgt senkrecht zur Haut. Die Reizantwort ist beim Plexus-sacralis-Block nach Mansour beschrieben (bei Kontraktion der ischiokruralen Muskulatur muss die Position der Nadel optimiert werden). Bei Bedarf wird ein Katheter eingelegt. Injektionsvolumen, Indikationen und Komplikationen entsprechen dem Plexus-sacralis-Block nach Mansour. Die Technik nach Labat ist das ältere Verfahren.

i Es sind noch zahlreiche Wege zum N. ischiadicus oberhalb seiner Aufteilung beschrieben, deren Darstellung hier den Rahmen sprengt.
Das **Prinzip** ist **immer dasselbe:** Die Punktionsstelle wird nach äußeren Markierungspunkten aufgesucht, durch Elektrostimulation eine Reizantwort des Fußes ausgelöst und dann der Block mit ca. 30 ml Lokalanästhetikum (z.B. Mepivacain 1 %, Prilocain 1 %) gesetzt, entweder über einen Katheter oder als „single shot."

weitere Zugänge zum N. ischiadicus

Ischiadicusblockaden am Oberschenkel

Knieblock

Beim Knieblock[12] werden der N. ischiadicus (im Bereich seiner Aufteilung) proximal in der Fossa poplitea und der N. saphenus (sensibler Endast des N. femoralis) subkutan zwischen Tuberositas tibiae und M. gastrocnemius blockiert.

In Seitenlage des Patienten wird ca. 6 cm proximal von der Kniefalte die Punktionsstelle an der Grenze zwischen Fossa poplitea und M. biceps femoris mit einer Hautquaddel anästhesiert und von dort aus mit ca. 45° nach kranial und leicht medial – zum Femur hin – gerichteter Stimulationskanüle der Reizerfolg am Fuß gesucht. Der Nerv liegt etwa auf halbem Wege zwischen Haut und Femur. Bei Knochenkontakt wird die Kanüle weit zurückgezogen und die Richtung korrigiert. Es werden ca. 30 ml Lokalanästhetikum (z.B. Mepivacain 1 %, Prilocain 1 %) injiziert. Anschließend wird in Rückenlage ein Wall zwischen Gastrocnemius und **Tuberositas tibiae** mit ca. 10–15 ml subkutan angelegt.[15]

Durchführung

Der Block eignet sich für die **Sprunggelenks- und Fußchirurgie**. Eine Blutsperre am Unterschenkel wird gut vertragen.

Ischiadicusblockaden von lateral

Weil eine Punktion von dorsal eine umständliche Seiten- oder Rückenlagerung erfordert und die Ischiadicusbockade von vorn an großen Gefäßen und Nerven vorbeiführt, setzt sich in den letzten Jahren für Eingriffe an Knie, Unterschenkel und Fuß zunehmend die laterale Ischiadicusblockade durch. Diesen Techniken ist gemeinsam, dass sie eine standardisierte Lagerung des Oberschenkels erfordern (nicht außen- oder innenrotiert, am besten mit Lagerungskissen unter dem Knie und um 30° gebeugt, sodass die Patella nach oben zeigt). Die erforderliche Nadellänge bzw. Punktionstiefe lässt sich abschätzen, indem man die Strecke von der Punktionsstelle bis zur Hälfte des Durchmessers von oben peilt.

Indikationen: Kniegelenks-Chirurgie

Als proximale bzw. subtrochantäre Technik bietet sich die Methode nach Guardini an. Der Trochanter maior wird getastet und 2 cm dorsal und 4 cm distal von dessen Hinterrand die Punktionsstelle festgelegt. Die Punktionsrichtung ist dann parallel zur Unterlage, evtl. leicht abwärts, rechtwinklig zum Oberschenkel. Elektrostimulation und Dosierung wie bei den oben beschriebenen Methoden der Ischiadicus-Blockade. Katheter können eingelegt werden. Indikationen: Kniegelenks-Chirurgie.

Die distale Technik ersetzt den Ischiadicus-Block von dorsal beim Knie-Block (s. o.). Ca. 12 cm proximal vom Kniegelenksspalt wird der latero-dorsale Rand des M. vastus lateralis getastet und dort die Punktionsstelle festgelegt. Die Punktionsrichtung ist danach medial, parallel zur Unterlage, bis 15° abwärts geneigt. Elektrostimulation bis zur Dorsal- oder Plantarflexion des Fußes bei < 0,5 mA, Dosierung 20 ml Bupivacin 0,5 % bzw. Ropivacain 0,75 % (**Vorsicht, beides wirkt hier bis zu zwei Tage lang**) oder Mepivacain bzw. Prilacain 2 %.

Fußblock

Der Fußblock[5] ist eine Kombination von Blocks des N. peroneus profundus und des N. tibialis mit einem die Knöchelregion umschließenden Hautwall, der subkutan an der Vorderseite die Äste des N. peroneus superficialis und dorsolateral den N. suralis blockiert. Die Methode wird **meist ohne Elektrostimulation** ausgeführt (diese ist allenfalls sinnvoll am N. tibialis).

Durchführung

Ca. 3 QF oberhalb des Knöchels wird mit ca. 15 ml Lokalanästhetikum (z.B. Mepivacain 1 %, Prilocain 1 %) ein zirkulärer Hautwall am Unterschenkel angelegt. Dann wird zwischen Innenknöchel und Achillessehne der N. tibialis geblockt, indem mit einer dünnen Kanüle lateral neben die tastbare A. tibialis post. ca. 5 ml Lokalanästhetikum (s.o.) injiziert werden. Tastet man die Arterie nicht, wird auf halbem Weg zwischen Knöchel und Achillessehne Knochenkontakt gesucht und nach Zurückziehen der Kanüle um ca. 3 mm das Lokalanästhetikum (s.o.) ins Gewebe gespritzt. Manche Autoren empfehlen auch hier Elektrostimulation mit Reizantwort in der Plantar-Muskulatur (Abb. 12).

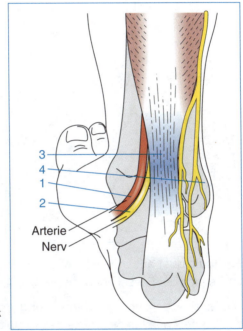

1: A. tibialis posterior,
2: N. tibialis,
3: Achillessehne,
4: Außenknöchel

Abb. 12: Fußblock – Block des N. tibialis

Anschließend wird der N. peroneus profundus am Fußrücken lateral der Sehne des M. extensor hallucis longus neben der A. dorsalis pedis (die nicht obligat gefunden werden muss) mit 5 ml Lokalanästhetikum (z.B. Mepivacain 1 %, Prilocain 1 %) geblockt, indem die Nadel bis zum Knochenkontakt vorgeschoben und vor der Injektion um 3 mm zurückgezogen wird. Bei Parästhesien wird ebenfalls nach geringfügigem Zurückziehen injiziert (Abb. 13).

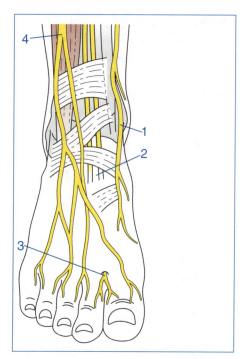

1: N. saphenus,
2: Sehne des M. tibialis anterior,
3: N. peroneus profundus,
4: Sehne des M. extensor hallucis longus,
5: N. peroneus profundus (Endast),
6: N. peroneus superficialis

Abb. 13: Fußblock – Block des N. peroneus profundus und der subkutanen Nerven

Ein Tourniquet am Unterschenkel wird ca. $^1/_2$ h lang vertragen, im Bereich der Fessel auch länger.

Nebenwirkungen

Die einzige bekannte **Nebenwirkung** des Verfahrens ist eine zeitlich beschränkte Neuralgie des N. tibialis (selten). Das Anlegen des Hautwalls wird gelegentlich als schmerzhaft empfunden. Daher ist die vorherige i.v.-Gabe eines Analgetikums, z.B. 0,1 mg Fentanyl o.ä. zu empfehlen.

15/3 Regionalanästhesie im Kindesalter

Jetzek-Zader M

Indikation, Zweck

Regionalanästhesieverfahren sind heute ein integraler Bestandteil der Kinderanästhesie. Verschiedene Situationen können den Einsatz einer Regionalanästhesie bei Kindern begründen:

In bestimmten Fällen können Operationen in reiner Regionalanästhesie erfolgen und so eine Allgemeinanästhesie vermieden werden. Dies erfordert perfekte Blöcke.

Vermeiden einer Allgemeinanästhesie

Gründe, eine Allgemeinanästhesie zu vermeiden, können sich ergeben aus einem erhöhten respiratorischen Risiko:

- kindliches Atemnotsyndrom (IRDS) oder vorgeschädigte Lunge nach IRDS (Bronchopulmonale Dysplasie)
- Bradykardie-Apnoesyndrom
- Asthma
- dringlicher Eingriff bei Infekt der unteren Atemwege
- Notfalleingriff bei nicht nüchternem Kind
- schwieriger Atemweg

oder aufgrund von Erkrankungen, bei denen eine Intubation/Relaxierung vermieden werden sollte:

- Myasthenie
- Muskeldystrophie duchenne
- MH Disposition

Die meisten Regionalanästhesien im Kindesalter dienen zur Erzielung einer guten postoperativen Analgesie. Die Verfahren werden mit einer Allgemeinanästhesie kombiniert und in der Regel unter Narkose angelegt.

postoperative Analgesie

Aufklärungsgespräch, Untersuchung

Vorteile und Risiken

Vorteile
- gute postoperative Analgesie
- geringe systemische Nebenwirkungen
- bei Verfahren ohne Allgemeinanästhesie: Schonung der Atemwege
- wirksamer als NSAIDs
- NSAIDs sind nicht harmlos: Leberversagen unter Paracetamolüberdosierung[56]
- Atemdepression durch hohe Opioidgaben

Eine gute Aufklärung der Eltern ist von eminenter Bedeutung. Viele Patienten und Eltern haben primär vor einer Regionalanästhesie Angst. Wichtig ist die adäquate Schilderung der Vorteile und Risiken des geplanten Regionalanästhesie-Verfahrens insbesondere im Vergleich mit alternativen Analgesieverfahren. Regionalanästhesieverfahren erzeugen von allen Methoden die beste postoperative Analgesie bei den geringsten systemischen Nebenwirkungen. Die Analgesie ist erheblich besser als mit NSAIDs zu erreichen. Zudem besitzen auch die oft von Eltern als „harmlos" angesehenen Schmerzmittel wie Paracetamol oder Ibuprofen eine relevante Toxizität. Ohne den Einsatz von Regionalanästhesien werden oft auch Opioide postoperativ benötigt, die unangenehme Nebenwirkungen und Komplikationen (Atemdepression) auslösen können.

Auf die hohe Sicherheit gängiger Verfahren kann man hinweisen (s. u.), wenngleich ein statistischer Vergleich der Risiken von Regionalanästhesie bei Kindern mit anderen Analgesieverfahren nicht existiert und wahrscheinlich auch nicht in absehbarer Zeit verfügbar wird.

Risiken
Auf der anderen Seite muss auf die **Risiken** einer Regionalanästhesie ebenfalls gründlich eingegangen werden.

Nie sollte man vergessen, darauf hinzuweisen, dass ein Regionalanästhesie Verfahren mißlingen kann und dann alternative

Verfahren eingesetzt werden müssen. Insbesondere kann dies bei geplanter reiner Regionalanästhesie die Notwendigkeit zur Allgemeinanästhesie bedeuten.

Bei zentralen Blockaden existieren prinzipiell dieselben Risiken wie bei Erwachenen, allerdings ist insbesondere nach Singleshot Kaudalanästhesien bis heute kein Dauerschaden bekannt.

Als Nebenwirkung kommt es bei Kaudalanästhesien sehr selten zu einem Harnverhalt.

Bei peripheren Nervenblockaden sind die Risiken geringer als bei zentralen. Alle Punktionen sind mit einem Infektionsrisiko behaftet, besonders aber Katheterverfahren.

- Misslingen des Blockes und Notwendigkeit eines Verfahrenswechsels (Allgemeinanästhesie, Rescue-Analgesie)
- bei neuraxialen Blockaden:
  - grundsätzlich wie bei Erwachsenen: Hämatom, Infektion (Meningitis), Nervenläsion bis zur Querschnittslähmung, toxische Reaktionen
  - nach Singleshot Kaudalblock bislang kein Dauerschaden bekannt
- bei peripheren Blockaden:
  - Hämatom, Infektion, dauernde Nervenschäden
  - bei Singleshot sehr selten
- alle Katheterverfahren:
  - Infektion bei längerliegenden Nervenkathetern

Kinder mit Herzfehler

Gerade bei Kindern mit einem Herzfehler wird oft vor einer Operation von Eltern oder Operateuren nach den Möglichkeiten einer Regionalanästhesie zur Vermeidung einer Allgemeinanästhesie gefragt. Die häufigsten Herzfehler im Kindesalter sind dabei das persistierende Foramen ovale und der Ventrikelseptumdefekt, bei Frühgeborenen u. U. auch noch ein persistierender Ductus botalli.

Bei Kindern mit diesen Herzfehlern, die regelhaft mit einem Links-Rechts-Shunt einhergehen, ist grundsätzlich eine Regionalanästhesie möglich, ohne dass dies jedoch zwingend einen Vorteil bedeuten würde. Im Gegenteil, die Anlage invasiver Katheter für arterielle und zentralvenöse Druckmessung – falls erforderlich – ist im Wachzustand deutlich schwieriger.

zyanotische Vitien: Keine Spinalanästhesie

Während für die obengenannten Vitien eine Regionalanästhesie möglich ist, als alleiniges Verfahren aber meist nicht ratsam erscheint, ist bei allen zyanotischen Vitien vor einer rückenmarksnahen Regionalanästhesie große Vorsicht geboten. Bei zyanotischen Vitien hängt die pulmonale Durchblutung und damit die Oxygenierung vom Verhältnis des systemischen Gefäßwiderstandes zum pulmonalen Widerstand ab. Nimmt der systemische Widerstand ab, so wird mehr Blut in die systemische Strombahn und weniger in die pulmonale gepumpt. Die Oxygenierung kann sich dramatisch verschlechtern. Da insbesondere eine Spinalanästhesie den systemischen Gefäßwiderstand schlagartig senkt, ist die Spinalanästhesie bei zyanotischen Vitien kontraindiziert. Eine enge Kooperation mit den betreuenden Kinderkardiologen ist wichtig. Dabei muss vor allem die hämodynamische Reaktion auf eine Nachlastsenkung beurteilt werden.

Sicherheit

keine statistisch gesicherten Daten zur Sicherheit

Die Anlage der meisten Blöcke erfolgt unter Allgemeinanästhesie oder tiefer Sedierung. Dieses Vorgehen ist in der Kinderanästhesie etabliert. Da schwere Komplikationen sehr selten sind, sind für eine statistische Aussage zur Sicherheit sehr große Fallzahlen notwendig: Bei Allgemeinanästhesien wird das Risiko für letale Komplikationen bei Erwachsenen mit etwa 1:20.000 geschätzt, für Säuglinge wird ein Wert von 1:2.000 angegeben. Diese Zahlen beruhen allerdings auf teilweise sehr alten Daten. Bei Spinalanästhesien wird für Erwachsene das Risiko für bleibende Schäden oder Tod mit etwa 1:150.000 geschätzt. Erforderliche Studien müssten für einen Riskovergleich mit einer Allgemeinanästhesien bei Säuglingen also mindestens 2.000, für einen Vergleich mit dem Risiko der Spinalanästhesie bei Erwachsenen mutmaßlich 100.000 Patienten erfassen, solange nicht aus den vorhandenen Daten ein höheres Risiko abgeschätzt werden kann.

Langjährige Erfahrung in der Durchführung von Regionalanästhesien bei Erwachsenen sollte immer vorhanden sein, bevor ein Anästhesist Regionalanästhesien bei Kindern einsetzt.

i ADARPEF Studie: Komplikationen
Eine prospektive Studie der ADARPEF aus Frankreich erfaßte ca. 85.000 Kinderanästhesien mit über 24.000 Regionalanästhesien.[30]

ADARPEF Studie

Die gesamte Komplikationshäufigkeit der Regionalanästhesien betrug

- ca. 1/1.000 bei zentralen Blockaden
  überwiegend lumbale und kaudale Periduralanästhesien)

- keine Komplikationen bei 9.000 peripheren Nervenblöcken

- keine Dauerschäden oder medicolegale Konsequenzen

Insgesamt wurden 23 Komplikationen aufgeführt, darunter 11 bei 15.000 Kaudalanästhesien. Diese 11 Fälle teilten sich auf in vier Fälle von unbemerkter Duraperforation mit nachfolgender Spinalanästhesie, zwei Fälle mit intravenöser Applikation (einer gefolgt von Krampfanfällen, einer mit Arrhythmien), einer mit Überdosierung und daraus folgenden Arrhythmien, einer mit Apnoen nach kaudaler Morphinapplikation, einer Rectumperforation, einer Hautläsion und einer verzögerten, schwierigen Anlage des Blockes.

Infektionsrisiko bei Katheterverfahren

Über das Infektionsrisiko von peripher eingelegten Nervenkathetern gibt es noch keine gesicherten Aussagen für Kinder.

keine gesicherten Aussagen zum Infektionsrisiko bei Katheterverfahren

Bei Erwachsenen muss bei ca. 1 % aller Nervenkatheter mit Infektionen gerechnet werden, die einen chirurgischen Eingriff erforderlich machen.[59] Das Risiko steigt mit der Liegedauer des Katheters. Im Mittel treten die Infektionen nach 4,5 Tagen auf.

i Eine Studie aus Kalifornien aus dem Jahre 2006 belegt eindrucksvoll, wie Regionalanästhesie bei Kindern erfolgreich in einem Krankenhaus eingeführt und praktiziert wird:[23]
In 5 Jahren wurden 2.200 Regionalanästhesie-Verfahren bei Kindern ab 2 Monaten eingesetzt, dabei 450 periphere Nervenblöcke bei Kindern von 3 Jahren und darunter. Ca. 1.100 Blöcke an der unteren Extremität, 640 an der oberen

und 580 neuraxiale Blockaden wurden angelegt. Es kam insgesamt zu 2 Komplikationen bei peripheren Nervenblöcken, die selbstlimitierend waren, und keinen Komplikationen bei den neuraxialen Blöcken.

Untersuchung

Punktionsort infiziert?

Bei der präoperativen Untersuchung muss darauf geachtet werden, ob der geplante Punktionsort infektfrei ist. Falls – nach Güterabwägung – eine Regionalanästhesie bei vorgeschädigten Nerven durchgeführt werden soll, ist die Erhebung und Dokumentation des neurologischen Status wichtig.

Gerinnung

Gerinnungsanamnese von Patient und Eltern

Vor Anlage eines jeden Blockes – peripher oder neuraxial – sollte eine gründliche Gerinnungsanamnese erfolgen. Diese muss die Eigenanamnese und die Familienanamnese von Vater und Mutter umfassen. Für eine strukturierte Anamnese kann z.B. der Fragebogen von Eberl verwendet werden.[25] Bei unauffälliger Anamnese ist die Bestimmung von Gerinnungswerten und Thrombozytenzahlen vor Anlage eines peripheren Nervenblockes oder eines Single-shot Kaudalblockes nicht erforderlich.

Antikoagulation

Die Durchführung einer Thromboseprophylaxe bei Kindern ist sowohl prä- als auch postoperativ nicht Standard. Wenn Kinder allerdings perioperativ eine Antikoagulation erhalten, gelten für die Durchführung von Regionalanästhesien dieselben Grundsätze wie bei Erwachsenen. Das betrifft insbesondere die postoperative Entfernung neuraxial eingelegter Katheter.[31]

periphere Regionalanästhesie

Eine periphere Regionalanästhesie kann nach entsprechender Güterabwägung auch bei einer Thromboembolieprophylaxe erfolgen, da das Risiko für die Bildung von Hämatomen vergleichsweise gering ist und daraus auch bislang keine Folgeschäden entstanden sind.[14]

Labor

- für Kaudalblock und periphere Nervenblöcke kein Labor

  unauffällige Gerinnungsanamnese

- Singleshot Spinalanästhesie: kein Labor
  Vor einer Spinalanästhesie kann bei unauffälliger Anamnese auf die Bestimmung von Gerinnungswerten verzichtet werden. Definitive Empfehlungen zu dieser Frage gibt es nicht. DeSaintBlanquat[72] untersuchte 2002 retrospektiv die Gerinnungswerte von Kindern, die eine Spinalanästhesie erhalten hatten. Von 159 Säuglingen lagen bei 141 Gerinnungswerte vor. Bei Säuglingen unterhalb der 45. postkonzeptionellen Woche war in 60 % der Fälle die aPTT über den Normwert der Erwachsenen von 40s verlängert. Bei allen 159 Kindern war eine unauffällige Spinalanästhesie angelegt worden.

- Periduralanästhesie / Kaudalkatheter
  Falls eine Einlage von Kathetern neuraxial geplant ist (Kaudal-, Peridural-) müssen aktuelle Gerinnungswerte und Thrombozyten vorliegen. Die Entfernung eines Katheters kann ohne Abnahme einer Gerinnungskontrolle erfolgen, wenn keine Antikoagulantien appliziert werden. Jedoch sollten vorhandene Laborwerte vorher eingesehen werden und normal sein. Die Normwerte für die plasmatische Gerinnung sind altersabhängig, die wesentlichen Abweichungen von den Werten Erwachsener liegen aber in der Altersgruppe der Frühgeborenen und Säuglinge.

i Es existieren keinerlei Untersuchungen, ob bei der Durchführung von Regionalanästhesien im Frühgeborenen- oder Säuglingsalter die Normwerte von Erwachsenen oder die altersabhängigen Normwerte zugrunde gelegt werden sollten.

Quick, PTT: altersabhängige Normwerte

	24.–29. Woche Gestation	Neugeborenes	Erwachsene
INR	6, 2 (2–10)	1,7 (0,9–2,7)	1,1 (0,8–1,2)
APTT (s)	154 (87–210)	44 (35–52)	33 (25–39)
Fibrinogen (mg/dl)	112 (65–165)	168 (95–45)	300 (178–450)

Tab. 1: Quick, PTT: altersbezogene Normwerte[54]

auffällige/nicht erhebbare Gerinnungsanamnese

Ist eine Eigen- und Familienanamnese nicht erhebbar, so sollte eine Gerinnungsdiagnostik erfolgen. Dabei muss insbesondere ein von Willebrand Jürgens Syndrom ausgeschlossen werden.

von Willebrand Faktor

i von Willebrand Faktor
Der von Willebrand Faktor vermittelt die primäre Adhäsion von Thrombocyten an subendotheliales Kollagen. Ein Mangel oder eine Dysfunktion des von Willebrand Faktors ist mit einer Prävalenz von 1 % in der Normalbevölkerung das häufigste genetisch bedingte Blutungsleiden. Die Patienten fallen durch gehäuftes Nasenbluten, Hämatome, verstärktes Bluten bei zahnärztlicher/m Behandlung/Zahnwechsel auf. Die Standardtests INR, aPTT können normal sein. Zur Diagnose müssen von Willebrand Faktor, von Willebrand Antigen, von Willebrand Multimere, Faktor VIII und die Blutgruppe bestimmt werden.[71]

Besonderheiten im Kindesalter

Anatomie und Physiologie

lockere Bindegewebe, hohe regionale Durchblutung

Kinder haben lockerere Bindegewebe und eine höhere Durchblutung als Erwachsene. Dies führt einerseits zu einer guten Ausbreitung des Lokalanästhetikums im Gewebe, jedoch potentiell auch zu einer schnelleren Aufnahme ins Blut.

Die Summe dieser Effekte bewirkt

- hohe Trefferquote von peripheren Blöcken
- kürzere Wirkdauer
- relativ höhere Blutspiegel

Früh- und Neugeborene

Bei Früh- und Neugeborenen begünstigt ein noch unausgereifter hepatischer und renaler Metabolismus zusätzlich das Auftreten toxischer Effekte. Zugleich beträgt der Spiegel an saurem alpha1-Glycoprotein bei Neonaten nur etwa die Hälfte des Wertes bei Erwachsenen, sodass ein höherer Anteil an freiem, toxisch wirkendem Lokalanästhetikum im Plasma auftritt. Jedoch wird saures alpha1-Glycoprotein als Akut-Phase Protein nach Operationen vermehrt gebildet und kann dann bei einer längeren, postoperativen Infusion von Lokalanästhetikum zur Bindung des resorbierten Lokalanästhetikums im Blut beitragen.

Bupivacain beispielsweise ist bei Neonaten zu etwa 50–70 % an Protein gebunden, beim Erwachsenen hingegen zu 96 %.

Die Halbwertszeit steigt von ca. 2–3 h bei Erwachsenen auf 6–22h beim Neonaten, sodass die Gefahr der Kumulation zunimmt.

	Neonat	1 Jahr	10 Jahre bis Erwachsene
saures alpha-Glycoprotein [mg/dl]	48	70	70
glomeruläre Filtrationsrate [ml/min /1,73 m2]	30	100	100

Tab. 2: Normwerte für α-Glycoprotein und glomeruläre Filtrationsrate in verschiedenen Altersgruppen[48,71]

Psychologie

Reine Regionalanästhesien ohne Narkose sind – bei entsprechender Indikation – bei Kindern aller Altersstufen möglich.

Im Kleinkindalter ist die Anwendung von Regionalanästhesien ohne begleitende Sedierung/Narkose aus psychologischen Gründen mit Zurückhaltung einzusetzen. Die Kinder können intellektuell die Durchführung einer Regionalanästhesie und die medikamentös bedingte Lähmung einer Extremität nicht verstehen, es können schwere Verstümmelungsängste die Folge sein.

motorische Blockade bei Kleinkindern vermeiden

Auch bei unter Narkose durchgeführten Blockaden sollte die Lokalanästhetikum-Konzentration so gewählt werden, dass eine motorische Blockade möglichst vermieden wird.

Pharmakologie

Die häufigste Indikation für einen Nervenblock im Kindesalter ist die verbesserte postoperative Analgesie. Deshalb wird der Einsatz langwirksamer, niedrigkonzentrierter Lokalanästhetika bevorzugt:

- Wirkdauer der Blöcke durch rasche Resorption relativ kurz
- Hauptziel postoperative Analgesie
- wichtigstes Lokalanästhetikum: Ropivacain 0,2 %

In der Regel erhalten die Patienten zusätzlich eine Narkose, sodass das Erreichen eines vollständigen motorischen und sensiblen Blockes nicht nur nicht notwendig ist, im Gegenteil sollte eine motorische Komponente sogar vermieden werden, da die „Lähmung" von Extremitäten die Kinder nach Erwachen aus der Narkose erschreckt. Bewährt hat sich Ropivacain 0,2 %, mit dem ein guter sensibler Block bei nur geringer motorischer Blockade erreicht wird. Auch mit Bupivacain 0,125–0,166 % erzielt man gute Ergebnisse, allerdings ist hierfür eine Verdünnung des Bupivacains erforderlich (Fehlerquelle!).

Zulässige Höchstdosierungen und die Richtlinien des Arbeitskreises Kinderanästhesie der DGAI müssen beachtet werden.[22]

Höchstdosierungen			
	Alter	Maximaldosis (Bolus)	Infusion
langwirksame Lokalanästhetika			
Ropivacain	1–12 Jahre	3 mg/kg	0,4 mg/kg /h
		1,5 ml/kg Ropivacain 0,2 %	0,2 ml/kg/h Ropivacain 0,2 %
	0–6 Monate	1–2 mg/kg	0,2 mg/kg/h
	6–12 Monate	1–2 mg/kg	0,4 mg/kg /h
Bupivacain	alle Altersstufen	2,5 mg/kg	0,25 mg /kg /h
		1 ml/kg Bupivacain 0,25 %	0,1 ml/kg /h Bupivacain 0,25 %
kurzwirksame Lokalanästhetika			
Prilocain	Neugeborene, Säuglinge	5 mg/kg	nicht zulässig
	> 1 Jahr	7 mg/kg	
Mepivacain	alle Altersstufen	6 mg/kg	
Lidocain	alle Altersstufen	5 mg/kg	

Tab. 3: zulässige Höchstdosierungen

Pharmakokinetik

Die Pharmakokinetik von Bupivacain und Ropivacain sind bislang am besten beschrieben.

Ropivacain bei Kindern am besten beschrieben

Die Clearance von Ropivacain steigt von 33 ml/kg/h bei Neugeborenen auf 163 ml/kg/h im Alter von 1 Jahr und erreicht damit Erwachsenenwerte.

Substanz	Alter	Gesamt-plasma-Clearance (ml/kg/min)	Clearance des freien Anteils (ml/kg/min)	Terminale HWZ (h)	Freier Anteil (%)
Ropivacain	1. Lebensmonat		30	6,3	
	1. Jahr			3,2	
	1–12 Jahre	7,5	150	3	5
Bupivacain	Neonat	8,2		1,5–5,5	30–50
	Erwachsene				4
Prilocain	Neonat	keine Daten			
	Erwachsene			1,5	45

Tab. 4: Pharmakokinetik von Lokalanästhetika

Bei der Metabolisierung von Prilocain wird Methämoglobin gebildet! Keine Anwendung bei Kindern < 6 Monaten. Methämoglobinbildung kann durch Injektion von 2–4 mg/kg Toluidinblau behandelt werden.

Prilocain: Methämoglobinbildung

Neuronale Apoptose

Das Gehirn von Kindern befindet sich noch in Entwicklung. Besonders bei Frühgeborenen und in der Neonatalperiode finden noch dramatische Entwicklungen statt, die Myelinisierung ist aber erst mit dem 12. Lebensjahr abgeschlossen. Nach tierexperimentellen Untersuchungen lösen sehr viele Anästhetika und Lokalanästhetika am fetalen oder neonatalen Gehirn neuronale Apoptose aus. Bei Ratten wurden persistierende Lerndefizite nachgewiesen. Welche Anästhetika und Anästetikadosierungen sicher sind, kann bislang nicht beantwortet werden.[42,63,66,81]

keine abschließende Aussage zu sicheren Substanzen/Verfahren

Adiuvantien

Clonidin Die Wirkung von Nervenblöcken kann durch den Einsatz von Adiuvantien verlängert werden. Anerkannt ist der Einsatz von Clonidin als Zusatz zum Kaudalblock in einer Dosierung bis zu 2µg/kg, über Dosierungen bis zu 5µg/kg ist in der Literatur berichtet worden. Der Einsatz von Clonidin stellt einen „off-label use" dar. Innerhalb der ersten 6 Lebensmonate sollte kein Clonidinzusatz zum Kaudalblock erfolgen, da Clonidin bei Früh- und Neugeborenen Apnoen auslösen kann.[26] Vom 6. bis 12. Lebensmonat reduzieren wir die Dosis auf 1µg/kg.

Mehrere Studien zeigten die analgesieverlängernde Wirkung von Clonidin als Zusatz zu einem Kaudalblock.[18,39,57,77;86] In jüngerer Zeit konnten einzelne Studien diesen Effekt nicht nachweisen.[45,74,82] Der Effekt scheint unabhängig von der Art der Applikation – intravenös oder als Zusatz zum Kaudalblock – aufzutreten.[34] Weitere Forschungsarbeit ist auf diesem Gebiet notwendig.[60]

Suprarenin Suprarenin kann als Testdosis eingesetzt werden, um eine akzidentelle intravasale Kanülenlage zu detektieren. Nach einer Gabe von 0,1 ml/kg Suprarenin 1:200.000 wird eine Minute beobachtet, ob die Herzfrequenz ansteigt oder die T-Welle höher wird. Die Ursache für die Veränderung der T-Welle ist bislang unklar. T-Wellen Veränderungen wurden aber sowohl nach intravasaler Applikation von Suprarenin, Suprarenin mit Lokalanästhetikum als auch alleiniger intravasaler Applikation von Lokalanästhetikum beobachtet.[76]

Suprarenin kann als Zusatz zur Kaudalanästhesie eingesetzt werden, um eine Wirkungsverlängerung zu erzielen. Der Effekt nimmt mit steigendem Alter der Kinder ab. Eine effektivere Wirkungsverlängerung wird durch Clonidin erzielt.[18] Eine generelle Empfehlung zum Einsatz von Adrenalin mit dem Ziel der Wirkungsverlängerung kann nicht gegeben werden.

Adrenalin wird auch als Zusatz zur Spinalanästhesie bei Säuglingen eingesetzt (s. dort).

In Endstromgebieten darf keinesfalls Adrenalin zum Lokalanästhetikum zugesetzt werden (Peniswurzelblock, Oberstblock).

Viele andere Substanzen sind als Adiuvantien für Kaudalblöcke benutzt worden, so z.B. S-Ketamin, Neostigmin, Morphin. **Keine dieser Substanzen hat einen Platz in der klinischen Routine!** Von der Anwendung von S-Ketamin muss wegen möglicher neurotoxischer Effekte abgeraten werden (Stellungnahme des WAKA2007).[6]

andere Adiuvantien, Ketamin

Morphin ist als Zusatz zum Kaudalblock oder Periduralanästhesien sehr wirksam,[52,55,70,73,85] jedoch wegen zwingender, langfristiger Überwachung nur für große Eingriffe mit postoperativer Intensivüberwachung. *Die Mitarbeiter der Intensivstation müssen mit dem Umgang vertraut sein und insbesondere über die Gefahren bei gleichzeitiger intravenöser Anwendung von Opioiden und die Möglichkeit der späten, sekundären Atemdepression durch rostrale Ausbreitung des Opioids informiert sein!*

Opioide

Morphin führt zwar zu einer sehr guten und langdauernden Analgesie, hat aber aufgrund seiner Hydrophilie ein besonders hohes Risiko für eine späte Atemdepression. Überwachungserfordernis deshalb 48 h nach letzter epiduraler/kaudaler Morphinapplikation. Als Nebenwirkungen treten außerdem Harnverhalt und Pruritus auf.

Lipophile Opioide besitzen eine geringere Tendenz, durch rostrale Ausbreitung zur Spätatemdepression zu führen. Sufentanil ist noch wenig untersucht, für Fentanyl liegen einzelne Daten bei Kindern vor. Eine Empfehlung kann nicht gegeben werden. Verschiedene Untersuchungen zeigten keine verbesserte Analgesie durch einen Fentanylzusatz zu Singleshot Kaudalblöcken, aber eine Zunahme an Nebenwirkungen.[4,15,17,29]

Grundsätzlich dürfen nur Medikamente ohne Konservierungsstoffe appliziert werden! Viele Ketamin/S-Ketamin-Zubereitungen enthalten z.B. Benzethoniumchlorid.

nur Konservierungsmittelfreie Lösungen!

Allgemeine Technik

- Anlage in Narkose
- Stumpfe Kanüle
- einfache Injektion reicht

- nicht gegen Widerstand injizieren
- multiple Aspiration, Testdosis
- Ultraschall hilfreich, aber nicht zwingend

Alle peripheren Nervenblöcke und ein Kaudalblock können im Kindesalter in Narkose angelegt werden. Dieses Vorgehen ist bei Beachtung entsprechender Vorsichtsregeln sehr sicher:

1. Verwendung kurzgeschliffener Kanülen („stumpfe Nadel"), um die Passage der verschiedenen anatomischen Strukturen gut zu spüren. Das Risiko, mit der Nadel den Nerv zu schädigen, wird bei Verwendung kurzgeschliffener Kanülen minimiert: Die Nerven sind relativ derbe Gebilde, die durch eine kurzgeschliffene Nadel nicht leicht „angestochen" werden. Zudem liegen die Nerven an den Orten, wo die Blockaden gesetzt werden, in lockerem Bindegewebe und können einer Nadel gut ausweichen.

2. Aufgrund der lockeren Bindegewebe verteilt sich das Lokalanästhetikum in der Regel gut, eine einzelne Injektion reicht.

3. Die Injektion des Lokalanästhetikums darf nicht gegen hohen Widerstand erfolgen. Eine Injektion in das Perineurium ist sehr schmerzhaft und mit hohem Injektionswiderstand verbunden, während die Injektion in die umgebenden Bindegewebe leicht geht. Auch die Injektion in einen Muskel bedingt einen höheren Widerstand.

4. Jede Injektion muss schrittweise mit intermittierenden Aspirationsversuchen erfolgen, um das Risiko für eine akzidentelle intravaskuläre Injektion zu minimieren.

5. Bei der Blockade motorischer Nerven wird ein Nervenstimulator eingesetzt.

6. Mit Ultraschall können bei Erwachsenen viele Blockaden erfolgreicher durchgeführt werden. Wieweit dies auch für die Kinderanästhesie gilt, kann noch nicht sicher gesagt werden. Einzelne Publikationen zeigen aber bereits die Möglichkeit auf, auch bei Kindern Ultraschall zur Regionalanästhesie einzusetzen.

Nervenstimulator

Im Kindesalter werden viele Blöcke unter Narkose angelegt.

Welche Schwellenstromstärke sollte bei einem mittels Nervenstimulator in Narkose angelegten Block erreicht werden? In Narkose kann das Kind den Schmerz infolge einer intraneuralen Punktion oder gar Injektion nicht äußern, deshalb sollte durch eine ausreichend hohe Schwellenstromstärke eine sichere Minimaldistanz zum Nerven sichergestellt werden.[53]

Falls ein Block bei vorgeschädigten Nerven angelegt werden soll (nach strenger Indikationsstellung! Gefahr der weiteren Schädigung!), sollte ebenfalls eine größere Impulsbreite (z.B. 0,3 ms) auch im Wachzustand gewählt werden. Die Güterabwägung sollte dokumentiert werden.

i Nur wenige Arbeiten haben bislang die idealen Bedingungen für eine Nervenstimulation unter Narkose geprüft.[10,33]

Nervenstimulator für alle Extremitätenblockaden

- Impulsbreite 1 ms für Blockaden, die unter Narkose angelegt werden. — *in Narkose angelegter Block*

  - schützt vor akzidenteller intraneuraler Injektion
  - Narkose unrelaxiert (z.B. LAMA)
  - oder Block am Ende der Narkose nach Abklingen der Relaxierung
  - motorische Antwort bei Stromstärke > 0,3 mA

Die hohe Impulsbreite erzeugt eine Stimulation aller Nevenfasertypen inklusive der Schmerzfasern. Diese Impulsbreite darf deshalb im Wachzustand nicht benutzt werden!

- Impulsbreite 0,1 ms für Blockaden, die im Wachzustand angelegt werden. — *im Wachzustand angelegter Block*

  - Analgosedierung mit Alfentanil 10 µg/kg und eventuell Midazolam
  - motorische Antwort suchen, bis Reizstromstärke < 0,5 mA

Hygiene

Empfehlungen — Die Hygieneempfehlungen des Wissenschaftlichen Arbeitskreises Regionalanästhesie der DGAI sollten beachtet werden.

- Single shot-Verfahren
    - Sprüh-Wischdesinfektion
    - sterile Abdeckung
    - Hygienische Händedesinfektion
    - Handschuhe, Mundschutz, Haube
    - frisch geöffnete Medikamente
    - steriler Verband
- Katheter
    - zusätzlich steriler Kittel

Intoxikation

toxische Effekte schwer zu erkennen — Toxische Effekte von Lokalanästhetika treten einerseits durch eine akzidentelle intravasale Injektion oder andererseits während der Resorption des Lokalanästhetikums auf.

erste Zeichen Bradykardie, Extrasystolie — Eine Intoxikation als Folge einer akzidentellen iv-Injektion oder einer Überdosierung ist bei Kindern schwer zu erkennen, da die Kinder in der Regel in Narkose sind oder weil die Kinder noch nicht sprechen können. Deshalb sind oft kardiale Symptome das erste Zeichen für eine Intoxikation, z.B. Bradykardie oder Extrasystolen.

- symptomatische Therapie nach Advanced Paediatric Life Support (APLS) des European Resuscitation Council (ERC)
- Hyperventilation
- Lipid rescue: 1–3 ml/kg 20 % Intralipd (experimentell)

Lipid rescue — Neben den symptomatischen Maßnahmen kann unter Umständen eine sofortige Lipidinfusion mit einer Dosis von 1–3 ml /kg 20 % Lipidlösung gefolgt von einer Infusion mit 0,25 ml/kg/h die Intoxikation beseitigen. Welche Lipidlösung optimal ist, ist ungeklärt. Am häufigsten wurde bislang Intralipid eingesetzt. Der

Effekt beruht wahrscheinlich auf einer Bindung von Lokalanästhetikum an die infundierten Lipide und einem nachfolgenden Sinken der Konzentration an freiem, toxischen Lokalanästhetikum.[78]

Kontraindikationen

Absolute Kontraindikationen sind:

- Ablehnung durch Eltern
- Ablehnung durch Patient
- Allergie auf Lokalanästhetika
- Infektion am Punktionsort
- Sepsis
- bei zentralen Blockaden:
  - Störungen der Gerinnung (von Willebrand Jürgens Syndrom, Hämophilie, Thrombopenie, Antikoagulantien/Thromboseprophylaxe)
  - zyanotische Vitien

absolute Kontraindikationen

Relative Kontraindikationen bestehen für

- bestehende Nervenschäden im Bereich des geplanten Blockes
- zentrale Blöcke:
  - schwere ZNS-Schäden : Meningomyelocele (nicht Spina bifida occulta)
  - Hydrocephalus (mit oder ohne Shunt)
- periphere Nervenblockaden: nach Güterabwägung auch bei Gerinnungsstörung

relative Kontraindikationen

Bevor eine Regionalanästhesie bei einer relativen Kontraindikation durchgeführt wird, sollte der neurologische Zustand und die erfolgte Güterabwägung gut dokumentiert werden. Vorgeschädigte Nerven können erheblich sensibler auf Lokalanästhetika reagieren als gesunde, toxische Effekte und eine

Progredienz der Schädigung können nicht ausgeschlossen werden. Die Entscheidung, dennoch in einem solchen Fall einen Nervenblock durchzuführen, muss gut gegen die Risiken einer Allgemeinanästhesie abgewogen werden. Ein Beispiel wäre eine axilläre Plexusblockade bei Z. n. perinatalem Plexusschaden und ausgeprägtem Asthma.

Der misslungene Block

Operation mit begleitender Sedierung/Narkose

in Narkose angelegter Block

Ein in Narkose angelegter Block, der adäquat wirkt, kann intraoperativ an der fehlenden Reaktion auf Schmerzreize erkannt werden. Was tun, wenn man die Wirkung des Blockes bezweifelt?

Der Block benötigt meist etwa 20 Min., bis eine vollständige Wirkung erreicht ist. Blockaden mit Ropivacain 0,2 % zielen auf die postoperative Analgesie, die Dosierung beabsichtigt kein operatives Analgesieniveau.

intraoperativ Perfalgan oder Metamizol plus Alfentanil

Wenn auf den Hautschnitt die Herzfrequenz um mehr als 10 Schläge/min ansteigt, wird 30 Min. vor Op-Ende (d.h. bei kleinen Eingriffen sofort) Paracetamol i.v. (Perfalgan) oder Metamizol i.v. jeweils in einer Dosis von 15 mg/kg appliziert. Zusätzlich kann Alfentanil 10µg/kg gegeben werden, um die Akutreaktion zu dämpfen.

Aufwachraum: Pethidin oder Piritramid

Wenn das Kind agitiert erwacht und Zweifel an der Wirkung des Blockes bestanden, wird jetzt zügig ein Opioid gegeben. Bei Kleinkindern bewährt sich Pethidin in einer Einzeldosis von 0,5 mg/kg, aufzudosieren bis zu einer Gesamtdosis von 2mg/kg maximal. Bei Adoleszenten ist Piritramid 0,05 mg/kg Einzeldosis effektiv. Pethidin sediert stark und wirkt damit auch im Rahmen der Behandlung eines Sevoflurandelirs. Bei der Metabolisierung von Pethidin entsteht Norpethidin, das potentiell krampfauslösend wirkt. Der Einsatz von Pethidin sollte deshalb auf den Aufwachraum beschränkt bleiben.

Vor Entlassung aus dem Aufwachraum sollten die Kinder schmerzfrei sein, idealerweise sollte kein motorischer Block vorliegen und dies dokumentiert sein (Kind kann Arme/Finger bewegen, strampelt mit den Beinen, schmerzfrei...).

Für die Zeit nach dem Abklingen des Blockes muss eine adäquate Medikation verordnet werden. Effektiv ist z. B. Ibuprofen 10 mg/kg Einzeldosis alle 8 h als Saft oral (NurofenSaft).

Zum Durchbrechen stärkerer Schmerzen kann bei Kleinkindern und Säuglingen Morphinlösung oral appliziert werden. Morphinlösung gibt es kommerziell in zwei Konzentrationen (0,5 % und 2 %). Im pädiatrischen Bereich sollte nur 0,5 % Lösung vorgehalten werden, um Fehldosierungen zu vermeiden. Als Einzeldosis werden 0,2–0,3 mg Morphin/kg KG oral gegeben. Dies entspricht 0,6–1 Tropfen/kg KG Morphinlösung 0,5 % oral und kann nach 2–3 h wiederholt werden. Etwa ab dem 4. Lebensjahr kann auch erfolgreich mit PCA Pumpen gearbeitet werden, die dann nur von den Kindern selbst bedient werden sollten. Von subcutanen oder intramuskulären Injektionen sollte abgesehen werden!

Medikation

- **intraoperativ:**
    - Punktion nicht möglich (> 3 Versuche):
      Alternatives Analgesieverfahren (NSAID + Opioid)
    - bei Schnitt Anstieg der HF um mehr als 10 (15) Schläge/min:
      Perfalgan oder Metamizol zusätzlich

- **im Aufwachraum:**
    - wenn intraoperativ bereits Perfalgan/Metamizol appliziert, sofort auf Opioid übergehen
    - Pethidin 0,5 mg/kg iv oder
    - Piritramid 0,05 mg/kg iv
    - falls noch kein Perfalgan oder Metamizol gegeben wurde, erfolgt dies jetzt ebenfalls

- Opioid mit Antiemetikum kombinieren, z. B. Ondansetron

Operation mit reiner Regionalanästhesie

wach angelegter Block

Wenn eine Operation in reiner Regionalanästhesie geplant ist, muss die einwandfreie Wirkung des Blockes vor Beginn der Operation getestet werden. Bei Säuglingen und Kleinkindern ist die Testung oft auf die Ausdehnung des motorischen Effektes beschränkt, da die Reaktion auf Kälte- oder Schmerzreize schwierig zu beurteilen ist. Bei größeren Kindern kann die Ausdehnung eines Blockes mittels Kältereizen geprüft werden. Operationen in reiner Regionalanästhesie sind aus psychologischen Gründen im (Klein)Kindesalter selten.

Postoperative Versorgung

Aufwachraum

Verlegung auf Normalstation

- frühestens 45 min nach letzter Injektion von Lokalanästhetikum

bei Spinalanästhesie

- nach Rückkehr der Motorik in den Beinen

nach reiner Regionalanästhesie

- Füttern im Aufwachraum, sofern von Seiten des Operateurs her zulässig

Nachkontrolle

Mindestens eine postoperative Visite sollte vor Entlassung erfolgen. Dabei muss der neurologische Status dokumentiert werden. Kinder mit Peniswurzelblock sollten uriniert haben. Bei Extremitätenblockaden muss die Motorik der blockierten Extremität wieder vorhanden sein.

Einsatz verschiedener Blöcke

Kaudalblock	Leistenhernien, Orchidopexie Alternative zum PWB bei Circumcision, alle Eingriffe an der unteren Extremität, abdominelle Eingriffe
Kaudalkatheter	orthopädische Korrekturen der unteren Extremität
Periduralanästhesie	nur für spezialisierte Zentren Thorakal: für große Oberbauch/Thoraxeingriffe Lumbal: Orthopädische Korrektur im Hüftbereich
Spinalanästhesie	Leistenhernienoperation bei Frühgeborenen, nicht ambulant!
Ilioinguinalis-Iliohypogastricus Block	Alternative zum Kaudalblock bei Leistenherniop, Orchidopexie, insbesondere bei Gerinnungsproblemen
Rectusscheidenblock	Nabelhernie
Peniswurzelblock	Circumcision
axillärer Plexusblock	Frakturversorgung Unterarm/Hand, auch ambulant
Femoralisblock	Frakturen Oberschenkelschaft, zusammen mit Ischiadicusblock Analgesie gesamtes Bein
Ischiadicusblock	Operationen im Bereich Unterschenkel, Fuß

Tab. 5: Übersicht über sinnvolle Eingriffe für verschiedene Regionalanästhesien

Neuraxiale Blöcke

Kaudalblock

Aufklärung:

Bislang sind keine Dauerschäden nach einem „Single-shot" Kaudalblock beschrieben worden. Grundsätzlich sind dieselben Risiken wie bei einer PDA vorhanden (damit hatten vielfach die Mütter schon Kontakt...), epidurales Hämatom, Infektionen – Meningitis, Encephalitis, Abszedierung, Osteomyelitis-, Lähmungen bis zur Querschnittslähmung. Die Durchführung ist aber im Kindesalter erheblich einfacher und das Verfahren ein weltweit eingesetztes Routineverfahren. An Nebenwirkungen wird selten ein (vorübergehender) Harnverhalt beobachtet. Auch auf die Möglichkeit einer vorübergehenden motorischen Schwäche als normale Nebenwirkung während der Wirkdauer des Blockes sollte hingewiesen werden.

keine Dauerschäden

Indikation:

Eingriffe unterhalb des Bauchnabels

Geeignet für alle Eingriffe unterhalb des Bauchnabels, am häufigsten zur Erzielung postoperativer Analgesie bei Herniotomien. Sehr nützlich aber auch bei Eingriffen an der unteren Extremität bei orthopädischen Eingriffen.

Bei Kindern unter 25 kg kann regelmäßig eine Ausdehnung bis in die unteren bis mittleren thorakalen Segmente erreicht werden, wie es für eine Herniotomie notwendig ist. Diese Ausdehnung wird bei größeren Kindern nicht mehr sicher erreicht. Bei Eingriffen an der unteren Extremität wird aber auch dann noch eine Analgesie erzielt.

Kontraindikation:

Wie im Abschnitt über absolute und relative Kontraindikation beschrieben.

Dosierung:

Ropivacain 0,2 % 1 ml/kg oder Bupivacain 0,125 (−0,167 %) 1 ml/kg.

Für Pyloromyotomien kann ein Kaudalblock mit 1,5 ml/kg Ropivacain 0,2 % eingesetzt werden.

Zusatz:

Keiner unterhalb 6. Lebensmonats. Vom 6.–12. Lebensmonat 1 µg/kg Clonidin, ab 12. Lebensmonat 2 µg/kg Clonidin. Clonidin verlängert die Wirkung des Blockes und trägt zusätzlich zur Vermeidung eines Sevoflurandelirs bei.[8,11,50]

i Dosierung: Nach Armitage[2] werden in Abhängigkeit von der Dosierung folgende Anlagesieniveaus erreicht:

L1	:	0,75 ml/kg
Th10	:	1 ml/kg
Th7	:	1,25 ml/kg

Tab. 6: Dosierung

Eine absolute Maximaldosis von 25 ml Ropivacain 0,2 % (50 mg) sollte nach Empfehlung des Wissenschaftlichen Arbeitskreises nicht überschritten werden.

Punktionstechnik:

Kind in Rechtsseitenlage, *mindestens dreiminütige (Empfehlung: 1–10 Min.),* dreimalige Wisch- und Sprüh-Desinfektion des Punktionsbereiches, Abdecken mit sterilem Klebetuch. Ein Helfer hält das Kind fest und bietet Widerhalt gegen den tastenden Druck des Anästhesisten. Mit Daumen und Zeigefinger der rechten Hand zunächst die Spinae iliacae posteriores tasten, dann mit dem Daumen am oberen Ende der Rima ani nach links und rechts das Relief der Cornua sacralia tasten. Dazwischen in kraniocaudaler Richtung mit Daumennagel die Vertiefung des Hiatus sacralis suchen. Punktion mit der linken Hand direkt unterhalb des tastenden Daumens. Punktiert wird mit einer kurzgeschliffenen 25 G Kanüle mit Mandrin (z. B. Epican paed caudal), um die Verschleppung von Hautpartikeln in die Tiefe zu vermeiden. Als optimaler Winkel zur Haut werden – bei einer großen Variabilität – ca. 20 Grad angegeben.[64]

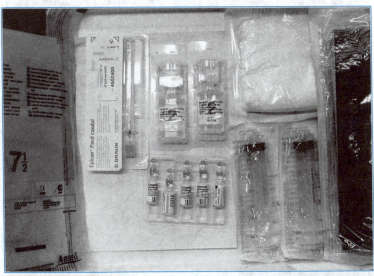

Abb. 1: Utensilien zur Durchführung eines Kaudalblockes: Sterile Handschuhe und steriles Klebetuch, kurzgeschliffene Kanüle mit Mandrin, Ropivacain, Clonidin, Spritzen

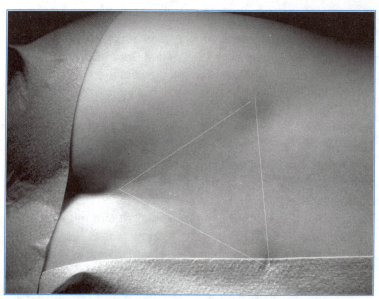

Abb. 2: Oberflächenanatomie für Anlage des Kaudalblockes. Über den Spinae iliacae posteriores ist die Haut leicht eingezogen. Der Hiatus sacralis bildet mit diesen Punkten ein etwa gleichseitiges Dreieck.

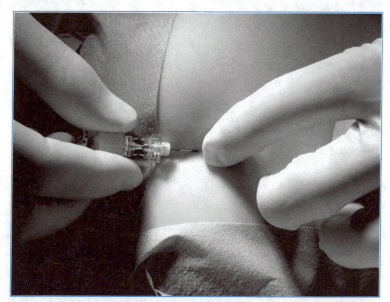

Abb. 3: Durchführung der Punktion für einen Kaudalblock. Die Punktion unter dem tastenden Finger ermöglicht es, die Membran des Hiatus sacralis zuverlässig zu treffen.

Nadelfehllagen:

Mögliche Fehllagen umfassen die subcutane, intravasale, intraossäre, intrathekale, subperiostale oder intrarektale Lage. Eine subcutane Lage wird nach Injektion von 1–2 ml durch eine Schwellung sichtbar, bei intravenöser Lage kommt eher ein spontaner Blutrückfluß zustande als unter Aspiration (Kollaps der Venen). Eine intrathekale Lage (selten) ist am Liquorfluß erkennbar. Bei subperiostaler Lage ist die Injektion schwer oder unmöglich, wird sie dennoch erzwungen, führt das Abheben des Periosts zu starken Schmerzen. Eine Punktion des Rektums ist ebenfalls möglich, wenn man beim Tasten irrtümlich den Übergang zwischen Os scacrum und Os coccyx mit dem Hiatus sacralis verwechselt. In diesem Fall kann Luft und/oder Stuhl aspiriert werden.

mögliche Fehllagen

Erkennen einer intravasalen Fehllage

- Test 1: Diskonnektion der Spritze nach Applikation von 10 % der berechneten Dosis. Prüfen, ob spontan Blut zurückfließt.

- Test 2: Suprarenin 1:200.000 ca. 0,2 ml/kg. Eine Minute warten, ob Herzfrequenz steigt oder T-Welle zeltförmig wird.

Lagetests

i Nadeln mit Mandrin für Kaudalblock:
1999 untersuchten Goldschneider und Brandom, wie oft bei Punktion mit hohlen Nadeln (Punktion mit Butterfly) Hautpartikel im Inneren der Nadel nachgewiesen werden und damit möglicherweise verschleppt werden: Bei etwa jeder zweiten Punktion muss mit dem Verschleppen eines ausgestanzten Hautzylinders gerechnet werden.[32] Belegt ist bis heute kein Fall eines Epidermoidtumors nach Kaudalblock, sehr wohl aber nach Lumbalpunktion in der Neonatalperiode.[65] Ein solcher Tumor kann noch viele Jahre nach der Punktion auftreten. Rückenschmerzen und neurologische Ausfälle können eine operative Entfernung notwendig machen, dauerhafte Schäden sind nicht ausgeschlossen.

i Kaudalblock als alleiniges Anästhesieverfahren:
Bei hoher Dosierung können Leistenhernienoperationen bei Frühgeborenen auch unter reiner Kaudalanästhesie erfolgen.[58] Bei diesen Dosierungen beobachtete Breschan EEG Auffälligkeiten.[13] Die Dosierungen überschreiten die empfohlene Höchstdosis für Bupivacain. Technisch ist die Kaudalanästhesie einfacher durchzuführen als die SpA, die Operationsbedingungen sind nicht so gut wie unter Spinalanästhesie. Aus diesem Grunde und wegen der notwendigen Überdosierung kann diese Technik nicht empfohlen werden.

Kaudalkatheter

kontinuierliche Applikation

Über den kaudalen Zugangsweg können auch Katheter für eine kontinuierliche Applikation eingeführt werden.

Indikationen:

Umfangreiche orthopädische Korrekturen bei Klumpfüßen, bei Frühgeborenen zur postoperativen Analgesie bei größeren abdominellen Eingriffen.

Durchführung:

Die Industrie bietet Sets mit Tuohy Kanülen von 18 bis 22 G an. Der Katheter wird etwa 3–4 cm über die Kanülenspitze hinaus eingeführt. Durch Tunneln des Katheters kann eine sichere Fixierung erreicht werden. Das Vorschieben darf nicht gegen Widerstand erfolgen.

> **i** Es gibt Periduralkatheter mit und ohne Mandrin. Durch Benutzung eines Mandrins können feinere Katheter verwendet werden, die aber insgesamt steifer sind. Ob die Verwendung von Kathetern mit Mandrin einen Vorteil bietet oder das Risiko für Gefäßverletzungen erhöht, kann noch nicht beantwortet werden. Bislang ist der Gebrauch von Kathetern ohne Mandrin verbreiteter.
>
> Die Einlage von Kaudalkathetern ist auch für große abdominelle Eingriffe bei Frühgeborenen möglich. In diesem Fall kann der Katheter bis in thorakale Regionen vorgeschoben werden. Das Vorschieben muss völlig ohne Widerstand möglich sein. Die Technik sollte nur von Spezialisten angewendet werden.

Liegedauer:

< 72 h

Die Liegedauer eines Kaudalkatheters sollte 72 h nicht überschreiten, da das Infektionsrisiko mit der Liegedauer ansteigt. Zusätzlich gilt bei Frühgeborenen, dass aufgrund des reduzierten Metabolismus mit einer Kumulation des Lokalanästhetikums gerechnet werden muss.

Periduralanästhesie

zurückhaltende Indikation

Für große Eingriffe kann auch im Kindesalter die Anlage von Periduralkathetern sinnvoll sein, z. B. Trichterbrust Operationen, Leberresektionen, Thorakotomien, abdominelle Tumorresektionen. Die Indikation ist mit Zurückhaltung zu stellen.

Die Anlage von thorakalen Periduralkathetern sollte nur durch in dieser Technik Erfahrene erfolgen. Bei Adoleszenten kann die Punktion unter Analgosedierung mit Alfentanil oder Remifentanil erfolgen. Die Neurologie sollte nach Anlage des Periduralkatheters geprüft und eine Testdosis appliziert werden. Eine Anlage in Narkose muss unterbleiben.[47]

keine thorakale PDK in Narkose

Bei lumbalen Periduralkathetern wird eine Punktionstiefe bis zum Erreichen des Periduralraumes von 1 cm + 0,5 mm/kg KG erwartet.[35] Die Tiefe kann auch sonographisch bestimmt werden.[49]

Bei Kleinkindern kann die Anlage eines Kaudalkatheters eine Alternative sein.

Spinalanästhesie

In den vergangenen Jahren wurden mehrere große Serien von Spinalanästhesien bei Säuglingen aus einzelnen Krankenhäusern publiziert. Williams dokumentierte > 1.500 SpA bei Säuglingen,[83] Puncuh 1.100,[67] Kachko 500.[46]

Spinalanästhesien können bei Kindern jeden Alters durchgeführt werden; werden aber vor allem bei Frühgeborenen und respiratorisch gefährdeten Säuglingen propagiert.

Während der Embryonalentwicklung entstehen die zukünftigen Wirbelkörper und die Rückenmarkssegmente auf gleicher Höhe. Erst durch das unterschiedliche Längenwachstum steigt das Ende des Rückenmarkes im Wirbelkanal auf und eine Chorda equina bildet sich aus den in die Länge gezogenen Nervenwurzeln. Bis zur 12. SSW reichen das Rückenmark und das Ende des Duralsacks bis S6, mit der 20.SSW ist der Conus auf Höhe von L5/S1 aufgestiegen, bei Geburt steht er etwa auf Höhe von L3 und im Erwachsenenalter dann ca. bei L1. Auch der Duralsack reicht bei Geburt noch ca. bis S3/S4, erst beim Erwachsenen steigt das Ende bis zur Höhe von S1/S2 auf.[21]

anatomische Überlegungen

Wenn möglich, kann mittels Sonographie die Position des Conus bestimmt werden, um nicht versehentlich zu hoch zu punktieren.

Sonographie

Die Beziehung von Beckenkamm und Wirbelsäule verändert sich mit dem Wachstum von Fet und Neugeborenem, sodass der Beckenkamm bei Geburt auf Höhe von S1 steht. Das os sacrum besteht noch ca. bis Ende des ersten Lebensjahres aus getrennten Wirbeln.

Eine Punktion erfolgt deshalb auch beim Neugeborenen auf Höhe des Beckenkammes und damit etwa auf Höhe L5/S1 oder höchstens L4/L5.

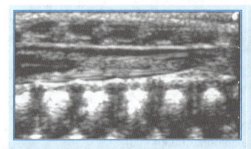 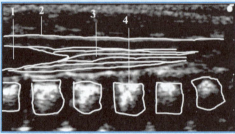

Abb. 4: Sonographischer Längsschnitt durch die Wirbelsäule des Frühgeborenen: 1: Conus medullaris, 2: Dura, 3: Cauda equina, 4: Wirbelkörper

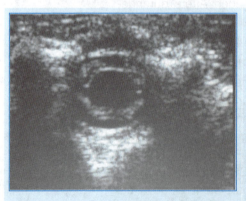 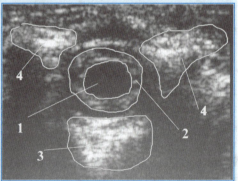

Abb. 5: Sonographischer Querschnitt durch die Wirbelsäule eines Säuglings: 1: Rückenmark, 2: Nervenwurzeln, 3: Wirbelkörper, 4: Querfortsatz

Liquorvolumen Erhebliche Bedeutung hat auch das unterschiedliche Liquorvolumen von Säuglingen und Erwachsenen. Beim Erwachsenen beträgt das gesamte Liquorvolumen 2 ml/kg, davon entfallen ca. 0,5 ml/kg auf den spinalen Raum. Beim Neugeborenen dagegen ist das Gesamtliquorvolumen mit 4ml/kg doppelt so groß, und der spinale Anteil ist mit 2ml/kg viermal so groß wie bei Erwachsenen.

Vorbereitung/Aufklärung:

Die Spinalanästhesie beim Kind erfordert dieselbe Risikoaufklärung wie für Erwachsene. Bei verständigen Kindern im Schulalter kann sie als Ersatz für eine Allgemeinanästhesie gewählt werden, falls die Allgemeinanästhesie mit einem erhöhten Risiko verbunden wäre.

Risikoaufklärung wie für Erwachsene

Die Spinalanästhesie bei Früh- und Neugeborenen ist ein inzwischen akzeptiertes Anästhesieverfahren zur Operation von Leistenhernien. Jedoch ist bis heute nicht belegt, dass die Spinalanästhesie der Allgemeinanästhesie überlegen ist. Eine Cochrane Analyse aus dem Jahr 2003[19] fasste die bis da veröffentlichten Studien so zusammen: Eine Spinalanästhesie bei Frühgeborenen bedingt ein niedrigeres Risiko für postoperative Apnoen als eine Allgemeinanästhesie, jedoch ist das Verfahren nach den publizierten Studien mit einer Versagerquote von ca. 10 % belastet. In diesen Fällen werden die Kinder mit den Risiken der missglückten Spinalanästhesie und der Allgemeinanästhesie belastet.

2006 publizierte Williams die Daten der Vermont infant spinal registry. Es wurden insgesamt 1.500 SpA bei Säuglingen und Frühgeborenen über einen Zeitraum von 30 Jahren dokumentiert. Der Autor berichtet über eine Versagerquote von unter 5 %, die Dauer bis zur erfolgreichen SpA betrug im Durchschnitt 10 Min.[83]

Wenn man den Eltern die Option anbieten möchte, einen Eingriff auch in Spinalanästhesie durchzuführen, sollte den Eltern auch der wissenschaftliche Kenntnisstand hier besonders intensiv erläutert werden:

Der Vorteil der Spinalanästhesie besteht in der Schonung der Atemwege, weshalb dieses Verfahren von den behandelnden Ärzten – Pädiatern, Chirurgen und Anästhesisten – befürwortet wird. Ein Vorteil der Spinalanästhesie ist wissenschaftlich bislang nicht belegt. Über das Risiko der Spinalanästhesie im

Schonung der Atemwege

Säuglingsalter kann man ebenfalls keine sicheren Angaben machen, da die größte publizierte Serie 1.500 Fälle umfasst. Schwerwiegende Schäden durch eine SingleShot-Spinalanästhesie bei Säuglingen sind bislang nicht berichtet, und bei Erwachsenen wird ein Risiko von etwa 1:150.000 für ein spinales Hämatom nach rückenmarksnaher Regionalanästhesie angegeben. Hieraus wird auch deutlich, dass voraussichtlich in absehbarer Zeit keine statistisch verwertbare Aussage über die Sicherheit der Spinalanästhesie bei Säuglingen publiziert werden kann. Über die Möglichkeit des Mißlingens der Spinalanästhesie und der Notwendigkeit einer Allgemeinanästhesie müssen die Eltern ebenfalls explizit informiert werden.

Dosierung

Eine Spinalanästhesie bei Früh- und Neugeborenen erfordert eine relativ höhere Dosis, da die hohe regionale Durchblutung und das höhere Liquorvolumen eine stärkere Verdünnung und schnelleres Abfluten bedingen.

Bei Kindern unter 5 kg Körpergewicht beträgt die Dosierung 1 mg/kg, von 5–15 kg einheitlich 5 mg und ab 15 kg 0,25 mg/kg Suprarenin. Um die Wirkdauer des Blockes zu verlängern, wird von vielen Autoren Suprarenin zum Lokalanästhetikum zugesetzt. Mit einer Dosierung von 10µg/kg Suprarenin wird regelmäßig eine motorische Blockade für ca. 90 Minuten erzielt. Zu diesem Zweck wird eine Tuberkulinspritze mit 1 ml Bupivacain hyperbar 0,5 % gefüllt, in eine zweite wird Adrenalin 1:1.000 ca. 0,3 ml aufgezogen. Mit einer Kanüle werden dann genau 0,05 ml des Adrenalins in die Tuberkulinspritze mit dem Bupivacain injiziert. Die adrenalinhaltige Spritze und die Kanüle, die mit dem Adrenalin in Berührung gekommen ist, wird sofort verworfen. Danach wird das Adrenalin-Bupivacaingemisch mit einer Kanüle in eine leere Tuberkulinspritze gespritzt, um beide Komponenten sicher zu mischen. Zuletzt wird diese Spritze so weit geleert, bis nur noch die geplante Dosis in der Spritze verbleibt. Durch dieses Verfahren werden akzidentelle Fehldosierungen vermieden.

Suprareninzusatz

i Ein Adrenalinzusatz zu langwirksamen Lokalanästhetika gilt in der Regionalanästhesie als unwirksam und damit überflüssig. Bei der Spinalanästhesie von Frühgeborenen wird er von vielen Autoren angewandt. Ob der Adrenalinzusatz wichtig ist, konnte bis heute nicht geklärt werden. Die Höhe des Adrenalinzusatzes wird verschieden angegeben, z.T. Mit 1 bis 5 bis auch 10 µg/kg, z.T. Mit der Angabe, dass die benutzte Tuberkulinspritze vor Aufziehen des Lokalanästhetikum mit Adrenalin gespült wird. Die letztere Technik ist sehr ungenau, bewirkt im Durchschnitt eine Restmenge von über 50µg Suprarenin in der Spritze.[20] Eine Dosierung von Adrenalin 1:200.000 wird in verschiedenen Arbeiten unterschiedlich beurteilt: Der Adrenalinzusatz zur Spinalanästhesie kann wahrscheinlich die Wirkung der Spinalanästhesie verlängern,[28,68] eine Reduktion der maximalen Plasmaspiegel (und damit des Risikos eventueller toxischer Effekte) konnte nicht nachgewiesen werden.[5] Höhere Dosierungen werden in der Literatur ebenfalls angegeben.[37,41] Die Effekte eines Adrenalinzusatzes auf die spinale Durchblutung wurden im Tierexperiment untersucht. Dabei konnte bei Mongrel-Hunden nach intrathekaler Applikation von 200 µg Adrenalin keine Veränderung des spinalen Blutflusses, sondern eine deutliche Reduktion der duralen Durchblutung beobachtet werden.[51] Möglicherweise trägt dieser Effekt zur verlängerten Wirkung der Spinalanästhesie bei.

Die Wirkdauer kann auch durch den Zusatz von Clonidin deutlich verlängert werden,[69] dieses Verfahren geht jedoch mit einer deutlichen Steigerung von postoperativen Apnoen einher und erscheint nicht empfehlenswert.

Technik

Die Punktion erfolgt am besten im Sitzen, da der Liquorrückfluss aufgrund des niedrigen Liquordruckes nicht oder nur zögerlich erfolgt. Eine Punktion im Liegen ist aber ebenfalls möglich. Anästhesist und Anästhesiepflegekraft sollten bei der Punktion sitzen! Eine Anästhesiepflegekraft hält das Kind, dabei muss besonders auf die Unterstützung des Kopfes geachtet werden. Nach dreifacher Desinfektion des Punktionsbereiches und sterilem Abdecken wird zunächst eine subcutane Quaddel mit Lidocain angelegt.

Punktion erfolgt am besten im Sitzen

i Alternativ kann auch etwas EMLA Creme im Bereich der geplanten Punktionsstelle mit einem Occlusivverband aufgebracht werden. Das EMLA muss mindestens 1 h einwirken und an der korrekten Stelle platziert werden. In der Praxis ist dies nicht immer einfach umzusetzen.

Zur Punktion eignet sich eine 25 G Spinalkanüle „neonatal" mit einer Länge von 2,5 cm und Kurzschliff. Mit dieser Nadel kann man die Passage der Dura meistens als sehr deutlichen „Klick" spüren. Nach Entfernen des Mandrins und Rückfluss von klarem Liquor wird das Lokalanästhetikum injiziert. Bei zu tiefer Punktion kommt es häufig zu initialem Blutrückfluss, wenn die Kanüle durch den Liquorraum hindurch bis in eine Epiduralvene vorgedrungen ist. Die Identifizierung des Liquors wird dann erheblich erschwert.

Nach erfolgreicher Injektion des Lokalanästhetikums kommt es innerhalb von 1–2 Minuten zu einer vollständigen motorischen

Blockade der Beine. Die Blutdruckmanschette wird an der unteren Extremität auf der zur OP kontralateralen Seite angelegt. Säuglinge zeigen unter Spinalanästhesie eine größere hämodynamische Stabilität als Erwachsene. Es kommt nur zu einem leichten Abfall des Blutdrucks innerhalb der für die Kinder üblichen physiologischen Grenzwerte.

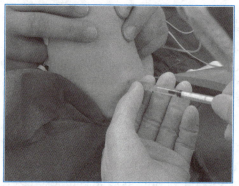

Abb. 6: Injektion des Lokalanästhetikums nach Rückfluß von Liquor

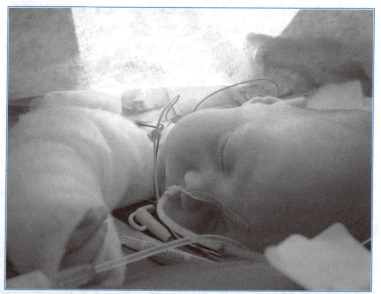

Abb. 7: Das Kind ist nach operativem Abdecken während des Eingriffes eingeschlafen

i Die Ursachen der guten hämodynamischen Stabilität[24] sind nicht endgültig geklärt. Lange Zeit wurde vermutet, dass die Kinder ein unausgereiftes sympathisches Nervensystem besitzen und sich somit dauerhaft in einem Zustand der

Sympathikolyse befinden, der durch die Spinalanästhesie nicht verändert wird. Eine Untersuchung der Herzfrequenzvariabilität zeigte nur minimale Veränderungen der autonomen Aktivität als Reaktion auf eine Spinalanästhesie.[61] Inzwischen wurde gezeigt, dass die Kinder über einen normalen Sympathikotonus der unteren Extremität verfügen: Als Zeichen einer Sympathikolyse durch die Spinalanästhesie kommt es genauso wie bei Erwachsenen zu einem Anstieg der Hauttemperatur.[41] Die gute hämodynamische Stabilität könnte damit begründet werden, dass die untere Extremität bei Säuglingen noch einen erheblich kleineren Anteil der Strombahn darstellt als bei Erwachsenen.

Nach Injektion des Lokalanästhetikum darf das Kind nicht mehr in Kopftieflage gebracht werden! Bei Leistenhernien-Operationen wird dann vorsichtig ein kleines Tuch unter das Becken gelegt, um die Leistenregion optimal zu exponieren. Weder dabei noch bei Anlage einer Neutralelektrode darf das Kind an den Beinen angehoben werden, da sonst ein rasches Aufsteigen der Spinalanästhesie bis hin zur totalen Spinalanästhesie möglich ist.[3] Zugleich wird der Operations-Tisch ca. 10 Grad Fußtief gestellt.

keine Kopftieflage

Da die Blockade nur ca. 60–90 Min. anhält, muss die Operation sofort beginnen. Bei zügigem Verlauf können mit diesem Vorgehen beidseitige Herniotomien erfolgen.

Blockadedauer

Das Analgesieniveau ist bei Säuglingen schwierig zu bestimmen. Wir verlassen uns mit Erfolg auf die rasche motorische Blockade der Beine als Zeichen für einen guten Block bei zugleich erhaltener Motorik der oberen Extremität. Zusätzlich kann man noch mit einer Klemme im Dermatom des Op-Gebietes kneifen, jedoch wird man keine adäquate Aussage über die Reaktion auf einen Zug am Peritoneum bekommen. Ein mehrfaches „Kneifen" über mehrere Segmente bis zum Erzielen einer Schmerzantwort praktizieren wir nicht.

i Unter einer Spinalanästhesie in dieser Dosierung sind sogar Pyloromyotomien möglich. Man erreicht also regelhaft hohe thorakale Segmente.[40,75] Thermographisch kann eine Ausdehnung bis zu einer Sympathikolyse in den Armen beobachtet werden (eigene Beobachtungen) ohne begleitende motorische Blockade der Arme.

Eine zusätzliche Sedierung sollte möglichst vermieden werden. Die Kinder rudern oft initial noch kräftig mit den Armen, sodass der Operateur Bedenken bezüglich der Durchführbarkeit der Operation anmeldet. Nach dem Abdecken des Kindes hingegen schlafen viele Kinder spontan ein. Falls notwendig, erhalten die Kinder einen mit Glucose benetzten Schnuller und/oder tropfenweise G 40 % Lösung oral.

vermeiden einer zusätzlichen Sedierung

Wenn eine Sedierung trotz sicher sitzender Spinalanästhesie unumgänglich ist, verwenden wir 0,5–1mg/kg Disoprivan iv.

Disoprivan

i Der Einsatz von Disoprivan in dieser Altersklasse ist ein off-Label use, dennoch erscheint Disoprivan z. Zt. die beste Alternative. Barbiturate haben eine lange terminale Halbwertszeit und induzieren möglicherweise neuronale Apoptose bei Frühgeborenen.

Ketanest wurde früher zur Supplementierung von Spinalanästhesien eingesetzt. Dabei zeigte sich, dass dieses Verfahren zu gehäuften, verzögerten Apnoen nach der Verlegung führte.[80] Ketanest sollte deshalb nicht eingesetzt werden, da dann die Vorteile der Spinalanästhesie verloren gehen.

Mittels BIS Monitoring kann das Einschlafen der Kinder verfolgt werden. Der BIS fällt auf Werte bis 40 ab.[36] Dieses Phänomen kann als Reaktion auf die sensorische Deafferenzierung gewertet werden. Auch eine Abnahme des cerebralen Blutflusses unter Spinalanästhesie wurde beobachtet, ohne dass die Bedeutung dieses Phänomens geklärt ist.[9]

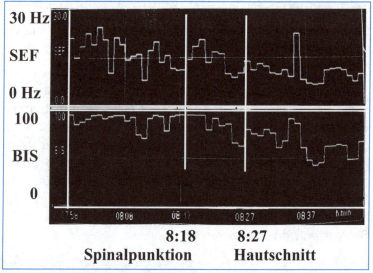

Abb. 8: Bispektralindex BIS und Spektrale Eckfrequenz SEF fallen unter einer Spinalanästhesie beim Säugling ab.

Eine strikte, kontinuierliche Überwachung während des Eingriffes ist selbstverständlich.

Postoperativ verbleiben die Kinder im Aufwachraum, bis sie die Beine wieder bewegen. Sie können hier sofort gefüttert/gestillt werden. Eine Kopftieflagerung sollte am Operationstag vermieden werden.

Eine Spinalanästhesie verstärkt zwar im Gegensatz zu einer Allgemeinanästhesie nicht die Neigung zu Apnoen, sie verhindert sie aber auch nicht. Da die Kinder, die üblicherweise für eine Spinalanästhesie vorgesehen werden, alle ein Bradykardie-Apnoe-Risiko haben, ist unabhängig von der Spinalanästhesie danach eine Überwachung erforderlich. Es sollte deshalb für mindestens 24 h ein Apnoemonitoring erfolgen. Nach der Spinalanästhesie kommt das Kind in der Regel auf die Station zurück, auf der es vorher war, je nach seinem aktuellen Zustand.

keine verstärkte Apnoeneigung

Periphere Nervenblöcke: Stamm

Rectusscheidenblock

Indikation:

Nabelhernien

Risiken:

Bislang nur eine beschriebene Komplikation in der Literatur bei einer erwachsenen Patientin (retroperitoneales Hämatom[87]).

Dosierung:

Links und rechts der Mittellinie werden jeweils 0,1 ml/kg Bupivacain 0,5 % oder je 0,4 ml/kg Ropivacain 0,2 % fächerförmig appliziert.

Durchführung:

Punktiert wird mit einer kurzgeschliffenen Kanüle (z. B. 25 G Spinalkanüle neonatal von Becton-Dickinson). Der Punktionsort liegt an der Schnittstelle zwischen lateraler Begrenzung des Musculus rectus und einer Linie vom Bauchnabel im 45 Grad Winkel zur Horizontalen nach kaudal. Dort einstechen, Winkel ca. 30 bis 45 Grad zur Haut, und nach Durchstoßen der Rectusfascie das Lokalanästhetikum fächerförmig injizieren. Links und rechts des Bauchnabels punktieren.

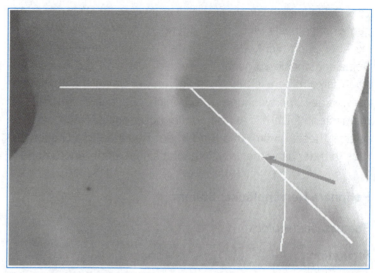

Abb. 9: Injektionsort für den Rectusscheidenblock

Hilfslinien

- Horizontale durch den Bauchnabel
- 45 Grad Linie zur Horizontalen
- äußere Begrenzung des M. rectus abdominis

Der mit dem Block unvertraute Operateur steht diesem Block oft anfangs ablehnend gegenüber, da das Lokalanästhetikum in die Nähe seines operativen Feldes injiziert wird. Er findet dann aber durch die Injektion des Lokalanästhetikum eher eine erleichterte Präparation der Strukturen.

Die Technik ist sehr einfach zu erlernen und effizient. Der Einsatz von Ultraschall kann zusätzlich Sicherheit in der Platzierung der Kanüle im M. rectus bringen und die Darstellung des Peritoneums ermöglichen.[44,84] Eine Infiltration des Wundgebietes mit Lokalanästhetikum erzielt eine vergleichbare Analgesiequalität.[38]

Peniswurzelblock

Indikation:

Circumcision, Hypospadiekorrektur

Risiken:

Sehr sicher. Blutung, Infektion wie bei jeder Punktion, mögliche Verletzung der Corpora cavernosa mit Hämatom, in seltenen Fällen nach PWB bei Erwachsenen Erektionsstörungen.

Der Block hat eine etwas höhere Versagerquote als ein Kaudalblock, bewirkt aber bei Erfolg eine erheblich längere Analgesie.

Dosierung:

- Insgesamt 0,2 ml/kg Bupivacain 0,5 % oder Ropivacain 0,75 %

Durchführung:

Punktiert wird mit einer kurzgeschliffenen Kanüle (z. B. 25 G Spinalkanüle neonatal von BD), das Kind liegt in Rückenlage. Der Penis wird mit Pflaster unter leichtem Zug an den Oberschenkeln fixiert. Dadurch wird ein Raum unterhalb der Symphyse eröffnet, in dem das Lokalanästhetikum injiziert wird. Die Symphyse wird getastet und das Punktionsareal desinfiziert. Punktiert wird unterhalb der Symphyse jeweils ca. 1 cm lateral der Mittellinie. Nach Durchstoßen der Haut (erster Widerstand) wird die Nadel bis zum Durchstoßen eines zweiten Widerstandes, der die Bucksche Fascie anzeigt, senkrecht unter leichter Aspiration vorgeschoben. Die Nadelspitze liegt jetzt etwas anterior der posterioren Kante der Symphyse. Es werden 0,1 ml/ kg Lokalanästhetikum injiziert. Wiederholung auf der anderen Seite. Betäubt werden die Nervi dorsales penis und ventrale Äste des Nervus pudendus. Die genannten ventralen Äste werden nicht immer ausreichend von Lokalanästhetikum erreicht und führen leicht zu einer analgetischen Lücke im Bereich des Frenulums.

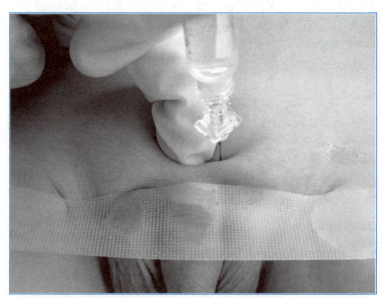

Abb. 10: Durchführung des Peniswurzelblockes. Der Penis wird mit Pflaster fixiert und nach Tasten der Symphyse und Desinfektion unterhalb und lateral der Symphyse punktiert.

keine Vasokonstriktoren!

Jeglicher Zusatz von Vasokonstriktoren ist strikt kontraindiziert!

Prinzipiell kann auch nur einmalig in der Mittellinie punktiert und die Nadel nach links und rechts gerichtet werden. Dabei gibt es theoretisch ein größeres Risiko, die Art. dorsalis penis zu punktieren. Die zweimalige laterale Punktion sollte deshalb bevorzugt werden. Die Wirkung tritt etwa nach 10 Min. ein und kann 8–12 h anhalten.

Welches Verfahren bei Circumcision?

i Welches Verfahren ist am besten bei Circumcision?
Zur Analgesie bei Circumcision sind diverse Verfahren beschrieben: Kaudalblock, Peniswurzelblock, topische Applikation von EMLA auf der distalen Hälfte des Penis, Ringblock an der Penisbasis.
Der Kaudalblock ist ein außerordentlich einfaches und zuverlässiges Verfahren. Die erzielte Analgesiedauer erreicht aber nur etwa 4 h. Ähnlich lange wirkt auch eine EMLA Applikation. EMLA muss zudem etwa 1h eingewirkt haben, um analgetische Effekte zu entfalten. Das bedeutet in der Praxis die Anlage eines EMLA Verbandes noch auf der Station zeitlich gut terminiert 1 h vor der Operation, da das EMLA vor der Operation abgewischt wird. Da diese Kinder in der Regel morgens zur OP kommen und oft als erste auf dem Plan stehen, ist dieses Vorgehen nicht sehr praktisch.
Die längste Analgesiedauer erreicht der PWB, der außerordentlich schnell durchzuführen ist. Nachteilig ist die analgetische Lücke im Bereich des Frenulums. Trotzdem ist dieser Block das Standardverfahren für Circumcisionen. Zwei Cochrane Analysen haben sich mit den Studien zur Anästhesie bei Cir-

cumcisionen befasst.[1,12] Der Peniswurzelblock ist dabei allen Verfahren mit systemischen Analgetika überlegen, nur ein Kaudalblock erzielte eine vergleichbare Analgesiequalität. Eine Arbeit aus dem Jahr 2005 vergleicht bei je 50 Kindern den Peniswurzelblock mit dem Kaudalblock, dabei werden beide Verfahren als gleichwertig bezeichnet.[79]

Periphere Nervenblöcke: Extremitäten

Axillärer Block

Zur Erzielung postoperativer Anlagesie bei der Versorgung von Frakturen im Hand/Unterarmbereich. Der Block ist einfach durchzuführen und hat eine hohe Erfolgsquote.

Dosierung:

- kurzwirksame, operative Anästhesie: 0,5–0,75 ml/kg (Prilocain1 % + Lidocain 1 % 1:1)
- langwirksame, operative Anästhesie: 0,5–0,75 ml/kg (Prilocain1 % + Ropivacain 0,75 % 1:1)
- postoperative Analgesie: 0,75 ml/kg Ropivacain 0,2 %

Technik:

Kanüle: z. B. Stimuplex D.

Der Block kann bei größeren, einsichtigen Kindern unter Analgosedierung mit Alfentanil angelegt werden. Die Anlage des Blockes in Narkose ist bei Kindern ebenfalls üblich.[22,43] Der Block sollte nur im nichtrelaxierten Zustand durchgeführt werden, um einen Nervenstimulator einsetzen zu können, z. B. in Kombination mit einer Larynxmaske. Falls eine Intubation mit Relaxierung notwendig ist, kann man den Block kurz vor Ausleitung der Narkose durchführen. Daten über das Risiko von Nervenschäden bei Anlage des Blockes in Narkose liegen nur in geringem Umfang vor,[7,27] deshalb muss die Indikation kritisch gestellt werden.

Der Arm wird abduziert gelagert und die Arteria axillaris palpiert. Punktiert wird leicht anterior und parallel zum Verlauf der Arterie und unter kontinuierlicher Aspiration.

Unter Narkose sollte eine Muskelstimulation mit einer minimalen Stromstärke von 0,3 mA bei einer Impulsbreite von 1 ms erreicht werden. Bei dieser Technik wird man in der Regel den N. medianus primär stimulieren, aufgrund der lockeren Fascien verteilt sich das Lokalanästhetikum meist gut auch zu den anderen Anteilen des Plexus.[16]

Der Block kann auch ohne Nervenstimulator durchgeführt werden,[43] zur Lokalisation dient dann der „klick" bei Passage der Fascie. Eine Punktion der Arterie sollte strikt vermieden werden, da dies aufgrund der lockeren Bindegewebe zu größeren Hämatomen führen kann.

Die Nerven liegen sehr oberflächlich, eine Stichtiefe von wenigen Millimetern ist in der Regel ausreichend.

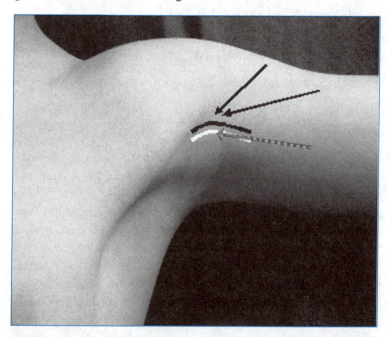

Gut palpabel (schwarz) die Art axillaris, dorsal davon (weiß) die Vena axillaris. Punktiert wird (zwei durchgezogene Pfeile) anterior zur Arterie distal vom M. Pectoralis major, leicht parallel zum Verlauf der Arterie. Dorsal der Arterie (gepunkteteter Pfeil) sollte nur unter Ultraschallkontrolle punktiert werden (Vene!).

Abb. 11: Oberflächenanatomie für Blockade des Plexus brachialis

Lediglich die Blockade des N. musculocutaneus sollte mit einer zweiten Injektion erfolgen.

N. musculocutaneus Blockade:

Nach der Durchführung der Plexusblockade tastet man den Musculus coracobrachialis leicht distal und leicht anterior zu der ersten Injektion. Die Punktion erfolgt fast horizontal, Reizerfolg ist jede Kontraktion des M. bizeps. Bei erfolgreicher Stimulation werden 0,1 ml/kg Naropin 0,2 % injiziert. Der N. musculocutaneus kann sonographisch dargestellt werden.

Femoralisblock

Ein technisch einfacher Block der zur postoperativen Analgesie nach Eingriffen am Oberschenkel nützlich ist, z. B. für Kinder mit Femurfrakturen.

nach Eingriffen am Oberschenkel

Der Block kann beim größeren, kooperativen Kind unter Analgosedierung angelegt werden oder bei kleineren Kindern unter unrelaxierter Allgemeinanästhesie.

Dosierung:

0,75 ml/kg Ropivacain 0,2 %

Durchführung:

Falls Lagerung möglich, sollte das Bein leicht abduziert und im Knie leicht gebeugt werden. Leitstrukturen: Leistenband und Art. femoralis, Punktion ca. 5–10 mm unterhalb des Leistenbandes und leicht lateral der Arterie. Die Punktion sollte mit einem Nervenstimulator erfolgen, Reizerfolg ist die Stimulation des M. rectus des quadriceps femoris. Es kommt zu einem „Tanzen" der Patella. Eine Stimulation des M. sartorius ist nicht ausreichend, die Punktion muss dann meist etwas weiter nach lateral erfolgen.

Im Rahmen der Notfallversorgung einer Femurfraktur kann dieser Block am wachen Kind auch ohne Nervenstimulator durchgeführt werden. Es wird dann lateral der Art. femoralis punktiert und Lokalanästhetikum injiziert, ohne vorher Parästhesien auszulösen.

Ischiadicusblock

Operationen an Knie und Fuß

Ein Ischiadicusblock kann bei Kindern im Klein- und Schulkindalter auch unter Narkose durchgeführt werden. In Kombination mit einem Femoralisblock können alle Operationen an Knie und Fuß durchgeführt werden. Als alleiniger Block ist er zur Schmerztherapie nach Frakturversorgung des oberen Sprunggelenkes und orthopädischen Operationen an den Füßen hilfreich.

Zugangswege

Diverse Zugangswege sind beschrieben worden: Der transglutäale Zugang nach Labat, der anteriore, der distale laterale und der popliteale Zugang. Empfehlenswert sind besonders der distale laterale und der popliteale Zugang.

Der laterale Zugang ist an der Außenseite des Oberschenkels an der Grenze zwischen Streckern und Beugern entlang des gesamten Oberschenkels möglich. Die erforderliche Stichtiefe nimmt jedoch zu, je weiter proximal man den Zugang wählt. Bei einer Punktion am Übergang vom mittleren zum distalen Drittel des Femur (das ist bei Erwachsenen etwa eine Handbreit oberhalb der Patella) reicht eine 50 mm Nadel selbst für normal gebaute Erwachsene aus.

Das Bein wird in Neutralstellung gelagert. Eine kleine Rolle unter dem oberen Sprunggelenk hebt den Oberschenkel leicht von der Unterlage ab. Die Punktion erfolgt in medio-lateraler Richtung genau parallel zur Unterlage. Als Reizerfolg kann eine Stimulation des M. gastrocmemius oder jede Stimulation am Fuß gewertet werden. Auch Katheter können bei dieser Technik eingelegt werden, günstigerweise wird dazu die Nadel zur Punktion leicht nach kranial gerichtet. Mittels Ultraschall kann die Trefferquote gesteigert werden.[62]

16 Stand-by-Funktion/ Monitored Anesthesia Care

Baer-Benzing C

Definition

Entsprechend der Stellungnahme des Berufsverbandes Deutscher Anästhesisten (BDA) versteht man unter „**Stand-by-Funktion**" die Überwachung der vitalen Funktionen eines Patienten sowie im Falle von Störungen ihre Aufrechterhaltung und Wiederherstellung während eines diagnostischen oder therapeutischen Eingriffs durch einen Anästhesisten, ohne dass dieser zugleich ein Betäubungsverfahren durchführt:[8]

Stand-by-Funktion

i Laut BDA muss jeder Arzt, der einen diagnostischen oder therapeutischen Eingriff ausführt, grundsätzlich in der Lage sein, die ärztliche und rechtliche Verantwortung für die Überwachung, Aufrechterhaltung und Wiederherstellung der vitalen Funktionen zu übernehmen.[8] In Ausnahmefällen kann es jedoch erforderlich sein, einen in der Notfallmedizin erfahrenen Arzt zur Überwachung der Vitalfunktionen hinzuzuziehen, insbesondere

Stellungnahme des BDA

- bei Patienten mit erhöhtem individuellen Risiko

- bei Eingriffen, die ihrer Natur nach mit einem erhöhten Risiko für die Vitalfunktionen einhergehen

- wenn der den Eingriff durchführende Arzt wegen der Kompliziertheit des Eingriffes nicht gleichzeitig die Sorge für die Vitalfunktionen übernehmen kann

- wenn der den Eingriff durchführende Arzt wegen mangelnder notfallmedizinischer Erfahrungen die Verantwortung für die Aufrechterhaltung der vitalen Funktionen nicht übernehmen kann.[8]

Die reine „Stand-by-Funktion" hat sich in den letzten Jahren gewandelt. Durch moderne **minimal-invasive Operationsmethoden**, die zum Teil in Lokalanästhesie durchgeführt werden können, oder neuere diagnostische Verfahren, bei denen die Patienten ruhig liegen müssen (z.B. Kernspintomografie), hat dieser Anästhesie-Service einen höheren Stellenwert erhalten[1] und wird dann als Anästhesiologische Betreuung (amerikanisch „**Monitored Anesthesia Care, MAC**") bezeichnet.

Monitored Anesthesia Care

Anästhesiologische Betreuung mit Analgosedierung

Werden zusätzlich Sedativa oder Analgetika verabreicht, bezeichnet man diese Anästhesiemethode als **Anästhesiologische Betreuung mit Analgosedierung** im Sinne einer erweiterten anästhesiologischen Überwachung.

Eine Reihe von Eingriffen wird heute in Analgosedierung mit oder ohne **Lokalanästhesie** durchgeführt:

Art der Eingriffe

Analgosedierung ohne Lokalanästhesie	Analgosedierung in Kombination mit Lokalanästhesie
• Endoskopien • ESWL • transvaginale IVF-Verfahren • Radiotherapie • radiologische Diagnostik in der Pädiatrie	• interventionelle Radiologie • zahnärztliche/kieferchirurgische Eingriff • ophthalmologische Eingriffe • Arthroskopie, KTS, kleine orthopädische OPs • Zirkumzision, Vasektomie, Orchidopexie, Hernien • Oberflächenchirurgie, Varizenchirurgie • plastisch-ästhetische Eingriffe (Facelifts)

Tab. 1: Eingriffe in Analgosedierung

Voraussetzungen für Stand-by und Monitored Anesthesia Care

Stellungnahme des BDA

Die Voraussetzungen für die Durchführung eines Stand-by wurden vom Berufsverband Deutscher Anästhesisten (BDA) festgelegt:[8]

„Der Anästhesist kann die Verantwortung für die Aufrechterhaltung der Vitalfunktionen nur übernehmen, wenn er rechtzeitig vor dem Eingriff Gelegenheit erhält:

- sich über die Einzelheiten des geplanten Eingriffs zu unterrichten
- sich über den Zustand des Patienten zu informieren

- für die Aufrechterhaltung der Vitalfunktionen bedeutsame diagnostische oder therapeutische Maßnahmen zu veranlassen und eine angemessene Prämedikation zu verordnen
- mit dem Patienten ein Aufklärungsgespräch zu führen."

Vor der Durchführung einer Anästhesiologischen Betreuung mit Analgosedierung müssen die o.g. Voraussetzungen ebenso erfüllt sein.

Die **räumliche, personelle** und **apparative Ausstattung** muss den Anforderungen genügen, die auch für die Durchführung von Allgemein- und Regionalanästhesien gelten.

apparative Ausstattung

i Da bei der Analgosedierung Narkosemittel verabreicht werden, die respiratorische und kardiozirkulatorische Komplikationen hervorrufen können, muss der Patient während des ganzen Verfahrens sorgfältig überwacht werden.[4,7] Eine Anästhesieeinheit, die Möglichkeit zur Sauerstoffgabe, zur Überwachung von Blutdruck, EKG und Sauerstoffsättigung sowie eine Kapnometrie müssen zur Verfügung stehen, ebenso eine Notfallausrüstung mit Hilfsmitteln zur Atemwegssicherung und Beatmung und zur Behandlung einer Kreislaufinsuffizienz (Medikamente, Defibrillator). Da die Anästhesiologische Betreuung mit oder ohne Analgesie häufig außerhalb des Operationsbereichs durchgeführt wird (Radiologie, Endoskopie, Eingriffsräume), ist besonders darauf zu achten, dass die Räumlichkeit so eingerichtet ist, dass auch eine Allgemeinanästhesie durchgeführt werden kann und dass sie den minimalen Arbeitsplatzanforderungen genügt.[3] Dies gilt auch für Nicht-Anästhesisten.[4] Das Ordnungsamt kann diesen Raum überprüfen.

Durchführung

Vor der Durchführung einer Anästhesiologischen Betreuung mit oder ohne Analgosedierung muss neben der Vorbereitung und Aufklärung auch das für eine Allgemeinanästhesie übliche **Nüchternheitsgebot** erfüllt sein.

Durchführung

Zusätzlich zum **Standardmonitoring** und der Möglichkeit zur Sauerstoffgabe (Gesichtsmaske, Nasensonde) sollte durch Legen eines **intravenösen Zugangs** die Möglichkeit geschaffen werden, durch **Medikamentengabe** (z.B. Sedativa, Opioid- und Nichtopioidanalgetika, β-Blocker, Vasopressoren, Bronchodilatatoren, Antihypertensiva) die erwünschte Sedierung, Amnesie, Anxiolyse und Analgesie zu erreichen und ggf. Störungen des Kreislaufs und der Atmung behandeln zu können.

S. 500

Die zur Analgosedierung verwendeten Medikamente sollten gut steuerbar und der Operations- bzw. Untersuchungsdauer angepasst sein sowie eine kurze Erholungszeit garantieren.[5]

Medikamente

Medikamente zur Analgosedierung

Eine Auswahl der gebräuchlichsten **Medikamente zur Analgosedierung,** die – entweder einzeln oder in Kombination – als intermittierende Bolusgaben oder kontinuierlich verabreicht werden können, ist in den nachfolgenden Tabellen zusammengestellt. Bei alten Menschen sollten die Dosierungen niedriger gewählt werden.

Medikament	Bolus	Kontinuierliche Infusion
Midazolam	0,025–0,05 mg/kg KG bzw. 2,5–7,5 mg	1–2 µg/kg/min
Propofol	25–100 mg	25–75 µg/kg/min 1,5–2 µg/ml (TCI)*
Methohexital	10–20 mg	15–45 µg/kg/min

*TCI = Target Controlled Infusion

Tab. 2: Sedativa

Medikament	Bolus	Kontinuierliche Infusion
Remifentanil	12,5–25 µg	0,025–0,15 µg/kg/min
Alfentanil	0,25–0,75 mg	0,5–1 µg/kg/min
Fentanyl	25–50 µg	–

Tab. 3: Analgetika

Medikament	Bolus
S-Ketamin	0,125–0,25 mg/kg
Kombination: S-Ketamin + Midazolam	(0,125–0,25 mg/kg) + 0,05 mg/kg
Kombination: Ketamin + Propofol	0,2 mg/kg +0,6 mg/kg

Tab. 4: Sedative Analgetika

Die Auswahl der Pharmaka hängt von der **Schmerzintensität** des Eingriffs ab.

Sedativa

Wenn die Prozedur relativ schmerzlos ist, reicht in der Regel eine **Anxiolyse** und **Sedierung** aus. Hier eignet sich z.B. **Midazolam**, auch weil es eine ausgezeichnete Amnesie erzeugt.[5] Bei Überdosierung kann Flumazenil (0,5–1 mg) als Antagonist eingesetzt werden. **Propofol** in sedativer Dosierung (> 50 µg/kg/min) hat nur minimale kardiorespiratorische Nebenwirkungen; außerdem wirkt es schon in diesen niedrigen Dosierungen antiemetisch.[5]

geringere Schmerzintensität

i Der BDA weist in seiner Leitlinie zur **Analgosedierung durch Nicht-Anästhesisten** eindringlich darauf hin, dass alle Sedativa in Überdosierung zur Narkose führen können und sorgfältig titriert werden müssen. Bei der Gabe von Propofol wird wegen seiner geringen therapeutischen Breite und des Fehlens eines Antagonisten die kurzfristige Verfügbarkeit eines Anästhesisten gefordert.[4]

Analgetika

Ist der Eingriff mit größeren Schmerzen verbunden (z.B. Anlegen einer Retrobulbäranästhesie, ESWL) kann ein **Opiat** indiziert sein. Besonders geeignet ist das ultrakurzwirksame **Remifentanil**. Es kann wie alle Opiate eine Atemdepression auslösen, aber die rasche Elimination (3–5 min) führt nach Beendigung der Infusion sehr rasch zum Abklingen dieser Nebenwirkungen. Bei zusätzlicher Midazolamgabe sollte die Remifentanil-Dosis um bis zu 50 % reduziert werden.[6] **Ketamin S** ist in niedriger Dosierung ein gut wirksames Analgetikum ohne atemdepressiven Effekt.[2]

17 Ambulante Anästhesie

Baer-Benzing C

Während in Deutschland nach der Verabschiedung des Gesundheitsstrukturgesetzes 1993 zunächst nur ca. 25 % aller Operationen ambulant durchgeführt wurden (USA: 60–70 %), kommt es derzeit aufgrund gesundheitspolitischer Einsparmaßnahmen zu einem deutlichen Anstieg ambulanter operativer Eingriffe. Im § 115b Sozialgesetzbuch (SGB V) wurde – nach langjährigen Verhandlungen zwischen den Spitzenverbänden der Krankenkassen, der Deutschen Krankenhausgesellschaft und der Kassenärztlichen Bundesvereinigung – ein **Katalog ambulant durchzuführender Operationen** festgelegt, der zum 1.4.2004 in Kraft trat.[4]

ambulante Operationen in Deutschland

i **Ambulante Operationen** im umfassenden Sinne sind diagnostische und therapeutische Eingriffe an Patienten, die sowohl die Nacht vor als auch bei planmäßigem Verlauf die Nacht nach der Operation außerhalb eines Krankenhauses verbringen."[3]

Definition ambulante OP

Voraussetzungen

Ambulante Eingriffe können entweder in **Einzelpraxen** (mobiler Anästhesiedienst oder feste Einrichtung), verschiedenen Formen von **Gemeinschaftspraxen** (ambulante Operationszentren) oder **Krankenhäusern** durchgeführt werden. Die heutigen medizinischen Möglichkeiten erlauben bei ansonsten gesunden Patienten die Durchführung eines Eingriffs in allen o.g. Einrichtungen, wenn der entsprechende Standard gewährleistet ist. Die **Morbiditäts-** und **Mortalitätsraten** sind bei ambulanten Operationen extrem gering.[14]

Einrichtungen zur ambulanten OP

i In einer prospektiven Outcome-Studie von Warner und Kollegen[14] wurden 38.598 Patienten nach 45.090 unterschiedlichen ambulanten Operationen über einen Zeitraum von 72 h bis 30 Tagen postoperativ kontaktiert. Davon starben 4 Patienten (1:11.273), 2 an Herzinfarkt und 2 infolge von Verkehrsunfällen. Größere Zwischenfälle traten bei 31 Patienten auf (1:1.455): 45 % erlitten einen Herzinfarkt, 23 ein ZNS-Defizit, 16 Lungenembolien, und bei 16 traten respiratorische Komplikationen auf. Mehr als ein Drittel der Komplikationen trat 48 h oder später nach der Operation auf.

Die ambulante Anästhesie ist eine wichtige **Spezialdisziplin**, die z.T. eigenen, von der DGAI festgelegten Leitlinien und Empfehlungen folgt; diese dienen als Hilfe bei der Durchführung ambulanter Anästhesien.[7,9,11]

Räumliche Voraussetzungen

bauliche Voraussetzungen

Unabhängig von der Art und Größe des operativen Eingriffs und der Anästhesie sind bestimmte **bauliche Voraussetzungen** gefordert: Operationsräume, Personalumkleiden, Waschbecken und Vorrichtungen zur Händedesinfektion, ein Raum für die Anästhesievorbereitung (zugleich für die Wiederaufbereitung des Anästhesieinstrumentariums) bzw. Entsorgungs- und Putzraum, ein Ruheraum bzw. Aufwachbereich und Umkleidegelegenheiten für Patienten müssen vorhanden sein.

i Für den praxis-ambulanten Bereich ist in Analogie zum klinik-ambulanten Bereich eine ausreichende Anzahl von **Liege- und Überwachungsplätzen** erforderlich, an denen gegebenenfalls auch reanimiert werden kann.[11]

Ebenso ist eine enge Anbindung an Parkmöglichkeiten, eine Verfügbarkeit von Rollstühlen sowie die Anbindung an stationäre Aufnahmebereiche gefordert.[7]

Apparative Voraussetzungen

Behandlung möglicher Zwischenfälle

Die Praxisausstattung hat sich bei der Durchführung von Allgemein- und/oder Regionalanästhesien sowie beim Umgang mit stark wirksamen Pharmaka auch an der Behandlung möglicher Zwischenfälle zu orientieren.

i Geräte zur EKG-Überwachung, zur Sauerstoffinsufflation und zur Druckinfusion sind ebenso wie das Instrumentarium zur Intubation und Gerätschaften zur Beatmung, zum Absaugen der Atemwege und zur Elektrotherapie des Herzens (Defibrillator und Schrittmacher) betriebsbereit vorzuhalten. Je nach dem Leistungsspektrum können weitere Geräte erforderlich sein.[3]

Mindestausstattung

In Tab. 1 ist der **Arbeitsplatzstandard** laut Definition der DGAI und des BDA dargestellt, der nicht unterschritten werden darf.

	am Arbeitsplatz	verfügbar
Narkosegerät	x	
EKG-Monitor	x	
Blutdruck nichtinvasiv	x	
Pulsoxymetrie	x	
Kapnometrie	x	
Narkosegasmessung	x	
EKG-Registrierung		x
Defibrillator		x
Temperatur-Monitoring		x
Notfallinstrumentarium		x
ZVD-Messung		x

Tab. 1: Ausstattung eines anästhesiologischen „Standardarbeitsplatzes" (essenziell)[9]

Für **ambulante** Anästhesiearbeitsplätze wird zusätzlich die Verfügbarkeit eines **Narkose-Respirators** und eines **Notfalllabors** empfohlen.[7]

Organisatorische Voraussetzungen

Für die ambulante Durchführung von Eingriffen werden Facharztstandard, eingewiesenes medizinisches Hilfspersonal mit speziellen Kenntnissen und Erfahrungen bei der Durchführung und Überwachung von Anästhesien sowie bei der Therapie von Zwischenfällen und die Vertrautheit mit der Wartung, Vorbereitung und Bedienung des Anästhesie-Instrumentariums und der Geräte vorausgesetzt.[11]

Genau wie im stationären Bereich muss eine ausreichende **schriftliche Dokumentation** erfolgen: Patientendaten, ASA-Klassifikation, Eingriff, Zeiten, Diagnosen, Zwischenfälle. Diese Daten sollten in der Regel aus dem **Narkoseprotokoll** ersichtlich sein. Zusätzlich müssen die **Hygienestandards** und deren Überprüfung schriftlich festgelegt und nachvollziehbar sein.

Dokumentation

Medizinische Voraussetzungen

keine Risikoerhöhung

„Die ambulante Durchführung des Eingriffs darf keine für den Patienten konkrete Risikoerhöhung gegenüber einem stationären Eingriff bedeuten",[3] d.h., es gelten die gleichen medizinischen Standards wie bei stationären Anästhesien.

Durchführung

Patientenauswahl

Steigender Kostendruck, hohe Sicherheitsstandards und nicht zuletzt gute Ergebnisse in der Tageschirurgie führten zur Ausweitung der Operationsindikationen und Auswahlkriterien auch für ältere, weniger gesunde Patienten.

Auswahlkriterien

- **Stabile ASA-III-Patienten** können ambulant operiert werden, wenn chronische Erkrankungen wie Asthma, arterielle Hypertonie, Diabetes mellitus oder eine KHK gut eingestellt sind. **Hohes Alter** stellt **keine Kontraindikation** gegen ambulante Operationen dar.[7]

- Patienten mit **Adipositas** haben im Vergleich zu normalgewichtigen Patienten ein 40–50 % größeres kardiovaskuläres, zerebrovaskuläres und pulmonales Risiko (arterielle Hypertonie, begrenzte kardiale Reserven, pulmonale Restriktion, Obstruktion, Aspirationsgefahr). Deshalb sollte die Indikation für eine ambulante Durchführung einer Operation in diesen Fällen sehr streng gestellt werden.

- Ehemalige **Frühgeborene** sollten wegen der Gefahr von Apnoe-Episoden und unreifer Lunge erst nach der 60. Gestationswoche ambulant operiert werden.

- **Unkooperative Patienten**, bei denen aufgrund fehlender Einsicht damit zu rechnen ist, dass sie die postoperativen Anweisungen nicht einhalten, sowie Patienten **ohne häusliche Versorgung** (keine Angehörigen) oder in nicht ausreichenden Wohnverhältnissen (fehlende sanitäre Anlagen, kein fester Wohnsitz) eignen sich nicht für ambulante Operationen.

Ambulante Anästhesie

- Bei **akuten Infekten** mit klinischen Symptomen gelten für Wahleingriffe dieselben Kriterien wie für stationäre Operationen.

- Bei **Medikamentenmissbrauch bzw. Suchterkrankungen** (Drogen, Alkohol, Laxanzien, Anorexie) sollten bei Vorliegen relevanter Begleiterkrankungen (Leberzirrhose, Kardiomyopathie) oder bei fehlender Compliance der Patienten keine ambulanten Eingriffe durchgeführt werden.

anästhesiologischer Patientenausschluss   Ausschlusskriterien

- ASA III–IV instabil
- Adipositas: BMI > 30 kg m^{-2}
- Kinder < 3 Monate
- ehemalige Frühgeborene < 60. Gestationswoche
- unzureichende häusliche Versorgung
- akute Infektion
- Suchterkrankung

Art der operativen Eingriffe

Folgende **Kriterien** sollten bei ambulant durchgeführten Operationen erfüllt sein: Kriterien für operative Eingriffe

- minimales Risiko einer Nachblutung
- minimales Risiko postoperativ auftretender respiratorischer Komplikationen
- keine spezielle postoperative Pflegebedürftigkeit
- Schmerzintensität, die in der Regel mit Nichtopioidanalgetika behandelt werden kann
- rasche Flüssigkeits-und Nahrungsaufnahme möglich

Aufklärung

S. dazu auch Allgemeiner Teil, Kap. 3 „Aufklärung und Einwilligung".

Anästhesie-Aufklärung und Einwilligung

Das **Aufklärungsgespräch** sollte so früh wie möglich durchgeführt werden, um eventuell benötigte Befunde rechtzeitig erheben zu können und ggf. entsprechende Untersuchungen zu veranlassen. Ebenso muss dem Patienten die Möglichkeit gegeben werden, die häusliche Betreuung zu organisieren.

In Ausnahmefällen kann die Narkoseaufklärung am Operationstag erfolgen, aber nur wenn keine risikoerhöhenden Begleiterkrankungen vorliegen.

i Das Gespräch unmittelbar vor dem Eingriff kann nur genügen, wenn der Patient in freier Entscheidung erklärt, dass er ausreichend informiert ist und keine Überlegungsfrist benötigt.[3]

Die Aufklärung sollte möglichst **schriftlich** anhand eines von der DGAI empfohlenen **Aufklärungsbogens** erfolgen. Über die narkosetypischen Risiken hinaus muss über die Besonderheiten bei ambulanten Eingriffen hingewiesen werden[3]. Hierzu gehören **(prä- und postoperatives Verhalten):**

Besonderheiten bei ambulanten Eingriffen

- Einhaltung des Nüchternheitsgebotes[10]
- Heimfahrt nur in Begleitung
- geeignete häusliche Versorgung
- Hinweis auf Einschränkung der aktiven Verkehrstauglichkeit und Geschäftsfähigkeit für 24 h
- postoperatives Verbot von Alkohol oder ähnlich wirkenden Drogen wegen möglicher Interaktionen mit Narkosemitteln für 24 h
- mögliche Komplikationen (z.B. Nachblutung, orthostatische Dysregulation, PONV, starke Schmerzen)
- Notwendigkeit spezifischer ärztlicher und nichtärztlicher Nachbehandlung

Untersuchungen und Befunde

S. dazu Allgemeiner Teil, Kap. 2 „Präoperative Evaluation und Risikoeinschätzung". Es gibt keine Unterschiede zum Vorgehen im stationären Bereich.

Medikamentöse Prämedikation

Bei ambulanten **erwachsenen Patienten** wird häufig auf eine anxiolytisch-sedierende Prämedikation verzichtet, um die postoperative Verweildauer nicht zu verlängern.

Verzicht auf Prämedikation bei Erwachsenen

Bei sehr ängstlichen, hyperaktiven oder geistig retardierten Patienten kann jedoch eine Prämedikation mit einem oralen kurzwirksamen Benzodiazepin, z.B. 5–7,5 mg Midazolam, erfolgen. **Kinder** benötigen häufiger eine Prämedikation; hier kann Midazolamsaft oral, rektal oder nasal ca. 1 h vor der Operation verabreicht werden (0,5 mg/kg bis zu einer Maximaldosis von 7,5 mg).

Prämedikation bei besonderen Patientengruppen

Anästhesieverfahren

Grundsätzlich sind bei ambulanten Eingriffen **alle gängigen Narkoseverfahren möglich**. Die Auswahl muss anhand der persönlichen Erfahrung des Anästhesisten, organisatorischen Gegebenheiten und der Besonderheiten des Eingriffs und des Patienten getroffen werden.

Das ideale ambulante Anästhesieverfahren sollte folgenden **Anforderungen** genügen:

Anforderungen

- gute Steuerbarkeit
- rasche postoperative Erholung
- geringe postoperative Nachwirkungen (PONV, psychomotorische Nebenwirkungen)
- kostengünstig
- hohes Maß an Patientenzufriedenheit

Die meisten ambulanten Eingriffe werden in **Allgemeinanästhesie** durchgeführt.

Allgemeinanästhesie

i Nach einer retrospektiven Studie aus den USA rangiert die Allgemeinnarkose (55 %) vor der Kombination von **Lokalanästhesie mit Sedierung** („Monitored Anesthesia Care", MAC (28 %) und **Regionalanästhesieverfahren** (8 %).[2]

Bei den Vollnarkosen eignen sich die **neuen Inhalationsanästhetika** (z.B. Sevoflurane) wegen ihrer guten Steuerbarkeit und des schnellen Aufwachverhaltens; sie bieten eine gute Alternative zur TIVA. **Propofol** als i.v.-Anästhetikum hat aufgrund seiner intrinsischen antiemetischen Eigenschaften einen günstigen Einfluss auf das Auftreten von **PONV** und sollte bei PONV-Risikopatienten verwendet werden. Allgemeinanästhesien werden je nach Eingriff oder patientenbedingt in **Intubationsnarkose** oder mit **Larynxmaske** durchgeführt. Vorteil der Larynxmaske ist, dass auf Muskelrelaxanzien verzichtet werden kann. Zusätzlich wirken sich eine geringere kardiovaskuläre Stimulation und eine gute Toleranz bei geringerer Narkosetiefe günstig auf die postoperative Verweildauer aus.

Analgosedierung

MAC mit Analgosedierung eignet sich zur Kombination mit Lokalanästhesien oder Nervenblockaden oder als alleinige Methode für diagnostische Eingriffe (Endoskopien, Lithotripsie, NMR) in der ambulanten Anästhesie (s.a. Allgemeiner Teil, Kap.16 „Stand-by-Funktion"/Monitored Anesthesia Care").

periphere Nervenblockaden

Nervenblockaden in Kombination **mit Vollnarkosen oder Sedierung** – wie z.B. interskalenäre Blockaden bei Schulteroperationen, N.-Femoralis-Blockaden, Ischiadikusblockaden bei Knieoperationen, Lokalanästhetikainfiltrationen im OP-Gebiet, intraartikuläre Infiltrationen von Lokalanästhetika oder Opiaten – sparen Anästhetika ein und erleichtern die postoperative Schmerztherapie. Plexus-brachialis-Blockaden bzw. Fußblöcke sind gängige Verfahren in der Hand- und Fußchirurgie. Die Patienten können bei noch anhaltender motorischer und sensorischer Blockade nach Hause entlassen werden, wenn die Extremität entsprechend geschützt ist und der Patient über eine Möglichkeit der Selbstverletzung und ihre Vermeidung aufgeklärt ist.[6]

rückenmarksnahe Regionalanästhesie

Rückenmarksnahe Leitungsanästhesien werden trotz der Vorteile – z.B. postoperative Vigilanz und die Operation überdauernde Schmerzausschaltung – im ambulanten Bereich eher zurückhaltend eingesetzt. Gründe hierfür sind eine z.T. notwendige **längere postoperative Verweildauer** durch länger anhaltende motorische und sensorische Blockaden, Harnverhalt und orthostatische Dysregulation. Die Entlassung nach rückenmarksnahen Anästhesien sollte erst erfolgen, wenn die sensorische und motorische Funktion vollständig zurückgekehrt sind und keine Sympathikusblockade mehr besteht (Gefahr der Hypotension).

Postoperative Überwachung und Nachsorge

Die **postoperative Überwachung** orientiert sich für ambulante Patienten am Standard für die stationäre Versorgung. (s.a. Allgemeiner Teil, Kap. 21 „Der Patient im Aufwachraum").

Orientierung am Standard für stationäre Versorgung

Mindestverweildauern für ambulante Patienten scheinen heute angesichts der modernen, kurzwirksamen Anästhetika nicht mehr sinnvoll. Der **Entlassungszeitpunkt** sollte sich an der Art und Dauer des Eingriffs, den verwendeten Anästhetika und v.a. am Zustand des Patienten orientieren.

keine Mindestverweildauer

Bei der Verlegung aus dem Aufwachraum oder der Tagesklinik direkt nach Hause schreibt die DGAI folgende **Entlassungskriterien** vor:[7]

Entlass-Kriterien

- stabile vitale Zeichen für mindestens 1 h
- Orientierung nach Zeit, Ort und bekannten Personen
- ausreichende Schmerztherapie mit oralen Analgetika
- die Fähigkeit, sich anzuziehen und herumzugehen entsprechend dem präoperativen Zustand
- minimale Übelkeit, Erbrechen oder Benommenheit
- Aufnahme von Flüssigkeit sollte ohne Erbrechen toleriert werden
- minimale Blutung, Wunddrainagenverlust
- gesicherte Fähigkeit, die Harnblase zu entleeren
- gesicherte Begleitung nach Hause durch einen verantwortlichen Erwachsenen
- Entlassung grundsätzlich durch Operateur und Anästhesist

Entlass-Kriterien

- Eine schriftliche und mündliche Instruktion für alle relevanten Aspekte der postnarkotischen und postoperativen Nachsorge muss dem Patienten übermittelt sowie der Begleitperson mitgegeben werden.
- Eine Kontaktadresse für Notfälle (Person und Telefonnummer) muss mitgegeben werden.
- Eine geeignete Schmerztherapie für mindestens den 1. Tag nach der Operation sollte vorgeschlagen werden.
- grundsätzlich Mitteilung von Ratschlägen einer Dauermedikation
- telefonische Nachfrage am 1. postoperativen Tag
- Der Patient muss prä- und postoperativ sowohl mündlich als auch schriftlich davor gewarnt werden, innerhalb der ersten 24 h postoperativ einen Wagen zu fahren, geschäftliche Abschlüsse jeglicher Art vorzunehmen oder Alkohol bzw. Sedativa zu einzunehmen (außer den ihm empfohlenen Medikamenten).

Erholungsphasen

Die **postnarkotische Erholung** teilt sich in 3 Phasen auf.[5]

- 1. Phase: Aufwachen aus der Narkose und Wiedererlangen der Atmung und Schutzreflexe
- 2. Phase: Wiedererlangung des klinischen Zustandes, der eine Entlassung nach Hause ermöglicht (**„Entlassfähigkeit"**).
- 3. Phase: vollständige Wiederherstellung der geistigen und körperlichen Leistungsfähigkeit

Die ambulanten Patienten werden in der 2. Phase nach Hause entlassen. Dies bedeutet, dass noch keine vollständige Wiederherstellung der geistigen und körperlichen Leistungsfähigkeit gegeben ist. Dies betrifft v.a. die psychomotorische Kompetenz, die motorische Koordination und kognitive Funktionen wie Gedächtnisleistung, Aufmerksamkeit und Reaktionsfähigkeit. Darauf müssen Patient und Begleitperson hingewiesen werden, und sie müssen eine schriftliche und mündliche Instruktion über das postoperative Verhalten bei Entlassung erhalten.

Um die Entlassfähigkeit eines ambulant operierten Patienten zu überprüfen, sind **Scoring-Systeme** hilfreich. Sie dienen gleichzeitig zur Dokumentation, ersetzen jedoch die persönliche Einschätzung des Arztes nicht. **Unerlässliche Voraussetzung** für die Entlassung nach Hause sind neben den stabilen Vitalfunktionen:

- die Gehfähigkeit des Patienten
- keine oder nur minimale postoperative Übelkeit
- geringe Schmerzen, beherrschbar durch enterale Medikation und physikalische Maßnahmen.

Die Forderung, der Patient müsse vor Entlassung getrunken und die Blase entleert haben, wird nicht mehr allgemein erhoben.[5]

Tab. 2 zeigt beispielhaft ein derartiges Punktesystem, das **Post-Anesthesia-Discharge-Scoring-System „PADSS"**, das speziell für die Entlassung ambulanter Patienten entwickelt wurde.[8] **Entlassungsfähigkeit** besteht, wenn **mindestens 9 Punkte** erreicht wurden. Verzögerungen der Entlassung können durch Schmerz, PONV, Schwindel, Gangunsicherheit, Synkope, Asthma oder fehlende Begleitperson bedingt sein.[8]

Punktesystem zur Entlassung

PADSS

Punkte	2	1	0
Vitalfunktionen Abweichung RR/HF	< 20 % vs. präoperativem Zustand	20–40 % vs. präoperativem Zustand	> 40 % vs. präoperativem Zustand
Aktivität	Standfestigkeit, kein Schwindel	benötigt Hilfe	Unfähigkeit aufzustehen
PONV	minimal, p.o. behandelbar	mäßig, parenteral behandelbar	besteht trotz Behandlung
Schmerzen nach p.o.-Medikation	minimal	moderat	ausgeprägt
Blutung	minimal; Verband/Kompressen nicht gewechselt	mäßig; Verband/Kompressen 1–2-mal gewechselt	ausgeprägt; Verband/Kompressen ≥ 3-mal gewechselt

Tab. 2: Punktesystem zur Beurteilung der Entlassfähigkeit eines ambulant operierten Patienten („PADSS"); modifiziert nach Chung[8]

Besonderheiten

- Bei **Kindern** muss die Beurteilung der Orientiertheit und Gehfähigkeit an das Alter angepasst werden. Eine Flüssigkeitsaufnahme vor Entlassung sollte auch hier freigestellt sein, da bei Zwang zur Nahrungsaufnahme häufigeres Erbrechen resultiert. Die Eltern sollten darauf hingewiesen werden, dass bei Flüssigkeitsverweigerung oder ausbleibender Miktion zu Hause unbedingt der Arzt zu kontaktieren ist.

- Bei **rückenmarksnahen Regionalanästhesien** darf die Entlassung erst nach der vollständigen Rückkehr der motorischen und sensorischen Funktionen sowie nach stattgehabter Miktion erfolgen.

- **PONV** ist in der ambulanten Anästhesie ein häufiger Grund für verlängerte Verweildauer im Aufwachraum und sollte deshalb bei Risikopatienten prophylaktisch, bei Auftreten in jedem Fall sofort behandelt werden (s. Allgemeiner Teil, Kap. 19 „Postoperative Übelkeit und Erbrechen").

Postoperative Schmerztherapie

inadäquate Schmerztherapie als Grund für postoperative Probleme

Obwohl nur solche Operationen ambulant durchgeführt werden sollten, nach denen nicht mit starken postoperativen Schmerzen zu rechnen ist, ist nicht adäquat behandelter Schmerz eine der häufigsten Klagen nach ambulanten Eingriffen und oft Grund für verlängerte **postoperative Verweildauer** oder **ungeplante stationäre Aufnahme**. Ca. 30–40 % der ambulant operierten Patienten leiden in den ersten postoperativen 24–48 h unter mittleren bis starken Schmerzen.[13] Neben der Vermeidung von kardiovaskulären Nebenwirkungen und der Chronifizierung von Schmerzen stehen heute bei der Schmerztherapie besonders Patientenzufriedenheit und Kosteneinsparung durch kurze Verweildauern im Vordergrund. Gerade deshalb ist eine gute postoperative Schmerzbehandlung immer wieder eine Herausforderung für die Anästhesisten.[12]

Mit der Schmerztherapie sollte möglichst früh, also schon **intraoperativ begonnen** werden.

Allgemeinanästhesien sollten mit kurzwirksamen Opiaten, NSAIDs und wenn möglich mit regionalen Verfahren ergänzt werden. Es konnte gezeigt werden, dass diese **„multimodale Schmerztherapie"** die **postoperative Verweildauer** sowie die postoperative Schmerzintensität vermindert.[1] Als Beispiele seien Fußblock, Peniswurzelblock, interskalenäre Blockaden, Wundinfiltrationen und intraartikuläre Injektionen genannt.

multimodaler Ansatz

Im **Aufwachraum** sollte in der Regel mit der Gabe von **oralen Analgetika** begonnen werden (z.B. Diclofenac, Ibuprofen, Metamizol, Paracetamol). **Paracetamol** ist seit kurzem auch als i.v.-Präparat zugelassen. Es ist sehr gut verträglich, trägt zur Einsparung von Opioiden bei und ist in ausreichender Dosierung als wirksames Analgetikum besonders bei **PONV** oder bei Patienten geeignet, die noch nicht in der Lage sind, Flüssigkeit zu sich zu nehmen.

Paracetamol-Dosierung

Patientengruppe	Dosis
Erwachsene ab 50 kg	1 g pro Anwendung, Dosierungsintervall 4 h, max. Tagesdosis 4 g
Kinder und Erwachsene 33–50 kg	15 mg/kg (1,5 ml/kg) pro Anwendung, Dosierungsintervall 4 h, max. Tagesdosis 60 mg/kg
Kinder von 10–33 kg	15 mg/kg (1,5 ml/kg) pro Anwendung, Dosierungsintervall 4 h, max. Tagesdosis 60 mg/kg
Patienten mit Niereninsuffizienz	Verlängerung des Dosierungsintervalls **bei Crea-Clearance < 30 ml/min auf 6 h**

Tab. 3: Dosierung von Paracetamol i.v. (Perfalgan®; nach Angabe des Herstellers)

Diclofenac dispers 50 mg eignet sich wegen seines raschen Wirkungseintritts gut zur akuten oralen Schmerztherapie.

Wenn nötig, können **vorübergehend auch Opiate** eingesetzt werden. Dies sollte aber nicht wiederholt geschehen, da sonst eine stationäre Aufnahme erwogen werden muss.

Für die Schmerztherapie **zu Hause** muss der Patient zumindest für die ersten 24 h genaue Anweisungen erhalten (Verordnungsplan mitgeben) und dazu aufgefordert werden, diesen einzuhalten, damit es zu keiner Aggravation von Schmerzen kommt. Als

Schmerztherapie zu Hause

sog. **Rescue-Therapie** bei sehr starken Schmerzen, kann auch zu Hause ein Opioid wie Codein oder Tramadol eingesetzt werden.

Regelmäßige Einnahme	Zusätzlich bei starken Schmerzen
Ibuprofen 2–3 x 600 mg **oder** Ibuprofen ret. 1 x 800 mg	Tramadol 50–100 mg 4–8-stündlich, max. Tagesdosis: 200 mg
oder Metimazol 3–4 x 40 Tropfen	s.o.
oder Paracetamol 3–4 x 1 g	s.o. **oder** Paracetamol 500 mg + Codein 30 mg (Talvosilen forte®) 1–4 Kapseln/Tag 4–8-stündlich
Bei nicht beherrschbaren Schmerzen den Arzt verständigen!	

Tab. 4: Beispiel eines Verordnungsplans für die ersten 24 h postoperativ (s.a. Allgemeiner Teil, Kap. 20 „Postoperative Schmerztherapie")

ungeplante stationionäre Aufnahme

Auch bei sorgfältiger Planung und Durchführung ambulanter Eingriffe kann es notwendig werden, den Patienten postoperativ in einer Klinik zu überwachen und zu behandeln. Die häufigsten Gründe für eine **ungeplante stationäre Aufnahme** sind in Tab. 5 zusammengestellt.

Gründe	Details/Beispiele
chirurgisch	ausgedehnterer Eingriff als geplant
Zwischenfälle	Blutung, Uterus-Perforation, Blasenpunktion
vorbestehende Erkrankung	Diabetes mellitus
perioperative Komplikationen	Brustschmerz, Arrhythmien
anästhesiologisch	PONV
	unbehandelbarer Schmerz
	langsame Erholung, Somnolenz
	Aspiration
sozial	Patientenwunsch

Tab. 5: Gründe für ungeplante stationäre Aufnahme[5]

Gründe	Details/Beispiele
	Chirurgenwunsch
	keine Begleitung
	keine häusliche Betreuung

Tab. 5, Fortsetzung

Zusammenfassung

Ambulante Eingriffe haben Vorteile für den Patienten, die Kostenträger und den Arzt.

Vorteile- und Nachteile ambulanter Eingriffe

Vorteile ambulanter Operationen	Nachteile ambulanter Operationen
• Kosteneinsparung • **psychosozial** (Minimierung postoperativer emotionaler Störungen bei Kindern; rasche Rückkehr in soziales Umfeld) • **medizinisch** (geringeres Risiko für Infektionen, geringe Morbidität und Mortalität[14]) • **organisatorisch** (Spezialisierung, Facharztstandard)	• schlechtere Kontrolle über Nüchternheit • schlechte Kontrolle über postoperatives Verhalten • bei Komplikationen längere Zeitintervalle bis zur Intervention • Unsicherheit des Patienten

Tab. 6: Vor- und Nachteile ambulanter Operationen

Bei einer immer weiteren Ausweitung ambulanter Eingriffe ist es unsere Aufgabe, sichere Anästhesiemethoden mit guten Ergebnissen zu gewährleisten. Dies gilt zunehmend auch für längere und ausgedehntere Operationen, die in ambulanten Einrichtungen durchgeführt werden. Hierzu müssen die Patienten vor der Operation sorgfältig ausgesucht und vorbereitet werden und es muss überprüft werden, ob sie nach Hause entlassen werden können und ob sie alle relevanten Informationen verstanden haben. Alle Sicherheitsstandards, die für die Entlassung im stationären Bereich gelten, müssen auch bei ambulanter Durchführung der Operation eingehalten werden. Wenn der Patient keine Begleitung und häusliche Betreuung hat, muss der Eingriff verschoben oder stationär durchgeführt werden. Außer von den Operationsergebnissen hängt der Behandlungserfolg bei ambulanten Patienten von den Fähigkeiten des Anästhesisten ab. Die

Ausblick

neueren, kurzwirksamen Anästhetika und multimodale Therapieansätze verbessern das **Outcome** der ambulanten Patienten und ihre Zufriedenheit durch eine geringe Nebenwirkungsrate, schnelle postoperative Erholung und die Möglichkeit einer schnellen Rückkehr zu den täglichen Aktivitäten.[5]

Checkliste Ambulante Anästhesie

Patientenauswahl	ASA I, II und ASA III bei stabilem Zustand
	keine Adipositas per magna
	keine ehemaligen Frühgeborenen bis 60. Gestationswoche
	häusliche Versorgung muss gewährleistet sein
Art der Eingriffe	keine Laparotomie/Thorakotomie
	minimales Risiko einer Nachblutung
	minimales Risiko postoperativer respiratorischer Komplikationen
	Schmerzintensität, die in der Regel mit Nichtopioid-Analgetika ausreichend behandelt werden kann
	rasche Flüssigkeits- und Nahrungsaufnahme möglich
Vorbereitung	rechtzeitige Aufklärung, besonders über perioperatives Verhalten (Nüchternheit, häusliche Versorgung, ggf. präanästhesiologische Diagnostik, ggf. Fortführung der Dauermedikation)
Entlassung	Begleitperson muss anwesend sein
	Schmerztherapie muss festgelegt sein
	keine relevanten Schmerzen oder PONV zum Entlasszeitpunkt
	Aufklärung über postoperatives Verhalten (Fahr- und Geschäftsunfähigkeit 24 h)
	Notfalltelefonnummer mitgeben

18 Anästhesie bei bestimmten Patientengruppen

18/1 Patienten mit kardialen Erkrankungen

Kienbaum P

Die gesteigerte Lebenserwartung sowie die zunehmende Bereitschaft, weit reichende medizinische Interventionen auch bei Patienten mit erheblicher Ko-Morbidität durchzuführen, bedingt, dass zunehmend Patienten mit kardialen Erkrankungen zur Durchführung einer Anästhesie vorgestellt werden. Zu diesem Zeitpunkt erfolgt im Gespräch mit dem Patienten die **Risikoeinschätzung** und **Planung** der anästhesiologischen Versorgung.

zunehmend Anästhesien bei Patienten mit kardialen Erkrankungen

Präanästhesiologische Diagnostik

Das Ausmaß der **präoperativen kardialen Evaluation** hängt zum einen von der präoperativen (Verdachts-)Diagnose einer Herzerkrankung, zum anderen von der Dringlichkeit und dem Umfang bzw. Risiko eines operativen Eingriffs ab (Tab. 1). Zunächst entscheidend sind eine gründliche **Anamnese** sowie die Beurteilung der **kardialen Belastbarkeit** (z.B. Treppensteigen). Bei unklarer Einschränkung der altersentsprechenden körperlichen Belastbarkeit sollten durch eine **Echokardiographie** die linksventrikuläre Funktion quantifiziert sowie strukturelle Ursachen für Herzgeräusche identifiziert werden.[2]

Hochrisikoeingriffe (kardiales Risiko > 5 %)	Mittleres Risiko (kardiales Risiko 1–5 %)	Niedriges Risiko (kardiales Risiko < 1 %)
• große Notfalleingriffe, z.B. schweres Polytrauma • Aorten- und große gefäßchirurgische Eingriffe • periphere gefäßchirurgische Eingriffe • lang dauernde Eingriffe mit hohem Volumenumsatz bzw. Blutverlusten	• Operationen an der A. carotis • HNO-Eingriffe • intraperitoneale und intrathorakale Eingriffe • orthopädische Chirurgie • Prostata-Operationen	• endoskopische Eingriffe • Operationen an der Körperoberfläche • Kataraktchirurgie • Brustchirurgie

Tab. 1: Perioperatives kardiovaskuläres Risiko: Bedeutung des geplanten Eingriffs (in Anlehnung an [2])

Innerhalb der letzten 25 Jahre wurden verschiedene **Risikoscores** entwickelt. Eine Übersicht zur Beurteilung des individuellen perioperativen kardiovaskulären Risikos gibt Tab. 2.

Hohes Risiko	Mäßiges Risiko	Geringeres Risiko
• instabile Koronarsyndrome: – akuter Myokardinfarkt innerhalb der letzten 7 Tage – instabile oder schwerwiegende Angina pectoris (CCS III+IV) • dekompensierte Herzinsuffizienz • hämodynamisch wirksame Arrhythmien: – höhergradige AV-Blockierung – symptomatische ventrikuläre Arrhythmien bei zugrunde liegender Herzkrankheit – supraventrikuläre Arrhythmien mit unkontrollierter Kammerfrequenz • schwerwiegende Pathologie der Herzklappen	• Angina Pectoris (CCS I+II) • alter Myokardinfarkt (Q-Zacken im EKG) • kompensierte oder rekompensierte Herzinsuffizienz • Diabetes mellitus (insbesondere insulinabhängig) • Niereninsuffizienz (Kreatinin > 2,0 mg/dl)	• höheres Alter (ab 70 Jahre) • pathologisches EKG (Linksschenkelblock, Hypertrophiezeichen, ERBS) • Herzrhythmus (fehlender Sinusrhythmus?) • eingeschränkte körperliche Belastbarkeit (< 1 Etage mit Einkaufstasche) • Schlaganfall in der Anamnese • schlecht eingestellte arterielle Hypertonie

CCS (Kanadische Klassifikation der Angina pectoris):
CCS I: normale körperliche Aktivität (Laufen, Treppensteigen ohne Angina pectoris)
CCS II: normale körperliche Aktivität, Kälte oder psychischer Stress führen zu Angina pectoris und Einschränkung der Leistungsfähigkeit
CCS III: normale körperliche Leistung (Laufen 1 km, Treppensteigen 1 Etage) führen zu Angina pectoris und deutlicher Leistungseinschränkung
CCS IV: geringe körperliche Aktivität führt zu Angina pectoris, wobei Symptome auch in Ruhe auftreten können
ERBS: Erregungsrückbildungsstörungen

Tab. 2: Perioperatives kardiovaskuläres Risiko: Bedeutung individueller patientendeterminierter Faktoren (in Anlehnung an [2])

Koronare Herzkrankheit

Atherosklerotische Veränderungen im Bereich der Koronararterien kommen bei vielen Patienten vor, insbesondere bei Vorliegen der klassischen Risikofaktoren wie arterieller Hypertonie, Diabetes, Nikotinabusus und Fettstoffwechselstörungen. Während eine stabile Angina pectoris als Risikofaktor für die perioperative Morbidität kontrovers diskutiert wird, werden Patienten mit **instabiler Angina pectoris** als Hochrisikopatienten angesehen.

Patienten mit instabiler AP: Hochrisikopatienten

Bei allen Patienten mit **eingeschränkter körperlicher Belastbarkeit** wird präoperativ orientierend zur myokardialen Ischämiediagnostik und Identifikation vorbestehender Veränderungen ein **EKG** geschrieben. Zur weiteren nichtinvasiven präoperativen Evaluation können nach Verfügbarkeit eine **(Stress-)Echokardiographie** oder eine **Thallium-Myokardszintigraphie** durchgeführt werden. Eine **Koronarangiographie** stellt den letzten Schritt in Diagnostik und Beurteilung einer koronaren Herzkrankheit dar. Diese Untersuchung sollte jedoch präoperativ nur bei ausgewählten Patienten durchgeführt werden, die im Falle einer Bestätigung der Verdachtsdiagnose einer revaskularisierenden Therapie vor einem nicht-herzchirurgischen Eingriff unterzogen würden.

Methoden der Diagnostik

Eine **präoperative koronare Revaskularisation** ist lediglich für eine kleine Gruppe (z.B. Hauptstammstenose, instabile Plaques) koronarer Hochrisikopatienten indiziert. Dabei ist die Planung der zeitlichen Abfolge zwischen koronarer Bypassoperation oder PTCA und dem operativen Eingriff von erheblicher Bedeutung. Elektive nicht-herzchirurgische Operationen sollten nach koronarer Revaskularisation für mindestens 4–6 Wochen, möglicherweise sogar für bis zu 6 Monate, verschoben werden. Dabei ist auch das für eine Reendothelialisierung koronarer Stents benötigte Intervall sowie die Notwendigkeit der Einnahme thrombozytenaggregationshemmender Substanzen (medikamentenfreisetzende Stents: 6 Monate) mit dem Risiko von Blutungen bzw. von Koronarthrombosen bei Absetzen der Medikation zu beachten.

präoperative koronare Revaskularisation

i Risikoabschätzung: Bei kardialen Hochrisikopatienten vor gefäßchirurgischer OP **ohne** präoperative **koronare Intervention** ist in Abhängigkeit vom Ausmaß der koronaren Herzkrankheit mit einer je nach Untersuchung erheblich variierenden Inzidenz eines perioperativen Myokardinfarkts (von unter 1 % bis über 10 %) und mit einer Letalität bei eingetretenem Myokardinfarkt von bis zu 20 % zu rechnen.[5]

In diesem gefäßchirurgischen Patientenkollektiv ist die **Koronarangiographie** mit dem Risiko eines akuten Myokardinfarkts von bis zu 0,25 % und einer Letalität bei eingetretenem Myokardinfarkt von bis zu 2,5 % verbunden.

Perkutane Interventionen und operative koronare Revaskularisationen sind mit dem Risiko eines Myokardinfarkts von 3–10 % sowie einer Letalität von 1–2,5 % bzw. 2–8,5 % assoziiert.

Die mögliche Senkung des Myokardinfarktrisikos durch präoperative koronare Intervention ist immer unter Berücksichtigung des Risikos durch die Intervention abzuwägen.[9]

Patienten nach Myokardinfarkt

elektive Eingriffe je nach Zustand des Patienten

Elektive operative Eingriffe innerhalb eines Intervalls von 6 Monaten nach einem akuten Myokardinfarkt wurden früher meist als kontraindiziert betrachtet. Durch gutes anästhesiologisches Management und erweitertes hämodynamisches Monitoring kann jedoch das Risiko eines erneuten perioperativen Myokardinfarkts gesenkt werden. Klinisch unauffällige **Patienten mit guter Belastbarkeit** können wahrscheinlich bereits 6 Wochen nach einem koronaren Ereignis unter Berücksichtigung des Risikos der Gabe bzw. des Entzugs thrombozytenaggregationshemmender Substanzen einem nicht-herzchirurgischen Eingriff zugeführt werden. Demgegenüber sollten alle **Patienten mit kürzlich** (bis zu 6 Monaten) **stattgehabtem akuten Myokardinfarkt und schlechter körperlicher Belastbarkeit** bzw. einer eingeschränkten linksventrikulären Funktion präoperativ einer Koronarangiographie und ggf. einer weiteren koronaren Intervention zugeführt werden.[2]

Perioperative Myokardinfarkte

Perioperative akute Myokardinfarkte haben einen großen Einfluss auf die perioperative Morbidität und Mortalität. Die kardiale Prävention beeinflusst daher maßgeblich das postoperative Ergebnis. Die **meisten** perioperativen **Myokardinfarkte** treten **innerhalb der ersten postoperativen Tage** (Maximum am 1. und 2. postoperativen Tag) auf.

Ursachen

Die **genauen Ursachen** perioperativer Myokardinfarkte sind immer noch **unklar**. Die meisten Myokardinfarkte entstehen wahrscheinlich infolge koronarer atherosklerotischer **Plaquerupturen** und nachfolgender **Thrombosen**. Demgegenüber scheint eine lokale Stase bei kritischen Stenosen von geringerer Bedeutung zu sein.

Häufig werden ischämische Episoden **am Ende eines operativen Eingriffs** und während der Anästhesieausleitung beobachtet. In dieser Phase sind sympathische Aktivierung, Tachykardie und arterielle Hypertonie mit einer Aktivierung des Gerinnungssystems assoziiert. Hierdurch könnten koronare Vasospasmen, Plaquerupturen und koronare Thrombosen getriggert sein.

Diagnose

Weniger als 10 % aller perioperativen Myokardinfarkte erfüllen die klassische Definition eines Myokardinfarkts, nämlich das **Vorhandensein** von mindestens 2 von 3 der **WHO-Kriterien** für die **Diagnose eines akuten Myokardinfarkts** (Brustschmerz, ischämiebedingte EKG-Veränderungen, erhöhte Plasmakonzentrationen von CK-MB oder Troponin). Vielmehr basiert die Diagnose eines Myokardschadens häufig allein auf **Erhöhungen biochemischer Marker** (CK-MB, Troponin T/I). Dennoch korrelieren geringe perioperative Erhöhungen der Troponin-Plasmakonzentration gut mit einem Myokardschaden sowie dem postoperativen Outcome.

pharmakologische Prophylaxe

Da eine koronare Revaskularisation insbesondere bei nicht aufschiebbaren operativen nicht-herzchirurgischen Eingriffen nur selten indiziert ist, kommt der **pharmakologischen Prophylaxe** myokardialer Ischämien eine große Bedeutung zu.

Perioperativ wird eine Aktivierung der Hypothalamus-Hypophysen-Nebennieren-Achse sowie der Aktivität des sympathischen Nervensystems für mindestens 1 Woche nach dem operativen Eingriff beobachtet. Dabei führen Katecholamine zu einer Erhöhung aller 4 Determinanten des myokardialen Sauerstoffverbrauchs (Herzfrequenz, Vorlast, Nachlast, Kontraktilität). Somit kommt Pharmaka, die die Aktivität des sympathischen Nervensystems oder aber Katecholamineffekte antagonisieren (β- **oder** $α_2$-**Adrenozeptor-Antagonisten**)**,** eine besondere Bedeutung in der Prophylaxe perioperativer myokardialer Ischämien zu.[1,7,8] Es liegen Studien mit Atenolol, Metoprolol und Clonidin vor.

In einigen Kliniken erhalten Patienten im Alter über 50 Jahre grundsätzlich eine perioperative Ischämieprophylaxe mit einem β-**Adrenozeptor-Antagonisten**, beginnend am Tag vor dem operativen Eingriff bis mindestens zur Entlassung (z.B. retardiertes Metoprolol 50–200 mg pro Tag p.o.). In Abhängigkeit von den Möglichkeiten der Entlassung und von der Kreislaufstabilität sollten die Substanzen möglichst lange gegeben werden. Die Therapie kann auch vor Anästhesieeinleitung durch intravenöse Gabe begonnen werden (z.B Metoprolol 5 mg i.v.). Ausgeschlossen werden lediglich Patienten mit höhergradiger AV-Blockierung, dekompensierter Herzinsuffizienz und schwerer COPD.

Klappenvitien

eingeschränkte Belastbarkeit – erhöhte Morbidität/Letalität

Veränderungen an den Herzklappen führen zu einer **eingeschränkten körperlichen Belastbarkeit** und bei hochgradigen Vitien zu einer Erhöhung der perioperativen Morbidität und Letalität.

Bei Vorliegen eines unklaren Herzgeräusches und reduzierter körperlicher Belastbarkeit ist die transthorakale bzw. transösophageale **Echokardiographie** das Standardverfahren zur weiteren Diagnostik.

Das perioperative Management von Patienten mit Klappenvitien stellt insbesondere in den Fällen eine Herausforderung für den Anästhesiologen dar, in denen bereits aufgrund der hämodynamischen Wirksamkeit die Indikation zur kardiochirurgischen Intervention gestellt wurde. Die Indikation für die Korrektur von Klappenvitien ist durch eine „nicht-herzchirurgische" Operation unbeeinflusst. Symptomatische stenotische und akut insuffiziente Vitien disponieren zu Herzinsuffizienz und kardiogenem Schock und sind in Hinblick auf Morbidität und Letalität wahrscheinlich gravierender als symptomatische chronische Klappeninsuffizienzen, die sich häufig medikamentös stabilisieren lassen.

Pathophysiologie und spezifische hämodynamische Ziele sind im speziellen Teil, Kap. 2/2 „Herzchirurgie" detailliert dargestellt.

Bei allen Klappenvitien ist an eine perioperative **antibiotische Endokarditisprophylaxe** zu denken.

Endokarditisprophylaxe

Bei allen Patienten mit **mechanischem Herzklappenersatz** sollte die Dauermedikation mit oralen Antikoagulanzien (Cumarin-Derivaten) präoperativ durch **intravenös** verabreichtes **Heparin** ersetzt werden. Es wird ein Anstieg der **Prothrombinzeit** (Quick-Wert) (je nach geplantem operativem Eingriff) von mindestens 50–60 % angestrebt. Perioperativ stellt die Umstellung auf eine **kontinuierliche i.v.-Gabe von Heparin** (200–400 IE/kg/d) das historische Standardverfahren dar (**Ziel-PTT:** 60 s, engmaschige Kontrollen und Dosisanpassung). Eine gewichtsadaptierte **subkutane** Gabe eines **niedermolekularen Heparins** scheint jedoch mindestens gleichwertig in Hinblick auf die Verhinderung thromboembolischer Ereignisse und einfacher in der Durchführung. Leider liegen keine Daten vor, die unterschiedliche Schemata perioperativ miteinander vergleichen.[4]

Heparin

Grundsätzlich gilt aber, dass die Steuerbarkeit im Einzelfall ein Argument für die kontinuierliche intravenöse Applikation von unfraktioniertem Heparin darstellt, wogegen die subkutane Gabe von therapeutischen Dosen an niedermolekularem Heparin am einfachsten durchführbar, aber auch am schwierigsten zu quantifizieren ist.

Herzrhythmusstörungen

Präoperative Herzrhythmusstörungen sollten in Hinblick auf **kardiopulmonale Ursachen** abgeklärt werden: z.B. Ausschluss myokardialer Ischämien durch Ruhe-EKG und Belastungstest (Stress-Echokardiographie, Thallium-Szintigraphie, bei positivem Befund der nichtinvasiven Verfahren Koronarangiographie), Ausschluss von Klappenvitien durch Echokardiographie. Darüber hinaus sollten differenzialdiagnostisch unerwünschte **Medikamenteneffekte** sowie **metabolische Ursachen** ausgeschlossen werden. Ventrikuläre Extrasystolien bis hin zu nicht anhaltenden, asymptomatischen ventrikulären Tachykardien sind dabei wahr-

kardiopulmonale Ursachen?

scheinlich nicht mit einem erhöhten Risiko eines perioperativen Myokardinfarkts oder Herztodes assoziiert.

Umgang mit Herzschrittmachern

Herzschrittmacher sollten präoperativ auf ihre Funktion überprüft, ICDs während eines operativen Eingriffs inaktiviert werden. Es bleibt zu beachten, dass **Elektrokauter** zu einer Inhibition der Schrittmacherfunktion führen können. Bei der Platzierung einer **Neutralelektrode** ist darauf zu achten, dass sich Herz und Schrittmacheraggregat nicht zwischen OP-Gebiet und Neutralelektrode befinden. Bei persistierenden **Schrittmacher-Sensingproblemen** kann durch **Auflegen eines Magneten** auf die Haut über dem Schrittmacheraggregat ein V00- bzw. D00-Stimulationsmodus aktiviert werden (vgl. dazu auch Allgemeiner Teil Kap.18/14 „Patienten mit Herzschrittmacher oder implantiertem Defibrillator").

Herzinsuffizienz

ischämische/ dilatative/ hypertensive Kardiomyopathie

Bei Patienten ohne Klappenvitien liegt einer Herzinsuffizienz gewöhnlich eine ischämische, dilatative oder hypertensive **Kardiomyopathie** zugrunde.

Es gibt Hinweise darauf, dass das insuffiziente Herz weitgehend Vorlast-unabhängig arbeitet, jedoch sehr **empfindlich** auf eine **Zunahme der Nachlast** reagiert (Abb. 1).

> **i** Dies bedeutet, dass bei dilatiertem Herzen und Normo- oder Hypervolämie eine Abnahme der linksventrikulären Füllung häufig nicht zu einer Abnahme des Schlagvolumens führt, der Ventrikel also auf einem flach verlaufenden Teil der "Starling'schen Kurve" arbeitet. Wenn das Schlagvolumen als Funktion des transmuralen linksventrikulären Füllungsdruckes dargestellt wird, führt ein positiver endexspiratorischer Atemwegsdruck bei Gesunden zu einer stärkeren Beeinträchtigung des Schlagvolumens als bei Patienten mit Herzinsuffizienz. Demgegenüber führt eine Zunahme des endsystolischen Drucks bei konstantem diastolischen Volumen und unveränderter kontraktiler Funktion zu einer Abnahme der Faserverkürzung und folglich des Schlagvolumens (Abb. 1).

Patienten mit kardialen Erkrankungen

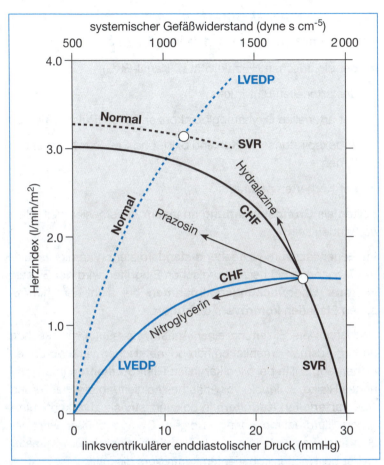

Der Herzindex eines normalen Herzens wird physiologischerweise durch den linksventrikulären enddiastolischen Druck reguliert (LVEDP, blaue gestrichelte Linie). Der systemische vaskuläre Widerstand hat lediglich einen geringen Einfluss auf das Herzzeitvolumen (SVR, schwarze gestrichelte Linie). Im Gegensatz hierzu reagiert das insuffiziente Herz "vorlastunabhängig" (LVEDP, blaue durchgehende Linie) im Wesentlichen auf eine weitere Zunahme des systemischen vaskulären Widerstandes (SVR, schwarze durchgehende Linie) mit einer Verschlechterung der eingeschränkten Pumpfunktion. Venodilatatoren (z.B. Nitroglyzerin) beeinflussen durch Vorlastsenkung das Herzzeitvolumen nicht. Demgegenüber führt eine arterielle Vasodilatation zu einer deutlichen Steigerung des Herzzeitvolumens (z.B. Nitroprussid, Dihydralazin, Prazosin).

Abb. 1: Effekte des linksventrikulären enddiastolischen Drucks und des systemischen Widerstands auf den Herzindex

Hierdurch wird die Gabe von **Vasodilatatoren** (z.B. Nitroprussid nach Wirkung) bei Herzinsuffizienz begründet, wobei das Schlagvolumen nur bei ausreichend hoher kardialer Füllung ansteigt.

Einflüsse auf den Herzindex

Perioperatives Monitoring

nicht-invasive Überwachung

Die nicht-invasiven Techniken für die Überwachung

- der elektrischen Herzaktivität (7-Kanal-EKG)
- des arteriellen Blutdrucks
- der arteriellen Oxyhämoglobinkonzentration (Pulsoxymetrie)
- endexspiratorischer Kohlendioxid- und Sauerstoffkonzentrationen
- der Körpertemperatur

sollten als **Grundausstattung** an jedem Anästhesiearbeitsplatz vorhanden sein.

invasive Überwachungsmaßnahme

Im Gegensatz zum weitgehend standardisierten kardiovaskulären Monitoring bei herzchirurgischen Eingriffen wird der Einsatz **weiterer Überwachungsmaßnahmen** bei nicht-herzchirurgischen Eingriffen **kontrovers diskutiert**.

Katheter

Da bereits die Einleitung einer Anästhesie häufig mit raschen und im Ausmaß erheblichen hämodynamischen Veränderungen einhergeht, sollte bei allen kardialen **Risikopatienten** (mäßiges/hohes Risiko, s. Tab. 2) vor Anästhesieeinleitung die Platzierung eines **arteriellen Katheters** in Lokalanästhesie zum kontinuierlichen Blutdruckmonitoring erfolgen. Demgegenüber wird der Gebrauch zentralvenöser und pulmonalarterieller Katheter selbst bei Hochrisikopatienten kontrovers diskutiert.[6]

Die Anlage eines **zentralvenösen Katheters** erlaubt die Bestimmung des zentralvenösen Drucks, der in Abhängigkeit vom Gefäßtonus Hinweise auf die kardiale Füllung und rechtsventrikuläre Funktion gibt. Im Verlauf der Anästhesie kann insbesondere das Auftreten relativer Veränderungen bedeutsam sein. Ferner können über einen zentralvenösen Katheter kreislaufwirksame Medikamente zuverlässig verabreicht werden. Bei Risikopatienten mit **zu erwartender Kreislaufinstabilität** unter Anästhesieeinleitung ist die vorherige Anlage des zentralvenösen Katheters und eine kontinuierliche Gabe von **Katecholaminen** (Noradrenalin, Adrenalin) zur Anästhesieeinleitung zu erwägen.

Die Indikationsstellung für die Anwendung eines **Pulmonalarterienkatheters** ist gerade in den letzten Jahren kontrovers diskutiert worden. Daten bezüglich einer korrekten Indikationsstellung sowie einer Nutzen-Risiko-Beurteilung liegen für die perioperative Anwendung nicht vor. In allen Untersuchungen wird auf die Notwendigkeit einer gewissen Erfahrung des Untersuchers hingewiesen.[6] S. dazu auch Allgemeiner Teil, Kap. 9/1 „Hämodynamisches Monitoring".

Die **transösophageale Echokardiographie (TEE)** vermag in den Händen erfahrener Untersucher wertvolle Hinweise bei der Beurteilung der myokardialen globalen und regionalen Pumpfunktion, der kardialen Füllung sowie der Klappenfunktion liefern. Gerade bei unerwarteten intraoperativen hämodynamischen Problemen erhält man durch die TEE rasch wichtige Hinweise auf die zugrunde liegenden Ursachen. (S. dazu ausführlich Allgemeiner Teil, Kap. 9/1.1 „Transösophageale Echokardiographie".)

TEE

Anästhesieverfahren/-führung

Alle kardialen Risikopatienten sind durch die Anästhesie und den operativen Eingriff besonders gefährdet, **myokardiale Ischämien** (bei Myokardhypertrophie auch ohne nachweisbare koronare Herzkrankheit) sowie eine **Herzinsuffizienz** zu entwickeln. Letztgenannte kann sowohl durch Zeichen eines „Low Cardiac Output" als auch durch Symptome des kardialen „Rückwärtsversagens" (Lungenödem, zentralvenöse Stauung) charakterisiert sein.

Ein ideales Anästhesieverfahren kann nicht vorgeschrieben werden, da **persönliche Erfahrung** in der hämodynamischen Führung immer eine große Rolle spielt.

Auswahl des Verfahrens

Es gibt jedoch Überlegungen dahingehend, dass der Gebrauch von **volatilen Anästhetika in Kombination mit Opioiden** sowie die Anwendung einer zusätzlichen **Periduralanästhesie** günstige Effekte auf Morbidität und Outcome haben könnte (s. dazu auch Spezieller Teil, Kap. 3 „Herzchirurgie").

Grundsätzlich ist auf einen **ausreichenden arteriellen Blutdruck** zu achten, der durch das Herzzeitvolumen sowie den

Anästhesieführung

arteriellen Gefäßtonus bestimmt wird. Insbesondere sollten hypotensive Phasen und Anstiege der Herzfrequenz vermieden werden. Wichtig erscheint gleichfalls eine **ausreichende kardiale Füllung**. Da die meisten Herzpatienten vor Anästhesieeinleitung hypovoläm sind, ist die vorsichtige **Volumenzufuhr** nach Wirkung häufig von großer Bedeutung und sehr wirkungsvoll.

der Abnahme des Gefäßtonus entgegenwirken

Ferner kann einer anästhetikainduzierten Abnahme des Gefäßtonus durch kontinuierliche Zufuhr **vasopressorischer Pharmaka** (z.B. Noradrenalin, Dosierung nach Wirkung) entgegengewirkt werden. Bei dekompensierter Herzinsuffizienz sowie einigen Klappenvitien (s. dazu auch Spezieller Teil Kap. 3 „Herzchirurgie") ist die Gabe **positiv inotroper Pharmaka** häufig sinnvoll (z.B. Dobutamin, Adrenalin, Dosierung nach Wirkung).

Sicherstellung eines ausreichenden systemischen Sauerstoffangebots

Ferner ist auf ein ausreichendes **Sauerstoffangebot** zu achten, welches durch Vermeidung signifikanter Anämien (Zielwert: Hb > 10 g/dl) und eines „Low Cardiac Outputs" sowie der Optimierung der arteriellen Sauerstoffsättigung erreicht wird. Zur Sicherstellung eines ausreichenden systemischen Sauerstoffangebots sollte ein Herzzeitvolumen von mindestens 2 l/min/m^2 Körperoberfläche erreicht werden. Bei Gabe positiv-inotroper und chronotroper Pharmaka ist immer auf das Auftreten myokardialer Ischämien durch den gesteigerten Sauerstoffbedarf des Myokards zu achten und die Indikation (z.B. MI, Klappenvitien) besonders sorgfältig abzuwägen.

Durch **Verhinderung** eines perioperativen Absinkens der **Körpertemperatur** auf im Mittel 35,6 °C bei großen allgemein-, thorax- und gefäßchirurgischen Eingriffen konnte die kardiale Morbidität (Angina pectoris, Ischämie, Myokardinfarkt) um 55 % gesenkt werden.[3] Diese Untersuchung zeigt also die große Bedeutung einer perioperativen **Normothermie** auch für das kardiale Outcome. Es sollten von Anästhesisten und Operateuren daher alle verfügbaren Maßnahmen ergriffen werden, um auch nur ein geringfügiges Absinken der Körpertemperatur zu vermeiden.

Postoperative Besonderheiten

Da die meisten **perioperativen Myokardischämien** kurze Zeit nach dem eigentlichen Eingriff auftreten (Maximum am 1. und 2. postoperativen Tag), ist **postoperativ** auf die **Fortführung** einer konsequenten **hämodynamischen Überwachung** und Einstellung zu achten. Somit ist die Indikation für eine postoperative **intensivmedizinische Betreuung** großzügig zu stellen und auch der Transport des Patienten auf die Intensivstation sorgfältig zu überwachen.

intensive postoperative Überwachung

18/2 Patienten mit vaskulären Erkrankungen

18/2.1 Anästhesie bei Patienten mit arteriellen Gefäßerkrankungen

Mügge L, Dinkel M

Bei der Versorgung älterer Patienten mit **Risikofaktoren und Begleiterkrankungen einer generalisierten Arteriosklerose** muss der Anästhesist immer mit einer arteriellen Gefäßerkrankung rechnen. Diese Patienten weisen eine erhöhte perioperative Letalität (1–4 %) auf. Sowohl bei speziellen gefäßchirurgischem Operationen als auch bei nicht-gefäßchirurgischen Eingriffen müssen komplikationsträchtige Risikofaktoren und Begleiterkrankungen identifiziert und behandelt werden.[4]

Risiko bei älteren Patienten

i Die **Prävalenz** arterieller Gefäßerkrankungen beträgt:

- **periphere arterielle Verschlusskrankheit (pAVK):** bei über 55-jährigen Patienten etwa 20–30 %, aufgrund des häufig asymptomatischen Verlaufs vermutlich deutlich höher[5,15]
- **höhergradige Karotisstenose:** 3 %, bei Patienten mit KHK, pAVK und arterieller Hypertonie 8–9 %[5,11,13]
- **Aortenaneurysma:** 1,5 % der über 50-Jährigen, in 75 % der Fälle abdominell lokalisiert; bei Hypertonikern 10 %: Rupturgefahr bei einem Durchmesser > 5 cm mehr als 10 %/Jahr[16]

Prävalenz arterieller Gefäßerkrankungen

Präanästhesiologische Diagnostik

Patienten mit arteriellen Gefäßerkrankungen sind weniger durch ihre Grunderkrankung, wegen der sie operiert werden, sondern vielmehr durch die **hohe Inzidenz arteriosklerotisch assoziierter,** häufig nicht ausreichend vorbehandelter **Begleiterkrankungen gefährdet**. Dieser Tatsache muss eine sorgfältige Anamneseerhebung und Sichtung aller Vorbefunde sowie die präanästhesiologische Diagnostik Rechnung tragen.[4,15,18]

typische Begleiterkrankungen

Begleiterkrankung	Häufigkeit
koronare Herzerkrankung	40–80 %
Z.n. Myokardinfarkt	20–30 %
stumme Myokardischämie	20–40 %
arterielle Hypertonie	40–80 %
Herzinsuffizienz	5–20 %
Diabetes mellitus	10–40 %
COPD	20–40 %
Niereninsuffizienz	10–30 %
zerebrovaskuläre Insuffizienz	2–20 %

Tab. 1: Häufige Begleiterkrankungen bei Patienten mit arteriellen Gefäßerkrankungen[4,10,11,15,16]

Kardiales Risiko

Hauptursache für die relativ hohe perioperative Mortalität und Herzinfarktrate bei Patienten mit arteriellen Gefäßerkrankungen ist eine oft **klinisch stumme koronare Herzerkrankung (KHK)**.[4,13,18] Anhand des **diagnostischen Stufenplans** des American College of Cardiology und der American Heart Association kann das kardiale Risiko identifiziert und kosteneffektiv gemindert werden.[2]

Der diagnostische Stufenplan umfasst:

1. die **anamnestische** Erfassung **klinischer Prädiktoren** eines erhöhten perioperativen kardiovaskulären Risikos (Tab. 2)

klinische Prädiktoren Operationsrisiko und Dringlichkeit

Starke klinische Prädiktoren

- instabiles Koronarsyndrom
    > akuter oder kürzlicher Herzinfarkt (< 1 Monat)
    > instabile oder schwere AP (CCSC III oder IV)
- dekompensierte Herzinsuffizienz
- signifikante Herzrhythmusstörungen
    > hochgradiger AV-Block
    > symptomatische ventrikuläre Arrhythmien bei bestehender Herzerkrankung
    > supraventrikuläre Arrhythmien mit schneller Überleitung
- hochgradige Klappenvitien

Moderate klinische Prädiktoren

- milde AP (CCSC I oder II)
- früherer Herzinfarkt oder pathologische Q-Zacke
- kompensierte oder frühere Herzinsuffizienz
- Diabetes mellitus
- Niereninsuffizienz (Kreatinin > 2 mg/100 ml)

Schwache klinische Prädiktoren

- höheres Alter (ab ca. 65 Jahren)
- abnormes EKG (Linkshypertrophie, LSB, Erregungsrückbildungsstörungen)
- schlechte körperliche Belastbarkeit
- Zustand nach apoplektischem Insult
- schlecht eingestellter Hypertonus

Tab. 2: Klinische Prädiktoren eines erhöhten kardiovaskulären Risikos (CCSC: Canadian Cardiovascular Society Classification)[2]

2. die Erfassung von Risiko und Dringlichkeit des **operativen Eingriffs** (Tab. 3). Hinsichtlich der **Dringlichkeit** der Operation werden unterschieden:

  - Notfall (keine präanästhesiologische Diagnostik möglich)
  - dringlich (eingeschränkte Diagnostik)
  - elektiv (umfassende Diagnostik möglich)

Belastbarkeit des Patienten

OP-Risiko (Tod oder Infarkt)	Operativer Eingriff
hoch (> 5 %)	> große Notfalleingriffe (z.B. Aortenaneurysma), besonders bei Älteren > Eingriffe an der Aorta oder anderen großen Gefäßen > periphere Gefäßeingriffe > große chirurgische Eingriffe mit zu erwartenden großen Flüssigkeitsverschiebungen und/oder Blutverlusten
mittel (< 5 %)	> Karotis-TEA > Eingriffe an Kopf und Hals > intraperitoneale und intrathorakale Eingriffe > orthopädische Eingriffe > urologische Eingriffe
niedrig (< 1 %)	> Endoskopien > Eingriffe an der Körperoberfläche > Katarakt > Mammachirurgie

Tab. 3: Kardiales Risiko in Abhängigkeit vom chirurgischen Eingriff

3. Überprüfung der **funktionellen Belastbarkeit** des Patienten (Tab. 4)

Funktionelle Belastbarkeit

Belastbarkeit	Tätigkeit
gering	Patient bettlägerig, kann sich nicht selbst versorgen (Einkaufen, Körperpflege)
ausreichend	Patient kann ohne Unterbrechung mehr als 1 Etage Treppen steigen oder einen Hügel hinauf laufen, alle Tätigkeiten im Haus selbst durchführen, leichte Sportarten ausführen, eine kurze Strecke rennen
hoch	Patient kann anstrengende Sportarten (Schwimmen, Tennis, Fußball) aktiv betreiben

Tab. 4: Einschätzung der Belastbarkeit anhand von Alltagstätigkeiten

i Ist eine **Bewertung der funktionellen Belastbarkeit** aufgrund einer fortgeschrittenen pAVK, Erkrankungen des Bewegungsapparats u.Ä. nicht möglich, kann als Test für die kardiale Belastbarkeit eine **Stressechokardiographie** oder **Dipyridamol-Szintigraphie** durchgeführt werden. Gleiches gilt, wenn die Angaben des Patienten unzuverlässig sind.[13,16]

Entscheidungsalgorithmus

1. **Notfalleingriffe:** sofortige Operation ohne zusätzliche kardiale Diagnostik

   i Bei erhöhtem kardialen Risiko muss allerdings die Narkoseführung und intraoperative Überwachung intensiviert (auf Blutdruck, ZVD, TEE, Pulmonaliskatheter, ST-Stentanlage), der Patient auf einer Intensivstation nachbetreut und die kardiale Diagnostik postoperativ nachgeholt werden.

2. **Dringliche oder elektive Engriffe:** Das kardiale Risiko bestimmt das Vorgehen: kardiales Risiko bestimmt Vorgehen

   – Bei **starken Prädiktoren** eines erhöhten kardialen Risikos muss unabhängig von Belastbarkeit und OP-Risiko eine weiterführende **invasive kardiale Diagnostik** und ggf. Therapie erfolgen.

   > i **Ausnahme:** Bei Patienten mit koronarer Revaskularisierung innerhalb der letzten 5 Jahre ist nur dann eine invasive Koronardiagnostik durchzuführen, wenn innerhalb der letzten 2 Jahre keine Koronardiagnostik durchgeführt wurde und/oder zwischenzeitlich koronare Symptome aufgetreten sind.
   > Die **Indikation zur Koronarrevaskularisierung** muss im Einzelfall unter Berücksichtigung der verfügbaren Zeit kritisch gestellt werden, da nur wenige Patienten (z.B. koronare 3-Gefäß-Erkrankung) davon profitieren. Außerdem muss nach einer PTCA mit Stentversorgung mindestens 2–4 Wochen lang eine massive Thrombozytenaggregationshemmung (z.B. mit ASS 100, Clopidogrel 75) zur Vermeidung einer Stentthrombose mit konsekutivem Myokardinfarkt erfolgen. Die Operation muss entsprechend verschoben werden. Auch nach dieser Wartezeit sind die betroffenen Patienten als Hochrisikopatienten zu betrachten und intraoperativ mit invasivem Monitoring bzw. postoperativ intensivmedizinisch zu überwachen.[6,12]

   – Bei **moderaten Prädiktoren** sind bei geringer klinischer Belastbarkeit oder hohem Operationsrisiko **Belastungstests** (Belastungs-EKG, Dobutamin-Stressechokardiographie, Dipyridamol-Szintigraphie) indiziert. Bei unauffälligem Befund erfolgt die Operation, bei pathologischem Befund analog zu starken Prädiktoren eine invasive Abklärung.

   > i Patienten mit Zeichen einer stabilen KHK profitieren nicht von einer prophylaktischen Revaskularisation.[12,13]

   – Bei **schwachen Prädiktoren** sind nur bei geringer klinischer Belastbarkeit und hohem Operationsrisiko **Belastungstests indiziert.**

Weitere Risikofaktoren und Begleiterkrankungen im Rahmen der präanästhesiologischen Diagnostik

Arterielle Hypertonie

Mögliche Risiken und Komplikationen sind:

- hämodynamische Instabilität
- erhöhte perioperative Myokardinfarkt- und Apoplexierate
- akutes Nierenversagen

i Intraoperative und postoperative **Blutdruckschwankungen** erhöhen die Rate perioperativer Myokardinfarkte, zerebrovaskulärer Insulte und die perioperative Mortalität.[4,15,16] Aufgrund ihres rigiden Gefäßsystems reagieren Hypertoniker bei Volumenverschiebungen, Schmerz sowie unter Narkose mit zum Teil extremen Blutdruckschwankungen. Bei langjährigem Hypertonus können die arterielle Autoregulation gestört und Gehirn und Nieren an höhere Perfusionsdrucke adaptiert sein. Mögliche Folgen einer Hypotonie sind Minderperfusion von Gehirn, Myokard, Niere und Darm.[4,9,13,15]

Richtgröße für den perioperativ einzustellenden Blutdruck sind anamnestisch und durch wiederholte Messungen über Wochen erhobene Werte, unter denen der Patient klinisch beschwerdefrei ist. Mögliche Seitendifferenzen sind durch präoperative Messungen auszuschließen.

Diabetes mellitus

S. dazu auch Allgemeiner Teil, Kap.18/6 „Patienten mit endokrinen Erkrankungen".

Mögliche Risiken und Komplikationen sind:

- klinisch stumme Myokardinfarkte und Arrhythmien bei diabetischer Neuropathie
- diabetische Nephropathie und Nierenversagen
- Aggravierung neurologischer Defizite bei zerebraler Ischämie
- Wundinfektionen
- Gefahr der Dehydratation

i Ein Diabetes mellitus führt zu einer erhöhten perioperativen Mortalität. Eine engmaschige perioperative Kontrolle und **Normalisierung des Blutzuckers** senkt das Risiko möglicher Komplikationen.[8,10]

Neben der Medikamentenanamnese und der Bestimmung von Nüchternblutzucker und HbA_{1C} sollte präoperativ der Stimmgabelversuch durchgeführt werden. Er ist eine einfache Maßnahme zum Nachweis einer diabetischen Neuropathie. Bei einer Keto- oder Laktatazidose, Hypoglykämie oder hyperglykämischer Dehydratation werden elektive Eingriffe bis zur metabolischen Stabilisierung verschoben.

Nierenfunktionsstörungen

Mögliche Risiken und Komplikationen sind:

- gestörte Elimination von Anästhetika und anderen Medikamenten
- postoperatives Nierenversagen
- Thrombozytenfunktionsstörung (Adhäsionsfähigkeit ↓)
- hämodynamische Instabilität bei dialysepflichtigen Patienten

i Das Vorhandensein einer arteriosklerotischen Nierenfunktionsstörung oder diabetischen Nephropathie sollte präoperativ anhand der Bestimmung von Serumkreatinin, Harnstoff, Elektrolyten und Parametern des Säure-Basen-Haushalts abgeklärt werden. Bei Dialysepatienten sind zusätzlich der letzte Dialysezeitpunkt und die aktuellen Serumelektrolyte zu dokumentieren.[9]

COPD

S. dazu auch Allgemeiner Teil, Kap.18/3 „Patienten mit pulmonalen Erkrankungen".

Mögliche Risiken und Komplikationen sind:

- postoperative respiratorische Insuffizienz
- Bronchopneumonie

Gefäßpatienten haben häufig eine langjährige **Raucheranamnese** und **COPD**. Lungenfunktion (Broncholysetest) und Blutgasanalyse lassen das Ausmaß einer Obstruktion und respiratorischen Insuffizienz erkennen. Bei einer FEV1/VC < 70 % ist vermehrt mit **postoperativen pulmonalen Komplikationen** zu rechnen.[17]

Gerinnungsstörungen und Antikoagulation

Mögliche Risiken und Komplikationen sind:

- perioperative Blutungen
- thromboembolische Komplikationen
- heparininduzierte Thrombozytopenie

i Patienten mit arteriellen Gefäßerkrankungen weisen eine erhöhte **koagulatorische Aktivität** mit rezidivierenden Gefäßverschlüssen auf, die durch eine **antithrombotische Dauertherapie** mit verschiedenen Thrombozytenfunktionshemmern bzw. Antikoagulanzien wie ASS, Heparin, Marcumar, Clopidogrel etc. verhindert werden soll.

Diagnostische Maßnahmen sind: spezifische Medikamentenanamnese (Thrombozytenaggregationshemmer, Antikoagulanzien, NSAR) klinische Hinweise auf Blutungs- oder thrombotische Komplikationen, Bestimmung von Thrombozytenzahl und (bei V.a. ASS-Restwirkung) -funktion (PFA-Test), Quick und PTT, ggf. (bei Thrombozytenabfall nach Heparingabe) HIT-Diagnostik (Schnelltest). S. dazu auch Allgemeiner Teil, Kap. 18/16 „Patienten mit Gerinnungsstörungen".

Spezifische Diagnostik

i Bis zu 20 % der Patienten mit arteriellen Gefäßerkrankungen weisen eine **zerebrovaskuläre Insuffizienz** auf, die bei intra- und postoperativen **Blutdruckschwankungen** infolge der gestörten Autoregulation der Hirndurchblutung und der sklerosierten Mikrostrombahn zu druckpassiver zerebraler Hyper- und Minderperfusion führen kann. In gleicher Weise wirken sich CO_2-**Schwankungen** bei Hypo- und Hyperventilation aus.[15,18]

Mögliche Risiken und Komplikationen	Diagnostik
• erhöhte Apoplexierate • postoperatives Durchgangssyndrom	• Dokumentation des Neurostatus und vorhandener Ausfälle (Bewusstsein, Motorik; s. Kap. 18/10) • Schweregrad anhand von Vorbefunden (Angiographie, Dopplersonographie, CCT) eruieren • Begleiterkrankungen (v.a. arterielle Hypertonie) und Blutdruckrichtwerte erfassen • Dopplersonographie und 2D-Ultraschall zur schnellen Orientierung bei unklarem Stenosegrad und zum Ausschluss ulzeröser Karotisläsionen (Emboliegefahr ↑) • bei nicht dringlichem nicht-gefäßchirurgischen Eingriff und hochgradiger Karotisstenose gefäßchirurgisches Konsil zur Abklärung von Operationsindikationen und -prioritäten

Tab. 5: Karotisstenose/zerebrovaskuläre Insuffizienz

pAVK

Mögliche Risiken und Komplikationen	Diagnostik
• akute Ischämie der Extremitäten • Wundheilungsstörung im Versorgungsgebiet, Dekubitusgefahr	• Dokumentation vorhandener Durchblutungsstörungen (periphere Pulse, trophische Störungen, bei unklarem Befund ggf. Knöchelarteriendruckmessung: Knöchel-Arm-Index < 0,9) • Untersuchung von Gefäßrekonstruktionen und -funktionen (Anamnese z.B. Y-Prothese, tastbare Leistenpulse, Leistenaneurysma, tastbare Kniepulse); besonders wichtig vor arterieller Druckmessung in der A. femoralis • bei nicht dringlichem nicht-gefäßchirurgischen Eingriff und hochgradiger PAVK oder akuter Ischämie gefäßchirurgisches Konsil zur Abklärung von Operationsindikationen und -prioritäten

Tab. 6: pAVK

Aortenaneurysma

Mögliche Risiken und Komplikationen	Diagnostik
• akute Dissektion oder Ruptur	• Dokumentation der Aneurysmagröße und klinischer Beschwerden • Sonographie zum Ausschluss einer Größenzunahme • bei nicht dringlichem nichtgefäßchirurgischen Eingriff und Aneurysmadurchmesser > 5 cm gefäßchirurgisches Konsil zur Abklärung von Operationsindikation und -priorität

Tab. 7: Aortenaneurysma

Vorbereitung des Patienten und Therapieoptimierung

Die präoperative Vorbereitung des Patienten fokussiert sich auf die im Rahmen der präanästhesiologischen Diagnostik festgestellten **Begleiterkrankungen**.

koronare Herzerkrankung

Koronare Herzerkrankung

- **Koronartherapeutika** am OP-Tag **weitergeben**
- **bestehende β-Blockade** unbedingt aufrechterhalten
- **neue β-Blockade** (z.B. Metoprolol 25–50 mg/d) zur Reduktion des Myokardinfarktrisikos nur bei manifester KHK, dringlicher Operationsindikation ohne Möglichkeit zur kardialen Intervention und geringem Risiko kritischer perioperativer Blutdruckabfälle ansetzen[14]

i Bei Kontraindikationen für Betablocker (z.B schweres Asthma bronchiale, Bradykardie) können $α_2$-**Agonisten** (Clonidin und Mivazerol) oder Diltiazem zur Prävention myokardialer Ischämien eingesetzt werden.[15,18]

arterielle Hypertonie

- **ASS** bei koronaren Risikopatienten perioperativ **weitergeben**, wenn koronare und zerebrale Ischämieprävention mit Acetylsalicylsäure das erhöhte (Nach)-Blutungsrisiko überwiegt (bei Vorbefunden, die für hohes Myokardinfarkt- und Apoplexierisiko sprechen)[12]

Arterielle Hypertonie

- **Weiterführung** der **antihypertensiven Dauermedikation** auch am OP-Morgen (außer ACE-Hemmer)
- **keine kurzfristigen Blutdruckkorrekturversuche** im Rahmen der Vorbehandlung wegen der Gefahr kardialer und zerebraler Ischämien

COPD

- Nikotinkarenz möglichst > 4 Wochen
- Atemtraining
- antiobstruktive Therapie

i Eine präoperative **medikamentöse Behandlung** mit inhalativem β_2-Mimetikum, Parasympatholytikum und Glukokortikoid sollte begonnen bzw. fortgesetzt, Theophylline sollten wegen möglicher Tachykardien zurückhaltend eingesetzt werden (kein Einsatz von Theophyllinen bei Patienten mit relevanter KHK wegen der geringen therapeutischen Breite). Wichtig ist ein perioperatives **Atemtraining**.[17]

Niereninsuffizienz

Maßnahmen zur Prävention eines ANV sind:

- adäquate Hydratation und ausreichender renaler Perfusionsdruck (Ausgangs-Blutdruckbereich, ZVD, Diurese)
- Absetzen nephrotoxischer Medikamente (z.B. Aminoglykoside, ACE-Hemmer)

Diabetes mellitus

- **Metformin** wegen Gefahr der Laktatazidose und des ANV vor größeren Eingriffen (z.B. Y-Prothese) mindestens 48 h präoperativ **absetzen**
- **orale Antidiabetika** bei **ungenügend eingestelltem Blutzuckerspiegel** oder Operationen mit massiver Stoffwechselbelastung (z.B. Aortenaneurysma) **auf Insulin umstellen**
- **Nüchternheit kurz halten**

Gerinnungsstörung

- **Antikoagulanzien** (z.B. Marcumar) rechtzeitig auf Heparin **umstellen** (> 1,5 mg % Kreatinin: kein fraktioniertes Heparin; < 1,5 mg %: fraktioniertes Heparin)

- **ASS-Gabe** abhängig vom Thrombosierungsrisiko, der Operationsdringlichkeit und dem Blutungsrisiko bzw der Größe des Eingriffs **individuell fortführen**

  i Bei **hohem Myokardinfarkt- bzw. Apoplexierisiko** sollte bei geringem operativen Blutungsrisiko bzw. gut stillbaren Blutungen (z.B. übliche intraabdominelle Eingriffe) perioperativ eine Thrombozytenaggregationshemmung mit ASS weitergeführt werden.[11]

Spezielle Maßnahmen bei arteriellen Gefäßerkrankungen

- **medikamentöse Therapie** (z.B. Thrombozytenaggregationshemmung) bei hochgradigen Gefäßstenosen **weiterführen**

- **Abklärung** der Indikation **einer operativen oder perkutanen Intervention** der arteriellen Gefäßerkrankung vor eigentlich geplanter OP (gefäßchirurgisches Konsil)

Anästhesie

i Selbst bei Risikopatienten wie Patienten mit einer arteriellen Gefäßerkrankung ergibt sich hinsichtlich der Mortalität und schwerwiegenden Komplikationen **kein Unterschied zwischen** Eingriffen in **Regional- bzw Allgemeinanästhesie**.[1,4] Die Wahl des Anästhesieverfahrens richtet sich nach individuellen Risikofaktoren und eingriffsspezifischen Anforderungen.
Die **Kombination der Allgemeinanästhesie mit einer thorakalen Periduralanästhesie** bietet **bei abdominellen und thorakalen Eingriffen** eine optimale perioperative Analgesie, erleichtert die Frühextubation und -mobilisation, reduziert das Thromboserisiko, vermeidet opiatinduzierte Darmatonien und verbessert die periphere Durchblutung.[4,15,16] Die Perfusionsverbesserung infolge der Sympathikolyse spricht für rückenmarksnahe Anästhesieverfahren auch bei pAVK. Der **PDK** sollte bei intraoperativer Antikoagulation am Vortag gelegt werden. Zur Vermeidung adrenerger Stressreaktionen sollte der PDK primär mit **Opioiden** (z.B. 25 µg Sufentanil in 10 ml NaCl) beschickt werden. Ein Zusatz von Lokalanästhetika (z.B. Carbostesin 0,1 % oder Ropivacain 0,2 %) sollte nur erfolgen, wenn keine intraoperative Kreislaufinstabilität zu erwarten ist.
Zur Vermeidung einer postoperativen respiratorischen Insuffizienz sollte bei Patienten mit **Asthma bronchiale und schwerer COPD** ein **Regionalanästhesieverfahren** durchgeführt werden, wenn keine operations- und patientenspezifischen Kontraindikationen (z.B. Antikoagulation) bestehen.[1,4,17]

Für eine **Allgemeinanästhesie** hat sich bei Patienten mit arteriellen Gefäßerkrankungen wegen der guten Steuerbarkeit, der hämodynamischen Stabilität und einer möglichen Myokardprotektion durch volatile Anästhetika eine mit Etomidat eingeleitete und modernen volatilen Anästhetika und Opiaten aufrechterhaltene **balancierte Anästhesie** bewährt.[4,15]

balancierte Anästhesie

Narkoseführung und Monitoring

Wichtiger als die Wahl des Narkoseverfahrens sind umfassende Maßnahmen zur **Überwachung und Stabilisierung des Patienten**. Es gilt, **alle Trigger einer Myokardischämie**, also Schmerz, Volumenmangel, Anämie, Kälte, Ateminsuffizienz und extreme hämodynamische Situationen, **zu vermeiden** und für eine **ausreichende Perfusion in erkrankten arteriellen Stromgebieten** zu sorgen.[18]

Überwachung und Stabilisierung

- Vermeidung von Blutdruckabfällen durch **Volumensubstitution** und **Dosisreduktion** von Anästhetika während der Narkoseeinleitung (kritische Phase: Vorbereitungsphase nach Intubation bis Operationsbeginn)

- umfassendes **kardiales und hämodynamisches Monitoring** bei Risikopatienten (arterielle Blutdruckmessung, V5-EKG mit ST-Strecken-Analyse, Messung von SvO_2 und ZVD), s. auch Allgemeiner Teil, Kap. 9/1 „Hämodynamisches Monitoring"

- Zielgröße für den intraoperativ anzustrebenden **Blutdruck** ist der präoperativ erhobene **Referenzbereich**, Korrektur bevorzugt durch **Anpassung der Narkosetiefe** (EEG-Monitoring)

  Vor Einsatz von **Nitropräparaten** muss eine Hypovolämie behoben sein, um eine Reflextachykardie mit konsekutiver Myokardischämie zu vermeiden.[18] Eine medikamentöse Therapie von Blutdruckschwankungen ist z.B. auch mit 10 mg Urapidil möglich.

- **transösophageale Echokardiographie (TEE)** bei schlechter linksventrikulärer Pumpfunktion, großen Volumenverlusten und Vitien (alternativ: Pulmonaliskatheter, insbesondere bei pulmonaler Hypertonie, oder Picco), s. Allgemeiner Teil, Kap. 9/1 „Hämodynamisches Monitoring"

- Erhaltung der **Normothermie, Normoventilation, Normoglykämie**

  i Die **Aufrechterhaltung einer Normothermie** vermeidet Myokardischämien und Arrhythmien, stabilisiert die Gerinnung, verhindert das sauerstoffkonsumierende Shivering, erhält die periphere Durchblutung, verbessert die O_2-Abgabe und wirkt Wundinfektionen entgegen. Daher ist ein konsequenter **Schutz** des Patienten **vor Wärmeverlust** und **die Anwendung von Warmluftmatten** bereits bei Narkoseeinleitung nötig,[3,7] s. dazu auch Allgemeiner Teil, Kap. 12 „Intraoperative Hypothermie".

- Vermeidung einer **Anämie**

  i Patienten mit arteriellen Gefäßerkrankungen tolerieren keine ausgeprägte **Anämie**. Der Hb-Gehalt sollte **über 8 g/dl** liegen. Die Indikation zur Transfusion muss insbesondere bei neu aufgetretenen ST-Veränderungen und einem Abfall der gemischtvenösen Sättigung gestellt werden.[18]

- bedarfsweise **Laborkontrollen** (Blutbild, Gerinnung, BZ, Elektrolyte, BGA)

- **Prävention eines ANV** durch adäquate Volumensubstitution, ausreichenden renalen Perfusionsdruck (Hypertoniker! Blutdruck im präoperativen Referenzbereich halten), zurückhaltende KM-Gabe, Vermeiden nephrotoxischer Substanzen; forcierte Diurese mit Furosemid, Mannit und Dopamin umstritten; ggf. sinnvoll: Furosemid-Perfusor bei erhaltener Diurese[9]

Spezielle Narkosemaßnahmen

Narkose bei Karotisstenose/Aortenaneurysma/pAVK

Karotisstenosen	Aortenaneurysma	pAVK
• **Blutdruck im Referenzbereich** konstant halten (s. Anamnese, wiederholte Messungen) • **keine Karotispalpation** oder Druckversuch bei ulzerösen Läsionen	• bei Aneurysmen > 5 cm **Vermeiden intraaortaler Druckanstiege durch Husten und Pressen**; kritische Phasen: Narkoseein- und -ausleitung	• **bei fortgeschrittener Durchblutungsstörung** (Knöcheldruck < 50 mm Hg) **Füße polstern und warm halten,** keine aktive Erwärmung der Extremitäten

Tab. 8: Narkosemaßnahmen bei Patienten mit Karotisstenose, Aortenaneurysma und pAVK

Postoperative Besonderheiten

i Die **Inzidenz tödlicher Myokardinfarkte** ist am ersten postoperativen Tag am höchsten.[12,18]

Im Aufwachraum und in der frühen postoperativen Phase (12 h) müssen **ischämiepräventive und perfusionssteigernde Maßnahmen** weitergeführt und typische Risiken erkannt werden:

- kardiales und hämodynamisches Monitoring (Rhythmusstörungen, mögliche Ischämiezeichen)[18]
- Schmerzen konsequent behandeln (thorakaler PDK), ansonsten Standard-Schematherapie nach Stufenschema
- Behandlung von Shivering, Erhaltung der Normothermie
- β-Blockade postoperativ mindestens 2 Wochen weiterführen
- Blutdruckstabilisierung im Referenzbereich
- Laborkontrollen (Blutbild, Elektrolyte, Blutzucker und Gerinnung, bei Ischämie-Zeichen Troponin)
- Kontrolle der Urinausscheidung (Sollwert Diurese: > 0,5 ml/kg/h)

Ischämieprävention/ Perfusionssteigerung im Aufwachraum

Bei arteriellen Gefäßerkrankungen ist besonders zu achten auf:

- Dokumentation des Neurostatus (Bewusstsein, Motorik, Hirnnerven) und Vergleich mit Ausgangsbefund bei Patienten mit Karotisstenosen
- Kontrolle der peripheren Durchblutung (Pulse, Temperatur) bei pAVK
- bei hochgradigen Gefäßstenosen und geringem Blutungsrisiko nach Rücksprache mit dem Operateur **Antikoagulation beginnen** (Heparin unfraktioniert 25.000 E/50 ml, PTT-gesteuert)

Besonderheiten arterieller Gefäßerkrankungen

18/2.2 Anästhesie bei Patienten mit Venenerkrankungen und erhöhtem Thromboserisiko

Batz G, Dinkel M

i Die **venöse Thrombose** ist ein intravenöses Gerinnsel mit einer partiellen oder vollständigen Verlegung des Gefäßlumens. Am häufigsten sind die **tiefen Bein- und Beckenvenen** betroffen.

Klinische Problematik venöser Thrombosen

- **Hauptrisiken:** Auftreten einer **Lungenembolie** oder die **Phlegmasia coerulea dolens** der unteren Extremität. In fast allen Fällen entwickelt sich eine **chronisch venöse Insuffizienz.**[6]

- **Ursache:** Virchow'sche Trias von Hyperkoagulabilität, Stase und Gefäßwandschädigung.[1]

- **Häufigkeit:** Ca. 20 bis 30 % aller allgemeinchirurgischen und mehr als 50 % aller orthopädischen und unfallchirurgischen Patienten entwickeln tiefe Beinvenenthrombosen, davon erleidet ca. 1 % eine klinisch manifeste Lungenembolie.[2]

Präanästhesiologische Diagnostik

Entscheidend ist die Erfassung eines erhöhten **Thromboserisikos** bei der Anamneseerhebung und der Beurteilung der klinischen Situation. Wichtige **Risikofaktoren** sind:[1,2,7]

Risikofaktoren für ein erhöhtes Thromboserisiko

- Alter über 40 Jahre
- Immobilisierung (v.a. nach Operationen und Verletzungen)
- Thromboseanamnese bzw. familiäre Disposition zu thrombotischen Ereignissen
- Schwangerschaft mit Beckenvenenabflussstörung
- Ovulationshemmer bzw. Östrogentherapie
- Adipositas per magna
- Hemiplegie/Paresen
- maligne Tumoren mit paraneoplastischen Syndromen
- venöse Missbildungen (z.B. Venenaneurysmen)
- Sepsis
- angeborene Störungen, die zu einer Hyperkoagulabilität führen (hereditärer Antithrombinmangel, APC-Resistenz, hereditärer Protein-C- bzw. Protein-S-Mangel)

i Eine **Thrombophilie-Diagnostik** ist in der Regel nur in speziellen hämostaseologischen Labors möglich, sollte aber bei allen Patienten mit Verdacht auf eine angeborene Hyperkoagulabilität durchgeführt werden,[6,7] s. dazu auch Allgemeiner Teil Kap. 18/16 „Patienten mit Gerinnungsstörungen". Unabhängig davon muss in all diesen Fällen **perioperativ** eine **suffiziente Thromboseprophylaxe** erfolgen.

Vorbereitung des Patienten und Therapieoptimierung

perioperative Thromboseprophylaxe

Von entscheidender Bedeutung ist eine **effektive perioperative Thromboseprophylaxe,** adaptiert an das **individuelle Risiko** und das **OP-bedingte Risiko** des Patienten:[1,7,9]

Thromboserisiko	Thromboseprophylaxe
Niedriges Risiko	
kleiner allgemeinchirurgischer Eingriff (< 30 min) + kein Risikofaktor außer Alter	Antithrombosestrümpfe, Frühmobilisierung
größerer allgemeinchirurgischer Eingriff (> 30 min) + Alter < 40 Jahre + keine weiteren Risikofaktoren	
Mittleres Risiko	
größerer allgemeinchirurgischer Eingriff + Alter > 40 Jahre	Antithrombosestrümpfe, Frühmobilisierung + niedermolekulares Heparin in mittlerer Dosierung
oder	
anderer Risikofaktor (s.o.)	
oder	
urologischer, gynäkologischer, kardiochirurgischer, gefäßchirurgischer oder neurochirurgischer Eingriff	
kleinerer allgemeinchirurgischer Eingriff + anamnestisch tiefe Venenthrombose, Lungenembolie oder Thrombophilie	
Hohes Risiko	
Fraktur oder größerer chirurgischer Eingriff an Becken, Hüfte oder unterer Extremität	Antithrombosestrümpfe, Frühmobilisierung + niedermolekulares Heparin in Hochrisikodosierung
größere Abdominalchirurgie bei Karzinompatienten	
größerer chirurgischer Eingriff + anamnestisch tiefe Venenthrombose, Lungenembolie oder Thrombophilie	

Tab. 1: Thromboseprophylaxe nach Thromboserisiko, modifiziert nach[7,9]

Bei **HIT** sollte statt niedermolekularem Heparin **Hirudin, Fondaparinux** oder **Danaparoid** zur Thromboseprophylaxe eingesetzt werden (z.B. Revasc 2 x 15 mg s.c.).[7] Für die intravenöse Gabe zur Thrombosetherapie stehen Hirudin und Argatroban zur Verfügung (z.B. Refludan, 0,1 mg/kg/h; zunächst mit halber Dosierung beginnen; Ziel: 1,5fache PTT.

Anästhesie

i Im Gegensatz zur Allgemeinanästhesie gibt es Hinweise auf ein **reduziertes Thromboserisiko** bei Durchführung einer **Epiduralanästhesie**.[4] Die Epiduralanästhesie hemmt die sympathikusinduzierte OP-bedingte Steigerung der Fibrinbildung und führt zu einer Normalisierung der Fibrinolyse. Positiv kann sich auch die Steigerung der Durchblutung der unteren Extremität in Epiduralanästhesie auswirken.[5]

positive Auswirkungen der Epiduralanästhesie

Bei Durchführung **rückenmarksnaher Regionalanästhesien** müssen zur Vermeidung von Blutungskomplikationen die von der DGAI empfohlenen **Zeitintervalle** zwischen der Gabe von Antikoagulanzien zur Thromboseprophylaxe und der Punktion bzw. Katheterentfernung eingehalten werden (s. dazu auch Allgemeiner Teil, Kap. 18/16 „Patienten mit Gerinnungsstörungen"):[8]

rückenmarksnahe Regionalanästhesie und Antikoagulation

Antikoagulans	Absetzen vor Punktion/ vor Katheterentfernung	Beginn nach Punktion/ nach Katheterentfernung
unfraktioniertes Heparin	4 h	1 h
niedermolekulares Heparin (low dose)	10–12 h	2–4 h
niedermolekulares Heparin (high dose)	24 h	2–4 h
Hirudin	8–10 h	2–4 h
Fondaparinux	20–22 h	2–4 h

Tab. 2: Zeitintervalle zwischen Antikoagulation und Rückenmarksanästhesie bzw. Katheterentfernung, nach[8]

Bei Durchführung einer **Allgemeinanästhesie** erfolgt die Thromboseprophylaxe wie in Tab. 1 beschrieben.

Postoperative Besonderheiten

Fortführung der Thrombose- prophylaxe

Eine **Fortführung der Thromboseprophylaxe** und eine möglichst frühzeitige Mobilisierung ist empfohlen, außerdem ist auf das **Auftreten von Thrombosen** zu achten.

D-Dimere

i Die **Symptome einer tiefen Venenthrombose** sind unspezifisch (Ödem, Schmerz, Spannungsgefühl, vermehrte Venenzeichnung).[6] Bei Verdacht sollte zunächst eine Bestimmung der **D-Dimere** erfolgen. Ein negativer D-Dimer-Test spricht gegen das Vorliegen einer Thrombose.[3,10] Bei erhöhtem Wert und klinischen Hinweisen ist eine **weitere Diagnostik** (Sonographie, Phlebographie) erforderlich.[6]

18/3 Patienten mit pulmonalen Erkrankungen

Mols G

Präanästhesiologische Diagnostik

Narkosefähigkeit

Die präanästhesiologische Diagnostik sollte von konkreten Fragestellungen geleitet werden. Dabei fragt sich der Anästhesist häufig: **„Ist der Patient narkosefähig?"** Hier scheint ein Missverständnis vorzuliegen. Es gibt keine Narkoseunfähigkeit des Patienten – allenfalls eine des Anästhesisten. Es gibt – bei Dringlichkeit und Sinnhaftigkeit des Eingriffs – **keine wirkliche Kontraindikation gegen eine Narkose**. Die Fragen müssen daher anders gestellt werden:

Fragen

1. Ist die **Lungenfunktion eingeschränkt?**

2. Wenn ja, ist die **Einschränkung** für das perioperative Management, die Anästhesieform und die Narkoseführung **relevant?**

3. Überwiegt aus anästhesiologischer Sicht das **Risiko** des Eingriffs seinen potenziellen **Nutzen?**

Indikationsstellung

Die letzte der drei Fragen korrespondiert am ehesten mit der Eingangsfrage nach der „Narkosefähigkeit." Die beiden ersten Fragen betreffen allein das Fachgebiet der Anästhesie, die dritte Frage erzwingt den Dialog mit dem Operateur.

Nach geltender Rechtssprechung

Spannungsfeld

- wird die **Indikation** für einen Eingriff grundsätzlich vom **Operateur** gestellt und

- der Anästhesist ist somit bedingt weisungsgebunden.

Anästhesie/ Chirurgie

Das enthebt den Anästhesisten nicht der Pflicht, den Operateur auf ihm unbekannte Risiken hinzuweisen. Die **Risikoeinschätzung** bei pulmonalen Erkrankungen geschieht in einem Spannungsfeld zwischen dem Wunsch des Operateurs zu operieren und dem Wunsch des Anästhesisten, den Patienten vor unnötigen Risiken zu bewahren. Dieses Spannungsfeld sollte weniger mit juristischem Denken als vielmehr mit dem Wunsch nach **kollegialer Zusammenarbeit** betreten werden.

Komorbidität Die zunehmende Komorbidität der operierten Patienten verlangt vom Anästhesisten, sich in die Indikation des Eingriffs hineinzudenken. „Narkosefähigkeit" oder besser „Narkoseunfähigkeit" existiert – wenn überhaupt – nur im Zusammenhang mit einem konkreten Eingriff. Beispielsweise wird eine schwere COPD bei einem kosmetischen Eingriff ganz anders zu werten sein als bei einem dringend anstehenden zerebralen Aneurysmaclipping nach Subarachnoidalblutung.

Anamnese und klinische Untersuchung

Anamnese und **klinische Untersuchung** nehmen in der präanästhesiologischen Untersuchung des pulmonal vorerkrankten Patienten die **entscheidende Rolle** ein. Apparative Untersuchungen wie Lungenfunktion oder Blutgasanalyse sind lediglich Momentaufnahmen.

Anamnese

Gezielt zu erfragen sind:

- klinische Belastbarkeit (Alltagsarbeit, Treppensteigen)
- mögliche Risikofaktoren für eine Lungenerkrankung (v. a. Rauchen)
- Husten, Auswurf
- Dauer der Erkrankung

Belastbarkeit des Patienten Wenn ein Patient den Belastungen des Alltags gewachsen ist, sich selbst versorgen kann und einem Beruf nachgeht, dann ist die Relevanz einer vorbestehenden Lungenerkrankung wahrscheinlich gering. Der Anästhesist sollte umgekehrt aufhorchen, wenn ihm der Patient von **Einschränkungen bei alltäglichen Verrichtungen** und Invalidisierung berichtet.

i Bei **guter körperlicher Belastbarkeit** ist die Inzidenz postoperativer kardiopulmonaler Komplikationen auch nach großen Eingriffen gering.[9] Die präoperative körperliche Belastbarkeit (Treppensteigen) korreliert invers mit der Häufigkeit postoperativer kardiopulmonaler Komplikationen.[14] Bei Patienten, die ohne Pause wenigstens 4 Etagen Treppen steigen konnten, traten postoperative Komplikationen selten, bei wenig belastbaren Patienten häufig auf.

Beim Auftreten von **Dyspnoe unter geringer oder mäßiger Belastung** ist kritisch zu hinterfragen, ob der Patient an einer Lungenerkrankung oder eher an einer **kardialen Erkrankung** leidet. Dyspnoe und Einschränkung der Leistungsfähigkeit treten bei beiden auf. **Hinweisend** auf eine **pulmonale Erkrankung** sind Husten, Auswurf, Risikofaktoren für Lungenerkrankungen wie Rauchen oder berufliche Exposition (Staublunge etc.) und umgekehrt das Fehlen kardialer Insuffizienzzeichen

Der Risikofaktor **Rauchen** erfordert besondere Beachtung. Die anästhesiologisch **relevanteste pulmonale Erkrankung** ist die chronisch obstruktive Lungenerkrankung („chronic obstructive pulmonary disease", **COPD**).

> Rauchen und COPD

i Die **COPD nimmt weltweit zu**. Ohne langjähriges Rauchen tritt sie nur selten auf. Durch die veränderten Rauchgewohnheiten ist sie mittlerweile **auch häufig bei Frauen anzutreffen**. Obwohl in Mitteleuropa immer weniger Menschen rauchen, **nimmt** die **Inzidenz** der COPD als Ausdruck der Spätfolgen des Rauchens momentan noch **zu**.

Jeder aktive oder ehemalige Raucher muss also im Hinblick auf eine mögliche COPD besonders gründlich befragt und untersucht werden.

Postoperative pulmonale Komplikationen treten nicht nur in Zusammenhang mit pulmonalen Vorerkrankungen auf, diese machen sie jedoch wahrscheinlicher. Andere **Faktoren**, die das **Risiko** für **postoperative pulmonale Komplikationen** mindestens dreifach **erhöhen**, sind:

> andere Risikofaktoren für postoperative pulmonale Komplikationen

- Alter ≥ 65 Jahre
- routinemäßige Magensonde (ggf. ohne Indikation)
- Anästhesiedauer über 2,5 h[12]
- Übergewicht

i In einer computertomographischen Untersuchung an Patienten, die sich einem laparoskopischen Eingriff unterziehen mussten, wurde gezeigt, dass bei **adipösen Patienten** mit einem Body Mass Index (BMI) > 35 kg/m² viel häufiger postoperative Atelektasen auftreten als bei Patienten mit einem BMI < 30 kg/m².[6] Es ist wahrscheinlich, dass diese Befunde auch auf andere abdominalchirurgische Eingriffe, insbesondere Oberbaucheingriffe, übertragen werden können.

Apparative Untersuchungen

Lungenfunktionsuntersuchung

Die Lungenfunktionsuntersuchung hat **nur einen eingeschränkten Wert für die Risikoabschätzung** bei chronischen Lungenerkrankungen.[17] Es gibt keine Grenzwerte einzelner Lungenfunktionsparameter (z.B. der FEV_1), deren Unter-/Überschreitung eine absolute Kontraindikation gegen nicht-lungenchirurgische Eingriffe darstellt. Die Lungenfunktionsuntersuchung ist für die **Therapiekontrolle** v.a. in der Dauertherapie von Lungenkrankheiten **wichtig**. Eine **präoperative Lungenfunktionsuntersuchung** bei COPD vor nicht-lungenchirurgischen Eingriffen ist nur dann sinnvoll, wenn bei entsprechendem Befund eine konsequente mehrwöchige Vorbehandlung durchgeführt wird. Dies wird nur in den seltensten Fällen möglich sein.

Thorax-Röntgen

Das Thorax-Röntgen ist **als Screening** für pulmonale Erkrankungen weitgehend **unbrauchbar**. Viel wichtiger ist die klinische Untersuchung.

i In einer Metaanalyse[3] zum potenziellen Nutzen einer **präoperativen Routine-Thorax-Aufnahme** wurde gezeigt, dass bei 10 % der Patienten ein pathologischer Befund erhoben wurde, der bei nur 1,3 % unerwartet war. Nur bei 0,1 % wurde durch den Befund das anästhesiologische Management verändert. Ob dadurch der Behandlungserfolg insgesamt beeinflusst wurde, war sehr zweifelhaft.

Die Röntgen-Untersuchung hilft jedoch bei der Evaluation eines aufgrund der klinischen Untersuchung oder Anamnese gestellten **Verdachts auf eine chronische Lungenerkrankung**. Eine bedeutende Rolle spielt die Röntgen-Diagnostik bei der **Einschätzung von akuten Lungenerkrankungen** wie etwa einer Pneumonie. Dabei ist zu bedenken, dass der **Röntgen-Befund** der Klinik um Stunden bis Tage **hinterherhinkt**. Das gilt sowohl für Verbesserungen als auch für Verschlechterungen des klinischen Zustands.

Die Blutgasanalyse kann den klinischen Verdacht auf eine Partial- oder Globalinsuffizienz objektivieren. Als **Screening-Maßnahme** ist sie wie die Lungenfunktion und das Röntgen-Bild **ungeeignet**.

Blutgasanalyse

Vorbereitung des Patienten und Therapieoptimierung

Bevor man aufwändige, meist zu Zeitverzug führende Vorbereitungsmaßnahmen unternimmt, sollte man sich drei Fragen stellen:

Fragen

1. Ist der respiratorische Status **verbesserbar**?
2. Ist die mögliche **Verbesserung** für das perioperative Management **relevant**?
3. Steht zur Vorbereitung ausreichend **Zeit** zur Verfügung?

In den meisten Situationen muss wohl mindestens eine dieser Fragen verneint werden, sodass eine präoperative Therapieoptimierung nicht möglich bzw. sinnvoll ist.

Über die letzte Frage entscheidet ausschließlich die medizinische Dringlichkeit des Eingriffs. Eine notwendige Therapieoptimierung darf nicht aus organisatorischen Gründen oder auf Wunsch des Operateurs unterlassen werden.

Verbesserungen des pulmonalen Status **betreffen** zumeist **folgende Störungen:** Pneumonie, Bronchitis, Pleuraerguss, Pneumothorax, Bronchialobstruktion und Rauchen.

- Bei einer **floriden Pneumonie** sind **nur wirklich dringliche Eingriffe** erlaubt. Auch bei Dringlichkeit sollte die Pneumonie, soweit möglich, zumindest anbehandelt werden. Wichtigste Maßnahmen sind die **antibiotische Therapie** und die **ausreichende Hydrierung** des Patienten. Falls mehr Zeit zur Verfügung steht, müssen die **physikalische Therapie** und die **Physiotherapie** hinzukommen. Idealerweise sollte eine Pneumonie vor einem operativen Eingriff vollständig ausgeheilt sein.

Pneumonie
Bronchitis

Pleuraerguss
- Eine **Bronchitis** ist ebenfalls eine **relative Kontraindikation** für einen operativen Eingriff. Aus einer floriden Bronchitis können **drei Komplikationen resultieren:**
  - Pneumonie
  - Laryngospasmus
  - Bronchospasmus

  Ein **Laryngospasmus** kann besonders bei **Kindern** auftreten. Daher sollten operative Eingriffe wenn irgend möglich erst **2–3 Wochen nach Ausheilen** der Bronchitis durchgeführt werden. Das Atemwegssystem ist noch lange nach Abklingen der subjektiven und objektiven Krankheitszeichen überempfindlich.
  Ein Ausweichen auf eine **Regionalanästhesie** ist bei dringendem Eingriff sinnvoll. Man sollte aber bedenken, dass eine Intubation angesichts eines möglichen Versagens der Regionalanästhesie oder überlanger OP-Dauer nicht sicher vermieden werden kann.

Pneumothorax
- **Große Pleuraergüsse** müssen **präoperativ drainiert** werden. Die Indikation zur Drainage lässt sich am besten mit der **Sonographie** stellen. Die Röntgen-Untersuchung lässt ggf. auf einen Pleuraerguss schließen, seine Quantifizierung ist damit nicht möglich. In Abhängigkeit vom klinischen Zustand sind Pleuraergüsse **ab etwa 500 ml drainagewürdig**. Um dem Patienten die unangenehme Prozedur im Wachzustand zu ersparen, kann der Pleuraerguss in Einzelfällen auch nach Narkoseeinleitung drainiert werden. Dabei sind dann jedoch Techniken mit einem geringen Pneumothoraxrisiko zu bevorzugen (Anlegen einer Thoraxdrainage mit stumpfer Präparation).

Bronchial-obstruktion
- Ein **Pneumothorax** muss **vor Narkoseeinleitung** und Intubation **drainiert** werden. Durch die veränderten Druckverhältnisse bei maschineller Beatmung kann sich ein kleiner **Mantelpneumothorax** sehr schnell in einen gefährlichen **Spannungspneumothorax** verwandeln.

- Ein **Asthma** oder eine **chronische Bronchitis** erfordern eine **sorgfältige Vorbereitung** zur Anästhesie, d.h. bei Elektiveingriffen eine ausreichende **medikamentöse Behandlung**. Entscheidend für die Risikoeinschätzung des Patienten sind Anamnese und klinische Untersuchung. Die **Lungenfunktionsuntersuchung** ist dafür nicht erforderlich, sie hat aber ihren Stellenwert in der **Therapiesteuerung** (s.o.).[17] Die Therapieoptimierung sollte im Idealfall in Zusammenarbeit mit oder durch einen Pulmonologen erfolgen.

Rauchen

- Rauchen ist der **wichtigste Risikofaktor** für postoperative pulmonale Komplikationen. Daher liegt es nahe, dem Patienten zu empfehlen, das Rauchen möglichst **lange vor dem geplanten Eingriff einzustellen**. Allerdings **steigt** das **Risiko** für postoperative pulmonale Komplikationen **bei kurzfristiger Nikotinkarenz** zunächst an. Die Ursache für dieses paradox erscheinende Phänomen ist unbekannt. Möglicherweise verschlechtert sich bei kurzfristiger Nikotinkarenz zunächst die Sekretdrainage.

i Aufgrund einer Arbeit an 410 Patienten wird empfohlen, das **Rauchen mindestens 2 Wochen vor** dem geplanten **Eingriff einzustellen**.[4] Kürzere Phasen der Nikotinkarenz gingen in dieser Untersuchung mit einer dramatischen Anstieg des Risikos für postoperative pulmonale Komplikationen einher. Andere Autoren empfehlen sogar eine mindestens 4-wöchige Nikotinkarenz oder das Weiterrauchen.[10]

Anästhesie

Bei **schweren respiratorischen Erkrankungen** werden, wo immer möglich, **Regionalanästhesieverfahren** bevorzugt. Ziel ist es, dem respiratorischen System die Nebenwirkungen und Komplikationen einer Intubation und maschinellen Beatmung zu ersparen. Dabei ist Folgendes zu bedenken:

Grundsätzliches

- Auch bei Regionalanästhesieverfahren können Probleme auftreten, die eine Intubation unumgänglich machen (hohe rückenmarksnahe Regionalanästhesie, unzureichende Wirkung der Regionalanästhesie, Intoxikation mit Lokalanästhetikum).

- Ein länger als geplant dauernder Eingriff kann den Anästhesisten zur Intubation zwingen.

- Für die intraoperative Intubation sind die Bedingungen u.U. schlechter als für die elektive Intubation (Lagerung, Abdeckung etc.).

rückenmarksnahe Regionalanästhesie versus ITN

Das **Mortalitätsrisiko** wird durch eine rückenmarksnahe Regionalanästhesie gegenüber einer Intubationsnarkose um etwa ein Drittel **gesenkt**.[16] Dieser günstige Effekt ist sowohl auf die Vermeidung respiratorischer Komplikationen als auch auf ein vermindertes Risiko für Thrombosen, kardiale Ischämien und andere Ereignisse zurückzuführen. Bei respiratorischen Erkrankungen sollte deshalb ein **rückenmarksnahes Verfahren gegenüber** einer **Vollnarkose bevorzugt** werden.

PDA/SpA + ITN

Bei der **Kombination** eines rückenmarksnahen Verfahrens **mit** einer **Vollnarkose** ist ein eindeutiger Gewinn im Hinblick auf die **Mortalität nicht belegt,** für die **Vermeidung respiratorischer Komplikationen** im Vergleich zu alleiniger ITN jedoch **wahrscheinlich**.

i In einer frühen Studie an 53 Hochrisikopatienten wurde rückenmarksnahes Verfahren in Kombination mit Intubationsnarkose mit alleiniger Intubationsnarkose verglichen.[18] Der Unterschied in der Mortalität war beeindruckend (0 vs. 16 %, p <0,05). Diese Studie war der Anlass für eine Vielzahl von Folgestudien. In der schon erwähnten, im Jahr 2000 erschienenen Übersichtsarbeit[16] konnte dieser Vorteil nicht belegt werden. In zwei neueren großen Studien an abdominalchirurgischen (Hochrisiko-)Patienten konnte eine Reduktion der Mortalität ebenfalls nicht belegt werden.[13,15] In beiden Studien war aber das **Risiko** für bestimmte **pulmonale Komplikationen bei** der Kombination **PDA/SpA+ITN geringer als bei ITN allein**.

Postoperative Besonderheiten

Ziele

Die postoperativen Betreuung von pulmonalen Risikopatienten verfolgt **zwei Ziele:**

1. **Überwachung,** um pulmonale Komplikationen rechtzeitig zu erkennen

2. **Therapie bzw. Prophylaxe** postoperativer Komplikationen

Unter Berücksichtigung lokaler Gegebenheiten lassen sich diese Ziele bei schwer kranken Patienten meist nur auf einer Wach- oder Intensivstation erreichen. Bei leichter erkrankten Patienten mag die mehrstündige Betreuung im Aufwachraum ausreichen.

Die postoperative Überwachung des pulmonal erkrankten Patienten unterscheidet sich nicht grundsätzlich von der des lungengesunden Patienten, da postoperative respiratorische Störungen nach jeder Anästhesie auftreten können. Wichtig ist jedoch beim pulmonal Kranken die **besondere Aufmerksamkeit für sein spezielles Problem**. Bei Übergabe des Patienten im Aufwachraum oder auf der Wach- bzw. Intensivstation sollte das **Pflegepersonal gezielt** auf das spezielle Problem **hingewiesen werden**.

postoperative Überwachung

Die **Nachbeatmung** des pulmonal erkrankten Patienten kann in Abhängigkeit vom Eingriff und den lokalen räumlichen Gegebenheiten in seltenen Fällen Vorteile bringen. **Indikationen** sind:

Nachbeatmung

- große, langdauernde Eingriffe
- Auskühlung des Patienten ($\leq 34\,°C$)
- noch nicht abgeschlossene Volumenverschiebungen

Die postoperative Physiotherapie ist von **enormer, oft unterschätzter Bedeutung**. Eine gute Physiotherapie kann pulmonale Komplikationen vermeiden helfen und **reduziert** das **Mortalitätsrisiko**.

Physiotherapie

i In einer Studie an 174 Patienten, die sich einem großen abdominalchirurgischen Eingriff unterziehen mussten, wurden die Patienten zur **Physiotherapie** bzw. keiner Physiotherapie randomisiert.[8] Die Reduktion der pulmonalen Komplikationen war bei Lungengesunden (6 vs. 27 %) und bei Lungenkranken (15 vs. 51 %) erheblich.

Der prophylaktische Einsatz der **Nichtinvasiven Beatmung** („non-invasive ventilation", NIV) **nach** der **Extubation** senkt das Risiko für pulmonale Komplikationen. Das gilt besonders für Patienten mit einer moderaten respiratorischen Einschränkung, die noch keine Reintubationskriterien erfüllen. Allerdings sollte die NIV eine doch notwendige **Reintubation nicht verzögern,** andernfalls steigt das Mortalitätsrisiko.[5,7,11]

NIV

i In zwei Studien konnte die **Reintubationsrate** durch den prophylaktischen Einsatz der NIV dramatisch reduziert werden (2 vs. 10 % bzw. 20 vs. 70 %, je p<0,05).[1,2] Es fanden sich auch Unterschiede in der Mortalität, die aber keine statistische Signifikanz erreichten.

18/4 Patienten mit Niereninsuffizienz
Weigl A

Einführung

Die **Prävalenz** der terminalen Niereninsuffizienz in Deutschland beträgt derzeit etwa 600–700 Patienten/Mio Einwohner.[19]

Prävalenz, Bedeutung

Patienten mit chronischer Niereninsuffizienz stellen für die anästhesiologische Versorgung eine Herausforderung dar, insbesondere im Hinblick auf die Prophylaxe einer perioperativen Progression der Erkrankung. Weiterhin ist bekannt, dass bei Patienten mit eingeschränkter Nierenfunktion das Risiko perioperativer kardiovaskulärer Komplikationen deutlich erhöht ist.[10] Eine postoperative Verschlechterung der Nierenfunktion geht mit einer hohen Mortalität einher.

i In einer Studie an 2222 kardiochirurgischen Patienten mit koronar- und klappenchirurgischen Operationen trat eine postoperative Nierenfunktionsstörung bei 7,7 % der Patienten auf; sie war mit einer Mortalität von 19 % (keine Dialyse notwendig) bis 63 % (Dialyse notwendig) assoziiert.[15] Risikofaktoren für eine postoperative Verschlechterung der Nierenfunktion waren eine vorbestehende Niereninsuffizienz, Alter > 70 Jahre, Herzinsuffizienz, Diabetes mellitus Typ I und eine vorausgegangene Myokardrevaskularisierung.

postoperative renale Funktionsstörung, Mortalität

Präanästhesiologische Diagnostik

Im Rahmen der Prämedikationsvisite muss eine ausführliche **Anamnese** und **körperliche Untersuchung** durchgeführt und der Schweregrad der Niereninsuffizienz genau eruiert werden. Zu unterscheiden sind Patienten mit fortgeschrittener, aber noch eingeschränkt vorhandener Nierenfunktion von solchen mit dialysepflichtiger, terminaler Niereninsuffizienz (Tab. 2). Das zielgerichtete Vorgehen umfasst:

Schweregrad

Anamnese	• Restdiurese/Tag • Tagestrinkmenge • Dialysedaten (Hämodialyse/Peritonealdialyse, Intervall, letzte Dialyse, Verträglichkeit, Komplikationen) • Begleiterkrankungen • Medikamenteneinnahme • Verlauf früherer Narkosen • genaue Anamnese bezüglich Symptomen einer urämischen Gastritis (Aspirationsrisiko bei Allgemeinanästhesie): Völlegefühl, Übelkeit, Erbrechen, Sodbrennen
Körperlicher Status	• Shuntarm und -funktion (Palpation, Auskultation) • Anämie • Volumenstatus • Zeichen einer Blutungsneigung (Petechien, Hämatome nach Bagatelltraumen) • Hinweise auf hypertensive Herzkrankheit (Linksherzinsuffizienz) • Einstellung eines Diabetes mellitus • restriktive Ventilationsstörung (Pleuraergüsse) • Polyneuropathie/Autonome Neuropathie
Laborwerte	• Serumkalium • Serumharnstoff • Serumkreatinin • Kreatinin-Clearance • Blutbild • Blutglukose • Gerinnungsparameter • Säure-Basen-Status
EKG	• Hinweis für Herzrhythmusstörungen • Korrelate für Elektrolytstörungen (z.B. hohe T-Welle bei Hyperkaliämie)
Röntgen-Thorax	• Zeichen der Hyperhydratation • Pleuraergüsse • Kardiomegalie

Tab. 1: Anamnese und Diagnostik

Stadien der chronischen Niereninsuffizienz

4 Stadien der chronischen Niereninsuffizienz werden unterschieden:

Stadium	Funktionstüchtige Nephrone (in % aller Nephrone)	Glomeruläre Filtrationsrate (ml/h)	Laborwertänderung
normal	100	125	keine
eingeschränkte renale Reserve	40	50–80	keine
kompensierte Niereninsuffizienz	10–40	12–50	Serumharnstoff ↑ Serumkreatinin ↑ metabolische Azidose
Nierenversagen	10	< 12	Serumharnstoff ↑ Serumkreatinin ↑ Anämie metabolische Azidose Hyperkaliämie Blutungszeit ↑

Tab. 2: Stadien der chronischen Niereninsuffizienz (modifiziert nach [24])

Als **anästhesierelevante Begleiterkrankungen** finden sich häufig:

- arterielle Hypertonie
- KHK
- Herzinsuffizienz
- Diabetes mellitus
- renale Osteodystrophie infolge eines sekundären Hyperparathyreoidismus

Die Inzidenz von Hepatitis-B- und -C-Infektionen (HCV-RNA positiv in 20–30 % bei PCR-Untersuchung) ist bei Dialysepatienten u.a. aufgrund wiederholt erfolgter Bluttransfusionen erhöht. Hepatitis C ist die häufigste Ursache von Lebererkrankungen bei Dialysepatienten.[25]

Vorbereitung des Patienten und Therapieoptimierung

präoperative Dialyse

Dialysepflichtige Patienten sollten **innerhalb der letzten 24 h** vor einer geplanten Operation **dialysiert** werden. Wenngleich chronisch niereninsuffiziente Patienten häufig an über dem Normbereich liegende **Kaliumwerte** adaptiert sind, sollte der Serumkaliumwert am OP-Tag 5,5 mmol/l nicht überschreiten.[24]

Chronisch erhöhte, aber stabile **Blutdruckwerte** bis 170/100 mm Hg sind akzeptabel. Eine schwere, labile und symptomatische Hypertonie muss vor elektiven Operationen mit Blick auf die häufige Komorbidität durch kardiovaskuläre Erkrankungen, insbesondere eine koronare Herzkrankheit, behandelt worden sein.[22]

Thrombozytenfunktion

Bei dialysepflichtigen Patienten kann eine **Thrombozytenfunktionsstörung** zur Blutungsneigung führen. Vor einem rückenmarksnahen Regionalanästhesieverfahren und vor großen, potenziell mit deutlichem Blutverlust einhergehenden Eingriffen (z.B. Eingriffe an der Aorta, Wirbelsäulenchirurgie, onkologische Chirurgie im kleinen Becken) sollte zusätzlich zu den Laboruntersuchungen eine Bestimmung der **Blutungszeit nach Ivy** (normal: 3–8 min) durchgeführt werden. Eine perioperative Verbesserung der Thrombozytenfunktion kann durch die Gabe von **Desmopressin** erreicht werden (s.u.).

Desmopressin (Minirin®) 0,3 µg/kg KG präoperativ

i Einer **Störung der Thrombozytenfunktion** (urämische Koagulopathie) liegt wahrscheinlich ein Defekt der Freisetzung des Von-Willebrand-Faktors aus Kapillarendothelien zugrunde. Zur raschen Therapie der Thrombozytopathie vor dringlichen Operationen wird die Gabe von 1-Desamino-8-D-Arginin-Vasopressin (DDAVP = Desmopressin, Minirin®) empfohlen. DDAVP wird 30–60 min präoperativ in einer Dosis von 0,3 µg/kg KG über 15–20 min intravenös infundiert und verbessert die Thrombozytenfunktion für 6–12 h. Wiederholte Desmopressingaben innerhalb von 24 h führen durch Entleerung der endothelialen vWF-Speicher zur Tachyphylaxie.

Kryopräzipitat

i Eine Alternative zu Desmopressin bei Tachyphylaxie (Wiederherstellung der Ansprechbarkeit auf Desmopressin kann 4–7 Tage dauern) stellt die Gabe von **Kryopräzipitat** (enthält Faktor VIII: C, Faktor VIII: vWF, Faktor XIII, Fibrinogen und Fibronectin) in einer Dosierung von 10 IE über 30 min intravenös dar (Wirkdauer 12–18 h).
Bei urämischer Blutungsneigung ebenfalls effektiv und im Gegensatz zu den beiden vorgenannten Substanzen deutlich länger wirksam (10–15 Tage) sind konugierte Östrogene (1 x 0,6 mg/kg KG/d i.v. über 5–7 Tage). Ihr Nachteil liegt im verzögerten Wirkbeginn. Sie können aber beispielsweise bei elektiven Operationen mit Desmopressin sinnvoll kombiniert werden und dessen relativ kurze Wirkdauer kompensieren.
Eine Thrombozytentransfusion ist nicht wirksam, da deren Funktion im urämischen Milieu gestört ist.[16,22]

Die Möglichkeit des Vorliegens einer chronischen **Hepatitis** oder **HIV-Infektion** als Folge wiederholter Bluttransfusionen bei anämischen Patienten (Erythropoetinmangel bei Niereninsuffizienz) muss in Betracht gezogen werden. Bereits der Verdacht sollte allen Mitarbeitern mit unmittelbarem Patientenkontakt vor Übernahme in den OP-Bereich mitgeteilt werden, um eine konsequente **Expositionsprophylaxe** zu ermöglichen.

chronische Hepatitis/HIV-Infektion

Pharmakokinetik

Aufgrund der bei chronischer Niereninsuffizienz häufig vorliegenden **Hypalbuminämie** und **Azidose** ist die **Proteinbindung wichtiger Pharmaka reduziert** und ihr freier, nicht gebundener Anteil erhöht. Zur **Narkoseeinleitung** sollte die Dosis von

pharmakologische Besonderheiten

- Barbituraten
- Benzodiazepinen

um 30–50 % reduziert werden.

Die **Elimination** vieler Anästhetika und perioperativ eingesetzter Pharmaka ist teilweise oder vollständig von der Nierenfunktion abhängig. Eine mögliche Kumulation muss v.a. bei repetitiver Gabe berücksichtigt werden (Tab. 3).[25]

Mögliche Kumulation von Anästhetika

Pharmakon	Beispiele
Antibiotika	Penicilline, Cephalosporine, Aminoglykoside, Vancomycin
kardiovaskuläre Pharmaka	Digoxin

Tab. 3: Pharmaka mit vollständig von der renalen Funktion abhängiger Elimination; normale Initialdosis, stark reduzierte Wiederholungs-/Erhaltungsdosis (für Antibiotika z.B. nach Daschner/Frank)[25]

Pharmakon	Beispiele
Anticholinergika	Atropin, Glykopyrrolat
Cholinesterasehemmer	Neostigmin, Pyridostigmin, Edrophonium

Tab. 4: Pharmaka mit teilweise von der renalen Funktion abhängiger Elimination; normale Initialdosis, 30–50 % reduzierte Wiederholungs-/Erhaltungsdosis

Pharmakon	Beispiele
Muskelrelaxanzien	Pancuronium, Vecuronium, Rocuronium
kardiovaskuläre Pharmaka	Phosphodiesteraseinhibitoren (Amrinon, Milrinon)
Barbiturate	Phenobarbital

Tab. 4, Fortsetzung

Anästhesie

Regionalanästhesie

periphere Leitungsanästhesie

Plexus-brachialis-Blockaden sind durch eine Verbesserung des Shuntblutflusses vorteilhafte Anästhesieverfahren für die **Anlage oder Revision von Dialyseshunts** am Arm; sie vermeiden wesentliche Risiken einer Allgemeinanästhesie bei niereninsuffizienten Patienten, insbesondere:

- Aspiration (Magenentleerungsstörung bei autonomer Neuropathie)
- Hypotension (intravasaler Volumenmangel, Sympathikolyse)

Welches Lokalanästhetikum?

Prilocain als Lokalanästhetikum kann beim anämischen Patienten durch Methämoglobinbildung eine relevante Hypoxämie induzieren und ist kritisch zu sehen. **Geeigneter** sind **Mepivacain** oder **Ropivacain**.

Als Folge einer metabolischen Azidose kann eine **erniedrigte Krampfschwelle** für Lokalanästhetika vorliegen.

rückenmarksnahe Regionalanästhesie

Spinal- und Periduralanästhesie sind auch bei Niereninsuffizienz grundsätzlich **anwendbar**.

Allerdings kann die v.a. bei Spinalanästhesien rasch eintretende Sympathikolyse bei vorbestehender autonomer Neuropathie zu ausgeprägten **Blutdruckabfällen** führen, deren adäquate Therapie durch Volumengabe nur begrenzt möglich ist (Risiko: akutes Lungenödem nach Abklingen der Blockade) und den frühzeitigen Einsatz eines **Vasopressors,** z.B. Noradrenalin (nach Wirkung titriert, 5–10 µg Boli), erforderlich macht.[22]

Die Entscheidung für ein neuroaxiales Verfahren – insbesondere die Einlage eines **Periduralkatheters** – bedarf aber mit Blick auf eine mögliche Einschränkung der Thrombozytenfunktion einer sorgfältigen Nutzen-Risiko-Abwägung. Auch für Spinalanästhesien existieren Fallberichte über spinale Hämatome mit Paraplegiefolge.[7]

Vor der Durchführung einer rückenmarksnahen Regionalanästhesie empfehlen wir die **Bestimmung der Blutungszeit**. Bei einer Verlängerung der Blutungszeit muss auf eine rückenmarksnahe Regionalanästhesie verzichtet werden.

Allgemeinanästhesie

Bei der **Einleitung einer Allgemeinanästhesie** ist mit folgenden **Problemen** zu rechnen:

Narkoseeinleitung

- erhöhtes Aspirationsrisiko bei verzögerter Magenentleerung, Übelkeit, Schluckauf

- Blutdruckabfall durch reduziertes intravasales Volumen (infolge präoperativer Dialyse)

- Hypoxie bei unzureichender Präoxygenierung (bei vorbestehender Anämie)

Bei anamnestischen Hinweisen auf eine **urämische Gastritis** (Sodbrennen, Übelkeit, Völlegefühl, Erbrechen) muss eine **Ileuseinleitung** (Rapid-Sequence-Induction) durchgeführt werden.

Aspirationsrisiko, Ileuseinleitung

Succinylcholin erhöht nach einer Dosis von 1 mg/kg den **Serumkaliumspiegel** um etwa 0,5–0,8 mmol/l. Bei normalem Serum-K^+-Wert kann mit Succinylcholin (0,8–1 mg/kg KG) relaxiert werden, bei erhöhtem Serum-K^+-Wert muss darauf verzichtet werden[22] (Alternative: Rocuronium 0,5–0,9 mg/kg KG oder Propofol + Opiat ohne Relaxans). Die neuromuskuläre Erholung nach **Rocuronium** ist bei Niereninsuffizienz verlängert.[6]

Succinylcholin?

Intravenöse Anästhetika

Die aktuell verwendeten Induktionsnarkotika **Thiopental, Methohexital, Propofol, Etomidat, Midazolam** und **Ketamin** können bei Niereninsuffizienz sicher eingesetzt werden, müssen aber im Hinblick auf die erhöhten freien Plasmaspiegel bei hypalbuminämischen Patienten in ihrer Dosis reduziert (um 30–50 %) und nach Wirkung titriert werden.

TIVA — Eine **totale intravenöse Anästhesie** (TIVA) mit **Propofol** kann auch bei terminaler Niereninsuffizienz ohne Verlängerung der Aufwachzeit durchgeführt werden.[4]

Opioide

(s. auch Tab. 5)

Elimination nicht beeinträchtigt — Die **Elimination** der in der anästhesiologischen Routine eingesetzten Opioide

- Alfentanil
- Remifentanil
- Piritramid

ist bei chronischer Niereninsuffizienz **nicht** klinisch relevant **beeinträchtigt**.

Fentanyl scheint insbesondere bei kontinuierlicher Gabe zu kumulieren, kann aber als Bolus ohne Dosisreduktion eingesetzt werden.

Die Pharmakokinetik von **Sufentanil** zeigt bei eingeschränkter Nierenfunktion eine große interindividuelle Variabilität. Eine Verlängerung der Plasmahalbwertszeit und des Verteilungsvolumens wurde bislang nicht beschrieben.[21] Eine Reduktion der Dosis ist nicht erforderlich.

Morphin und seine hydrophilen Metaboliten **Morphin-3-Glucuronid** und **Morphin-6-Glucuronid** werden bei reduzierter renaler Clearance stark verzögert ausgeschieden. Insbesondere das analgetisch wirksame Morphin-6-Glucuronid kumuliert bei Niereninsuffizienz und birgt das Risiko einer verlängerten atemdepressiven Wirkung.

Ein dem Morphin ähnliches pharmakokinetisches Profil bietet **Pethidin** und dessen exzitatorischer Metabolit Norpethidin (verursacht zerebrale Krampfanfälle).[14]

Opioid	Beurteilung
Fentanyl	günstig (Bolus)
	ungünstig (kontinuierlich)
Sufentanil (Sufenta®)	günstig
Alfentanil (Rapifen®)	günstig
Remifentanil (Ultiva)	günstig
Piritramid (Dipidolor®)	günstig
Morphin	**ungünstig**
Pethidin (Dolantin®)	**ungünstig**

Tab. 5: Empfehlungen zur Anwendung von Opioiden bei Niereninsuffizienz (modifiziert nach[8,14,22])

Empfehlung Opioide

Muskelrelaxanzien, Cholinesteraseinhibitoren

Aufgrund ihrer **organunabhängigen Elimination** (enzymatische Esterhydrolyse und Hoffmann-Elimination) eignen sich unter den nichtdepolarisierenden Muskelrelaxanzien die Benzylisochinoline **Atracurium** und **Cisatracurium** besonders für niereninsuffiziente Patienten; sie können uneingeschränkt eingesetzt werden. Eine klinisch relevante Kumulation des ZNS-stimulierenden Atracuriummetaboliten Laudanosin ist nicht zu befürchten.

Vecuronium wird zu etwa 30 % renal eliminiert. Bei repetitiver Gabe muss mit einer Kumulation des aktiven Metaboliten 3-Desacetyl-Vecuronium gerechnet werden.[6]

Der Erholungsindex von **Rocuronium** ist bei Niereninsuffizienz verlängert.[6]

Für **Mivacurium** liegen Hinweise auf eine 10–15-minütige Verlängerung der Wirkdauer bei terminal niereninsuffizienten Patienten vor – möglicherweise aufgrund einer Abnahme der Plasmacholinesteraseaktivität bei Urämie oder Hämodialyse.[5]

nichtdepolarisierende Muskelrelaxanzien

Inhalationsanästhetika

Verwendung volatiler Anästhetika möglich

Alle modernen volatilen Anästhetika können bei niereninsuffizienten Patienten **ohne ernsthafte Gefahr einer dauerhaften Verschlechterung der Nierenfunktion** verwendet werden, wenngleich sie eine reversible Einschränkung der Nierenfunktion mit vorübergehender Abnahme der glomerulären Filtrationsrate, der Diurese, der Natriumausscheidung im Urin und – widersprüchlich beurteilt – des renalen Blutflusses verursachen.[14]

Während Ihre Elimination ganz überwiegend pulmonal und damit unabhängig von der Nierenfunktion erfolgt, werden **nephrotoxische Wirkungen ihrer Metabolite** diskutiert.

Sevofluran, Enfluran

i **Sevofluran, Enfluran:** Bei der **hepatischen Metabolisierung** beider Substanzen entsteht anorganisches Fluorid. **Fluorid** ist bei Serumspiegeln über 50 µmol/l nephrotoxisch. Dies ist aus Untersuchungen mit Methoxyfluran bekannt. Im Gegensatz zu Enfluran und Sevofluran wird das nicht mehr verwendete Methoxyfluran zu etwa 50 % metabolisiert und bei einem Blut-Gas-Verteilungskoeffizienten von 15 sehr langsam aus den Organismus eliminiert. Zusätzlich wird die Substanz im Gegensatz zum rein hepatischen Abbau von Sevofluran in ausgeprägtem Umfang direkt in der Niere metabolisiert (Cytochrom-P450-Isoenzyme); dadurch entstehen hohe intrarenale Fluoridkonzentrationen.[2]

Für Enfluran und Sevofluran konnte bislang bei Patienten mit stabiler chronischer Niereninsuffizienz (Serumkreatinin ≥ 1,5 mg/dl) keine fluoridinduzierte Verschlechterung der Nierenfunktion belegt werden.[17]

Ebenso fehlen **auch bei längerer Narkosedauer mit einem Frischgasfluss von ≤ 1l/min (low-flow)** Hinweise auf eine Nierenfunktionsverschlechterung bei chronischer Niereninsuffizienz durch das beim Abbau von Sevofluran im Absorberkalk entstehende und im Tierexperiment nephrotoxische Compound A.[3,13]

i **Isofluran, Desfluran, Halothan:** Keines dieser volatilen Anästhetika setzt bei seinem Abbau relevante Mengen anorganischen Fluorids frei (Methoxyfluran >> Sevofluran > Enfluran > Isofluran > Desfluran). Sie können unter diesem Aspekt als sichere Substanzen eingeschätzt werden.[22]

Empfehlung: Isofluran, Desfluran

Bei Niereninsuffizienz sind insbesondere **Isofluran** und **Desfluran geeignet.**

Verfahrensunabhängige Aspekte der perioperativen Therapie

Perioperative Flüssigkeitszufuhr

Ziel der perioperativen Flüssigkeitstherapie ist einerseits die Vermeidung einer hypoperfusionsbedingten Verschlechterung der Nierenfunktion und andererseits die Vermeidung einer Hyperhydratation bei reduzierter/fehlender Urinausscheidung.

Ziele der Flüssigkeitstherapie

Obwohl der günstige Effekt einer ausreichenden Hydrierung nur in Studien zur Prophylaxe einer kontrastmittelbedingten Nephropathie gut belegt ist, wird eine präoperative Hydrierung von Patienten mit chronischer Niereninsuffizienz pathophysiologisch begründet empfohlen.[20]

Bei **terminal niereninsuffizienten Patienten** muss bei kurz zurückliegender Hämodialyse von einem reduzierten intravasalen Volumen ausgegangen werden. Vor Narkoseeinleitung sollte ein Volumenbolus von **250–500 ml** (5–7 ml/kg) **infundiert** werden, um eine akute Hypotension durch Vasodilatation und venöses Pooling zu vermeiden.

Die bis heute zur Vermeidung einer Kaliumzufuhr überwiegend eingesetzte **0,9-prozentige NaCl-Lösung** wird aufgrund ihrer hohen Chloridkonzentration in jüngster Zeit zunehmend **kritisch beurteilt**,[23] weil durch die Entwicklung einer hyperchlorämischen Azidose bei größeren Infusionsmengen klinisch bedeutsame extrazelluläre Kaliumverschiebungen auftreten können. Möglicherweise sollte in Zukunft einer **Vollelektrolytlösung der Vorzug** gegeben werden (s. Allgemeiner Teil Kap.10 „Intraoperatives Flüssigkeitsmanagement").

0,9 % NaCl?

i In einer aktuellen prospektiven, randomisierten und doppelblinden Studie mit 51 Patienten, die nierentransplantiert wurden, erhielten 25 Patienten Ringer-Laktat-Lösung (RL) und 26 Patienten 0,9 % NaCl-Lösung als intraoperative Flüssigkeitssubstitution. In der NaCl-Gruppe trat intraoperativ signifikant häufiger eine behandlungsbedürftige Azidose auf (tiefster pH 7,26 vs. 7,33). Bei 19 % der Patienten in der NaCl-Gruppe überschritten die Serumkaliumwerte 6 mval/l (maximal 7,7 mval/l). In der RL-Gruppe hingegen trat – trotz der Zufuhr des in RL enthaltenen Kaliums – keine therapiebedürftige Hyperkaliämie auf.[18]

Die weitere Flüssigkeitsgabe muss sich an den messbaren Verlusten, v.a. Blutverlusten, orientieren.[22] Bei hämodynamischer Stabilität ist eine Infusion in Höhe von 30 % des basalen Erhaltungsbedarfs (berechnet nach der 4-2-1-Regel) ausreichend, da ca. 70 % des normalen Flüssigkeitsbedarfs für die Ausscheidung gelöster, harnpflichtiger Substanzen verwendet und bei fehlender Restdiurese nicht benötigt werden. Verluste durch transzelluläre Flüssigkeitsverlagerung in den sog. „Dritten Raum" sollten zurückhaltend mit 1–2 ml/kg kristalloider Lösung ersetzt werden.[12]

Azidose, Hyperkaliämie und Narkosebeatmung

Durch intrazelluläre Aufnahme von H^+ bei Azidose und kompensatorische Freisetzung von K^+ **steigt** der **Serumkaliumspiegel** bei einem **pH-Abfall** von 0,1 um etwa 0,5 mmol/l.

i Bei **fortgeschrittener Niereninsuffizienz** liegt häufig eine **metabolische Azidose** mit vergrößerter Anionenlücke durch Retention von Phosphat und Sulfat vor. Diese wird normalerweise respiratorisch weitgehend kompensiert, sodass in der Blutgasanalyse oft eine milde Hypokapnie gemessen wird.
Bei intraoperativer „Normoventilation" mit Normokapnie, d.h. einer Aufhebung der respiratorischen Kompensation des wachen Patienten, kann dies durch den H^+/K^+-Shift zu einem relevanten **Anstieg des Serumkaliums** mit dem Risiko kardialer Reizleitungsstörungen führen. Analog besteht dieses Risiko postoperativ, wenn eine **opioidbasierte Schmerztherapie** zu einer Hyperkapnie mit respiratorischer Azidose führt.[22] Intraoperative Kontrollen von K^+ und Säure-Basen-Status durch eine Blutgasanalyse sind deshalb bei größeren und längeren Eingriffen notwendig.

Shuntkontrolle, Lagerung

Vor Narkoseeinleitung sowie in regelmäßigen Abständen während der Operation ist eine **Funktionskontrolle** (Dokumentation) **des Dialyseshunts** erforderlich. Sie erfolgt am besten durch Auskultation und Palpation des Shunts (rauschend-schwirrendes Geräusch). Eine sorgfältige Lagerung und Polsterung des Shuntarms kann das Risiko folgenschwerer Störungen der Shuntperfusion bis zum Shuntverschluss reduzieren.

keine arterielle Kanülierung am Shuntarm!

Venenpunktionen und eine **arterielle Kanülierung am Shuntarm** sind unbedingt zu **vermeiden**.

Die häufig bestehende **Osteodystrophie** prädisponiert zu Lagerungsschäden des knöchernen Skeletts.

Perioperative medikamentöse Nephroprotektion?

Patienten wurden in Studien mit unterschiedlichsten pharmakologischen Substanzen unter der Vorstellung einer Nephroprotektion behandelt. Für keine der eingesetzten Substanzen konnte bislang in aussagekräftigen klinischen Studien ein Wirkungsnachweis erbracht werden, sodass ihre **Anwendung** zum gegenwärtigen Zeitpunkt **nicht empfohlen** werden kann.[20]

kein Nachweis nephroprotektiver Wirkung

Einsatz von ACC?

Medikament	nephroprotektive Wirkung
Dopamin	−
Dopexamin	+/−
Schleifendiuretika	−
Mannitol	+/−
Kalziumantagonisten	+/−
ACE-Inhibitoren	−
atriales natriuretisches Peptid	−
Prostaglandin E_1	−
Fenoldopam (Dopamin-A1-Rezeptoragonist)	+/−, vorsichtig positive Beurteilung
Endothelinrezeptorantagonisten	?

+ = wirksam, +/− = Datenlage uneinheitlich, − = unwirksam, ? = experimentelle Substanz

Tab. 6: Untersuchte Medikamente zur perioperativen Nephroprotektion (modifiziert nach [11,20])

i Allein die Anwendung von **N-Acetylcystein (NACC)** zur **Prophylaxe einer kontrastmittelinduzierten Nephropathie** zeigte in einer Metaanalyse von 7 Studien[11] mit insgesamt 506 Patienten mit manifester renaler Dysfunktion eine Risikoreduktion auf ca. 50 % für die Entwicklung einer solchen Schädigung. Verglichen wurden Patienten, die vor der Kontrastmittelgabe eine intravenöse Flüssigkeitszufuhr und Acetylcystein p.o. erhielten, mit Patienten, die nur durch eine Flüssigkeitssubstitution vorbereitet wurden.
Aufgrund dieses Ergebnisses sowie der einfachen Anwendung und des günstigen Nebenwirkungsprofils wird in dieser Metaanalyse der Einsatz von ACC empfohlen.
Vor kurzer Zeit publizierte Ergebnisse aus Untersuchungen zur Wirkung von ACC auf Serumkreatinin, geschätzte GFR und Cystatin-C-Serumspiegel an gesunden Probanden weisen allerdings auf eine möglicherweise nierenfunktionsunabhängige Senkung des Serumkreatinins hin und fordern zu einer Neubewerteung der nephroprotektiven Wirkung der Substanz auf.[9]

Postoperative Besonderheiten

Folgende Aspekte der **postoperativen Versorgung** müssen berücksichtigt werden:

Besonderheiten	Folge
verlängerte Wirkung von Muskelrelaxanzien und/oder Opioiden	Hypoventilation, Azidose, H^+/K^+-Shift, erhöhtes Risiko akuter Hyperkaliämie
postoperative Opioidanalgesie	Atemdepression, Hypoventilation
Aspirationsrisiko	Risiko besteht in der frühen postoperativen Phase fort
Rückresorption sequestrierter extravasaler Flüssigkeit	Volumenüberladung
NSAID zur Schmerztherapie	renale Vasokonstriktion, Verschlechterung der Nierenfunktion bis zum akuten Nierenversagen möglich

Tab. 7: Besonderheiten und Bedeutung für die postoperative Versorgung

18/5 Patienten mit Lebererkrankungen
Schmidt R, Pannen B

Einleitung

Patienten, die unter einer schweren Funktionseinschränkung der Leber leiden, zeigen eine signifikant **erhöhte perioperative Morbidität und Mortalität**.[16,30] Diese sind abhängig von:

- der Art des chirurgischen Eingriffs
- der Art und Schwere der vorbestehenden Lebererkrankung
- dem Ausmaß der hepatischen Dysfunktion

Durch eine **sorgfältige präoperative Evaluierung** gilt es, diese Punkte möglichst objektiv zu erfassen und in Kenntnis der pathophysiologischen Besonderheiten des Krankheitsbildes eine optimierte anästhesiologische Versorgung sicherzustellen, welche die Minimierung des perioperativen Risikos zum Ziel hat.

perioperatives Risiko

Anästhesierelevante pathophysiologische Veränderungen bei Leberinsuffizienz (modifiziert nach[19])

Einschränkung der Syntheseleistung

- Hypalbuminämie
- Serumcholinesterasemangel
- Mangel an Gerinnungsfaktoren

Leberstörungen

Einschränkung der metabolischen und exkretorischen Funktion

- Glukoseimbalance (Hypoglykämie)
- reduzierte Harnstoffsynthese, Ammoniak-Anstieg
- Hyperbilirubinämie
- **reduzierte** Laktat-Clearance
- **reduzierte** Arzneimittelmetabolismus
- **reduzierte** Endotoxin-Clearance

Bei fortgeschrittener Leberinsuffizienz kommt es zu **sekundären Störungen anderer Organsysteme**.

Störungen anderer Organsysteme

Kardiovaskuläres System

- hyperdynames Kreislaufsyndrom (SVR ↓, HZV ↑)
- Neigung zur Hypotension
- gesteigerter Sympathikotonus mit erhöhten Serum-Noradrenalin-Spiegeln
- vermindertes Ansprechen auf Katecholamine

Pulmonales System

- hepatopulmonales Syndrom (arterielle Hypoxämie durch intrapulmonale Shunts und Ventilations-Perfusions-Missverhältnis, verursacht durch eine reduzierte hypoxische pulmonale Vasokonstriktion)
- Verminderung der funktionellen Residualkapazität (Aszites, Pleuraergüsse)
- primäre pulmonale Hypertension

Renales System

- hepatorenales Syndrom
- Na- und Wasserretention
- akute Tubulusnekrose

Zentrales Nervensystem

- hepatische Enzephalopathie

Gerinnungssystem

Hypokoagulabilität durch

- verminderte Gerinnungsfaktorsynthese
- Thrombopathie
- Thrombopenie
- Hyperfibrinolyse

Akute Hepatitis

Patienten, die unter einer akuten Hepatitis leiden, haben ein signifikant erhöhtes perioperatives Risiko.[10] Unabhängig von der Genese ist eine **elektive operative Versorgung** dieser Patienten **kontraindiziert**.

hohes perioperatives Risiko

Chronische Hepatitis

Hauptprädiktor der perioperativen Mortalität ist das **Ausmaß der Leberdysfunktion**. Patienten mit milder chronischer Hepatitis und erhaltener Leberfunktion tolerieren einen chirurgischen Eingriff gut, während Patienten mit dekompensierter Lebererkrankung eine hohe Mortalität aufweisen.[18,21]

Risiko je nach Leberfunktionsgrad

Leberzirrhose

Das perioperative Risiko korreliert mit dem Schweregrad einer bestehenden Leberzirrhose. Nach Garrison et al. beträgt die perioperative Mortalität bei dieser Patientengruppe 10 % (Child A), 31 % (Child B) bzw. 76 % (Child C).[11]

Risikofaktoren

Art des chirurgischen Eingriffs	Pathologische Befunde

• Notfalleingriff
• kardiochirurgischer Eingriff
• intraabdomineller Eingriff
  – Cholezystektomie
  – Magenresektion
  – Kolektomie
  – Leberresektion
	• hohe Child- bzw. MELD-Klassifikation
	• Aszites
	• Enzephalopathie
	• Infektion
	• Anämie
	• Mangelernährung
	• Ikterus
	• Hypoalbuminämie
	• portale Hypertension
	• pathologischer INR-/Quick-Wert ohne Ansprechen auf Vitamin-K-Gabe
	• pathologische quantitative Leberfunktionstests (z.B. verminderte Indocyaningrün-Clearance)
	• Hypoxämie

Tab. 1: Risikofaktoren für erhöhte Morbidität und Mortalität bei Patienten mit Leberzirrhose (modifiziert nach[4])

Präanästhesiologische Diagnostik

Labordiagnostik nur in begründeten Fällen

Im Rahmen der Prämedikationsvisite sollte eine ausführliche **Anamnese** und **körperliche Untersuchung** erfolgen, um den Schweregrad einer eventuell vorhandenen Leberfunktionsstörung, die Mitbeteiligung anderer Organsysteme und weiterer Begleiterkrankungen zu evaluieren. Sollten sich hier Hinweise auf eine Lebererkrankung ergeben, ist zur Beurteilung der Leberfunktion eine weitergehende **laborchemische Analyse** notwendig. Für Patienten, deren Anamnese und Untersuchung keine Auffälligkeiten ergibt, wird eine laborchemische Abklärung nicht empfohlen.[17]

Anamnese	Körperliche Untersuchung	Laborwerte

• Bluttransfusionen
• gastrointestinale Blutungen
• Infektionskrankheiten
• vorausgegangener Ikterus
• Verlauf früherer Narkosen
• Medikamenteneinnahmen
• Begleiterkrankungen (s.u.)
• Alkoholabusus
	• Allgemeinzustand
	• Enzephalopathie
	• Aszites
	• Ikterus
	• Spider nävi
	• Palmarerythem
	• Gynäkomastie
		• Blutbild
		• Bilirubin
		• Elektrolyte
		• Kreatinin
		• Harnstoff
		• Blutgasanalyse
		• Hepatozelluläre Integrität:
		  – GOT
		  – GPT
		  – LDH
		  – GLDH
		• biliäre Integrität:
		  – AP
		  – gamma-GT
		• Syntheseleistung:
		  – Serumalbumin
		  – Cholinesterase
		  – INR (Quick)

Tab. 2: Anamnese und Diagnostik

Begleiterkrankungen

Als **anästhesierelevante Begleiterkrankungen** finden sich häufig:

- Niereninsuffizienz (hepatorenales Syndrom)
- pulmonale Insuffizienz (hepatopulmonales Syndrom)
- hepatische Enzephalopathie
- Gerinnungsstörungen

Die Evaluierung der aktuellen Syntheseleistung der Leber, insbesondere des **präoperativen Gerinnungsstatus**, ist für die Planung des Anästhesieregimes von besonderer Bedeutung, da hiervon die Entscheidung für bzw. gegen eine rückenmarksnahe Regionalanästhesie abhängt und präoperative Korrekturen durchgeführt werden können.

Leber-Syntheseleistung

Abschätzung des perioperativen Risikos

Der Schweregrad einer hepatischen Dysfunktion kann mithilfe des **Child-Pugh-Scores** bzw. des **MELD-Scores** beurteilt werden und korreliert sowohl mit der Inzidenz perioperativer Komplikationen als auch mit der Mortalität.[9,30]

Child-Pugh-Score

	1	2	3
Albumin [g/dl]	> 3,5	2,8–3,5	< 2,8
INR	< 1,7	1,71–2,20	> 2,20
Bilirubin [mg/dl]	< 2	2–3	> 3
Aszites	Kein	leicht	stark
Enzephalopathie	Keine	Grad 1–2	Grad 3–4

< 7 Punkte: Stadium A
7–9 Punkte: Stadium B
> 9 Punkte: Stadium C

Tab. 3: Der Child-Pugh-Score (modifiziert nach[5])

MELD = 9,57 Ln (Serumkreatinin [mg/dl]) + 3,78 Ln (Bilirubin ges. [mg/dL]) + 11,2 Ln (INR) + 6,43)

Folgende Regeln müssen für die Berechnung der Formel gelten:

- 1 ist der kleinste akzeptable Wert für alle Variablen (Logarithmus-Berechnung)
- der größte akzeptable Wert für Kreatinin ist 4 mg/dl
- Der MELD-Score endet mit einem Wert von maximal 40
- Zu dieser Formel existiert eine Internetadresse der Mayo Klinik, Rochester, Minnesota, USA unter der sich der MELD-Score online ausrechnen lässt (http://www.mayoclinic.org/gi-rst/mayomodel5.html).

Tab. 4: Der MELD-Score (modifiziert nach[12])

Bei der Berechnung des MELD-Scores erhält man einen Zahlenwert zwischen 6 (weniger krank) bis maximal 40 (schwerstkrank). Nach Keegan et al kann ein geplanter Eingriff bei einem Wert unter 10 bedenkenlos durchgeführt werden.[14] Die anästhesiologische Versorgung von Patienten mit Werten zwischen 10 und 15 kann nach erfolgter präoperativer Optimierung pathologischer Befunde mit besonderer Vorsicht erfolgen. Ab einem Wert von 15 aufwärts gilt die Prognose des Patienten als deutlich reduziert, sodass hier über mögliche Alternativen zum chirurgischen Eingriff nachgedacht werden sollte.

Bewertung der Verfahren

i Die **Child-Pugh-Klassifikation** galt für mehr als 30 Jahre als der Standard für die Prognoseabschätzung von Patienten mit schweren Leberfunktionsstörungen (Zirrhose). Die im Jahr 2001 erstmals beschriebene **MELD-Klassifikation**[13] bietet durch Wegfall individuell beeinflussbarer Größen (Aszites, Enzephalopathie) den Vorteil einer objektiveren Beurteilung. Stattdessen erfolgt die Berechung des MELD-Scores unter Einschluss statistisch ermittelter Parameter. **Beide Verfahren** sind zurzeit als **gleichwertig** anzusehen.

Abhängig von den im Rahmen der präanästhesiologischen Abklärung erhobenen Befunden und der erfolgten Risikostratifizierung wird die Entscheidung über einen eventuellen Aufschub der chirurgischen Versorgung zugunsten einer präoperativen Optimierung der Befunde getroffen. Eine **Hilfestellung zur Entscheidungsfindung** gibt der folgende Algorithmus:

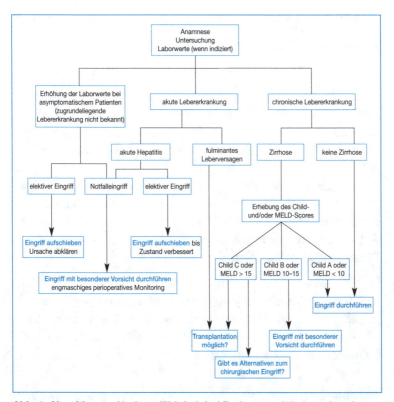

Abb. 1: Algorithmus „Narkosefähigkeit bei Patienten mit Lebererkrankungen" (modifiziert nach[14,18])

Notfalleingriffe, ohne deren Durchführung sich den betroffenen Patienten keine Überlebenschance bietet, stellen einen Grenzbereich dar und sind abhängig von der interdisziplinär getroffenen, jeweils auf den einzelnen Patienten abgestimmten Entscheidung.

Vorbereitung des Patienten und Therapieoptimierung

Die **präoperative Therapieoptimierung** sollte insbesondere folgende Punkte umfassen:

- Stabilisierung der Gerinnungssituation
- Aszitesentlastung
- Aufrechterhaltung der Nierenfunktion

- Ausgleich von Elektrolytimbalancen
- Ausgleich eines eventuellen Volumendefizits
- Behandlung einer eventuellen Enzephalopathie

Stabilisierung der Blutgerinnung

Vitamin-K-Gabe

Um das Risiko intraoperativer Blutungskomplikationen zu minimieren, sollte die präoperative **Substitution von Vitamin** K (Konakion®) erfolgen. Zu bedenken ist jedoch, dass dessen prokoagulatorische Wirkung nicht vor einem Zeitraum von 24 h einsetzt. In Notfallsituationen oder bei massiver Einschränkung der Lebersynthesefunktion (Vitamin-K-Gabe unwirksam) ist die Gabe von **Gerinnungsfaktoren** (PPSB) oder **Fresh Frozen Plasma** (FFP) erforderlich.

Im Falle einer Thrombozytopenie ist die prophylaktische Substitution mit **Thrombozytenkonzentraten** angezeigt (Zielwert: 70.000/µl).[28] Eine Thrombozytenfunktionsstörung kann durch Gabe von Desmopressin (Minirin®) behandelt werden[2] (s. auch Allgemeiner Teil, Kap. 18/16 „Patienten mit Gerinnungsstörungen").

Aszites

Diuretikagabe/ Parazentese

Große Mengen von Aszites erhöhen das Aspirationsrisiko, beeinflussen die Atemmechanik negativ und vermindern die funktionelle Residualkapazität. Daher sollte eine präoperative Aszitestherapie durch **Diuretikagabe** (Aldosteron-Rezeptor-Antagonisten) **und/ oder Parazentese** erfolgen. Serumelektrolyte und Nierenfunktion müssen dabei engmaschig überwacht werden.

Nierenfunktion/Elektrolytimbalancen/Volumendefizit

Nephrotoxische Substanzen wie Aminoglykoside oder nichtsteroidale Antirheumatika sollten **vermieden** werden.[18] Symptomatische oder schwere Hyponatriämien (< 125 mmol/l) sowie andere **Elektrolytimbalancen** müssen **präoperativ korrigiert** werden. Ein vorhandenes intravasales Volumendefizit sollte ebenfalls therapiert werden. Hier kann die intravenöse **Gabe von Albumin** hilfreich sein.[23]

Enzephalopathie

Bei einem geplanten elektiven Eingriff empfiehlt sich die präoperative Therapie einer hepatischen Enzephalopathie. **Proteinrestriktion** sowie die Gabe von **Lactulose** und **Neomycin** werden empfohlen. Die genauen Empfehlungen zu den applizierenden Dosen finden sich online unter der im Literaturverzeichnis angegeben Adresse.[1]

präoperativ therapieren

Dauermedikation

Eine eventuelle **Dauermedikation** des Patienten zur Kontrolle der vielfältigen Komplikationen im Rahmen einer schweren Leberinsuffizienz sollte in der perioperativen Phase **nicht pausiert** werden.[16] **Orale Antidiabetika** bilden eine Ausnahme. Sie werden wie üblich **ausgesetzt** (s. auch Allgemeiner Teil, Kap. 5 „Präoperative Begleit- und Dauermedikation").

Medikation i.d.R. weiterführen

Anästhesie

Durch die gezielte Auswahl des Anästhesieverfahrens, des Beatmungsregimes und geeigneter Medikamente gilt es, eine möglichst **optimale hepatische Perfusion und Oxygenierung** sicherzustellen.

Prämedikation

gezielte Auswahl

- Benzodiazepine, deren Wirkdauer durch Leberfunktionsstörungen weitgehend unbeeinflusst bleiben (z.B. Lorazepam 0,03 mg/kg KG p.o.). Keine Sedativa bei hepatischer Enzephalopathie!

Bei **Aspirationsgefahr:**

- Protonenpumpenhemmer (Histaminrezeptor-Antagonisten)
- evtl. 30 ml Natriumcitrat (0,3 M) unmittelbar vor Narkoseeinleitung p.o.

Regionalanästhesie

Periphere Leitungsanästhesie

bei peripheren Eingriffen

Periphere Leitungsanästhesien sind bei Patienten, die sich peripheren chirurgischen Eingriffen unterziehen müssen, grundsätzlich zu bevorzugen, da sie **keine negativen Auswirkungen auf die Durchblutung oder Oxygenierung der Leber** haben.

Rückenmarksnahe Regionalanästhesie

bei uneingeschränkter Gerinnungssituation

Die Anlage einer rückenmarksnahen Regionalanästhesie ist bei präoperativ **uneingeschränkter Gerinnungssituation** grundsätzlich möglich und sollte in diesen Fällen angestrebt werden.

i Rückenmarksnahe Regionalanästhesien können den **Leberblutfluss** durch Senkung des systemischen Blutdrucks insbesondere bei Vorliegen einer Hypovolämie **sekundär reduzieren**. Untersuchungen konnten jedoch zeigen, dass die Aufrechterhaltung des arteriellen Blutdrucks durch Gabe von Vasopressoren (Dopamin, Ephedrin) oder ausreichende Flüssigkeitszufuhr, die Leberdurchblutung normalisiert.[4,12,26] Hypotonien sollten vermieden werden.

Allgemeinanästhesie

Narkoseeinleitung

Aspirationsgefahr

Patienten mit fortgeschrittenen Lebererkrankungen sind **aspirationsgefährdet** (Aszites, herabgesetzte gastrointestinale Motilität, evtl. Ösophagusvarizenblutung) und bedürfen einer **Ileuseinleitung**. Die Einlage einer Magensonde sowie TEE-Sonde ist bei bestehenden Ösophagusvarizen kontraindiziert.

Monitoring

hämodynamisches Monitoring

Ein **erweitertes hämodynamisches Monitoring** (arterielle und zentralvenöse, ggf. pulmonalarterielle Katheterisierung; s. Allgemeiner Teil Kap. 9/1 „Hämodynamisches Monitoring"), insbesondere bei großen chirurgischen Eingriffen, ist bei Patienten mit schwerer Leberfunktionsstörung essenziell, um eine engmaschige perioperative Überwachung zu gewährleisten.

Beatmung

Maschinelle Beatmung kann die hepatische Perfusion negativ beeinflussen. Ein hoher PEEP vermindert den venösen Rückstrom und ist in der Lage, den Leberblutfluss zu reduzieren. Eine Normoventilation sollte angestrebt werden. Die bei **Hypoventilation** resultierende **Hyperkapnie** kann durch eine Sympathikus-Stimulation zur Vasokonstriktion im Splanchnikusgebiet und damit zur Reduktion des portal-venösen Flusses führen.[14] **Hyperventilation** hingegen kann durch die Induktion einer Alkalose zur vermehrten Diffusion von Ammoniak durch die Blut-Hirn-Schranke beitragen und eine **hepatische Enzephalopathie aggravieren**.[20]

Normoventilation

Intravenöse Anästhetika

Opioide

Die meisten Opioide unterliegen einer hepatischen Metabolisierung. Dadurch kommt es bei Leberinsuffizienz zur **verlängerten Wirkdauer von Morphin und Alfentanil**. Trotz Verstoffwechselung in der Leber konnte für Fentanyl und Sufentanil keine verlängerte Wirkdauer gezeigt werden. Das synthetische Opioid Remifentanil wird durch Plasmaesterasen gespalten und zeigt ebenfalls keine verlängerte Wirkdauer bei Patienten mit vorbestehenden Lebererkrankungen.[17]

hepatische Metabolisierung

Sedativa/Hypnotika

Der überwiegende Anteil intravenöser Sedativa bzw. Hypnotika wird hepatisch metabolisiert. Nach einer einmaligen Gabe von Thiopental, Etomidate oder Propofol ist keine Verlängerung der Wirkdauer zu erwarten. **Propofol-Dauerinfusionen** bei Patienten mit Leberzirrhose können allerdings eine **verlängerte Wirkung** zur Folge haben.[22] Bei der Applikation von **Benzodiazepinen** wie Midazolam oder Diazepam kommt es ebenfalls zur signifikanten **Verlängerung der Wirkung**.[17] Für Oxazepam und Lorazepam hingegen wurden bei eingeschränkter Leberfunktion keine prolongierten Wirkungen beschrieben.

hepatische Metabolisierung

Muskelrelaxanzien

Verwendung prinzipiell möglich

Muskelrelaxanzien besitzen **keine hepatotoxischen Wirkungen**, sodass ihre Verwendung unabhängig von der Substanz prinzipiell möglich ist.

Die Elimination von Atracurium und Cisatracurium erfolgt durch unspezifische Esterhydrolyse bzw. Hoffmann-Elimination, sodass die Wirkdauer dieser Substanzen auch bei schweren Leberfunktionsstörungen nicht verlängert ist.[7,28]

Die vorwiegend hepatische Metabolisierung der Substanzen **Vecuronium** bzw. **Rocuronium** führt zu einer **Verlängerung ihrer Wirkdauer**. **Pancuronium** wird bei Patienten mit Leberzirrhose aufgrund des vergrößerten Verteilungsvolumens langsamer eliminiert und es kommt auch hier zu einer verlängerten Wirkdauer.[8]

Die Elimination von **Mivacurium** und **Succinylcholin** erfolgt durch Plasmacholinesterasen und korreliert eng mit deren Aktivität. Patienten, die unter schweren Lebererkrankungen leiden, haben aufgrund der reduzierten Syntheseleistung erniedrigte Cholinesterase-Plasmaspiegel, sodass es zur **Verlängerung der Wirkdauer** dieser Substanzen kommen kann.[3,6,27] Dies ist im Falle von Succinylcholin in der Regel klinisch nicht relevant. Dessen Einsatz ist unter Beachtung der Kontraindikationen und Verwendung des neuromuskulären Monitorings möglich.

Volatile Anästhetika

verminderter hepatischer Blutfluss

Alle volatilen Anästhetika **vermindern** den **hepatischen Blutfluss**. Dies gilt **insbesondere** für **Halothan und Enfluran**. Desfluran, Sevofluran und Isofluran haben den geringsten Effekt auf den hepatischen Blutfluss, das hepatische Sauerstoffangebot und die HABR (Hepatic arterial Buffer Response). **Halothan** sollte aufgrund seines hepatotoxischen Potenzials **nicht eingesetzt werden**.

Empfehlung

- volatile Anästhetika: Isofluran, Sevofluran, Desfluran
- Hypnotika: Propofol, Thiopental, Etomidate
- Opioide: Fentanyl, Sufentanil, Remifentanil
- Relaxanzien: Cisatracurium, Atracurium (Succinylcholin, Rocuronium)

Postoperative Besonderheiten

Bei Patienten mit schwerwiegenden Leberfunktionsstörungen ist eine **postoperative intensivmedizinische Betreuung** unbedingt notwendig. Hier muss engmaschig auf **Zeichen einer hepatischen Dekompensation** geachtet werden. Diese sind:

Zeichen hepatischer Dekompensation

- Vigilanzminderung (**cave:** hepatische Enzephalopathie)
- Transaminasenanstieg
- Gerinnungsstörung (Quick-Wert/INR)
- Anstieg des Serum-Bilirubin
- Einschränkung der Nierenfunktion (**cave:** hepatorenales Syndrom)
- Oxygenierungsstörungen (**cave:** hepatopulmonales Syndrom)
- Blutzuckerentgleisungen (**cave:** Hypoglykämie)

Sollte eine postoperative Leberfunktionsstörung auftreten, gilt es, durch sorgfältiges Abgleichen der Differenzialdiagnosen den **Grund der Leberdysfunktion** zu erkennen und in der Folge zu behandeln. Folgende Punkte sollten bedacht werden:

Ursachen der Leberfunktionsstörung

- potenziell hepatotoxische Medikation sofort absetzen
- aggressive Suche nach und Therapie einer Sepsis
- Differenzialdiagnose hepatozelluläre versus cholestatische Ursache
- bei extrahepatischer biliärer Obstruktion evtl. chirurgische Intervention erwägen

- Ausschluss einer Hämolyse
- Ausschluss okkulter Hämatome
- Durchsicht der perioperativen Aufzeichnungen (Hypotension, arterielle Hypoxämie, Hypovolämie als Gründe für postoperative Leberdysfunktion)
- immunassoziierte Hepatotoxizität (volatile Anästhetika)

Hepatische Dysfunktion	Bilirubin	Transaminasen	Alkalische Phosphatase	Ursachen
prähepatisch	unkonjugierte Fraktion ↑	normal	normal	• Hämolyse • Hämatom-Resorption • Transfusion
intrahepatisch (hepatozellulär)	konjugierte Fraktion ↑	deutlich erhöht	normal bis leicht erhöht	• viral • Medikamente • Sepsis • Hypoxämie • Zirrhose
posthepatisch (cholestatisch)	konjugierte Fraktion ↑	normal bis leicht erhöht	deutlich erhöht	• Steine • Sepsis

Tab. 5: Differenzialdiagnose der postoperativen Leberdysfunktion (modifiziert nach[25])

18/6 Patienten mit endokrinen Erkrankungen

Bettecken J

In den folgenden Kapiteln werden Besonderheiten der Durchführung von Anästhesien bei Patienten mit endokrinen Erkrankungen behandelt. Dabei muss unterschieden werden, ob es sich um eine häufige endokrine Störung als **Begleiterkrankung** bei einer beliebigen Operation (z.B. einer Appendektomie) handelt oder ob die Operation gezielt die **Therapie** einer seltenen endokrinen Erkrankung darstellt (z.B. die Resektion eines Phäochromozytoms).

endokrine Störung als Begleiterkrankung oder OP-Ursache

i Beispielsweise kann der **Diabetes mellitus** kausal durch eine Operation nicht geheilt werden, hat aber eine hohe Prävalenz, sodass der Anästhesist bei der Durchführung von Narkosen häufig mit Diabetikern konfrontiert ist. Zur Abwendung von typischen Komplikationen müssen demnach einige Punkte im anästhesiologischen Management beachtet werden (s.u.).
Andere endokrinologische Erkrankungen wie das **Phäochromozytom** oder das **Conn-Syndrom** sind selten und durch eine Operation oft kausal therapierbar. Bei diesen Erkrankungen wird mit Diagnosestellung praktisch die Indikation zur kausalen therapeutischen Operation gestellt. Andere Eingriffe bei betroffenen Patienten sind Raritäten.
Eine Zwischenform stellen das **Cushing-Syndrom** und die **Schilddrüsenerkrankung** dar. So ist z.B. die subtotale Resektion bei einer hyperthyreoten Struma eine Therapie der Erkrankung, aber nicht selten müssen bei hyper- oder hypothyreoten Patienten im Notfall auch andere Eingriffe durchgeführt werden.

Die folgenden Kapitel versuchen, diese besonderen Umstände zu berücksichtigen, sodass im einen Fall das Management für beliebige Eingriffe dargestellt wird, im anderen nur die besonderen Umstände der Operation der zugrunde liegenden endokrinen Erkrankung ausgeführt werden.

18/6.1 Diabetes mellitus

Bettecken J

Der Diabetes mellitus ist die häufigste endokrine Erkrankung und betrifft ca. 7–8 % der Bevölkerung in Deutschland[17]. Davon entfallen ca. 5 % auf den **Typ I** (β-Zellen des Pankreas sind zerstört, keine Insulinproduktion mehr) und 95 % auf **Typ II** (Insulinresistenz oder defekte Insulinsekretion).[24]

betroffen: ca. 7–8 % der Bevölkerung

Bei 2–3 % aller Schwangeren tritt ein **Gestationsdiabetes** auf[16].

i Der **durch eine Operation erzeugte Stress** führt durch die Ausschüttung von Katecholaminen, Kortisol, STH sowie Stimulierung der Glukoneogenese und Hemmung der peripheren Glukoseaufnahme zu einer **hyperglykämischen Stoffwechsellage**, die der diabetische Patient nicht kompensieren kann.[8]

Hyperglykämien verschlechtern operatives Outcome

Dauerhafte Hyperglykämien verschlechtern das operative Outcome. Sie führen zu vermehrten Wundheilungsstörungen und postoperativen Infektionen,[9,25] sodass eine konsequente perioperative Blutzuckerführung zur Vermeidung von Komplikationen zwingend ist.

Ebenso sind **Hypoglykämien** unter Vollnarkose unbedingt zu vermeiden.

Präanästhesiologische Diagnostik

Bei der Anamneseerhebung ist insbesondere auf den Zeitpunkt der Erstdiagnose und auf typische **Begleiterkrankungen** bzw. Spätschäden zu achten, die anästhesierelevant sind:[20,21]

- Koronarsklerose inkl. stumme Myokardischämien
- Atherosklerose
- Nierenschäden
- Polyneuropathie
- autonome Neuropathie mit Gastroparese
- eingeschränkte Beweglichkeit der Halswirbelsäule durch Glykolisierung von Kollagen der Halswirbelgelenke („Stiff-Joint-Syndrome")[22]

häufig: KHK, Nephro- und Neuropathie

i Diabetische Spätkomplikationen erfassen durch **ubiquitäre Gefäßveränderungen** fast alle Organsysteme. Eine koronare Herzerkrankung ist bei Diabetikern 4–5 Mal häufiger als bei Stoffwechselgesunden.[6] Durch eine autonome Polyneuropathie werden koronare Ischämien eventuell nicht als Schmerzen wahrgenommen. Lagerungsbedingte Schäden treten bei polyneuropathisch veränderten Nerven häufiger auf. Ebenso kann eine Gastroparese mit erhöhter Aspirationsgefahr bestehen. Insbesondere sind die Nieren betroffen, auch wenn sich dies nicht immer in den Retentionswerten abbildet. Oft besteht lediglich eine Mikroalbuminurie. Vorbestehende Nephropathien sind ein Risikofaktor für ein perioperatives Nierenversagen.[5,8,20,21]

Der **Blutzuckerpass** des Patienten sollte sorgfältig studiert werden. Des Weiteren muss die bestehende **Dauermedikation** abgeklärt werden. Tab. 1 und 2 geben eine Übersicht über die wichtigsten oralen Antidiabetika und Insuline.

Metformin sollte wegen der Gefahr der Laktatazidose vor Elektiveingriffen für 48 h pausiert werden.[17]

Wirkstoff	Präparat (Beispiel)	Stoffgruppe	Dosierung	Bemerkung
Glibenclamid	Euglucon®	Sulfonylharnstoffe	1 Tbl. = 3,5 mg	ausgeprägte Hypoglykämien möglich
		fördern Insulinsekretion	bis zu 3 Tbl./d	
Glimepirid	Amaryl®	Sulfonylharnstoffe	Tbl. zu 1/2/3 mg	ausgeprägte Hypoglykämien möglich
		fördern Insulinsekretion	bis zu 6 mg/d	Wirkdauer 24 h
Metformin	Glucophage®	Biguanide	Tbl zu 500/850/1000 mg	Gefahr der Laktatazidose
		hemmen Glukoneogenese	bis zu 2 × 1000 mg	besonders bei Niereninsuffizienz
Repaglinid	Novonorm®	Meglitinid	1–4–max. 16 mg/d	indiziert bei postprandialen Hyperglykämien
		Nicht-Sulfonylharnstoff-Insulinsekretor (Benzoesäurederivat)		kurze Wirkdauer
Acarbose	Glucobay®	α-Glucosidase–Hemmer	Tbl. zu 50 und 100 mg	gastrointestinale Nebenwirkungen wie Flatulenz
		hemmen Abbau und Aufnahme von komplexen Kohlenhydraten	150–300 mg/d	

Tab. 1: Übersicht über die wichtigsten oralen Antidiabetika

Wirkstoff	Präparat (Beispiel)	Stoffgruppe	Dosierung	Bemerkung
Rosiglitazon	Avandia®	Glitazone verbessern zelluläre Insulinaufnahme; hemmen hepatische Glukoneogenese	Tbl. zu 4 und 8 mg 4–8 mg/d	Cave: Leberzellschädigung

Tab. 1, Fortsetzung

Eigenschaft	Wirkstoff (Präparat)	Bemerkung	Wirkeintritt	Wirkdauer
schnell wirksam	Insulin Lispro (Humalog®)	Gabe meist vor dem Essen veränderte Aminosäuresequenz	5–15 min	4–5 h
	Insulin Aspart (Novolog®)	gentechnisch hergestellt		
kurz wirksam	Alt-Insulin (Actrapid®)	oft zur kontinuierlichen Infusion verwendet	30–60 min	6–8 h
mittellang wirksam	NPH (Neutral Protamin Hagedorn (Novo-Insulatard®)	Zusatz von Protamin	1–3 h	12–14 h
lang wirksam	Ultralente (Ultratard®)	Zinksuspension	2–4 h	14–18 h
	Glargine (Lantus®)	Insulinanalogon zeigt keine Peak-Aktivität	1–2 h	20–24 h
Mischinsuline	Vorgefertigtes Mischungsverhältnis (%), z.B. 70/30, 50/50; (Humalog Mix®) (Actraphane®)	Mischung Lispro + NPH im entsprechenden Verhältnis Gabe meist 2 × tägl.	je nach Mischungsverhältnis	je nach Mischungsverhältnis

Tab. 2: Übersicht über die wichtigsten Insuline zur Therapie des Diabetes mellitus

Bei **neu aufgetretenem** bzw. **bisher unerkanntem Diabetes mellitus** ist die Operation nach Möglichkeit zu verschieben, und es sollte zunächst eine entsprechende Diagnostik (mit HbA_{1c}-Bestimmung) und **Blutzuckereinstellung** erfolgen.

Intubationsschwierigkeiten durch „Stiff-Joint-Syndrome"

Bei der körperlichen Untersuchung ist auf die Mundöffnung und die Beweglichkeit der HWS besonders zu achten, da bei Diabetikern ein „Stiff-Joint-Syndrome" auftreten kann, welches Intubationsschwierigkeiten verursachen kann.

EKG

erhöhtes perioperatives kardiales Mortalitätsrisiko

Viele Patienten mit Diabetes mellitus haben eine **koronare Herzerkrankung,**[6] sodass auch bei jüngeren Patienten nach Ischämiezeichen und Infarktnarben gesucht werden sollte. Ergibt die Befragung Hinweise auf eine höhergradige KHK, sind je nach Größe und Risiko des Eingriffs weitere Untersuchungen wie Stressechokardiographie oder Invasivdiagnostik (Herzkatheter) durchzuführen (siehe Allgemeiner Teil, Kap. 18/1 „Patienten mit kardialen Erkrankungen").

Labor

Labor- und Röntgendiagnostik

Nüchternblutzucker, Harnstoff, Kreatinin, ggf. HbA_{1c} sind zu bestimmen.

Röntgendiagnostik

Eine Röntgenuntersuchung des Thorax sollte nur bei begründeter Indikation nach Anamneseerhebung und Untersuchung erfolgen.

Vorbereitung des Patienten und Therapieoptimierung

Allgemeines

Diabetiker möglichst als erste operieren

Patienten mit Diabetes mellitus sollten wenn möglich **als erste im Tagesprogramm** operiert werden, um nicht zu lange Nüchternzeiten einhalten zu müssen, welche den Kohlenhydratstoffwechsel beeinträchtigen.

Am OP-Morgen muss eine Nüchtern-Blutzuckerbestimmung durchgeführt werden. Der **Blutzucker** sollte präoperativ nicht über 200 mg/dl liegen.[4,7,8,23] Ansonsten muss eine entsprechende **Insulintherapie** begonnen werden.

Blutzucker präoperativ ≤ 200 mg/dl

Tab. 3 gibt eine Übersicht über das mögliche perioperative Management bezüglich der Insulintherapie bei verschiedenen Formen des Diabetes mellitus.

Typ Diabetes	Kleine Eingriffe	Große Eingriffe
D.m. Typ II, nur Diät	kein intraoperatives Insulin	kein intraoperatives Insulin
D.m. Typ II, orale Therapie	kein intraoperatives Insulin	ggf. Insulin intraoperativ (bei BZ > 200 mg/dl) Bolus 4–8 IE oder Infusion, s. Tab. 4)
D.m. Typ II, orale Therapie, schlecht eingestellt	ggf. intraoperativ Insulin (bei BZ > 200 mg/dl) 4–8 IE	i.v. Insulin-Infusion intraoperativ
D.m. Typ I oder II, Insulintherapie	$1/2$–$2/3$ der morgendlichen Insulindosis s.c. (wird mit baldiger Nahrungsaufnahme gerechnet, $2/3$ der Dosis, ansonsten $1/2$ Dosis)	i.v. Insulin-Infusion intraoperativ

Diabetesformen: Perioperatives Management

Tab. 3: Perioperatives Management verschiedener Diabetesformen (nach[23])

Perioperative Betablockade bei Diabetikern

Da Diabetiker eine erhöhte Inzidenz von Herz- und Gefäßerkrankungen aufweisen, gehören sie oft zu **Hochrisiko-Gruppen mit einer hohen Inzidenz von kardiovaskulären Komplikationen**. In den letzten Jahren mehren sich die Hinweise, dass eine perioperative Betablockade für solche Patienten von Vorteil ist. Somit ist die Indikation für eine perioperative Betablockade bei Diabetikern großzügig zu stellen.[4,11,18]

i In einer aktuellen Studie wird das **postoperative Langzeit-Outcome von Diabetikern**, die vor größeren nicht-kardiochirurgischen Eingriffen perioperativ einen Betablocker (Metoprolol) erhielten, mit solchen verglichen, die lediglich Placebo einnahmen. Es wurden 921 Patienten mit Diabetes mellitus eingeschlossen. Die Ergebnisse der Langzeitbeobachtung liegen aktuell noch nicht vor, jedoch gibt es aus Zwischenergebnissen deutliche Hinweise darauf, dass Diabetiker von einer perioperativen Betablockade profitieren.[12]

Nichtinsulinpflichtiger Diabetes mellitus

orale Antidiabetika am OP-Tag pausieren

Orale Antidiabetika sollten am OP-Morgen pausiert werden, da die Patienten nicht wie gewohnt frühstücken. Je nach Blutzuckerwert muss **mit Alt-Insulin korrigiert** werden.

Perioperativ sind Typ-II-Diabetiker oft vorübergehend insulinpflichtig.

Wirkstoff	Dosis
Alt-Insulin	4–8 IE Insulin, wenn BZ > 200 mg/dl

Tab. 4: Korrektur von erhöhten Blutzuckerwerten mit Insulin-Boli

i Laut Literatur senkt eine Einheit Insulin den Glukosespiegel um 25–30 mg/dl.[8,7,17] Somit müssten 8 Einheiten einen Blutglukosespiegel von 200 mg/dl praktisch auf Null senken. Dies ist aber in der klinischen Erfahrung nie der Fall. Es gibt keine Studien, um welchen Betrag eine Einheit Insulin den Blutglukosespiegel in der perioperativen Situation senkt. Angegeben werden können daher lediglich Erfahrungswerte aus der klinischen Praxis.[7,17] Wichtig sind engmaschige Kontrollen zunächst ca. 20–30 min nach Injektion, um die individuelle Reaktion des Patienten abschätzen zu können.

Bei Persistenz von **Hyperglykämien** erfolgt ggf. die Umstellung auf kontinuierliche intravenöse Insulingabe.

Insulinpflichtiger Diabetes mellitus

Insulin am OP-Tag wegen Ketonkörperbildung nicht pausieren

Prinzipiell gilt: Insulin sollte nicht pausiert werden, da es sonst zur Ketonkörperbildung durch fehlende Hemmung der Lipolyse kommen kann.[8,10] Daher wird in der Regel mit der **gleichzeitigen Gabe von Insulin und Glukose** gearbeitet.

Regelmäßige (1–2-stündl.) perioperative **Blutzuckerkontrollen** sind obligat. Ebenfalls muss intermittierend auch das **Serum-Kalium** bestimmt werden.

Insulin intraoperativ nur intravenös applizieren

Intraoperative Insulingaben sollten aufgrund geänderter Hautperfusion und Resorptionsbedingungen grundsätzlich **intravenös** appliziert werden.[3,13]

Management von insulinpflichtigen Diabetikern mit regelmäßigen s.c.-Injektionen nach eigenem Schema

Bei kurzen Eingriffen

Kombination von $1/2$ bzw. $2/3$ des gewohnten Insulins morgens und kurzwirksamem Insulin nach aktuellem Blutzuckerwert.

Gleichzeitig wird eine **Infusion mit Glukose** 5 % oder 10 % begonnen. Tab. 5 gibt eine Übersicht über die **Infusionsgeschwindigkeiten** der Glukoselösungen bei entsprechenden Blutzuckerwerten, die regelmäßig kontrolliert werden müssen.

regelmäßige Blutzuckerkontrollen

i Die Entscheidung, ob **die Hälfte oder $2/3$ der gewohnten Dosis** gegeben werden sollen, hängt von der Dauer der erwarteten Nüchternheitsperiode ab. Dauert diese länger (z.B. über die Mittagszeit hinaus), erhält der Patient nur die Hälfte, ansonsten $2/3$ der gewohnten Dosis.
Beispiel: Ein Patient ist mit 30/70 Misch–Insulin eingestellt mit 24–0–12 IE. Dieser erhält morgens mit der begonnenen Glukoseinfusion 12–16 IE Misch-Insulin 30/70 s.c. Je nach Blutzuckerwert wird kurzwirksames Insulin (z.B. Alt-Insulin/Lispro/Aspart) nachgespritzt.

Blutglukose-konzentration bei Kontrollen	Infusions-geschwindigkeit Glukose 5 %	Infusions-geschwindigkeit Glukose 10 %
< 100 mg/dl	150 ml/h	75 ml/h
101–150 mg/dl	75 ml/h	37,5 ml/h
151–200 mg/dl	50 ml/h	25 ml/h
> 200 mg/dl	Vene offen halten	Vene offen halten

Tab.5: Infusionsgeschwindigkeit von Glukose nach Blutzuckerwerten bei insulinpflichtigen Patienten ohne kontinuierliche Insulin-Infusion (s. Tab. 3) (nach[8])

Bei länger dauernden Eingriffen

Wirkstoff	Dosis
Alt-Insulin **und**	kontinuierliche Infusion, Dosierung je nach Blutzuckerwert (s. Tab. 7)
parallel Glukose	kontinuierliche Infusion von 5–7,5 g Glukose/h

kontinuierliche Infusion

Tab. 6: Länger dauernde Eingriffe

Vorgehen bei Beginn einer kontinuierlichen Infusion:

1. Zusetzen von 20 mval Kalium pro Liter Basisinfusion (Vollelektrolytlösung)
2. Beginn Glukose 5 % 100–150 ml/h (entsprechen 5–7,5 g Glukose/h) in einer eigenen Infusion, die kontinuierlich mitläuft
3. Insulindosierung (Infusion über separaten Perfusor):
    a) 0,02 IE/kg/h (ca. 1,4 IE/h bei 70 kg) **oder**
    b) 1/24 der individuellen Insulintagesdosis pro h
    c) dann weiter nach folgendem Schema:

perioperative Insulin-Infusion

Blutzuckerwert	Insulin-Infusionsgeschwindigkeit		
	1–3 E/h	4–6 E/h	7–9 E/h
< 60 mg/dl	Stop Insulin; 30 ml G 40 % i.v.; BZ nach 30 min Wenn BZ > 120 mg/dl, weiter mit halber Infusionsgeschwindigkeit		
60–80 mg/dl	Stop Insulin; 30 ml G 40 % i.v.; BZ-Messung nach 30 min		
	Wenn BZ > 120 mg/dl, Start mit halber Infusionsgeschwindigkeit	Wenn BZ > 120 mg/dl, Start Infusion 2 E/h niedriger	Wenn BZ > 120 mg/dl, Start Infusion 3 E/h niedriger
81–120 mg/dl	Stop Insulin; wenn BZ > 120 mg/dl, Start mit halber Infusionsgeschwindigkeit	Infusion um 2 E/h reduzieren	Infusion um 3 E/h reduzieren
121–180 mg/dl	keine Veränderung, wenn BZ in 3 Messungen hintereinander nicht abfällt, sonst: Infusion um 1E/h reduzieren		
181–200 mg/dl	Infusion um 0,5 E/h erhöhen	Infusion um 1 E/h erhöhen	
201–240 mg/dl	Infusion um 0,5 E/h erhöhen	Infusion um 1 E/h erhöhen	
241–300 mg/dl	Infusion um 1 E/h erhöhen	Infusion um 2 E/h erhöhen	
> 300 mg/dl	Infusion um 2 E/h erhöhen	Infusion um 3 E/h erhöhen	

Tab. 7: Schema zur perioperativen Insulin-Infusion (modifiziert nach[2])

Bei diesem Vorgehen ist auf das **Serum-Kalium** zu achten und ggf. weiter zu substituieren.

Management von Patienten mit Insulinpumpen

Wenn Patienten mit Insulinpumpen in **Regionalanästhesie** operiert werden, kann man die Pumpe je nach Pumpentyp mit einer reduzierten Basalrate und ggf. Glukoseinfusion weiter einsetzen.

Insulinpumpe

Bei **kurzen** (< 1 Stunde) **Eingriffen in Vollnarkose** müssen individuelle Absprachen getroffen werden, da der Anästhesist die Pumpe kennen sollte. Eine perioperative Fortführung der Pumpentherapie wird von manchen Autoren propagiert,[1] ist aber ohne Medizinproduktegesetz-konforme Einweisung des verantwortlichen Anästhesisten abzulehnen.

Für **länger dauernde Operationen** sollte die Insulinpumpe deaktiviert und auf eine kontinuierliche i.v.-Insulingabe umgestellt werden (s.o.). Die initiale Rate sollte der gewohnten Basalrate über die Pumpe entsprechen, wobei gleichzeitig ca. 100 ml/h Glukose 5 % infundiert werden.[8]

Anästhesie

Schlecht eingestellte Diabetiker haben bei **Regionalanästhesieverfahren** ein erhöhtes Risiko von infektiösen Komplikationen.[14,19] Dennoch werden solche Verfahren durchaus empfohlen, um eine schnelle postoperative Nahrungsaufnahme zu ermöglichen. Auch werden beim wachen patienten Symptome einer Hypoglykämie rasch bemerkt.[21]

Regionalanästhesie

Außerdem kann eine vorbestehende diabetische Polyneuropathie postoperativ Probleme bereiten,[8] wobei dies ebenfalls bei Allgemeinanästhesie der Fall sein kann.

Unter Beachtung der jeweiligen Begleiterkrankungen (KHK, Niereninsuffizienz, Polyneuropathie, s. dazu Allgemeiner Teil, Kap. 18/1 „Patienten mit kardialen Erkrankungen" und Kap. 18/4 „Patienten mit Niereninsuffizienz") können alle gängigen Medikamente zur **balancierten Anästhesie** angewendet werden. Ggf. ist ein er-

Allgemeinanästhesie

weitertes Monitoring zu empfehlen. Oft ist eine „Rapid Sequence Induction" bei erhöhter Aspirationsgefahr notwendig.[17,21]

Blutzucker zwischen 80 und 180 mg/dl

Der Blutzucker sollte intra- und postoperativ bei Werten zwischen 80 und 180 mg/dl eingestellt werden.[19,24,25] **Hypoglykämien** in Narkose sind unter allen Umständen zu **vermeiden**.[19,21]

Postoperative Besonderheiten

engmaschige BZ-Kontrollen im Aufwachraum

Postoperativ ist zum einen durch den Postaggressionsstoffwechsel mit erhöhtem, zum anderen aufgrund der reduzierten Kohlenhydrataufnahme mit einem geringeren Insulinbedarf zu rechnen. Somit müssen weiter engmaschige (im Aufwachraum 1–2 stündl., anschließend 3–4 stündl.) **Blutzuckerkontrollen** und eine Anpassung der Therapie nach Werten durchgeführt werden.

Die Umstellung auf die gewohnte antidiabetische Therapie (oral oder Insulin-Gabe) sollte erst nach kompletter Wiederaufnahme der vorbestehenden Diät durchgeführt werden.

Anästhesiologisches Management im Notfall

Im ungünstigsten Fall wird der Anästhesist mit einer Notfalloperation bei Dekompensation eines Diabetes mellitus Typ I oder II konfrontiert.

Notfall Typ-I-Diabetes: ketoazidotisches Koma

Dabei imponiert der **Typ-I-Diabetes** durch ein **ketoazidotisches Koma** mit schwerer metabolischer Azidose. Leitsymptom: **Kußmaul'sche Atmung**.

langsame BZ-Senkung mit Insulin-Infusion

Die **Blutzuckersenkung** erfolgt nur allmählich (ca. 50 mg/dl/h) durch Insulin-Infusion (ca. 5 IE/h nach Initialbolus von 5–10 IE i.v.). Der Blutzucker sollte anschließend für **24 h** bei ca. **250 mg/dl** gehalten werden. Eventuell muss dann unter Beibehaltung der Insulin-Infusion Glukose 5 % parallel infundiert werden. Bei zu schneller Blutzuckersenkung besteht die **Gefahr der Ausbildung eines Hirnödems**.[26] Eine Unterbrechung der Insulinzufuhr kann wieder zu erneuter Ketonkörperbildung führen.[15]

Gleichzeitig sollte aufgrund der Gefahr der bedrohlichen **Hypokaliämie** Kalium substituiert werden. (initial ca. 5–10 mval/h).[15,26]

Kaliumsubstitution

Ebenso muss eine ausreichende **Volumensubstitution** mit Vollelektrolytlösung oder NaCl 0,9 % erfolgen (nach Diurese > 60 ml/h), da die Patienten durch die vorbestehende osmotische Diurese meist stark exsikkiert sind).[15,26]

Volumensubstitution

i Problematisch kann in diesem Fall die **Beatmung** sein. Zur Kompensation der Azidose hyperventiliert der Patient, sodass in Narkose bei physiologischen Atemzug- und Minutenvolumina der pH in noch tiefere Bereiche absinken kann. Ob hier eine Hyperventilation oder die Gabe einer Puffersubstanz zu bevorzugen ist, kann nicht sicher gesagt werden. Häufige arterielle Blutgasanalysen sind obligat. Die Einstellung des Atemminutenvolumens erfolgt dann nach dem $PaCO_2$ und dem pH.

Beim entgleisten **Typ-II-Diabetiker** kann sich ein **hyperosmolares Koma** ohne Ketonkörperbildung entwickeln. Dabei bestehen Blutzuckerwerte bis zu 600 mg/dl und eine Serumosmolarität bis zu 350 mosmol/kg. Auslöser sind Sepsis, Kortikoidmedikation oder Hyperalimentation).[15,26]

Notfall Typ-II-Diabetes: hyperosmolares Koma

Es besteht eine osmotische Diurese, welche eine ausgeprägte **Exsikkose** hervorruft, die bis zu 25 % des Gesamtkörperwassers betragen kann.[15]

Therapieziel ist eine isoosmolare Normovolämie, welche durch die Gabe von NaCl 0,9 % oder bei Hypernatriämie durch Zwei-Drittel-Elektrolytlösungen erreicht werden kann, wobei erhebliche Flüssigkeitsmengen notwendig sein können.

Volumensubstitution

Der **Blutzucker** sollte mittels niedrig dosierter Insulingaben langsam (ca. 50 mg/dl pro Stunde) auf Werte unter 300 mg/dl gesenkt und anschließend für **24 h** bei ca. **250 mg/dl** gehalten werden, da sich sonst ein Hirnödem ausbilden kann.[26]

langsame BZ-Senkung

Je nach Serumwerten muss auch **Kalium** substituiert werden (ca. 10–20 mval/h).[26] Eine postoperative Intensivüberwachung ist indiziert.

Kaliumsubstitution

18/6.2 Schilddrüsenerkrankungen

Bettecken J

In endemischen Gebieten beträgt die **Inzidenz** der Struma 15–30 % der Bevölkerung, Frauen sind ca. 10-mal häufiger betroffen als Männer.

Ist anamnestisch eine Schilddrüsenoperation, Radiojodtherapie oder eine Hashimoto-Thyreoiditis zu eruieren, kann eine Hypothyreose vorliegen.[3]

Präanästhesiologische Diagnostik

In der Anamnese werden Symptome einer Schilddrüsenfunktionsstörung gezielt erfragt: Schwitzen, Hitzewallungen, Zittern, Herzrasen, Unruhe und Diarrhö sind Zeichen einer **Hyperthyreose**. Frieren, Müdigkeit, Abgeschlagenheit, Gewichtszunahme und Obstipation weisen auf eine **Hypothyreose** hin.

Anamnese: Zeichen der Hyperthyreose/Hypothyreose

Bei der körperlichen Untersuchung sollte insbesondere auf eine Tachykardie, Pulsdefizit, Extrasystolen, absolute Arrhythmie und Schwirren geachtet werden.

Eine genaue Inspektion des Halses, der Mundöffnung, Reklination der HWS muss erfolgen, um mögliche **Intubationshindernisse** zu erfassen.

Anatomie des Halses

EKG

Bei Vorliegen einer Tachykardie oder eines arrhythmischen Pulses sollte ein EKG zur weiteren Abklärung angefertigt werden.

Röntgendiagnostik

Eine Röntgen-Thorax- oder Trachea-Zielaufnahme ist bei einem inspiratorischen Stridor zu fordern, um eine subglottische Stenose zu diagnostizieren.

Labor

Laborchemisch sollten TSH, T3, T4 bestimmt und bei thyreostatischer Vorbehandlung ein kleines Blutbild (Leukozytenzahl) angefertigt werden.[1,3,5,8,9]

Patientenvorbereitung und Therapieoptimierung

Euthyreote Stoffwechsellage

Benzodiazepine für Prämedikation

Jod- und Thyroxin-Präparate aus der Vormedikation sollten weitergeführt werden. Am OP-Tag können sie pausiert werden.[5] Zur Prämedikation sollten Benzodiazepine in ausreichender Dosierung verordnet werden. Auf **Anticholinergika** (Atropin etc.) sollte in jedem Fall **verzichtet** werden.[9]

Hyperthyreote Stoffwechsellage

Prinzipiell sollte angestrebt werden, Patienten in euthyreoter Stoffwechsellage zu operieren.

thyreostatische Therapie mit Carbimazol

i Sollte der Patient nicht euthyreot sein, so muss eine **Vorbehandlung mit Thyreostatika** erfolgen. Diese kann einige Wochen dauern. In der Regel erhalten die Patienten **Carbimazol in einer Dosierung von 10–30 mg/d** für mindestens 4–6 Wochen. Eine intravenöse Therapie mit Thiamazol (Favistan®) bleibt Ausnahmefällen vorbehalten. Der Therapieerfolg wird anhand von Kontrollen der Schilddrüsenwerte bestimmt, ggf. muss die Dosierung erhöht werden. Aufgrund der Gefahr einer Leukopenie bis hin zur Agranulozytose muss auch das Blutbild regelmäßig kontrolliert werden.[2]

In seltenen Fällen scheitert ein medikamentöser Therapieversuch, und so bleibt als kausale Therapieoption nur die **Radiojodtherapie** oder die **operative Entfernung** des Schilddrüsengewebes. Thyreostatika sollten während der gesamten perioperativen Phase weiter verabreicht werden.[2,7,9]

Betablocker zur Behandlung peripherer Symptome

Periphere Symptome wie Zittern, Schwitzen, Tachykardie etc. werden unter Beachtung der Kontraindikationen durch **Betablockade** (Propranolol, Atenolol, Metoprolol) symptomatisch behandelt.[5,9,11] Nach deren Absetzen können die Symptome krisenhaft wieder auftreten. Alternativ kann dann z.B. **Clonidin** zur Dämpfung des zentralen Sympathikotonus gegeben werden.

Die obigen Ausführungen gelten sowohl für Elektiveingriffe anderer Art (z.B. Endoprothetik) als auch für Eingriffe zur kausalen Behandlung eines Schilddrüsenleidens.

Hypothyreote Stoffwechsellage

Patienten mit einer milden bis moderaten Hypothyreose können ohne Zeitverzug elektiv operiert werden.[1,7,8] Da die Gefahr der Auskühlung besteht, empfiehlt sich ein **Temperaturmonitoring** und bei längeren Eingriffen entsprechende Maßnahmen zum Wärmeerhalt.

Bei schwerer Hypothyreose mit den Manifestationsformen Myxödem-Koma, Perikarderguss, Herzinsuffizienz oder extrem niedrige Hormonwerte sollte der Operationszeitpunkt verschoben und eine **Substitutionstherapie** mit Levothyroxin begonnen werden.[1,8]

Für Notfalleingriffe steht i.v. applizierbares **Levothyroxin (200–500 µg, gefolgt von 50–100 µg/d i.v.)** zur Verfügung. Zusätzlich ist dann ein **Kortikoid** (Hydrokortison 100 mg/d) zu substituieren, da oft eine begleitende Nebennierenrindeninsuffizienz vorliegt.[4,5]

in Notfällen bei schwerer Hypothyreose: Levothyroxin i.v.

Anästhesie

Hyperthyreote Stoffwechsellage

Zur Einleitung kann bevorzugt **Thiopental** (Trapanal®) eingesetzt werden, da die Substanz die weitere Ausschüttung von Schilddrüsenhormon hemmt.

Thiopental hat thyreostatische Eigenschaften

Ketamin sollte aufgrund sympathikomimetischer Wirkung vermieden werden.

Ketamin vermeiden

Eventuelle **Intubationshindernisse** oder erschwerte Maskenbeatmung bei großer raumfordernder Struma müssen beachtet werden; ggf. kann eine fiberoptische Intubation erfolgen.

Ein drahtarmierter Tubus (Woodbridge) ist zu bevorzugen.[3]

Bei Patienten mit ausgeprägtem **Exophthalmus** ist besondere Vorsicht beim Lagern und Abkleben der Augen angebracht.[3]

Exophthalmus: beim Lagern auf die Augen achten!

bevorzugt Anästhetika, die wenig metabolisiert werden

In der Hyperthyreose sind sämtliche **Stoffwechselprozesse beschleunigt**, somit werden auch Anästhetika schneller abgebaut, und es entstehen mehr toxische Nebenprodukte.[9] Zu bevorzugen sind daher Substanzen, die wenig metabolisiert werden. Bei den Inhalationsanästhetika trifft dies am meisten auf **Isofluran** zu. Alle **Opioide** sind zur Narkoseführung geeignet. Bis auf Pancuronium (Tachykardie) sind alle gängigen **nichtdepolarisierenden Muskelrelaxanzien** geeignet.

Eine kontinuierliche Überwachung der Körpertemperatur sollte durchgeführt werden.[9]

intraoperativ auf Zeichen der Hyperthyreose achten

Während der Narkose ist auf Zeichen einer beginnenden thyreotoxischen Krise zu achten.

i Kommt es intraoperativ zu hyperthyreoten Symptomen, so ist die Gabe eines **Betablockers** die Maßnahme der Wahl, wenn eine adäquate Narkosetiefe gewährleistet ist.[1,7,8,9]

Neben der Bolusgabe üblicher β–Blocker ist auch eine Dauerinfusion von Esmolol (Brevibloc®) geeignet, da es gut steuerbar ist.[10] Ebenso kann es gut bei Notfalleingriffen bei manifester Hyperthyreose eingesetzt werden.

Wirkstoff (Präparat)	Dosis
Esmolol (Brevibloc®)	Bolus 250–500 µg/kg 100–300 µg/kg/min i.v., bis die Herzfrequenz < 90/min ist

Tab. 1: Dosierungsempfehlungen Esmolol

Hypothyreote Stoffwechsellage

verstärkte/ verlängerte Wirkdauer von Pharmaka

Stoffwechselprozesse verlaufen in der Hypothyreose **verlangsamt** ab, sodass mit einer verstärkten und verlängerten Wirkdauer aller Pharmaka, die zur Anästhesie verwendet werden, zu rechnen ist. Daher ist entsprechend niedriger zu dosieren sowie Repetitionsintervalle sind zu verlängern.

vorsichtige Dosierung von Muskelrelaxanzien und Opiaten

Dies gilt insbesondere für **Muskelrelaxanzien**, die nur unter relaxometrischer Kontrolle angewendet werden sollten und **Opiate**, die Ursache für eine anhaltende Atemdepression sein können. Die Indikation für eine **postoperative Intensivüberwachung** ist aus diesen Gründen großzügig zu stellen.[7]

Postoperative Besonderheiten

Nach Schilddrüsenoperation ist unmittelbar nach Extubation auf einen **Stridor** als Zeichen einer Rekurrenslähmung zu achten. Im Extremfall (Atemnot bei Komplettverschluss der Glottisspalte) muss sofort reintubiert werden.[3]

postoperative Risiken

Eine genaue Überwachung der Verbände und Drainagen ist obligat, da eine **Nachblutung** die **oberen Luftwege verlegen** kann. Bei Reintubation können erhebliche Intubationsschwierigkeiten durch die Raumforderung auftreten. Die Intubation bei Revisionseingriff sollte deshalb nur bei bereitstehendem Operateur erfolgen, um schnell eine Entlastung des Hämatoms herbeiführen zu können.

Nach ausgedehnten Schilddrüsenresektionen muss noch am OP-Tag eine Kalziumkontrolle durchgeführt werden. Ein zunehmender inspiratorischer Stridor kann auch Zeichen einer beginnenden **Hypokalziämie** sein.[6,12]

Thyreotoxische Krise

Die thyreotoxische Krise ist die **schwerste Form der Hyperthyreose** mit einer hohen Mortalität. Durch Trigger (Operation, Infektion, Trauma) plötzlich auftretendes Fieber, Tachykardie, Verwirrtheit und drohendes Herz-Kreislauf-Versagen können wegweisend sein. Die Diagnose wird klinisch gestellt.

lebensbedrohlich!

Indiziert sind die rasche Gabe von **Thyreostatika** und sekundär Jod.

Thyreostatika

Betablocker mildern die peripheren Symptome. Als Antipyretikum ist **Acetylsalicylsäure kontraindiziert**. Ggf. ist **Hydrokortison** zu substituieren. Eine thyreotoxische Krise muss auf einer Intensivstation behandelt werden.[1,4,8]

18/6.3 Hyperkortisolismus (M. Cushing, Cushing-Syndrom)

Bettecken J

Dem Hyperkortisolismus liegt in den meisten Fällen ein hormonproduzierender Tumor der Hypophyse (M. Cushing) oder der Nebennierenrinde (Cushing-Syndrom) zugrunde. Eine hoch dosierte Dauertherapie mit Kortikosteroiden führt ebenfalls zu Cushing-Symptomen.[2]

Hypophysenadenom oder Nebennierenrindentumor

Außer in Notfällen kommen Patienten mit Hyperkortisolismus in der Regel zur transsphenoidalen Tumorresektion oder Adrenalektomie je nach Lokalisation der Ursache.

Präanästhesiologische Diagnostik

Klinisch imponieren Cushing-Patienten mit Stammfettsucht nach schneller Gewichtszunahme, Vollmondgesicht und Hypertonie. Bei Frauen ist bei der Verdachtsdiagnose nach Menstruationsstörungen zu fragen. Aufgrund muskulärer Schwäche haben die Patienten Mühe, Treppen hinaufzusteigen.

Stammfettsucht

Labor

Laborchemisch sollte ein Blutzuckerwert angefordert werden, da oft eine pathologische Glukosetoleranz oder ein Steroiddiabetes vorliegen.

Steroiddiabetes

Wegen einer möglichen Hypernatriämie und Hypokaliämie sollte eine Elektrolytbestimmung durchgeführt werden.[7]

Hypokaliämie, Alkalose, Natrium- und Wasserretention

Kortisolbestimmungen in Serum und Urin liegen in der Regel vor, sind aber für die Anästhesie nicht Voraussetzung.

Patientenvorbereitung und Therapieoptimierung

Erhöhte Blutzuckerwerte sollten mit **Insulingaben** gesenkt werden, um das Risiko einer Wundinfektion bei Hyperglykämie zu reduzieren.

Blutzuckersenkung

Der **Elektrolythaushalt** sollte durch Kaliumsubstitution **ausgeglichen** werden, da der Kaliummangel erheblich sein kann.

Kaliumsubstitution

Anästhesie

Für die Durchführung der Anästhesie müssen die **pathophysiologischen Nebenwirkungen** der erhöhten Kortisolsekretion bekannt sein:

Kortikoid-Nebenwirkungen

- Hypertonie
- Hyperglykämie
- Muskelschwäche
- Osteoporose
- Fettsucht/Ödemneigung
- Wundheilungsstörungen
- Infektanfälligkeit

Patienten mit M. Cushing können aufgrund von Schwellungen im Gesichts- und Halsbereich **erschwerte Intubationsbedingungen** vorliegen. Erhöhte Blutzuckerwerte setzen intraoperative BZ-Kontrollen und ggf. Insulingabe voraus.

Bei Lagerungsmaßnahmen ist insbesondere auf eine mögliche Osteoporose zu achten, da es zu pathologischen Frakturen kommen kann.[3,7]

Muskelrelaxanzien

Muskelrelaxanzien sollten bei Muskelschwäche vorsichtig titriert und nur unter relaxometrischer Kontrolle eingesetzt werden.

intraoperativer Beginn der Hydrokortisonsubstitution

Bereits während der Operation eines Hypophysenadenoms oder einer beidseitigen Adrenalektomie sollte mit der **Substitution von Hydrokortison (100 mg/24 h)** begonnen werden.[3,7]

Postoperative Besonderheiten

Wegen der muskulären Schwäche muss postoperativ gehäuft mit respiratorischen Komplikationen gerechnet werden. Ebenso haben Cushing-Patienten ein erhöhtes Risiko für **postoperative Infektionen** einschließlich Pneumonie sowie für Thrombosen.[5]

respiratorische Komplikationen

Je nach Situation muss die **Substitution von Hydrokortison** zunächst weitergeführt werden. Ggf. schließt sich eine lebenslange Substitutionstherapie einschließlich Fludrokortison als Mineralokortikoid an.[4]

Kortikoidsubstitution

Nach **transsphenoidalen Eingriffen** müssen die Diuresemengen postoperativ genau bilanziert werden, da durch inadäquate ADH-Sekretion ein **transienter Diabetes insipidus** auftreten kann. Bei Urinmengen > 200 ml/kg/h und hypotonem Urin (< 300 mosmol/kg) mit einem spezifischen Gewicht < 1005 g/l ist ggf. mit Desmopressin (DDAVP, Minirin®) 0,1–4 µg i.v. oder nasal zu behandeln.[6]

postoperativer Diabetes insipidus

18/6.4 Nebennierenrindeninsuffizienz
Bettecken J

Die primäre Nebennierenrindeninsuffizienz (Morbus Addison) hat ihre Ursache direkt in der Nebennierenrinde, meist bedingt durch eine Autoimmunadrenalitis.

Bei der sekundären Form liegt eine hypothalamische oder hypophysäre Störung vor oder sie wird durch eine Kortikoid-Dauermedikation verursacht. Nur bei der primären Form fehlt das Mineralokortikoid Aldosteron mit Folgen für den Elektrolythaushalt.[3]

Nebennierenrindeninsuffizienz: primär, sekundär

Präanästhesiologische Diagnostik

Anamnestisch ist insbesondere nach möglicher Kortikoid-Dauermedikation im zurückliegenden Jahr zu fragen. Besonders Asthmatiker, Patienten mit chronisch-entzündlichen Darmerkrankungen und Erkrankungen aus dem rheumatischen Formenkreis können betroffen sein.

Risiko der Nebennieren-rinden-suppression	Präparat	Dosierung pro Tag	nach einer Anwendungs-dauer von
Suppression wahrscheinlich	Prednisolon-Äquivalent	> 20 mg	> 5 Tagen
Suppression möglich	Prednisolon-Äquivalent	5–20 mg	> 4 Wochen
kein Risiko	Prednisolon	< 5 mg	unbegrenzt
	Hydrocortison	< 25 mg	
	Dexamethason	< 0,75 mg	

Tab. 1: Risiko der Entwicklung einer Nebennierenrindensuppression in Abhängigkeit von Präparaten und Anwendungsdauer bei Glukokortikoidtherapie (nach[1])

erhöhtes Risiko iatrogener Nebennierenrindeninsuffizienz für Patienten mit Kortikoid-Dauermedikation

Nach Absetzen einer Kortikoidtherapie dauert es ca. 9 Monate, bis sich die hormonellen Regelkreise wieder normalisiert haben. Unter Stressbedingungen (z.B. Operation) ist innerhalb dieser 9 Monate bis zu einem Jahr nach Absetzen der Therapie eine Kortikoidsubstitution erforderlich (siehe Patientenvorbereitung).

M. Addison: Hypotonie, Hyperkaliämie, Hyponatriämie

i Patienten mit M. Addison (primärer Nebennierenrindeninsuffizienz) leiden an Hypotonie, Müdigkeit, Gewichtsverlust, Übelkeit und Erbrechen sowie Diarrhö. Meist liegt eine Hyponatriämie mit Hyperkaliämie vor. Oft besteht eine Hyperpigmentierung der Haut. In der Regel werden diese Patienten mit Hydrokortison entsprechend der normalen endogenen Syntheseleistung (25–30 mg/d) eingestellt. Bei Aldosteronmangel wird zusätzlich Fludrokortison (Astonin H®) 0,05–0,2 mg/d gegeben.[5]

Labor

Elektrolyte (Serum-Natrium, Kalium) und Blutzucker sollten angefordert werden.

In unklaren Fällen sollte der Kortisolspiegel im Plasma bestimmt und ein ACTH-Stimulationstest durchgeführt werden.

Patientenvorbereitung und Therapieoptimierung

Perioperativ steigt stressbedingt der Kortisonbedarf.

individuelle Kortikoidsubstitution nach Patientenrisiko und Stresssituation

Patienten mit Nebennierenrindeninsuffizienz sollten individuell nach Risikoabschätzung sowie nach zu erwartendem Stress und Operationstrauma zusätzlich zu ihrer normalen Tagesdosis mit Kortikoiden substituiert werden. Dabei sollten nachteilige Wirkungen von unnötig hohen Kortikoiddosen – z.B. Hyperglykämie, Wundheilungsstörungen und Katabolismus – vermieden werden.

Stress durch Krankheit oder Operation	Empfohlene Kortikoidsubstitution zusätzlich zur normalen Tagesdosis
gering: Leistenhernie Koloskopie milde febrile Erkrankung mildes/moderates Erbrechen Gastroenteritis	**25 mg Hydrokortison i.v.** oder **5 mg Methylprednisolon i.v.** am Tag der Prozedur

Tab. 2: Empfehlungen zur Substitutionstherapie mit Kortikoiden bei Patienten mit Nebennierenrindeninsuffizienz (nach[2])

Stress durch Krankheit oder Operation	Empfohlene Kortikoidsubstitution zusätzlich zur normalen Tagesdosis
mittelschwer: offene Cholezystektomie Hemikolektomie schwere febrile Erkrankung Pneumonie schwere Gastroenteritis	**50–75 mg Hydrokortison i.v.** oder **10–15 mg Methylprednisolon i.v.** am OP-Tag innerhalb von 1–2 Tagen auf vorbestehende Dosis reduzieren
schwer: Herzchirurgie OP nach Whipple Leberresektion Pankreatitis	**100–150 mg Hydrokortison i.v.** oder **20–30 mg Methylprednisolon i.v.** am OP-Tag innerhalb von 1–2 Tagen auf vorbestehende Dosis reduzieren

Tab. 2, Fortsetzung

Die lebensbedrohliche **Addison-Krise** (Somnolenz bis Koma, Hypotonie, Hyperkaliämie) wird außer durch Volumentherapie mit der i.v. Bolusgabe von 100 mg Hydrokortison gefolgt von einer Dauerinfusion von 10 mg/h behandelt.[1]

Anästhesie

Zur Narkoseeinleitung sollte **Etomidate** (Hypnomidate®) vermieden werden, da es eine weitere Suppression der Nebennierenrinde verursachen kann.[3] Unter der Voraussetzung einer adäquaten Kortikoidsubstitution kann die Anästhesie unter Berücksichtigung anderer Begleiterkrankungen ohne Einschränkungen durchgeführt werden.

Etomidate zur Narkoseeinleitung vermeiden

Muskelrelaxanzien sollten bei vorbestehender Muskelschwäche vorsichtig dosiert und nur unter relaxometrischer Kontrolle eingesetzt werden.

Muskelrelaxanzien

Postoperative Besonderheiten

Vasopressorgabe und Erhöhung der Substitutionsdosis bei postoperativer Hypotonie

Je nach chirurgischer Stressreaktion und ggf. Ausbildung einer systemischen Inflammationsreaktion kann eine **volumenrefraktäre Hypotonie** auftreten, die mit der Gabe eines Vasopressors (z.B. Noradrenalin) und Erhöhung der Substitutionsdosis (Hydrokortison bis zu 300 mg/d) therapiert werden muss. Dies sollte bis zum Erreichen normaler Blutdruckwerte ohne Katecholamine nur unter intensivmedizinischer Überwachung durchgeführt werden.

Ebenso sollten **Elektrolyt- und Blutzuckerkontrollen** und eine entsprechende Substitution oder Insulingabe bei Hyperglykämie durchgeführt werden.

zügige Reduktion der Kortisonsubstitutionsdosis

Aus einer Kortikoidsubstitution sollte gemäß Empfehlungen (siehe Tab. 2) in den ersten 1–2 postoperativen Tagen wieder ausgeschlichen bzw. die Kortikoidsubstitution auf die präoperative Dosis reduziert werden.

18/6.5 Conn-Syndrom

Bettecken J

Das Conn-Syndrom (primärer Hyperaldosteronismus) wird durch eine Überproduktion von Aldosteron (Mineralokortikoid) aus der Zona glomerulosa der Nebennierenrinde verursacht. In der Regel wird es durch Tumoren hervorgerufen, kann aber auch angeboren sein.[2]

Präanästhesiologische Diagnostik

Anamnestisch sind Muskelschwäche, Polyurie und Polydipsie sowie tetanische Muskelkrämpfe zu erfragen.[2]

Meist besteht eine deutliche Hypertonie.[5]   *Hypertonie*

Folgende Untersuchungen sollten angefordert werden:

EKG

Zeichen der linksventrikulären Hypertrophie, ST-Streckenveränderungen, abgeflachte T-Wellen, U-Wellen

Labor   *Hypernatriämie*

Elektrolyte: Hochnormales Serum-Natrium, Hypokaliämie; Blutzuckerbestimmung (50 % der Patienten haben eine pathologische Glukosetoleranz)

In schweren Fällen Blutgasanalyse aufgrund möglicher metabolischer Alkalose. In der Regel sind Aldosteronbestimmungen im Plasma bereits im Vorfeld erfolgt. Sie sind zur Durchführung einer Anästhesie bei Conn-Syndrom nicht erforderlich.

Patientenvorbereitung und Therapieoptimierung

Hypokaliämien sollten unter Elektrolytkontrollen langsam ausgeglichen werden. In der Regel wird ein Aldosteronantagonist wie Spironolacton (Aldactone®) ca. 100 mg/d über 3–4 Wochen gegeben.   *Spironolacton 100 mg/d über 3–4 Wochen*

Schleifendiuretika wegen Hypokaliämie vermeiden

Schleifendiuretika sollten wegen der Steigerung der Kaliumausscheidung vermieden werden. Der erhöhte Blutdruck sollte antihypertensiv behandelt werden, ohne dass hier eine bestimmte Substanzgruppe zu bevorzugen ist.[2]

Anästhesie

In der Regel werden Tumoren der Nebennierenrinde heute laparoskopisch operiert,[4] was zu weiteren Blutdrucksteigerungen führen kann.

Alle Einleitungsmedikamente sind geeignet. Die Aufrechterhaltung der Narkose kann mit Inhalationsanästhetika oder als TIVA durchgeführt werden.[1]

Muskelrelaxanzien

Muskelrelaxanzien sind niedriger dosiert und unter relaxometrischer Kontrolle zu applizieren, da die Patienten eine erhöhte Sensibilität gegenüber diesen Substanzen entwickeln können.[6]

Bei herzkranken Patienten empfiehlt sich die Anlage eines zentralen Venenkatheters zur Kontrolle der Volumentherapie.

Keine Hyperventilation

Hyperventilation sollte wegen der Gefahr einer Kaliumverschiebung nach intrazellulär unterbleiben.[3]

Postoperative Besonderheiten

Hydrokortison 100 mg/d

Wenn die Nebennieren beidseits operiert sind, sollte wegen der Gefahr einer passageren Nebennierenrindeninsuffizienz eine Substitution von Hydrokortison (100 mg/d) durchgeführt werden. Bei einseitiger Operation erscheint dies nicht notwendig.[6]

18/6.6 Phäochromozytom

Bettecken J

Phäochromozytome sind endokrin aktive Tumoren des Nebennierenmarks oder der chromaffinen Zellen der paravertebralen sympathischen Kette entlang der Wirbelsäule. Die Lokalisation ist meist in den Nebennieren (90 %), seltener ektop. In der Regel (> 90 %) sind sie benigne. Das typische Manifestationsalter liegt zwischen 30 und 50 Jahren.[20] Gelegentlich sind Phäochromozytome Teil der „multiplen endokrinen Neoplasie" (MEN) Typ II.[12]

Ein unentdecktes Phäochromozytom kann im Rahmen einer Operation und Narkose Ursache für letale Komplikationen sein.[3,6]

hohe perioperative Letalität unentdeckter Phäochromozytome

Präanästhesiologische Diagnostik

Jeder Nebennierentumor sollte diffenzialdiagnostisch abgeklärt und ein Phäochromozytom bestätigt oder ausgeschlossen sein, da sich dies erheblich auf das perioperative Management auswirkt. In der Regel liegt ein bildgebendes Verfahren (CT oder NMR) zur Tumorlokalisation vor.[20]

Anamnestisch sind Unruhezustände, Kopfschmerzen, Palpitationen und Schweißausbrüche zu erfragen. Sie können auch lediglich paroxysmal auftreten. In der Regel liegt eine ausgeprägte Hypertonie vor.

Hypertonie

EKG

Zeichen der Tachykardie, Arrhythmie, Linksherzbelastung sowie Erregungsrückbildungsstörungen und QT-Verlängerungen[9]

Röntgendiagnostik

Thorax-Aufnahme: Beachtung der Herzgröße, da es zu erheblicher linksventrikulärer Dilatation aufgrund fokaler myokardialer Nekrosen kommen kann

Echokardiographie

Echokardiographie bei Linksherzdilatation

Eine transthorakale Echokardiographie zur Abschätzung der Linksherzdilatation und der Pumpfunktion sollte durchgeführt werden.[18]

Labor

wegweisend für Diagnose: Metanephrine/ Katecholamine im Plasma/Urin

- Metanephrine im Sammelurin (Abbauprodukt des Katecholaminstoffwechsels)[7]
- freies Noradrenalin im Urin
- Katecholamine im Urin
- Blutzucker: Oft liegt eine katecholaminbedingte Hyperglykämie vor.
- Hämatokrit: Durch die Vasokonstriktion kommt es ggf. zu einer Hämokonzentration und Hypovolämie.

Patientenvorbereitung und Therapieoptimierung

Vorbereitung mit α- und β-Blockern

Kaum ein Patient muss vor einer Narkose und Operation sorgfältiger vorbereitet werden als derjenige mit Phäochromozytom, da es sonst zu letalen Komplikationen kommen kann. **Eine sorgfältige Vorbereitung des Patienten mit α- und β-Blockern ist obligat.**[5]

i Ziel der präanästhesiologischen Vorbereitung ist die Erzielung einer **Normotonie** ohne Orthostase, einer **Normovolämie** und eines **normofrequenten Herzrhythmus** bei guter linksventrikulärer Pumpfunktion, die sich unter der Therapie rasch wieder einstellen kann.

Prinzipiell gilt: α- vor β-Blockade.

irreversible α-Blockade mit Phenoxybenzamin

Die Patienten werden in der Regel mit dem irreversiblen α-Blocker Phenoxybenzamin (Dibenzyran®) eingestellt.[16]

Wirkstoff (Präparat)	Dosis
Phenoxybenzamin (Dibenzyran®)	Beginn mit 2 × 5 mg p.o. steigern alle 2–4 Tage in der Regel bis zu 2–3 × 20–60 mg/d maximale Dosis: 240 mg/d für mindestens 10–14 Tage

Tab. 1: Dosierungsempfehlungen Phenoxybenzamin

i Die Dosierung des Phenoxybenzamins orientiert sich am **Blutdruck**. Eine Normotonie (RR nicht über 140/90 mm Hg) sollte erreicht werden, da eine persistierende Hypertonie mit einer erhöhten perioperativen Komplikationsrate verbunden ist.[14] Begleitend wird die intravasale Volumenrepletion (Ziel: Hämatokrit-Verringerung um 5 %[18]) kontrolliert, die sich während der Dauer der α-Blockade von selbst einstellt oder durch Flüssigkeitszufuhr erreicht wird.

Es gibt auch Autoren, die andere Regime als Phenoxybenzamin vorschlagen und erfolgreich angewendet haben.[15] So werden auch andere α-Blocker wie Prazosin, Doxazosin oder Terazosin erwähnt.[16] Die überwiegenden Empfehlungen für das anästhesiologische Management beziehen sich jedoch auf Phenoxybenzamin als Mittel der Wahl.[2,11,16,18]

Zusätzlich schleicht man nach erfolgreicher α-Blockade bei anhaltender Tachykardie oder Arrhythmien einen β-**Blocker** ein. Wird der β-Blocker zu Beginn eingesetzt, kann sich aufgrund der negativen Inotropie und der Nachlasterhöhung durch Überwiegen der α-vermittelten Vasokonstriktion rasch ein Herzversagen entwickeln.[16,17]

anschließend β-Blockade

Die Gabe der α- und β-Blocker sollte bis zum OP-Tag beibehalten werden.[18]

Anästhesie

Zur Operation eines Phäochromozytoms (die häufig laparoskopisch durchgeführt wird[1]) sollte vor der Einleitung eine **invasive Blutdruckmessung** in Lokalanästhesie angelegt werden. Ebenfalls ist ein **zentraler Venenkatheter** erforderlich, um vasoaktive Substanzen sicher applizieren zu können.[18]

invasive Blutdruckmessung vor Einleitung anlegen

Zur **Einleitung** sind Medikamente mit sympathikomimetischen Nebenwirkungen (z.B. Ketamin) zu vermeiden. Ausreichende Reflexdämpfung zur endotrachealen Intubation durch eine tiefe Narkose beugt krisenhaften Blutdruckanstiegen vor.

keine Medikamente mit sympathikomimetischen Nebenwirkungen

Zur Einleitung sind sowohl Thiopental, Etomidate als auch Propofol geeignet. Die Intubation sollte erst in tiefer Narkose (z.B. Inhalationsanästhetikum plus Opiat) erfolgen.

Zur **Relaxierung** sollten vagolytisch wirkende (Pancuronium) und histaminfreisetzende Substanzen (Atracurium, Mivacuruim) vermieden werden.[18]

Vermeidung vagolytisch wirkender und histaminfreisetzender Substanzen

Zur **Aufrechterhaltung** der Narkose sind volatile Anästhetika in Kombination mit einem Opiat gut geeignet. Zu beachten ist die Sympathikusstimulation unter schneller Konzentrationsänderung von Desfluran.[10] Eine ausreichende Anästhesietiefe ist zu gewährleisten, während der Tumor präpariert wird.

erhebliche Schwankungen der Blutdruckwerte möglich

Es kann zu schwankenden Blutdruckwerten kommen, wenn durch mechanische Manipulation zusätzliche Katecholamine in die Blutbahn ausgeschwemmt werden. Zur **Blutdrucksenkung** sollten in diesem Fall gut steuerbare Antihypertensiva eingesetzt werden.[2,16,18] Am besten geeignet ist ein Perfusor mit Nitroprussidnatrium (Nipruss®):

Wirkstoff (Präparat)	Dosis
Nitroprussidnatrium (Nipruss®) 1 Ampulle = 60 mg Perfusor mit Lichtschutz!	auf 50 ml **mit Glukose 5 % (!)** verdünnen = 1,2 mg/ml Beginn mit 0,2 µg/kg/min minütlich bis 10 µg/kg/min steigern **Gesamtdosis von 1,5 mg/kg nicht überschreiten**

Tab. 2: Dosierungsempfehlungen Nitroprussidnatrium

Applikation von Nitroprussidnatrium

Nitroprussidnatrium µg/kg/min	Perfusor-Infusionsgeschwindigkeit in ml/h bei entsprechendem Körpergewicht in kg				
	50 kg	60 kg	70 kg	80 kg	90 kg
0,2	0,5	0,6	0,7	0,8	0,9
0,4	1,0	1,2	1,4	1,6	1,8
0,8	2,0	2,4	2,8	3,2	3,6
1,0	2,5	3,0	3,5	4,0	4,5
1,6	4,0	4,8	5,6	6,4	7,2
3,2	8,0	9,6	11,2	12,8	14,4
5,0	12,5	15,0	17,5	20,0	22,5

Tab. 3: Vereinfachtes Schema zur Applikation von Nitroprussidnatrium über Perfusor mit 1,2 mg/ml in Glukose 5 % (nach[4])

Ab einer Dosierung von mehr als **2 µg/kg/min** kann es zur Cyanidbildung kommen, welche mit **Natriumthiosulfat** verhindert werden muss.[18]

Dosierung: initial **50–100 mg/kg KG** oder als parallele Infusion im **Volumenverhältnis 1:10**. Verwendet wird die handelsübliche Ampulle **Natriumthiosulfat 10 %**.

Applikation von Natriumthiosulfat

Laufgeschwindigkeit Perfusor mit Nitroprussidnatrium (1,2 mg/ml, s. Tab. 2)	Dosierung Natriumthiosulfat 10 % im Perfusor
1–10 ml/h	1 ml/h
11–20 ml/h	2 ml/h
21–30 ml/h	3 ml/h

Tab. 4: Vereinfachtes Schema zur Applikation von Natriumthiosulfat als Infusion über Perfusor (nach[4])

Zur Vermeidung von **Tachykardien** (auch Reflextachykardien unter Nipruss®-Gabe) kann ein Esmolol-Perfusor verwendet werden.[13] Die Dosierung erfolgt nach Wirkung.

Wirkstoff (Präparat)	Dosis
Esmolol (Brevibloc®)	500 µg/kg/min über 2–3 min anschließend 100–200 µg/kg/min über Perfusor bis Herzfrequenz < 90/min

Tab. 5: Dosierungsempfehlungen Esmolol

Intraoperativ kann es ebenfalls zu **Herzrhythmusstörungen** kommen. Als Antiarrhythmikum der ersten Wahl hat sich hier **Lidocain** bewährt (Dosierung 1–2 mg/kg. Wiederholung nach 5 min möglich).[18]

Nach Ligatur der abführenden Venen und **Entfernung des Tumors** kann sich eine hypotone Kreislaufsituation einstellen. Es erfolgt die Volumengabe, Verringerung der Narkosetiefe und ggf. der Einsatz eines Vasopressors. Am besten steuerbar ist Noradrenalin (Arterenol®), welches ebenfalls über Perfusor gegeben wird.

Blutdruckabfall und Hypoglykämie nach Entfernung des Tumors

Wirkstoff (Präparat)	Dosis
Noradrenalin (Arterenol®)	5 mg auf 50 ml mit NaCl 0,9 % verdünnen = 0,1 mg/ml (nach Blutdruck)
zur schnellen Blutdrucksteigerung überbrückend: Noradrenalin	1:100.000 (1 mg auf 100 ml NaCl 0,9 % = 10 µg/ml) ml-weise titriert gespritzt

Tab. 6: Dosierungsempfehlungen Noradrenalin

i Intraoperativ sollten die Blutgase, die Elektrolyte und v.a. der Blutzucker kontrolliert werden, da es nach Entfernung des Tumors zu **Hypoglykämien** kommen kann.[8]

Postoperative Besonderheiten

postoperative Intensivüberwachung für 24 h

Postoperativ sollte der Patient während mindestens 24 h unter Belassung der invasiven Blutdruckmessung auf einer Intensivstation überwacht werden. Gelegentlich stellt sich eine volumenrefraktäre **Hypotonie** ein, welche auf eine Down-Regulation von α-adrenergen Rezeptoren zurückzuführen ist.[18] Differenzialdiagnostisch muss aber immer eine postoperative Nachblutung durch **Blutbildkontrollen** ausgeschlossen werden. Regelmäßige Blutzuckerkontrollen sind ebenfalls durchzuführen.[8]

Es kann auch eine **Hypertonie** persistieren, welche ggf. behandelt werden muss. Hierzu sind am besten i.v. applizierbare Substanzen wie z.B. Urapidil (Ebrantil®, Bolus 10–50 mg, dann bis 30 mg/h kontinuierlich) geeignet.

18/7 Patienten mit Haut- und Skeletterkrankungen und Kollagenosen

Benzing A

Patienten mit Hauterkrankungen

Patienten mit Hauterkrankungen sind **bei** der **klinischen Untersuchung** (Inspektion) unschwer **identifizierbar**. Eine besondere apparative präanästhesiologische Diagnostik ist nicht erforderlich. Die **Medikamenten- und Allergieanamnese** müssen **sehr sorgfältig erhoben** werden, um die perioperativ ggf. medikamentöse Therapie (z.B. Kortikoidmedikation) anzupassen und ggf. Allergene zu meiden.

Diagnostik/Anamnese

Neurodermitis

- präanästhesiologische Evaluation: oft assoziiert mit Allergien, Asthma, Otitis und Sinusitis
- Anästhesie: bronchiale Obstruktion möglich; ggf. Therapie mit inhalativen β-Mimetika
- postoperativ: bronchiale Obstruktion möglich; ggf. Therapie mit inhalativen β-Mimetika

Neurodermitis

Chronische Urtikaria

i **Typisch** für die chronische Urtikaria ist eine **Quaddelbildung** auf der gesamten Haut, die mit starkem Juckreiz einhergeht. Die Quaddeln bilden sich normalerweise nach < 24 h zurück. Frauen sind häufiger betroffen als Männer. In einigen Fällen kann eine Ursache (Nahrung oder Nahrungsmittelzusätze)[16] eruiert werden. Wenn keine Ursache erkennbar ist, erfolgt eine symptomatische Therapie (Histaminrezeptorenblocker, Kortikoide).

- präanästhesiologische Evaluation: Allergieanamnese
- Anästhesie und postoperative Phase: absolute Vermeidung von Acetylsalicylsäure, nichtsteroidalen Antiphlogistika und ACE-Hemmern[8,14,19]

Urtikaria

Kälteurtikaria

i Bei der Kälteurtikaria entwickeln sich **Urtikaria und Angioödem nach Kälteexposition**. Häufige Auslöser sind kalte Witterungsbedingungen und kalte Getränke oder Nahrung. Eine Kälteurtikaria kann durch Auftreten eines Larynxödems, Asthma und Hypotension lebensgefährlich werden.[3]

- präanästhesiologische Evaluation: Anamnese
- Anästhesie:
  - Vermeidung von Medikamenten, die eine Histaminfreisetzung auslösen (Succinylcholin, Atracurium)
  - Medikamente, die im Kühlschrank aufbewahrt werden müssen, vermeiden oder anwärmen
  - Anwärmen der Infusion
  - Wenn eine Hypothermie unvermeidbar ist (Herz-Lungen-Maschine), sollten präoperativ Histaminrezeptorantagonisten und Kortikoide gegeben werden.[10]
- postoperativ: Kälteexposition vermeiden

Psoriasis

i Psoriasis ist eine **häufige Hauterkrankung** (1–3 % der Bevölkerung sind betroffen),[19] die in Schüben verläuft. Altersgipfel sind das junge Erwachsenenalter (16–22 Jahre) und das 6. Lebensjahrzehnt. Die Hautveränderungen sind symmetrisch am Körper verteilt und betreffen v.a. Ellbogen, Knie, Haargrenzen und die präsakrale Region. Bei 20 % der Patienten kommt es zusätzlich zu entzündlichen, asymmetrischen Gelenkerkrankungen. Einige Medikamente (ACE-Hemmer, β-Blocker, Nitrate, nichtsteroidale Antiphlogistika, Allopurinol, Amiodaron, Anti-Malaria-Präparate) können einen Psoriasis-Schub triggern.[4,19,20] Eine seltene Form der Erkrankung ist die generalisierte Psoriasis mit eitriger Pustelbildung; sie kann in Sepsis und Organversagen münden.

- präanästhesiologische Evaluation: Anamnese
- Anästhesie:
  - Die Hautperfusion kann im Vergleich zum Gesunden erheblich gesteigert und der Wärmeverlust während der Anästhesie dadurch höher sein. Deshalb muss ganz besonders auf die Aufrechterhaltung der Körpertemperatur geachtet werden (Wärmesysteme, warme Infusionslösungen).

- Vermeidung von Medikamenten, die einen Psoriasis-Schub triggern können (s.o., v.a. nichtsteroidale Antiphlogistika)

- postoperativ: Vermeidung von Medikamenten, die einen Psoriasis-Schub triggern können (s.o., v.a. nichtsteroidale Antiphlogistika)

Epidermolysis bullosa

i Die Epidermolysis bullosa umfasst eine **Gruppe erblicher Hauterkrankungen**,[7,15] bei denen die Haut auf mechanische Reize, typischerweise auf Scherkräfte, mit Blasenbildung reagiert. Die Blasen entstehen nach minimalen Traumata oder spontan. Die Schleimhäute können betroffen sein. Bei den leichten Formen entwickeln sich die Kinder normal, bei schweren Formen überleben Patienten selten die frühe Kindheit. Häufig mit der Epidermolysis bullosa assoziierte Krankheiten sind Mitralklappenprolaps, Amyloidose, Porphyrie und Diabetes mellitus.

- präanästhesiologische Evaluation: Anamnese, Medikation

- Anästhesie: Vermeidung eines Traumas der Haut und der Schleimhäute:

  - Pflaster vermeiden; Kanülen eher annähen als kleben

  - Klebeelektroden (EKG, neuromuskuläres Monitoring) vermeiden

  - Polsterung der Blutdruckmanschette oder Verzicht auf nichtinvasive Blutdruckmessung[9]

  - **Cave:** Trauma der Gesichtshaut durch die Maske; Gesichtshaut mit kortisonhaltiger Creme schützen

  - bei der Intubation Spatel mit kortisonhaltiger Creme gleitfähig machen, Tubus dünner als normal wählen, vorsichtiges Vorgehen bei der Intubation. Die Intubation kann wegen intraoraler Narbenbildung erschwert sein.[5] Tubusfixation mit Stoffband, nicht mit Pflaster; nasale Intubation vermeiden

  - Larynxmaske mit größter Vorsicht einsetzen (Gefahr der intraoralen Blasenbildung und Blutung)[9]

  - Vor der Extubation darf nicht oral abgesaugt werden.

- kein Ösophagusstethoskop
- Zur Vermeidung orotrachealer Blasenbildung kann eine Ketamin-Anästhesie unter Spontanatmung oder eine Regionalanästhesie erwogen werden.[2,6,11,16]

- postoperativ: Vermeidung von Hauttraumata

Pemphigus

i Beim Pemphigus handelt es sich um eine **Autoimmunerkrankung mit Blasenbildung** der Haut und Schleimhäute, wobei die Blasenbildung große Hautflächen erfassen kann. Unterschieden werden nach histologischen Kriterien zwei Formen: Pemphigus vulgaris und Pemphigus foliaceus. Pemphigus ist mit anderen Autoimmunerkrankungen wie Myasthenia gravis, Lupus erythematodes oder thrombozytopenischer Purpura assoziiert. Die Behandlung erfolgt mit Kortikoiden oder anderen Immunsuppressiva.

Das anästhesiologische Vorgehen entspricht dem bei der Epidermolysis bullosa (s.o.).[1,13]

- präanästhesiologische Evaluation: Anamnese, Medikation
- Anästhesie: Die Intubation kann Blasenbildung und Blutungen im Bereich des Mundes auslösen. Eine Regionalanästhesie sollte erwogen werden.[1]
- postoperativ: Vermeidung von Hauttraumata

Patienten mit Skeletterkrankungen

Rheumatoide Arthritis

i Die rheumatoide Arthritis ist die **häufigste chronisch-entzündliche Gelenkerkrankung** (ca. 1 Erkrankung/100 Einwohner). Außer zu einer symmetrischen Polyarthritis kann es zur Erkrankung von Herz, Lunge, Larynx, Wirbelsäule und Augen kommen. Im Rahmen einer rheumatoiden Arthritis können ebenfalls Polyneuropathie und Anämie auftreten. Die **Organbeteiligung** kann sich folgendermaßen manifestieren:

- Herz: Perikarderguss, Aorteninsuffizienz, Klappensklerose, Rhythmusstörungen, Koronar-Arteriitis
- Lunge: Lungenfibrose, Pleuraerguss
- Larynx: Entzündungsreaktion, Heiserkeit, Ödem, Stridor, Dyspnoe
- Wirbelsäule: Halswirbelsäulenveränderungen, Instabilität/Subluxation im Atlanto-Okzipital-Gelenk
- Augen: Keratokonjunktivitis

- präanästhesiologische Evaluation: Anamnese, Medikation, HWS-Beweglichkeit, Mundöffnung; Organfunktionen

- Anästhesie: vorsichtige Intubation; ausgedehnte Bewegungen des Kopfes vermeiden

- postoperativ: Risiko eines Larynxödems mit Stridor

Spondylitis ankylosans (M. Bechterew)

i Die Spondylitis ankylosans ist eine **chronisch-entzündliche Erkrankung**, die die **Gelenke der Wirbelsäule** und das **benachbarte Bindegewebe** betrifft. Überwiegend junge Männer im dritten Lebensjahrzehnt erkranken. Bei leichteren Verlaufsformen ist nur das Iliosakralgelenk betroffen, bei schweren Formen ist die gesamte Wirbelsäule versteift. Systemische Manifestationen können Konjunktivitis, Uveitis, subfebrile Temperaturen, Kardiomegalie, Herzrhythmusstörungen, Aorteninsuffizienz und Lungenfibrose sein.

- präanästhesiologische Evaluation: Anamnese, Medikation, HWS-Beweglichkeit, besonders kardiale Evaluation mit Echokardiographie bei V.a. Vitium/schwere Herzinsuffizienz

- Anästhesie: bei starker Wirbelsäulen-Deformität kann die Intubation auf konventionellem Weg unmöglich sein: fiberoptische Intubation; alternativ Intubationslarynxmaske[12]

- postoperativ: respiratorische Insuffizienz bzw. postoperative pulmonale Komplikationen bei starker Wirbelsäulendeformität; postoperative Überwachung gewährleisten

Kyphoskoliose

i Die **Inzidenz** der Kyphoskoliose beträgt 4 Erkrankungen/1.000 Einwohner. 80 % der Kyphoskoliosen sind **idiopathisch**. Neuromuskuläre Erkrankungen wie Muskeldystrophien, Poliomyelitis oder Zerebralparese können zur Kyphoskoliose führen. Die idiopathische Kyphoskoliose beginnt meist im Kindesalter.

Die **Folgen** einer schweren Kyphoskoliose können sein: restriktive Ventilationsstörung, pulmonale Hypertension als Folge der Gefäßkompression und der Hypoxämie sowie eine Rechtsherzbelastung bis hin zum Cor pulmonale. Die Atemarbeit ist erhöht, die Belastbarkeit der Patienten deutlich reduziert. Der abgeschwächte Hustenstoß begünstigt die Entstehung von Pneumonien.

- präanästhesiologische Evaluation:

    - Inschätzung der Lungenfunktionseinschränkung, Belastbarkeit, Blutgasanalyse, evtl. Spirometrie

    - ggf. Röntgen-Thoraxaufnahme zum Ausschluss einer Pneumonie

- Anästhesie: Vermeidung einer Hypoxämie und Azidose (Verschlechterung der pulmonalen Hypertension), lachgasfrei
- postoperativ: Gefahr der respiratorische Insuffizienz bzw. postoperativer pulmonaler Komplikationen, postoperative Überwachung gewährleisten

Patienten mit Kollagenosen

Bei Kollagenosen handelt es sich um eine Gruppe von **Autoimmunerkrankungen**, die sich **an der Haut** und **an den visceralen Organen manifestieren** können.

Sklerodermie

Sklerodermie

i Die Sklerodermie ist eine **seltene Erkrankung** (1:100.000 Einwohner), die sich an Haut, Gelenken, Muskulatur, Nervensystem, Lungen, kardiovaskulärem System, Nieren und im Gastrointestinaltrakt manifestiert. Die **Haut** ist verdickt. Symptome der **Myopathie** sind Schwäche und Erhöhung der Kreatinkinase im Blut.

Kardiale Veränderungen können sein: Koronarsklerose, Fibrose im Bereich des Reizleitungssystems und der Herzmuskelzellen. Eine systemische und pulmonale Hypertension, bedingt durch eine Intima-Fibrose der Gefäße und Vasospasmen führt zur chronischen Druckbelastung von rechtem und linkem Ventrikel. Die Symptome der kardialen Erkrankung sind Rhythmusstörungen, Herzinsuffizienz und Cor pulmonale. Eine Perikarditis kann durch einen Perikarderguss zu einer Perikardtamponade führen.

Zusätzlich zu den Lungengefäßveränderungen kommt es zur **Lungenfibrose** mit einer Abnahme der Lungencompliance und einer Hypoxämie.

Die Intimaproliferation im Bereich der **Nierengefäße** resultiert in einer Abnahme der Nierenperfusion, in renaler Hypertonie und Niereninsuffizienz bis zum Nierenversagen.

Im **Gastrointestinaltrakt** manifestiert sich die Sklerodermie als Hypomotilität im Bereich des unteren Ösophagus und des Dünndarms. Durch eine Erniedrigung des Sphinktertonus im unteren Ösophagus ist die Aspirationsgefahr erhöht.[18]

- präanästhesiologische Evaluation: Evaluation der Organfunktionen, Mundöffnung; präoperativ H_2-Blocker
- Anästhesie:
  - schwieriger Atemweg möglich, ggf. fiberoptische Intubation
  - Beatmungsdrücke können erhöht sein

- Hypoxie und Azidose vermeiden (verstärken pulmonale Hypertension)
- ausgeprägte Hypotension durch Anästhetika möglich (intravasales Volumendefizit)
- Hypothermie vermeiden (kann Vasospasmen auslösen)
- postoperativ: Opioide vorsichtig dosieren (Atemdepression), kontinuierliche O_2-Gabe

Systemischer Lupus erythematodes

i Der systemische Lupus erythematodes (SLE; 10-30 Erkrankte/100.000 Einwohner) ist eine **chronisch-entzündliche Autoimmunerkrankung**, die **v.a. bei jungen Frauen** auftritt. Infektionen, Schwangerschaft, Operationen, aber auch Medikamente können einen SLE auslösen. Das klinische Bild eines medikamenteninduzierten SLE ist gleich wie beim spontan entstandenen SLE, aber die Symptome sind in der Regel leichter und der Verlauf günstiger.

Häufigstes Symptom des SLE ist eine **symmetrische Arthritis** (Fingergelenke, Handgelenke, Ellbogen, Knie). Vom SLE können zentrales Nervensystem (ZNS), Herz, Lungen, Leber, Nieren, Muskulatur, Blut und Haut betroffen sein. Folgende Symptome können auftreten:

- **ZNS:** psychische Auffälligkeiten (Psychosen), kognitive Funktionsstörungen, intellektuelle Leistungsminderung, Migräne, Sehstörung, N.-recurrens-Parese. Die ZNS-Störungen sind vermutlich Folge der zerebrovaskulären Veränderungen.

- **Herz:** Perikarditis, Myokarditis, Tachykardie, Herzinsuffizienz, nichtinfektiöse Endokarditis (Libman-Sacks)

- **Lunge:** diffuse Infiltrate, Pleuraerguss, trockener Husten, rezidivierende Atelektasen, restriktive Ventilationsstörung, Lungenblutung, pulmonale Hypertension

- **Niere:** Glomerulonephritis mit Proteinurie, Hämaturie, Niereninsuffizienz, -versagen

- **Leber:** pathologische Funktionstests

- **Muskulatur:** Myopathie mit Schwäche

- **Hämatologie:** Thrombembolien, Leukopenie, Thrombozytopenie, hämolytische Anämie

- **Haut:** „Schmetterlingserythem" im Gesicht, makulopapulöses Exanthem am Rumpf

- **präanästhesiologische Evaluation:** Evaluation der Organfunktionen

- **Anästhesie:** intraorale Schleimhautulzerationen möglich; vorsichtige Intubation

- **postoperativ:** Überwachung entsprechender Organdysfunktionen

Patienten mit Bindegewebserkrankungen

Ehlers-Danlos-Syndrom

Ehlers-Danlos-Syndrom

i Beim Ehlers-Danlos-Syndrom handelt es sich um eine Gruppe von Erkrankungen, bei denen der **Kollagen-Metabolismus genetisch bedingt gestört** ist. Die Inzidenz beträgt ca. 1:5.000. Beim sog. **Typ IV** des Ehlers-Danlos-Syndroms (mit Gefäßbeteiligung) ist das Mortalitätsrisiko durch die Gefahr einer Gefäßruptur erhöht. Symptome sind eine abnorme Gelenkbeweglichkeit und Verletzlichkeit der Haut. Spontane Darmperforationen, Uterusperforationen oder Gefäßrupturen können auftreten. Frühgeburten und massive Blutungen unter der Geburt sind häufige Komplikationen bei Müttern mit Ehlers-Danlos-Syndrom. Mögliche kardiale Komplikationen sind Rhythmusstörungen und Mitralinsuffizienz. Spontanpneumothoraces können auftreten.

- präanästhesiologische Evaluation: Anamnese, klinische Untersuchung, bei V.a. Vitium Echokardiografie

- Anästhesie:

    - vorsichtige Intubation (Verletzungsgefahr)

    - nach Möglichkeit kein zentraler Venenkatheter/keine arterielle Kanülierung (Hämatomrisiko)

    - Beatmungsdrücke niedrig halten (Pneumothorax)

    - ggf. Endokarditisprophylaxe

- postoperativ: Gefahr der Nachblutung; engmaschige Überwachung

Marfan-Syndrom

Marfan-Syndrom

i Das Marfan-Syndrom ist eine **autosomal dominant vererbte Bindegewebserkrankung** mit einer Inzidenz von ca. 5:100.000 Geburten. Skelettauffälligkeiten bei Patienten mit Marfan-Syndrom sind hoher Wuchs (lange Röhrenknochen), ein hoher Gaumen, abnorme Gelenkbeweglichkeit und Kyphoskoliose. Die Patienten haben häufig Spontanpneumothoraces und entwickeln in jungen Jahren ein Lungenemphysem. Kardiovaskuläre Anomalien sind Aortendilatation und -dissektion, Klappeninsuffizienzen, v.a. Mitralinsuffizienz, und Störungen des Reizleitungssystems, v.a. Schenkelblockbilder. Bei Frauen mit Marfan-Syndrom ist das Risiko einer Aortenruptur unter der Geburt sehr groß.

- präanästhesiologische Evaluation: Anamnese, klinische Untersuchung, bei V.a. Vitium Echokardiografie
- Anästhesie:
  - vorsichtige Intubation (Gefahr der Unterkieferluxation)
  - Blutdruckanstiege vermeiden (Aortenruptur)
  - ggf. Endokarditisprophylaxe
  - Beatmungsdrücke niedrig halten (Pneumothorax)
- postoperativ: Blutdruckanstiege vermeiden

18/8 Patienten mit neuromuskulären Erkrankungen

Benzing A

Progressive Muskeldystrophien

Progressive Muskeldystrophien sind **erbliche Erkrankungen**, die mit einer fortschreitenden **Degeneration der Muskulatur** einhergehen. Die Innervation der Muskulatur ist intakt. Die häufigsten Muskeldystrophien sind die Dystrophien vom Typ Duchenne und Typ Becker-Kiener, die Emery-Dreifuss-Dystrophie, die Muskeldystrophie Landouzy-Dejerine, die nemaline Myopathie und die okulopharyngeale Dystrophie.

Hauptprobleme bei der Anästhesie von Patienten mit Muskeldystrophien sind das erhöhte Risiko einer malignen Hyperthermie, die mögliche Erkrankung des Myokards und die Beteiligung der Atemmuskulatur

anästhesiologische Probleme

Muskeldystrophieen Typ Duchenne und Becker-Kiener

i Die **Muskeldystrophie Duchenne** ist die häufigste Muskeldystrophie (1 Erkrankung/3.000 männliche Neugeborene). Die Erkrankung wird x-chromosomal rezessiv vererbt und manifestiert sich im 2.–5. Lebensjahr. Die **Frühsymptome** sind ein watschelnder Gang, häufiges Hinfallen und Schwierigkeiten beim Treppensteigen als Ausdruck der Schwäche der Becken-/Oberschenkelmuskulatur. Wegen der fortschreitenden Muskeldystrophie werden die Kinder im Alter von ca. 10 Jahren rollstuhlpflichtig. Häufig entwickelt sich eine Kyphoskoliose. Die Kreatinkinase im Serum ist um den Faktor 30-300 erhöht. Die Erkrankung erfasst auch das Myokard und die Atemmuskulatur. Es entwickelt sich eine Herzinsuffizienz und häufig eine Mitralinsuffizienz als Folge der Papillarmuskeldystrophie. Im EKG imponieren große R-Zacken in V1, tiefe Q-Zacken in den Extremitätenableitungen, eine verkürzte PQ-Zeit und eine Tachykardie. Durch die Dystrophie der Atemmuskulatur kommt es zur **respiratorischen Insuffizienz** und zur **insuffizienten Bronchialtoilette** mit rezidivierenden Pneumonien. Die respiratorische Insuffizienz demaskiert sich häufig erst spät, weil die Kinder sich körperlich nicht anstrengen können. Die Patienten versterben meist im 2-3. Lebensjahrzehnt an einer Herzinsuffizienz oder einer Pneumonie.

Typ Duchenne

i Die **Muskeldystrophie Becker-Kiener** ist ebenfalls eine X-chromosomal rezessiv vererbte Muskeldystrophie, die seltener als die Muskeldystrophie Typ Duchenne auftritt (ca. 1:30.000 männliche Neugeborenen), benigner verläuft und eine bessere Prognose hat. Sie manifestiert sich später (ca. 12. Lebensjahr), die Muskelschwäche ist weniger stark ausgeprägt und hat eine langsamere Progression. Eine Rollstuhlpflichtigkeit tritt in der Regel zwischen dem 25. und 35. Lebensjahr ein, die Lebenserwartung liegt bei durchschnittlich 40-50 Jahren. Todesursachen sind wie bei der Muskeldystrophie Duchenne Herzinsuffizienz oder rezidivierende Pneumonien und respiratorisches Versagen.

Typ Becker-Kiener

Gendefekt

i Der **Gendefekt** beider Muskeldystrophien liegt auf dem kurzen Arm des x-Chromosoms und kodiert für das Protein **Dystrophin**. Wahrscheinlich wird bei der Muskeldystrophie Duchenne Dystrophin nicht oder in einer funktionslosen Form produziert, wohingegen bei der milderen Verlaufsform Kiener-Becker ein teilweise funktionsfähiges Protein synthetisiert wird. Ein Dystrophin-Glykoprotein-Komplex ist für die mechanische Stabilität eines Sarkolemms notwendig.

Weibliche Trägerinnen des Gendefekts haben häufig eine erhöhte Kreatinkinase im Serum.

- präanästhesiologische Evaluation: Anamnese, klinische Untersuchung, Echokardiographie (Pumpfunktion, Klappeninsuffizienzen), Blutgasanalyse

- Anästhesie:
  - Succinylcholin und Inhalationsanästhetika absolut kontraindiziert: Gefahr des hyperkaliämischen Herzstillstands, der Rhabdomyolyse oder einer echten malignen Hyperthermie[5,8,18,23,25,35,36,38,40,43]
  - Anästhesie als totale intravenöse Anästhesie durchführen
  - Wirkungseintritt nichtdepolarisierender Relaxanzien verzögert und Wirkdauer verlängert, Rocuronium deshalb nicht geeignet zur Ileuseinleitung![29,32,42]
  - wenn möglich Regionalanästhesie

- postoperativ: Risiko kardialer Komplikationen einschließlich Herzstillstand, respiratorische Komplikationen, Überwachung auf einer Intensivstation

Emery-Dreifuss-Dystrophie

Emery-Dreifuss-Dystrophie

i Die **Emery-Dreifuss-Dystrophie** ist eine seltene X-chromosomal rezessiv vererbte Muskeldystrophie, bei welcher der Muskelschwäche Kontrakturen vorausgehen. Betroffen sind v.a. die Becken-/Oberschenkelmuskulatur, die Schultergürtel-/Oberarmmuskulatur und das Myokard. Die Myokardbeteiligung äußert sich durch Herzinsuffizienz, Überleitungsstörungen und Bradykardie. Die Atemmuskulatur ist nicht betroffen.

- präanästhesiologische Evaluation: Anamnese, klinische Untersuchung, Echokardiographie (Pumpfunktion), EKG (Rhythmusstörung)

- Anästhesie:[2,22,28,33]

    - Succinylcholin und Inhalationsanästhetika kontraindiziert: vermutlich Gefahr einer malignen Hyperthermie

    - Anästhesie als totale intravenöse Anästhesie durchführen

    - wenn möglich Regionalanästhesie

- postoperativ: Risiko kardialer Komplikationen einschließlich Herzstillstand, Überwachung auf einer Intensivstation

Emery-Dreifuss-Dystrophie

Muskeldystrophie Landouzy-Dejerine

i Die **Muskeldystrophie Landouzy-Dejerine** ist eine autosomal dominant vererbte Erkrankung, bei der v.a. Gesichts- und Schultergürtelmuskulatur betroffen sind. Sehr selten treten Herzrhythmusstörungen und Schwerhörigkeit auf. Die Erkrankung schreitet sehr langsam voran, die Lebenserwartung ist normal.

- präanästhesiologische Evaluation: Anamnese, EKG (Rhythmusstörung)

- Anästhesie:

    - Succinylcholin und Inhalationsanästhetika vermeiden: fragliche Gefahr einer malignen Hyperthermie

    - Anästhesie als totale intravenöse Anästhesie durchführen

    - wenn möglich Regionalanästhesie

- postoperativ: bei vorbestehenden Rhythmusstörungen EKG-Überwachung für 24 h.

Muskeldystrophie Landouzy-Dejerine

Nemaline Myopathie

i Die **nemaline Myopathie** ist eine autosomal dominant vererbte Muskelerkrankung mit einer langsam fortschreitenden Dystrophie der quergestreiften und glatten Muskulatur. Symptome sind eine verzögerte motorische Entwicklung, eine verringerte Muskelmasse und Muskelhypotonie. Skelettdeformitäten (v.a. eine Kyphoskoliose) können sich als Folge der Muskelhypotonie entwickeln. Anästhesiologisch besonders relevant ist eine **Mikrognathie mit erschwerter Intubation**. Die Atemmuskulatur und das Myokard sind betroffen, was zu respiratorischer Insuffizienz und myokardialem Versagen führt.

- präanästhesiologische Evaluation:

    - Anamnese, klinische Untersuchung, Echokardiographie (Pumpfunktion), Blutgasanalyse

    - Mikrognathie: Schwieriger Atemweg zu erwarten

nemaline Myopathie

nemaline Myopathie

- Anästhesie:[10,17,34,37]
  - ggf. wache fiberoptische Intubation
  - Reaktion auf Muskelrelaxanzien (depolarisierend und nichtdepolarisierend) unkalkulierbar; Hyperkaliämie nach Succinylcholin wurde nicht berichtet
  - negativ inotroper Effekt von Inhalationsanästhetika kann zu akuter Herzinsuffizienz führen
  - Anästhesie als totale intravenöse Anästhesie durchführen
  - Regionalanästhesie erwägen
- postoperativ: hohes Risiko respiratorischer Komplikationen, vorsichtige Dosierung von Opioiden (Atemdepression), Überwachung auf einer Intensivstation

Okulopharyngeale Dystrophie

okulopharyngeale Dystrophie

i Die okulopharyngeale Dystrophie ist selten und führt zu progressiver Dysphagie und Ptose. **Anästhesiologische Besonderheiten** sind eine erhöhte Aspirationsgefahr und eine gesteigerte Empfindlichkeit auf Muskelrelaxanzien.[24]

Myotone Dystrophien

myotone Dystrophien

Myotone Dystrophien sind **erbliche Erkrankungen**, bei denen nach einer Willkürbewegung oder nach einer elektrischen Muskelstimulation eine **langdauernde Kontraktion** ohne die Möglichkeit der Muskelrelaxation entsteht. Die wichtigsten Formen sind die myotone Dystrophie Typ 1 (Curschmann-Steinert) und 2, die Myotonia congenita Thomsen, die Myotonia congenita Becker, die Paramyotonia congenita Eulenburg, das Schwartz-Jampel-Syndrom und die hyperkaliämische Paralyse (für Details s. http://www.dgn.org/104.0.html).

anästhesiologische Probleme

Hauptprobleme für die Anästhesie sind, abhängig von der Art der Erkrankung, das erhöhte Risiko einer malignen Hyperthermie,[30] die myokardiale Beteiligung und das Risiko der Auslösung einer myotonen Krise mit respiratorischer Insuffizienz und Hyperkaliämie.

Myotone Dystrophie Typ 1 (Curschmann-Steinert)

- Symptome:

  - Schwäche der Gesichtsmuskulatur, Atrophie/Schwäche des M. sternocleidomastoideus, Ptose, Dysarthrie, Schluckstörung, Atemmuskel-Schwäche, Myotonie v.a. im Bereich der Hände und Beine

  - Katarakt, Diabetes mellitus, Hypothyreose, Nebennierenrindeninsuffizienz, bei Männern Hypogonadismus

  - Rhythmusstörungen (AV-Blockierung), Mitralklappenprolaps

- präanästhesiologische Evaluation: Anamnese, klinische Untersuchung, Echokardiographie, EKG, Blutgasanalyse

- Anästhesie:[6,7,9,21]

  - Succinylcholin vermeiden (Auslösung von Myotonien); nichtdepolarisierende Relaxanzien ohne Risiko einsetzbar, nach Wirkung titrieren, am besten kurz wirksame Substanzen verwenden

  - Inhalationsanästhetika vermeiden: negativ inotroper Effekt kann zu akuter Herzinsuffizienz führen

  - Anästhesie als totale intravenöse Anästhesie durchführen

  - Regionalanästhesie erwägen

  - Absinken der Körpertemperatur unbedingt verhindern (Kälte kann myotone Krise auslösen)

- postoperativ:

  - vorsichtige Dosierung von Opioiden (Atemdepression), Überwachung auf einer Intensivstation

  - Aspirationsgefahr erhöht bei Beteiligung der Hypopharynxmuskulatur

i Von der myotone Dystrophie Curschmann-Steinert wird die **myotone Dystrophie Typ 2** unterschieden, ebenfalls eine Multisystem-Erkrankung, mit der Diabetes mellitus, Katarakt und Hypogonadismus beim Mann einhergeht. Die Symptomatik der Muskulatur unterscheidet sich etwas von der Curschmann-Steinert-Erkrankung: Bei der myotonen Dystrophie Typ 2 ist die Myotonie weniger stark ausgeprägt; es imponiert v.a. eine proximale Muskelschwäche und -atrophie im Bereich der Kopf- und Hüftbeugemuskulatur. Die Krankheit verläuft milder als die Curschmann-Steinert-Erkrankung. Das anästhesiologische Vorgehen ist bei beiden Formen identisch.

Myotonia congenita Thomsen

i Der **Myotonia congenita Thomsen** liegt eine genetisch bedingte **Störung des Chlorid-Kanals** zugrunde. Die Erkrankung wird autosomal dominant vererbt.

- Symptome:
  - Hinfallen und ungeschicktes Greifen im Kleinkindalter
  - Kontraktur der Wadenmuskulatur, Spitzfußneigung
  - Verstärkung der Myotonie (auch Sturz) bei Erschrecken oder plötzlichen Bewegungen
  - Abnahme der myotonen Symptomatik mit zunehmender Anzahl der Bewegungen
- präanästhesiologische Evaluation: Anamnese
- Anästhesie:
  - Succinylcholin und Inhalationsanästhetika kontraindiziert
  - nichtdepolarisierende Relaxanzien ohne Risiko einsetzbar, nach Wirkung titrieren, am besten kurz wirksame Substanzen verwenden
  - Anästhesie als totale intravenöse Anästhesie durchführen
  - Regionalanästhesie erwägen
- postoperativ: Überwachung auf einer Intensivstation

Myotonia congenita Becker

i Der **Myotonia congenita Becker** liegt ebenfalls eine genetisch bedingte **Störung des Chlorid-Kanals** zugrunde. Die Erkrankung manifestiert sich meist im 2. Lebensjahrzehnt und hat eine ähnliche Symptomatik wie die Myotonia congenita Thomsen.

Das anästhesiologische Vorgehen ist identisch wie bei der Myotonia congenita Thomsen.

Paramyotonia congenita Eulenburg

i Der **Paramyotonia congenita Eulenburg** liegt eine autosomal dominant bedingte **Störung des Natrium-Kanals** zugrunde.

- Symptome:

    - Myotonie im Kopf-Hals-Bereich > obere Extremität > untere Extremität

    - Verstärkung der Myotonie bei Kälte und durch Bewegungen; nach Kälteexposition/Bewegungen Muskelschwäche, die oft über Stunden anhält

    - In der Adoleszenz kann zusätzlich eine hyperkaliämische periodische Lähmung auftreten.

- präanästhesiologische Evaluation: Anamnese

- Anästhesie:[4,19,20,27,39,41]

    - Succinylcholin und Inhalationsanästhetika vermeiden

    - Anästhesie als totale intravenöse Anästhesie durchführen

    - Regionalanästhesie erwägen

    - Hypothermie unbedingt verhindern

- postoperativ:

    - Hypothermie verhindern

    - Überwachung auf einer Intensivstation

Periodische hyperkaliämische Paralyse

i Bei der **periodischen hyperkaliämischen Paralyse** kommt es in unterschiedlichen Abständen (vereinzelt bis wöchentlich) zu **hyperkaliämiebedingten Muskelparalysen mit oder ohne Myotonie**. Die Erkrankung manifestiert sich in der Regel im Kleinkind- oder Schulalter. Paralyse-Episoden können durch Kälte, Hunger und emotionalen Stress ausgelöst werden. Die Atemmuskulatur kann betroffen sein und das Atemminutenvolumen kritisch abnehmen.

- präanästhesiologische Besonderheit: K^+-Bestand des Organismus durch Diuretika-Therapie reduzieren[31]

- Anästhesie:

    - Succinylcholin vermeiden

    - Regionalanästhesie erwägen

- Hypothermie unbedingt verhindern
- K⁺-Kontrollen
- postoperativ:
    - Hypothermie verhindern
    - K⁺-Kontrollen

Kaliumsensitive Myopathien

i Unter dem Begriff **kaliumsensitive Myopathien** werden **mehrere Erkrankungen zusammengefasst**, bei denen es durch Kaliumzufuhr oder – in wechselnder Ausprägung – durch Kälteexposition zu Myotonien kommt.

Bei der **Myotonia fluctuans** ist die Kälteempfindlichkeit nur gering ausgeprägt; zu Myotonien kommt es nach körperlicher Anstrengung in der Wärme. Die **Acetazolamid-empfindliche Myotonie** ist eine Sonderform der Myotonia fluctuans, die auf Acetazolamid anspricht. Die **Myotonia permanens** ist die stärkste Form aller Myotonien, bei der es durch myotone Krämpfe der Atemmuskulatur zu einer lebensbedrohlichen respiratorischen Insuffizienz kommen kann.

Bei der Anästhesie müssen Succinylcholin und Hypothermie unbedingt vermieden werden.

Central-Core-Erkrankung

i Die **Central-Core-Erkrankung** ist eine seltene, autosomal dominant vererbte Muskelerkrankung, die sich als Muskelschwäche manifestiert (http://www3.ncbi.nlm.nih.gov/entrez/dispomim.cgi?id=117000). Anästhesiologische Besonderheiten sind das erhöhte Risiko einer malignen Hyperthermie (MH) und die postoperative ventilatorische Insuffizienz.

Bei der Anästhesie müssen die **Trigger der MH vermieden werden**.

Postoperativ: Überwachung auf einer Intensivstation

Myasthenia gravis

Die Myasthenia gravis ist eine **Autoimmunerkrankung**, bei der die Zahl der funktionsfähigen **Acetylcholinrezeptoren reduziert** ist (Abb. 1). Die Acetylcholinrezeptoren werden durch Antikörper inaktiviert oder zerstört.

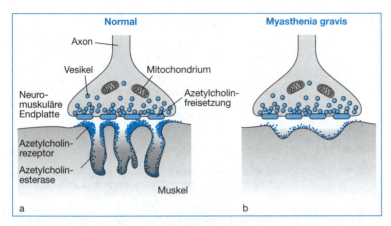

Bei der Myasthenia gravis ist die Zahl der Acetylcholinrezeptoren reduziert, die synaptische Fältelung reduziert und der synaptische Spalt verbreitert.

Abb. 1: Neuromuskuläre Endplatte beim Gesunden (A) und bei der Myasthenia gravis (B)

Symptome der Myasthenia gravis sind Schwäche und rasche Ermüdbarkeit. Die von Hirnnerven innervierte Muskulatur (Auge, Pharynx, Larynx) ist besonders vulnerabel. Die zugehörigen Symptome sind Ptose, Diplopie und Dysphagie.

i Die **Inzidenz** der Myasthenia gravis liegt bei ca. 5–10/100.000 Einwohner. Die Erkrankung wird entsprechend der Beteiligung der unterschiedlichen Muskelgruppen und dem Schweregrad in mehrere Typen (Typ I-IV) unterteilt (Tab. 1).

Klasse I	**Okuläre Myasthenie**
	beschränkt auf äußere Augenmuskeln und ggf. den Lidschluss
Klasse II	**Leichtgradige generalisierte Myasthenie**
	mit Einbeziehung anderer Muskelgruppen ggf. einschließlich der Augenmuskeln
IIa	Betonung der Extremitäten und/oder der Gliedergürtel, geringe Beteiligung oropharyngealer Muskelgruppen
IIb	besondere Beteiligung oropharyngealer und/oder der Atemmuskulatur; geringere oder gleichartige Beteiligung der Extremitäten oder rumpfnahen Muskelgruppen

Tab. 1: Einteilung der Myasthenia gravis
(aus: http://www.uni-duesseldorf.de/WWW/AWMF/ll/030-087.htm)

Klasse III	Mäßiggradige generalisierte Myasthenie
IIIa	Betonung der Extremitäten und/oder der Gliedergürtel, geringe Beteiligung oropharyngealer Muskelgruppen
IIIb	besondere Beteiligung oropharyngealer und/oder der Atemmuskulatur; geringere oder gleichartige Beteiligung der Extremitäten oder rumpfnahen Muskelgruppen
Klasse IV	Schwere generalisierte Myasthenie
IVa	Betonung der Extremitäten und/oder Gliedergürtel, geringe Beteiligung oropharyngealer Muskelgruppen
IVb	besondere Beteiligung oropharyngealer und/oder der Atemmuskulatur; geringere oder gleichartige Beteiligung der Extremitäten oder rumpfnahen Muskelgruppen
Klasse V	Intubationbedürftigkeit
	mit und ohne Beatmung, abgesehen von einer postoperativen Nachbehandlung. Die Notwendigkeit einer Nasensonde ohne Intubationsbedürftigkeit entspricht der Klasse IVb.

Tab. 1, Fortsetzung

i Differenzialdiagnostisch müssen kongenitale myasthenische Syndrome, die medikamenteninduzierte Myasthenie, das Lambert-Eaton-Syndrom (myasthenisches Syndrom, s.u.) und die chronische progressive externe Ophthalmoplegie abgegrenzt werden.[12]

Die **Behandlung** besteht in der Gabe von Cholinesterasehemmern, der Thymektomie, immunsuppressiver Therapie und evtl. Plasmapherese (Elimination der Autoimmunantikörper).

anästhesiologische Hauptprobleme

Wichtigste **anästhesiologische Probleme** bei der Myasthenia gravis sind die erheblich gesteigerte Empfindlichkeit auf nichtdepolarisierende Muskelrelaxanzien und die Gefahr der postoperativen ventilatorischen Insuffizienz.[1] Die Empfindlichkeit für Succinylcholin ist reduziert (relative Resistenz gegen Succinylcholin[14]). Die ED_{95} für Succinylcholin ist um den Faktor 2,6 erhöht.

- präanästhesiologische Evaluation:

  - Spirometrie (Vitalkapazität)

  - Patienten auf die Möglichkeit einer postoperativen Beatmung hinweisen. Das Risiko für postoperative Beatmung ist erhöht, wenn

    > zusätzlich zur Myasthenie eine Lungenerkrankung (z.B. COPD) besteht

    > die Myasthenie seit > 6 Jahren besteht

    > die Cholinesterasehemmer-Dosis präoperativ sehr hoch ist

    > die präoperative Vitalkapazität < 3 l beträgt[14,26]

- Anästhesie:

  - Cholinesterasehemmer-Therapie am OP-Tag nicht unterbrechen

  - wenn möglich Vermeidung von Muskelrelaxanzien

  - Intubation nach Propofol/Opioid oder nach Anfluten eines Inhalationsanästhetikums[11]

  - zur Ileuseinleitung: Succinylcholin in erhöhter Dosis (1,5–2 mg/kg) möglich[1]

  - bei Anwendung nichtdepolarisierender Relaxanzien Dosistitration unter neuromuskulärem Monitoring, beginnend mit 50 % der Standarddosis

  - Inhalationsanästhetika wirken auch muskelrelaxierend; unter Inhalationsanästhesie kann u.U. ganz auf Relaxanzien verzichtet werden.

  - große Empfindlichkeit auf Opioide: kurz wirksame Substanzen verwenden

- postoperativ: Gefahr der ventilatorischen Insuffizienz; Überwachung auf der Intensivstation, dort in regelmäßigen Abständen Überprüfen der Vitalkapazität

Myasthenia gravis

i Im Gegensatz zur Myasthenia gravis ist beim **Myasthenischen Syndrom** (Lambert-Eaton-Syndrom, oft paraneoplastisch, auch autoimmun) die Empfindlichkeit gegenüber depolarisierenden und nichtdepolarisierenden Relaxanzien gesteigert. Die Dosis sollte um 30–50 % reduziert werden.

18/9 Patienten mit ZNS-Erkrankungen
Blumrich W

Anästhesie bei Patienten mit erhöhtem Hirndruck

Ursachen für gesteigerten Hirndruck können sein: *Ätiologie*

- Raumforderung durch intrakranielle Blutung, Tumor, Zyste oder Abszess
- Hirnödem durch Trauma, Infekt, Ischämie, Hypoxie oder Noxe
- Liquorstörungen bedingt durch vermehrte Sekretion, verminderte Absorption oder Zirkulationsbehinderung (Sinusvenenthrombose)

Präanästhesiologische Diagnostik

Neben der Erhebung des **Neurostatus** und der **Dokumentation der** vorhandenen **Ausfälle** ist eine Zusatzuntersuchung mittels **CCT oder MRT** erforderlich, gegebenenfalls auch eine **Spiegelung des Augenhintergrundes**. Andererseits darf eine dringliche operative Entlastung nicht durch aufwändige Diagnostik verzögert werden (in postoperative Phase verschieben)!

Es besteht das Risiko einer lebensbedrohlichen oberen oder unteren **Einklemmung**!   *typisches Risiko*

Patientenvorbereitung und Therapieoptimierung

Nach schweren **Schädel-Hirn-Traumen** ist für eine längere operative Versorgung unbedingt eine **ICP-Sonde** zu platzieren, um die Überwachung des intrakraniellen Drucks und des zerebralen Perfusionsdrucks (CPP) zu ermöglichen. Die Einleitung einer **ICP-senkenden medikamentösen Therapie** und gegebenenfalls die Anlage einer **Ventrikeldrainage** vor Durchführung der operativen Entlastung sind zu erwägen.   *Schädel-Hirn-Trauma*

Ist ein **Hirntumor** für die intrakranielle Druckerhöhung verantwortlich, kann eine präoperative **Steroidtherapie** zur Reduktion eines perifokalen Ödems beitragen (z.B. Dexamethason 0,05   *Hirntumor* mg/kg KG alle 6–8 h). Am OP-Tag erhalten die Patienten die doppelte Dosis, anschließend wird die Kortisontherapie ausschleichend beendet (auf Magenschutz achten).

Anästhesie

Stabilisierung des Hirndrucks

i Wichtiger als die Wahl einer speziellen Anästhesietechnik ist die **Stabilisierung des zerebralen Perfusionsdrucks** von über 70 mm Hg (Kinder: 40–50 mm Hg)! Es müssen alle Maßnahmen vermieden werden, die einen zusätzlichen Anstieg des Hirndrucks verursachen können (also Blutdruckanstieg, Schmerzreiz, Kopftieflage, Hypoventilation, Hypoxie, Überwässerung, Husten, Pressen, hoher PEEP und vasodilatierende Medikamente) oder andererseits den arteriellen Mitteldruck senken wie Hypovolämie, Medikamentennebenwirkung oder -überdosierung.

Die **Kreislaufstabilität** ist stets zu gewährleisten, danach ist das Monitoring, die Anzahl der i.v.-Zugänge und die Menge der bereitzustellenden Blutprodukte auszurichten.

Prämedikation

- sehr **vorsichtige Anpassung der Prämedikationsdosis** wegen der Gefahr der Atemstörung; medikamentöse Aspirationsprophylaxe kann sinnvoll sein.
- Bei oraler Kortisontherapie zur Hirnödemtherapie erhalten die Patienten am OP-Tag die doppelte Dosis, dabei ist auf ausreichenden Magenschutz zu achten.

Narkoseverfahren

Regionalanästhesie

Kontraindikation!

Alle **regionalen rückenmarksnahen Verfahren** sind bei Patienten mit Hirndruck **kontraindiziert**!

Allgemeinanästhesie

TIVA/balancierte Anästhesie

Eine **TIVA** ist immer möglich (Ausnahme: Verwendung von Ketamin), und eine angepasste **balancierte Anästhesie kann erlaubt sein.**

Alle Inhalationsanästhetika steigern MAC-abhängig den zerebralen Blutfluss und damit den Hirndruck. (Durch Hyperventilation kann dieser Effekt abgeschwächt werden.) Besonders ausgeprägt ist dieser Effekt bei Lachgas und Halothan. **Enfluran** begünstigt Krampfpotenziale und ist daher **kontraindiziert**; geeigneter sind Isofluran, Sevofluran und Desfluran.

- **Einleitung:** Wegen der Gefahr des Erbrechens ist die Indikation zu einer **Schnelleinleitung (RSI = „Rapid Sequence Induction")** großzügig zu stellen. Die Gefahr einer kurzfristigen ICP-Erhöhung durch **Succinylcholin** ist abzuwägen gegen das Risiko der Aspiration und/oder Hypoxie. Bei der Einleitung gilt es besonders, einen RR-Abfall mit nachfolgender Verminderung des cerebralen Perfusionsdrucks (CPP) zu vermeiden.

    RSI

- Narkoseführung:
    - Vermeidung von Blutdruckabfällen
    - Oberkörperhochlagerung
    - Sicherung des zerebralen Perfusionsdrucks
    - Erhaltung von Normothermie und -glykämie
    - ggf. moderate Hyperventilation ($PaCO_2$[a] 32–35 mm Hg), bevorzugt mit erweitertem Monitoring (z.B. Messung der Sauerstoffsättigung im Bulbus venae jugularis oder des Sauerstoffpartialdrucks im Hirngewebe)

- Monitoring:

    Monitoring

    - Zur kontinuierlichen Messung des Blutdrucks und zur regelmäßigen Kontrolle der arteriellen Blutgase ist eine **arterielle Kanüle** obligatorisch.
    - **ICP-Messung** bei allen Patienten mit der Gefahr eines akuten Anstiegs des Hirndrucks oder wenn über einen längeren Zeitraum (Š 6 h) keine neurologische Beurteilung möglich ist
    - **Zentralvenenkatheter** zur Überwachung des Volumenstatus (z.B. Polytrauma, blutverlustreiche intrakranielle Operationen, Diabetes insipidus etc.) und zur Applikation

hyperosmolarer Lösungen (z.B. Mannitol) oder als sicherer Zugangsweg bei Gabe kreislaufwirksamer Medikamente (Spritzenpumpe mit Katecholaminen)

- bedarfsweise **Laborkontrollen** (Blutbild (besonders Thrombozyten), Gerinnung, BZ, Elektrolyte, BGA)

- Urinausscheidung über **Dauerkatheter** kontrollieren (Osmotherapie kann indiziert sein), auch zur Erkennung eines Diabetes insipidus

- engmaschige Pupillenkontrolle, falls zugänglich

spezielle Maßnahmen

- **spezielle Narkosemaßnahmen:** Als zusätzliche therapeutische Ansätze zur **Hirndrucksenkung** kommen infrage:

  - **Osmotherapie** (z.B. Mannitol 20 % mit einer Osmolarität von 1100 mosm/l; Dosierung bis 2 ml/kg KG bzw. 0,25–1 g/kg KG über 30 min als Kurzinfusion, maximal 7 ml/kg KG (= 2 g/kg KG) pro Tag; Kontrolle der Serumosmolalität: [a] 310 (max. 320) mmol/l; Dosisanpassung bei Niereninsuffizienz)

  - und/oder **Barbituratgabe** (z.B. mit Thiopental als Bolus 1–3 mg/kg KG, dann 0,5–3 mg/kg KG/h; **cave:** Blutdruckabfall, Ausfällung beim Zuspritzen anderer Medikamente)

  - und/oder **Schleifendiuretika** (z.B. Furosemid 0,15–0,3 mg/kg KG i.v.).

Postoperative Besonderheiten

Intensivüberwachung

- siehe auch Spezieller Teil, Kap. 8 „Neurochirurgie" sowie die Literatur zu diesem Kapitel.

- Die Indikation für eine **postoperative Intensivüberwachung** ist abhängig von der Schwere der Grund- und Begleiterkrankungen sowie vom intraoperativen Verlauf. Alle oben genannten hirndrucksenkenden Maßnahmen müssen im Bedarfsfall unverzüglich zum Einsatz kommen können.

- Auch in dieser Phase ist ein **ausreichender zerebraler Perfusionsdruck** sicherzustellen, und es muss alles vermieden werden, was einen Hirndruckanstieg fördert.

    Intensivüberwachung

- Wenn immer möglich **rasches Erwachen** aus der Anästhesie anstreben, da dies die Kontrolle des Neurostatus erleichtert; Dokumentation der Befunde im Vergleich zu den Vorbefunden.

- Fortsetzung der Laborkontrollen und Überwachung der Urinausscheidung

- Oberkörperhochlagerung

- Erhaltung der Normothermie und –glykämie

Anästhesie bei Patienten mit zerebralen Krampfleiden

In Deutschland ist mit ca. 400.000 Erkrankten zu rechnen, die **Prävalenz** beträgt 0,5–1 %, die Neuerkrankungsrate 50 auf 100.000 Einwohner.

Präanästhesiologische Diagnostik

Bei **Erstmanifestation** ist eine **erweiterte Diagnostik** erforderlich, da eine epileptische Reaktion auch bei akuter Schädigung des Gehirns auftreten kann, z.B. bei Hirntumor, Sinusvenenthrombose, Blutung, Hirninfarkt, Intoxikation oder Entzugsdelir.

Erstmanifestation

Bei **bekannter** medikamentös eingestellter **Epilepsie** ist die **Kontrolle des Medikamentenspiegels** bei nicht anfallsfreien Patienten erforderlich, um eine Therapieoptimierung einzuleiten. Bei Langzeiteinnahme von Valproinsäure ist eine sorgfältige Prüfung des Gerinnungsstatus (Thrombozyten, Quick, PTT, Fibrinogen) angezeigt.

bekannte Epilepsie

Es besteht das Risiko eines **Status epilepticus** (prolongierter oder rezidivierender Krampfanfall mit Verlust des Bewusstseins von über 15 min Dauer). Dabei handelt es sich um einen akuten lebensbedrohlichen Zustand mit einer Letalität 5–10 %.

typisches Risiko

Patientenvorbereitung und Therapieoptimierung

Bestimmung der Epilepsie

Bei der Prämedikation sind **folgende Informationen einzuholen:**

- Beginn der Epilepsie
- auslösende Faktoren
- Art der Anfälle
- Anfallsdauer
- letzter Anfall
- Häufigkeit (Monat/Woche/Tag)

Anästhesie

Es sind alle Maßnahmen zu meiden, die die Krampfschwelle senken oder die Wirkung der Antikonvulsiva vermindern.

Prämedikation

- **Fortführung der antikonvulsiven Therapie** am Eingriffstag sicherstellen, ggf. nach Konsiliarberatung Optimierung und/oder Umstellung auf i.v.-Applikation

- ausreichende hohe Prämedikationsdosis beachten, **Benzodiazepine** sind dafür besonders geeignet
 (**Ausnahme:** Wird im Rahmen der Epilepsiechirurgie eine intraoperative ECOG (Elektrocortikografie) durchgeführt, sind keine Benzodiazepine zur Prämedikation oder Einleitung einzusetzen – Alternative: Promethazin (ATOSIL® 1 Tr./kg KG p.o., 1 Tr. = 1 mg, bis maximal 40 Tr. bei Kindern oder i.v. 0,5–1 mg/kg KG)

Narkoseverfahren

Regionalanästhesie

bei sorgfältiger Durchführung

Bei gut eingestellter Therapie und sorgfältig durchgeführter **Regionalanästhesie** kann diese Vorteile bieten, da ein plötzliches Abfluten einer Allgemeinanästhesie auch Risiken birgt. Ist der

Plasmaspiegel der Lokalanästhetika gering, so wirken sie begrenzt inhibitorisch und antikonvulsiv; bei höherer Konzentration allerdings überwiegen exzitatorische Symptome mit Krampfanfall und Atemstillstand.

Daher sind die **Lokalanästhetika niedriger zu dosieren** und, wenn keine anderen Kontraindikationen bestehen, Vasokonstriktoren zuzusetzen. Eine zusätzliche Sedierung mit einem **Benzodiazepin** ist obligat. Bei Unruhe des Patienten ist eine sehr sorgfältige Beobachtung erforderlich (Zusatzmonitoring siehe bei Allgemeinanästhesie)!

Allgemeinanästhesie

Bei der Allgemeinanästhesie ist auf die **Vermeidung aller exzitatorisch wirkenden Substanzen und Maßnahmen** zu achten, daher sind Enfluran und Ketamin kontraindiziert. Das Risiko wird ebenfalls erhöht durch initial sehr hoch dosierte Opiate (z.B. Alfentanil), Hyperventilation und Alkalose. Besondere Vorsicht ist bei der Verwendung von Sevofluran geboten, da hier über krampfähnliche Episoden während der Anästhesie berichtet wurde.

Kontraindikationen

- **Einleitung:** Zur Einleitung ist bevorzugt **Thiopental** einzusetzen, da Brevimythal niedrig dosiert wie Etomidate im EEG Spikes auslösen kann. **Propofol** in ausreichender Dosierung ist ebenfalls geeignet. Sollte kein intraoperatives ECOG gefordert werden, ist die niedrig dosierte Gabe eines **Benzodiazepins** empfehlenswert (Midazolam 1–2 mg).

- **Narkoseführung: TIVA oder balancierte Anästhesie bei Normoventilation;** Interaktionen der antiepileptischen Therapie sind zu beachten:

    – geringere Wirksamkeit von Muskelrelaxanzien

    – höherer Bedarf an Anästhetika

    – durch Enzyminduktion ggf. rascher Abbau der Anästhesiemedikamente

    – Beeinträchtigung der Bildung und Funktion von Thrombozyten durch Valproinsäure

- **spezielle Maßnahmen**
  - **Monitoring:** Wenn vorhanden, ist ein **Spektral-EEG oder Narkosetiefenmonitoring** anzuschließen (auch bei der Durchführung einer Regionalanästhesie empfehlenswert, z.B. EEG-Modul, Bispektralindex o.ä., besonders bei dringlichen Eingriffen und nicht optimal eingestellter Therapie). Hierdurch sind Spikes zu erkennen, die einen drohenden Status anzeigen können.

  - **spezielle Narkosemaßnahmen:** Überprüfung, ob **antikonvulsive Medikamente bereitliegen** (einschließlich des Zubehörs für eine notfallmäßige Intubation bei einem Status epilepticus), z.B.

    – Midazolam 0,1–0,3 mg/kg KG

    – Diazepam i.v. 0,3 mg/kg KG i.v.

    – Clonazepam (0,05)–0,1 mg/kg KG i.v.

    – Phenytoin, wirksamer Plasmaspiegel 10 µg/ml, Loading-Dosis 10 mg/kg KG, maximal 100 mg/min

    – Phenobarbital 10 mg/kg KG i.v.

    – oder unter Intubationsbereitschaft Thiopental oder Propofol)

Postoperative Besonderheiten

antikonvulsive Therapie

Die **antikonvulsive Therapie** ist **fortzuführen**. Bei Unsicherheit der enteralen Zufuhr sollte auf intravenöse Applikation ausgewichen werden.

Eine **engmaschige** postoperative **Überwachung** ist sicherzustellen, um bei Krampfereignissen sofort reagieren zu können. Wegen der Interaktion der Anästhetika mit den Antikonvulsiva kann eine engmaschige **Plasmaspiegelüberwachung** indiziert sein. Ist perioperativ ein Status manifest geworden, so muss der Patient unbedingt auf einer Intensivstation überwacht werden.[1,5]

Anästhesie bei Patienten mit Störungen der Basalganglien: M. Parkinson, Chorea

Parkinson-Syndrom

- **Inzidenz:** ca. 1:100.000 Einwohner in der BRD
- **Ätiologie:** Degeneration dopaminerger Neurone im Nucleus niger

Präanästhesiologische Diagnostik

Eine genaue **Erhebung des bisherigen Verlaufs** ist wichtig; dabei ist besonders auf Aspirationsepisoden und/oder Refluxereignisse zu achten, die durch Schluckstörungen bei abnormalen Reflexen im Larynx und/oder Pharynx begünstigt werden. Außerdem ist nach Anzeichen für eine respiratorische Insuffizienz zu suchen (z.B. hohe Atemfrequenz oder schwacher Atemstoßtest).

Es besteht das Risiko einer **kinetischen Parkinsonkrise** durch zu lange Unterbrechung der Dauermedikation. Bei längerfristigem Absetzen (über 48 h) droht ein sog. **Dopaentzugssyndrom** (vergleichbar mit maligner Hyperthermie). *typisches Risiko*

Patientenvorbereitung und Therapieoptimierung

Die konservative **Medikation** soll **unbedingt optimiert bzw. fortgesetzt werden**, im Bedarfsfall nach Konsiliarempfehlung Umstellung auf i.v.-Applikation am OP-Tag (z.B. Amantadin, Dosis siehe bei Parkinson-Krise), da eine Unterbrechung schwere Krisen auslösen kann! Auf eine ausreichende Hydrierung ist streng zu achten. *Medikation fortsetzen*

Anästhesie

Prämedikation

Die **Dauertherapie** soll **möglichst kurz unterbrochen** werden. Ein präoperatives Absetzen ist umstritten.

Zur Prämedikation sind keine Phenothiazine oder Butyrophenon zu verwenden, Benzodiazepine geringer dosiert sind geeignet.

Narkoseverfahren

Regionalanästhesie

mögliche Risiken

Die Durchführung einer **Regionalanästhesie** ist prinzipiell **möglich**, aber die Risiken aufgrund von Aspirationsgefährdung, Thoraxrigidität und Hypothermieneigung sind zu beachten.

Allgemeinanästhesie

Es gibt **kein zu bevorzugendes Anästhesieregime**.

- **Einleitung: Schnelleinleitung (RSI)** bevorzugen bei Aspirationsgefahr und falls Thoraxrigidität (**cave:** hier auch Verstärkung als Opiatnebenwirkung) die Maskenbeatmung erschwert

- **Narkoseführung:** Bei Allgemeinanästhesie ist die **Medikamenteninteraktion** mit der **Parkinsondauertherapie** zu berücksichtigen.

MAC
- **MAC**
Wird für eine stereotaktische Operation eine **Analogsedierung** benötigt, hat sich Midazolam (*DORMICUM* ®) in einer bedarfsadaptierten Dosis von 1–2 mg und niedrigdosiertes Remifentanil (*ULTIVA* ®) (0,05–0,1 µg/kg / min) bewährt. Da Propofol eine Zunahme des Tremors begünstigt, ist es während des neurochirurgischen Stimulationsverfahrens ungeeignet.

Substanzen
- **Substanzen für eine Allgemeinanästhesie:**
Thiopental und Propofol eignen sich zur **Einleitung** einer Allgemeinanästhesie. Ketamin ist ungeeignet wegen der möglichen sympathomimetischen Wechselwirkung unter der Parkinson Medikation.
Bei den **Inhalationsanästhetika** ist auf das Auftreten von Herzrhythmusstörungen zu achten und auf schwere Hypotensionen durch Vasodilatation und vorbestehendem Volumenmangel. Zudem ist die Reflexautonomie herabgesetzt.

- Eine durch **Opiate** verstärkte Muskelrigidität ist zu vermeiden, insbesondere Alfentanil eignet sich deshalb nicht zur Analgesie. Aufgrund von Interaktionen mit Parkinsonmitteln (z.B. MAO-Inhibitor Selegin) muss Pethidin gemieden werden. Verwendet werden können Fentanyl, Piritramid und in niedriger Dosierung Remifentanil. — *verstärkte Muskelrigidität*

- Nur kurzwirksame gut steuerbare **Relaxanzien** sollen verabreicht werden.

- **Neuroleptika** sind **kontraindiziert**

- Alle wärmeerhaltenden Maßnahmen sind einzusetzen. Nur wache, normotherme und kooperative Patienten dürfen extubiert werden. — *wärmeerhaltende Maßnahmen*

- **Monitoring: Relaxometrie** einsetzen und unbedingt Restwirkung der Relaxanzien ausschließen

- **spezielle Narkosemaßnahmen:** Keine trizyklischen Phenothiazine (z.B. Chlorpromazin, *NEUROCIL* ®) oder Butyrophenone (z.B. Droperidol, *DHB* ®, Haloperidol) zur Prämedikation, intra- oder postoperativ! **Als Antiemetikum kein Metoclopramid** (*PASPERTIN* ®, *MCI* ®) oder Atropin einsetzen, **geeignet sind** dagegen **Serotonin-Antagonisten** wie z.B. Ondansetron. — *spezielle Maßnahmen*

Postoperative Besonderheiten

- nach Ausleitung **Reintubationsbereitschaft sicherstellen**

- Hypothermiegefahr berücksichtigen

- bei erhöhtem Aspirationsrisiko und Gefahr von pulmonalen Komplikationen (erschwertes tiefes Einatmen, gestörter Hustenmechanismus) unbedingt **Überwachungsbett** sicherstellen

- unmittelbare Fortsetzung der Dauertherapie, um z.B. Parkinsonkrise zu verhindern; bei Auftreten einer **akinetischen „Parkinsonkrise"** hat sich Amantadin (*PK-MERZ*®) i.v. bewährt: 1 × (bis maximal 3 ×)/d 200 mg (über je 3 h)[3,4] — *Parkinson-Therapie*

Anästhesie bei Patienten mit Chorea Huntington

- **Inzidenz:** 1:15.000 Erkrankte in der BRD

Präanästhesiologische Diagnostik

Eine genaue **Anamneseerhebung** im Hinblick auf unkoordinierte Bewegung (Stürze), Hyperreflexie, Rigidität, Schluckstörung und Krampfanfälle ist erforderlich. Kachexie bei Ernährungsstörung und Neigung zu Hypertonus sind beschrieben. Bei Hinweisen für Aspirationsepisoden ist ein Röntgenthorax erforderlich.

typisches Risiko Es besteht das Risiko einer **Aspirationsneigung** und Exazerbation der extrapyramidalen Symptome durch Anästhetika.

Patientenvorbereitung und Therapieoptimierung

Medikation fortsetzen Die als Dauertherapie gegen Hyperkinesen eingesetzten Antihyperkinetika (z.B. Tiaprid), klassische Neuroleptika und atypische Neuroleptika. soll fortgesetzt werden. Da die Patienten bei Schluckstörung oft dehydriert sind, empfiehlt sich eine frühzeitige Korrektur.

Anästhesie

Prämedikation

Benzodiazepine sind hilfreich, um die Hyperaktivität zu bremsen. Dabei darf aber nicht das Aspirationsrisiko erhöht werden, weshalb auch ein Magensäureschutz indiziert sein kann (kein Metoclopramid).

Narkoseverfahren

Regionalanästhesie

autonome Hyperreflexie Die Durchführung einer **Regionalanästhesie** ist zwar prinzipiell **möglich**, wegen der vom Patienten nicht zu kontrollierenden autonomen **Hyperreflexie** genau abzuwägen, da schon die Anlage ein erhebliches Problem darstellen kann.

Als Substanz **ungeeignet sind Ketamin und Enfluran** (falls Krampfbereitschaft besteht). Bezüglich anderer Medikamente/ Verfahren sind keine zu bevorzugen.

Substanzen

- **Einleitung:** Es gibt bei an den Allgemeinzustand angepasster Dosierung keine Einschränkungen bei der Auswahl der üblichen Hypnotika, Opiate oder Relaxanzien. Die **Indikation zur Schnelleinleitung (RSI)** ist großzügig zu stellen.

- **Narkoseführung:** Die Patienten sind **ausreichend zu hydrieren**, da sie sich oft in schlechtem Hydratationszustand befinden. Kältezittern kann klonische Spasmen auslösen, weshalb auf eine strenge Erhaltung des **Wärmehaushalts** zu achten ist. Nur wache, normotherme und kooperative Patienten dürfen extubiert werden.

- **Monitoring:** Je nach Allgemeinzustand können zusätzliche Verfahren (arterielle Druckmessung bei extrem schlecht eingestelltem Hypertonus oder ZVD zur optimierten Rehydrierung) erforderlich sein. **Relaxometrie** ist obligat, um Restwirkungen der Relaxanzien auszuschließen.

- **spezielle Narkosemaßnahmen:** Alle Medikamente, die die Konzentration von Acetylcholin und Dopamin im Bereich der Basalganglien beeinflussen sind zu meiden, insbesondere ist kein Atropin, Metoclopramind, L-Dopa oder Ketamin einzusetzen

spezielle Maßnahmen

Postoperative Besonderheiten

Bei erhöhtem Aspirationsrisiko und Gefahr von pulmonalen Komplikationen (erschwertes tiefes Einatmen, gestörter Hustenmechanismus) ist unbedingt ein **Überwachungsbett** sicherzustellen.[6]

Anästhesie bei Patienten mit Multipler Sklerose (Encephalitis disseminata)

- **Ätiologie:** Markscheidenzerfall im Bereich der weißen Hirnsubstanz

Präanästhesiologische Diagnostik

- genaue Erhebung des **neurologischen Status**, um den Zustand vor und nach einem Eingriff genau zu erfassen
- wenn immer möglich, nicht im akuten Schub operieren
- exakte Erfassung und Fortführung der **Dauermedikation**

typisches Risiko — Es besteht das Risiko, dass Stress und Hyperthermie zur Exazerbation der Erkrankung führen.

Patientenvorbereitung und Therapieoptimierung

Je nach Stadium der Erkrankung sind wegen der gestörten Muskelkoordination **Risiken bei** der **Atmung und** bei der **Sicherung der Luftwege** zu erwarten. Im fortgeschrittenen Stadium ist durch spastisch bedingte Gehschwäche die kardiopulmonale Reserve reduziert. Da oft eine Kortisondauertherapie besteht, ist eine adäquate perioperative **Substitutionstherapie** zu verordnen (z.B. bei großen Eingriffen Hydrocortison 100 mg präoperativ, anschließend 100 mg alle 6 h, Reduktion innerhalb der nächsten vier Tage um je ein Viertel der Tageshöchstdosis).

Anästhesie

Prämedikation

Mit **Benzodiazepinen** ist eine ausreichende Stressabschirmung sichern.

Narkoseverfahren

Regionalanästhesie

Wegen der eingeschränkten Blut-Hirn-Schranke sollte auf eine Spinalanästhesie verzichtet werden. Berichte über Epiduralanästhesien bei der Geburt zeigten keine Exazerbation der Erkrankung. **Oft** wird jedoch **aus forensischen Gründen auf** ein **regionales Anästhesieverfahren verzichtet**.

keine Spinalanästhesie

Allgemeinanästhesie

Bei einer Allgemeinanästhesie ist auf eine **optimale Stressabschirmung** zu achten (falls vorhanden ein Hypnosetiefenmonitoring etablieren).

- **Einleitung:** Bei immobilen Patienten und/oder Muskelatrophie muss auf Succinylcholin als Muskelrelaxans verzichtet werden (Hyperkaliämie).

- **Narkoseführung: Hypertherme Zustände** sind wegen Symptomverschlechterung zu **meiden**. Im Bedarfsfall aktive Kühlung betreiben.

- **Monitoring: Temperaturkontrolle** ist obligat. Häufige Blutzuckerüberwachung ist erforderlich, da durch Kortisondauertherapie und Stress Störungen begünstigt sind.

- **Spezielle Narkosemaßnahmen: Vagolytika meiden**, um keine Temperaturerhöhung zu begünstigen.

spezielle Maßnahmen

Postoperative Besonderheiten

Die **Dauermedikation** ist **baldmöglichst fortzuführen**. Das Ausmaß der postanästhesiologischen Überwachung richtet sich nach dem präoperativen Zustand und den möglichen respiratorischen Risiken.[2]

18/10 Anästhesie in der Schwangerschaft bei nichtgeburtshilflichen Eingriffen

Herzog C

Einleitung

Jedes Jahr muss bei 1–2 % aller Schwangeren ein nichtgeburtshilflicher operativer Eingriff durchgeführt werden. Die häufigsten Operationen sind:

- Appendektomie- und Cholezystektomie
- stielgedrehte Ovarialzyste
- traumatologische Notfälle
- dringende kardio- oder neurochirurgische Eingriffe

häufige Eingriffe bei Schwangeren

Präoperative Einschätzung

Beim anästhesiologischen Management müssen die Risiken von zwei Menschen, der Mutter und dem Feten, berücksichtigt werden.

Fetales Risiko

Das fetale Risiko resultiert aus den potenziell toxischen (teratogenen) Nebenwirkungen der eingesetzten Medikamente und Anästhetika sowie aus potenziellen Störungen der **uterofetoplazentaren Perfusion**.

Medikamentennebenwirkungen und Störungen der uterofetoplazentaren Perfusion

i Über den uterofetoplazentaren Kreislauf steht der Fetus mit der Mutter in Verbindung; alle in der Anästhesie eingesetzten Substanzen erreichen über die Plazenta auch den Feten. Im Tierversuch wurde für alle in der Anästhesie verwendeten Medikamente ein **teratogener Effekt**[1] nachgewiesen. Beim Menschen fehlt dieser Nachweis bisher.

Auf der Grundlage epidemiologischer Daten sind Hypnotika, Opiate, Muskelrelaxanzien und Inhalationsanästhetika als **„sichere Anästhetika"** einzustufen.

Anästhesie in der Schwangerschaft bei nichtgeburtshilflichen Eingriffen

Einschränkung von Substanzen

Einschränkungen gibt es für folgende Substanzen:

- **Propofol** ist in der Schwangerschaft nicht zugelassen.
- **Ketamin** steigert in einer Dosierung von 2 mg kg/KG den Uterustonus und ist als Monoanästhetikum ungeeignet.
- **Lachgas** sollte im 1. und 2. Trimenon nicht eingesetzt werden (Störung der DNA-Synthese in Tierversuchen, kontroverse Datenlage zu lachgasexponierten Schwangeren[1]).
- **Diazepam** sollte zur Prämedikation wegen einer erhöhten Inzidenz an Lippen-Kiefer-Gaumenspalten[8] bei den Nachkommen exponierter Frauen nicht verwendet werden

Perfusionsstörungen im uterofetoplazentaren Kreislauf führen zur fetalen Asphyxie. Ihre häufigsten Ursachen sind Hypotonie, Hypertonie, Hypovolämie und Vasokonstriktion durch Sympathikomimetika.

Abortrisiko

Nach einem operativen Eingriff in der Schwangerschaft steigt das Risiko für einen **Abort** oder eine **Frühgeburt**.

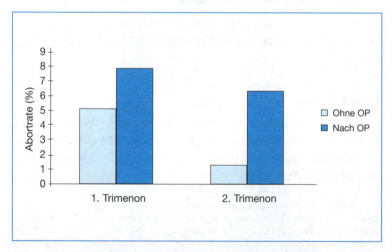

Abb. 1: Anstieg der Abortraten nach einem operativen Eingriff

i In einer retrospektiven Untersuchung[2] wurde gezeigt, dass nach einem operativen Eingriff die Abortraten im 1. und 2. Trimenon der Schwangerschaft anstiegen (s. Abb. 1).
Diese Beobachtungen lassen jedoch keine Aussage darüber zu, ob der operative Eingriff, die Anästhetika oder die Erkrankung, die die Operation nötig gemacht hat, für die erhöhten Abortraten verantwortlich sind!

Mütterliches Risiko

Die Risiken für die Mutter resultieren aus der schwangerschaftsbedingten **hormonellen Umstellung** und der **Vergrößerung des Uterus**. Mit zunehmender Schwangerschaftsdauer steigt für die Mutter auch das Risiko von Komplikationen.

hormonelle Umstellung und Vergrößerung des Uterus

i Verzögerte Magenentleerung (Progesteron↑), gesteigerte Magensäureproduktion (Gastrin↑), ein unzureichender Verschluss des unteren Ösophagussphinkters und ein erhöhter intragastraler Druck durch den höher und querverlagerten Magen sind die Gründe für ein erhöhtes **Aspirationsrisiko**.
Gegen Ende der Schwangerschaft nimmt die Gefahr eines **aortokavalen Kompressionssyndroms** zu. Durch das Gewicht des sich vergrößernden Uterus kommt es zur Kompression der V. cava inferior, gelegentlich auch der Aorta abdominalis; hieraus resultiert ein Abfall des Herzminutenvolumens.

Gegen Ende der Schwangerschaft ist die **Intubation erschwert**. Die laryngoskopische Sicht wird durch vermehrte Flüssigkeitseinlagerung ins Gewebe (verminderter kolloidosmotischer Druck, KOD) behindert. Die Intubation muss rasch erfolgen, da die Schwangere nur eine geringe Hypoxietoleranz besitzt. Die Gründe liegen in einem **gesteigerten Sauerstoffverbrauch** in der Schwangerschaft (+ 20 %) und in einer Abnahme der funktionellen Residualkapazität (FRC) (–20 %) durch Zwerchfellhochstand.

Intubation erschwert

Operationsplanung

Elektive Eingriffe werden nach Beendigung einer Schwangerschaft durchgeführt.

Eingriffe, die dringlicher, aber noch verschiebbar sind, sollten in das **2. Trimenon** verlegt werden.

Eingriffe möglichst im 2. Trimenon

i Im 2. Trimenon ist einerseits die Organogenese des Feten abgeschlossen und andererseits das Risiko für die Mutter deutlich geringer als im 3. Trimenon.

Anästhesierisiko

In der **Frühschwangerschaft** sind die Risiken einer Regional- und einer Allgemeinanästhesie[5] vergleichbar. Mit zunehmender Schwangerschaftsdauer steigen die mütterlichen Risiken bei einer Allgemeinanästhesie an. Wenn immer möglich, sollte in der **späteren Schwangerschaft** eine Regionalanästhesie durchgeführt werden. Dies gilt auch für die Anästhesie zur Schnittentbindung[6].

Regionalanästhesie versus Allgemeinanästhesie

Anästhesiebedingte Todesfälle

i In den USA[6] sind die **anästhesiebedingten Todesfälle** in der Geburtshilfe von 4,3 pro 1 Million Lebendgeburten (bezogen auf alle Geburten) in den Jahren 1979-81 auf 1,7 Todesfälle pro 1 Million Lebendgeburten im Zeitraum 1988–90 gesunken. Der Rückgang der Todesfälle ist auf Fortschritte in der **Regionalanästhesie** zurückzuführen. Der Anteil an Regionalanästhesien in der Geburtshilfe stieg deswegen von 55 % auf 84 % deutlich an.
Die Sicherheit der Regionalanästhesieverfahren zeigt sich auch im direkten Vergleich der Anästhesieverfahren[6] (s. Abb. 2).

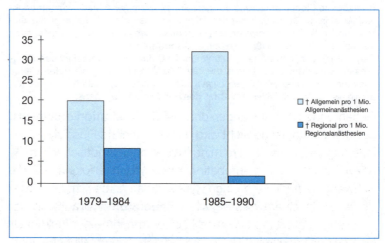

Abb. 2: Anästhesiebedingte Todesfälle bei Sectio caesarea bezogen auf das jeweilige Anästhesieverfahren[6]

i Die Anzahl der anästhesiebedingten Todesfälle bei Schnittentbindung in Regionalanästhesie sank in einem Fünfjahresvergleich von 8,6 Todesfällen pro 1 Million Geburten in Regionalanästhesie (1979–1984) auf 1,9 Todesfälle pro 1 Million Geburten in Regionalanästhesie (1985–1990). Im selben Zeitraum stieg die Anzahl der anästhesiebedingten Todesfälle während einer Allgemeinanästhesie von 20 Todesfällen pro 1 Million Geburten in Allgemeinanästhesie auf 32,2 Todesfälle pro 1 Million Geburten in Allgemeinanästhesie (1985–1990) an, was auf einen prozentual höheren Anteil von Notfall- und Risikopatienten in der Allgemeinanästhesiegruppe zurückzuführen ist.
52 % der mütterlichen Todesfälle im Rahmen einer Allgemeinanästhesie sind auf **schwer wiegende Atemwegsprobleme** und auf **Aspirationen** zurückzuführen.

Anästhesievorbereitung

Vorbereitung der Schwangeren

Bei allen Patientinnen müssen durchgeführt werden:

- ausführliche allgemeine und schwangerschaftsbezogene **Anamnese**

- **körperliche Untersuchung** mit Schwerpunkt auf dem kardialen, zirkulatorischen und pulmonalen Status (s. dazu Allgemeiner Teil, Kap. 18/1 „Patienten mit kardialen Erkrankungen", Kap. 18/2 „Patienten mit vaskulären Erkrankungen", Kap. 18/3 „Patienten mit pulmonalen Erkrankungen")

- **gynäkologische Untersuchung** zur Beurteilung der Schwangerschaft

Laboruntersuchungen

Bei allen ASA-1- und -2-Patientinnen sind bei unauffälliger Schwangerschafts- und Blutungsanamnese auch für rückenmarksnahe Regionalanästhesien[3] **keine Laboruntersuchungen** erforderlich.

keine Laboruntersuchungen

i Bei Patientinnen mit einem **HELLP-Syndrom** müssen Thrombozytenzahl, PTT und Quick-Wert bestimmt werden. Die absolute Thrombozytenzahl ist dabei weniger aussagekräftig als der Trend in den letzten Stunden vor dem Eingriff. Bei Einnahme von Acetylsalicylsäure in niedriger Dosierung zur Prävention einer Präeklampsie ist eine rückenmarksnahe Regionalanästhesie nicht generell kontraindiziert; sie bedarf einer sorgfältigen Nutzen–Risiko-Abwägung.[3]

Allgemeinanästhesie

Zur Vorbeugung eines aortokavalen Kompressionssyndroms wird die Schwangere ab dem 2. Trimenon in eine leichte **Linksseitenlage** von 15° gebracht (Kippen des OP-Tisches).

Ab der 12. Schwangerschaftswoche besteht ein **erhöhtes Aspirationsrisiko**. Zur Prävention sollten:

Aspirationsprophylaxe

- am Vorabend und am Operationstag H_2-Rezeptorenantagonisten

und

- direkt vor dem Eingriff 30 ml Natriumzitrat 0,3-molar oral verabreicht werden.

i Die Substanzen verringern die Magensäuremenge, heben den pH-Wert an und reduzieren bei einer pulmonalen Aspiration säurebedingte Lungenschäden (Mendelson-Syndrom).

Nach ausreichender Präoxygenierung mit einer dicht aufsitzenden Gesichtsmaske und einem hohen Sauerstofffluss (10 l/min über 5 Minuten) erfolgt die Durchführung der **Intubation als „Rapid Sequence Induction"** unter Krikoiddruck.

schwierige Intubation möglich Mit einer **schwierigen Intubation** muss jederzeit gerechnet werden (s.o.). Ausreichende personelle Ressourcen (Anwesenheit eines Facharztes), Intubationshilfen und alternative Verfahren zur endotrachealen Intubation (z.B. LMA, Larynxtubus, Combitube/Easytube, Fiberbronchoskop) müssen bereitstehen (s. dazu Allgemeiner Teil Kap. 8/2 „Der schwierige Atemweg").

Narkoseführung Bei der Narkoseführung müssen **Risiken** für eine **fetale Minderversorgung** vermieden werden. Hierzu gehört in erster Linie die Vermeidung einer

- Hypotonie,
- Hypoxie,
- Hypo- und Hyperkapnie bei der Mutter.

Regionalanästhesieverfahren

Zur Auswahl stehen die Peridural- und die Spinalanästhesie sowie die Kombination aus beiden Verfahren („combined spinal-epidural anesthesia", CSE).

Periduralanästhesie

Vorteile Ein **Vorteil der Periduralanästhesie** ist ihre bessere Steuerbarkeit. Um eine ausreichende Anästhesieausbreitung zu erzielen, wird der Periduralkatheter schrittweise mit Lokalanästhetika bestückt, bis das gewünschte Anästhesieniveau erreicht ist. Durch Zusatz von Opiaten (z.B. 20 μg Sufentanil) kann die gleiche Anästhesiequalität wie bei einer Spinalanästhesie ohne Opiate) erzielt werden.[9]

Der **Lokalanästhetikabedarf** ist bei Schwangeren im Vergleich zu Nicht-Schwangeren um ca. 25–30 % **reduziert**.

i Schwangere reagieren einerseits empfindlicher auf Lokalanästhetika, andererseits wird eine geringere Menge von LA für die PDA benötigt. Durch Kavakompression (Gewicht des größer werdenden Uterus) kommt es zur Umverteilung des Blutes von intraabdominal nach peridural, wodurch die Periduralvenen an Größe zunehmen und der Periduralraum kleiner wird.

Risiken der Periduralanästhesie sind Blutdruckabfall und u.U. eine toxische Belastung für den Feten durch das Lokalanästhetikum. Besonders geeignet sind **Bupivacain** und **Ropivacain**. Ropivacain hat bei fast identischer Analgesiequalität eine geringere kardiale Toxizität.[4]

Risiken

Spinalanästhesie

Bei der **Spinalanästhesie** kann mit hyperbaren Lokalanästhetika ebenfalls eine gute Steuerung der Anästhesieausbreitung erzielt werden. **Nachteil** der Spinalanästhesie ist oft ein rasch einsetzender Blutdruckabfall.

Periduralanästhesie versus Spinalanästhesie

Vorteile der PDA mit Katheter:

pro PDA

- gute Steuerbarkeit, Anpassung des Anästhesieniveaus an den operativen Eingriff, Nachinjektion möglich
- geringeres Hypotonierisiko bei Präeklampsie
- schonende Einleitung beim kardialen Risikopatienten
- postoperative Schmerztherapie

Vorteile der Spinalanästhesie:

pro SPA

- einfache Technik
- geeignet für Operationen an den unteren Extremitäten und im Unterbauch
- Alternative zur Allgemeinanästhesie bei dringlicher Indikation
- geringere toxische Belastung für den Feten aufgrund geringerer Menge an LA

Dosierungsempfehlungen zur Peridural- und Spinalanästhesie

Art der Anästhesie	Lokalanästhetika	Opiate
PDA	15–20 ml[1] Bupivacain 0,5 %	plus Sufentanil[2] 20 µg
	15–20 ml[1] Ropivacain 0,75–1,0 %	
	15–20 ml[1] Lidocain 2 %	
SPA	1,8–2,5 ml Bupivacain 0,5 % hyperbar	plus 10–25 µg Fentanyl[2] oder
	3–5 ml Ropivacain 0,5 %	plus 2,5–5 µg Sufentanil[2] oder
		plus 100 µg Morphinum

1: fraktioniert, z.B. 5 ml Boli, bis gewünschtes Anästhesieniveau erreicht ist.
2: Fentanyl ist in Deutschland zur rückenmarksnahen Anästhesie und Sufentanil für die intrathekale Applikation nicht zugelassen.

Tab. 1: Dosierungsempfehlungen zur Peridural- und Spinalanästhesie

Kombinierte Spinal-Epiduralanästhesie (CSE)

Die CSE steigert in der Geburtshilfe die Mobilität der Schwangeren („Walking Epidurals"). Für die **Anästhesie in der Schwangerschaft** bei nicht geburtshilflichen Eingriffen hat sich das Verfahren **nicht etabliert**.

Hypotonien

Prophylaxe Mit Blutdruckabfällen muss **bei beiden Verfahren der Regionalanästhesie** gerechnet werden. Zur Prophylaxe sollte vor jeder Regionalanästhesie der Volumenstatus mit 1000 ml Infusionslösung optimiert werden.

Therapie Zur **medikamentösen Therapie** von Blutdruckabfällen sind in der Schwangerschaft nur wenige Substanzen geeignet. Katecholamine sollten wegen Beeinträchtigung des Feten durch uterine Minderperfusion nicht eingesetzt werden. In Deutschland wird bevorzugt **Akrinor®** (Cafedrin+Theoadrenalin) verwendet, alternativ steht **Phenylephrin** (z.B. Neosynephrin) zur Verfügung.

i Akrinor® ist ab 01.01.2006 nicht mehr zugelassen. Phenylephrin ist nur über internationale Apotheken erhältlich.

Durch Zusatz von **Opioiden** (z.B. Sufentanil) kann die Menge der benötigten Lokalanästhetika reduziert und die Inzidenz von Blutdruckabfällen gesenkt werden.

Opioide

Fetales Monitoring

Wenn immer möglich sollte der Fetus mittels **Kardiotokographie** (CTG) und **Ultraschall** überwacht werden. Postoperativ ist eine engmaschige Überwachung während einer Woche zu empfehlen.

CTG und Sonographie

i In einer retrospektiven Untersuchung an 778 Schwangeren, die nach der 23. Gestationswoche appendektomiert wurden, fand sich innerhalb der ersten Woche nach dem Eingriff die höchste Rate an Frühgeburten.[7] Nach der 1. postoperativen Woche unterschied sich das Risiko für eine Frühgeburt nicht von dem bei Nichtoperierten.

18/11 Früh- und Neugeborene und Kinder

Kaltofen H

Kinder unterscheiden sich nicht nur in Bezug auf die körperliche Größe vom Erwachsenen. Insbesondere Früh- und Neugeborene weisen anatomische und physiologische Unterschiede auf, die für die Narkosedurchführung von Bedeutung sind.

Das Anästhesierisiko bei Kindern < 1 J. ist höher als in den anderen Altersklassen und betrifft in erster Linie die respiratorische Funktion. Risikofaktoren sind neben mangelnder Erfahrung des Anästhesisten und ungenügender Infrastruktur Komorbidität (ASA-Status > 3) und Nichtnüchternheit des pädiatrischen Patienten.[13]

Anatomische und physiologische Aspekte

i Die Entwicklung des ZNS ist zum Zeitpunkt der Geburt noch nicht abgeschlossen. Aufgrund einer Unreife des Atemzentrums ist bei Frühgeborenen häufig eine periodische Atmung mit Apnoephasen > 20 sec zu beobachten. Nach einer Allgemeinanästhesie können diese **Apnoephasen** in Kombination mit Bradykardien und Muskeltonusverlust gehäuft auftreten, sodass ehemalige Frühgeborene bis zur 55. postkonzeptionellen Woche auch nach kleinen Eingriffen postoperativ kontinuierlich überwacht werden sollten. Eine ambulante Operation ist bei diesen Kindern kontraindiziert.[5]

zentrales Nervensystem

Myelinisierung der Nervenfasern und Autoregulation der Hirndurchblutung sind noch unvollständig. Da die Hirngefäße des Frühgeborenen sehr fragil sind, besteht bei Blutdruckanstiegen (> 50 mm Hg syst.), Hypoxie und Hyperkapnie das Risiko von Hirnblutungen, oft mit Ventrikeleinbruch.

- Wegen des relativ großen Hinterkopfes ist für Maskenbeatmung und Intubation eine Kopfunterlage nicht hilfreich.
- Der Kehlkopfeingang steht hoch (Höhe C4) und ist nach ventral verlagert.
- Die Zunge ist verhältnismäßig groß und kann sowohl die Maskenbeatmung als auch die Intubation erschweren.
- Die Epiglottis ist u-förmig, relativ lang und behindert daher die Sicht auf den Kehlkopfeingang. Gelegentlich muss sie beim Intubationsvorgang aufgeladen werden.
- Die engste Stelle des kindlichen Atemwegs liegt subglottisch auf Höhe des Krikoidknorpels.
- Die Trachea des Neugeborenen ist nur ca. 4 cm lang, sodass ein Endotrachealtubus exakt platziert und fixiert werden muss.

Respirationstrakt

Lungenfunktion

Parameter	Neugeborenes	Erwachsener
O_2-Verbrauch (ml/kg/min)	6,4	3,5
Alveoläre Ventilation (ml/kg/min)	130	60
Atemfrequenz (Atemzüge/min)	35–45	12–16
Atemzugvolumen (ml/kg)	6	6
Vitalkapazität (ml/kg)	35	70
Totraumventilation (ml/kg/min)	77–99	30
Closing Volume (ml/kg)	12	7

Tab. 1: Lungenfunktion

i Hieraus lässt sich ableiten, dass das Neugeborene aufgrund erhöhter Atemarbeit und Kollapsneigung der kleinen Atemwege geringere Sauerstoffreserven hat.

extrapulmonale Sauerstofftoxizität

i Bei Früh- und Neugeborenen < 44 Wochen (intra- und extrauterines Alter) kann ein erhöhter Sauerstoffpartialdruck (paO_2 > 80 mm Hg über 3 h bzw. paO_2 > 150 mm Hg über 2 h) zu einer **Retinopathia praematurorum** führen. Der genaue Entstehungsmechanismus ist noch unklar. Hyperoxie kann zu einer Vasokonstriktion der Retinalgefäße führen. Im weiteren Verlauf kommt es zur Einsprossung unreifer Gefäße und Blutungen im Bereich der Netzhaut. Das Endstadium zeichnet sich durch eine retrolentale Fibroplasie aus. Weitere Risikofaktoren sind Hypoxie, Hyperkapnie, Azidose, Bluttransfusion und Sepsis.

Bei Früh- und Neugeborenen sollte daher die Sauerstoffgabe kritisch betrachtet und mittels Pulsoxymetrie überwacht werden. Die präduktal gemessenen Werte (d.h. rechter Arm bzw. Ohrläppchen) sollten zwischen 90 und 95 % liegen.

Herz-/Kreislaufsystem

i Mit dem ersten Atemzug und der Belüftung der Lungen wird der pulmonalarterielle Gefäßwiderstand gesenkt und die Lungenperfusion erheblich gesteigert. Durch Änderung der Druckverhältnisse und Anstieg des arteriellen Sauerstoffpartialdrucks werden die Rechts-/Linksshunts (Ductus Botalli, Foramen ovale) zunächst nur funktionell, in den ersten Lebensmonaten dann anatomisch verschlossen. In den ersten Lebenstagen kann es daher unter Hypoxie mit Anstieg des pulmonalvaskulären Widerstands zu einer Wiedereröffnung der fetalen Rechts-/Linksshunts kommen. Eine Hypoxie/Hyperkapnie wird dadurch im Circulus vitiosus aggraviert und kann rasch lebensbedrohliche Ausmaße annehmen.

Das Myokard des Neugeborenen enthält weniger kontraktile Elemente als beim Erwachsenen. Eine Erhöhung des Herzzeitvolumens ist also vorwiegend über eine Herzfrequenzsteigerung möglich, da das Schlagvolumen relativ fixiert ist. Im Gegenzug führt eine Bradykardie zu einem erheblichen Abfall des Herzzeitvolumens. Ursache einer **Bradykardie im Kindesalter** ist typischerweise eine Hypoxie. Sie sollte immer zuerst ausgeschlossen werden, bevor andere Ursachen wie vagale Reflexe oder Medikamentennebenwirkung (Opiat, Succinylcholin, Inhalationsanästhetika) in Betracht gezogen werden.

Alter	mittlere Herzfrequenz/min	mittlerer Blutdruck (mmHg) syst./diast.
Frühgeborenes	150	50/35
Neugeborenes	130	65/45
1 Jahr	120	95/60
4 Jahre	100	100/65
10 Jahre	90	110/70

Tab. 2: Herz-/Kreislaufparameter

Nierenfunktion

i Die glomeruläre Filtrationsrate steigt in den ersten Lebenswochen rasch an. Im Vordergrund steht dagegen die tubuläre Unreife in Bezug auf Urinkonzentration und Rückresorption. Nach ca. 6 Monaten erreicht die Konzentrationsleistung der Niere Normalwerte. Die vollständige Nierenfunktion ist nach etwa 1 Jahr erreicht. Ein Säugling ist also auf adäquate Flüssigkeitszufuhr angewiesen.

Flüssigkeitshaushalt

i Gesamtkörperwasseranteil und Extrazellulärvolumen sind bei der Geburt verhältnismäßig groß und nehmen im ersten Lebensjahr auf Erwachsenenwerte ab. Dies bedeutet einen größeren Verteilungsraum für hydrophile Pharmaka.

Alter	Gesamtkörperwasseranteil in % des KG	Extrazellulärvolumen in % des KG
Frühgeborene	80–90 %	50 %
Neugeborene am Termin	75 %	40 %
Kleinkind 1 J. (wie Erw.)	60 %	20 %

Tab. 3: Körperzusammensetzung

Leberfunktion/Stoffwechsel

i Auch die Leber hat erst nach 6 Monaten ihre volle Leistungsfähigkeit erreicht. Einige oxidative und reduktive Stoffwechselwege sind noch unreif, der Serumalbuminspiegel ist erniedrigt.
Insbesondere Früh- und Neugeborene haben geringe Glykogenspeicher und eine unzureichende Glukoneogenese, sodass sie schnell zu Hypoglykämie (< 40 mg/dl) neigen. Sie sollten perioperativ eine Glukosezufuhr von 4–8 mg/kg/min erhalten.

Mehrere Faktoren prädisponieren insbesondere Kinder perioperativ zu Wärmeverlusten:

Temperaturregulation

- eine im Verhältnis zur Körpermasse große Körperoberfläche (Quotient KÖF/kg KG 3 x größer als beim Erwachsenen)
- wenig subkutanes Fettgewebe zur Wärmeisolation
- Verdunstung von z.B. Hautdesinfektionslösungen

i Die Wärmeproduktion findet beim Neugeborenen unter einem erheblichen O_2- und Energieverbrauch im braunen Fettgewebe statt („non-shivering thermogenesis"), welches einen hohen Anteil an Mitochondrien aufweist. Unwillkürliches Muskelzittern wie beim Erwachsenen („shivering") wird erst ab einem Alter von ca. 8 Jahren beobachtet.
Die Neutraltemperatur (Umgebungstemperatur mit geringstem O_2-Verbrauch) liegt beim unbekleideten Neugeborenen bei 32 °C (Erwachsene 28 °C).

Vermeidung einer Hypothermie

Wärmeerhaltende Maßnahmen sowie Überwachung der Körpertemperatur sind grundsätzlich zur Vermeidung einer Hypothermie unerlässlich:

- bei Säuglingen < 3 Monate OP-Saaltemperatur auf > 25 °C einstellen
- Narkoseein- und -ausleitung unter einem Wärmestrahler (bei Kindern < 6 Monate)
- konvektive Wärmesysteme bei größeren Eingriffen (Bair-Hugger®, Warm-Touch®)
- Einwickeln der Extremitäten in Watte, Kopfbedeckung
- Beatmung über Kreissystem mit niedrigem Frischgasfluss
- Atemgasanwärmung und -befeuchtung
- Hautdesinfektion mit angewärmten Lösungen

Psychologische Aspekte

Trennungsängste

i Säuglinge < 6 Monate tolerieren eine kurzfristige Trennung von der Mutter, solange das Umfeld angenehm ist. Laute Geräusche sowie Berührung mit kalten Händen oder Instrumenten sollten vermieden werden.
Kinder zwischen 6 Monaten und 4 Jahren erleben erhebliche Trennungsängste von der Bezugsperson. Sie nehmen bedrohliche Situationen wahr, sind jedoch für rationale Erklärungen nicht zugänglich. Krankheitseinsicht ist noch nicht möglich. In dieser Altersklasse kommen postoperative Verhaltensstörungen wie Regression, nächtliche Albträume und Trennungsängste am häufigsten vor.
Ängste, aber auch Vertrauen der Bezugspersonen übertragen sich meist direkt auf die Kinder. Daher sollten die Bezugspersonen soweit informiert und vorbereitet sein, dass sie das geplante Vorgehen emotional unterstützen können. Ob die Anwesenheit eines Elternteils die Narkosedurchführung positiv beeinflusst, wird in der Literatur kontrovers diskutiert.[9] In jedem Fall wird sie heutzutage zunehmend von den Eltern eingefordert. Um diesem Wunsch gerecht zu werden, benötigt man während einer Narkoseeinleitung eine zusätzliche Person (z.B. OP-Assistenzpersonal), die sich uneingeschränkt um den Elternteil kümmern kann.
Schulkinder äußern gezielte Angst vor unangenehmen medizinischen Maßnahmen, sind aber offen für einfache vertrauenbildende Erklärungen. Sie wollen in den geplanten Ablauf einbezogen werden. Das sich entwickelnde Schamgefühl sollte respektiert werden.

Definitionen: Alter und geschätztes Gewicht

Definition	Alter	Körpergewicht
Frühgeborenes	Geburt < 37. SSW	< 2,5 kg
	28. SSW	ca. 1 kg
Neugeborenes	1.–28. Lebenstag	3–4 kg
Säugling	1–12 Monate	
	6 Monate	6 kg
Kleinkind	1 J.	10 kg
	3 J.	15 kg
	5 J.	19 kg
Schulkind	6 J.	20 kg
	10 J.	ca. 30 kg
	14 J.	ca. 35–40 kg

Tab. 4: Alter und geschätztes Körpergewicht

Spezielle Pharmakologie

Inhalationsanästhetika

Die alveoläre Konzentration von **Inhalationsanästhetika** steigt bei Säuglingen und Kleinkindern schneller an als bei Erwachsenen.

alveoläre Konzentration beachten

Ursachen sind

- eine große alveoläre Ventilation bei relativ kleiner FRC
- ein größerer Anteil der „Vessel Rich Group" am HZV
- eine geringere Blutlöslichkeit

i Diese schnellen Konzentrationsanstiege können bei Anwendung potenter Inhalationsanästhetika unter kontrollierter Beatmung rasch zu einer lebensbedrohlichen Kreislaufdepression führen. Säuglinge und Kleinkinder benötigen höhere **MAC-Werte** als Erwachsene. Früh- und Neugeborene, jedoch niedrigere MAC-Werte als Säuglinge und Kleinkinder (s. Tab. 5).

lebensbedrohliche Kreislaufdepression

Alter	Halothan	Isofluran	Sevofluran	Desfluran
Frühgeborenes	0,55	1,3–1,4	keine Angabe	keine Angabe
Neugeborenes	0,87	1,6	3,2	9,1
Säugling	1,2	1,8	3,2	9,4
Kleinkind	0,95	1,6	2,5	8,5
Erwachsener	0,76	1,16	2,0	6,0

Tab. 5: Minimale alveoläre Konzentrationen (MAC-Werte; Vol-%)

Sevofluran

Sevofluran ist das am besten geeignete Inhalationsanästhetikum für eine Maskeneinleitung.[11]

Vorteile:

- geringe Irritation der Atemwege
- geringes Risiko einer myokardialen Depression (Bradykardie, Blutdruckabfall, Arrhythmien)
- kein unangenehmer Geruch

Nachteile:

- häufig Auftreten eines Aufwachdelirs[16] trotz Schmerzfreiheit; Therapie mit kleinen Dosen Hypnotika möglich (Thiopental, Propofol)
- hyperexzitatorische EEG-Potenziale bei Dosen > 2 MAC, in der Regel ohne klinische Manifestation und neurologische Langzeitfolgen[4]
- Compound-A-Bildung; spielt im klinischen Alltag allerdings keine wesentliche Rolle, es sei denn, es kommt zur Interaktion mit trockenem Atemkalk.

Isofluran, Desfluran

Isofluran und **Desfluran** unterscheiden sich im Anwendungsprofil nicht von dem beim Erwachsenen. Sie sind zur Aufrechterhaltung der Narkose gut geeignet.

Halothan war über viele Jahrzehnte das Mittel der Wahl für die Maskeneinleitung bei Kindern. Wegen der geringeren Kardio- und Hepatotoxizität hat Sevofluran jedoch das Halothan weitgehend verdrängt.

Vorteile von Halothan: *Halothan*

- geringe Atemwegsirritation
- Bronchodilatation

Nachteile von Halothan:

- dosisabhängig erhebliche Kreislaufdepression, Senkung der Myokardkontraktilität
- Bradykardien, Arrhythmien, Hypotension
- Sensibilisierung des Myokards gegenüber Katecholaminen
- dosisabhängige Atemdepression
- Zunahme der Hirndurchblutung, ICP-Anstieg, jedoch keine Krampfpotenziale
- Lebertoxizität, Autoimmunhepatitis (Antikörperbildung gegen das Abbauprodukt Trifluoracetylchlorid); allerdings seltener als beim Erwachsenen

Bei **Lachgas** unterscheiden sich Wirkungen und Nebenwirkungen grundsätzlich nicht von denen bei Erwachsenen. Eine Relation zwischen Lachgas und PONV wurde bei Kindern bisher nicht nachgewiesen. *Lachgas*

Injektionsanästhetika

Thiopental ist nach wie vor eines der gebräuchlichsten Einleitungshypnotika, insbesondere für Früh- und Neugeborene. Indikationen und Kontraindikationen entsprechen denen bei Erwachsenen. Aufgrund der geringeren Proteinbindung benötigen Neonaten jedoch geringere Einleitungsdosen. *Thiopental*

Cave: sichere i.v.-Injektion, sonst Gefahr von Hautnekrosen!

Alter	Dosis
Früh- und Neugeborene	3–4 mg/kg KG
Säuglinge	6–8 mg/kg KG
Kinder	5–6 mg/kg KG

Tab. 6: Dosierungsempfehlungen Thiopental

Propofol

Propofol eignet sich insbesondere in der Kinderanästhesie zur Narkoseeinleitung und als sedierende Komponente einer total intravenösen Anästhesie.[3]

Vorteile:

- gute Reflexdämpfung im Bereich der Atemwege, d.h. Senkung des Risikos für Laryngo-/Bronchospasmen, erleichtertes Einführen der Larynxmaske. Die Intubation wird jedoch nicht besser als durch Inhalationsanästhetika ermöglicht.
- ruhiges Erwachen nach kurzen Eingriffen
- antiemetische Potenz

Nachteile:

- Injektionsschmerz (kann durch Zusatz von 1 ml Lidocain 1 % auf 10 ml verringert werden)
- Gefahr der bakteriellen Kontamination der Injektionslösung
- „Propofolinfusionssyndrom" bei länger dauernder Sedierung

Zulassung

i Propofol ist ab einem Lebensalter von 1 Monat zur Narkose zugelassen. Die Anwendung zur Lang- und auch Kurzzeitsedierung auf Intensivstationen ist bei Patienten unter 16 Jahren jedoch kontraindiziert. Ursache sind sporadische Fallberichte über Todesfälle bedingt durch ein **„Propofolinfusionssyndrom"** (metabolische Azidose, Rhabdomyolyse, Herz-Kreislauf-Versagen), insbesondere bei Kindern mit septischen Erkrankungen.[14] Ein Metabolit von Propofol löst dabei möglicherweise einen Defekt im mitochondrialen Oxidationsprozess aus.

Einleitungsdosis:		2,5–5 mg/kg KG
Infusionsrate zur TIVA:	erste 10 min	10–15 mg/kg KG/h
	anschließend	5–10 mg/kg KG/h
Sedierung:	Einleitung	1–2 mg/kg KG
	Aufrechterhaltung	ca. 5 mg/kg KG/h
	oder Boli	0,5–1 mg/kg KG

Tab. 7: Dosierungsempfehlungen Propofol

S-Ketamin eignet sich für kurz dauernde Eingriffe in Spontanatmung, außerdem zur Analgesie und Einleitung von Patienten im Schockzustand sowie insbesondere von Kindern mit Herzvitien und Rechts-/Linksshunt. Extrem unkooperative Kinder können mit Ketamin i.m. eingeleitet werden.[12]

S-Ketamin

Vorteile:

- nur geringe Atemdepression
- analgetische Potenz
- sympathomimetische Wirkung

Nachteile:

- psychomimetische Nebenwirkungen
- Apnoen bei kleinen Säuglingen beschrieben, Laryngospasmen möglich
- Anstieg des zerebralen Blutflusses, Senkung der Krampfschwelle

Applikationsform	Dosis
intravenös	0,5–1,5 mg/kg KG
intramuskulär	1,5–2,5 mg/kg KG
rektal	5–8 mg/kg KG

Tab. 8: Dosierungsempfehlungen S-Ketamin

Opiate

i Trotz eines unreifen Nervensystems zeigen Früh- und Neugeborene bereits eine hormonelle und metabolische Stressantwort auf Schmerz. Wenn Schmerzen nicht ausreichend behandelt werden, kann wohl eine Hyperalgesie im weiteren Leben gebahnt werden. Allerdings reagieren Säuglinge bis ca. 3 Monate sehr empfindlich auf die atemdepressive Wirkung der Opiate; sie müssen daher postoperativ mehrere Stunden pulsoxymetrisch überwacht werden. Die Empfindlichkeit variiert individuell sehr.

Mögliche Ursachen:

- durchlässigere Blut-Hirnschranke
- unreife Atemantriebssteuerung über Hyperkapnie und Hypoxie
- unreife hepatische und renale Clearance

Wirkstoff/Präparat		Dosis
Fentanyl	Einzeldosis	1–3 µg/kg KG
	Dosis große Abdominal-/Herzchirurgie	5–10–20 µg/kg KG
Alfentanil (Rapifen®)	Einzeldosis	10–20 µg/kg KG
	Infusion kontinuierlich	0,5–3 µg/kg KG/min

Tab. 9: Dosierungsempfehlungen Opiate

Wirkstoff/Präparat	Dosis	
Remifentanil (Ultiva®)	Infusion kontinuierlich	0,1–0,5 µg/kg KG/min
Piritramid (Dipidolor®)	Einzeldosis	0,025–0,15 mg/kg KG

Tab. 9, Fortsetzung

Muskelrelaxanzien

nichtdepolarisierende Muskelrelaxanzien

Im Säuglingsalter ist die neuromuskuläre Übertragung noch unreif, sodass eine erhöhte Empfindlichkeit gegenüber **nichtdepolarisierenden Muskelrelaxanzien** besteht. Andererseits ist der Extrazellulärraum relativ groß. Dies bedeutet, dass im Endeffekt in jeder Altersklasse dieselbe Relaxansdosis pro kg KG wie beim Erwachsenen appliziert werden kann.

Zu beachten sind die unreifen Stoffwechselwege bei Säuglingen < 3 Monaten. Bei einigen Relaxanzien (z.B. Vecuronium, Rocuronium, Pancuronium) ist mit verlängerter Wirkdauer zu rechnen.

Antagonisieren von nichtdepolarisierenden Muskelrelaxanzien

Bestehen klinische oder relaxometrische Hinweise auf einen Relaxanzienüberhang, so kann auch im Kindesalter antagonisiert werden.

Wirkstoff	Dosis
Neostigmin (Prostigmin®)	0,05 mg/kg KG i.v.
kombiniert mit	
Atropin	0,02 mg/kg KG **oder**
Glykopyrrolat (Robinul®)	0,01 mg/kg KG i.v.

Tab. 10: Dosierungsempfehlungen zur Antagonisierung

depolarisierende Muskelrelaxanzien

Succinylcholin sollte nur noch zur Schnelleinleitung bei vollem Magen oder gegebenenfalls zur Therapie eines Laryngospasmus eingesetzt werden.

Schwerwiegende Nebenwirkungen sind im Kindesalter häufiger und limitieren daher den Einsatz:

- Bradykardien, Arrhythmien (vorherige Gabe eines Vagolytikums empfohlen)
- Rhabdomyolyse und schwer reanimierbarer Herzstillstand bei Kindern < 5 J. mit unerkannten Myopathien
- Myoglobinämie, Kreatinkinase-Erhöhung, maligne Hyperthermie
- Hyperkaliämie (z.B. bei Tetraplegie, Verbrennungen, Niereninsuffizienz)

schwerwiegende Nebenwirkungen

Alter	Dosis
Säuglinge	2 mg/kg KG i.v.
Kleinkinder	1–1,5 mg/kg KG i.v.
ohne Venenzugang intramuskuläre Gabe möglich: 4 mg/kg KG	

Tab. 11: Dosierungsempfehlungen Succinylcholin

Präoperative Vorbereitung

Voraussetzung für die sichere Durchführung einer Narkose sind eine sorgfältige altersspezifische Anamneseerhebung und eine körperliche Untersuchung. Für kleinere Eingriffe werden bei gesunden Kindern keine weiteren Zusatzuntersuchungen (z.B. Labor, EKG) benötigt. Regionalanästhesien (z.B. Kaudalanästhesie, periphere Nervenblockaden) können ohne Kontrolle der Gerinnungsparameter durchgeführt werden, wenn die Blutungsanamnese leer ist. Laborwerte sollten nur in Abhängigkeit von Vorerkrankungen und Größe des bevorstehenden Eingriffs gezielt bestimmt werden.

Anamnese und körperliche Untersuchung

Besteht der Verdacht auf ein pathologisches Herzgeräusch, wird eine kinderkardiologische Abklärung einschließlich Echokardiographie empfohlen.

Ein EKG ist nur bei Verdacht auf Herzrhythmusstörungen oder bei einem klinisch relevanten Herzvitium hilfreich.[6]

Impfung

Nach Totimpfungen wird ein Abstand von 3 Tagen, nach Lebendimpfungen ein Abstand von 14 Tagen empfohlen, um perioperativ eine Interaktion mit Impfreaktionen zu vermeiden.

Infekt der oberen Atemwege

i Kinder haben pro Jahr ca. 6–8 **Infekte der oberen Atemwege**, zumeist viraler Genese (ca. 95 %). Mehrere Untersuchungen haben gezeigt, dass das Risiko für perioperative Atemwegskomplikationen wie Laryngo-/Bronchospasmus, Atelektasen, Hypoxämien, Postintubationsstridor deutlich erhöht ist, insbesondere bei trachealer Intubation. In der Regel sind diese Komplikationen jedoch ohne Folgen und gut beherrschbar.[17]

Elektive Eingriffe sollten verschoben werden, wenn eines der folgenden Symptome vorliegt:

- eitriger Schnupfen
- Fieber > 38 °C, allgemeines Krankheitsgefühl
- produktiver Husten
- pathologischer Auskultationsbefund über der Lunge

Bei Säuglingen < 1 Jahr ist die Operation eher großzügig zu verschieben.

Nach einem Infekt mit Beteiligung der unteren Atemwege sollte wegen einer fortbestehenden Hyperreagibilität der Atemwege ca. 3–4 Wochen zugewartet werden.

Präoperative Nüchternheit

i Das Aspirationsrisiko bei Kindern, die sich elektiven Eingriffen unterziehen müssen, wird mit 0,04 % angegeben.[18] Kleine Kinder neigen bei länger dauernder Nüchternheit sehr schnell zu Hypovolämie, Hypoglykämie und kataboler Stoffwechsellage. Die **präoperative Nahrungskarenz** ist daher möglichst kurz zu halten.

Alter	feste Nahrung/Milch	klare Flüssigkeit
< 1 Jahr	4 h	2 h
> 1 Jahr	6 h	2–3 h

Tab. 12: Nüchternheitsgrenzen

Klare Flüssigkeiten (z.B. Tee, Apfelsaft, Mineralwasser, Cola) sind frei von Fett und festen Partikeln.

medikamentöse Prämedikation

Eine medikamentöse **Prämedikation** ist in der Regel bei kleineren Kindern erforderlich, um die Trennung von der Bezugsperson zu ermöglichen und eine Akzeptanz für eine Narkoseeinleitung zu erreichen.

Mittel der Wahl ist **Midazolam**, ein Benzodiazepin mit einer Halbwertszeit von 1–3 h mit vorwiegend anxiolytischer und amnestischer Wirkung, in höherer Dosierung auch stark sedierender Komponente. Eine paradoxe Wirkung kann selten vorkommen. Midazolamsaft p.o. ist der am häufigsten gewählte Applikationsweg.[10]

Dosierung Midazolam

Applikations-form	Dosis	Wirkungs-eintritt	Maximaldosis
oral	0,4–0,5 mg/kg KG	15–30 min	15 mg
rektal	0,5–1 mg/kg KG	10–15 min	15 mg
nasal	0,2–0,4 mg/kg KG	5–10 min	5 mg
intravenös	0,1 mg/kg KG	1–2 min	nach Wirkung

Tab. 13: Dosierungsempfehlungen Midazolam

Säuglinge < 6 Monate erhalten normalerweise keine Prämedikation (**cave:** Atemdepression).

Kinder > 30 kg können mit 7,5 mg Midazolam-Tbl. prämediziert werden.

Die routinemäßige Gabe von **Vagolytika** zur Narkoseeinleitung ist weitgehend aufgegeben worden. Ausgeprägte vagale Reaktionen können während der Anästhesie jedoch auftreten. Daher sollte Atropin stets griffbereit am Arbeitsplatz sein. Eine Vagolyse empfiehlt sich noch vor Ketanestnarkosen oder Succinylcholingabe.

Vagolytika

Cave: Häufigste Ursache einer **Bradykardie** ist eine **Hypoxämie**, die nur durch adäquate Beatmung mit Sauerstoff therapiert werden kann!

Wirkstoff	Dosis
Atropin	0,02 mg/ kg KG i.v. **oder**
Glykopyrrolat	0,005–0,010 mg/kg KG i.v.

Tab. 14: Dosierungsempfehlungen Vagolytika

Narkosedurchführung

intravenöse Einleitung

Die Einleitung über einen venösen Zugang ist am sichersten. Kleine Säuglinge lassen sich häufig erschwert mit der Maske beatmen und sollten daher vor Narkosebeginn einen venösen Zugang erhalten. Zur schmerzfreien Venenpunktion können 1–1$^1/_2$ Stunden präoperativ **EMLA®-Pflaster** (Mischung aus je 25 mg Prilocain und Lidocain) angewendet werden.

- **cave:** nicht mehr als 2 Pflaster gleichzeitig bei Säuglingen < 1 Jahr, Gefahr der Methämoglobinbildung
- geeignete Punktionsstellen: Hand- und Fußrücken, Ellbeuge, Kopfvenen bei Säuglingen < 1 Jahr

Maskeneinleitung

Die **Maskeneinleitung** setzt die Anwesenheit einer zweiten erfahrenen Fachkraft voraus. Sie eignet sich besonders bei nur bedingt kooperativen Kindern.

Das Narkosesystem wird mit 8 Vol.-% Sevofluran in 100 % O_2 vorgefüllt. Lachgasbeimengung kann die Einleitung beschleunigen, setzt allerdings die pulmonale O_2-Reserve herab. Über eine möglichst dicht sitzende Gesichtsmaske wird das Atemgasgemisch vom Kind eingeatmet. Nach ca. 30 sec tritt Bewusstseinsverlust ein und die Beatmung wird schrittweise übernommen. Die Sevoflurankonzentration sollte dann auf 4–5 Vol.-% reduziert werden, um dosisabhängige Nebenwirkungen von Sevofluran zu vermeiden. Die Anlage des venösen Zugangs erfolgt in Narkose.

Cave:

Manipulationen unter flacher Narkose können **Laryngospasmus** auslösen!

Hoher Beatmungsdruck kann zur **Überblähung des Magens** mit nachfolgender Regurgitation führen.

Monitoring

- **Pulsoxymetrie** ist auch bei Kindern Standardmonitoring für Atmung und Kreislauf.
  Bei wachen Säuglingen treten häufig Bewegungsartefakte auf.

- **Präkordiales/Ösophagusstethoskop** zur Beurteilung von Herztönen und Atemgeräusch

- **Kapnometrie** dient der Überwachung und Steuerung von Ventilation und Lungenperfusion. Sie ist außerdem der verlässlichste Indikator einer erfolgreichen Intubation.
Problem: Bei deutlichem Tubusleck werden falsch-niedrige exspiratorische CO_2-Werte angezeigt.

- Die **transkutane pCO_2-Messung** hat in der Anästhesie keinen Stellenwert aufgrund ihrer starken Abhängigkeit von der peripheren Zirkulation sowie ihrer trägen Reaktionsweise.

- **nicht-invasive Blutdruckmessung:** Die Messung erfolgt mit entsprechenden Kindermanschetten, die $2/3$ des Oberarms einnehmen sollten.

- **EKG**

- **Temperatursonde (ösophageal bzw. rektal):** Die Körpertemperatur sollte bei Säuglingen grundsätzlich, bei Kindern > 1 Jahr bei Eingriffen > 30 min Dauer überwacht werden.

- **Relaxometrie:** Die Technik ist dieselbe wie beim Erwachsenen. Die Muskelrelaxation sollte nach Gabe von Muskelrelaxanzien immer überwacht werden, besonders aber bei Säuglingen.

- **Arterielle Blutdruckmessung** wird angelegt bei zu erwartendem großen Blutverlust und häufigen Blutabnahmen für Laborkontrollen. Bei Neugeborenen kann gegebenenfalls die Nabelarterie noch kanüliert werden.

Monitoring der Narkose

Arterien	Körpergewicht	Kanülen
A. radialis	Säuglinge < 2 kg	24 G-Kanülen
	Säuglinge < 10 kg	22 G-Kanülen
	Kinder > 10 kg	20 G-Kanülen
A. femoralis	Säuglinge < 10 kg	22 G-Kanülen
	Kinder > 10 kg	20 G-Kanülen

Tab. 15: Arterielle Blutdruckmessung

- **zentralvenöser Druck:** Das Risiko von Punktionskomplikationen ist erhöht, daher strenge Indikationsstellung; z.B. Eingriffe mit großer Volumenverschiebung, parenterale Ernährung, Zufuhr von Katecholaminen.
Punktionswege: Vena subclavia, Vena jugularis interna und externa, Vena femoralis über Seldinger-Technik[8]
Über periphere Venen vorgeschobene Silastic-Katheter eignen sich als sicherer Zugang zur Medikamentenapplikation, nicht jedoch zur Volumenzufuhr.

Tubuswahl

i Traditionell werden Kinder bis ca. 8–9 J. mit Tuben ohne Cuff intubiert. Bei optimaler Tubusgröße ist unter Überdruckbeatmung > 20 cm H_2O ein diskretes Luftleck zu hören. Bei Verwendung zu dicker Tuben können Schäden im subglottischen Bereich, aber auch am Larynx entstehen.
In den letzten Jahren werden jedoch insbesondere ab einem geplanten ID 4,0 zunehmend auch Tuben mit Cuff sicher verwendet. Um Kehlkopfschäden zu vermeiden, muss der Cuff unterhalb der Kehlkopfebene zu liegen kommen und sollte in jedem Fall unter Cuffdrucküberwachung (< 20 cm H_2O) geblockt werden. Die Fältelungen eines ungeblockten Cuffs führen zu Schleimhautirritationen und konsekutiver Schädigung. Bei Säuglingen kann die Trachea zu kurz sein, um einen Cuff sicher unterhalb der Kehlkopfebene zu platzieren. Hier wird die Anwendung spezieller Tuben mit distal gelegenem Cuff (z.B. Microcuff®) empfohlen.[7,20,]

Vorteile geblockter Tuben:

- Vermeidung mehrfacher Intubationen, um die korrekte Tubusgröße zu finden
- Senkung des Aspirationsrisikos
- Arbeit mit niedrigerem Frischgasfluss möglich
- geringere Umweltbelastung mit Inhalationsanästhetika
- genauere Kontrolle der maschinellen Beatmung
- genauere Messung des endtidalen CO_2

Alter	Tubusgröße (ID)	Tubusgröße (CH)	Einführtiefe Zahnleiste (cm)
FG < 800 g	2,0	keine Angabe	6–7
FG < 1500 g	2,5	12	7
NG < 3 kg	3,0	14	9
NG > 3 kg – 6 Mon	3,5	16	10

Tab. 16: Tubusgrößen (für Tuben ohne Cuff; blockbare Tuben sind eine Größe kleiner zu wählen)

Alter	Tubusgröße (ID)	Tubusgröße (CH)	Einführtiefe Zahnleiste (cm)
6–12 Mon	4,0	18	11–12
1–2 J.	4,0–4,5	18–20	12–13
2–4 J.	4,5–5,5	20–24	13–14
4–6 J.	5,5–6,5	24–28	14–15
6–8 J.	6,0–6,5	26–28	15–16

Tab. 16, Fortsetzung

Tubusgröße CH = 20 + Lebensalter in Jahren; ab 2 Jahren

Tubusgröße ID = $\frac{Lebensalter\ in\ Jahren}{4}$ + 4,5 (ungeblockte Tuben); ab 2 Jahren

Tubusgröße ID = $\frac{Lebensalter\ in\ Jahren}{4}$ + 3,5 (geblockte Tuben); ab 2 Jahren

Intubationstiefe ab Zahnleiste: 12 cm + $\frac{1}{2}$ Lebensalter in Jahren

Larynxmasken können auch bei Kindern sicher angewendet werden.

- maximaler Beatmungsdruck 15 mm Hg, sonst Gefahr der Mageninsufflation
- bei Säuglingen < 10 kg erhöhte Dislokationswahrscheinlichkeit

Körpergewicht	Größe	Cuffvolumen	passierbarer Endotrachealtubus
3–5 kg	1	2–4 ml	3,0 mm ID
5–10 kg	1,5	–8 ml	3,5 mm ID
10–20 kg	2	–10 ml	4,0 mm ID
15–30 kg	2,5	–15 ml	5,0 mm ID
30–40 kg	3	–25 ml	6,0 mm ID

Tab. 17: Larynxmaskengrößen

Narkosesysteme
- **Ulmer System:** Totraum und kompressibles Volumen des Schlauchsystems (0,2 ml/kg) und der Ansatzstücke sind minimiert, sodass auch Neugeborene im halbgeschlossenen Kreissystem beatmet werden können.
- **Kuhn-System:** halboffenes Nichtrückatmungssystem. Nachteile: hoher Frischgasfluss, hohe Arbeitsplatzbelastung mit Narkosegasen, eingeschränkte Messung der Beatmungsparameter. Das System wird heute kaum noch verwendet.
- Kinder > 20 kg können mit Erwachsenensystemen beatmet werden.

Beatmungsgeräte
Für Kinder < 10 kg wird eine **druckkontrollierte Beatmung** mit Spitzendrücken < 20 cm H_2O empfohlen. Moderne Narkosegeräte sind in der Regel mit diesem Modus ausgerüstet.

Im **volumenkontrollierten** Modus sind bei den gängigen Narkosegeräten (Cato®, Cicero® von Dräger mit Neonatenversion, Servo 900C® von Siemens) die kleinsten wählbaren Atemzugvolumina mit 20 ml angegeben. Eine Beatmung von Säuglingen ≥ 3 kg ist hiermit grundsätzlich möglich. Die Ventilation wird mittels der exspiratorischen CO_2-Messung und der klinischen Thoraxauskultation eingestellt und überwacht. Richtwert ist primär die altersentsprechende physiologische Atemfrequenz. Bei pulmonal vorerkrankten Säuglingen können Atemfrequenzen bis zu 80/min erforderlich sein.

Perioperative Infusionstherapie

Basisbedarf
Bewährt hat sich die Deckung des Basisbedarfs nach der „4-2-1-Regel" mittels **Vollelektrolytlösungen** (Ringerlaktat bzw. Ringerazetat):

- bis 10 kg: 4 ml/kg/h
- 10–20 kg: 40ml/h + 2ml/kg/h für jedes kg > 10 kg
- > 20 kg: 60ml/h + 1ml/kg/h für jedes kg > 20 kg

Früh- und Neugeborene und Kinder

i Früh-, Neugeborene und Säuglinge benötigen aufgrund geringer Energiereserven eine Zufuhr von Glukose. Werden handelsübliche Halbelektrolytlösungen mit 5 % Glukose als Basisbedarf infundiert, treten häufig unerwünschte Hyperglykämien auf. Mit zunehmender Infusionsmenge (als Ersatzbedarf) besteht zudem ein Risiko für Hyponatriämie und Hirnödembildung.

Empfehlenswert als Basislösung für diese Altersklasse ist eine Ringerlaktat-/azetatlösung mit Zusatz von 1-2 % Glukose (6-12 ml Glucose 40 % auf 250 ml Infusionslösung).[15] Der Blutzuckerspiegel muss überwacht werden.

Ersatzbedarf

Intraoperative Verluste (Perspiratio insensibilis, Verlust in dritte Räume, Blutverluste < 10 % des Blutvolumens) werden mit Ringerlaktat (Vollelektrolytlösung) ersetzt. Nach Ausmaß des Gewebetraumas werden 2–10 ml/kg/h Ersatzbedarf zusätzlich zum Basisbedarf infundiert.

Volumenersatz

Alter	Hämoglobin (g/dl)	Blutvolumen (ml/kg)
Frühgeborene	16–18	90–95
Neugeborene	18–20	80–85
2–4 Wochen	12–16	80
3 Monate	10–12	75
5 Jahre	11–13	75

Tab. 18: Normalwerte für Hämoglobin und Blutvolumen

Bei Säuglingen ist der systolische Blutdruck ein verlässlicher Indikator des Blutvolumens.

Neben Vollelektrolytlösungen können künstliche kolloidale Lösungen (Hydroxyäthylstärke, Gelatine) auch bei gesunden Früh- und Neugeborenen bis zu 30 ml/kg KG sicher verwendet werden. Bei kritisch kranken Früh- und Neugeborenen bestehen noch unzureichende Erfahrungen. Hier empfiehlt sich die Gabe von Albumin- oder Plasmaproteinlösungen bzw. Frischplasma (Bolus 10–20 ml/kg KG).

Blutersatz

Die Indikation zur **Bluttransfusion** muss immer individuell gestellt werden. Gesunde Säuglinge und Kinder tolerieren einen Hämatokrit von 25 %. Bei Früh- und Neugeborenen sollte ein Hämatokrit von 30–40 % in Abhängigkeit von der Grunderkrankung nicht unterschritten werden.

Faustregel: 4 ml/kg KG Erythrozytenkonzentrat heben den Hämoglobingehalt um ca. 1 g/dl.

Die Bluttransfusion erfolgt nach Berechnung der zu transfundierenden Menge über Perfusorspritzen bzw. ausnahmsweise langsam über 10-ml-Spritzen aus der Hand.

Säuglinge bis zum 6. Lebensmonat sollten mit CMV (Zytomegalievirus)-negativen Erythrozytenkonzentraten transfundiert werden.

Postoperative Übelkeit und Erbrechen

i Die Inzidenz von **postoperativer Übelkeit und Erbrechen** wird bei Kindern > 2 J. mit 20–40 % angegeben. Kinder unter 2 Jahren erbrechen hingegen nur sehr selten. Bestimmte Eingriffe sind mit einem erhöhten Risiko assoziiert: z.B. Tonsillektomie, Strabismuskorrektur, Ohrkorrekturen, Orchidopexie, lang dauernde Operationen. In diesen Fällen wird eine Prophylaxe empfohlen. Mittel der Wahl mit wenigen Nebenwirkungen im Kindesalter sind Serotoninantagonisten, Dexamethason oder Dimenhydrinat.[19]
Metoclopramid und Dehydrobenzperidol können bei Kindern extrapyramidale Störungen hervorrufen.

Anmerkung zu Dehydrobenzperidol (DHB): Der Wirkstoff ist aufgrund seiner kardialen Nebenwirkungen (Torsades de pointes, Asystolien) z.Z. in Deutschland nicht mehr zugelassen.

Dosierungsempfehlungen Antiemetika

Wirkstoff (Präparat)	Dosierung
Ondansetron (Zofran®)	50–100 µg/kg KG, max. 4 mg
Tropisetron (Navoban®)	0,05–0,1 mg/kg KG
Dexamethason (Fortecortin®)	0,15 mg/kg KG, max. 8 mg
Dimenhydrinat (Vomex®) i.v.	0,5 mg/kg KG
Dimenhydrinat (Vomex®) rektal	3–5 mg/kg KG
Dehydrobenzperidol	50–75 µg/kg KG
Metoclopramid (Paspertin®)	0,15 mg/kg KG

Tab. 19: Dosierungsempfehlungen Antiemetika

Postoperative Schmerztherapie

Eine adäquate **postoperative Schmerztherapie** ist in jedem Lebensalter notwendig.[2] Bereits bei der Planung des Narkoseverfahrens sollte ein Konzept zur Therapie postoperativer Schmerzen in Abhängigkeit von der Größe des operativen Eingriffs mit einbezogen werden. Eine Kombination mit Regionalanästhesieverfahren ist immer sinnvoll, wenn möglich, um den postoperativen Bedarf an Opiaten mit den entsprechenden Nebenwirkungen zu reduzieren.

i Bei Säuglingen und Kleinkindern ist die Differenzierung zwischen Schmerzen und Unwohlsein aus anderer Ursache (Hunger, Durst, Angst vor fremder Umgebung, Trennungsängste, Aufwachdelir) oft schwierig.
Ab dem 5.–6. Lebensjahr können die üblichen Schmerzerfassungsskalen (Smiley, visuelle Analogskala, numerische Skala) benutzt werden.

Schmerzerfassung

Medikamentöse Schmerztherapie

Paracetamol ist das am häufigsten bei Kindern eingesetzte Analgetikum.

Paracetamol

Potenzielle Nebenwirkung: Lebertoxizität dosisabhängig.[1] Die Angabe der empfohlenen Tageshöchstdosis im Rahmen der postoperativen Schmerzmittelverordnung ist obligat.

Applikationsform	Dosis
Paracetamol i.v. (Perfalgan®)	15 mg/kg KG 6-stündlich (Kinder > 10 kg)
	Maximaldosis: 60 mg/kg KG/d
Paracetamol rektal	Ladedosis: 35–40 mg/kg KG
	weitere Dosen: 15–20 mg/kg KG
	Maximaldosis: 100 mg/kg KG/d
	(Säuglinge < 3 Mon 60 mg/kg KG/d)
Maximale Therapiedauer 72 h (Säuglinge < 3 Monate 48 h)	

Tab. 20: Dosierungsempfehlungen Paracetamol

Metamizol (Novalgin®): Zulassung ab 3 Monaten

Metamizol

Cave: Nebenwirkung in seltenen Fällen Agranulozytose, Vorsicht bei Allergieanamnese!

Einzeldosis	10–15 mg/kg KG i.v.
Tageshöchstdosis	30–75 mg/kg KG

Tab. 21: Dosierungsempfehlungen Metamizol

Ibuprofen (Nurofen®): Vorsicht bei hämorrhagischer Diathese und bei Nierenfunktionsstörungen!

Einzeldosis	10 mg/kg KG p.o.
Tageshöchstdosis	40 mg/kg KG

Tab. 22: Dosierungsempfehlungen Ibuprofen

Piritramid (Dipidolor®): stark wirksames Opioid.

- Nebenwirkungen: Atemdepression, Übelkeit
- Vitalparameter müssen überwacht werden.

Einzeldosis	0,05–0,1 mg/kg KG langsam titrieren

Tab. 23: Dosierungsempfehlungen Piritramid

Eine **patientenkontrollierte Analgesie** (PCA) ist ab ca. 5–6 Jahren möglich.

Einstellung der Pumpe:

- Bolus 30 µg/kg KG Piritramid, Sperrzeit 6–15 min, maximal 10 Boli/4 h
- keine Hintergrundinfusion

18/12 Geriatrische Patienten
Schmutz A

„To me, old age is always 15 years older than I am." (Bernhard Baruch)

Präanästhesiologische Diagnostik

Das **Ziel** ist die Evaluation der funktionellen Reserve und relevanter Begleiterkrankungen.

Evaluation von funktioneller Reserve und Begleiterkrankungen

i Als **funktionelle Reserve**[18] bezeichnet man die Differenz zwischen der basalen und der maximalen Funktion eines Organs. Die funktionelle Reserve dient als „Sicherheitsreserve", um zusätzlichen Anforderungen durch Traumen, Erkrankungen oder operativen Eingriffen gerecht zu werden. Während die kardiovaskulären und pulmonalen Funktionsreserven durch Anamnese und präoperative Funktionsuntersuchungen recht gut charakterisierbar sind, ist die Einschätzung der funktionellen Reserve anderer Organsysteme (hepatisch, renal, neuronal, immunologisch) nicht eindeutig durchzuführen. Die Abnahme der funktionellen Reserve verläuft bis in die 7. Lebensdekade eher subtil. Als Ausdruck der interindividuellen Variabilität dieses Phänomens unterscheidet man das chronologische vom biologischen Alter. Ältere Menschen, die über eine höhere funktionelle Reserve als der Durchschnitt ihrer Altersgruppe verfügen, sind „biologisch" jünger.

Organsystem	Veränderungen
Gefäßsystem[20]	↓ vaskuläre Compliance, ↑ vaskuläre Resistance
	Folgen: ↑ systolischer Blutdruck, ↓ zirkulierendes Blutvolumen
Herz[20]	↑ Nachlast führt zu linksventrikulärer Hypertrophie und ↓ Compliance des linken Ventrikels
	Steigerung des Herzzeitvolumens durch ↑ LVEDV (linksventrikuläres enddiastolisches Volumen), nicht durch ↑ der Inotropie möglich
	↑ Arrhythmieneigung, ↑ Vitien
Autonomes Nervensystem[7,11,22]	↑ Sympathikotonus, ↓ Reaktion auf β-adrenerge Stimulation, Beeinträchtigung des Barorezeptor-Reflex
	Folge: ↓ hämodynamischen Kompensationsmöglichkeiten bei Hypovolämie, Vasodilatation und Hypervolämie
	eingeschränkte Thermoregulation
Lunge[23]	↓ Compliance Thoraxwand, ↓ TLC (totale Lungenkapazität), ↓ VC (Vitakapazität), ↑ FRC (funktionelle Residualkapazität), ↓ elastische Rückstellkräfte, ↑ pulmonale Compliance, ↑ Verschlusskapazität, ↓ Antwort auf Hypoxämie/Hyperkapnie, ↓ Hustenreflex, ↓ laryngeale Schutzreflexe
	Folge: V/Q (Ventilations-Perfusions)-Missverhältnis, ↑ Diffusionsstrecke, ↑ Shunt, ↓ paO_2, „stille" Aspiration

Tab. 1: Physiologische Veränderungen im Alter (modifiziert nach[2] und [8])

Organsystem	Veränderungen
Niere[6]	Verlust kortikaler Nephrone, ↓ GFR (glomeruläre Filtrationsrate), ↓ RPF (renaler Plasmafluss); ↓ Kreatinin-Clearance,
	Folge: ↓ Reaktion auf Störungen im Wasser-, Elektrolyt- und Säure-Basen-Haushalt
	CAVE: aufgrund einer reduzierten Muskelmasse kann trotz normalem Serum-Kreatinin eine reduzierte GFR bestehen
Immunsystem[16]	↓ T-Zell- und Antikörper-Antwort
Pharmakokinetik Pharmakodynamik[10,24]	↓ renale Clearance, ↓ hepatische Clearance, veränderte Verteilungsvolumina
	Folge: ↑ Eliminations-Halbwertszeit, gehäuft unerwünschte Arzneimittelwirkungen
ZNS[2]	↓Hören, ↓ Sehen, ↑ Prävalenz an Demenz, ↑ Neuronenverlust, ↓ grauer Substanz, ↓ Funktion von serotonergen, cholinergen und dopaminergen Transmittersystemen
	Folgen für: Stimmung, kognitive Fähigkeiten und motorische Funktion

Tab. 1, Fortsetzung

Ziele

Die präanästhesiologische Diagnostik hat damit zum **Ziel:**[3]

- Patienten zu identifizieren, bei denen sich das perioperative Management durch **relevante Begleiterkrankungen** ändert
- zu klären, ob **medizinische Interventionen** vor dem Eingriff angezeigt sind (präoperative Optimierung)
- eine **Risikoeinschätzung** vorzunehmen, um damit zur Entscheidung über die am ehesten geeignete Behandlung beizutragen

präoperative Identifikation geriatrischer Risikopatienten

Geriatrische Risikopatienten sind präoperativ folgendermaßen zu identifizieren:[8]

- Anamnese
- körperliche Untersuchung
- 12-Kanal-EKG, Röntgen-Thorax, Urinanalyse, Labor
- Beurteilung des Ernährungszustands
- Beurteilung des funktionellen Status (Aktivitäten des täglichen Lebens, kognitive Funktion, emotionaler Zustand)

Höheres Lebensalter ist mit einer **erhöhten Morbidität und Mortalität** nach Anästhesie vergesellschaftet, woran begleitende kardiovaskuläre Erkrankungen einen hohen Anteil haben. Zur Evaluation und Risikoeinschätzung bei kardialer und pulmonaler Komorbidität[5,9] sei auf die Literatur (s.u. und den Allgemeinen Teil, Kap. 18/1, 18/3) verwiesen.

Vorbereitung des Patienten und Therapieoptimierung

Zur Vorbereitung älterer Patienten auf **größere Eingriffe** (z.B. thorakale Eingriffe, größere abdominelle Eingriffe, Hüftgelenkersatz) werden folgende Maßnahmen empfohlen:[8]

vor größeren Eingriffen

- effektive Therapie von Begleiterkrankungen
- Nikotinkarenz acht Wochen präoperativ
- Training in Husten- und Lungenexpansionstechniken
- perioperative Atemtherapie für ältere Patienten mit hohem Risiko für postoperative pulmonale Komplikationen
- optimaler Ernährungszustand, Normovolämie

Anästhesie

Die Auswahl des **Anästhesieverfahrens** und der **verwendeten Substanzen** sollte die altersbedingten Einschränkungen der Organfunktionen und die pharmakokinetischen und -dynamischen Besonderheiten berücksichtigen.

i Obwohl frühere Arbeiten postulierten, dass durch Regionalanästhesie ein besseres Ergebnis bezüglich kardiopulmonaler Morbidität und Mortalität erzielt wird,[15] ist derzeit davon auszugehen, dass regionalanästhesiologische Verfahren im Vergleich zur Allgemeinanästhesie allein die Häufigkeit postoperativer tiefer Beinvenenthrombosen und die frühe (30-Tage-)Mortalität reduzieren. Für die Mortalität innerhalb von 3 Monaten und darüber hinaus zeigte sich kein Unterschied. Ferner konnte für andere perioperative Risiken wie Transfusionshäufigkeit, postoperative Hypoxämie, Myokardinfarkt, zerebrovaskuläre Ereignisse, Herzinsuffizienz, akutes Nierenversagen, PONV, postoperatives Delir und kognitives Defizit kein signifikanter Vorteil der Regionalanästhesie gezeigt werden.[12,26]

Regionalanästhesie vs. Allgemeinanästhesie

Routinemaßnahmen	Hämodynamische Stabilität	Schnelle Erholung	Postoperative Phase
• Temperaturmonitoring, aktive und passive Zufuhr von Wärme • druckfreie Lagerung (Gelkissen, Spezialmatten) • Prophylaxe tiefer Beinvenenthrombosen • großzügige Indikation zur invasiven Blutdruckmessung	• Herzfrequenz und arterieller Blutdruck ± 20 % des wachen Patienten • ggf. Einsatz von Vasopressoren, β-Blockern oder Vasodilatatoren • ST-Segment-Analyse, ggf. TEE (transösophageale Echokardiographie); ggf. Pulmonaliskatheter • keine exzessive Volumenbelastung	• kurzwirksame Substanzen, ggf. Bi-Spektral-Index-Monitoring (BIS) • Kombination von Epidural- und Allgemeinanästhesie bei größeren abdominellen und thorakalen Eingriffen • vollständige Erholung nach neuromuskulärer Blockade, ggf. Antagonisierung	• Prävention einer Hypoxämie: Sauerstoffgabe, ggf. Antagonisierung von Relaxanzien • Prävention einer Hypothermie: perioperative Normothermie • effektive Schmerztherapie: multimodale Analgesie • frühe Mobilisation und Kostaufbau

Tab. 2: Empfehlungen für das anästhesiologische Vorgehen bei geriatrischen Patienten (modifiziert nach [8])

Postoperative Besonderheiten

Postoperative Komplikationen bei älteren Patienten tragen in erheblichem Ausmaß zur perioperativen Morbidität und Mortalität bei.

30-Tage-Mortalität

Patientengruppe	%
Gesamtpopulation	1,2
60–69 Jahre	2,2
70–79 Jahre	2,9
> 80 Jahre	6,2
> 90 Jahre	8,4
nicht-elektive Laparotomie > 80 Jahre	9,7
nicht-elektive Thorakotomie > 70 Jahre	17
nicht-elektiver Eingriff > 90 Jahre	19,8

Tab. 3: Perioperative geriatrische 30-Tage-Mortalität[8]

Dabei scheinen die Faktoren Komorbidität, Dringlichkeit und Lokalisation des chirurgischen Eingriffs und eine ASA-Klassifikation ≥ 3 eine größere Rolle zu spielen als die Art des Anästhesieverfahrens und andere intraoperative Faktoren.[12,13,19]

Das **perioperative Management** älterer Patienten ist komplex. Sie haben ein erhöhtes Risiko für eine ganze Reihe von Komplikationen (s. Tab. 4).

perioperatives Management

Postoperative Komplikationen	Anteil
kardiovaskuläre Komplikationen[12]	10,3 %
respiratorische Komplikationen[12]	5,5 %
postoperatives kognitives Defizit (3 Monate nach Anästhesie)[17,21]	9,9 %
Delir[14]	6,8 %
Infektion[12]	4,9 %
thrombembolische Ereignisse	1,1 %
unerwünschte Arzneimittelreaktionen[1,4]	k.A.
Stürze	k.A.
Dekubital-Ulzera	k.A.
gesamt (eine oder mehrere Komplikationen)	21 %

postoperative Komplikationen

Tab. 4: Postoperative Komplikationen bei älteren Patienten (modifiziert nach[12])

Ursachen dieser prekären Situation sind:

1. die verminderten Organreserven
2. die variable Reaktion auf die Stressoren Trauma, Operation und Hospitalisation
3. Anzahl und Art der Begleiterkrankungen

Ursachen vermehrter Komplikationen

Alter allein ist kein Grund, von einem operativen Eingriff abzuraten.[27]

Zusammenfassung

spezielle perioperative Probleme und Folgen sind erst teilweise verstanden

Es ist eine Herausforderung, eine zunehmend ältere Population perioperativ zu betreuen. Ältere Patienten präsentieren sich dem Behandlungsteam mit speziellen Problemen und reagieren perioperativ mit Folgen, die bislang nur teilweise verstanden werden. Erst in den letzten Jahren gibt es verstärkt Bemühungen, sich dieser an Anzahl deutlich zunehmenden Patientengruppe systematisch zuzuwenden.[25]

Empfehlungen für die perioperative Behandlung geriatrischer Patienten

- **präoperative Beurteilung:** Identifikation von Patienten mit hohem Risiko für ein postoperatives Organversagen

- **präoperative invasive und nicht-invasive Funktionsuntersuchungen** nur, wenn die Ergebnisse eine Änderung des operativen Vorgehens oder invasives anästhesiologisches Monitoring wahrscheinlich machen

- **effektive perioperative Kontrolle von Begleiterkrankungen**

- **perioperative hämodynamische Stabilität:** ggf. durch Einsatz von Vasopressoren, Vasodilatatoren und β-Blockern

- **operativer Eingriff** so gering invasiv wie möglich, Einsatz kurzwirksamer Substanzen

- **intensives anästhesiologisches Monitoring** bei Hochrisikopatienten

- **Prävention von Hypoxämie, Hypothermie und Delir**

- **effektive postoperative Schmerztherapie**

18/13 Patienten mit Drogen- und Alkoholabhängigkeit

Pekarek A

Das **Abhängigkeitssyndrom** nach ICD-10 fasst eine Gruppe von Phänomenen zusammen, die sich nach wiederholter Einnahme psychotroper Substanzen entwickeln.

Abhängigkeitssyndrom

i Typisch sind ein starker Wunsch, die Substanz einzunehmen, Schwierigkeiten, den Konsum zu kontrollieren, und anhaltende Einnahme trotz schädlicher Folgen. Dem Substanzgebrauch wird Vorrang vor anderen Aktivitäten und Verpflichtungen gegeben. Es entwickelt sich eine Toleranz und bei Absetzen der Substanz manchmal ein körperliches Entzugssyndrom.

Opioidabhängigkeit

Das am häufigsten missbrauchte Opioid ist **Heroin**, ein Azetylderivat des Morphin mit mindestens dreifach höherer analgetischer Potenz. Seit den neunziger Jahren wird auf dem illegalen Markt zunehmend reineres Heroin angeboten, das nicht notwendig intravenös, sondern auch per inhalationem bzw. nasal appliziert werden kann.

Heroin

Das anästhesiologische Management von **Opioidabhängigen** wird bestimmt durch deren mögliche **Komorbidität** (Abszesse, Hepatitis, Endokarditis, AIDS, Tbc, schlechter Venenstatus, psychiatrische Diagnosen, Polytoxikomanie) sowie durch die Herausforderung einer suffizienten perioperativen Schmerztherapie bei opioidtoleranzbedingter **Hyperalgesie**.

anästhesiologisches Management

i Eine neuere Übersichtsarbeit[3] empfiehlt, perioperativ den täglichen Opioid-Basisbedarf durch **Methadon** oral oder die Morphinäquivalenzdosis parenteral zu substituieren. Der intra- und postoperative **Opioidbedarf** kann wegen der Rezeptor-Downregulation im Vergleich zum Bedarf des opioidnaiven Patienten um bis zu 100 % gesteigert sein. Die Gabe von Naloxon, gemischten µ-Rezeptor-Agonisten/Antagonisten sowie schwachen µ-Rezeptor-Agonisten wie Tramadol kann ein Entzugssyndrom auslösen und sollte daher unterbleiben. Bei Anwendung eines kontinuierlichen regionalen Anästhesieverfahrens ist zu beachten, dass postoperativ der tägliche Basisbedarf an Opioiden substituiert werden muss. Nichtopioidanalgetika und additive Medikation (NSAID, COX-II-Hemmer, Ketamin, Clonidin, Sedativa) können den Opioidbedarf senken.

Patientenkontrollierte Analgesie (PCA) kann auch bei Opioidabhängigen sinnvoll sein. Sie garantiert eine prompte und bedarfsgerechte Applikation und erspart dem Patienten das ständige Nachfordern von Opioiden. Voraussetzung ist jedoch eine regelmäßige Evaluation, um Kontrollverlust und inadäquate Selbstmedikation frühzeitig zu erkennen.

ehemalig opioidabhängige Patienten Besondere Anforderungen stellt das Patientengut der ehemaligen Opioidabhängigen (Abstinente nach Entzug oder substituierte Patienten im Methadonprogramm).

i Bei dieser Patientengruppe ist zu beachten, dass weniger die Opioidexposition als vielmehr eine inadäquate Schmerztherapie erheblich zum Rückfallrisiko beiträgt. Das **Analgesieregime** sollte präoperativ offen mit dem Patienten besprochen werden. Bei Patienten unter Methadonsubstitution besteht eine Opioidtoleranz, die perioperativ eine erhöhte Opioiddosierung erforderlich macht. Die neuroaxiale Opioidgabe führt weniger häufig zu Euphorie und verringert damit das Rückfallrisiko.[2]

Abhängigkeit von Stimulanzien

Kokain **Kokain,** ein Alkaloid der Kokapflanze, bewirkt eine Sympathikusstimulation durch Re-Uptake-Hemmung von Noradrenalin, Dopamin und Serotonin.

Amphetamine **Amphetamine** gelten ebenfalls als Non-Katecholamin-Sympathikomimetika. Sie triggern die präsynaptische Freisetzung von Noradrenalin und führen dosisabhängig zu einer ZNS-Stimulation.

Ecstasy **Ecstasy** (3,4-Methyl-Dioxyamphetamin, MDMA) wiederum kombiniert in einer Substanz die Wirkung von Amphetaminen mit der von Halluzinogenen.

i Eine Übersichtsarbeit[1] widmet sich den **anästhesierelevanten Interaktionen** bei Missbrauch der drei o.g. Substanzen. Bei der Therapie der kokainbedingten Sympathikusstimulation sollte demnach auf den Einsatz von β-Blockern verzichtet werden (Gefahr der Blutdruckentgleisung bei unbeeinflusster α-adrenerger Stimulation, Verstärkung der kokainbedingten koronaren Vasokonstriktion). Isofluran kann bei Kokainintoxikation Herzrhythmusstörungen auslösen und zu einer Erhöhung des peripheren Widerstands beitragen. Ketamin sollte zurückhaltend eingesetzt werden.
Benzodiazepine sind Mittel der Wahl bei der Behandlung der zentralnervösen Erregung. Nitroglyzerin resp. Lidocain gelten als sicher und effektiv in der Therapie kokainassoziierter AP bzw. Herzrhythmusstörungen.
Die akute Einnahme von Kokain und (oder) Amphetaminen erhöht den Anästhetikabedarf. Chronische Einnahme von Amphetaminen senkt die MAC der volatilen Anästhetika. Bei der neuroaxialen Regionalanästhesie ist sowohl nach Kokain- als auch nach Amphetamineinnahme mit ausgeprägter Hypotension zu rechnen, die auf vasoaktive Medikation schlecht anspricht. Schwere Komplikationen durch Ecstasyeinnahme sind fulminante Hyperthermie, Herzrhythmusstörungen, DIC, Rhabdomyolyse, akutes Nieren- und Leberversagen. Die symptomatische Therapie steht im Vordergrund (Kühlung, Rehydratation, Anxiolyse, antiarrhythmische Therapie, Aufrechterhalten der Diurese). Dantrolen wurde bei MDMA-verursachten Muskelkrämpfen erfolgreich eingesetzt.

Alkoholabhängigkeit

Die durchschnittliche Prävalenz der **Alkoholkrankheit** unter Krankenhauspatienten liegt bei mindestens 20 %. Ein vermehrtes Auftreten perioperativer Komplikationen (Infektion, Sepsis, Nachblutung, Wundheilungsstörungen) bei Alkoholkranken sowie das potenziell lebensbedrohliche **Alkoholentzugssyndrom** machen eine sichere Diagnosestellung erforderlich.

Alkoholkrankheit

Da **Laborparameter** (γ-GT, MCV, **kohlenhydratdefizientes Transferrin/CDT**) bzw. Angaben über die tägliche Alkoholaufnahme allein nicht zuverlässig sind, hat sich der sog. **CAGE-Fragenkatalog**, der die psychosozialen Folgen pathologischen Trinkverhaltens abfragt, zur Identifizierung alkoholabhängiger Patienten durchgesetzt.

CAGE-Fragenkatalog

C (cut-down): Haben Sie je gedacht, Sie sollten weniger trinken?

A (annoyed): Haben andere Sie genervt, weil sie Ihnen gesagt haben, Sie sollten weniger trinken?

G (guilty): Haben Sie sich irgendwann einmal schuldig gefühlt, weil Sie zuviel trinken?

E (eye-opener): Haben Sie jemals morgens etwas zu trinken gebraucht, um die Nerven zu beruhigen oder wach zu werden?

Bei abhängigen Patienten kann innerhalb von 24 h nach der letzten Einnahme ein **Alkoholentzugssyndrom** auftreten. Die Symptomatik (Tremor, Schlaflosigkeit, erhöhter Sympathikotonus) wird durch neuronale Übererregbarkeit und vermehrte Katecholaminfreisetzung hervorgerufen. Das **Delirium tremens** als Vollbild des Entzugssyndroms ist gekennzeichnet durch zentrale Eintrübung, Halluzinationen, Hyperthermie, hämodynamische Instabilität und generalisierte Krampfanfälle.

Alkoholentzugssyndrom

Die Indikation zur medikamentösen **Prophylaxe** des Alkoholentzugssyndroms ist bei einer CAGE-Punktzahl ≥ 3 oder CAGE ≥ 2 mit mindestens einem pathologischen Laborparameter gegeben.

i Nach Spies[4] konnte das Alkoholentzugssyndrom in 75 % der Fälle durch medikamentöse Prophylaxe verhindert werden. Mittel der ersten Wahl sind hierbei **Benzodiazepine** in Kombination mit Clonidin oder Haloperidol. Die prophylaktische Gabe von Ethanol wird nicht empfohlen, da hierzu bisher keine Daten aus kontrollierten Studien vorliegen.

Narkoseführung

Bei der **Narkoseführung bei Alkoholabhängigen** ist zu beachten:

- Rapid Sequence Induction
- erhöhte Hypnotika- bzw. Analgetikagesamtdosis
- Ausgleich von Wasser- und Elektrolythaushalt
- Blutzuckerkontrolle
- Temperaturmonitoring
- postoperative Überwachung inkl. Delirprophylaxe

Bei alkoholabhängigen Patienten mit hepatischer Dekompensation sowie bei Patienten mit **akuter Alkoholintoxikation** sind reduzierte Hypnotika- bzw. Analgetikagesamtdosen notwendig.

i Die o.g. Empfehlungen entstammen einer Übersichtsarbeit.[5] Als Medikamente empfehlen die Autoren Etomidate als Einleitungshypnotikum bzw. Propofol wegen seiner delirprophylaktischen Wirkung. Isofluran gilt als das volatile Anästhetikum, das die Leberperfusion und -oxygenierung am wenigsten stört. Kurz wirksame Opiate wie Remifentanil bzw. solche mit kurzer kontextsensitiver Halbwertszeit wie Sufentanil sind zu bevorzugen. Neuromuskuläres Monitoring ist obligat. Bei Patienten mit hepatischer Dekompensation ist Cis-Atracurium der Vorrang zu geben. Metronidazol sowie einige Cephalosporine (Cefomandol, Ceftriaxon u.a.) können bei bestehendem Alkoholspiegel ein Antabus-Syndrom auslösen.

18/14 Patienten mit Herzschrittmacher oder implantiertem Defibrillator/Kardioverter

Fischer MU

Seit im Jahre 1958 durch Senning in Stockholm der erste **Herzschrittmacher (PM)** implantiert wurde,[8] hat sich eine rasante technologische Entwicklung vollzogen. Weltweit wird jedes Jahr eine stetig steigende Anzahl von Herzschrittmachern und **Defibrillatoren/Kardiovertern (ICD)** implantiert. Für eine sichere anästhesiologische Betreuung der betroffenen Patienten sind Kenntnisse über die Grundprinzipien der Elektrotherapie und über mögliche schrittmacher- bzw. defibrillatorassoziierte Probleme in der perioperativen Phase essenziell.

Indikationen

Durch die technische Weiterentwicklung der Generatoren unterliegen die Indikationsstellungen einem **fortwährenden Wandel**.

i Die **aktuellsten Informationen** über Indikationen zur Herzschrittmacher- bzw. Kardioverter-/Defibrillatortherapie sind hinterlegt in den **Leitlinien**

- der Gesellschaft für Kardiologie – Herz-Kreislaufforschung e.V.
  http://www.dgk.org

- des American College of Cardiology
  http://www.acc.org

- der American Rhythm Society
  http://www.hrsonline.org

Einige mögliche **Indikationen** für die Implantation eines **Herzschrittmachers** sind:[10]

- erworbene atrioventrikuläre Leitungsstörungen
- kongenitaler AV-Block
- chronische bifaszikuläre/trifaszikuläre Leitungsstörungen
- Resynchronisationstherapie
- akuter Myokardinfarkt mit atrioventrikulärer Leitungsstörung
- symptomatische Bradykardie bei Vorhofflimmern

- Sinusknotensyndrom
- präventive Stimulation bei paroxysmalen Vorhoftachykardien vor geplanter AV-Knoten-Ablation
- Karotissinus-Syndrom
- vasovagale Synkope
- bradykarde Rhythmusstörung nach Herzoperationen
- hypertrophe obstruktive Kardiomyopathie (zur Reduktion des linksventrikulären Ausflusstraktgradienten durch AV-synchrone rechtsventrikuläre Stimulation)

implantierbarer Defibrillator/ Kardioverter (ICD)

Einige mögliche **Indikationen** für die Implantation eines **Defibrillators/Kardioverters (ICD)** sind:[10]

- Herzstillstand durch ventrikuläre Tachykardie (VT) oder Kammerflimmern (VF) ohne vorübergehenden oder reversiblen Grund
- spontane VT mit struktureller Herzerkrankung
- linksventrikuläre Ejektionsfraktion $\leq$ 30 % bei ischämischen und nicht-ischämischen Kardiomyopathien
- Long-QT-Syndrome
- hypertrophe Kardiomyopathie
- VT bei Patienten auf der Warteliste für eine Herztransplantation (HTX)

Codierung der Systeme

Es wird eine Vielzahl unterschiedlicher Systeme implantiert, deren **Stimulationsmodi** anhand eines **Codes identifizierbar** sind.

i Die North American Pacing and Electrophysiology/Britisch Pacing and Electrophysiology Group (NASPE/BPEG) haben im Jahre 1987 eine **einheitliche Codierung** publiziert.[4] Diese Codierung wurde 2002 revidiert[6] (s. Tab. 1).

Codierung PM-Systeme

I	II	III	IV	V
Ort der Stimulation	**Ort der Wahrnehmung**	**Antwort auf Wahrnehmung**	**Programmierbarkeit**	**Multifokale Stimulation**
0 = keine	0 = keine	0 = keine	0 = keine	0 = keine
A = Atrium	A = Atrium	T = getriggert	R = Frequenzadaptation (Rate modulation)	A = Atrium
V = Ventrikel	V = Ventrikel	I = inhibiert		V = Ventrikel
D = doppelt A+V	D = doppelt A+V	D = doppelt T+I		D = doppelt A+V

Tab. 1: Codierung der PM-Systeme

i Der **erste Buchstabe** beschreibt den Ort der Stimulation (A für Stimulation im Atrium, V für Stimulation im Ventrikel und D für Stimulation in Atrium und Ventrikel).
Der **zweite Buchstabe** steht für den Ort der Signalwahrnehmung eines spontanen elektrischen Impulses (0, A, V, D). 0 bedeutet, dass der Schrittmacher unabhängig von der spontanen elektrischen Aktivität stimuliert.
Der **dritte Buchstabe** beschreibt die Antwort auf eine elektrische Signalwahrnehmung. 0 bedeutet keine Sensingfunktion, I Inhibition der Schrittmacherstimulation, T Triggerung der Schrittmacherstimulation, D bedeutet duale (doppelte) Antwort: spontane elektrische atriale und ventrikuläre Aktivität inhibiert atriale und ventrikuläre Stimulation; atriale elektrische Aktivität triggert eine ventrikuläre Antwort nach einem programmierten AV-Intervall.
R als **vierter Buchstabe** steht für aktivierte Frequenzmodulation.
Der **fünfte Buchstabe** beschreibt, ob eine antitachykarde Funktion aktiviert ist und wo stimuliert wird (0 = keine Stimulation, A = in einem oder beiden Vorhöfen, V = in einem oder beiden Ventrikeln, D = Kombination aus A und V).

Codierung ICD-Systeme
Auch für die ICD gibt es eine Codierung; sie besteht aus **vier Buchstaben**[5] (s. Tab. 2).

I	II	III	IV
Schockort	Antitachykarder Stimulationsort	Tachykardie-detektion	Antibradykarder Stimulationsort
0 = keiner	0 = keiner	E = EKG	0 = keiner
A = Atrium	A = Atrium	H = Hämodynamik	A = Atrium
V = Ventrikel	V = Ventrikel		V = Ventrikel
D = doppelt A+V	D = doppelt A+V		D = doppelt A+V

Tab. 2: Codierung der ICD-Systeme

i Der **erste Buchstabe** beschreibt den Ort der Schockapplikation – keine, Atrium, Ventrikel oder beide (0, A, V oder D).
Der **zweite Buchstabe** bestimmt den Ort der antitachykarden Stimulation, ebenso 0, A, V oder D.
Der **dritte Buchstabe** beschreibt die Art und Weise, wie die Tachyarrhythmie erkannt wird. E bedeutet mittels EKG und H hämodynamisch.
Der **vierte Buchstabe** steht für den Ort der antibradykarden Stimulation (0, A, V oder D).

Schrittmacherfehlfunktion

i Die heutigen Schrittmacher sind sehr sicher und **Fehlfunktionen,** die primär vom Schrittmacher ausgehen, sind **seltene Ereignisse**.[3]

seltene Ereignisse

Folgende Fehlfunktionen sind möglich:

- Stimulationsversagen

- fehlendes „Capture" (PM-Spikes sichtbar ohne mechanische Antwort)

- Stimulation mit unerwünschter Frequenz (Aktivierung der Frequenzadaptation)

- „Undersensing" (Versagen der Signalwahrnehmung z.B. bei inadäquater Signalamplitude)

- „Oversensing" (z.B. Schrittmacherinhibition durch postoperatives Shivering)

- Fehlfunktion bei Zweikammersystemen: „Crosstalk Inhibition" (Auftreten von elektrischen Signalen im atrialen oder ventrikulären Sensingkanal, die aus der jeweils anderen Herzhöhle stammen. Z.B. atriale Stimulation wird vom ventrikulären Sensingkanal fälschlicherweise als spontane ventrikuläre elektrische Aktivität erkannt, wodurch eine ventrikuläre Stimulation ausbleibt. Bei fehlendem ventrikulären Ersatzrhythmus kann dies zur Asystolie führen. EKG: Asystolie mit atrialer Stimulation.)

Elektromagnetische Interferenz

Elektromagnetische Interferenzen können eines der größten perioperativen Probleme darstellen. **Elektrokautern** kann vom **PM** als eigene elektrische Herzaktionen interpretiert werden, wodurch der PM inhibiert wird. Das kann bei fehlendem Eigenrhythmus zur Asystolie führen.[14] Beim **ICD** können elektromagnetische Interferenzen als Kammerflimmern interpretiert werden, was zu inadäquaten Defibrillationen führen kann.

perioperative Probleme durch Elektrokauter

Bei den meisten **PM** führt eine **Magnetauflage** zur **asynchronen Stimulation** (Stimulation ohne Berücksichtigung der eigenen elektrischen Herzaktivität). Dies ist jedoch nicht ohne Risiko, da sie mit der Eigenfrequenz des Patienten interferieren und durch Stimulation in der vulnerablen Phase Arrhythmien auslösen kann.[14] Bei fast allen **ICDs** wird während der Dauer der Magnetauflage die **Tachykardiedetektion** und -therapie inhibiert.

Magnetauflage

i Leider gibt es heute noch keine einheitliche und definitive Reaktion der individuellen PM/ICDs auf eine Magnetauflage. Deshalb sollte sich der Anästhesist vor der OP über die **Magnetfunktion des individuellen PM/ICD informieren**. Ggf. ist die zuständige **kardiologische elektrophysiologische Abteilung zu konsultieren**.

Präoperatives Management

i Obwohl es keine kontrollierten Studien zum Thema präoperative Vorbereitung von Patienten mit PM/ICD gibt, weisen **Fallberichte** darauf hin, dass mangelhafte Vorbereitung mit einem schlechten „Outcome" einhergehen kann.[9,11,13]

präoperative Evaluation

Vor dem Eingriff sollten **folgende Fakten** bekannt sein:

- Indikation für PM/ICD-Implantation
- Gerätetyp/Hersteller-Identifikation (Schrittmacherausweis)
- anatomische Position des Schrittmachers und der Elektroden
- Zeitpunkt der letzten PM/ICD-Kontrolle

- telemetrische Daten (wie Schrittmachermodus, Batteriestatus, Reset Mode Information, Häufigkeit von Rhythmusstörungen in der Vergangenheit, Reaktion auf Magnetauflage)
- Schrittmacherabhängigkeit

i Anhand folgender **Fragen** kann auf eine **eventuelle Schrittmacherabhängigkeit** geschlossen werden:[2]

- Gab es in der Vergangenheit Synkopen (vor PM-Implantation)?
- Anamnese einer erfolgreichen atrioventrikulären Knotenablation, die zu einer Schrittmacherimplantation führte
- PM-Evaluation, die zeigt, dass es trotz VVI-Modus bei niedrigster programmierbarer Stimulationsfrequenz keine spontane ventrikuläre Eigenaktivität gibt

präoperative Vorbereitung

Folgende **Maßnahmen** sind **zur präoperativen Vorbereitung** zu treffen:

- Thorax-Röntgenaufnahme
- 12-Kanal-EKG
- Schrittmacherausweis einsehen
- wenn möglich PM/ICD-Prüfung vor Eingriff (Falls Schrittmacherausweis vorliegt und die regelmäßigen Funktionsprüfungen durchgeführt wurden, kann auch darauf verzichtet werden.[14])
- bei Schrittmacherabhängigkeit und starker elektromagnetischer Interferenz (z.B. unipolares Kautern nahe dem PM): Umprogrammierung auf asynchronen Modus und Abschalten der Frequenzadaptation, evtl. Anlage einer Schleuse als Port für notfallmäßiges Einführen eines passageren PM
- Inaktivierung der Tachykardiedetektion und -therapie des ICDs unmittelbar vor dem Eingriff durch Umprogrammieren oder ggf. durch Magnetauflage und Bereitstellung eines externen Defibrillators/Kardioverters bis zur sicheren Reaktivierung

i Die Firma Medtronic rät, **in Zweifelsfällen** immer den **ICD** mittels Umprogrammierung zu **deaktivieren**, da es unter der Magnetauflage erstens keinen Indikator gibt, ob der Magnet richtig platziert ist, und es zweitens durch die Öffnung des Telemetriekanals zur Schädigung des ICDs kommen kann (d.h. durch eine Magnetauflage wird der PM bzw. ICD in Programmierbereitschaft versetzt und macht das Gerät empfindlicher gegenüber externen Störungen).

Intraoperatives Management

- Verfügbarkeit eines Magneten im Operationssaal
- EKG-Monitoring und Pulsoxymetrie und/oder invasive Blutdruckmessung zur Kontrolle, ob elektrische Aktivität hämodynamisch beantwortet wird (auch bei Regionalanästhesie und „Monitored Anesthesia Care")
- bipolares Elektrokautern anstreben, geringstmögliche Stromstärke wählen und nur in kurzen Intervallen koagulieren
- Neutralelektrode so dicht wie möglich am OP-Gebiet platzieren (PM sollte nicht in der direkten Strombahn liegen)
- keine venöse Punktion in ein kabelführendes Gefäß
- möglichst Verzicht auf pulmonalarteriellen Katheter (Gefahr der mechanischen Elektrodendislokation)
- möglichst Vermeiden von Shivering[1], Succinylcholin[7] und Etomidate (wegen unwillkürlicher Muskelbewegungen), Hypoxie, Hyperkapnie, Elektrolytstörung, metabolischer Störung, Hypothermie
- für **Patienten mit ICD**: Defibrillationselektroden so weit wie möglich entfernt vom Aggregat anbringen (mehr als 10 cm, am besten in anterior/posteriorer Position; s. Abb. 1); Klebeelektroden unbedingt vor dem Eingriff anbringen! (sofortige Defibrillationsbereitschaft)

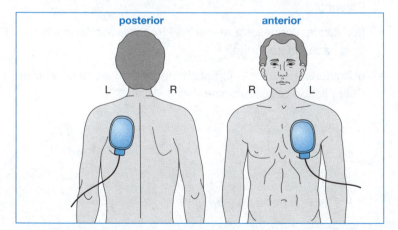

Abb. 1: Anterior-posteriore Position der Klebe-Elektroden zur Defibrillation

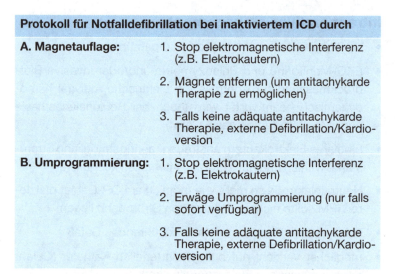

Tab. 3: Checkliste Notfalldefibrillation bei inaktiviertem ICD

Postoperatives Management

erforderliche Maßnahmen

- kontinuierliche Monitorüberwachung und ggf. unmittelbare Verfügbarkeit eines externen Defibrillators/PM bis zur Reaktivierung des PM/ICD sicherstellen

- möglichst rasche Wiederherstellung der normalen PM/ICD-Funktion nach dem Eingriff (z.B. unmittelbares Reaktivieren der Defibrillations-Kardioverterfunktion) durch qualifiziertes Personal

- fakultative Vorstellung in der elektrophysiologischen Abteilung nach jedem Eingriff

- obligatorische Vorstellung nach Magnetauflage und externer Defibrillation bzw. Kardioversion

Spezielle Eingriffe

Vor den folgenden Eingriffen sollte unbedingt die zuständige **elektrophysiologische Abteilung konsultiert** und involviert werden:

Spezialisten konsultieren

- Lithotripsie

    i Der **Fokus des Lithotripsiestrahls** sollte so weit wie möglich vom PM-Aggregat entfernt sein.
    Falls die Lithotripsie von der R-Zacke im EKG getriggert wird, sollte die atriale Stimulation ausgeschaltet werden.[2]

- Kernspintomographie kontraindiziert

    i Obwohl es Fallberichte gibt, dass Kernspintomographien ohne elektromagnetische Interferenz durchgeführt wurden, wird die Kernspintomographie von der American Society of Anesthesiologists als kontraindiziert angesehen. Falls dennoch eine Untersuchung zwingend ist, muss die behandelnde elektrophysiologische Abteilung und die radiologische Abteilung konsultiert werden.[2]

- Radiotherapie

    i Die Taskforce der ASA hält Radiotherapie **prinzipiell** für **möglich,** so lange der **PM/ICD nicht im Strahlengebiet** liegt. Es darf Kein Kontakt zwischen Ablationskatheter und Generator bzw. Elektroden bestehen.[2]

- Elektrokrampftherapie

    i Die Taskforce der ASA empfiehlt, die **antitachykarde Funktion** der ICDs **auszuschalten** und die **Möglichkeit der externen Defibrillation** sicherzustellen. Schrittmacherabhängige Patienten benötigen möglicherweise einen passageren Schrittmacher für die Dauer der Elektrokrampftherapie. Bei diesen Patienten sollte möglicherweise auch auf asynchronen Stimulationsmodus umprogrammiert werden.[2]

18/15 Patienten mit Adipositas

Benzing A

Präanästhesiologische Diagnostik

Für den Anästhesisten **relevante Besonderheiten** bei Patienten mit Adipositas sind:

Besonderheiten bei Adipositas

1. die mit dem Übergewicht assoziierten Erkrankungen, insbesondere

    a) kardiovaskuläre Erkrankungen

    b) Veränderungen der Lungenfunktion

2. erhöhte Aspirationsgefahr

3. schwieriger Atemweg

4. Veränderung der Kinetik vieler Pharmaka (Verteilung, Metabolismus und Elimination)

5. erschwerte Bedingungen bei der Anlage intravasaler Zugänge und bei der Durchführung von Regionalanästhesien

i Die Relation von Körpergewicht zu Körpergröße wird üblicherweise mit dem sog. **Body Mass Index (BMI)** beschrieben. Der BMI wird berechnet als BMI = Körpergewicht (kg)/(Körpergröße in m)^2. Ein BMI < 25 kg m^{-2} gilt als normal, ein BMI von 25–30 kg m^{-2} als mäßiges Übergewicht mit einem niedrigen Risiko für schwerwiegende medizinische Komplikationen, während ein BMI von > 30 als Klasse 1-, > 35 als Klasse 2- und > 40 kg m^{-2} als Klasse 3 (krankhaftes) Übergewicht eingestuft werden.[27] Morbidität und Mortalität nehmen ab einem BMI von > 30 kg m^{-2} sprunghaft zu.[17] In der Framingham-Studie[18] hatten übergewichtige Menschen im Vergleich zu Normalgewichtigen ein 3,9-mal höheres Mortalitätsrisiko.
Übergewicht ist ein weltweit **zunehmendes Problem** in den Industrie- und Schwellenländern.[9] Seit 2000 gibt es weltweit mehr übergewichtige als untergewichtige Menschen. Von 1980 bis 1991 nahm der Anteil übergewichtiger Menschen (BMI > 30 kg m^{-2}) in Großbritannien von 6 auf 13 % bei Männern und von 8 auf 15 % bei Frauen zu.[9] Man schätzt, dass in Großbritannien, Frankreich und Deutschland jeweils ca. 10 Millionen Einwohner übergewichtig sind.[18] In den Vereinigten Staaten hat sich der Anteil der Bevölkerung mit einem BMI > 30 kg m^{-2} von 1960 bis 1994 von 12,8% auf 22,5% fast verdoppelt[15], 55 % der Bevölkerung sind mit einem BMI > 25 kg m^{-2} übergewichtig. Die **Prävalenz des Übergewichts** variiert mit dem sozialen Status. In den Industrienationen ist die Prävalenz in sozial schwachen Schichten am höchsten, in Schwellenländern in den wohlhabenden Bevölkerungsschichten.

Body Mass Index (BMI)

präanästhesiologische Untersuchungen

Die **präanästhesiologische Untersuchung** bei übergewichtigen Patienten erfolgt prinzipiell nach den gleichen Richtlinien wie bei normalgewichtigen Patienten. Allerdings ist Übergewicht häufig mit Erkrankungen assoziiert (Tab. 1), die das anästhesiologische Vorgehen und die postoperative Betreuung beeinflussen.

Organsystem	Assoziierte Erkrankungen
pulmonal	Schlafapnoe, Hypoventilation, restriktive Ventilationsstörung, Abnahme der funktionellen Residualkapazität
kardiovaskulär	koronare Herzkrankheit, arterielle Hypertonie, Kardiomyopathie, plötzlicher Herztod, zerebrovaskuläre Erkrankung, periphere arterielle Verschlusskrankheit, Varikosis, Venenthrombose; Lungenembolie, Cor pulmonale
endokrin	Diabetes mellitus, M. Cushing, Hypothyreose, Infertilität
Skelettsystem	Arthrose großer Gelenke, Rückenschmerzen

Tab. 1: Mit Adipositas assoziierte Erkrankungen

Bei der präanästhesiologischen Anamnese und körperlichen Untersuchung muss auf **Symptome** bzw. Befunde, die für die o.g. **Begleiterkrankungen** sprechen, geachtet werden. Übergewichtige Patienten sind oft immobil oder belasten sich kaum. Deshalb kann trotz fehlender Symptome eine relevante kardiale oder pulmonale Erkrankung vorliegen. Im Zweifel sollte präoperativ eine **apparative Zusatzdiagnostik** durchgeführt werden.

Begleiterkrankungen

i Bei 50–60 % der übergewichtigen Patienten besteht eine **arterielle Hypertonie**.[2] Pro 10 kg Übergewicht steigt der systolische Blutdruck um durchschnittlich 4, der diastolische um 2 mm Hg[8]. Durch Gewichtsreduktion wird eine Besserung der arteriellen Hypertonie erreicht.[5]
Übergewicht ist ein unabhängiger Risikofaktor für eine **koronare Herzkrankheit**.[13] Bei lange bestehendem Übergewicht kann sich eine Kardiomyopathie entwickeln, deren Pathogenese bislang nicht genau geklärt ist.[3,4,13]
Übergewicht führt zur **Abnahme der funktionellen Residualkapazität (FRC)**, des exspiratorischen Reservevolumens und der totalen Lungenkapazität.[7] Kollaps der kleinen Atemwege, Ventilations-Perfusionsstörungen und Hypoxämie können die Folge sein.[20,28] Während bei Normgewichtigen nach Einleitung einer Anästhesie die FRC um ca. 20 % abnimmt, kann sie bei Übergewichtigen um 50 % fallen.[12]
Übergewicht ist sehr häufig mit den **Schlaf-Apnoe-Syndrom** (SAS) assoziiert.[19] Bei Patienten mit SAS ist häufig die Intubation erschwert und das Risiko postoperativer respiratorischer Störungen deutlich erhöht.[19]

Vorbereitung des Patienten und Therapieoptimierung

Wo immer möglich sollte bei übergewichtigen Patienten – trotz der technisch oft schwierigen Durchführung – eine **Regionalanästhesie** erwogen werden. Dies gilt insbesondere für die Kombination einer **Periduralanästhesie mit** einer **Allgemeinanästhesie** für Laparotomien oder Thorakotomien. Bei suffizienter Periduralanästhesie ist die postoperative Einschränkung der Lungenfunktion erheblich geringer ausgeprägt als nach einer Allgemeinnarkose ohne Periduralanästhesie.[33]

Regionalanästhesie

Da die optimale Anästhesievorbereitung – die Gewichtsreduktion – nur in den seltensten Fällen erreichbar ist, muss auf eine **ausreichende Vorbehandlung der Begleiterkrankungen** geachtet werden. Da viele adipöse Patienten an einer arteriellen Hypertonie und einem Diabetes mellitus leiden, kann häufig durch eine **perioperative β-Blockade** das perioperative Mortalitätsrisiko reduziert werden.[26]

β-Blockade

i In einer retrospektiven Untersuchung an 663.635 Patienten ohne Kontraindikationen gegen eine β-Blockertherapie wurde anhand eines modifizierten kardialen Risikoscores („Revised Cardiac Risk Index", RCRI) die Effektivität einer perioperativen β-Blockertherapie bezüglich der postoperativen Mortalität nach nicht-kardiochirurgischen Eingriffen überprüft.[26] Der Risikoscore betrug 0–5 Punkte (Tab. 2).

Risikofaktor	Punktzahl (wenn Risikofaktor vorhanden)	Anmerkung
Hochrisiko-Eingriff	1	thorakaler oder intraabdomineller Eingriff, suprainguinale Gefäß-Operation
koronare Herzerkrankung	1	durchgemachter Myokardinfarkt, Angina pectoris, pathologisches Q im EKG, Therapie mit Nitraten
zerebrovaskuläre Erkrankung	1	TIA oder Apoplexie in der Anamnese
Niereninsuffizienz	1	Präoperatives Serum-Kreatinin > 2 mg %
Diabetes mellitus	1	Präoperative Insulintherapie

Tab. 2: Modifizierter kardialer Risikoscore.[23,26] Der Risikoscore ist die Summe der einzelnen Risikofaktoren.

Bei einem Risikoscore von 2, 3 oder Š 4 war das postoperative Mortalitätsrisiko bei Patienten unter β-Blockade im Vergleich zu Patienten mit gleichem Risikoscore ohne β-Blockade um 12, 37 und 42 % reduziert.[26]

Säureblockade Da Patienten mit Adipositas **aspirationsgefährdet** sind, sollten sie am Vortag der Operation einen H_2-Blocker (z.B. Ranitidin) oder unmittelbar präoperativ 30 ml Na^+-Citrat p.o. erhalten.

medikamentöse Prämedikation Opioide und Sedativa können bei übergewichtigen Patienten leichter eine **Atemdepression** hervorrufen als bei Normalgewichtigen.[1] Die Dosierung muss deshalb im unteren Dosisbereich gewählt werden.

Anästhesie

Einleitung

Ileuseinleitung Wegen des bei übergewichtigen Patienten erhöhten intraabdominellen Drucks und der damit verbundenen Gefahr der Aspiration wird auch bei elektiven Eingriffen mit ausreichender Nüchternheit eine **Ileuseinleitung** empfohlen.[1]

i In einer neueren Arbeit[16] wird die Notwendigkeit einer Ileuseinleitung bei allen übergewichtigen Patienten angezweifelt. Möglicherweise ist eine Ileuseinleitung bei übergewichtigen Patienten nur dann notwendig, wenn gleichzeitig eine **gastro-oesophageale Refluxkrankheit** vorliegt.

schwieriger Atemweg Bei Patienten mit **Schlaf-Apnoe-Syndrom**, das häufig mit Übergewicht assoziiert ist, kann die Intubation erschwert sein. Es sollten deshalb alle für einen schwierigen Atemweg notwendigen Hilfsmittel bereitstehen.

Anästhesieführung

Pharmaka Zur Narkoseeinleitung und -aufrechterhaltung sind besonders Medikamente geeignet, die **wenig lipidlöslich** sind.[10] Neben der Medikamentenauswahl müssen aber auch die **veränderte Verteilung und Elimination** der Pharmaka bei Übergewichtigen berücksichtigt werden.[10] Eine Übersicht wird in Tab. 3–7 gegeben.[10]

	Midazolam		Diazepam		Lorazepam	
	Adipositas	Norm	Adipositas	Norm	Adipositas	Norm
Verteilungsvolumen (l/kg KG)	1,7	2,7*	1,5	2,8*	1,2	1,3
Gesamt-Clearance (ml/min)	530	472	1600	2300	4000	6000*
Eliminations-HWZ (h)	2,3	5,9*	40	95*	24	34*
Dosierungsempfehlung	ID[a] nach tatsächlichem KG, Aufrechterhaltung nach idealem KG[b]		ID[a] nach tatsächlichem KG, Aufrechterhaltung nach idealem KG[b]		ID[a] nach tatsächlichem KG, Aufrechterhaltung nach idealem KG[b]	

* $p < 0{,}05$ vs. Normgewichtigen (Norm)
[a] ID = Initial-Dosis
[b] ideales Körpergewicht (IKG): Männer = 49,9 kg + 0,89 kg/cm über 152,4 cm Größe; Frauen = 45,4 kg + 0,89 kg/cm über 152,4 cm Größe

Tab. 3: Sedativa

	Thiopental		Propofol	
	Adipositas	Norm	Adipositas	Norm
Verteilungsvolumen (l/kg KG)	1,4	4,7*	2,1	1,8
Gesamt-Clearance (ml/min)	197	416*	28	24
Eliminations-HWZ (h)	6,3	27,8*	4,1	4,1
Dosierungsempfehlung	ID[a] reduzieren, weil Empfindlichkeit auf Thiopental bei Adipositas größer		ID[a] und Aufrechterhaltung nach tatsächlichem KG	

* $p < 0{,}05$ vs. Normgewichtigen (Norm)
[a] ID = Initial-Dosis

Tab. 4: Hypnotika

Relaxanzien Verschiedene Studien zur Pharmakokinetik **nicht-depolarisierender Muskelrelaxanzien** bei adipösen Patienten sind nicht immer zu einheitlichen Ergebnissen gekommen.[10] Deshalb muss die Wirkung der Relaxanzien immer mit einem **neuromuskulären Monitoring** überwacht werden.

nicht-depolarisierende Muskelrelaxanzien

Relaxans	Dosierung
Atracurium	reduzierte Dosis nach tatsächlichem Körpergewicht; Initial-Dosis: Dosis (mg) = 0,27 x Gewicht (in kg) +16,1[22]
Cis-Atracurium	Dosierung nach idealem Körpergewicht[24]
Vecuronium	Dosierung nach idealem Körpergewicht[10]
Rocuronium	Dosierung nach idealem Körpergewicht[25]
Ideales Körpergewicht (IKG): Männer = 49,9 kg + 0,89 kg/cm über 152,4 cm Größe; Frauen = 45,4 kg + 0,89 kg/cm über 152,4 cm Größe	

Tab. 5: Nicht-depolarisierende Muskelrelaxanzien

Succinylcholin Die **Dosierung** von **Succinylcholin** sollte nach dem tatsächlichen Körpergewicht gewählt werden.[1,30]

Opioide Fentanyl Aufgrund der bei Adipösen im Vergleich zu Normalgewichtigen veränderten Pharmakokinetik von **Fentanyl** sollte die Dosierung bei einem BMI > 30 kg/m^2 niedriger gewählt werden, als es dem tatsächlichen Körpergewicht entspräche (Abb. 1).[31]

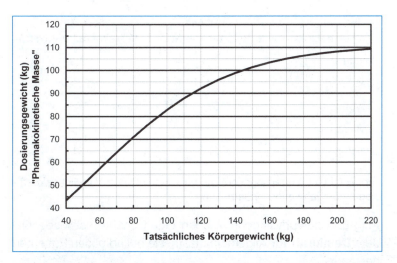

Abb. 1: Fentanyl-Dosierung bei Patienten mit einem BMI > 30 kg/m^2. Auf der Abszisse ist das tatsächliche Körpergewicht, auf der Ordinate das Gewicht, nach dem Fentanyl dosiert wird, aufgetragen.[31]

Opioid	Dosierung
Alfentanil	Dosierung nach idealem Körpergewicht[1]
Sufentanil	Initial-Dosis nach tatsächlichem Körpergewicht, Repetitionsdosis um ca. $1/_3$ reduziert[10]
Remifentanil	Dosierung nach idealem Körpergewicht[10,14]
Ideales Körpergewicht (IKG): Männer = 49,9 kg + 0,89 kg/cm über 152,4 cm Größe; Frauen = 45,4 kg + 0,89 kg/cm über 152,4 cm Größe	

Tab. 6: Dosierung von Opioiden bei übergewichtigen Patienten

Alfentanil, Sufentanil und Remifentanil

Für adipöse Patienten sind **Inhalationsanästhetika mit niedriger Lipidlöslichkeit** besonders geeignet, da das Aufwachverhalten – insbesondere nach einer längeren Allgemeinanästhesie – günstiger ist. Die für die Lipidlöslichkeit relevanten Kennzahlen sind für die einzelnen Anästhetika in Tab. 7 zusammengestellt.

Inhalationsanästhetika

Inhalations-anästhetikum	Öl-Gas-Verteilungskoeffizient	Fett-Blut-Verteilungskoeffizient
Lachgas	1,4	2,3
Desfluran	18,7	27,2
Sevofluran	53,4	47,5
Isofluran	90,8	45
Halothan	224	51

Tab. 7: Öl-Gas-Verteilungskoeffizienten und Fett-Blut-Verteilungskoeffizienten der Inhalationsanästhetika

Aufgrund der physikochemischen Eigenschaften ist insbesondere **Desfluran** zur Allgemeinanästhesie bei adipösen Patienten geeignet.

i In klinischen Studien an übergewichtigen Patienten war die postnarkotische Erholung nach einer **balancierten Anästhesie mit Desfluran** günstiger als nach einer balancierten Anästhesie mit Sevofluran.[32] Die postoperative Einschränkung des pulmonalen Gasaustauschs war nach Desfluran weniger ausgeprägt als nach Sevofluran.[32] Auch im Vergleich zu Isofluran oder einer totalen intravenösen Anästhesie mit Propofol und Alfentanil schnitt Desfluran am besten ab.[21] Eine **TIVA mit Propofol und Remifentanil** ist eine sichere Alternative zu einer balancierten Anästhesie mit Desfluran.[6]

Beatmung während der Allgemeinanästhesie

Übergewichtige Patienten entwickeln nach Einleitung einer Allgemeinanästhesie sehr rasch **Atelektasen.**[11] Deshalb sollte bei der Beatmung ein positiv-endexspiratorischer Druck (PEEP) von wenigstens **10 mbar** eingestellt werden.[11]

Postoperative Besonderheiten

Übergewichtige Patienten sind postoperativ besonders durch **Hypoxie** gefährdet. Der Transport vom OP in den Aufwachraum oder auf die Intensivstation sollte nur unter **Sauerstoffinsufflation** über eine Maske durchgeführt werden. Postoperativ sollte – unter einer guten Analgesie – intensive **Atemgymnastik** durchgeführt werden. Die Indikation zur postoperativen Intensivüberwachung sollte großzügig gestellt werden.

Checkliste Anästhesie bei Adipositas

Präoperativ	auf Begleiterkrankungen achten: Diabetes mellitus, arterielle Hypertonie (Größe der Blutdruckmanschette richtig wählen), koronare Herzerkrankung, Schlaf-Apnoe-Syndrom
	Magensäureblocker: am Vorabend und OP-Tag je 150 mg Ranitidin oder 30 ml Na^+-Citrat p.o. unmittelbar präoperativ
	ggf. perioperative β-Blocker-Therapie
	Möglichkeit einer Regionalanästhesie prüfen (allein oder kombinierte Allgemein-/Periduralanästhesie)
Narkoseeinleitung	Ileuseinleitung
	Fentanyl nach Abb. 1, Remifentanil nach idealem Körpergewicht
	Propofol nach tatsächlichem Körpergewicht (ca. 2 mg/kg)
	Succinylcholin nach tatsächlichem Körpergewicht (1 mg/kg)
	auf schwierigen Atemweg vorbereitet sein; im Zweifel wache fiberoptische Intubation
Allgemeinanästhesie	TIVA mit Propofol/Remifentanil **oder**
	balancierte Anästhesie, Desfluran als Inhalationsanästhetikum sehr gut geeignet
	nicht-depolarisierende Relaxanzien unter neuromuskulärem Monitoring, Anhalt für Relaxanzien-Dosierung: Tab. 5
Postoperativ	Sauerstoffinsufflation, Atem-Physiotherapie
	Überwachung bzgl. eventueller Begleiterkrankungen
	Indikation für postoperative Intensivüberwachung großzügig stellen

18/16 Patienten mit Gerinnungsstörungen

Rott H

OP-Vorbereitung

Die zwei häufigsten Ursachen für unerwartete **perioperative Blutungskomplikationen** sind:

- In ca. 60 % der Fälle ist die Einnahme von Acetylsalicylsäure(ASS)-haltigen Schmerzmitteln im Sinne einer **medikamentösen Thrombozytopathie (TP)** bzw. einer vom Patienten nicht angegebenen Sekundärprophylaxe mit ASS oder Clopidogrel ursächlich oder mitverursachend für eine perioperative Blutung. Vielen Patienten ist offensichtlich die Problematik einer präoperativen Einnahme nichtsteroidaler Antirheumatika (NSAR) nicht bewusst – diese Medikamente werden dann teils unabsichtlich verschwiegen. Eine sehr gezielte Nachfrage mit standardisierten Fragebögen (s.u. Tab. 1), in denen die üblichen ASS-haltigen Schmerzmittel aufgeführt sind, hat sich als hilfreich erwiesen.

    Thrombozytopathie

- **Von-Willebrand-Jürgens-Syndrom (vWS) in ca. 10 % der Fälle** (meist milder Typ 1): Etwa 0,1 % der Bevölkerung weisen ein mildes von vWS auf, häufiger Patienten mit den Blutgruppen 0 oder A2. Patienten mit einem vWS berichten, so bereits voroperiert, typischerweise über Blutungskomplikationen im Rahmen von OPs und/oder zahnärztlichen Eingriffen und über einen mukokutanen Blutungstyp (Hämatomneigung, Epistaxis, Hypermenorrhö). Familienmitglieder weisen oft ähnliche Symptome auf.

    Von-Willebrand-Jürgens-Syndrom

Die **sorgfältige Erhebung der Eigen-, Familien- und Medikamentenanamnese** ist die wichtigste Maßnahme zur Verhinderung von unerwünschten perioperativen Blutungen.

Anamnese

Aus diesem Grund hat sich die präoperative Bestimmung von **Quick** und PTT (aktivierte partielle Thromboplastinzeit) in diversen Studien[10] als wenig sinnvoll zur Verhinderung von unerwünschten Blutungen erwiesen, ebenso die Bestimmung der

In-vivo-Blutungszeit mit nicht standardisierten Methoden (z.B. subaquale Blutungszeit).[2] Milde vWSe haben oft eine normale aPTT und fallen daher bei dem üblichen Screening ebenso wenig auf wie Thrombozytopathien.

Sinnvoll wäre daher eine Ergänzung bzw. besser ein Ersatz der bisher üblichen präoperativen Gerinnungsuntersuchungen durch ein System, welches sowohl Thrombozytopathien als auch vWSe erfasst.

In-vitro-Blutungszeit/PFA 100

Ein solches System ist z.B. die Bestimmung der **In-vitro-Blutungszeit** mit dem Platelet Function Analyzer **(PFA 100)**.

i Ein praktisches Konzept für das perioperative Vorgehen mithilfe des PFA 100 wurde z.B. von Koscielny et al.[7] 2004 vorgestellt. Bei einer Untersuchung von weit über 5000 Patienten wiesen 11 % der Patienten eine auffällige Blutungsanamnese auf, wovon wiederum 41 % laborchemisch bestätigt werden konnten, und zwar von diesen zu 97 % mittels PFA 100. Die Sensitivität der PFA-100-Analytik war mit 91 % hoch, der positive prädiktive Wert betrug 82 %, der negative prädiktive Wert sogar 93 %. Somit wurde als Ergebnis dieser Studie als OP-Vorbereitung ein standardisierter Fragebogen zur Blutungsanamnese sowie eine Bestimmung der Verschlusszeit mit dem PFA 100 empfohlen (s.u. Tab. 1).[7]

Maßnahmen vor OP zur Erhebung der Blutungswahrscheinlichkeit

Anamnese

OP-Vorbereitung Gerinnung

- sorgfältige Erhebung der Blutungsanamnese: Blutungskomplikationen nach OPs und zahnärztlichen Eingriffen, ggf. bei Entbindungen

- Blutungszeichen im Alltag: inadäquate oder spontane Hämatome, Petechien, spontanes Zahnfleischbluten, Hypermenorrhö, Epistaxis

- sehr sorgfältige Medikamentenanamnese, insbesondere ausdrückliche Nachfrage nach frei verkäuflichen Schmerzmitteln (s. dazu Tab. 1)

- Familienanamnese bzgl. Blutungsneigung; interessant sind Blutsverwandte ersten Grades (Eltern, Geschwister, Kinder)

Name

Geb.-Datum

Station

Besteht eine Neigung zu spontanen Blutungen, z.B.

spontane blaue Flecken (Hämatome)?

häufiges Nasenbluten? wenn ja, wie oft?

flohstichartige Blutungen der Haut (Petechien)?

sonstige ungewöhnliche Blutungen?

Sind Sie bereits operiert worden? Wenn ja, welche OP und Jahr der OP?

Ist es dabei zu auffälligen Blutungskomplikationen gekommen? Wenn ja, bei welcher OP und wann?

Haben Sie jemals Blutkonserven oder Plasmaprodukte bekommen? Wenn ja, wann?

Traten bei Ihnen jemals folgende Blutungen auf?

Hirnblutung?

Bluterbrechen?

blutiger Urin?

Blut im Stuhl? Teerstuhl?

Bluthusten?

Gelenkblutungen?

Muskelblutungen?

Welche Medikamente werden eingenommen?

Nehmen Sie gelegentlich eines der folgenden frei verkäuflichen Schmerzmittel ein?

Acesal, Alka-Seltzer, Aspirin, Aspro, ASS, Boxazin, Dolomo, Dolviran, Eudorlin, Fibrex, Godamed, AH-Tabletten, HerzASS, Melabon, Miniasal, Mipyrin, Neuralgin, Neuranidal, Ortoton, Praecineural, fatioGrippal, ratiopyrin, Ring, Santasal, Tempil, Thomapyrin, Titralgan, Togal?

Ist bei Familienmitgliedern eine ungewöhnliche Blutungsneigung bekannt?

Tab. 1: Standardisierter Fragebogen zur präoperativen Anamnese bzgl. Gerinnungsstörungen

Labor

- Alleinige Quick- und PTT-Bestimmung ist in der präoperativen Routine wenig sinnvoll. Bestimmung nur bei begründetem V.a. auf einen Faktorenmangel (z.B. bei Hepatopathie) oder auffälliger Anamnese!
- Falls Labor, besser Bestimmung der Verschlusszeit mit PFA 100, insbesondere bei V.a. auf Z.n. NSAR-Einnahme.
- Bei klinisch und/oder anamnestisch hoher Blutungswahrscheinlichkeit bzw. bei pathologischen Globaltests der Gerinnung Vorstellung bei Hämostaseologen präoperativ empfohlen.

hämostaseologische Untersuchung

Pathologische Screeningtests der Gerinnung müssen **immer** im Rahmen einer ausführlichen hämostaseologischen Untersuchung weiter abgeklärt werden!

> **i** Als Beispiel für die Vielschichtigkeit von Gerinnungsbefunden sei hier ein Patient mit **PTT-Verlängerung** genannt. Als Ursache kommt sowohl eine Blutungsneigung (z.B. milde Hämophilie A, vWS) in Frage als auch eine schwere Thromboseneigung mit dem Vorliegen eines Lupusantikoagulans (Auto-AK, der zu den Antiphospholipid-AK gehört). Hier blind mit z.B. gerinnungsaktivem Frischplasma (GFP) zu therapieren wäre vollkommen unsinnig!
> Ein weiterer Grund für eine PTT-Verlängerung ist der relativ häufige milde Faktor-XII-Mangel, der jedoch klinisch nie eine Blutungsneigung nach sich zieht und deshalb nicht behandlungsbedürftig ist. Auch bei Patienten mit Faktor-XII-Mangel wird leider oft überflüssigerweise mit GFP behandelt.

Befundkonstellation Gerinnung

Eine Zusammenfassung der Konstellationen bei verschiedenen Gerinnungsbefunden gibt Tab. 2.

	Quick	PTT	PTZ	Fibrinogen	Blutungszeit/ PFA 100	Thrombozytenzahl	von Willebrand-Faktor-Aktivität
Thrombozytopathie	n	n	n	n	p↑	n	n
Von-Willebrand-Jürgens-Syndrom	n	n – leicht↑	n	n	p↑	n	p↓
Hämophilie A/B oder Mangel Faktor XI/XII	n	p	n	n	n	n	n

Tab. 2: Konstellationen bei Gerinnungsbefunden

	Quick	PTT	PTZ	Fibrinogen	Blutungszeit/ PFA 100	Thrombozytenzahl	von Willebrand-Faktor-Aktivität
Faktor-VII-Mangel	p↓	n	n	n	n	n	n
Vitamin-K-Mangel/Vitamin-K-Antagonist	p↓	leicht↑	n	n	n	n	n
Unfraktioniertes Heparin	n	p↑	p↑	n	n	n	n
niedermolekulares Heparin (LMW-Heparin), z.B. Orgaran®	n	n	n	n	n	n	n
Hirudine, z.B. Refludan®	p↓	p↑	p↑	p↓	n	n	n
DIC	p↓	p↑	p↑	p↓	p↑	p↓	n
Hemmkörper-Hämophilie	n	p	n	n	n	n	n
Lupusantikoagulans	n – leicht↓	p	n	n	n	n	n

n = normal; p = pathologisch; PTZ = Plasmathrombinzeit; DIC = disseminierte intravasale Gerinnung

Tab. 2, Fortsetzung

Bei Patienten mit hereditären Gerinnungsstörungen sollte auf die Anwendung **rückenmarksnaher Anästhesieverfahren** verzichtet werden. Zu den einzuhaltenden Zeitintervallen bei rückenmarksnaher Anästhesie bei Patienten unter Antikoagulation und/oder Thrombozytenfunktionshemmung sei auf die entsprechende aktuelle Leitlinie verwiesen.[3]

rückenmarksnahe Anästhesieverfahren

Vorgehen bei perioperativer Blutung

Wann ist die Applikation von GFP sinnvoll?

Eingebürgert hat sich bei perioperativen Blutungskomplikationen unklarer Genese die „blinde" Gabe von **gerinnungaktivem Frischplasma (GFP)**. In der Regel ist dieses Vorgehen aber wenig sinnvoll. Um überhaupt einen positiven spürbaren Effekt auf die Gerinnung erzielen zu können, müssten mindestens 8 GFP schnell hintereinander infundiert werden. Die Infusion von 1 ml GFP/kg KG führt zu einem Anstieg der Gerinnungsfaktoren um ca. 1–2 %. Eine Normalisierung der Gerinnungssituation ist also durch GFP nicht zu erreichen – hierauf wird auch in den aktuellen „Leitlinien zur Therapie mit Blutkomponenten und Plasmaderivaten" ausdrücklich hingewiesen.[12]

Sinnvoll ist die Therapie mit GFP daher nur, wenn **größere globale Verluste** von Gerinnungsfaktoren angenommen werden dürfen, da auf diesem Wege Volumen, Pro- und Antikoagulatoren im richtigen Verhältnis zugefügt werden.

Indikationen für die GFP-Gabe

GFP-Indikationen
- DIC (Disseminierte intravasale Koagulation)
- Leberfunktionsstörung
- Verlust bzw. Verdünnung nach großen Blutverlusten und Massivtransfusion
- Faktor-XI- und Faktor-V-Mangel
- Thrombotisch-thrombozytopenische Purpura
- Guillain-Barré-Syndrom
- Austauschtransfusionen

Verwendung von DDAVP (Desmopressin, Minirin®)

Da, wie bereits oben erwähnt, die allerwenigsten unerwarteten perioperativen Blutungen durch einen Mangel an Gerinnungsfaktoren, bedingt sind, erscheint die Therapie mit GFP häufig als nutzlos. Vielmehr sollte als erste Maßnahme ein Medikament verwendet werden, welches die Thrombozytenfunktion und die Von-Willebrand-Faktor-Aktivität positiv beeinflusst, um diese beiden wesentlichen Blutungsursachen therapeutisch abzudecken. Hier bietet sich die Gabe von **DDAVP** (1-Desamino-8-D-Arginin-Vasopressin = Desmopressin) **(Minirin®)** in intravenöser Form an. In einer Dosierung von 0,3 µg/kg KG, verabreicht in 50 ml NaCl über 30 Minuten, führt es zu einer Verstärkung der Thrombozytenfunktion[9] und zu einer Anhebung der Von-Willebrand-Faktor-Aktivität ca. um das doppelte des Ausgangswertes (siehe Abb. 1). Hierdurch kommt es zu einer erheblichen Verbesserung der primären Blutstillung, auch messbar an einer verkürzten In-vivo-Blutungszeit nach Miniringabe.[6]

Verstärkung der Thrombozytenfunktion durch DDAVP

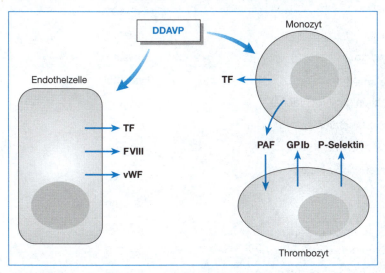

Abb. 1: Wirkmechanismus von Desmopressin

Eine Zusammenfassung der Indikationen für DDAVP gibt Tabelle 3.[11]

Blutungsursache	% der Patienten mit signifikanter Verkürzung der Blutungszeit nach DDAVP
Hämophilie A	
Subhämophilie A	90–100
leichte Hämophilie A	90–100
mittelschwere Hämophilie A	90–100
Von-Willebrand-Jürgens-Syndrom	
Typ 1 (Multimere unauffällig)	90–100
Typ 2 (große Multimere fehlend)	50–60
Hereditäre Thrombozytopathien	
isolierte verlängerte Blutungszeit	80–90
Storage-Pool-Disease	80
Alpharezeptorendefekt	90–100
May-Hegglin-Anomalie	meistens
Bernard-Soulier-Syndrom	meistens
Hermansky-Pudlak-Syndrom	variabel
Störung der Aggregation mit Arachidonat	variabel
Erworbene Thrombozytopathien	
medikamentös durch ASS und NSAR	90–100
medikamentös durch Tienopyridine, z.B. Clopidogrel	90–100
Leberzirrhose	90–100
Urämie	90–100
myeloproliferative Syndrome	90–100
leichte bis mittelschwere Thrombozytopenie	90–100
Andere Erkrankungen	
M. Osler-Rendu-Weber	90–100
Von-Gierke-Erkrankung (Typ-1a-Glykogen-Speicher-Erkrankung)	90–100

Tab. 3: Indikationen und Wirksamkeit von DDAVP

Bei den folgenden Störungen ist **keine Wirksamkeit von DDAVP** zu erwarten (insbesondere bei deutlicher Thrombozytopenie):

DDAVP unwirksam

- Thrombasthenie Glanzmann (Fehlen des Fibrinogenrezeptors an den Thrombozyten)
- Thrombozytopathie mit Defekt der Ca-Mobilisation
- schwere Hämophilie A (Restaktivität Faktor VIII < 1 %)
- Von-Willebrand-Syndrom Typ 2 B, andere Subtypen 2, Typ 3
- schwere Thrombozytopenie < 50.000/µl

Wie aus Tab. 3 hervorgeht, ist DDAVP auch das Mittel der Wahl bei Patienten mit dringlicher OP-Indikation und Einnahme eines Thrombozytenaggregationshemmers (z.B. ASS, Clopidogrel oder GPIIb/IIIa-Antagonisten). Sofort vor OP verabreicht, normalisiert es i.d.R. die Blutungszeit.[9]

Anwendung von Antifibrinolytika

2 Substanzen stehen auf dem deutschen Markt zur Verfügung: **Aprotinin** (Trasylol®) und **Tranexamsäure** (Cyklokapron®). Die Gabe kann i.v., s.c. oder p.o. erfolgen.

Antifibrinolytika

Aprotinin wird v.a. bei **hyperfibrinolytischen Zuständen** verabreicht, z.B.:

Aprotinin

- Leberversagen, anhepatische Phase bei Lebertransplantationen
- OP von Organen, welche reich an fibrinolytischen Substanzen sind, z.B. Prostata, Uterus, Lunge, Ovar, Pankreas
- Monozytenleukämie
- geburtshilfliche Komplikationen
- fibrinolytische Therapien

Leider gibt es keinen Laborparameter, der eine **Hyperfibrinolyse** als Ursache einer Blutung sicher beweisen könnte. **Hinweisend** sind die Art der Erkrankung/OP + erhöhte D-Dimere + niedriges Fibrinogen. Die **Dosierung** sollte den Herstellerangaben folgen. Zumindest bei Patienten, die schon einmal Aprotinin erhalten haben, sollte eine niedrige Probedosis zur Vermeidung eines anaphylaktischen Schocks gegeben werden.

Tranexamsäure

Tranexamsäure wirkt v.a. bei Schleimhautblutungen und wird daher angewandt bei Patienten mit bekannter Blutungsneigung und geplanten zahnärztlichen Behandlungen, meist zusätzlich zu einem entsprechenden Faktorenpräparat. Auch bei Menorrhagien ist eine gute Wirksamkeit belegt. Da sich Tranexamsäure in Schleimhautgewebe anreichert, ist Vorsicht geboten bei der Anwendung bei Blutungen in den ableitenden Harnwegen, da es hier zu Verlegungen kommen kann.

Beide Substanzen (Aprotinin und Tranexamsäure) sollten **bei Niereninsuffizienz** nur in **dosisreduzierter Form** angewendet werden.

Perioperative Anwendung

Aprotinin / Tranexamsäure

Die Anwendung von **Antifibrinolytika** zur Vermeidung von Blutungen bzw. als prophylaktische Maßnahme bei operativen Eingriffen ist beschrieben worden. Es gibt hierzu 2 Übersichtsarbeiten in der Cochrane Library.[1,4] Hier wurde eine **gleich starke Wirksamkeit** zur Verringerung der Menge der verwendeten Erythrozytenkonzetrate bzgl. der Anwendung **von Aprotinin oder Tranexamsäure** gefunden, wobei letztere deutlich preiswerter ist. Durchschnittlich konnte perioperativ ein Erythrozytenkonzentrat eingespart werden. Empfehlenswert ist die Anwendung von Antifibrinolytika v.a. bei kardiochirurgischen Eingriffen[4]. Die Anwendung bei Traumapatienten dagegen kann bei uneinheitlicher Datenlage nicht eindeutig empfohlen werden.[1]

Die Anwendung von Tranexamsäure und Aprotinin ist darüber hinaus in einem Stufen-Modell als **Zweitoption** nach Desmopressin zur **Verhinderung perioperativer Blutungskomplikationen** beschrieben worden.

i In einem Konsensuspapier dreier Universitätskliniken in Deutschland wurde ein Stufenkonzept zur Anwendung von Desmopressin und Antifibrinolytika vorgestellt. Hierbei wird zur perioperativen Diagnostik neben Anamnese, Blutbild, PTT und Quick die Bestimmung einer In-vitro-Blutungszeit mit PFA 100 als Ergänzung empfohlen. Kommt es trotz **unauffälliger Werte** zu einer unerwarteten

Blutung, wird Desmopressin als erste sinnvolle Maßnahme empfohlen. Bei Patienten mit **auffälliger Anamnese** und/oder Gerinnungstesten wird eine Desmopressintestung empfohlen. Als Alternative bei Unwirksamkeit von Desmopressin im Rahmen der Desmopressintestung (PFA-100-Ergebnis bleibt unverändert pathologisch) kommt dann Tranexamsäure zum Einsatz.[8] Kommt es trotz des Einsatzes von Tranexamsäure zu einer Blutungskomplikation, soll zusätzlich Aprotinin eingesetzt werden. Sicher ist diese Vorgehensweise aus verschiedenen Gründen diskussionswürdig. Es ist z.B. auch aufgrund der Cochrane-Daten (s.o.) fraglich, ob die Kombination von Tranexamsäure mit Aprotinin wirklich sinnvoll ist. Auch sind sicher nicht alle Patienten mit diesem Schema gut behandelbar. (Als Beispiel seien hier Patienten mit Von-Willebrand-Syndrom Typ 2 oder mit Hämophilie B genannt, die explizit spezielle Faktorenpräparate benötigen, siehe Tab. 4). Allerdings ist dieses Stufenschema allemal deutlich effektiver und auch preiswerter (Kosten GFP: 40–50 €/Stück, Minirin-Dosis® für 70 kg KG: 90 €) als die bisher oft übliche unkritische GFP-Gabe und stellt einen Schritt in die richtige Richtung dar.

Anwendung von rekombinantem, aktiviertem Faktor VII (rVIIa, Novoseven®)

Seit Ende der 90er-Jahre auf dem Markt der blutstillenden Medikamente ist der **rekombinante aktivierte Faktor VII (Novoseven®)**.

rVIIa wird hierbei in supraphysiologischer Dosierung verabreicht, sodass keine Substitution durchgeführt wird, sondern die Wirkung im Sinne einer pharmakologischen Therapie vermittelt wird (siehe Abb. 2). Da sich die Wirkung nur an verletztem Endothel mit freiwerdendem Tissue-Faktor (TF) entfaltet, ist mit systemischer Gerinnungsaktivierung nicht zur rechnen.

rekombinanter Faktor VIIa

i Es kommt durch die hohen Dosen von rVIIa zu einer direkten Bindung an die Phospholipidoberfläche aktivierter Thrombozyten mit einer folgenden direkten Aktivierung von Faktor X. Daher kann die Gerinnung auch ohne Faktor VIII oder IX initiiert werden.

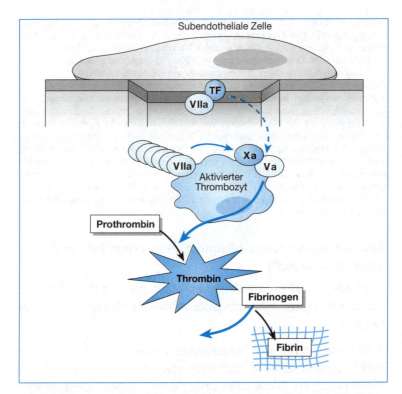

Abb. 2: Wirkung von rVIIa (Abb. mit Genehmigung von Novo Nordisk Pharma GmbH)

Das Medikament besitzt die Zulassung zur Behandlung von:

- Hemmkörperhämophilien
- hereditärem Faktor-VII-Mangel
- Thrombasthenie Glanzmann (seltene hereditäre Thrombozytopathie)

i Eine Fülle von Fallbeschreibungen zeigt jedoch die Wirkung bei vielen **anderen hämorrhagischen Diathesen** (Blutungen bei Hepatopathie, Überdosierung von oralen Antikoagulanzien, diverse Thrombozytopathien und –penien, posttraumatische schwere Blutungen, gastrointestinale Blutungen, postoperative Nachblutungen, Blutungen bei schweren und schwersten Traumen etc.).[5] Allerdings ist das Medikament für die letztgenannten Indikationen nicht zugelassen, was insbesondere im Hinblick auf den nicht gerade geringen Preis wichtig erscheint.

Merke: Als Ultima Ratio in verzweifelten Fällen erscheint ein Therapieversuch mit rVII a wegen der großen Erfolgsaussichten jedoch u. U. gerechtfertigt: **Standarddosis** rVIIa: 90 µg/kg KG i.v., Wiederholung ggf. alle 2 Stunden.

Zusammenfassung: Behandlung von Gerinnungsstörungen

Gerinnungsstörung	Therapie
Thrombozytopathie medikamentös	DDAVP (Minirin®) i.v.
Thrombozytopathie bei Nieren- oder Leberinsuffizienz	
milde Thrombozytopenien	
diverse hereditäre Thrombozytopathien (siehe Tab. 3)	
Thrombozytopenie schwer < 50.000/µl	Thrombozytenkonzentrat(e)
mildes Von-Willebrand-Jürgens-Syndrom Typ 1	DDAVP (Minirin®) i.v.
Von-Willebrand-Jürgens-Syndrom Typ 2 und 3	Von-Willebrand-Faktor-reiches Faktor-VIII-Konzentrat (z.B. Haemate®)
Blutung durch Vitamin-K-Antagonist/Vitamin-K-Mangel	Vitamin K (z.B. Kanavit®), Prothrombin-Komplex-Präparate (PPSB, **cave:** Thromboemboliegefahr)
Faktor-VII-Mangel	nur bei Restaktivität < 30 %: Faktor-VII-Konzentrat (z.B. Faktor-VII-S-TIM®) oder rekombinanter aktivierter Faktor VII (NovoSeven®)
Faktor-XII-Mangel	keine!
Hämophilie A schwer und mittelschwer (Restaktivität < 30 %)	entsprechendes Faktoren-Konzentrat je nach Restaktivität
Hämophilie A mild (Restaktivität > 30 %)	DDAVP (Minirin®) i.v.
Hämophilie B	entsprechendes Faktoren-Konzentrat je nach Restaktivität
Faktor-XI-Mangel	Gerinnungsaktives Frischplasma (GFP)
Faktor-V-Mangel	GFP + Thrombozytenkonzentrat(e)
Hemmkörper-Hämophilie (gegen Faktor VIII, selten Faktor V)	rekombinanter aktivierter Faktor VII (NovoSeven®), aktivierte Prothrombinkomplexpräparate (z.B. FEIBA®: Factor Eight Inhibitor Bypassing Activity)

Tab. 4: Behandlung von Gerinnungsstörungen

Gerinnungsstörung	Therapie
Ultima Ratio bei unklaren oder schwersten Blutungen	rekombinanter aktivierter Faktor VII (Novo-Seven®)
DIC	Fresh Frozen Plasma (FFP)
große Blutverluste	FFP, ggf. Thrombozytenkonzentrate, ggf. NovoSeven®
Hepatopathien mit pathologischen Globaltests der plasmatischen Gerinnung (Quick und PTT)	FFP
Hyperfibrinolyse, z.B. bei Leberversagen, Lebertransplantation, OP von Prostata-/Ovarial-/Uterus-/Pankreas-Tumoren	Aprotinin (z.B. Trasylol®)
blutsparende Maßnahme vor kardiochirurgischen OPs	Tranexamsäure (z.B. Cyklokapron®)

Tab. 4, Fortsetzung

18/17 Patienten mit immunologischen Erkrankungen oder immunsuppressiver Therapie

Roesslein M

Die Anzahl und Komplexität von Patienten mit immunlogischen Erkrankungen oder immunsuppressiver Therapie, und damit auch die Zahl an operativen Eingriffen, denen sich diese Patienten unterziehen, nimmt ständig zu. Die Kenntnis der Besonderheiten und speziellen Probleme dieser Patientenkollektive ist für den Anästhesisten wichtig, da eine adäquate perioperative Versorgung den postoperativen Verlauf und die Langzeitprognose wesentlich mitbestimmen kann.

i Das intakte Immunsystem besteht aus einem komplexen System von adaptiven und nicht-adaptiven Antworten auf fremde Antigene. Die adaptive Antwort ist hoch spezifisch für ein bestimmtes Antigen und verbessert sich nach wiederholter Exposition mit diesem Antigen durch die Bildung eines Gedächtnis-Mechanismus, der gegen zukünftige Begegnungen mit diesem Antigen schützt.

Immunsystem

Im Gegensatz dazu ist die nicht-adaptive oder natürliche oder auch angeborene Antwort schnell und nicht-spezifisch für das Antigen. Außerdem verbessert sie sich nicht nach wiederholten Expositionen. Dieses System muss in der Lage sein, Antigene, die es als selbst und fremd wahrnimmt, zu erkennen und zu differenzieren.

Patienten mit immunologischen Erkrankungen

Ein kompromittierter Immunstatus kann bei jedem Menschen die Entstehung von Infektionen begünstigen, besonders aber bei den Patienten, bei denen Infektionen aus individuellen Risiken und anderen Faktoren, die mit dem operativen Eingriff zusammenhängen, resultieren. Einen Überblick über patienten-„immanente" Faktoren gibt Tabelle 1.

Hohes Alter	Beeinträchtigung der humoralen und zellvermittelten Immunantwort	
Vorbestehende Erkrankungen	Chronische Erkrankungen können verantwortlich sein für: • eine verringerte primäre Immunantwort • eine Unterdrückung der Immunantwort vom verzögerten Typ (Nierenversagen, Neoplasien) • Veränderungen der Leukozytenfunktion (Diabetes, Leukämien, Lymphome)	
	• Diabetes	
	• Nierenversagen	
	• Leberversagen	
	• Solide und hämatologische Tumoren	
	• Mangelernährung	Anmerkungen siehe unten
	• Autoimmunerkrankungen	
	• AIDS	Anmerkungen siehe unten
Vorbestehende Therapien	• Kortikosteroide	Anmerkungen s. Abschnitt Patienten mit immunsuppressiver Therapie (S. 9)
	• Zytostatika	
Akute Erkrankungen	• Trauma	
	• Verbrennung	Einschränkung von Chemotaxis, Opsonisierung und Phagozytose
	• Chirurgischer Stress	Einschränkung der zellvermittelten Immunität

Tab. 1: Faktoren, die mit einer eingeschränkten Funktion des Immunsystems einhergehen

Mangelernährung **i** Mangelernährung ist eine häufige Begleiterscheinung bei

- malignen Erkrankungen
- akuter und chronischer Pankreatitis
- inflammatorischen Darmerkrankungen

Mangel an wichtigen Vitaminen (B6, A, Folsäure, Biotin, Riboflavin) kann zu einer Veränderung der Leukozytenfunktion und Immunantwort führen.

AIDS **i** Dieses Syndrom, das durch eine Abnahme in der Anzahl und der Funktion der T-Helferzellen charakterisiert ist und mit einer Unterdrückung der zellvermittelten Immunantwort einhergeht, prädisponiert die Patienten für opportunistische Infektionen (Pneumocystis carinii, Herpes simplex Virus, Cytomegalie Virus und Epstein-Barr Virus, orale Candidiasis, virulente Form des Kaposi Sarkoms).

Außerdem können Infektionskrankheiten wie Hepatitis B, Syphilis, Gonorrhö und antibiotikaresistente Tuberkulose vorliegen.
Diese immunkompromittierten Patienten tragen auch ein erhöhtes Risiko für maligne Erkrankungen und host-versus-graft disease.

Immunglobulindefekte

B-Zell-Defekte (Antikörpermangelsyndrome)

Unterschieden wird zwischen primären und sekundären Immundefekten (Tabelle 2).

Immundefekt	Anmerkungen
1. Primäre (angeborene) Immundefekte:	
Bruton' Agammaglobulinämie	• 1:20.000 • nur männliche Patienten sind betroffen • Mangel an B-Lymphozyten: Antikörper können nicht produziert werden • Anzahl/Funktion der T-Lymphozyten ist intakt, zellvermittelte Immunität (z.B. Abstoßungsreaktionen von Transplantaten) ist gegeben • wiederkehrende bakterielle Infektionen • verringerte Plasmakonzentration aller Immunglobulinklassen • Unfähigkeit Antikörper zu produzieren, selbst bei Antigenkontakt • Klinische Manifestation erst ab einem Alter von > 9 Monaten (mütterliche IgG) • Manifestierung durch Pneumocystis carinii-Pneumonie • Folge: Chronische Sinusitiden/Bronchiektasien • Antibiotikatherapie bei Vorliegen bakterieller Infektionen
Selektiver Immunglobulin A-Defekt	• 1:500 • rezidivierende Infektionen der Sinus und Pneumonien • Häufig asymptomatisch • 40 % der Patienten produzieren Anti-IgA-Antikörper • Gefahr der Anaphylaxie bei Behandlung mit IgA-haltigen Blutprodukten

Tab. 2: Primäre und sekundäre Immundefekte

Immundefekt	Anmerkungen
2. Sekundäre (erworbene) Immundefekte:	
Eiweißverlustsyndrome enteraler oder renaler Genese	

Non-Hodgkin-Lymphome vom B-Typ	• IgM-Plasmozytom (Morbus Waldenström):
	  – IgM produzierender Plasmazellklon
	  – Erhöhte Plasmaviskosität
	  – Anämie
	  – Erhöhte Inzidenz spontaner Blutungen
	  – Makroglossie erschwert u.U. die Aufrechterhaltung eines offenen oberen Atemweges und die direkte Laryngoskopie für die Intubation.

Splenektomie, Radiotherapie	

Tab. 2, Fortsetzung

Kälte-Assoziierte Immunglobulin-Defekte

Kryoglobulinämie

Kryoglobulinämie
- pathologische zirkulierende Proteine
- Gefahr der Agglutination bei Erniedrigung der Körpertemperatur (Symptome bei Blut-Temperatur < 33°C)
- Aktivierung des Komplementsystems, Plättchenaggregation
- Verbrauch von Gerinnungsfaktoren
- Hyperviskosität des Plasmas
- akutes Nierenversagen
- mikrovaskuläre Thrombose

Anästhesiologisches Management:

- Aufrechterhalten einer ausreichenden Körpertemperatur; intra- und postoperativ (OP-Temperatur, Decken, Ventilation mit angewärmtem/angefeuchtetem Gas, Wärmeummantelung für intravenöse Zugangsleitungen)
- **CAVE:** Kardiopulmonaler Bypass (systemische Hypothermie, kalte Kardioplegie-Lösung ⇨ intrakoronare Hämagglutination ⇨ ungleichmäßige Verteilung der Kardioplegie-Lösung, Thrombose, Ischämie/Infarkt)

  Kardio-pulmonaler Bypass

- Alternative erwägen: kurzzeitiger ischämischer Arrest
- Plasmapherese erwägen

Kälteagglutinine

- irreguläre Antikörper der IgM-Klasse

  Kälteagglutinine

- Ursprung: Parenterale Sensibilisierung mit Erythrozyten fremder Antigenstruktur (Schwangerschaft, Bluttransfusion)

Ursachen:

- Lymphome u.a. maligne Erkrankungen
- Infektionen (Mycoplasmen)
- idiopathisch

Klinik:

- Reaktion mit Antigenen auf patienteneigenen Erythrozyten bei erniedrigter Körpertemperatur.
    - Komplementaktivierung
    - Hämolyse, Gefäßverschluss
- Akrozyanose
- Raynaud's Phänomen
- Gangrän
- Immunkomplex-Nephritis
- Hämolyse (⇨ Anämie ⇨ Hämoglobinurie ⇨ Nierenversagen)

Anästhesiologisches Management:

- Vermeidung von Kälte
- Cyclophosphamid
- Plasmapherese
- warme Transfusions-/Infusionslösungen
- ggf. Steroidstoßtherapie

Amyloidose

Amyloidose
- Generalisierte oder lokalisierte extrazelluläre Proteinablagerungen (Amyloid) im Interstitium verschiedener Organe (Herz, GI-Trakt, Niere, periphere Nerven).

Klinik / Anästhesiologisches Management:

- GI-Trakt: Verzögerte Magenentleerung
- Herz: Verstärkung negativer Wirkungen durch Anästhetika (Myokardinfarkt, Herzkammerflimmern)
- Niere: Auswahl geeigneter Medikamente, abhängig von der renalen Clearance
- periphere Nerven: Beachtung bei Regionalanästhesie und intraoperativer Lagerung

Hyperimmunglobulinämie E (Buckley-Syndrom)

Buckley-Syndrom
- IgE-Konzentrationen bis zu 10x über dem physiologischen Wert erhöht
- Chemotaxis-Störung der neutrophilen Granulozyten

Klinik:

- rezidivierende bakterielle Infektionen (Haut, Nasennebenhöhlen, Lunge) v.a. durch Staphylococcus aureus
- Bakteriämie
- Candidiasis der Schleimhäute
- Abszessbildung trotz Antibiotikatherapie

Anästhesiologisches Management:

- Risiko der Abszessbildung bei regionalen Verfahren

Wiskott-Aldrich-Syndrom

- x-chromosomal rezessiv vererbt
- eingeschränkte Aktinbildung ⇨ verminderte Thrombozytenbildung

Wiskott-Aldrich-Syndrom

Klinik:

- Thrombozytopenie
- Ekzembildung
- erhöhte Infektanfälligkeit

Anästhesiologisches Management:

- Transfusion von Thrombozytenkonzentraten erwägen

Defekte des Komplementsystems

Hereditäres Angioödem

Mangel an C1-Esterase-Inhibitor (C1-INH)

Hereditäres Angioödem

⇨ unkontrollierte Komplementaktivierung

⇨ Ausschüttung vasoaktiver Mediatoren (Bradykinin)

Klinik:

- Ödeme der Haut, Schleimhäute und inneren Organe
- **CAVE:** Larynx-Ödem mit kompletter Obstruktion der oberen Atemwege

Larynx-Ödem

Auslöser:

- Infektionen
- (kleine)Verletzungen
- mechanische Reizungen
- Operationen
- Stress

Anästhesiologisches Management:

Zustand	Indikation	Maßnahme
Langzeit-Prophylaxe	Patienten mit rezidivierenden Anfällen (> 1x/Monat)	1. Anabole Steroide 2. Antifibrinolytika 3. regionales Anästhesieverfahren erwägen
Kurzzeit-Prophylaxe	Patienten mit positiver Anamnese ohne Langzeit-Prophylaxe vor Zahneingriffen / Intubationsnarkosen	1. C1-INH-Konzentrat i.v. 1 h vor dem Eingriff 2. Anabole Steroide 3. regionales Anästhesieverfahren erwägen
Akuter Anfall	Ziel: Ödementwicklung so rasch wie möglich stoppen	1. C1-INH-Konzentrat 2. gefrorenes Frischplasma (FFP) 3. Notfallmäßige Intubation in Tracheotomie-/Koniotomiebereitschaft erwägen

Tab. 3: Anästhesiologisches Management beim Hereditäres Angioödem

Bei allen Immundefekten bestehen:

- erhöhte Infektanfälligkeit gegenüber bakteriellen Infektionen, insbesondere der Atemwege (bei B-Zell-Defekten) oder Viren und Pilzen (bei T-Zell-Defekten).
- erhöhte Anfälligkeit für Tumoren und Autoimmunerkrankungen.

Patienten mit immunsuppressiver Therapie

Immunsuppressive Medikamente werden zur Unterdrückung der Immunantwort v.a. bei Patienten mit Autoimmunerkrankungen und Transplantat-Empfängern eingesetzt.

Einsatz zur Unterdrückung der Immunantwort

Die insbesondere für Transplantatempfänger erforderliche und – in der Regel – lebenslange immunsuppressive Therapie ist neben einem erhöhten Risiko für die Entstehung von Infektionen und Malignomen mit weiteren Nebenwirkungen verbunden (Tabelle 4).

Nebenwirkungen

Substanz	Handelsname	Nebenwirkungen
Substanzklasse: Calcineurininhibitoren ($\downarrow$ IL-2-Produktion: $\downarrow$ T-Zell-Aktivierung und -Proliferation)		
Cyclosporin A	Sandimmun	**Hypertonie**, Nephro-/Neurotoxizität, Diabetes, Hyperlipidämie, Hyperkaliämie, Hypomagnesiämie, Durchfall, Erbrechen, Vasokonstriktion und Hyperkaliämie bei i.v.-Applikation ($\rightarrow$max. 2 mg/kgKG/h)
Tacrolimus	Prograf, FK506	**Nephrotoxizität, Diabetes**, Neurotoxizität, Hypertonie, Hyperlipidämie, Hyperkaliämie, Hypomagnesiämie, Durchfall, Erbrechen
Substanzklasse: Glucocorticosteroide ($\downarrow$ T-Zell-Aktivierung)		
Prednison	Decortin H	**Diabetes**, Neurotoxizität, Hypertonie, Hyperlipidämie
Methylprednison	Urbason	
Substanzklasse: Antimetabolite ($\downarrow$ Purin-Synthese: $\downarrow$ T-Zell-Proliferation)		
Azathioprin	Imurek	**Leukopenie**, Anämie, Thrombozytopenie, Durchfall, Erbrechen, Interferenz mit Muskelrelaxanzien (evtl. Dosiserhöhung erforderlich), hepatotoxisch
Substanzklasse: Purinantagonisten		
Mycophenolat Mofetil	MMF, Cell Cept	Hypomagnesiämie, Anämie, Leukopenie, Thrombozytopenie, Panzytopenie, Durchfall, Erbrechen

Tab. 4: Für die Anästhesie relevante Nebenwirkungen (fett = besonders häufig) von Immunsuppressiva (nach Pothmann W)[12]

Substanz	Handelsname	Nebenwirkungen
Substanzklasse: Poli-/Monoklonale Antikörper (AK) ($\downarrow$ T-Zellen)		
Anti-T-Lympho-zytenglobulin	ATG	Anaphylaxie, Hypertonie, Leukopenie, Thrombozytopenie, Panzytopenie
Anti-Lympho-zytenglobulin	ALG	
Monoklonaler IgG_2-AK	OKT3	
Substanzklasse: Inhibitoren der späten T-Zellfunktion		
Sirolimus	Rapamune	**Hyperlipidämie**, Thrombozytopenie

Tab. 4, Fortsetzung

CAVE:

klinisch signifikante Blutspiegelsenkungen

Klinisch signifikante **Blutspiegelsenkungen** der Immunsuppressiva können durch **Hämodilution** aufgrund massiver perioperativer Flüssigkeitsgaben oder durch einen kardiopulmonalen **Bypass** hervorgerufen werden.

Antazida:

Beeinträchtigung der Resorption von Tacrolimus und Mycophenolat Mofetil.
⇨ Gabe > 2 h vor Gabe der Immunsuppressiva

NSAIDs:

Autoregulation der Niere ⇩
⇨ KI bei Therapie mit Cyclosporin oder FK506

Plasmaspiegel

Verschiedene Medikamente können den Plasmaspiegel von Cyclosporin, Tacrolimus, Sirolimus durch eine Interaktion mit dem Enzym Cytochrom-P450-CYP3A4 verändern (Tabelle 5).

Veränderung des Plasmaspiegels von Cyclosporin, Tacrolimus, Sirolimus durch verschiedene Medikamente		
Medikamentenklasse	**Anstieg ⇑**	**Abfall ⇓**
Kalziumantagonisten	Diltiazem	
	Nicardipin	
	Verapamil	
Antimykotika	Fluconazol	
	Itraconazol	
	Ketoconazol	
Antibiotika	Daldopristin	Isoniazid
	Cotrimoxazol	Rifampicin
	Erythromycin, Clarithromycin	
	Quinopristin	
Andere Medikamente	Allopurinol	Isofluran
	Bromocriptin	Octreotid
	Chloroquin	Ticlopidin
	Cimetidin	
	Danazol	
	Metoclopramid	
	Orale Kontrazeptiva	

Tab. 5: Medikamente mit Auswirkungen auf den Plasmaspiegel von Cyclosporin, Tacrolimus und Sirolimus (nach Pothmann W)[12]

Kortisontherapie

Folgende anästhesiologisch relevanten Nebenwirkungen können durch eine Steroidtherapie bestehen:

- Insulinantagonismus mit diabetischer Stoffwechsellage
- Natrium- und Flüssigkeitsretention
- Cushing-Syndrom
- Suppression der hypothalamisch-hypophysär-adrenalen Achse

Patienten mit immunologischen Erkrankungen oder immunsuppressiver Therapie

Steroidbehandlungsregime

Einen Überblick über ein Steroidbehandlungsregime für Patienten mit unterschiedlicher Steroidbehandlung bei verschiedenen Eingriffen gibt Tabelle 6.

Perioperatives Steroidbehandlungsregime	
Patient mit Steroidmedikation $\leq$ Cushing-Schwelle	keine zusätzliche Steroidgabe notwendig
Patient mit Steroidmedikation $\geq$ Cushing-Schwelle	
kleiner chirurgischer Eingriff z.B. Arthroskopie, Herniotomie, Laparoskopie	normale Steroidmedikation am Morgen der OP + 25 mg Hydrokortison zur Anästhesieeinleitung
moderater chirurgischer Eingriff z.B. abdominelle Hysterektiomie, Kolonsegmentresektion, TEP	normale Steroidmedikation am Morgen der OP + 25 mg Hydrokortison zur Anästhesieeinleitung + Hydrokortison 100 mg/Tag über 24 h
großer chirurgischer Eingriff z.B. kardio- oder thoaxchirurgischer Eingriff, Whipple-OP	normale Steroidmedikation am Morgen der OP + 25 mg Hydrokortison zur Anästhesieeinleitung + Hydrokortison 100 mg/Tag über 48–72 h
Glukokortikoidbehandlung oberhalb der Cushing-Schwelle vor < 3 Monaten	Behandlung wie unter Steroidbehandlung
Glukokortikoidbehandlung oberhalb der Cushing-Schwelle vor > 3 Monaten	Keine perioperative Steroidgabe notwendig
(Cushing-Schwelle: 7,5–10 mg/d Prednison oder äquivalente Dosis)	

Tab. 6: Perioperatives Steroidbehandlungsregime (nach A.S. Milde)[8]

Anästhesiologisches Management

Obwohl es zahlreiche Hinweise auf eine Beeinflussung von Anästhetika auf immunkompetente Zellen in vitro gibt, ist die Diskriminierung der individuellen Auswirkungen von Anästhesie, operativem Eingriff und anderen perioperativen Maßnahmen auf die Immunantwort des Patienten schwierig.

Immunantwort

Es wäre vorstellbar, dass die durch Anästhetika induzierte Depression des Immunsystems die Entwicklung postoperativer Infektionen begünstigen könnte. Wenn man die Dosierung und Applikationsdauer bedenkt, sind diese Effekte aber klinisch wahrscheinlich nicht signifikant. Die Inzidenz postoperativer Infektionen scheint eher mit dem chirurgischen Trauma und der damit verbundenen Ausschüttung von Kortison und Katecholaminen, die die Phagozytose hemmen können, in Verbindung zu stehen („neuroendokrine Stressantwort"). Ohne chirurgische Stimulation führen Anästhetika nicht zu einer vorhersagbaren Ausschüttung von Kortison und Katecholaminen. Ein entsprechendes Narkoseniveau kann die sympathische Reizantwort unterdrücken. Es gibt allerdings keinen Beweis dafür, dass die Narkosetiefe mit der Inzidenz postoperativer Infektionen korreliert.

Eine ausreichende Immunkompetenz ist auch essentiell für die Abwehr gegen maligne Erkrankungen. Wie bei den Infektionen gibt es auch hier keinen Hinweis, dass die immunkompromittierende Wirkung von Anästhetika einen klinisch signifikanten Einfluss besitzt.[6]

ausreichende Immunkompetenz

Im Tiermodell gibt es allerdings eindeutige Hinweise, dass eine adäquate Analgesie, die mit einem chirurgischen Eingriff verbundenen, das Tumor-Wachstum begünstigenden Effekte, verringern kann.[9] Diese Erkenntnisse sind nicht sicher auf den Menschen übertragbar, könnten aber einen Hinweis auf die Wichtigkeit adäquater post-operativer Schmerztherapie geben.[9]

Anästhesiologisches Management bei Patienten mit immunsuppressiver Therapie

besondere Gefährdung transplantierter Patienten

Da transplantierte Patienten immer sowohl durch eine akute als auch chronische Abstoßungs-Reaktion gefährdet sind, ist neben dem **Ausschluss von vorliegenden Infektionen** eine präoperative **funktionelle Evaluation** des Transplantates für das anästhesiologische Management von besonderer Bedeutung.

Genauso muss der Funktionszustand anderer Organe, die durch die Nebenwirkungen einer immunsuppressiven Therapie beeinträchtigt sein können, überprüft werden (Tabelle 4).

Anästhesieverfahren

Die Grundsätze der Narkoseführung gelten auch für Patienten mit immunsuppressiver Therapie. Derzeit gibt es **keinen Hinweis auf die Überlegenheit eines speziellen Anästhesieverfahrens** oder bestimmter Narkosemittel, eine ausreichende Organfunktion vorausgesetzt.

strenge Indikation für invasive Monitoring-Maßnahmen

Die Indikation für **invasive Monitoring-Maßnahmen** ist wegen der damit erhöhten Infektionsgefahr streng zu stellen, wird aber letztlich durch das individuelle Risikoprofil des Patienten bestimmt.

Folgende Grundkrankheiten sind mit einem erhöhten Risiko für eine Kathetersepsis bei zentralvenösem Katheter assoziiert (Tabelle 7).[5]

Grundkrankheit	Relatives Risiko[13]
AIDS	4,8
niedrige CD_4-Zahl	3,5
Neutropenie	1,0-15,1
Transplantation	2,6

Tab. 7: Relatives Risiko für eine Kathetersepsis nach Grundkrankheit

Verantwortlich sind in 30–40 % der Fälle koagulasenegative Staphylokokken und andere Hautkeime.[5]

senken der Infektionsrate

Durch geeignete Maßnahmen können die Infektionsraten auf < 1 Kathetersepsis pro 1.000 Kathetertage gesenkt werden (Tabelle 8).

Maßnahme	Hinweise
Ausbildung zur aseptischen Einlage	
Korrekte Pflege	Inspektion / Palpation / bei Bedarf Wechsel des Transparent-Verbandes
Einsatz des richtigen Katheters nach Infusionsbedarf	• Polyurethan oder Polymer besser als Polyvinylchlorid (PVC) • Einlumen besser Mehrlumen • V. subclavia bei längerer Liegedauer besser als V. jugularis
Desinfektion	Octenisept bei Immunsupprimierten
Antibiotisch beschichtete Katheter	

Tab. 8: Maßnahmen zur Senkung der Inzidenz der Kathetersepsis

i Eine immunsuppressive Therapie begünstigt die Entstehung von Infektionen und kann gleichzeitig deren klinische Zeichen maskieren. Kommt es im Rahmen einer Transplantation zu einer Infektion, so sind beim Empfänger in der frühen postoperativen Phase als Erreger oft Bakterien und Pilze verantwortlich zu machen, die vor allem Lunge, ableitende Harnwege und das Operationsgebiet betreffen können. Im weiteren Verlauf können Viren zu opportunistischen Infektionen führen.[4,10]

Infektionen

Zur Vermeidung chirurgischer Wundinfektionen, für die immunsupprimierte Patienten natürlich in besonderem Maße prädisponieren, sollte beim Management dieser Patienten verschiedene Maßnahmen ergriffen werden. Neben dem Bemühen, das chirurgische Trauma so gering wie möglich zu halten, um die damit einhergehende Stressantwort und Immunsuppression zu unterdrücken, gibt es spezielle anästhesiologische Maßnahmen, die in Tabelle 9 wiedergegeben sind.[3,7]

Vermeidung chirurgischer Wundinfektionen

Maßnahme	Hinweise
Vermeidung von Hypothermie	Unabhängiger Risikofaktor: • Perfusion im subkutanen Gewebe ⇓ • ⇨ Hypoxie ⇨ „oxidative burst" neutrophiler Granulozyten ⇓[14]
Ausreichend hohe inspiratorische O_2-Konzentrationen ($F_iO_2 > 0{,}8$)	• ⇑ Produktion von O_2-Radikalen (s.o.) • ⇑ Synthese von Kollagen und Epithel (wichtig für Wundheilung)
Normovolämie	• ⇑ O_2-Transport
Normoglykämie Engmaschige BZ-Kontrollen Soll-Wert unklar (< 200 mg/dl)	Hyperglykämie ist mit erhöhter Morbidität und Mortalität assoziiert:[2] • Anzahl und Funktion von Leukozyten ⇓, Deaktivierung von Immunglobulinen und Komplement-Faktoren durch Glykosilierung • Durch eine aggressive Insulin-Therapie, durch die der Glukosespiegel unter 110 mg/dl gehalten wurde, konnte die Mortalität bei intensivpflichtigen Patienten von 8,0 % auf 4,6 % gesenkt werden, hauptsächlich durch eine geringere Inzidenz an Mulitorganversagen.[15]
Bluttransfusionen Eigenblutspende (wenn möglich)	• Immunmodulatorische Effekte durch allogene Blut-Transfusionen • Klinische Konsequenz noch nicht abschließend geklärt[7]
Antibiotika-Prophylaxe Ziel: Abdeckung der häufigsten Keime	• Am effektivsten 1h vor Hautschnitt[11] • Wegen mangelnden Nutzens und der Selektionierung resistenter Organismen sollte die Prophylaxe innerhalb von 24h beendet werden.[1]

Tab. 9: Anästhesiologische Maßnahmen zur Vermeidung von chirurgischen Wundinfektionen

19 Postoperative Übelkeit und Erbrechen

Petzold S

Einleitung und Epidemiologie

Postoperative Übelkeit und Erbrechen (postoperative nausea and vomiting, PONV) stellen auch heute, 150 Jahre nach Einführung der Allgemeinanästhesie, ein **ernstzunehmendes Problem** in der operativen Medizin dar.

Lag die **Inzidenz** von PONV zu Zeiten der Äthernarkose bei 80 %, so wird sie heute mit 20–30 % beziffert.[3,10,21]

Inzidenz

Übelkeit und Erbrechen sind für Patienten äußerst unangenehme Begleiterscheinungen nach Narkose und Operation. Obgleich in seinen medizinischen Auswirkungen in den meisten Fällen harmlos, **vermindert** das PONV die **Patientenzufriedenheit** erheblich. Nach ambulanten Eingriffen ist PONV eine der häufigsten Gründe für eine ungeplante stationäre Aufnahme.

Die Abwesenheit von Übelkeit und Erbrechen in der postoperativen Phase ist mindestens ebenso wichtig wie ausreichende Schmerzfreiheit.[16,17]

i In einer Untersuchung zur Bedeutung von **PONV im Aufwachraum** wurden 200 gynäkologische Patientinnen und 52 Mitarbeiter (Anästhesisten und Aufwachraumpflegepersonal) zu ihren Präferenzen bezüglich postoperativer Befindlichkeit befragt. Der Reduktion von postoperativer Übelkeit und Erbrechen wurde im Vergleich zu Analgesie und Sedierung sowohl von Patienten als auch vom Personal erstrangige Bedeutung beigemessen.[16]

Hinzu kommt ein erhöhter personeller und materieller Aufwand durch intensive Pflegezuwendung, Wäschewechsel, antiemetische Medikation und verlängerte Aufwachraumverweildauer.

Pathophysiologie von Übelkeit und Erbrechen

Übelkeit ist das unangenehme Gefühl, erbrechen zu müssen. Es setzt subjektives, kortikales Erleben voraus.

Übelkeit

Erbrechen mit seinen möglichen Vorboten Übelkeit und Würgen ist v.a. ein Schutzreflex. Er kann durch eine Vielzahl von Reizen getriggert werden.

Erbrechen

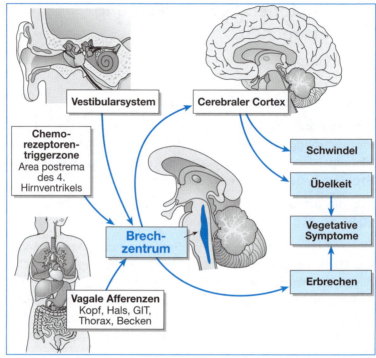

Abb. 1: Pathophysiologie von Übelkeit und Erbrechen

Das Brechzentrum befindet sich in der Formatio reticularis. Es wird aus verschiedenen Quellen angesteuert (Tab. 1).[13]

	Reizübertragung Rezeptoren	Klinische Beispiele
Vestibularsystem	überwiegend histaminerg **H1**, ACh, 5-HT$_3$	Reisekrankheit, M. Menière
Chemorezeptoren-Triggerzone Area postrema am Boden des 4. Hirnventrikels	überwiegend dopaminerg **D2**, 5HT$_3$	Intoxikationen (z.B. Digitalis), Urämie, morphininduziertes Erbrechen
vagale Afferenzen aus Gastrointestinaltrakt, Kopf, Hals, Thorax, Becken	überwiegend serotoninerg **5HT$_3$**, D2, 5HT$_4$	chemotherapieinduziertes Erbrechen
H1 = Histamin-1-Rezeptor; ACh = Acetylcholin, 5-HT$_3$ = 5-Hydroxytryptamin (Serotonin)		

Tab. 1: Einflüsse auf das Brechzentrum in der Formatio reticularis

Umgekehrt wird das Erbrechen vom Brechzentrum über entsprechende Efferenzen ausgelöst. Beim eigentlichen **Brechakt** müssen die Muskelfunktionen des Respirations- und Magen-Darm-Trakts sowie der Bauchwand koordiniert werden.

Zum Erbrechen kann es mit oder ohne Übelkeit kommen, genauso wie Übelkeit allein oder mit nachfolgendem Erbrechen auftreten kann.

Sowohl Übelkeit als auch Erbrechen können mit **vegetativen Begleitsymptomen** einhergehen:

vegetative Begleitsymptome

- Blässe und Kaltschweißigkeit
- Tachykardie
- Salivation und gehäuftes Schlucken

Übelkeit ist nach außen hin kaum sichtbar und kann deshalb in ihrer Bedeutung vom Behandler unterschätzt werden. Für den Patienten kann sie jedoch sehr quälend und zermürbend sein.

Pathogenese des PONV

Während die Pathomechanismen einiger Arten von Übelkeit und Erbrechen, z.B. des Toxin-, Morphin- oder Chemotherapie-induzierten Erbrechens, gut untersucht und anerkannt sind, ist die Pathogenese des PONV **unklar**.

Pathogenese

Möglicherweise ist das PONV kein in sich geschlossenes Krankheitsbild. Vielmehr könnte die Vielzahl der bei Anästhesie und Operation einwirkenden Reize (medikamentös-toxisch, direkte Reizung im Bereich des Magen-Darm-Trakts, postoperative Bewegungsreize) bei disponierten Patienten auf unterschiedlichen Aktivierungswegen zu Übelkeit und Erbrechen führen.

Risikofaktoren für PONV

Patientenspezifische Risikofaktoren

Wichtige patientenspezifische Risikofaktoren sind:

1. weibliches Geschlecht
2. Nichtraucherstatus

3. PONV oder Reisekrankheit in der Anamnese
4. Alter
5. präoperative Angst

weibliches Geschlecht

1. **weibliches Geschlecht:** Der stärkste Risikofaktor für die Entwicklung eines PONV ist das weibliche Geschlecht. Wie verschiedene Untersuchungen übereinstimmend gezeigt haben, erleiden Frauen 3–4 mal häufiger ein PONV als Männer.[2,21] Ein geschlechtshormonell bedingter Zusammenhang gilt als wahrscheinlich.

i Der Einfluss des **weiblichen Hormonzyklus** auf die Inzidenz des PONV wird in der Literatur immer wieder diskutiert. Die Ergebnisse der einzelnen Studien bezüglich PONV-bevorzugter Zyklustage differieren z.T. erheblich. In Metaanalysen wurde kein Zusammenhang zwischen Hormonzyklus und Inzidenz von PONV gefunden.[6]

Nichtraucher

2. **Nichtraucherstatus:** Nichtraucher erbrechen doppelt so häufig wie Raucher. Diese Tatsache konnte in großen Multicenterstudien bestätigt werden.[2,21]

i Als **pathophysiologischer Mechanismus** wird die Beeinflussung des dopaminergen Systems durch das Rauchen diskutiert. Nikotin kann über eine Hemmung des GABA-ergen Systems die Dopaminkonzentration an zentralen dopaminergen Synapsen erhöhen, was langfristig zu verminderter Rezeptordichte am synaptischen Spalt führt. Kommt es im Rahmen der Anästhesievorbereitung zum Nikotinentzug, bestünde ein relativer Dopaminmangel, was eine geringere PONV-Inzidenz erklären könnte.[3]

Anamnese von PONV oder Reisekrankheit

3. **PONV oder Reisekrankheit in der Anamnese:** Der Zusammenhang zwischen PONV und bereits früher aufgetretenem PONV oder anamnestisch bekannter Reisekrankheit ist ebenfalls gesichert.[2] Dies scheint Ausdruck einer gewissen **individuellen Disposition** zu sein und könnte als Hinweis auf eine mögliche vestibuläre Komponente des PONV gewertet werden.

Alter

4. **Alter:** Die Inzidenz des PONV differiert in verschiedenen Altersgruppen.[3,11] Bei den Erwachsenen fällt auf, dass hochbetagte, geriatrische Patienten weniger an PONV leiden als **junge Patienten**. Bei den Männern sinkt die Inzidenz des PONV im Laufe des Lebens kontinuierlich, bei Frauen erst nach der Menopause.

Bei **Kindern** steigt die Inzidenz postoperativen Erbrechens mit dem Lebensalter bis zur Pubertät. Säuglinge und Kleinkinder bis zum 2./3. Lebensjahr erbrechen postoperativ sehr selten, bei älteren Kindern findet man eine PONV-Inzidenz um 40–50 %. Um die Zeit der Pubertät kommt es zum Angleich an Erwachsenenwerte.[11,15]

Besonderheiten bei Kindern

Bei Kindern liegen **weitere Besonderheiten** vor:

– Übelkeit ist insbesondere bei Säuglingen und Kleinkindern schwer zu beurteilen, deshalb kann nur die Inzidenz von Vomitus gewertet werden.

– Kinder nach dem 2./3. Lebensjahr erbrechen doppelt so häufig wie Erwachsene.

– Bis zur Pubertät bestehen bezüglich der PONV-Inzidenz keine Geschlechtsunterschiede.

– Bei Kindern besteht ein Zusammenhang zwischen operativem Eingriff und der Häufigkeit von PONV. Als **Operationen mit erhöhtem Risiko** gelten Strabismusoperation, Adenotonsillektomie, Hernioplastik, Orchidopexie und Eingriffe am Penis.[11]

5. **präoperative Angst:** Neuere Untersuchungen belegen ein erhöhtes PONV-Risiko bei ausgeprägter präoperativer Angst.

präoperative Angst

i In einer Studie wurde an 1.400 Patienten ein **präoperativer Angstscore** erhoben.[23] Die Höhe des Scorewertes korrelierte signifikant mit der Inzidenz von PONV. Die Autoren halten jedoch die Erhebung des präoperativen Angstscores für verzichtbar, da dieser die Vorhersagekraft der üblicherweise angewandten Risikoscores nicht weiter verbessert.

Anästhesieabhängige Risikofaktoren

Als anästhesieabhängige Risikofaktoren sind zu betrachten:

1. volatile Anästhetika
2. Lachgas
3. Anästhesiedauer
4. Opiatanalgesie

volatile Anästhetika

1. **volatile Anästhetika:** PONV tritt nach Verwendung volatiler Anästhetika häufiger auf als nach Propofol. **Welche volatile Substanz** zur Anwendung kommt, ist **unwesentlich**.

   i Die europäische Multicenterstudie IMPACT[1] zeigte, dass die PONV-Inzidenz allein durch den Verzicht auf volatile Anästhetika um 18 % vermindert werden kann. Das seltenere Auftreten von PONV kann jedoch nicht allein dem unspezifisch antiemetischen Effekt von Propofol zugeordnet werden. Es konnte eine Dosis-Wirkungs-Beziehung für volatile Anästhetika und PONV gezeigt werden.[3]

Lachgas

2. **Lachgas:** Der Einfluss von Lachgas auf postoperative Übelkeit und Erbrechen wurde in zahlreichen Arbeiten untersucht.

   Je höher das PONV-Risiko eines Patienten, desto größer scheint der Effekt eines Verzichts auf Lachgas zu sein. Insgesamt wird der **Vermeidung von Lachgas** jedoch eine **geringe klinische Relevanz** beigemessen.

   i Eine Metaanalyse von Tramer und Mitarbeitern fasst die Ergebnisse von 24 Studien mit insgesamt 2.478 Patienten zusammen. Wurden alle Spielarten des PONV, Übelkeit und Erbrechen, frühes und spätes PONV, gemeinsam betrachtet, so konnte durch den Verzicht auf Lachgas kein signifikanter Benefit erzielt werden. Dasselbe trifft für den Endpunkt Übelkeit zu. Für die Endpunkte frühes und spätes Erbrechen konnte mit einer NNT (number needed to treat) von 12 bzw. 14 durch lachgasfreie Anästhesie eine leichte Verbesserung erzielt werden. Lediglich die Subgruppen von Patienten mit hohem Risiko für PONV konnten von einer lachgasfreien Narkose profitieren. Bei ihnen trat ein frühes und spätes Erbrechen mit einer NNT von 4,8 bzw. 5,6 signifikant seltener auf.[22]

Narkosedauer

3. **Narkosedauer:** PONV tritt nach **längeren Narkosen** häufiger auf als nach kürzeren (Tab. 2). Dies trifft insbesondere für **Inhalationsanästhesien** zu.[3,21]

	Narkosedauer < 1 h	Narkosedauer > 2 h
PONV-Inzidenz Männer	7 %	20 %
PONV-Inzidenz Frauen	23 %	40 %

Tab. 2: Häufigkeit von PONV in Abhängigkeit von der Anästhesiedauer (Daten aus[2])

Opiatgebrauch

4. **Opiatanalgesie:** Ein weiterer Risikofaktor ist die intra- und postoperative Verwendung von Opiaten. Die emetische Wirksamkeit verschiedener Opioide scheint dabei nicht wesentlich zu differieren. Einzig die intraoperative Verwendung

des ultrakurzwirksamen **Remifentanil** könnte von Vorteil sein, auch wenn die Studienergebnisse diesbezüglich differieren.

i In einer klinischen Untersuchung an 500 Patienten erhielt jeweils die Hälfte von ihnen eine postoperative PCA mit Morphin oder Piritramid. Es bestand kein Unterschied bezüglich der PONV-Inzidenz.[5]

In einer Arbeit von Rama-Maceiras und Mitarbeitern 2005 wurden 60 Patienten einer **Opiat-Propofol-TIVA** unterzogen. Als Opiat kam bei 30 Patienten Fentanyl, bei 30 Patienten Remifentanil zur Anwendung. In der Remifentanilgruppe kam es signifikant seltener zum PONV (4 Patienten der Remifentanilgruppe vs. 14 Patienten der Fentanylgruppe).[19]

Sonstige Risikofaktoren

Als weitere Risikofaktoren für das Auftreten eines PONV werden diskutiert:

1. operativer Eingriff
2. Maskenbeatmung
3. Wetterlage
4. Magensonden
5. postoperative Bewegungsreize

Der Einfluss der Art des **operativen Eingriffs** auf die Entwicklung eines PONV ist bei Erwachsenen derzeit **nicht eindeutig geklärt**.

Operativer Eingriff

i Auch die Konsensuskonferenz 2003 konnte diesbezüglich kein eindeutiges Statement erarbeiten, da mehrere klinische Untersuchungen zu widersprüchlichen Ergebnissen kamen.[3,10,11]

Operationen, die in einigen Studien als **Risikofaktor** für PONV gelten, sind Schilddrüseneingriffe, Strabismusoperationen, plastische Eingriffe und Laparoskopien.[3,10,11]

Die Pathophysiologie des Brechreflexes mit seinen vagalen Afferenzen aus Kopf, Hals, Thorax, Gastrointestinaltrakt und Becken kann eine erhöhte Erbrechensinzidenz nach Manipulation in diesen Körperregionen erklären.

andere Risikofaktoren
Andere Risikofaktoren, die wiederholt in der Literatur diskutiert wurden **(Maskenbeatmung, Wetterlage, Vorhandensein von Magensonden, postoperative Bewegungsreize),** sind zu wenig untersucht oder die Datenlage ist kontrovers.

Risikoeinschätzung

Zur Abschätzung des **individuellen Risikos**, ein PONV zu entwickeln, kommen Risikoscores zur Anwendung. Der sog. **vereinfachte Risikoscore (nach Apfel)** hat sich in der Klinik weitgehend durchgesetzt.

i In einer prospektiven Studie an 2.220 Patienten zeigten Apfel und Mitarbeiter, dass das **Risiko für PONV** anhand der Faktoren Alter, Geschlecht, Raucherstatus, PONV- oder Reisekrankheitsanamnese und Narkosedauer abgeschätzt werden kann. Die daraus resultierende Formel ging unter dem Namen **Apfel-Score** in die Literatur ein. Da sie jedoch für den klinischen Alltag zu kompliziert ist, wurde daraus der sog. vereinfachte Risikoscore nach Apfel entwickelt.[2]

vereinfachter Risikoscore nach Apfel
Risikofaktoren nach dem Apfel-Score sind:

- weibliches Geschlecht
- Nichtraucherstatus
- PONV oder Reisekrankheit in der Anamnese
- voraussichtliche postoperative Opioidgabe

Zahl der vorhandenen RF	PONV-Risiko
0	10 %
1	20 %
2	40 %
3	60 %
4	80 %

Tab. 3: Vereinfachter PONV-Risiko-Score (nach Apfel[2])

Im Hinblick auf die Entscheidung für oder gegen eine **antiemetische Prophylaxe** beim Patienten ist die Erhebung dieses Scores sinnvoll.

Für Erwachsene entwickelte Scoringsysteme sind **nicht ohne weiteres auf Kinder übertragbar**. Aufgrund der hohen PONV-Inzidenz, insbesondere bei älteren Kindern, besteht jedoch auch in dieser Altersgruppe Handlungsbedarf.

Spezialsituation Kinder

i In einer Studie an knapp 1.000 **Kindern** wurden folgende **Risikofaktoren für PONV** identifiziert:[8]

- postoperatives Erbrechen in der Anamnese
- Strabismuschirurgie
- Anästhesiedauer > 45 min
- Alter ≥ 5 Jahre
- postoperative Opiatgabe

In einer weiteren Arbeit, die 1.257 Kinder einschloss, entwickelten die Autoren einen einfachen **Erbrechensrisikoscore** für Kinder, den sog. POVOC-Score[9]. **Risikofaktoren nach POVOC-Score** sind:

Erbrechensrisikoscore für Kinder

- Alter ≥ 3 Jahre
- Dauer des Eingriffs ≥ 30 min
- Strabismuschirurgie
- Anamnese von postoperativem Vomitus oder PONV-Anamnese der Eltern/Geschwister

Zahl der vorhandenen RF	PONV-Risiko
0	9 %
1	10 %
2	30 %
3	55 %
4	70 %

Tab. 4: PONV-Risikoscore für Kinder (POVOC)[9]

Strategien der PONV-Prophylaxe und -Therapie

Die Möglichkeiten, PONV zu verhindern und zu behandeln, gliedern sich in

- **Basismaßnahmen** zur Reduktion des patientenunabhängigen Risikos
- **medikamentöse** PONV-Prophylaxe[11]

Basismaßnahmen

Basismaßnahmen zur Reduktion des patientenunabhängigen Risikos sind:[11]

1. Regionalanästhesie
2. Propofol zur Einleitung und Aufrechterhaltung der Narkose
3. Verzicht auf volatile Anästhetika und Lachgas
4. Reduktion des Opiatgebrauchs
5. Vermeidung von Neostigmin
6. Beachtung ausreichender Infusion/Hydratation

1. Wann immer es indiziert und sinnvoll ist, sollten bei PONV-Risikopatienten die Möglichkeiten der **Regionalanästhesie** ausgeschöpft werden.

   i Die 17.638 Patienten einschließende prospektive Studie von Sinclair und Mitarbeitern zeigte unter Regionalanästhesie ein 11-mal niedrigeres Risiko für PONV als unter Narkose.[21] Die Ergebnisse verschiedener Studien mit unterschiedlichen Regionalanästhesieverfahren mit und ohne Opiatzusatz differieren jedoch erheblich, mit Angaben zum PONV-Risiko zwischen 0 und > 50 % sowie bei Sectio caesarea bis zu 70 %.[4]

2. Bei einer notwendigen Allgemeinanästhesie wird die Verwendung von **Propofol** zur Einleitung und Aufrechterhaltung der Narkose empfohlen. Die NNT (number needed to treat) für diese Maßnahme betrug in Studien 5.[2,3]

3. Dass der **Verzicht auf volatile Anästhetika und Lachgas** das PONV-Risiko vermindert, ist ausreichend durch Studien belegt.[2,3] Der Schwerpunkt liegt hierbei auf dem Weglassen volatiler Anästhetika.

4. Für die intra- und postoperative Behandlung mit **Opioidanalgetika** gilt: „So viel wie nötig, so wenig wie möglich". Die alternativen Möglichkeiten der Schmerztherapie mit Nichtopiatanalgetika oder regionalen Analgesiemethoden sollten geprüft und ausgeschöpft werden.

Opiate

5./6. Die Einschränkung des Gebrauchs von **Neostigmin** kann zur Verringerung der PONV-Häufigkeit ebenso beitragen wie eine ausreichende intraoperative **Hydratation** (ca. 30 ml/kg KG Infusion) v.a. während laparoskopischer Eingriffe.[11]

Neostigmin

i Die bislang vermutete prophylaktische Wirksamkeit eines **erhöhten intraoperativen Sauerstoffangebots** zur Verminderung von PONV (FIO_2 Š 0,8) konnte in einer aktuellen Arbeit nicht bestätigt werden, sodass diese Maßnahme momentan nicht empfohlen werden kann.[14]

Medikamentöse PONV-Prophylaxe

Zur medikamentösen PONV-Prophylaxe stehen **verschiedene Substanzgruppen** zur Verfügung, welche an den verschiedenen Rezeptortypen angreifen (Tab. 5).

medikamentöse Prophylaxe

In Abhängigkeit vom vermuteten Pathomechanismus der Übelkeit/des Erbrechens können geeignete Medikamente ausgewählt werden.

Substanzgruppe	Rezeptorhauptwirkung	Hauptlokalisation des Rezeptors
5-HT_3-Antagonisten (Serotoninrezeptorantagonisten)	5-HT_3-Rezeptor	vagale Afferenzen
Dexamethason	unspezifisch	zerebraler Cortex
Dehydrobenzperidol (DHB; z.Z. in Deutschland nicht mehr zugelassen)	Dopamin-2-Rezeptor	Chemorezeptoren-Triggerzone
Dimenhydrinat	Histamin-1-Rezeptor (D2)	Vestibularsystem
Metoclopramid	Dopamin-2-Rezeptor, Peristaltikum	Chemorezeptoren-Triggerzone, MDK

Tab. 5: Antiemetische Substanzen und Wirkort

5-HT$_3$-Antagonisten haben sich nach dem Einsatz beim chemotherapieinduzierten Erbrechen auch bei der **Prophylaxe und Therapie** des PONV bewährt. Sie zeichnen sich durch sehr gute Wirksamkeit und Verträglichkeit aus. Zwischen den einzelnen Substanzen (Ondansetron, Granisetron, Dolasetron, Tropisetron) bestehen keine wesentlichen Unterschiede.

Dexamethason erwies sich in der PONV-Prophylaxe als sehr effektiv. In einer Dosis von 8–10 mg zeigte sich eine NNT von 4.[12] Niedrigere Dosen (4 mg) waren jedoch ebenso effektiv.[11] Dexamethason sollte **vor Anästhesiebeginn** oder im Rahmen der **Prämedikation** verabreicht werden. Von unerwünschten Nebenwirkungen wie Wundheilungsstörungen und häufigeren Infektionen wurde in keiner Arbeit berichtet.

Dehydrobenzperidol hat sich in zahlreichen Studien als effektives Antiemetikum erwiesen. Seine Wirksamkeit ist vergleichbar mit der der 5-HT$_3$-Antagonisten. Bereits in niedrigsten Dosierungen (10–20 µg/kg KG) konnte seine Effektivität gezeigt werden. Aufgrund der kardialen Nebenwirkungen (Torsades de pointes, Asystolien) wurde das Präparat in Deutschland vom Markt genommen. Alternativ können bei Patienten mit therapierefraktärem PONV andere Neuroleptika eingesetzt werden.

Das Antihistaminikum **Dimenhydrinat** ist für die **PONV-Prophylaxe** weniger intensiv untersucht als die anderen Substanzen, es gibt jedoch Anhalt für eine ebenso gute Wirksamkeit.[11]

Obwohl Metoclopramid (MCP) über Jahrzehnte extrem häufig als Antiemetikum eingesetzt wurde, **fehlt** bislang der **Beweis seiner Wirksamkeit**. Es gibt sowohl Arbeiten, die die Effektivität von MCP zur Prophylaxe und Therapie von Übelkeit und Erbrechen unterstreichen, als auch solche, die seine völlige Wirkungslosigkeit bescheinigen.[3,11,20] Die Evidenz scheint hierfür nicht ausreichend, sodass MCP **für die PONV-Prophylaxe** derzeit **nicht empfohlen** wird.

Die **Applikation** der Medikamente zur Prophylaxe kann mit der Prämedikation p.o. oder vor Narkoseeinleitung i.v. erfolgen.

Die **Dosierungen** antiemetisch wirksamer Substanzen sind in Tab. 6 zusammengestellt.

Antiemetische Substanz	Prophylaktische Dosis Erwachsene	Therapeutische Dosis Erwachsene (Gabe p.o. bei Symptomen)	Dosierung Kinder
Ondansetron	4–8 mg i.v. **oder** 16 mg p.o. vor Narkose	4 mg	50–100 µg/kg max. 4 mg
Tropisetron	2–5 mg	1–2 mg	100–200 µg/kg max. 5 mg/d
Granisetron	(0,1–0,35–) 1–3 mg oder 2 mg p.o. vor Narkose	0,1–1 mg	10–20 (40) µg/kg
Dolasetron	12,5 mg	12,5 mg	350 µg/kg max. 12,5 mg
Dexamethason	4(–8) mg	nicht sinnvoll	150 µg/kg max. 8 mg
Dehydrobenzperidol	0,625–1,25 mg	0,625 mg	50–75 µg/kg max. 1,25 mg
Dimenhydrinat	1–2 mg/kg	62 (–124 mg)	0,5 mg/kg

Tab. 6: Dosierung von Antiemetika

Praktisches Vorgehen

Das aktuelle Konzept der **PONV-Prophylaxe** ist ein abgestuftes Vorgehen nach dem folgenden Algorithmus.

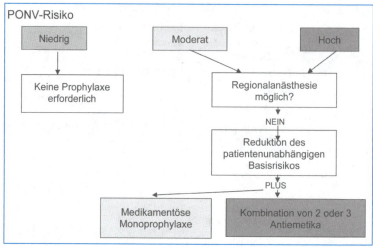

Abb. 2: Algorithmus zur PONV-Prophylaxe

Patienten mit **niedrigem Risiko** (10–40 %) benötigen keine PONV-Prophylaxe. Liegt **mittleres** (40–60 %) oder **hohes** (80 %) PONV-Risiko vor, soll alternativ zur Allgemeinnarkose die Möglichkeit einer **Regionalanästhesie** in Erwägung gezogen werden.

Ist eine Allgemeinanästhesie unumgänglich, sollte sie unter den empfohlenen Kautelen mit minimalem patientenunabhängigem Basisrisiko durchgeführt werden. Zusätzlich ist bei **moderatem Risiko** eine **medikamentöse Monoprophylaxe** zu erwägen. Hierzu bietet sich die Gabe von **Dexamethason** an, das sehr gut wirksam und auch kostengünstig ist und aufgrund seiner Anschlagzeit für eine spätere medikamentöse Rescuetherapie bei eingetretenem PONV weniger infrage kommt.

Bei Patienten mit **hohem PONV-Risiko** wird die **Kombination mehrerer Antiemetika** aus verschiedenen Substanzgruppen empfohlen (z.B. Dexamethason + 5-HT$_3$-Antagonist).

i In der sog. IMPACT-Studie der Arbeitsgruppe Apfel wurden je 2 antiemetische Strategien (Basismaßnahmen und Pharmaka) kombiniert und die **Risikoreduktion ermittelt**. Es zeigte sich eine relative Risikoreduktion durch eine einzelne Maßnahme um ca. ein Viertel. Das verbleibende Restrisiko wird durch jede weitere Maßnahme erneut um ein Viertel reduziert. Die absolute Risikoreduktion durch eine antiemetische Strategie ist abhängig vom Ausgangsrisiko des Patienten.[1]

Medikamentöse Rescuetherapie

Zur Behandlung eines **bereits eingetretenen PONV** stehen dieselben Pharmaka zur Verfügung wie zur Prophylaxe, lediglich **Dexamethason** erscheint **nicht geeignet**.

Die Rescuetherapie erfordert **geringere Dosen** als die Prophylaxe. Es wird empfohlen, für die Therapie auf eine andere Substanzgruppe als die für die Prophylaxe verwendete zu wechseln und Medikamente einer Gruppe frühestens nach 6 h wiederholt zu verabreichen.[11]

andere Substanzgruppe verwenden

20 Perioperative Schmerztherapie

Niebergall H

Durch Schmerzminimierung und Reduktion der perioperativen Stressreaktion sollen das subjektive Befinden des Patienten und der postoperative Krankheits-/Heilungsverlauf verbessert werden.

Ziel

Pathophysiologie des Schmerzes und anatomische Grundlagen

Schmerzentstehung

Das direkte Operationstrauma und lokal gebildete Mediatoren (z.B. Produkte aus dem Arachidonsäurestoffwechsel) stimulieren und sensibilisieren freie Nervenendigungen und Nozizeptoren. Dies äußert sich lokal als **primäre Hyperalgesie**. Schmerzreize werden durch **A-δ- und c-Fasern** zum ZNS übertragen.

primäre Hyperalgesie

> i Der **Input von A-δ-Fasern** ist verbunden mit scharfem, gut lokalisierbarem, schnell wahrgenommenem Schmerz (schnellleitende myelinisierte Fasern). Der Input von **c-Fasern** (unmyelinisierte Fasern) wird verzögert wahrgenommen, ist schlecht lokalisierbar, ziehend und dumpf. Ca. 70-90 % eines peripheren Nervs bestehen aus A-δ- und c-Fasern.

Die **Rekrutierung von Nozizeptoren** und die **Herabsetzung der Reizschwelle von Nozizeptoren** durch lokale Sensibilisierungsprozesse z.B. im Rahmen einer Inflammation spielt v.a. im Darm bei der Entstehung akuter Schmerzen eine wesentliche Rolle. So erklärt sich, warum normalerweise nicht schmerzempfindliches Gewebe nach Trauma und Entzündungen schmerzempfindlich wird.

Der gesamte nozizeptive Input wird auf spinaler Ebene (im Hinterhorn) nicht direkt über den Tractus spinothalamicus nach zentral weitergeleitet. **Inhibitorische Interneurone** hemmen den nozizeptiven Input von A-δ- und c-Fasern. Diese inhibitorischen Interneurone werden durch A-β-Fasern aktiviert und wirken **schmerzhemmend**. Dies ist die physiologische Grundlage für die Wirksamkeit von transkutaner elektrischer Nervenstimulation (TENS) und von Massage bei der Behandlung chronischer Schmerzen. **Zentral schmerzhemmend** wirkt die Aktivierung des µ-Rezeptors durch Opioide in der Substantia gelatinosa des Hinterhorns durch Verminderung präsynaptischer Transmitterfreisetzung und postsynaptischer Hyperpolarisation.

Jedes Trauma führt – v.a. bei unzureichender Schmerzbehandlung – rasch zu **neuroplastischen Veränderungen** mit einer peripheren und zentralen **Sensibilisierung gegenüber nozizeptiven Reizen** (primäre, sekundäre Hyperalgesie; Schmerzgedächtnis).

Schmerzgedächtnis

i Diese **Veränderungen** wurden bislang **im Rückenmark an den Synapsen des Hinterhorns** nachgewiesen. Man geht aber davon aus, dass neuroplastische Veränderungen **auch supraspinal** stattfinden.

NMDA-Rezeptor

i Eine **wesentliche Rolle** bei zentralen Sensibilisierungsvorgängen spielt der **NMDA (N-Methyl-D-Aspartat)-Rezeptor**, der im ZNS ubiquitär vorkommt. Er hat Bindungsstellen für verschiedene Liganden (Glutamat, Aspartat, NMDA, Mg^{++}) und bewirkt bei Aktivierung die Öffnung eines Ionenkanals für Na^+, K^+ und Ca^{++}. Mg^{++} führt zur Blockade des Kanals. Im Bereich des Hinterhorns beeinflusst der NMDA-Rezeptor die Schmerzleitung. Ketamin, ein Anästhetikum, das in subnarkotischen Dosen (S-Ketamin: bis 0,25 mg/kg KG) analgetisch wirkt, interferiert mit dem NMDA-Rezeptor. Bei fortwährendem nozizeptivem Input kommt es zur **Konformationsänderung des NMDA-Rezeptors** und damit zu einer verstärkten Weiterleitung von nozizeptiven Impulsen über den Tractus spinothalamicus nach zentral (**sekundäre Hyperalgesie**, „wind-up").

Neuroplastische Veränderungen und Allodynie

Allodynie

Taktile und propriozeptive Reize, also **normale Sinneswahrnehmungen**, werden über A-β- und A-α-Fasern geleitet und unter normalen Bedingungen **nicht** als **schmerzhaft** wahrgenommen, da die Reizverarbeitung von Sinneswahrnehmungen und Schmerzreizen auf spinaler Ebene räumlich getrennt ist. Unter pathologischen Bedingungen kann nach neuroplastischen Veränderungen diese räumliche Trennung aufgehoben und **taktile** Reize können **schmerzhaft** wahrgenommen werden **(Allodynie)**. Ein weiterer Mechanismus zentraler Sensibilisierung ist die **Ausweitung rezeptiver Felder** auf spinaler Ebene **(sekundäre Hyperalgesie)**.

Die neuroplastischen Veränderungen gehen über die Dauer des eigentlichen Traumas hinaus und reichen bis in die Rehabilitationsphase hinein. Was letztendlich zu Rückbildungsvorgängen im Sinne einer Heilung führt, ist bis heute nicht verstanden.[5,25,29]

Anatomie

anatomische Grundlagen

Neben der Schmerzphysiologie ist die Neuroanatomie Grundlage für die Wirksamkeit der verschiedenen perioperativen schmerztherapeutischen Maßnahmen und bestimmt deren Auswahl. Die **anatomischen Grundlagen der sensiblen Innervation** sind in Tab. 1 zusammengefasst.

Organ	Segmentale Innervation	Heterosegmentale Innervation
Kopf, Gesicht	Hirnnerven	
Hals	zervikale Nerven	
Extremitäten, Rumpf	zervikale, thorakale, lumbosakrale Nerven	
Thorax		
Ösophagus	thorakale Nerven	N. phrenicus
Trachea, Bronchien, Lunge, Pleura	thorakale Nerven	N. phrenicus
Herz	thorakale Nerven	N. vagus
Perikard	thorakale Nerven	N. phrenicus
Zwerchfell	thorakale Nerven	N. phrenicus
Abdomen		
subphrenisches Peritoneum	thorakale Nerven	N. phrenicus
abdominale und retroperitoneale Organe, Peritoneum, Mesenterium	thorakale Nerven	N. vagus
urogenitale Organe	lumbosakrale Nerven	N. vagus

Tab. 1: Segmentale und heterosegmentale Innervation der Organe

i **Thorax- und Abdominalorgane** haben eine **redundante Innervation** über somatische und autonome Nerven, die nozizeptive Signale zum Thalamus übertragen. Somatische Nerven (außer N. phrenicus), sympathische Nerven und sakrale parasympathische Nerven innervieren das Rückenmark auf thorakaler Ebene oder tiefer, wogegen der N. phrenicus und der N. vagus zervikales Rückenmark und Hirnstamm innervieren. Der **N. phrenicus** versorgt das Zwerchfell motorisch und sensibel sowie Trachea, Bronchien, Perikard, Pleura, Ösophagus und subphrenisches Peritoneum sensorisch.

Bei Thorax- und Oberbaucheingriffen wird das Operationsgebiet anders als bei rein segmental innerviertem Gewebe **dreifach** von spinalen Nerven, N. vagus und/oder N. phrenicus **innerviert**. Eine alleinige Regionalanästhesie kann deshalb nicht das gesamte operative Feld blockieren oder vollständig die perioperative Stressantwort hemmen. Zusätzliche analgetische Maßnahmen sind deshalb notwendig, um den nozizeptiven Input von N. vagus und N. phrenicus zu blockieren.[1,2]

Thorax-/Abdominalorgane

Diagnostik des perioperativen Schmerzes und Schmerzerfassung

Diagnostik

Schmerzdiagnose

Akuter Schmerz besteht häufig aus **unterschiedlichen Schmerzarten**. Unterschieden werden **somatische, viszerale und neuropathische Schmerzen** (Tab. 2). Eine differenzierte Schmerzdiagnose ist wegen der therapeutischen Konsequenzen notwendig, da z.B. neuropathische Schmerzen nicht mit denselben Analgetika behandelt werden können wie somatische Schmerzen.

Schmerztyp	Charakteristika	Beispiel
somatisch	„heller" gut lokalisierbarer Oberflächenschmerz, „dumpfer" schlechter lokalisierbarer Tiefenschmerz, häufig ausstrahlend, belastungsabhängig	OP-Wunde, Fraktur
viszeral	dumpfer, kolikartiger schlecht lokalisierbarer Schmerz, auch hell bohrend, übertragener Schmerz	Ileus, Nierenkolik, Divertikulitis
neuropathisch	spontan einschießender, elektrisierender, auch dauerhafter Schmerz mit sensorischen (z.B. Dysästhesie) und motorischen Defiziten	Phantomschmerz, Nervenkompression bei Kompartmentsyndrom

Tab. 2: Schmerzarten, die im Rahmen von Trauma und Operation auftreten können

Messen des Therapieerfolgs

Schmerzerfassung

Schmerz ist – im Gegensatz z.B. zur Blutglukose beim Diabetes mellitus oder dem Blutdruck bei der arteriellen Hypertonie – **objektiv nicht messbar**. Schmerzen sind ein subjektiv wahrgenommenes Symptom, und die **Schmerzintensität** wird **interindividuell sehr unterschiedlich erlebt**. Deshalb haben sich zur Schmerzmessung und um den Therapieerfolg beurteilen zu können subjektive Beurteilungen anhand von Skalen (s.u.) durchgesetzt. Über die Schmerzmessung sollte bereits präoperativ aufgeklärt werden.

Messinstrumente: VAS, NAS

Messinstrumente sind die **visuelle Analogskala** (VAS) – auch in Form von Schiebern – bzw. **numerische Analogskalen** (NAS; 0 = kein Schmerz, 10 = extremster vorstellbarer Schmerz, s. Abb. 1).

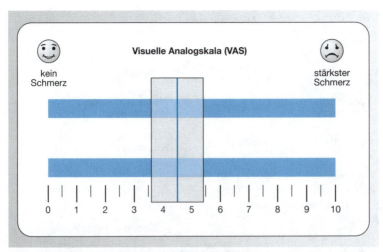

Abb. 1: Beispiel einer visuellen Analogskala (VAS)

i Die **Schmerzintensität** nach VAS und NAS ist **nicht linear**. Ab einer Schmerzintensität von 4 (auf der Skala 0–10) nimmt die „unpleasantness" deutlich an Intensität zu.

Verbale Rating-Skalen (VRS) kommen zur Anwendung, wenn mit VAS oder NAS keine Selbsteinschätzung möglich ist (Tab. 3).

VRS

Schmerzempfinden	Punkte
kein Schmerz	0
leichter Schmerz	1
mittelmäßiger Schmerz	2
starker Schmerz	3
extremster vorstellbarer Schmerz	4

Tab. 3: Verbale Rating-Skala (VRS)

Schmerzerfassung bei besonderen Patientengruppen

Für **Kleinkinder** steht zur Beurteilung der Schmerzintensität die kindliche Unbehaglichkeits- und Schmerzskala **(KUSS)** zur Verfügung[10] (s. Tab. 4).

Kinder

Beobachtung	Anzahl Punkte			Punkte
	0	1	2	
Weinen	gar nicht	Stöhnen, Jammern, Wimmern	Schreien	
Gesichtsausdruck	lächelnd, entspannt	Mund verzerrt	Mund und Augen grimassieren	
Rumpfhaltung	neutral	unstet	Aufbäumen, Krümmen	
Beinhaltung	neutral	Strampeln, Treten	an den Körper gezogen	
motorische Unruhe	nicht vorhanden	mäßig	ruhelos	
			Summe Punkte	

Tab. 4: Skala zur Beurteilung der Schmerzintensität bei Kleinkindern (kindliche Unbehaglichkeits- und Schmerzskala, KUSS)

Für **Kinder ab dem 3. Lebensjahr** kann die **Smiley-Skala** angewendet werden (Abb. 2).

Abb. 2: Smiley-Skala zur subjektiven Einschätzung der Schmerzintensität bei Kindern ≥ 3 Jahre

demente Patienten

i Für **demente Patienten** ist die **subjektive Beurteilung** häufig eine **unzureichende Methode** zur Schmerzerfassung. Die „échelle comportementale de la douleur pour personnes ageés non communicantes" **(ECPA)** ist ein dreidimensionales Instrument mit 11 Items zur differenzierteren Schmerzerfassung und liegt auch in deutscher Fassung vor.[21]

Dokumentation

Die **Schmerzintensität** soll **regelmäßig in Ruhe und bei Belastung** mit der gleichen Methode erhoben und dokumentiert werden, um den **Therapieeffekt beurteilen** zu können.

Im Therapiekonzept sollte ein **Behandlungsziel bzw. Interventionspunkt** festgelegt werden. Als Behandlungsziel gilt ein VAS/NAS ≤ 3 Punkte, als Interventionspunkt ein VAS/NAS ≥ 3 Punkte.

Pharmaka in der Schmerztherapie

Pharmakologisches Konzept

Die oben angeführten Mechanismen bilden die pathophysiologische Grundlage für das Konzept einer multimodalen und präemptiven Analgesie sowie die pharmakologische Grundlage für den Einsatz von NSAID, Opioiden, Lokalanästhetika und NMDA-Rezeptor-Antagonisten im Rahmen der perioperativen Schmerztherapie.[1,2] Die anatomischen „Stationen" der Schmerzleitung und die pharmakologischen Substanzgruppen, welche die Schmerzleitung und -wahrnehmung beeinflussen, sind in Tab. 5 zusammengefasst.

multimodale und präemptive Analgesie

Angriffspunkt	Pharmaka
peripher	
Nozizeptor	NSAID, Opioide
afferente/efferente Nerven	Lokalanästhetika
ZNS	
Rückenmark	NSAID, Opioide, Lokalanästhetika, Ko-Analgetika
Hirnstamm/Thalamus	NSAID, Opioide, Ko-Analgetika
Somatosensorischer Kortex	NSAID, Opioide, Ko-Analgetika

Tab. 5: Anatomische „Stationen" der Schmerzleitung und die Schmerzleitung und -wahrnehmung dämpfende Pharmaka

Medikamentöse Schmerztherapie

Für die medikamentöse Schmerztherapie werden **WHO-Stufe-I-Analgetika, Opioide und Ko-Analgetika** eingesetzt (Abb. 3). Dabei wird eine **Basisanalgesie** und eine **Bedarfsmedikation** (zur Kupierung von Schmerzspitzen) verordnet.

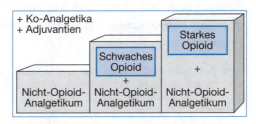

Abb. 3: WHO-Stufen-Schema zur Schmerztherapie

Basisanalgesie Zur Basisanalgesie wird ein WHO-Stufe-I-Analgetikum (Abb. 3) mit einem retardierten WHO-Stufe-II- oder -III-Analgetikum kombiniert. Basisanalgesie bedeutet **Medikation nach festen Zeitintervallen** entsprechend der Wirkdauer der verwendeten Substanzen, wenn immer möglich **oral mit retardierten Medikamenten**.

Bedarfsmedikation Eine Bedarfsmedikation besteht aus einem **nicht-retardierten WHO-Stufe-II- oder -III-Analgetikum peroral** (z.B. Tropfen) **oder** – solange ein venöser Zugang vorhanden ist – einem WHO-Stufe-II- oder -III-Analgetikum **intravenös**.

WHO-Stufe-I-Analgetika

Wirkmechanismus Wirkmechanismus aller Substanzen ist die unterschiedlich selektive Hemmung der **Cyclooxygenase I und II (Cox 1 und 2)** (Tab. 6).

Pharmakon	COX-1-/COX-2-Hemmung
Acetylsalicylsäure (ASS)	hochselektiv COX-1
Indomethacin	unselektiv, COX-1 > COX-2 (hydrophil)
Diclofenac, Ibuprofen	unselektiv, COX-2 > COX-1 (hydrophil)
Paracetamol (PCM), Metamizol	unselektiv (lipophil)
Oxicame (Meloxicam, Piroxicam, Mefenamin, Keterolac u.a.)	selektiv COX-2
Coxibe (Rofecoxib, Valdecoxib, Parecoxib)*	hochselektiv COX-2

* Fast alle Coxibe wurden wegen kardiovaskulärer Nebenwirkungen vom Markt genommen.

Tab. 6: Nichtopioidanalgetika

Fettlöslichkeit Neben dem Wirkmechanismus (COX-1-/COX-2-Hemmung) trägt die **Fettlöslichkeit** zum unterschiedlichen Wirkprofil der Pharmaka bei.

i Die **Fettlöslichkeit bedingt** eine unterschiedliche **Verteilung der Substanzen**. Daraus resultieren verschiedene Wirkungsprofile (analgetische, antiphlogistische und antipyretische Komponenten) und Unterschiede in den Nebenwirkungen.

Sog. **saure nichtsteroidale Antirheumatika (NSAR)** reichern sich vermehrt in entzündetem Gewebe an und wirken dadurch hauptsächlich antiphlogistisch.

Die lipophilen Substanzen **Metamizol und Paracetamol (PCM)** passieren leichter die Blut-Hirn-Schranke, entfalten dadurch einen zentralen analgetischen und antipyretischen Effekt und wirken wenig antiphlogistisch. Zusätzlich besitzt Metamizol einen spasmolytischen Effekt. Der genaue Wirkmechanismus von Metamizol und PCM ist nicht geklärt.

Die **perioperative Gabe** von WHO-Stufe-I-Analgetika senkt sowohl die Inzidenz opioidbedingter Nebenwirkungen[23] als auch den postoperativen Opioidbedarf um 30–40 %.[11,20] PCM hat dabei den geringsten Effekt.[26]

Das **Nebenwirkungsprofil** bestimmt den Einsatz der unterschiedlichen Substanzen, weshalb die Anamneseerhebung über die Anwendung entscheidet (Tab. 7). Dosierungen und Applikationsformen sind in Tab. 8 zusammengestellt.

Nebenwirkungen und Kontraindikationen

Substanz	Ulkus-Anamnese	Niereninsuffizienz Kreatinin-Clearance ≤ 30 ml/min	Herzinsuffizienz	KHK Z. n. zerebrovaskulärem Ereignis	Leberinsuffizienz	Schwangerschaft Trimenon 1.	2.	3.	Stillzeit	Zulassung ab Jahre/kg KG
Indomethacin	–	–	–	+	–	SI	SI	–	–	≥ 6 Jahre /15 kg?
Ketorolac	–	–	–	+	+	NE	NE	–	NE	≥ 2 Jahre
Mefenamin	–	–	–	+	–	–	–	–	NE	≥ 6 Monate
Diclofenac	–	–	–	+	–	SI	SI	–	SI	≥ 1 Jahr
Ibuprofen	–	–	–	+	–	SI	SI	–	SI	≥ 6 Monate (Saft)
Metamizol	+	+	+	+	+	–	SI	–	–	≥ 3 Monate ≥ 5 kg
Paracetamol	+	+	+	+	–	SI	SI	SI	SI	keine Einschränkung
Parecoxib	(+)	–	–	–	+	SI	SI	–	–	Erwachsene
Valdecoxib	(+)	–	–	–	+	SI	SI	–	–	Erwachsene
Rofecoxib	(+)	–	–	–	–	SI	SI	–	–	Erwachsene

+: kann verwendet werden; –: Kontraindikation; SI: strenge Indikationsstellung; NE: nicht empfohlen

Tab. 7: Kontraindikationen gegen Nichtopioidanalgetika

Substanz	Applikation	Einzeldosis	Tageshöchstdosis	Wirkdauer (h) nicht ret.	Wirkdauer (h) ret.	Anwendungsdauer (Tage)
Indomethacin	p.o, Supp.	25–100 mg	200 mg	8	12	k.A.
Ketorolac	p.o., i.v.	Erwachsene: 10–30 mg Kinder: 0,5 mg/kg	Erwachsene: 90 mg Kinder: k.A.	6	–	Erwachsene: 7 Kinder: 2
Mefenaminsäure	p.o, Supp. Suspension	Erwachsene: 500 mg Kinder: 7 mg/kg	Erwachsene: 2000 mg Kinder: 25 mg/kg	6–8	12	k.A.
Diclofenac	p.o, Supp.	50–100 mg	150	4–6	12	k.A.
Ibuprofen	p.o, Supp., Kinder nur p.o.	Erwachsene: 400–800 mg Kinder: 5–10 mg/kg	Erwachsene: 2400 mg Kinder: 20–30 mg/kg	4–6	8 Kinder –	k.A.
Metamizol	p.o, Supp., i.v.	Erwachsene: 500–1000 mg Kinder: 10 mg/kg	Erwachsene: 5000 mg Kinder: k.A.	4–6	–	k.A.
Paracetamol	p.o, Supp.	Erwachsene: 500–1000 mg Kinder: 10–30 mg/kg	Erwachsene: 4000 mg Kinder: 60 mg/kg	6	–	k.A.
	i.v.	15 mg/kg				
Parecoxib	i.v.	40 mg	80 mg	12	–	2
ret.: retardierte Form; Supp.: Suppositorium; k.A.: keine Angaben						

Tab. 8: Dosierung von Nichtopioidanalgetika

zu beachten Beim Einsatz der WHO-Stufe-I-Pharmaka ist außerdem zu beachten:

- Zunehmendes Alter und die längere Anwendungsdauer erhöhen das Risiko **gastrointestinaler Nebenwirkungen**.[18,30]

- Wegen einer erhöhten Inzidenz thrombembolischer Ereignisse auch bei kurzzeitiger Anwendung sind **Cox-2-Hemmer nur bei Patienten ohne kardiovaskuläre Erkrankung** einzusetzen.

- Außer Paracetamol und Metamizol können alle Cyclooxygenasehemmer **durch** eine **Wasserretention** (Beeinträchtigung der Nierenfunktion) zur **kardialen Dekompensation** führen.

- Metamizol hat in prospektiven Studien ein geringes Risiko für **Agranulozytose**, das nicht über dem anderer saurer NSAR liegt.[22]
- Die Tageshöchstdosis von Paracetamol beträgt 4 g (Kinder: 60 mg/kg/d), **Lebernekrosen** sind bei Überdosierung ab 7 g möglich. Die Wirkung von Suppositorien tritt erst nach 2–3 h ein.
- Bei **Kindern und Säuglingen** spielt die Zulassung eine Rolle, da sonst über **„Off-Label Use"** aufgeklärt werden muss.
- **Post partum** besteht bei allen sauren NSAR aufgrund der Prostaglandinsynthesehemmung die **Gefahr der Uterusatonie**, was die Anwendung nicht einschränkt, aber entsprechende Überwachung erfordert.

Systemisch applizierte Opioide

Sind WHO-Stufe-I-Analgetika nicht ausreichend, werden **Opioide als Bedarfs- und/oder Basismedikation** peroral oder intravenös eingesetzt (Tab. 9).

wenn Stufe-I-Analgetika nicht ausreichend

Die empfohlene **intravenöse Dosis** muss in kleinen Schritten (1/5–1/10 der Angaben) **titriert werden**.

Substanz	Applikation	Einzeldosis		Wirkdauer (h)	Tageshöchstdosis (mg)	Hinweis
		Erwachsene (mg)	Kinder (mg/kg KG)			
Tramadol	i.v.	50–100	1	4	600	Übelkeit, Erbrechen bei Tramadol ret. gering; Kumulationsgefahr bei Niereninsuffizienz
	p.o.	50–100	2	4		
Tramadol ret.	p.o.	100–200	n.z.	8		
Morphin	i.v.	5–10	< 3 Mo: 0,01 > 3 Mo: 0,05–0,1	4	keine	
	p.o.	10	0,5–1	4		
Morphin ret.	p.o.	30–60	–	8–12		
Piritramid	i.v.	5–15	0,05–1	6	keine	

Tab. 9: Systemisch applizierte Opioide zur postoperativen Schmerztherapie.

Substanz	Applikation	Einzeldosis		Wirk-dauer (h)	Tageshöchst-dosis (mg)	Hinweis
Pethidin	i.v.	25–50	n.z.	3	500	Metabolit Normeperidin neurotoxisch; Kumulationsgefahr bei Leberinsuffizienz
	p.o.	50	0,6–1,2			
Oxycodon	i.v.	10–20	n.z.	(8)–12	keine	Prodrug, hepatische Aktivierung notwendig, hohe orale Bioverfügbarkeit
	p.o.	10–20				
Fentanyl	i.v.	0,05–0,1	1–2 µg/kg	0,5	360	wegen der kurzen Wirkdauer nicht gebräuchlich für die postop. Schmerztherapie
Sufentanil	i.v.	10–20 µg	0,1–0,2 µg/kg	0,3–0,5	keine	wegen der kurzen Wirkdauer nicht gebräuchlich für die postop. Schmerztherapie
Methadon	i.v.	5–10	nicht empfohlen	4–6	keine	sehr lange Eliminationshalbwertszeit (13–47 h)
	p.o.	5	n.z.	22–48		
Levomethadon	i.v.	5	nicht empfohlen	3–4	keine	
	p.o.	10	nicht empfohlen	3–4		
n.z.: nicht zugelassen						

Tab. 9, Fortsetzung

Opioide und Organinsuffizienz

Bei Leberfunktionsstörung, einer Kreatinin-Clearance < 30 ml/min und bei geriatrischen Patienten muss die **Dosis um 30–50 % reduziert** werden.

Nebenwirkungen

Alle Opioide haben als Nebenwirkungen Atemdepression, Übelkeit, Erbrechen, Darmatonie, Obstipation, Sedierung und Pruritus in unterschiedlicher Ausprägung.

Das **günstigste Profil** besitzt dabei **Piritramid** (Dipidolor®).[14] **Morphin** hat den Vorteil, dass es für alle Anwendungen zugelassen und in allen galenischen Zubereitungen erhältlich ist, weshalb Therapieumstellungen von i.v. auf p.o. leicht möglich sind.

Perioperative Schmerztherapie

Überwachungsintervalle und Repetitionsdosen **richten sich nach** dem **Wirkeintritt** des einzelnen Opioids. Überwachungsparameter sind Atemfrequenz und Sedierungsgrad, die 3 x täglich und nach jeder zusätzlichen Opioidgabe erhoben werden müssen.

Überwachung während Opioid-Therapie

Das Risiko für eine opiodbedingte **Atemdepression** ist **bei einigen Patientengruppen und Begleitmedikamenten erhöht**. Risikofaktoren und geeignete Therapiemaßnahmen sind in Tab. 10 zusammengestellt.

Atemdepression

Risikofaktor für Atemdepression	Maßnahmen
chronisch-obstruktive Lungenerkrankung	kontinuierliche O_2-Gabe, engmaschige Überwachung
Adipositas	kontinuierliche O_2-Gabe, CPAP
Schlaf-Apnoe-Syndrom	kontinuierliche O_2-Gabe, CPAP
hohes Lebensalter (> 60 Jahre)	kontinuierliche O_2-Gabe
Ko-Medikation mit Benzodiazepinen, und/oder Neuroleptika	Durchführung der Analgesie (VAS ≤ 3) vor Sedation

Tab. 10: Erhöhtes Risiko einer opioidbedingten Atemdepression und prophylaktische Maßnahmen

Therapie der Nebenwirkungen:

	Substanz	Dosierung	Bemerkung
Atemdepression	Naloxon	titriert 0,04-mg-weise	**muss** bei Opioidanwendung immer verfügbar sein
Übelkeit/Erbrechen	Metoclopramid	10 mg i.v. / 40 Tr. p.o.	extrapyramidale NW, strenge Indikationsstellung < 12 Jahre
	Dimenhydrinat	62 mg i.v. / 70 mg Supp.	Sedation
	Haloperidol	2 mg i.v. / 5 Tr. p.o.	
	Ondansetron	4–8 mg i. v.	

Tab. 11: Behandlung der Opioid-Nebenwirkungen

S. 786

	Substanz	Dosierung	Bemerkung
Obstipation	Lactulose	2–3 x 15 ml	Meteorismus
	Macrogol	3 x 1–2 Btl. p.o.	
	Bisacodyl	10 mg Supp. 10 mg p.o.	Supp. morgens, Tbl. abends
	Natrium-picosulfat	10–20 Tr.	
Juckreiz	Clemastin	2 mg i.v.	
	Cetirizin	10 mg p.o.	
	Naloxon	0,04 mg	wenn Pruritus opioid-induziert

Tab. 11, Fortsetzung

Kinder-Dosierungen Einen **Therapievorschlag für Kinder** bietet Tab. 12.

Körper-gewicht	Vomex A® Supp.	Vomex A® Sirup 1 ml = 3,3 mg	Vomex A® i.v. 1 ml = 6,2 mg	Paspertin®-Tr. 1 Tr. = 4 mg	Paspertin® i.v. 1 ml = 5 mg
10 kg	40 mg Supp.	3 ml	1,5 ml		
20 kg	40 mg Supp.	6 ml	3,0 ml	6	2 mg
30 kg	70 mg Supp.	9 ml	4,5 ml	9	3 mg
40 kg	70 mg Supp.	12 ml	6,0 m	12	4 mg
50 kg	70 mg Supp.	15 ml	7,5 ml	15	5 mg
maximale Tagesdosis	2–6 Jahre 75 mg 6–12 Jahre 150 mg	2–6 Jahre 75 mg 6–12 Jahre 150 mg	6 mg/kg KG	0,5 mg/kg KG	0,5 mg/kg KG

Tab. 12: Behandlung der Opioid-Nebenwirkungen bei Kindern

Schwangerschaft und Stillzeit In der **Schwangerschaft und Stillzeit** müssen Opioide sorgfältig ausgewählt werden (Tab. 13).

Substanz	Schwangerschaft Trimenon			Stillzeit
	1.	2.	3.	
Tramadol	SI	+	+	SI
Morphin	–	–	–	SI
Piritramid	SI	+	+	SI
Pethidin	SI	+	+	SI
+: Anwendung möglich; KI: Kontraindikation; SI: strenge Indikationsstellung				

Tab. 13: Opioide zur Schmerzbehandlung in Schwangerschaft und Stillzeit

Ko-Analgetika

Ko-Analgetika sind **Medikamente**, die nicht den Analgetika zugerechnet werden, die aber **in Kombination mit WHO-Stufe-I–III-Analgetika Schmerzwahrnehmung und -verarbeitung günstig beeinflussen** (Tab. 14).

Definition

Substanz	Dosierung	Indikation/Wirkung
Buscopan	20 mg i.v.	viszeraler Schmerz/Koliken
Tegretal	200–800 mg p.o.	neuropathischer Schmerz
Clonazepam	0,5–2,5 mg	neuropathischer Schmerz
Amitriptylin	25–75 mg p.o./i.v.	neuropathischer Schmerz
Dexamethason	4–8 mg p.o./i.v.	laparoskopische Cholezystektomie[7]

Tab. 14: Ko-Analgetika und ihre Wirkung

i Ketamin kann – obwohl analgetisch wirksam – in diesem Zusammenhang **den Ko-Analgetika zugerechnet werden**. Es kann als Ko-Medikation zur üblichen Schmerztherapie in sehr niedriger Dosierung (Bolus 0,25-0,5 mg/kg, anschließend für 24 h kontinuierlich 0,25 mg/kg/h, danach 0,125 mg/kg/h) postoperative Schmerzen nach großen Operationen günstig beeinflussen. Bei schlecht behandelbarem postoperativen Schmerz (z.B. wenn ein PDK nicht möglich war) kann diese Medikation erwogen werden.[19] Die Datenlage ist jedoch nicht eindeutig.

Applikationsformen von Analgetika

orale Therapie, wenn immer möglich

Bei Eingriffen, die mit mittelstarken Schmerzen einhergehen, sollte ein **Opioid in retardierter Form oral** nach festem Zeitintervall verordnet werden.

subkutane/rektale Applikation

Die **subkutane Applikation** ist aufgrund der unsicheren Resorption, der schlechten Titrationsmöglichkeit und Steuerbarkeit sowie der Risiken (Infektionsgefahr, Punktionsschmerz) **nur Ausnahmefällen** vorbehalten. Die **rektale Medikamentengabe** ist eine **Alternative**, wenn peroral kein WHO-Stufe-I-Analgetikum verabreicht werden kann. Beachtet werden muss der teilweise langsame und unsichere Wirkungseintritt (z.B. Paracetamol) bei der bedarfsweisen Gabe.

Für den Fall des Auftretens von Nebenwirkungen der medikamentösen Schmerztherapie (Übelkeit, Erbrechen, Pruritus) sollte eine Bedarfsmedikation angeordnet sein.

transdermale Applikation

Transdermale Therapiesysteme, die in der chronischen Schmerztherapie ihren Stellenwert haben, sind **zur perioperativen Schmerztherapie nicht geeignet**. Bei chronischen Schmerzpatienten sollten sie belassen werden und nur entfernt werden, wenn das Hautdepot in Kontakt mit einem Wärmesystem ist oder perioperative Minderperfusion der Haut über mehrere Stunden zu erwarten ist.

technische Aspekte

In der perioperativen Schmerztherapie wird abhängig vom technischen Aufwand zwischen „Low-Tech"- und „High-Tech"-Analgesie unterschieden. Dies bedeutet nicht, dass bei „low-tech"-Analgesie der Betreuungsaufwand geringer oder die Effektivität schlechter sein muss.[4,8]

Bei **„Low-Tech"-Analgesie** werden entsprechend dem WHO-Stufenschema verschiedene Analgetika kombiniert und oral, intravenös, rektal oder subkutan appliziert, wobei der oralen Therapie der Vorrang gegeben wird. Bei **„High-Tech"-Analgesie** kommen die „intravenöse patientenkontrollierte Analgesie" **(PCIA)**, der Periduralkatheter **(PDK)** oder eine kontinuierliche periphere Regionalanästhesie **(kont. RA)** zur Anwendung. Bei beiden Therapieansätzen soll neben der Basisanalgesie immer eine Bedarfsmedikation für Schmerzspitzen, schmerzhaften Interventionen (z.B. Mobilisation) oder Versagen des „High-Tech"-Verfahrens vorhanden sein.

Patientenkontrollierte Analgesie (PCA)

Die **Selbstapplikation** von Analgetika findet in der postoperativen Schmerztherapie als **patientenkontrollierte intravenöse Analgesie (PCIA)** oder **patientenkontrollierte epidurale Analgesie (PCEA)** Anwendung. Die subkutane PCA hat nur in der Palliativmedizin einen Stellenwert.

Folgende Anforderungen müssen erfüllt sein: — *Voraussetzungen*

- präoperativ aufgeklärter, verständiger, kooperativer Patient
- genau festgelegte organisatorische Abläufe für Überwachung, Dokumentation, Visiten, Handlungsanweisungen, Therapieanpassung, Therapiebeendigung
- kompetente Betreuung rund um die Uhr, am besten durch einen Schmerzdienst
- regelmäßige Schulungen des Personals

Die Indikation für PCIA sind **sehr schmerzhafte Eingriffe**, bei denen eine **Periduralanalgesie nicht möglich** ist, oder ein präoperativ nicht abschätzbarer oder postoperativ unerwartet hoher Analgetikabedarf besteht sowie **chronische Schmerzpatienten** mit präoperativer Opioidmedikation.[32,33] — *patientenkontrollierte intravenöse Analgesie (PCIA)*

Es bestehen die folgenden **absoluten Kontraindikationen**: — *Kontraindikationen*

- Erwachsene und Kinder ohne Verständnis für PCA
- unkontrollierte Schmerzzustände
- mangelhafte Organisation

Relative Kontraindikationen sind:

- Suchtanamnese
- Schlafapnoesyndrom, Adipositas per magna (erfordert spezielle Überwachung)

Dosierung bei PCIA — Für die PCIA müssen geeignete Pumpen mit der Einstellmöglichkeit von Medikamentenbolus, Sperrintervall und einem 4(–6) Stundenlimit verwendet werden (Tab. 15).

Substanz	Bolus (mg) Gewicht (kg) (Idealgewicht!)			Sperrintervall (min)	Bolusdauer (min)	4-Stunden-Limit (mg)	Konzentration (mg/ml NaCl)
	< 50	50–80	> 80				
Morphin	1	2	3	8		20–60	2
Piritramid	1	1,5	2	5	2	20–40	3
Pethidin	10	15	20	10		150	5

Tab. 15: Einstellvariable bei einer PCIA

i Eine **Basalrate** verbessert nicht die Analgesiequalität und erhöht die Nebenwirkungs- und Komplikationsrate.[24]

Beenden der PCIA — Die PCIA kann **beendet werden**, wenn eine **perorale Analgetikaeinnahme möglich** ist und der 24-Stunden-PCIA-Verbrauch äquianalgetisch mit einem oralen, retardierten Analgetikum ersetzt werden kann.

i **Beispiel Piritramid:**

- 24-Stunden Verbrauch ≤ 30 mg ersetzen durch 3 x 150 mg Tramadol retardiert

- 24-Stunden Verbrauch ≤ 45 mg ersetzen durch 3 x 200 mg Tramadol retardiert oder 3 x 30 mg retardiertes Morphin

geriatrische Patienten — **Geriatrische Patienten** können **mit** einer **PCIA versorgt** werden.

i In einer prospektiven randomisierten kontrollierten Studie bei n = 83 „gebrechlichen älteren Männern" (älteren Hochrisikopatienten) wurde die **intramuskuläre „nurse controlled analgesia" (NCA)** (Opioidanalgesie) **mit PCIA verglichen**. PCIA im Vergleich zu NCA zeigte eine bessere Analgesiequalität, Verwirrtheit trat mit 2,3 vs. 18 % und pulmonale Komplikationen mit 0 vs.10 % auf.[13]

Mit zunehmendem Alter steigt die **Nebenwirkungsrate** aller Pharmaka aufgrund einer geringeren therapeutischen Breite. Die postoperative Schmerztherapie orientiert sich an dem Grundsatz „**start low, go slow**". NSAIDs sollten deswegen so kurz und niedrig dosiert wie möglich gegeben werden.[18,30] Bei Opioiden besteht eine Wirkungsverstärkung und Wirkungsverlängerung. Für NCA und PCIA bedeutet dies: gewichtsadapierte, kleinere Einzeldosen und längere Dosierungs-, Sperrintervalle.[15]

Rückenmarksnahe Regionalanästhesie zur postoperativen Schmerzbehandlung

Die Periduralanästhesie (PDA) bietet im Vergleich zur peroralen oder intravenösen Analgesie mit Opioiden die **beste Analgesiequalität** und soll nach Abwägung des Nutzen-Risiko-Verhältnisses im Rahmen einer **Kombinationsanästhesie** als Teil eines multimodalen perioperativen Therapiekonzeptes eingesetzt werden.[33] Damit lassen sich auch Verbesserungen des Behandlungsablaufes (z.B. „fast-track surgery") erzielen.[9,35] Eine Reduktion der Mortalität ist für die PDA im Vergleich zu anderen Analgesieverfahren bisher nicht belegt.

PDA

i Im MASTER-Trial wurde multizentrisch die **postoperative Komplikationsrate** bei 255 vs. 268 Hochrisikopatienten drei Tage postoperativ **mit PDA oder konventioneller Analgesie** mittels „nurse controlled analgesia" (NCA) oder PCA untersucht. Bei der Analgesiequalität war die PDA der NCA und PCA deutlich überlegen. Die pulmonale Komplikationsrate wurde signifikant gesenkt, allerdings nur mit einer NNT (number needed to treat) von 15. Bezüglich der Mortalität fand sich selbst in diesem Hochrisiko-Kollektiv kein signifikanter Unterschied.[27]

In einer Metaanalyse wurde eine Reduktion der perioperativen Mortalität beim Einsatz rückenmarksnaher Regionalanästhesien nachgewiesen, allerdings wurden Peridural- und Spinalanästhesien eingeschlossen. Der die Mortalität reduzierende Effekt wurde v.a. in der orthopädischen Chirurgie erzielt.[28]

Die PDA sollte **in der Mitte der operierten Segmente** gelegt werden: Thorax Th4, Oberbauch Th8, Mittel-, Unterbauch Th10, Becken/Beine L4.

Punktionshöhe

Die **Wirkung** der PDA sollte **schon intraoperativ genutzt** werden, um einen optimalen perioperativen Nutzen (Analgesie, Heilungsverlauf, Behandlungsablauf) zu erzielen.

Durch den **Zusatz von Morphin** in einer Dosierung unter 0,2 mg kann eine bis zu 24 h andauernde postoperative Analgesie ohne wesentliche Nebenwirkungen erzielt werden.[17] Dieser Effekt sowie eine lang anhaltende antihyperalgetische Wirkung ist auch für **Clonidin** nachgewiesen worden.[12]

Spinalanästhesie

Therapie neuropathischer Schmerzen

Im Rahmen eines direkten Traumas (Kompartmentsyndrom) oder intraoperativ kann es zu **Läsion peripherer Nerven** kommen (z.B. Postherniotomie-Syndrom). Ein erster Verdacht ist gegeben, wenn postoperative Schmerzen nicht adäquat mit WHO-Stufe-I–III-Analgetika zu behandeln sind und die entsprechenden Kriterien gemäß Tab. 2 vorhanden sind.

Applikationsform	Medikamente
peroral	Carbamazepin retardiert 200–800 mg und Amitriptylin 25–75 mg
parenteral	Clonazepam 0,5–2,5 mg und Amitriptylin i.v. 25–75 mg

Tab. 16: Therapie neuropathischer Schmerzen

Chronische Schmerzpatienten

Eine umfassende **Medikamenten- und Schmerzanamnese** ist Grundlage für die perioperative Schmerztherapie bei chronischen Schmerzpatienten. Dazu gehören alle Patienten, die präoperativ über mehrere Wochen Schmerzen gleich welcher Genese hatten.

Vorgehensweise Folgendes Vorgehen ist angezeigt:

- bestehende Opioidmedikation perioperativ fortführen und ggf. äquianalgetisch substituieren (Tab. 16), bei Opioidwechsel Dosisreduktion von 30–50 % beachten (nicht sicher einschätzbare Nebenwirkungen), Opioide mit hoher intrinsischer Aktivität (Sufentanil, Fentanyl) verwenden

- Regionalanästhesieverfahren bevorzugen

- Neurostimulatoren intraoperativ ausschalten (Überlagerung der Wirkungen), intrathekale Morphintherapie primär belassen

- Schmerzspezialisten hinzuziehen

äquianalgetische Dosierungen i Es ist nicht klar, ob die Komplexität der perioperativen Schmerztherapie bei chronischen Schmerzpatienten durch Opioidtoleranz bedingt oder die Folge einer peripheren und zentralen Sensibilisierung ist.

Medikament		Dosierung (Tagesdosis, bei TTS Stundendosis)					
Morphin	i.v.	10 mg	15 mg	20 mg	30 mg	40 mg	60 mg
Tramal	p.o.	3 x 50 mg		3 x 100 mg	3 x 150 mg	3 x 200 mg	
MST	p.o.	3 x 10 mg		3 x 20 mg	3 x 30 mg		3 x 60 mg
Fentanyl TTS	t.c.		25 µg/h		50 µg/h		75 µg/h
Buprenorphin TTS	t.c.			35 µg/h	52,5 µg/h	70 µg/h	
Oxycodon	p.o.		2 x 10 mg		2 x 20 mg		2 x 40 mg
Hydromorphon	i.v.	2 mg		4 mg		8 mg	
Hydromorphon	p.o.			2 x 4 mg		2 x 8 mg	

Tab. 17: Äquianalgetische Dosierungen von in der chronischen Schmerztherapie üblichen Opioiden

Drogenabhängigkeit/Substitutionstherapie

Bei Drogenabhängigen unter Substitutionstherapie (Methadon-Programm) müssen die Substitutionsmenge und der Beikonsum erfasst werden. Patienten kennen in der Regel nur die Anzahl ml, die eingenommen werden. **Kontakt zum behandelnden Arzt** ist deshalb nahezu **obligat**. Substituiert wird mit Methadon oder dem doppelt potenten Levomethadon (L-Polamidon). 1 ml L-Polamidon entspricht 5 mg Levomethadon. Eine Substitutionstherapie wird in der Regel mit 40–80 mg Methadon begonnen und dann schrittweise reduziert. Methadon ist lipophil und besitzt ein hohes Plasmaverteilungsvolumen, weswegen bei langfristiger Anwendung Entzugserscheinungen erst nach 1–3 Tagen auftreten.

Methadon-Dosierung

Die postoperative Schmerztherapie substituierter Patienten geschieht mit:

- WHO-Stufe-I-Analgetikum mit kontinuierlicher Regionalanästhesie/Periduralanalgesie
- oder WHO-Stufe-I Analgetikum, bei Bedarf 10 % der Methadon-Tagesdosis p.o.
- oder WHO-Stufe-I-Analgetikum und retardiertes Opioid

Organisatorische und rechtliche Aspekte der Schmerztherapie

Therapiekonzept/ Therapievereinbarung

Grundlage einer erfolgreichen perioperativen Schmerztherapie ist nicht allein die Anwendung spezifischer Verfahren, sondern die **Einbindung aller an der perioperativen Schmerztherapie Beteiligten** (Anästhesist, Operateur, Pflegepersonal), um ein gemeinsames perioperatives Schmerztherapiekonzept zu erstellen.[3] Werden spezifische schmerztherapeutische Verfahren wie kontinuierliche Regionalanästhesie (RA), Periduralanästhesie (PDA) mittels Periduralkatheter (PDK) oder patientenkontrollierte intravenöse Analgesie (PCIA) angewendet, wird von den Berufsverbänden eine **Therapievereinbarung** empfohlen.[6] Die Therapievereinbarung regelt die Zuständigkeiten und Verantwortlichkeiten in den einzelnen Behandlungsphasen. Die Organisation der perioperativen Schmerztherapie muss sich an den räumlichen, personellen und strukturellen Gegebenheiten des Krankenhauses bzw. des und OP-Zentrums orientieren. Deshalb sind unterschiedliche, in ihrem Ergebnis gleichwertige Organisationsformen der postoperativen Schmerztherapie möglich.

Ein **Schmerzdienst** verbessert die Behandlungsqualität und reduziert die Komplikationsraten von RA, PDK und PCIA.[4]

Rechtslage

Es besteht eine **rechtliche Verpflichtung zur postoperativen Schmerztherapie**.

i Werden starke postoperative Schmerzen nicht ausreichend behandelt, besteht nach dem **Strafgesetzbuch** (StGB) ein Straftatbestand. Nach § 323c StGB bedeutet eine nicht durchgeführte Schmerztherapie unterlassene Hilfeleistung und nach §§ 223 und 230 StGB eine vorsätzliche oder fahrlässige Körperverletzung durch Unterlassung.[31]

21 Der Patient im Aufwachraum

Hebel M

Der **Aufwachraum** (AWR) ist eine Schnittstelle zwischen verantwortlichem Anästhesisten, Fachpflegekraft und Operateur. Wird der AWR – insbesondere personell – quantitativ und qualitativ vernachlässigt, droht auch mit guter apparativer Ausstattung beim Auftreten typischer Komplikationen Lebensgefahr für die Patienten.

Berufsanfänger ohne Aufsicht gehören nicht in den Aufwachraum!

Die **ärztliche Verantwortung** im Aufwachraum liegt üblicherweise vollumfänglich beim Anästhesisten. Dieser kooperiert nach dem Vertrauensgrundsatz eng mit den operativen Fachdisziplinen. Der Anästhesist muss namentlich dokumentiert, jederzeit erreichbar und kurzfristig verfügbar sein.

Voraussetzung und Verantwortung

Anforderungen an die Strukturqualität

i Nach Anästhesien im Zusammenhang mit diagnostischen und therapeutischen Eingriffen ist der Patient insbesondere durch die Auswirkung des Betäubungsverfahrens auf die vitalen Funktionen noch für mehrere Stunden akut gefährdet. Er bedarf aus diesem Grunde einer **lückenlosen intensiven Überwachung**. In Abhängigkeit von Art und Dauer des Anästhesieverfahrens kann die Zeitspanne der anästhesiebedingten Gefährdung vitaler Funktionen bis zu 4 Stunden betragen, ausnahmsweise auch länger. Patienten, die eine länger als etwa 6 Stunden dauernde Intensivüberwachung benötigen, sollten auf eine Intensiveinheit verlegt werden.[3]

Mit dieser Definition bedürfen also die im Aufwachraum behandelten Patienten nach Durchführung einer Anästhesie einer weiteren, wenn auch zeitlich begrenzten Überwachung wegen fortbestehender vitaler Gefährdung. Die **Betriebszeiten einer AWR-Einheit** richten sich nicht nur nach den planmäßigen OP-Programmen; prinzipiell ist eine 24-stündige Funktionsbereitschaft gefordert, für den Fall dass außerplanmäßig operiert wird.[3]

Überwachung wegen vitaler Gefährdung

Apparative Ausstattung

Die folgende Tabelle (Tab. 1) gibt die obligate bzw. empfohlene apparative Mindestausstattung eines Aufwachraumes an. Dabei ist zu berücksichtigen, dass die Geräte dem aktuellen medizinischen und technischen Standard entsprechen.

Ausstattung	Obligat	Empfohlen	Bemerkung
EKG-Monitor	x		
NIBP (Non-invasive Blood Pressure/RR unblutig)	x		
RR blutig		x	
ZVD		x	
O_2-Insufflation	x		
Pulsoxymetrie	x		
Temperatur	x		
Absaugung	x		
Mehrkanal-EKG		x	
Defibrillator	x		
Notfallinstrumentarium	x		inkl. Nottracheotomie oder -koniotomie
Relaxometrie	x		nur wenn Relaxanzien verwendet werden
Beatmungsmöglichkeit	x		manuell, mit O_2-Anreicherung
Beatmungsgerät		x	essenziell bei Nachbeatmung im AWR
Infusions-/Spritzenpumpen		x	
Notfall-Labor		x	
Kapnometrie		x	
Kommunikations-Technik	x		Verbindung zum AWR jederzeit möglich.

Tab. 1: apparative Mindestausstattung eines AWR (nach[3])

Die **Anzahl der Betten/Liegeplätze** soll der Art und dem Charakter der operativen Aktivität angepasst sein. Die ambulante Chirurgie benötigt bei schneller Abfolge kurzer Eingriffe mehr Liegeplätze. Die Größenordnung liegt bei 1,2–1,5 Liegeplätzen pro Anästhesiearbeitsplatz.[5]

Bettenzahl

Die **Messfrequenz der einzelnen Parameter** richtet sich nach dem klinischen Verlauf. So wird bei signifikantem Verlust aus Drainagen eine Ein-/Ausfuhrbilanz mindestens 15-minütig erfolgen. Die nachstehende Tabelle gibt Anhaltspunkte für das Vorgehen bei stabilem Verlauf:

Messung Vitalparameter

Parameter	Messfrequenz
EKG und SaO$_2$	kontinuierlich
NIBP (Non-invasive Blood Pressure/RR unblutig)	alle 5–10 min für mind. 30 min, danach (wenn stabil) alle 15–30 min
Atemfrequenz	initial + bei Entlassung, wenn auffällig: alle 10 min
Bilanz (Drains, Urin)	alle 30–60 min
ZVD + Temperatur	sofern Routine: initial + bei Entlassung; sonst auf Anordnung

Tab. 2: Messfrequenzen bei stabilem Verlauf

Personelle Ausstattung

Das Überwachungspersonal benötigt eine spezielle Ausbildung (**Fachweiterbildung**) und Erfahrung.[1] Die Anwesenheit von mindestens 2 Pflegepersonen für mehr als drei gleichzeitig zu überwachende Patienten wird ausdrücklich empfohlen.[5] Sinnvoll erscheint auch die Etablierung einer **Qualitätskontrolle**, die mindestens die sog. **AVBs** (Zwischenfälle und Ereignisse) dokumentiert und einer sinnvollen Konsequenz zuführt.

ausgebildetes Überwachungspersonal

Zwischenfälle und Ereignisse im Aufwachraum

Unter den häufigen und bedeutsamen Störungen im Aufwachraum[4] (s. Abb. 1) machen insbesondere 2 Störungen $^2/_3$ der Ereignisse aus: Postoperative Übelkeit und Erbrechen (postoperative nausea and vomiting, **PONV**) und **respiratorische Störungen**.

häufige Komplikationen: PONV/ respiratorische Störungen

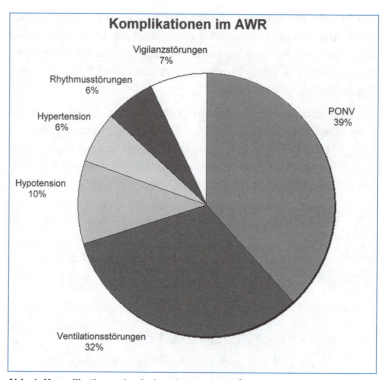

Abb. 1: Komplikationen im Aufwachraum (nach[4])

Die Prophylaxe und Behandlung von PONV wird im Allgemeinen Teil, Kap. 19 ausführlich erörtert.

Einen differenzierten Blick auf die respiratorischen Störungen, die häufigsten vital bedrohlichen Störungen in der postoperativen Phase, bietet Abb. 2.[6]

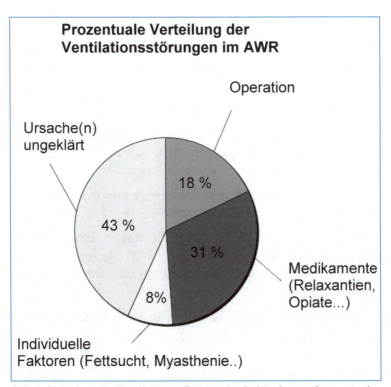

Abb. 2: Ursachen der Ventilationsstörungen im Aufwachraum (prozentuale Verteilung)

Respiratorische Störungen

Zu den Störungen **im Bereich der Luftwege selbst** zählen:

- Atemwegsverlegung durch Sekret, Larynxschwellung, Zunge und Fremdkörper (z.B. nach HNO-ärztlichen Eingriffen)
- Laryngospasmus (reflektorisch, Fremdkörper)
- Bronchospasmus (insbesondere Aspiration, Asthma bronchiale)
- Atemantriebsstörungen (i.d.R. Folge des Überhangs von Opiaten oder volatilen Anästhetika)

S. 800

Weitere **Ursachen für Hypoventilation**:

- Muskelschwäche (exogen durch Muskelrelaxanzien bzw. endogen durch neurologische Erkrankungen wie Myasthenie o.Ä.)
- Schmerz und zu enge Verbände

klinische Zeichen der Hyperkapnie — Typische klinische Zeichen einer **Hyperkapnie** sind: Schwitzen, warme Extremitäten, Kopfschmerzen, Tachykardie, Hypertonie und Verwirrtheit bis hin zur Bewusstlosigkeit.

Beatmung — Die Ursache(n) der Ateminsuffizienz müssen sofort behoben und der Patient **ggf. erneut beatmet** werden.

Sauerstoffgabe — Eine routinemäßige Verabreichung von **Sauerstoff** nach jeder Allgemeinanästhesie (auch bei $SaO_2 > 95\,\%$) empfiehlt sich, weil dadurch die Rate an postoperativen Wundinfektionen verringert werden kann[22].

Hypoxie und Hyperkapnie werden im Allgemeinen Teil, Kap. 22/1 ausführlich erläutert.

Weitere Zwischenfälle

Herz-/Kreislauf-Störungen — Die **Herz-/Kreislauf-Störungen** (s. Abb. 1) und deren Therapie werden an anderer Stelle behandelt (Allgemeiner Teil, Kap. 22/2 „Hypotension", 22/5 „Arrhythmien", 22/6 „Herz-Kreislauf-Stillstand und Reanimation").

ZAS — Ein typisches, wenn auch eher seltenes Syndrom ist das sog. **ZAS (zentrales anticholinerges Syndrom)**. Als Auslöser werden in der Literatur u.a. Antidepressiva, Sedativa und volatile Anästhetika genannt. **Klassische Symptome** sind Unruhe, Hyperaktivität, Erregbarkeit, Desorientiertheit und Halluzinationen. Häufig besteht eine Mydriasis und Tachykardie. Es gibt aber auch ein ZAS mit zerebraler Dämpfung und Somnolenz bis hin zum Koma. Als medikamentöse Therapie wird **Physostigmin** vorgeschlagen. Nach eigener Erfahrung kann dabei eine Dosis bis zu 4 mg bis zum sichtbaren Wirkerfolg notwendig werden. Die empfohlene Initialdosis beträgt 1 mg. Die Gabe sollte langsam und höchstens mg-weise (1 mg alle 5–10 min) unter Beobachtung und Abwarten der Wirkungen/Nebenwirkungen (Monitor!: Bradykardie, starke Speichelsekretion) der jeweiligen Dosis erfolgen.

Für weitere Informationen s. Allgemeiner Teil, Kap. 22/9 „Zentrales anticholinerges Syndrom".

Pflege im Aufwachraum

Die Haupttätigkeit im AWR wird in der Regel unter delegierter Aufsicht von **fachkompetenter Pflege** geleistet (idealerweise mit abgeschlossener Fachweiterbildung). Neben der medizinisch kompetenten Betreuung ist es oft die **emotionale Zuwendung** in der Aufwachphase, die den Patienten, die in einer technisierten Umgebung zwischen Tag und Traum schweben, oft dauerhaft in guter oder auch weniger guter Erinnerung bleibt. Qualifizierte Ausbildung und Berufserfahrung des zahlenmäßig ausreichenden Personals sind – gerade auch in Zeiten hoher Patientenfrequenz – eine Investition in Komfort und Zufriedenheit für den Patienten und in den guten Ruf der gesamten Einrichtung. Abb. 3 fasst die Aufgaben des AWR-Teams als Übersicht zusammen.

qualifiziertes Personal mit Berufserfahrung

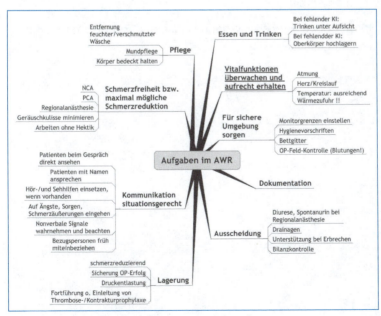

Abb. 3: Aufgaben des AWR-Teams, erstellt nach[7]

Entlassung aus dem Aufwachraum

Kriterien für die Entlassung

Die Kriterien für die Entlassung aus dem Aufwachraum auf die Station bzw. direkt nach Hause (ambulant) differieren nur geringfügig. Folgende Anforderungen sind an die Patienten in beiden Fällen zu stellen:[1]

- wach und ansprechbar mit vollständigen Schutzreflexen
- ausreichende Spontanatmung ($SaO_2 \geq 97\ \%$ ohne Sauerstoffinsufflation)
- Kreislauf stabil wie status quo ante (ambulant: RR im Sitzen und Stehen stabil)
- keine Blutungstendenz
- Analgesie VAS (visuelle Analogskala für Schmerzen, 0–10) < 4 bzw. Schmerztherapie auf Allgemeinstation verantwortlich sichergestellt (ambulant: Analgesie auch für zu Hause sichergestellt)
- Erbrechen behandelt (ambulant: und abgeklungen)
- Regionalanästhesie abgeklungen bzw. spätere Kontrolle sichergestellt
- ambulant: Begleitung nach Hause und Betreuung für 24 h sichergestellt

22 Probleme und Komplikationen im Zusammenhang mit einer Anästhesie

22/1 Hypoxie und Hyperkapnie, Abfall des endtidalen CO_2

Heringhaus C

Hypoxie

Einführung

Der Organismus verfügt praktisch über keine Sauerstoffvorräte und benötigt zur Aufrechterhaltung des oxidativen Stoffwechsels die kontinuierliche Nachlieferung von verbrauchtem Sauerstoff. Eine suffiziente Atmung gewährleistet die Aufnahme des Sauerstoffs aus der Umgebungsluft. Der Übertritt von Sauerstoff aus der Lunge in das Blut erfolgt durch Diffusion an der Alveolarmembran. **Treibende Kraft** ist die **Partialdruckdifferenz** zwischen dem **Sauerstoff in den Alveolen** (pAO_2) und dem gemischtvenösen **Blut der Pulmonalarterien** (pvO_2). Im Blut wird der Sauerstoff zu einem geringen Anteil gelöst transportiert. Der größere Teil wird **an Hämoglobin gebunden** und durch den Kreislauf zu allen Organen und Gewebezellen transportiert. In den Zielgeweben bestimmt das Partialdruckgefälle zwischen dem arteriellen Blut (paO_2) und den Zellen das Ausmaß der Sauerstoffdiffusion.[9]

O_2-Transport im Organismus

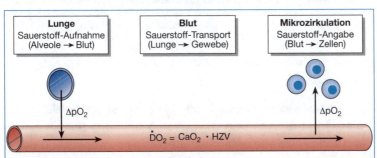

Abb. 1: O_2-Transport von der Lunge zum Gewebe

Kreislaufstillstand durch fortbestehende Hypoxie

In der **perioperativen Phase** ist die **Unterversorgung des Organismus** mit Sauerstoff eine **jederzeit gegenwärtige Bedrohung** des Patienten. Da es bei einer fortbestehenden Hypoxie zum **Kreislaufstillstand** und einer bleibenden Organschädigungen kommen kann, müssen die Ursachen sofort diagnostiziert und behoben werden, um einen möglichen Schaden abzuwenden.

Diagnose von Störungen der Oxygenierung

Die Diagnosestellung einer Oxygenierungsstörung erfolgt durch die **klinische Beurteilung** des Patienten und die **Messung der arteriellen Sauerstoffsättigung bzw.** des arteriellen **Sauerstoffpartialdrucks**.

Klinische Zeichen von Oxygenierungsstörungen

Symptome

Die **Symptome** einer Oxygenierungsstörung sind vielfältig und häufig **nicht spezifisch**. Sie umfassen u.a. eine Zyanose (intraoperativ z.B. auch im Operationsfeld gut sichtbar), kalte Extremitäten, ST-Strecken-Veränderungen aufgrund myokardialer Ischämien, Alterationen von Blutdruck- und Herzfrequenz bis hin zum Herz-Kreislauf-Stillstand, Kopfschmerzen sowie eine Beeinflussung des neurologischen Status bis hin zur Bewusstlosigkeit.

unzuverlässiges Symptom: Zyanose

i Überschreitet der **absolute Gehalt an desoxygeniertem Blut** 5 g/100 ml, kann es zum Auftreten einer **Zyanose**, einer bläulichen Verfärbung der Haut und der Schleimhäute, kommen. Da sich bei Patienten mit niedrigem Hämoglobinwert erst bei sehr niedriger arterieller Sättigung eine sichtbare Zyanose entwickelt, ist dieses klinische Zeichen als **unzuverlässig** anzusehen. Zudem können Veränderungen der Lichtverhältnisse die subjektive Einschätzung des Beobachters und damit die Wertigkeit der Diagnose Zyanose einschränken.

Messung von Sauerstoffsättigung und arteriellem Sauerstoffpartialdruck

Pulsoxymetrie und Blutgasanalyse

Die kontinuierliche Messung der Sauerstoffsättigung durch die **Pulsoxymetrie** kann eine Oxygenierungsstörung zeitnah aufdecken und gilt als effiziente Methode, um eine Hypoxie und deren Folgeschäden zu vermeiden. **In bestimmten Situationen** ist die Verwertbarkeit pulsoxymetrisch erzielter Werte **eingeschränkt**, z.B. bei Hypothermie, verminderter peripherer Zirkulation, Bewegung, Störungen durch elektrische Geräte (Diathermie) oder

Umgebungslicht. Lässt sich auch nach einem Wechsel des Detektionsorts und Ausschluss technischer Störungen kein adäquates Signal ableiten, sollte bei Verdacht auf eine Gefährdung eine **Blutgasanalyse** durchgeführt werden. Über die Verifizierung der arteriellen Sättigung und Messung des arteriellen Sauerstoffpartialdrucks hinaus kann die arterielle Blutgasanalyse dabei wichtige **Hinweise auf die Ursache** der zugrunde liegenden Oxygenierungsstörung liefern, was eine spezifischere Therapie ermöglicht.

Eine erhöhte oder ansteigende Laktatkonzentration ist ein **Warnindikator** für eine **drohende Sauerstoffunterversorgung** der Gewebe. Sinkende oder anhaltend niedrige Laktatwerte während einer kritischen Erkrankung können auf eine erfolgreiche Therapie hinweisen.

Warnindikator Laktatkonzentration

Ursachen von Oxygenierungsstörungen

Störungen der Sauerstoffversorgung können die Aufnahme, den Transport und die Abgabe von Sauerstoff an die zu versorgenden Gewebe betreffen (Tab. 1).

Störungsarten

Ort der Störung	Störgröße
Sauerstoffaufnahme	• Verminderung des alveolaren Sauerstoff-Partialdrucks • Einschränkung bzw. Ausfall der Ventilation • Änderungen des Ventilations-Perfusions-Verhältnisses • Störungen der Diffusionskapazität
Sauerstofftransport	• Abnahme des Sauerstoffgehalts im Blut • Kreislaufinsuffizienz
Sauerstoffabgabe	• Veränderungen der Sauerstoffaffinität des Hämoglobins • eingeschränkte Verwertung des Sauerstoffs • Veränderungen im Zielgewebe (z.B. Gewebsödem) oder der Mikrozirkulation (z.B. periphere Vasokonstriktion) • Abnahme der arteriellen und endkapillären Sauerstoff-Partialdrücke

Tab. 1: Klassifizierung von Oxygenierungsstörungen

Störungen im Bereich der Sauerstoffaufnahme

Verminderung des alveolären Sauerstoffpartialdrucks (P_AO_2)

Bestimmung des alveolaren Partialdrucks

i Der **Sauerstoffpartialdruck** beträgt **auf Meereshöhe** in der Umgebungsluft **ca. 160 mm Hg** (FiO_2 von 0,21 bei einem Barometerdruck (Pb) von 760 mm Hg). Zur **Bestimmung des alveolaren Partialdrucks** (PaO_2) muss der in den Alveolen vorherrschende Wasserdampfdruck (pH_2O; 48 mm Hg bei 37 ° Körpertemperatur) sowie der alveoläre Kohlendioxidpartialdruck in der Ausatmungsluft bekannt sein.
Daraus ergibt sich die **alveolare Gasgleichung**:
$P_AO_2 = FiO_2 \times (Pb-pH_2O) - PaCO_2/RQ^*$
(*RQ = respiratorischer Quotient, Quotient aus ausgeatmetem CO_2 und eingeatmetem O_2)

Veränderungen des fraktionellen inspiratorischen Sauerstoffanteils (FiO_2)

kontinuierliche Messung der FiO_2

Eine potenzielle Gefahr für den Patienten ist das ungewollte Verabreichen einer **zu niedrigen FiO_2** durch fehlerhafte Bedienung, mechanische Störungen oder Fehlanschlüsse am Narkose- oder Beatmungsgerät. So kann durch eine falsche Einstellung des Gasflussmessers die Applikation einer zu niedrigen FiO_2 erfolgen. **Zum Schutz** des Patienten müssen deshalb **gerätetechnische Vorrichtungen** (z.B. Oxygen-Ratio-Control, Lachgassperre) genutzt werden. Eine **kontinuierliche Messung der FiO_2** ist gesetzlich vorgeschrieben und entsprechende Alarme sind zu aktivieren.

Diffusionshypoxie

Vermeidung durch Sauerstoffapplikation

Bei der Diffusionshypoxie kann es durch den geringen Blut/Gas-Verteilungskoeffizienten eines inhalierten Gases (z.B. Lachgas) zu einer **sehr raschen Abflutung des Gases** aus dem Blut in die Alveolen kommen. Die dort befindlichen Gase, inklusive Sauerstoff, werden dadurch „verdünnt", und es besteht die Gefahr einer Hypoxie. Eine Diffusionshypoxie kann durch die **Applikation von 100 % Sauerstoff** während der Abflutungsphase vermieden werden.

Anstieg des alveolären Kohlendioxid-Partialdrucks (P_ACO_2)

Ein Anstieg des P_ACO_2, z.B. durch eine Atemdepression nach der Narkose, kann mit einer **relevanten Hypoxämie** einhergehen, da eine unter normalen Bedingungen adäquate FiO_2 unter diesen Umständen zu niedrig ausfällt. Eine vergleichbare Situation kann auch bei der kontrollierten Ventilation vorliegen, wenn durch ein zu niedriges Atemminutenvolumen oder durch erhöhte Stoffwechselaktivität (z.B. Fieber, maligne Hyperthermie) ein massiver Anstieg des P_ACO_2 resultiert.

Ursachen

Einschränkung bzw. Ausfall der Ventilation

Das **Atemminutenvolumen** wird durch die Atemfrequenz und das Atemzugvolumen/Atemhubvolumen bestimmt. Der am Gasaustausch teilnehmende Anteil wird als **alveoläre Ventilation** bezeichnet (alveoläre Ventilation = Gesamtventilation – Totraumventilation).

Die möglichen **Ursachen** einer eingeschränkten oder aufgehobenen Ventilation während einer Anästhesie sind **vielfältig**:

Ursachen

Totalausfall der Ventilation	Einschränkung der Ventilation
• Fehllage des Tubus (ösophageal) • akzidentelle Entfernung des Tubus • Abknicken des Tubus • Diskonnektion vom Beatmungsgerät • technischer Defekt • Fehlbedienung oder Ausfall des Beatmungsgeräts	• einseitige Intubation • Aspiration von Fremdmaterial • Cuffhernie • Bronchospasmus • Laryngospasmus • Pneumothorax • Weichteilschwellungen/-verlegungen • Abnahme der Compliance/Zunahme der Resistance • Überhang von Narkosemedikamenten • Schonatmung bei Schmerzen

Tab. 2: Mögliche Ursachen einer eingeschränkten oder aufgehobenen Ventilation

Veränderungen der funktionellen Residualkapazität und der Verschlusskapazität

Das **maßgeblich am Gasaustausch teilnehmende Lungenvolumen** ist die funktionelle Residualkapazität (FRC). Die Größe dieses Gasvolumens hängt vom Gleichgewicht zwischen den elastischen Rückstellkräften der Lunge und den Expansionskräften des Thorax am Ende der normalen Ausatmung ab.

FRC-Einschränkung

Eine **Einschränkung der FRC führt**, insbesondere in Kombination mit einer erhöhten Verschlusskapazität Closing Capacity (CC), zu einer Abnahme der Lungenbereiche, welche für den Gasaustausch zur Verfügung stehen. Daraus resultieren eine Zunahme der alveolär-arteriellen Sauerstoffdifferenz (AaDO$_2$) und eine **verminderte Oxygenierung**. Eine Abnahme der FRC und eine Zunahme der CC können **verschiedene Ursachen** haben:

FRC-Abnahme	CC-Zunahme
• Liegen	• Alter
• Adipositas	• Lungenemphysem
• Schwangerschaft	
• Allgemeinanästhesie	
• Pneumoperitoneum	
• geblähtes Abdomen	
• postoperative Begleitumstände (z.B. Schmerz, Verbände, muskuläre Schwäche, Medikamentenüberhang)	
• muskuläre Hypoventilation (Muskelerkrankungen, Medikamentenüberhang, primäre Atemantriebsstörungen)	
• gesteigerter abdomineller Muskeltonus (z.B. durch Schmerz oder reflektorische Stimulation)	

Tab. 3: Einflussfaktoren auf FRC und CC

Änderungen des Ventilations-Perfusionsverhältnisses

In Ruhe beträgt die alveoläre Ventilation ca. 4 l/min und das Herzzeitvolumen ca. 5 l/min. Daraus ergibt sich ein **Ventilations-Perfusions-Verhältnis von 0,8**. Eine **Abweichung** dieses Quotienten in beide Richtungen wirkt sich funktionell als **Einschränkung des pulmonalen Gasaustauschs** aus.

intrapulmonaler Shunt

Ventilationsinhomogenität = Intrapulmonaler Shunt ($\dot{V}/\dot{Q} = 0$)

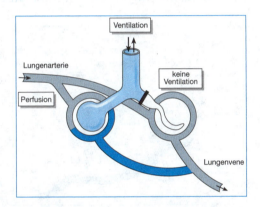

Abb. 2: Intrapulmonaler Shunt

Bei einer **Inhomogenität der Ventilation** werden betroffene Lungenareale durchblutet, aber nicht mehr belüftet, d.h., nichtoxygeniertes Blut aus minderbelüfteten Arealen wird mit oxygeniertem Blut aus belüfteten Lungengebieten vermischt. Folgen sind eine Zunahme des arterio-venösen Shuntanteils (physiologisch ca. 2 % über Venae Thebesiae und bronchiales) und ein erniedrigter Sauerstoffgehalt im Blut. Unter physiologischen Bedingungen kommt es reflektorisch zu einer hypoxiebedingten Vasokonstriktion in den betroffenen Arealen. Dadurch wird die Shuntfraktion verringert (**Euler-Liljestrand-Mechanismus**, hypoxisch pulmonale Vasokonstriktion [HPV]). Dieser reflektorische Mechanismus kann durch volatile Anästhetika und intravenöse Vasodilatatoren beeinträchtigt werden.

Mechanismus

Beispiele · **Beispiele für einen intrapulmonalen Shunt:**

- Einlungenventilation
- akzidentelle einseitige Intubation
- Atelektasen
- Bronchospasmus
- Lagerung

Perfusionsinhomogenität = Totraumventilation ($\dot{V}/\dot{Q}$ = •)

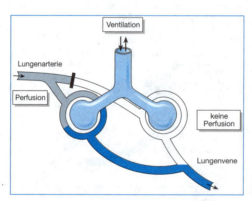

Abb. 3: Totraumventilation

Mechanismus · Bei einer **Inhomogenität der Perfusion** werden Alveolen belüftet, aber nicht mehr ausreichend durchblutet. Daraus resultieren eine Verringerung der am Gasaustausch teilnehmenden Ventilationsfläche und eine Abnahme des Sauerstoffgehaltes im Blut.[2]

Ursachen – Totraumventilation · **Mögliche Ursachen für eine Totraumventilation:**

- unphysiologische Lagerung
- Lungenembolie
- regionale Minderdurchblutung

Störungen der Diffusionskapazität

v.a. Gasaustausch für Sauerstoff betroffen · Diffusionsstörungen betreffen in erster Linie den **Gasaustausch für Sauerstoff**, da Kohlendioxid die Alveolarmembran ca. 20-mal schneller durchdringt als Sauerstoff. Diffusionsstörungen können auftreten, wenn die Diffusionsstrecke durch eine Veränderung der Dicke der alveolo-kapillaren Membran verändert ist, die Transitzeit der Erythrozyten (0,3 sec) zu einer O_2-Aufsättigung nicht ausreicht oder die am Gasaustausch teilnehmende Oberfläche reduziert ist.

Mögliche Ursachen für Störungen der Diffusionskapazität:

Ursachen – Diffusionsstörungen

- Verminderung der Transitzeit bei High-Output/Anstrengung
- Lungenödem
- ARDS (acute respiratory distress syndrome)
- (Aspirations-)pneumonie
- Emphysem

Abnahme des zirkulatorischen Sauerstofftransports

Abnahme des Sauerstoffgehalts im Blut (CaO_2)

i Der Sauerstoffgehalt im Blut (CaO_2) ergibt sich aus dem gebundenen und dem gelösten Anteil von Sauerstoff:

$$CaO_2 = \underbrace{(ctHb \times 1{,}39 \times SaO_2)}_{\text{gebunden}} + \underbrace{PaO_2 \times 0{,}003}_{\text{gelöst}} \text{ [ml Sauerstoff/100 ml Blut]}$$

Im Vergleich zum gebundenen Anteil des Sauerstoffs spielt der gelöste Anteil für den Gesamtsauerstoffgehalt des Blutes unter physiologischen Bedingungen nur eine untergeordnete Rolle. Ein relevanter Abfall des CaO_2, eine sog. Hypoxämie, resultiert demnach entweder aus einem Abfall der Gesamthämoglobin-Konzentration im Blut (ctHb) als **anämische Hypoxämie** oder bei einer **toxischen Hypoxämie** aus Veränderungen der Konzentration der Hämoglobin-Fraktionen (Tab. 4).

Hypoxämie – Ursachen

	Methämoglobinämie	**Kohlenmonoxidvergiftung**
Ursache	Zahlreiche Substanzen oxidieren Ferrohämoglobin zu Methämoglobin. Bei einer Vergiftungen mit Methämoglobin-(MetHb)-Bildnern (z.B. Prilocain, Nitrat im Trinkwasser) kann es zu einem hohen Anteil von MetHb im Blut kommen, welches keinen Sauerstoff binden kann und somit für den Sauerstofftransport ausfällt. Das verbleibende Oxyhämoglobin kann Sauerstoff normal transportieren.	Kohlenmonoxid hat eine ca. 300-mal höhere Affinität als Sauerstoff an das Hämoglobin. Bei einer Kohlenmonoxid-Vergiftung verdrängt CO den Sauerstoff vom Hb und CO wird anstelle des Sauerstoffs gebunden (COHb). Das Hämoglobin steht damit nicht mehr für den Sauerstofftransport zur Verfügung.
Therapie	supportive Therapie, Antidottherapie mit Toluidinblau (2–4 mg/kg i.v.)	möglichst hohe FiO_2, hyperbare O_2-Therapie bei schweren Intoxikationen

Tab. 4: Veränderungen der Hämoglobin-Fraktionen

Fallbeispiel Methämoglobinämie

i Neben Prilocain können auch zahlreiche andere Medikamente zur **Bildung von Methämoglobin** führen. In einer Kasuistik wird über einen 72-jährigen Afroamerikaner berichtet, der wegen einer Gonarthrose zweimal täglich 100 mg Celecoxib erhielt. Einen Monat nach Therapiebeginn wurde er wegen akuter Verwirrtheitszustände stationär aufgenommen. Bei der Untersuchung wurde eine zentrale Zyanose mit einer schiefergrauen Verfärbung der Lippen und der Mundschleimhaut gefunden. Der arterielle Sauerstoffpartialdruck betrug 75 mm Hg (normal: 80–110 mm Hg). Der arterielle pH und CO_2-Partialdruck waren normal. Es wurde ein Methämoglobinanteil von 9 % (Referenzwert: 0-0,2 %) bestimmt. Der Patient hatte keine weiteren Medikamente erhalten, und eine Überprüfung des Plasmas auf verschiedene andere toxische Substanzen wie Methanol, Ethylenglycol u.a. verlief negativ. Nach der umgehenden Einleitung einer Therapie mit Methylenblau und der oralen Gabe von Riboflavin und Ascorbinsäure fiel der Methämoglobinspiegel auf 0,7 %.[1,4]

Wichtig: Bei starken Rauchern kann der COHb-Anteil im zweistelligen Bereich liegen. Aus diesem Grund sollte ein Raucher mehrere Stunden vor der Narkose auf das Rauchen verzichten.

Kreislaufinsuffizienz

Das Sauerstoffangebot an das Gewebe (DO_2) wird außer durch den Gehalt des Sauerstoffs im arteriellen Blut (CaO_2) auch vom Herzzeitvolumen (HZV) des Patienten bestimmt.

i Sauerstoffangebot (DO_2) = Herzzeitvolumen x arterieller Sauerstoffgehalt x 10 (CaO_2)
Herzzeitvolumen (HZV) = Herzfrequenz x Schlagvolumen

vermindertes Sauerstoffangebot im Gewebe

Neben einer Abnahme des Sauerstoffgehalts im arteriellen Blut kann deshalb auch eine Kreislaufinsuffizienz zu einem **verminderten Angebot von Sauerstoff an die Gewebe** führen. Kommt es zu einer Verminderung des Sauerstoffgehalts im Blut, z.B. bei einer akuten Blutung, versucht der Organismus, das Sauerstoffangebot durch einen Anstieg des Herzzeitvolumens auszugleichen. So kann das Sauerstoffangebot trotz erniedrigtem Sauerstoffgehalt in gewissen Grenzen dennoch gedeckt werden.

Verminderte Abgabe des Sauerstoffs an die Zielgewebe

Veränderungen der Sauerstoffaffinität des Hämoglobins

Veränderungen der Sauerstoffaffinität des Hämoglobins führen zu **Verschiebungen der Sauerstoffbindungskurve** und sind an einer Zu- oder Abnahme des P50-Wertes (= Partialdruck, bei dem 50 % des Hämoglobins mit Sauerstoff gesättigt sind) erkennbar.

Verschiebungen der Sauerstoffbindungskurve

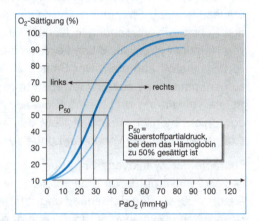

Abb. 4: Sauerstoffbindungskurve

Eine **Rechtsverschiebung** der Sauerstoffbindungskurve (P50 erhöht) zeigt eine verringerte Affinität und damit eine erleichterte Abgabe des Sauerstoffs vom Hämoglobin an das Gewebe an, während eine **Linksverschiebung** (P50 erniedrigt) auf eine erhöhte Bindungsaffinität und eine verminderte Sauerstoffabgabe hinweist. **Mögliche Ursachen** sind in Tab. 5 zusammengefasst.

Ursachen

Linksverschiebung	Rechtsverschiebung
= höhere Affinität für Sauerstoff	= geringere Affinität für Sauerstoff
= verminderte Abgabe an das Gewebe	= vereinfachte Abgabe an das Gewebe
• Alkalose • Hypothermie • Abnahme des 2,3-DPG-Gehalts (2,3-Diphosphoglycerat-Gehalt) • PaCO$_2$↓	• Azidose • Hyperthermie • Zunahme des 2,3-DPG-Gehalts • PaCO$_2$-Anstieg

Tab. 5: Verschiebung der Sauerstoffbindungskurve

Eingeschränkte Verwertung des Sauerstoffs

Zyanidvergiftung

Im Rahmen einer **Zyanidvergiftung** bei Exposition gegenüber Blausäure, nach Einatmung von zyanidhaltigen Dämpfen aus der Kunststoffverbrennung oder im Rahmen der Anwendung von Natrium-Nitroprussid kann eine eingeschränkte Verwertung von Sauerstoff auftreten. Der Sauerstoff wird zwar in das Blut aufgenommen und zu den Geweben transportiert, in den Zellen ist die Verwertung durch eine Blockade der Atmungskette jedoch nicht möglich. Das Blut fließt deshalb mit hohem Sauerstoffgehalt durch die Venen zur Lunge zurück.

Therapie

Therapie der Zyanidvergiftung durch Natrium-Nitroprussid: Absetzen von Nitroprussid, Sicherstellen der Vitalfunktionen, Sauerstoff 100 %, Antidotbehandlung z.B. mit Natriumthiosulfat. Bei schweren Zyanidvergiftungen erfolgt die Antidotbehandlung mit 4-DMAP (4- Dimethyl-Aminophenol) (**Cave: Methämoglobinbildner**).

Störungen der Mikrozirkulation (Gewebsödem, Vasokonstriktion)

Kommt es **im** Bereich der **Gewebe zu Veränderungen in der Blutversorgung**, kann es auch bei konstantem Sauerstoffgehalt im Blut und normalem Herzzeitvolumen zu einer Minderversorgung der Zellen mit Sauerstoff kommen.

Probleme und Komplikationen im Zusammenhang mit einer Anästhesie

Hypoxie und Hyperkapnie, Abfall des endtidalen CO_2

Beispiele für Störungen der Mikrozirkulation: Beispiele

- Gewebsödem
- Vasokonstriktion
- Katecholamingabe
- Kompartment-Syndrom

Allgemeines Vorgehen bei Verdacht auf eine Oxygenierungsstörung

In der Regel bemerkt der Anästhesist initial einen **Abfall der** obligatorisch durchgeführten pulsoxymetrisch bestimmten **Sauerstoffsättigung** (SaO_2). Bei einem Abfall der SaO_2 muss bis zum Beweis des Gegenteils von einer bedrohlichen Situation des Patienten ausgegangen werden.

Schema zur Vorgehensweise

Erhöhe die FiO_2 auf möglichst 100 %	
Überprüfen der Beatmung	• endtidales CO_2? • Auskultation, Atembewegungen • Wechsel auf manuelle Beatmung • Compliance? • Blähen • BGA • Steigerung des Atemminutenvolumens
Überprüfen der korrekten Tubuslage	• Tubusende oral sichtbar • endtidales CO_2?, Auskultation • Tubuscuff unterhalb der Stimmbänder • fiberoptische Lagekontrolle • „If in doubt, take it out". Gute Maskenbeatmung ist besser als frustrane Beatmungsversuche bei Fehllage oder Obstruktion des Tubus.
Verifizieren der Funktion des Pulsoxymeters	• Position • Funktion (rotes Licht), Abschirmung • Beurteilung der Pletysmographiekurve • Durchblutung
Verminderung der Shuntfraktion	• Bronchialtoilette, Absaugen, Endoskopie • PEEP anpassen

Tab. 6: Grundsätzliche Vorgehensweise bei drohender Hypoxie

Erhöhe die FiO_2 auf möglichst 100 %	
Optimierung des Sauerstoffangebots	• Blutung? Hämoglobinwert? Kreislaufinsuffizienz? • Steigerung des Herzzeitvolumens • Steigerung der Transportkapazität des Blutes
Verminderung des Sauerstoffverbrauchs	• Schmerztherapie, Temperatursenkung, Shivering-Therapie, Muskelrelaxierung

Tab. 6, Fortsetzung

Hyperkapnie und Abfall des endtidalen Kohlendioxids

Einleitung

<small>Veränderungen des CO_2-Gehalts</small>

Als **Endprodukt des aeroben Metabolismus** entsteht in den Mitochondrien **Kohlendioxid (CO_2)**. Die Menge an CO_2 im Körper, und damit auch der endtidale CO_2-Gehalt, wird durch das Gleichgewicht aus CO_2-Produktion, CO_2-Abtransport mit dem Blut und Elimination durch die alveoläre Ventilation bestimmt. Veränderungen des CO_2-Gehalts im arteriellen Blut und in den Alveolen können demnach auf diesen drei Ebenen begründet sein. Wie für den Sauerstoff ist auch für das CO_2 der **Gradient der Partialdrücke** die treibende Kraft auf dem Weg vom Mitochondrium bis hin zur Abatmung in die Umgebungsluft.

Diagnose der Hyperkapnie

Klinische Zeichen

<small>vielfältige Symptome</small>

Die **Symptome** der Hyperkapnie sind **vielfältig** und nicht spezifisch. Dazu gehören u.a. Schwitzen, Kopfschmerzen, Hyperämie und Erwärmung der Extremitäten, Tachykardie, erhöhter Blutdruck, Herzrhythmusstörungen, pulmonale Hypertension, Verwirrtheit und Bewusstlosigkeit.

Kapnographie/Kapnometrie

Kapnographie oder Kapnometrie gehören zum **Standardmonitoring des beatmeten Patienten** und sichern neben der Pulsoxymetrie die Möglichkeit der kontinuierlichen Beurteilung des

Gasaustauschs und der Ventilation. Der angegebene Messwert wird photometrisch bestimmt und entspricht dem endexspiratorischen CO_2 in mm Hg.

Ursachen der Hyperkapnie

In den meisten Fällen, abgesehen von Patienten mit Kopfverletzungen oder bei Operationen in der Neurochirurgie, stellt ein moderater temporärer Anstieg des Kohlendioxidpartialdrucks kein schwerwiegendes klinisches Problem dar und ist **meist** in einer **Hypoventilation** des Patienten begründet. Liegen andere Störungen vor, sind diese häufig einfach auszugleichen, indem das **Atemminutenvolumen** des Patienten **gesteigert** wird.

selten klinisches Problem

Art der Störung	Ursachen
gesteigerte CO_2-Produktion und iatrogene Zufuhr von CO_2	• Temperaturanstieg • Sepsis • exogene Zufuhr (Pneumoperitoneum) • $NaHCO_3$-Gabe (Natriumhydrogencarbonat) • Tourniquet-Eröffnung • Shivering • parenterale (hyperkalorische) Ernährung • Kompensation einer metabolischen Alkalose • Hyperthyreoidismus, thyreotoxische Krise • maligne Hyperthermie
gesteigerter CO_2-Transport	• gesteigertes Herzzeitvolumen (z.B. Fieber, Sepsis, Anstrengung) • Rechts-/Links-Shunt
verminderte CO_2-Abatmung	• Atemwegsobstruktion • einseitige Intubation • inadäquate Einstellung der Beatmung • verminderter Atemantrieb • insuffiziente Atemmechanik • verminderte Compliance

Tab. 7: Ursachen der Hyperkapnie

Gesteigerte CO_2-Produktion und iatrogene Zufuhr von CO_2

Stoffwechsel-steigerung

Normalerweise ist die **CO_2-Produktion** unter den Bedingungen einer Allgemeinanästhesie relativ **konstant**. Bei einer **Anregung des metabolischen Stoffwechsels** kann es jedoch zum **Anstieg der CO_2-Produktion** kommen. Mögliche Ursachen sind Fieber, maligne Hyperthermie und Thyreotoxikose. Auch bei der Reperfusion ischämischer Körpergewebe kann es zu einem plötzlichen Anstieg von Kohlendioxid in der Zirkulation kommen.

iatrogene Erhöhung

Darüber hinaus kann der Anästhesist Substanzen verabreichen, welche den CO_2-Gehalt iatrogen erhöhen. Am häufigsten führt die Gabe eines intravenösen Puffers, wie z.B. Natriumbikarbonat, zu einer Hyperkapnie. Wird für laparoskopische Eingriffe ein Pneumoperitoneum durch Insufflation von CO_2 erzeugt, wird dieses resorbiert und muss über die Lunge abgeatmet werden.

Gesteigerter CO_2-Transport

Kommt es zu einer **Steigerung des HZV**, wird mehr CO_2 vom Ort der Entstehung in die Lungen transportiert und abgeatmet. Zusätzlich gehen Steigerungen des HZV meist auch mit einer vermehrten Produktion von CO_2 einher.

Verminderte CO_2-Abatmung

Abnahme des Atemminutenvolumens

Die häufigste Ursache für eine verminderte Abatmung von Kohlendioxid ist, sowohl beim kontrolliert beatmeten als auch beim spontanatmenden Patienten, ein **zu geringes Atemminutenvolumen**. Die Abnahme des Atemminutenvolumens führt unmittelbar zu einer Abnahme der alveolären Ventilation und damit zu einem Anstieg des $PaCO_2$.

Totraumventilation

Eine Totraumventilation als Folge einer Kreislaufinsuffizienz (z.B. Hypovolamie) ist ebenfalls eine häufige Ursache einer Hyperkapnie.

Bedrohliche Situationen mit Hyperkapnie

Wenngleich die meisten Ursachen einer Hyperkapnie für den Patienten ohne unmittelbare schädigende Folgen sind, gibt es Situationen, in der eine Erhöhung des messbaren Kohlendioxidanteils als **Warnindikator einer bedrohlichen Situation** angesehen werden muss:

- So ist bei der **malignen Hyperthermie** aufgrund der exzessiven CO_2-Produktion ein rascher Anstieg der endexspiratorisch gemessenen CO_2-Konzentration bei unveränderten Beatmungsbedingungen ein sensitives und spezifisches Frühzeichen. Spontanatmende bzw. nichtrelaxierte Patienten können in der Frühphase durch eine Hyperventilation auffallen, da sie versuchen, das vermehrt anfallende CO_2 abzuatmen. S. dazu auch Kap. 22/10 „Maligne Hyperthermie".[6,8]

- Die **thyreotoxische Krise** ist eine endokrinologische Notfallsituation und kann u.a. durch vermehrt aufgenommenes Jod aus Nahrung, Röntgenkontrastmitteln oder jodhaltigen Desinfektionsmitteln ausgelöst werden. Die lebensbedrohliche Situation ist außer durch die Zeichen einer Hyperthyreose durch Fieber, Herzbeteiligung (Tachykardien, Arrhythmien, Herzinsuffizienz) und ZNS-Veränderungen bis zum Koma charakterisiert. Ein klinisches Zeichen während der Operation ist beim kontrolliert ventilierten Patienten der Anstieg von Kohlendioxid durch die erhöhte Produktion und den gesteigerten Transport von CO_2.[3,7]

- Auch **technische Probleme im Beatmungsgerät** können zu einem Anstieg des CO_2-Gehalts führen, der in der Regel mit einem simultanen Anstieg des inspiratorischen CO_2-Gehalts einhergeht. Ursachen sind z.B. ein verbrauchter CO_2-Absorber, ein inadäquater Frischgasfluss bei partiellen Rückatmungssystemen (z.B. Kuhnsystem) oder ein vergrößerter Totraum durch „Pendelventilation".

Allgemeines Vorgehen bei Vorliegen einer Hyperkapnie

Erhöhe die FiO_2 auf möglichst 100 %	
Sicherstellen einer adäquaten Ventilation	• Atemweg gesichert? • Einstellungen am Beatmungsgerät überprüfen • ggf. manuelle Beatmung
technische Fehler ausschließen	• Kohlendioxidabsorber verbraucht? • Frischgasfluss adäquat?
Bestätigung der Kapnographie/ Kapnometrie	• technischer Defekt? • Verbindungen überprüfen • Blutgasanalyse
Ausschluss bedrohlicher Ursachen	• maligne Hyperthermie • thyreotoxische Krise • technische Defekte am Beatmungsgerät

Tab. 8: Grundsätzliche Vorgehensweise bei Vorliegen einer Hyperkapnie

Abfall oder Ausfall der endtidalen CO_2-Messung

Ein Abfall oder Ausfall der endtidalen CO_2-Messung kann durch **Veränderungen auf den drei Ebenen** CO_2-Produktion, CO_2-Transport mit dem Blut und Elimination von CO_2 beruhen. Besonders das **Fehlen des endtidal bestimmten CO_2-Signals** muss immer als **Alarmzeichen** einer Tubusfehllage oder einer Diskonnektion vom Beatmungsgerät gewertet werden. Ein Abfall des endexspiratorischen CO_2-Gehalts im Verlauf kann auf eine Einschränkung der Ventilation, des Gausaustauschs, der CO_2-Produktion oder der Lungendurchblutung hinweisen.[5]

Ursachen-abklärung — Ein wichtiges **diagnostisches Kriterium** zur Ursachenabklärung für den endtidalen CO_2-Abfall ist dabei der **arteriell-endexspiratorische CO_2-Gradient**. Ein hoher Gradient ist als ein Zeichen der verminderten Lungendurchblutung mit resultierender Totraumventilation, z.B. im Rahmen von Embolien (Lungenembolie, Fettembolie, Luftembolie), zu deuten und sollte Anlass zur weiteren Abklärung geben.

Bis zum Beweis eines Gegenteils muss bei einem endtidalen CO_2-Abfall immer von einer **potenziell lebensbedrohlichen Störung** für den Patienten ausgegangen werden. Die entsprechenden Ursachen müssen sofort erkannt und behandelt werden, um eine existentielle Gefährdung für den Patienten auszuschließen. Die folgende Tabelle führt die **häufigsten Ursachen** auf.

Kein endtidales CO_2 nachweisbar	Abfall endtidaler CO_2
• vollständige Diskonnektion vom Beatmungsgerät • Ausfall des Beatmungsgeräts • Fehlintubation in den Ösophagus • komplette Verlegung des Tubus • akzidentelle Extubation • Herz-Kreislauf-Stillstand	• Leckage im Beatmungsgerät oder teilweise Diskonnektion • Abknicken des Tubus (Kinking) • Undichtigkeit im Ansaugsystem für die CO_2-Messung • Hyperventilation • Atemwegsobstruktion • Kompensation einer metabolischen Azidose beim spontan atmenden Patienten • Störungen im Gasaustausch aufgrund einer Totraumventilation: Lungenembolie, Fettembolie, Luftembolie • vermindertes Herzzeitvolumen, Abnahme des Cardiac Output • massiver Blutverlust • schwere Hypotension • herabgesetzte CO_2-Produktion: Schilddrüsenunterfunktion, herabgesetzter Metabolismus • Hypothermie

Tab. 8: Ursachen für Abnahmen des endtidalen CO_2-Gehalts

22/2 Hypotension

Benzing A

Ursachen einer intraoperativen Hypotension

Ursache einer intraoperativen Hypotension ist entweder eine **Abnahme des Herzzeitvolumens (HZV) oder** eine **Vasodilatation** in der systemischen Zirkulation.

Ursachen: Pathophysiologie

Abnahme des HZV

Eine Abnahme des Herzzeitvolumens kann durch ein **verringertes Schlagvolumen** oder durch eine **Bradykardie** bedingt sein.

Mögliche **Ursachen** eines **verringerten Schlagvolumens** sind:

Abnahme des Schlagvolumens

1. Abnahme der diastolischen Ventrikelfüllung
    a) Hypovolämie, Blutverlust
    b) erhöhter intrathorakaler Druck
    c) Vena-cava-Kompressionssyndrom
    d) Lagerung (Kopf hoch, Beine tief)
    e) Pneumoperitoneum mit hohem intraabdominellem Druck (≥ 15 mm Hg)[2,3,9]
2. negativ-inotroper Effekt von Anästhetika
3. primäre tachykarde Rhythmusstörung
4. akute Herzinsuffizienz

1. Abnahme der diastolischen Ventrikelfüllung

Bei Hypovolämie, erhöhtem intrathorakalem Druck, Vena-cava-Kompressionssyndrom, Kopf-Hochlagerung und Pneumoperitoneum nimmt der venöse Rückstrom zum Herzen ab. Aufgrund des Starling-Mechanismus (Abb. 1) **sinkt das Schlagvolumen**.

diastolische Ventrikelfüllung

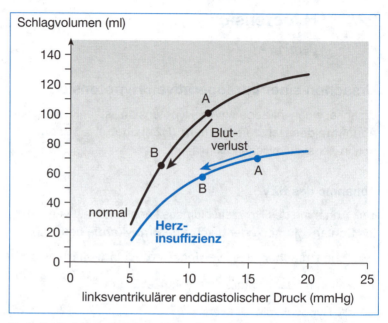

Wenn die diastolische Füllung (enddiastolischer Druck resp. enddiastolisches Volumen) abnimmt, sinkt das Schlagvolumen.

Abb. 1: Starling-Mechanismus des Herzens

Kompensations-
mechanismen

Kompensationsmechanismen eines **verringerten Schlagvolumens** sind Tachykardie und Vasokonstriktion. Durch diese Mechanismen steigen Herzzeitvolumen und Blutdruck – auf Kosten eines erhöhten myokardialen Sauerstoffverbrauchs (Tachykardie) und evtl. einer Abnahme der Organperfusion (Vasokonstriktion) – an. Während einer Anästhesie ist der Barorezeptor-Mechanismus teilweise gehemmt.[4,8]

i Barorezeptor-Reflex und **Renin-Angiotensin-Aldosteron-Mechanismus** vermitteln diese Kompensationsmechanismen. Über den Barorezeptor-Reflex wird der Sympathikus, über eine Verringerung der Nierendurchblutung der Renin-Angiotensin-Mechanismus aktiviert. Die erhöhte Sympathikusaktivität führt zu Tachykardie und Vasokonstriktion, die Reninfreisetzung letztlich zur Vasokonstriktion (Angiotensin II) und zur vermehrten Rückresorption von Na^+ und Wasser. Die Freisetzung von antidiuretischem Hormon (ADH) und die Hemmung der Sekretion des atrialen natriuretischen Peptids bewirken eine zusätzliche Reduktion der Natriurese und Wasserdiurese.

Hypotension

Bei Vorbehandlung mit β-**Blockern** oder **ACE-Hemmern** ist die **Effektivität** der Kompensationsmechanismen **eingeschränkt**. Der Blutdruckabfall als Folge einer verminderten Ventrikelfüllung kann deshalb ausgeprägter sein.

Vorbehandlung mit β-Blockern/ACE-Hemmern

2. Negativ-inotroper Effekt von Anästhethika

Sehr viele Anästhetika haben einen **dosisabhängigen** negativ-inotropen Effekt (Tab. 1 und 2).

negative Inotropie Anästhetika

intravenöser Anästhetika

Pharmakon	Bemerkung
Thiopental	stark negativ-inotrop[5]
Propofol	negativ-inotrop nur bei unüblich hoher Dosierung[5,10]
Midazolam	keine klinisch relevante negative Inotropie[5]
Etomidate	negativ-inotrop nur bei unüblich hoher Dosierung[5,11]
Ketamin	geringer negativ-inotroper Effekt[5]
Fentanyl, Sufentanil, Remifentanil	kein negativ-inotroper Effekt[6]
Alfentanil	geringe negativ-inotrope Wirkung bei hoher Dosierung[6]

Tab. 1: Negativ-inotrope Wirkung intravenöser Anästhetika

Pharmakon	Bemerkung
Halothan	ausgeprägte negativ-inotrope Wirkung[7]
Isofluran, Sevofluran, Desfluran	moderater negativ-inotroper Effekt[7]

Inhalationsanästhetika

Tab. 2: Negativ-inotrope Wirkung von Inhalationsanästhetika

3. Primäre tachykarde Rhythmusstörung

Bei tachykarden Rhythmusstörungen **nimmt** die **diastolische Ventrikelfüllung** wegen der Verkürzung der Diastolendauer **ab**. Dadurch **sinkt** das **Schlagvolumen**. Beim Verlust des Sinusrhythmus und absoluter Arrhythmie sinkt das Schlagvolumen durch Wegfall der Vorhofkontraktion um ca. 20 %.

tachykarde Rhythmusstörung

4. Akute Myokardinsuffizienz

Myokardinsuffizienz — Das intraoperative Auftreten einer akuten Herzinsuffizienz ist außerhalb der Herzchirurgie ein **äußerst seltenes Ereignis**. Mögliche Ursachen sind ein intraoperativer Myokardinfarkt, die Dekompensation einer vorbestehenden schweren Herzinsuffizienz oder eine intraoperative (Luft-)Embolie (Rechtsherzversagen).

Vasodilatation als Ursache einer Hypotension

Vasodilatation — Eine Vasodilatation ist eine **Nebenwirkung vieler Anästhetika** (Tab. 3). Daneben tritt sie regelmäßig **bei rückenmarksnaher Regionalanästhesie** (Sympathikolyse) auf.

Pharmakon	Bemerkung
Thiopental	keine Vasodilatation[12]
Propofol	ausgeprägte Vasodilatation[4]
Midazolam	moderate Vasodilatation[1]
Etomidate	keine Vasodilatation[12]
S-Ketamin	keine Vasodilatation[1]
Opioide	Venodilatation, keine arterielle Vasodilatation

Tab. 3: Vasodilatierende Wirkung intravenöser Anästhetika

Inhalationsanästhetika senken insgesamt den peripheren Gefäßwiderstand; die Wirkung ist in einzelnen Stromgebieten (zerebral, kardial, Splanchnikus, Muskulatur) unterschiedlich.

Vorgehen bei intraoperativer Hypotension

Checkliste:

1. Blick über's grüne Tuch: Blutung?	ja
	Ursache der Hypotension: venöser Rückstrom zum Herzen ↓, HZV ↓
	weitere Symptome: endtidales CO_2 ↓, Herzfrequenz ↑ (**Cave:** u.U. nicht bei β-Blocker-Therapie)
	⇨ **Volumenersatz**
2. Herzfrequenz: Bradykardie?	ja
	Ursache der Hypotension: HZV ↓
	weitere Symptome: endtidales CO_2 ↓
	⇨ **Atropin (0,5 mg i.v.); Narkose möglicherweise zu tief**
3. Beatmung: hohe Drücke?	ja
	Ursache der Hypotension: venöser Rückstrom zum Herzen ↓, HZV ↓
	weitere Symptome: endtidales CO_2 ↓, u.U. Herzfrequenz ↑
	⇨ **Überprüfung Beatmung**
4. Kombinierte PDA/ Allgemeinnarkose?	ja
	Ursache der Hypotension: Vasodilatation durch Sympathikolyse
	weitere Symptome: endtidales CO_2 konstant
	⇨ **Volumenersatz, ggf. Vasokonstriktor**
5. Lagerung: Oberkörper hoch, Seitlagerung?	ja
	Ursache der Hypotension: venöser Rückstrom zum Herzen ↓, HZV ↓
	weitere Symptome: endtidales CO_2 ↓, u.U. Herzfrequenz ↑
	⇨ **Volumenersatz**

Tab. 4: Checkliste: Vorgehen bei intraoperativer Hypotension

6. Laparoskopie?	ja
	Ursache der Hypotension: venöser Rückstrom zum Herzen ↓, HZV ↓
	weitere Symptome: endtidales CO_2 ↓, u.U. Herzfrequenz ↑
	⇨ **intraabdominellen Druck überprüfen**
7. Hypotension in Zusammenhang mit Medikamentenapplikation (z.B. Antibiotikum)?	ja
	an Anaphylaxie denken; Ursache der Hypotension: Vasodilatation
	weitere Symptome: u.U. Exanthem, Bronchospasmus, endtidales CO_2 =, Herzfrequenz ↑
	⇨ **Medikamentenzufuhr unterbrechen, symptomatische Therapie: Volumen, Katecholamine**
8. Hypotension in Zusammenhang mit Transfusion?	ja
	an Unverträglichkeit (auch AB0!) denken; Ursache der Hypotension: Vasodilatation
	weitere Symptome: u.U. Exanthem, Bronchospasmus, endtidales CO_2 =, Herzfrequenz ↑
	⇨ **Transfusion unterbrechen, symptomatische Therapie: Volumen, Katecholamine; Beutel asservieren**
9. Chirurgisches Vorgehen: Kompression von V. cava, Herzbeutel?	ja
	Ursache der Hypotension: venöser Rückstrom zum Herzen ↓, HZV ↓
	weitere Symptome: endtidales CO_2 ↓, u.U. Herzfrequenz ↑
	⇨ **Rücksprache mit dem Operateur**
10. Sitzende Position, Lebereingriff, Strumaeingriff?	ja
	an Luftembolie denken; Ursache der Hypotension: akute Rechtsherzinsuffizienz
	weitere Symptome: endtidales CO_2 ↓, u.U. Herzfrequenz ↑
	⇨ **symptomatische Therapie (Katecholamine, ggf. Volumen)**

Tab. 4, Fortsetzung

11. RR-Abfall im Zusammenhang mit Palacos?	ja	
	Ursache der Hypotension: akute Rechtsherzinsuffizienz	
	weitere Symptome: endtidales CO_2 ↓, u.U. Herzfrequenz ↑	
	⇨ **symptomatische Therapie (Katecholamine, ggf. Volumen)**	
12. Hypotension während ZVK-Anlage, bei Carotis-OP?	ja	
	Ursache der Hypotension: hypersensitiver Carotis-Sinus	
	weitere Symptome: Herzfrequenz ↓, endtidales CO_2 ↓	
	⇨ **Druck vom A. carotis nehmen; ggf. Atropin 0,5 mg i.v.**	
13. Hypotension während Augen-OP?	ja	
	Ursache: okulokardialer Reflex	
	weitere Symptome: Bradykardie, endtidales CO_2 ↓	
	⇨ **Druck vom Auge nehmen (operateur), ggf. Atropin 0,5 mg i.v.**	
14. keine Ursache erkennbar	a. Narkose zu tief	
	weitere Symptome: Herzfrequenz ↓	
	b. akute Herzinsuffizienz	
	weitere Symptome: Halsvenenstau, u.U. ST-Streckenveränderung, u.U. Lungenödem	

Tab. 4, Fortsetzung

22/3 Allergische Reaktion
Freising C

Einleitung

Bei der **klassischen anaphylaktischen Reaktion** handelt es sich um eine **Typ-I-Reaktion** nach Gell und Coombs. Dabei wird die **Anaphylaxie** nach einem Allergenkontakt durch eine **IgE-vermittelte Mastzelldegranulation** herbeigeführt. Vorher muss eine Sensibilisierung gegen das Antigen abgelaufen sein. Das Antigen kann sowohl durch die Haut, den Respirationstrakt, den Magen-Darm-Trakt als auch intravenös in den Körper gelangt sein.

Anaphylaxie

Von der Anaphylaxie muss die **anaphylaktoide Reaktion** unterschieden werden. Dabei handelt es sich um eine **Mediator-Freisetzung** aus Mastzellen und basophilen Granulozyten, ausgelöst durch **physikalische oder biochemische Stimuli**. Weder geht der anaphylaktoiden Reaktion eine Sensibilisierung voraus, noch hat eine Antigen-Antikörper-Reaktion stattgefunden.

anaphylaktoide Reaktion

Die **klinischen Symptome** werden durch die **Freisetzung von Histamin, Leukotrienen und Prostaglandinen** bestimmt. Sie bestehen im Wesentlichen in einer Hautreaktion, gesteigerter Gefäßpermeabilität, Vasodilatation und Bronchospasmus. Die klinischen Symptome sind dementsprechend Hautrötung oder Urtikaria, Blutdruckabfall bis hin zum schweren Schock, Bronchospastik mit Dyspnoe sowie generalisierte Ödeme.

Pathophysiologie

> i In der **Autopsie** finden sich **nach tödlich verlaufenden Anaphylaxien** häufig ein Lungenödem, ein Ödem der oberen Atemwege (Larynx und Epiglottis) sowie Flüssigkeitsansammlungen in der Haut und in den viszeralen Organen. Darüber hinaus wird eine pulmonale Überblähung im Zusammenhang mit einem Ödem der oberen Atemwege beobachtet.

Für die **Therapie**, insbesondere die Notfalltherapie, spielt die Unterscheidung anaphylaktischer und anyphylaktoider Reaktionen keine Rolle. Die **Einteilung nach dem Schweregrad** der Reaktion anhand der klinischen Symptome und der Organmanifestationen tritt in den Vordergrund (Tab. 1). Im Folgenden wird daher der **Oberbegriff Anaphylaxie** verwandt.

Stadieneinteilung

Stadium	Allgemeinreaktion	Klinische Symptomatik
I	leicht	Hauterscheinungen, Ödeme, Juckreiz
II	ausgeprägt	Kreislaufdysregulation, Dyspnoe
III	bedrohlich	Schocksymptomatik, Bronchospasmus
IV	Organversagen	Herzkreislauf- und Atemstillstand

Tab. 1: Stadieneinteilung der anaphylaktoiden Reaktionen

Typische/häufige Ursachen

Inzidenz und typische Allergene

Genaue Zahlen über die **Inzidenz** einer anaphylaktischen Reaktion sind **nicht bekannt**. Die Häufigkeit anästhesieassoziierter Anaphylaxien wird auf 1:6000 bis 1:20.000 geschätzt.[2,3] Im klinischen Alltag ist die **medikamenteninduzierte Anaphylaxie am wichtigsten**. Im Vordergrund stehen dabei Penicilline und Cephalosporine (Kreuzallergie), andere β-Laktam-Antibiotika, Fluorochinolone, jodhaltige Röntgen-Kontrastmittel und kolloidale Volumenersatzlösungen. In der Anästhesie sind darüber hinaus anaphylaktoide Reaktionen auf Hypnotika, Lokalanästhetika (Estertyp), Muskelrelaxanzien, Blut- und Blutprodukte, Knochenzement (Methylmetacrylat) sowie **Protamin** von Bedeutung. Anaphylaktische Reaktionen auf Protamin werden gehäuft bei Diabetikern beobachtet, wenn diese mit protaminhaltigen Insulinpräparaten behandelt werden.

Latex

Einen besonderen Stellenwert hat die an Häufigkeit zunehmende **Latexallergie**. Als **Auslöser** kommen sowohl Latexhandschuhe als auch latexhaltige Katheter in Betracht. Patienten mit häufigem Kontakt zu latexhaltigen Produkten weisen ein höheres Risiko auf, eine Latexallergie zu erleiden. Hierzu gehören neben Rückenmarksverletzten und Spina-bifida-Patienten (Anteil der sensibilisierten Patienten liegt bei mehr als 50 %) auch intermittierend urogenital katheterisierte Patienten und medizinisches Personal. Eine Latexallergie scheint besonders häufig bei Menschen aufzutreten, die allergisch auf exotische Früchte (Kiwi, Avocado, Banane, Passionsfrucht) reagieren.

Klinische Symptome

Eine klinische Unterscheidung zwischen einer klassischen anaphylaktischen und einer anaphylaktoiden Reaktion ist nicht möglich (s.o.). Das **klinische Bild** ist **vielgestaltig** und abhängig vom Eintrittsort des Antigens, von dessen Absorptionsrate und von dem vorliegenden Ausmaß der Sensibilisierung (bei echten anaphylaktischen Reaktionen). Anfänglich können kutane Symptome und abdominelle Beschwerden im Vordergrund stehen.

Hautreaktion,
Hypotension,
Schock,
Bronchospastik

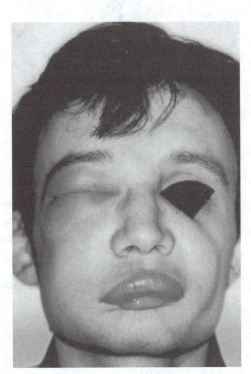

Abb. 1a: Kutane Reaktionen: Quincke-Ödem (mit freundlicher Genehmigung der Universitätshautklinik Freiburg)

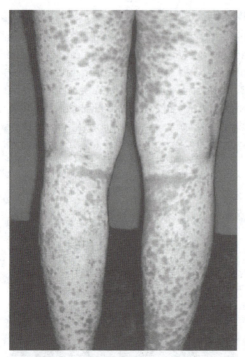

Abb. 1b: Kutane Reaktionen: Exanthem (mit freundlicher Genehmigung der Universitätshautklinik Freiburg)

klinische Frühsymptome

Die **häufigsten klinischen Frühsymptome** einer Anaphylaxie **während** einer **Anästhesie** sind ein nicht tastbarer peripherer Puls, eine Hautreaktion oder ein Anstieg des Beatmungsdrucks (Tab. 2; Abb. 1).[2]

Symptom	Anteil der Patienten (%)
kein tastbarer Puls	28
Hautrötung	27
hoher Beatmungsdruck	24
Husten	5
Ausschlag	4
Urtikaria	4
Zyanose	3
Ödeme	3
Hypotension	1

Tab. 2: Erstsymptome einer Anaphylaxie während einer Anästhesie (Daten aus[2]; n = 206)

Allergische Reaktionen

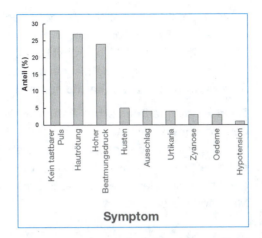

Abb. 2: Frühsymptome einer Anaphylaxie während einer Anästhesie (Daten aus[2]; n = 206)

Die vital bedrohlichen **kardio-pulmonalen Reaktionen** können entweder sofort auftreten oder erst später hinzukommen. Es besteht keine Korrelation zwischen den Hautreaktionen und dem Schweregrad der allergischen Reaktion.

Die **Aufmerksamkeit** des Anästhesisten muss sich auf das **respiratorische** und **kardiozirkulatorische System** richten:

- **respiratorisches System: Frühsymptome** einer laryngealen Beteiligung sind **pharyngeale Schwellungen** und ein **Uvulaödem**. Die dadurch verursachte Obstruktion der oberen Atemwege ist die häufigste Todesursache bei Vorliegen einer Anaphylaxie. **Frühzeichen** sind ein Globusgefühl, Heiserkeit und Stridor. Somit sind eine aggressive antiödematöse Therapie und eine Sicherung der Atemwege unerlässlich. Ein **Bronchospasmus** ist häufig und ist gelegentlich mit einem Ödem der unteren Atemwege vergesellschaftet. Beim beatmeten Patienten werden steigende Beatmungsdrücke beobachtet. In der pulmonalkapillären Strombahn kommt es zu einer **Vasokonstriktion** mit einer Erhöhung des pulmonalvaskulären Widerstandes. Eine akute respiratorische Insuffizienz und eine akute Rechtsherzbelastung können auftreten.

- **Kreislauf:** Pathophysiologisch am wichtigsten ist die **Hypovolämie**, bedingt durch eine Vasodilatation und Volumenverschiebung in das Interstitium. Die resultierende **Tachykardie** wird durch den positiv chronotropen Histamineffekt noch verstärkt. EKG-Veränderungen, Arrhythmien, myokardiale Ischämien bis zum Myokardinfarkt können auftreten. Bei einem fulminanten Schockgeschehen kann **initial** eine **reflektorische Bradykardie** auftreten.

Zerebrum

Beim nicht anästhesierten Patienten können unter Umständen **zerebrale Symptome** wie Schwindel, Vigilanzstörungen, Bewusstseinseinschränkungen und zerebrale Krampfanfälle beobachtet werden. Unklar ist bisher, ob eine zerebrale Minderdurchblutung oder eine direkte Einwirkung der freigegebenen Mediatoren ursächlich ist.

Differenzialdiagnosen

Ausschlussdiganose

In der Akutsituation ist die Diagnose „Anaphylaxie" eine **Ausschluss- und Verdachtsdiagnose**. **Andere Ursachen** des unklaren Schockgeschehens sind zu erwägen:

- Perikardtamponade
- Spannungspneumothorax
- Volumenmangel
- Lungenembolie
- septischer Schock
- kardiogener Schock

Die Symptome einer Anaphylaxie können auch bei anderen Erkrankungen auftreten, z.B. bei Krupp, Epiglottitis oder retropharyngealem Abszess. Zur **Differenzialdiagnose der pulmonalen Reaktion** muss v.a. die Aspiration von Mageninhalt sowie im Kindesalter auch eine Fremdkörperaspiration in Betracht gezogen werden.

> **i** Auch das **familiär gehäuft auftretende Angioödem**, bedingt durch einen vererbten Defekt eines C_1-Esterase-Inhibitors, kann durch eine Obstruktion der oberen Atemwege, gastrointestinale Symptome und durch ein Angioödem der Haut eine Anaphylaxie vortäuschen. Meist treten die Symptome erst im Erwachsenenalter auf; ein direkter Zusammenhang zu einer Belastungssituation oder einem Trauma lässt sich eruieren.
> Darüber hinaus sollte an pharmakoinduzierte Reaktionen (Medikamentenfehldosierungen, Arzneimittelunverträglichkeitsreaktionen) gedacht werden.

Therapie

Allgemeine Maßnahmen

Das klinische Erscheinungsbild des Patienten und die Ausprägung der vorhandenen Symptome bestimmen die Therapie. Zuerst wird die **Allergenzufuhr beendet**. Im nächsten Schritt muss ein **großlumiger peripherer Venenkatheter** zur Volumentherapie und Medikamentenapplikation gelegt werden. Der Patient erhält **Sauerstoff** (O_2-Brille, Maske). Eine **Intubation** muss **frühzeitig** erwogen werden, da ein sich entwickelndes Larynxödem eine Intubation unmöglich machen kann. Bei Patienten ohne Lungenödem sollte eine **Hochlagerung der unteren Extremität** angestrebt werden. Die **Kreislaufparameter** des Patienten werden **engmaschig überwacht**. Für die weitere Betreuung des Patienten sollte ein **Überwachungsbett** bereitgestellt werden. Eine erfolgreiche Ersttherapie ist auch bei Beschwerdefreiheit kein Grund, die Überwachung zu beenden, da auch ohne erneute Allergenexposition **im Verlauf wiederum lebensbedrohliche Zustände** auftreten können. Eine Erweiterung des Monitorings (arterielle Kanüle, ZVK etc.) des Patienten sollte ständig in Erwägung gezogen werden.

Therapie nach klinischer Symptomatik

Spezifische Therapie

Im Vordergrund steht die Behandlung der relativen Hypovolämie. Schwere Anaphylaxien erfordern die zügige **Volumensubstitution** von **bis zu 2–3 l** Volumen in den ersten 20–30 min. Zum Einsatz kommen **kristalloide und kolloidale Volumenersatzmittel**. Häufig wird das Ausmaß der Hypovolämie unterschätzt. So kann in den nächsten Stunden ein noch deutlich erhöhter Volumenbedarf entstehen. Bei einer rechtzeitigen und suffizienten Volumensubstitution ist häufig keine weitere therapeutische Maßnahme erforderlich.

Behandlung der Hypovolämie

Zur **pharmakologischen Behandlung** der Anaphylaxie steht mit **Adrenalin** ein Katecholamin zur Verfügung, mit welchem sowohl die Hypotension als auch die Bronchokonstriktion wirksam behandelt werden können. Die über α-Rezeptoren vermittelte Vasokonstriktion und die β-mimetisch bedingte Bronchodilatation

medikamentöse Therapie

können gleichermaßen zur Therapie eingesetzt werden. Der systemische Gefäßwiderstand wird erhöht und eine antiödematöse Wirkung tritt ein. Ein weiterer Vorteil von Adrenalin liegt in der Möglichkeit der **inhalativen** und der **endobronchialen Applikation**. Eine eindeutige **Indikation** für die Gabe von Adrenalin besteht **ab dem Stadium III**. Zu beachten ist jedoch, dass gerade bei kardial vorerkrankten Patienten eine sorgfältige Dosierung und engmaschige Überwachung notwendig ist. Die β-mimetisch bedingten **kardialen Nebenwirkungen** (erhöhter myokardialer Sauerstoffverbrauch, Hypokaliämie, Herzrhythmusstörungen bis zum Kammerflimmern) führen dazu, dass die **intravenöse Verabreichung nur langsam**, unter ständiger Kontrolle der Kreislaufparameter und in kleinen Dosen (0,1 mg/min) erfolgen darf.

Schema therapeutisches Vorgehen

Maßnahme	Dosis	Anmerkung
1. Adrenalin	Bolus 0,1 mg i.v. oder	Kreislaufstabilisierung, Bronchodilatation
	0,5 mg endotracheal	
	Perfusor 5 mg/50 ml nach Wirkung dosieren	
2. O_2-Gabe	10 l O_2/min via Maske, frühzeitige Intubation	sofortige Intubation bei inspiratorischem Stridor!
	wenn Patient bereits intubiert: FIO_2 = 1,0	
3. Volumenersatz	2–3 l Vollelektrolytlösung/ 15 min oder	großlumiger Zugang (auch als periphere Verweilkanüle)
	1 l HAES/15 min	
4. Kortikoide	5 mg/kg KG Prednisolon i.v. oder	trägt nicht zur akuten Schockbehandlung bei, hemmt spätere, biphasische Reaktion
	5 mg/kg KG Prednison i.v. oder	
	2 mg/kg KG Dexamethason i.v.	auch zur **Prophylaxe** bei bekannter Allergie und notwendiger Exposition (Röntgen-Kontrastmittel)

Tab. 3: Therapie der Anaphylaxie (Die Therapieschritte sind hierarchisch aufgeführt.)

Allergische Reaktionen

Zur **Prävention** einer anaphylaktischen Reaktion kommen **H$_1$- und H$_2$-Antagonisten** zum Einsatz. Ein positiver Effekt der **Kombination von Dimetindenmaleat und Cimetidin** (z.B. 0,1 mg/kg KG Fenistil® und 5 mg/kg KG Tagamet® oder 2 mg/kg Ranitic®) ist beschrieben worden.[1] Nach Beginn einer Anaphylaxie ist die Gabe der genannten Substanzen wahrscheinlich sinnlos.

Prävention

Bei der **Therapie der allergischen Spätreaktion** im Rahmen eines biphasischen allergischen Verlaufs haben **Glukokortikosteroide** ihren festen Platz. Die Wirkung von Kortikosteroiden hat v.a. bei der kutanen und pulmonalen Manifestation der Anaphylaxie ihre Bedeutung. Zum Einsatz kommen 5 mg/kg KG Prednisolonäquivalent i.v.

allergische Spätreaktion

Mögliche Folgeschäden

Allgemeine Schockfolgen bis zum Tod können auftreten.

Bei einer aggressiven und erfolgreichen Behandlung sind jedoch **keine Dauerschäden oder Spätfolgen** zu befürchten.

22/4 Aspiration

Petzold S

Aspiration ist definiert als Eindringen von Mageninhalt in den Larynx und die unteren Atemwege. Ungeachtet ihrer Seltenheit verdient die Aspiration als potenziell lebensbedrohliche Anästhesiekomplikation besondere Aufmerksamkeit.

Einleitung, Definition, Epidemiologie

Die **Häufigkeit** der pulmonalen Aspiration von Mageninhalt wird mit 1:2000 bis 1:4000 Anästhesien angegeben. Die Inzidenz von 1:< 1000 spiegelt das deutlich höhere Aspirationsrisiko im Bereich der Notfallchirurgie wider.[2,8,11,13]

Ursachen und Risikofaktoren

Die pulmonale Aspiration bedarf pathophysiologisch zweier Faktoren:

pathophysiologische Faktoren für pulmonale Aspiration

- Regurgitation oder Erbrechen von Mageninhalt
- Möglichkeit des Eindringens in die Atemwege durch Fehlen oder Abschwächung der Atemwegsschutzreflexe

i Beim gesunden Menschen schließt der **untere Ösophagussphinkter** (UOS) den Magen nach kranial ab und verhindert die Regurgitation von Mageninhalt. Dieser Verschluss ist durch die Differenz zwischen dem Druck des UOS von ca. 25 mmHg und dem intragastralen Druck von 5-10 mmHg, dem sog. Barrieredruck, möglich. Wird dieser Barrieredruck bedingt durch den Anstieg des intragastralen Drucks oder durch Insuffizienz des UOS negativ, kann es zum Reflux von Mageninhalt in den Ösophagus kommen.[1,10]

Zustände mit erhöhtem Risiko einer Regurgitation:

erhöhtes Regurgitationsrisiko

- Obstruktion im Bereich des Magen-Darm-Kanals (Pylorusstenose, Ileus)
- akutes Abdomen bei intraabdominellen Entzündungen
- Hiatushernie und gastroösophageale Refluxkrankheit
- Schwangerschaft nach dem ersten Trimenon
- verzögerte Magenentleerung durch Schmerz und Stress
- Adipositas per magna

Beeinträchtigung der Schutzreflexe

Zustände mit Beeinträchtigung der Schutzreflexe:

- neurologische Störungen mit Bewusstseinseinschränkung (Intoxikation, apoplektischer Insult)
- ASA-3- und 4-Patienten[2]
- postnarkotischer Überhang von Anästhetika und Muskelrelaxanzien[3,9]

i Dass die Erholung der **neuromuskulären Funktion** nach Muskelrelaxation klinisch leicht fehleingeschätzt werden kann, zeigt eine Studie mit 120 anästhesierten und relaxierten Patienten. Die Extubation erfolgte am Narkoseende, nachdem der Anästhesist anhand klinischer Parameter wie Augenöffnen auf Kommando, Drücken der Hände, Kopfheben länger als 5 Sekunden und guter Atemmechanik die Rückkehr der Muskelfunktion festgestellt hatte. Gleichzeitig wurde der „train of four" (TOF) gemessen. Bei 88 % der Patienten war die TOF-Ratio < 0,9, bei 58 % < 0,7. Bei Kontrolle im Aufwachraum fand sich noch immer eine TOF-Ratio < 0,9 bei 32 % der Patienten und von < 0,7 bei 8 %[9] (Normwert TOF-Ratio = 1).

In einer anderen Untersuchung wurden 20 gesunde, wache Versuchspersonen auf eine TOF-Ratio von 0,6, 0,7 und 0,8 teilrelaxiert. Darunter musste ein Kontrastmittelbolus geschluckt werden. Gleichzeitig wurden schluckaktrelevante Muskeln manometrisch untersucht. Die Inzidenz pharyngealer Dysfunktion zeigt die folgende Tabelle.

TOF-Ratio	Gestörte Schluckakte
Kontrolle	6 %
0,6	20 %
0,7	17 %
0,8	28 %
0,9	13 %

Tab. 1: Inzidenz pharyngealer Dysfunktion

Die Mehrzahl der gestörten Schluckakte (80 %) führte zur partiellen Fehlleitung des Bolus in den Larynx.[12] Die Untersuchung zeigt, dass eine TOF-Ratio von > 0,9 notwendig ist, um die vollständige Wiederkehr der pharyngealen Muskelfunktion und intakte Schutzreflexe zu gewährleisten. Sie unterstreicht den Nutzen des neuromuskulären Monitorings in der Anästhesie.

Pathophysiologie und Symptome

Folgen einer Aspiration

Die Folgen einer Aspiration sind abhängig von **Art, Menge, Konsistenz** und dem **pH-Wert** des aspirierten Materials.

saurer Magensaft

Die Aspiration sauren Magensafts führt zur unmittelbaren chemischen Schädigung des Tracheobronchialsystems und der

Alveolen mit nachfolgender Entzündungsreaktion (**Aspirationspneumonitis, Mendelson-Syndrom**). Die ersten klinischen Symptome sind erhöhte Atemwegsdrücke und Giemen. In der Folge kann es zu schwerster Lungenschädigung und **ARDS** kommen.[7]

i Experimentelle Daten weisen auf einen biphasischen Verlauf der Schädigung hin:
Phase 1 dauert 1 bis 2 Stunden und ist gekennzeichnet durch direkte Säureschädigung der alveolokapillären Einheit und Inaktivierung des Surfactant. In der **2. Phase**, die sich unmittelbar anschließt und ihr Maximum nach 4 bis 6 Stunden erreicht, kommt es zur Immigration neutrophiler Granulozyten in die Alveolen und das Interstitium mit dem histologischen Bild einer akuten Entzündung. Neutrophile Granulozyten und Makrophagen, Entzündungsmediatoren wie TNF-α, Interleukin 8 und Lipoxygenaseprodukte, Sauerstoffradikale und Komplement spielen für die weitere Lungendestruktion eine zentrale Rolle.[4,7,11]
Die permeabilitätssteigernde Wirkung der Entzündungsmediatoren kann im weiteren Verlauf auch primär nicht betroffene Lungenareale schädigen, was sich bis zum Vollbild eines ARDS ausprägen kann.

biphasischer Verlauf der Schädigung

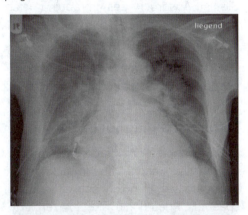

Abb. 1: Patient männlich, 82 Jahre, 4 Stunden nach Aspiration

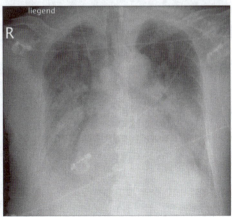

Abb. 2: Derselbe Patient, 24 Stunden nach Aspiration

keimhaltiges Material — Bei Aspiration stark keimhaltigen Materials aus tieferen Abschnitten des Verdauungstrakts entwickelt sich eine **bakterielle Pneumonie** mit dem vornehmlich gramnegativen intestinalen Keimspektrum.[7]

partikelhaltiges Material — Ist das Aspirat partikelhaltig, steht zunächst die Gefahr der Atemwegsobstruktion und der Ausbildung von **Atelektasen** im Vordergrund. Später können sich **Lungenabszesse** oder **Granulome** ausbilden.

klare Flüssigkeit — Die Aspiration nichtsaurer klarer Flüssigkeiten führt meist nur zu vorübergehenden Problemen im Sinne der Atemwegsverlegung, die sich nach Resorption der Flüssigkeit rasch zurückbilden können.

Hypoxie — Das führende **Symptom** einer Aspiration ist die **Hypoxie**.

Sie ist Ausdruck des intrapulmonalen Rechts-Links-Shunts, hervorgerufen durch Atemwegsverschlüsse, alveoläres Ödem, Atelektasen, Pneumonie und ARDS.

Die Patienten zeigen Husten, Dyspnoe, Giemen, Zyanose, Lungenödem und respiratorische Insuffizienz.[7]

Differenzialdiagnose

Bei beobachteter Aspiration bereitet die **Diagnosestellung** keine Schwierigkeiten. Differenzialdiagnostische Überlegungen bei perioperativer Hypoxie schließen Laryngospasmus, Bronchospasmus, Pneumonie, akut exazerbierte COPD, Lungenembolie und kardiales und nichtkardiales Lungenödem anderer Genese ein.

Therapie

Im Falle einer stattgehabten Aspiration hat die **Sicherung der Oxygenierung** oberste Priorität.

endotracheale Intubation — Die **endotracheale Intubation** muss ohne Zeitverzögerung erfolgen. Parallel dazu wird der Mund- und Rachenraum abgesaugt. Nach Platzierung des Tubus soll sofort **endotracheal abgesaugt** werden um zu verhindern, dass weiteres Aspirat durch die Beatmung nach distal in die Alveolen gelangt.[1]

i Eine **Lavage** wird nicht empfohlen. Mit dieser Maßnahme könnte Material in die Lungenperipherie gespült und durch Auswaschen des Surfactant die Atelektasenbildung gefördert werden.[1]

Um die Menge des aspirierten Materials zu reduzieren, aspirierte Partikel zu entfernen und Material für mikrobiologische Untersuchungen zu gewinnen, soll sich eine diagnostisch-therapeutische **Bronchoskopie** unverzüglich anschließen.[1]

Bronchoskopie

Die Säureaspiration bedarf **keiner Antibiotikatherapie**. Nur bei Verdacht auf Aspiration infektiösen Materials wird primär die Behandlung mit antimikrobiellen Substanzen begonnen, deren Wirksamkeit das Keimspektrum des Magen-Darm-Traktes erfasst. Die Gabe von **Glukokortikoiden** brachte in klinischen und experimentellen Studien keinen Vorteil und wird nicht empfohlen.[1,7]

medikamentöse Therapie

Die weitere Therapie ist symptomatisch und richtet sich nach der Schwere der Lungenfunktionsstörung.

symptomatische Therapie

Die **Behandlung des ARDS** orientiert sich an den aktuellen Empfehlungen[6] (Beatmung mit adäquatem PEEP, niedrigen Spitzendrucken, niedrigen Tidalvolumina, frühe Spontanatmung, permissive Hyperkapnie, Flüssigkeitsbilanzierung, Lagerungstherapie).

i Tierexperimentelle Untersuchungen geben Anlass zu der Annahme, dass die Applikation hoher Sauerstoffkonzentrationen nach Säureschädigung der Lunge die Entzündungsreaktion und Lungendestruktion verstärkt.[5] Eine niedrigstmögliche **FiO_2**, die nach aktuellen Blutgaswerten eingestellt wird, ist anzustreben.

Mögliche Spätfolgen

Es sind sowohl symptomlose Aspirationen wie auch solche mit schwerstem Lungenversagen und letalem Ausgang beschrieben.

i Warner et al. werteten 67 Patienten mit Aspiration als Anästhesiekomplikation aus. 42 Patienten (67 %) waren symptomlos, 22 Patienten (37 %) zeigten Symptome, 13 Patienten (19 %) mussten länger als 6 Stunden beatmet werden und 4 Patienten (6 %) verstarben.[13]

Patienten, die innerhalb der ersten 2 Stunden nach Aspiration keine Symptome entwickeln, haben einen unkomplizierten Verlauf.[1]

22/5 Arrhythmien

Birkemeyer R, Jung W

Ursachen

Arrhythmien im Zusammenhang mit einer Anästhesie entstehen durch das Zusammenwirken **passagerer Faktoren** (hoher Sympathikotonus, Katecholamingabe, vagale Stimulation, Volumenbelastung oder -mangel, Elektolytverschiebungen, Narkosemittel etc.) mit ggf. vorhandenen erworbenen oder angeborenen **kardialen Strukturanomalien**, die **Arrhythmien** wahrscheinlich machen (Infarktnarben, vorgeschädigtes Reizleitungssytem, akzessorische Leitungsbahnen, duale Leitungseigenschaften des AV-Knotens etc.).

Entstehung von Arrhythmien

Tachykarde Rhythmusstörungen

Dabei gibt es zwei grundsätzlich **verschiedene Entstehungsmechanismen** für tachykarde Rhythmusstörungen: die **erhöhte Automatie** und **Reentry-Phänomene**.

Im ersteren Fall kommt es zu häufigen Depolarisationen eines Fokus, der damit aufgrund der höheren Frequenz die Führung vor dem Sinusknoten übernimmt (z.B. bei einem Teil der atrialen Tachykardien).

erhöhte Automatie

Im zweiten Fall bestehen auf beiden Seiten einer nicht stromleitenden Barriere (z.B. einer Infarktnarbe) unterschiedliche elektrische Leitungseigenschaften, wodurch eine früh einfallende Erregung (z.B. eine ventrikuläre Extrasystole) z.B. auf einer Seite der Barriere auf vollständig refraktäres und auf der anderen Seite auf relativ refraktäres Myokard trifft. In der Folge wird der Strom langsam im relativ refraktären Gewebe auf einer Seite der Barriere weitergeleitet; wenn er aber am Ende der Barriere auf das zuvor noch vollständig refraktäre Myokard der anderen Seite trifft, kann dieses ebenfalls wieder leitfähig sein und nun eine retrograde Leitung erlauben. Es kann sich ein selbsterhaltendes Reentry um die Barriere entwickeln (klassischer Mechanismus einer **ventrikulären Tachykardie** um eine Infarktnarbe, die meist im linken Ventrikel liegt). Die restlichen Herzabschnitte werden dann aus dem Reentrykreis heraus erregt.

Reentry-Phänomene

Zusammentreffen verschiedener Ursachen

Aus dem Gesagten wird ersichtlich, dass die meisten Rhythmusstörungen nur möglich sind, wenn **zeitgleich mehrere Umstände** zusammentreffen. Neben den strukturellen kardialen Veränderungen wirken die oben erwähnten passageren Faktoren dabei auf unterschiedliche Weise arrhythmiefördernd: Veränderung von Refraktär- und Leitungszeiten, erhöhte Automatiebereitschaft, vermehrte Extrasystolie u.a.m.

supraventrikuläre Tachykardien

Neben **Vorhofflimmern** und **-flattern** sind die häufigsten **supraventrikulären Tachykardien** des Erwachsenenalters die **AV-Knoten-Reentry-Tachykardie** (AVNRT) sowie die **AV-Reentry-Tachykardie** (AVRT oder **Wolff-Parkinson-White-Syndrom** (WPW-Syndrom)). Das morphologische Substrat beider Rhythmusstörungen ist **angeboren**, die Erstmanifestation der AVRT findet allerdings häufig erst im Jugendalter, die der AVNRT im Erwachsenenalter statt. Das Besondere dieser beiden in der Regel ungefährlichen Formen einer Reentry-Tachykardie ist, dass der **AV-Knoten** in den Tachykardiekreis **miteinbezogen** ist. Deshalb lassen sich diese Tachykardien durch passagere Unterbrechung der AV-Leitung terminieren, was meist durch die Gabe eines **Adenosinbolus** (6–18 mg) erreicht werden kann. Dieser Adenosinbolus wird in Sekundenschnelle abgebaut, sodass die AV-Blockierung passager bleibt. Darüber hinaus kann Adenosin gelegentlich auch den Sinusknoten oder ektope atriale Schrittmacherzentren (z.B. bei atrialen Tachykardien) inhibieren.

AVNRT

Bei der AVNRT bildet sich der Reentry-Kreis im vorhofseitigen Myokard in unmittelbarer Nachbarschaft zum AV-Knoten aus. Dieses Gewebe kann aus einem schnell (**fast pathway**) und einem langsam leitendem Anteil (**slow pathway**) verschiedener Refraktärzeiten bestehen, in dem eine frühe Extrasystole dann ein Reentry induzieren kann.

AVRT: orthodrome Tachykardie

Bei der AVRT besteht neben der AV-Knoten-Überbrückung der ansonsten nicht leitenden Klappenebene zwischen Herzvorhöfen und -kammern eine zusätzliche stromleitende Muskelbrücke (**akzessorische Leitungsbahn**), die ihren Ursprung im linken Vorhof, septal oder im rechten Vorhof haben kann. Eine frühe Extrasystole kann nun ein Reentry induzieren, das in der Regel über den AV-Knoten vom Vorhof auf die Kammer und über die akzessorische Leitungsbahn zurückläuft (**orthodrome Tachykardie**).

Sowohl die AVNRT als auch die AVRT können mit hohem Erfolg bei geringer Komplikationsrate **kurativ abladiert** werden. Hierbei wird heute meist der slow pathway bzw. die akzessorische Leitungsbahn **durch** eine **Hochfrequenzstromabgabe verödet**.

AVNRT/AVRT: kurative Ablation

Auch beim **Vorhofflimmern und -flattern** handelt es sich um **Reentrytachykardien**. Dabei sind die Erregungskreise beim **Flimmern** in beiden Vorhöfen wechselnd. Die Kammer wird unregelmäßig immer dann erregt, wenn eine Stromfront auf den in diesem Augenblick nicht refraktären AV-Knoten trifft. Kommt es bei einem Patienten mit akzessorischer Leitungsbahn zu Vorhofflimmern, kann die Erregungsüberleitung auf die Kammer prinzipiell auch über diesen zusätzlichen Weg erfolgen. Ein Teil der akzessorischen Bahnen erlaubt aufgrund ihrer sehr kurzen Refraktärzeiten dabei das Auftreten lebensgefährlich hoher Kammerfrequenzen.

Vorhofflimmern

Aufgrund der ständig wechselnden Reentry-Kreise gestaltet sich die kurative **Ablation** von Vorhofflimmern **schwieriger**, ist aber heute bereits für eine Mehrheit der Patienten mit paroxysmalen Attacken realisierbar.

Anders ist die Situation beim typischen **Vorhofflattern**: hier bildet sich ein stabiler Reentry-Kreis im rechten Vorhof aus, wobei die Erregung immer die Muskulatur zwischen Vena cava inferior, Trikuspidalklappe und Koronavenensinus einbezieht (posteriorer Isthmus). Durch das Ziehen einer Ablationslinie zwischen Cava inferior und Trikuspidalklappe kann deshalb auch das typische Vorhofflattern mit hoher Erfolgsrate **kurativ behandelt** werden.

Vorhofflattern

Bradykarde Rhythmusstörungen

Bei den **bradykarden Rhythmusstörungen** können ebenfalls grundsätzlich zwei Mechanismen unterschieden werden: Störungen der **Reizbildung** und Störungen der **Reizleitung**. Die Standardsituationen sind somit ein passagerer oder permanenter Ausfall der regulären Sinusknotenerregung ggf. mit Anspin-

Störungen der Reizbildung und/oder Reizleitung

gen eines untergeordneten Schrittmacherzentrums sowie der intermittierende bzw. vollständige Ausfall der AV-Überleitung (**AV-Block II bzw. III**). Beides tritt sicherlich häufig unter dem Einfluss starker vagaler Reize (z.B. Schmerzen) auf. Während sich die vagalen Reaktionen meist durch die Gabe von Atropin (1–3 mg) und selten notwendigen Katecholaminen (Orciprenalin 0,5 mg) beherrschen lassen, ist der **passagere Schrittmacher** die Therapie der Wahl bei den persitierenden Bradykardien.

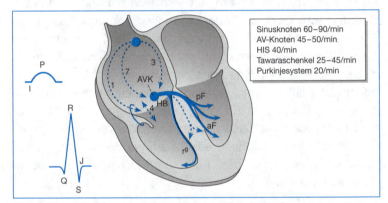

Abb. 1: Normale Erregungsausbreitung und Schrittmacherersatzzentren

Symptome

Symptomatik einer Arrhythmie

Die Symptomatik einer Arrhythmie hängt von ihrer **hämodynamischen Wirksamkeit** ab, d.h., sie ist umso ausgeprägter, je stärker die diastolische Füllung und systolische Auswurfleistung des Herzens beeinträchtigt ist. Damit besteht bei Tachykardien eine positive Korrelation zur Arrhythmiefrequenz und zu vorbestehenden diastolischen und systolischen Funktionsstörungen (bei KHK, Klappenerkrankungen etc.). Die Symptomatik kann so von einer leichten Befindlichkeitsstörung bis hin zum Lungenödem im Rückwärtsversagen oder zum reanimationspflichtigen kardiogenen Schock im Vorwärtsversagen reichen.

Einschätzung Gefährdungspotenzial

Während einer Operation steht zunächst weniger die exakte Diagnose der Rhythmusstörung im Vordergrund als vielmehr die **rasche Einschätzung ihres Gefährdungspotenzials** anhand des Monitor-EKGs und der hämodynamischen Situation des Patienten. Prinzipiell ist es natürlich vorteilhaft, jede Rhythmusstörung auch in einem 12-Kanal-EKG zu dokumentieren.

Die dargestellten EKG-Ableitungen sollten nicht schematisch, sondern so gewählt werden, dass sie möglichst gut **P-Wellen und QRS-Komplexe erkennen lassen**; die initiale Breite der QRS-Komplexe muss wahrgenommen werden (vorhandener Schenkelblock?). Außerdem empfiehlt es sich, immer dieselbe Darstellungsgeschwindigkeit am Monitor zu wählen, um das Auftreten von Brady- oder Tachykardien mit einem Blick erfassen zu können.

Rhythmusanalyse am Monitor-EKG

Differenzialdiagnostik

Tachykarde Herzrhythmusstörungen

Die Möglichkeiten tachykarder Rhythmusstörungen sind vielfältig, ihre prinzipiellen Entstehungsmechanismen wurden bereits diskutiert; einen Überblick gibt Abb. 2.

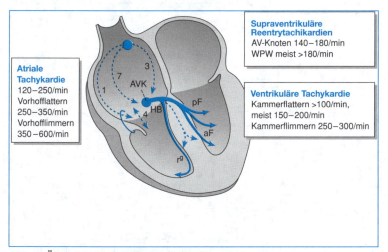

Abb. 2: Übersicht über tachykarde Rhythmusstörungen

Mithilfe eines einfachen Algorithmus, wie er in Abb. 3 wiedergegeben ist, lassen sich die meisten tachykarden Rhythmusstörungen bei entsprechender Ableitungsqualität einordnen.

Als **Faustregel** gilt, dass die Differenzialdiagnostik der tachykarden Rhythmusstörungen am Monitor v.a. nach der **QRS-Breite** (cave: vorbestehender Schenkelblock) erfolgt; bis zum Beweis des Gegenteils gilt eine **Breitkomplextachykardie** ins-

Breit-/ Schmalkomplextachykardie

besondere bei Z.n. Infarkt und schlechter systolischer LV-Funktion als potenziell maligne Kammertachykardie (auch bei initialer hämodynamischer Verträglichkeit Entartung in Kammerflimmern möglich) und wird entsprechend behandelt (s.u.). **Schmalkomplextachykardien** sind dagegen akut eher als harmlos einzustufen (Ausnahme: sehr hohe Frequenzen bei vorgeschädigten Herzen, z.B. eine Tachyarrhythmie bei einem Patienten mit hochgradig eingeschränkter systolischer Pumpfunktion bei dilatativer Kardiomyopathie).

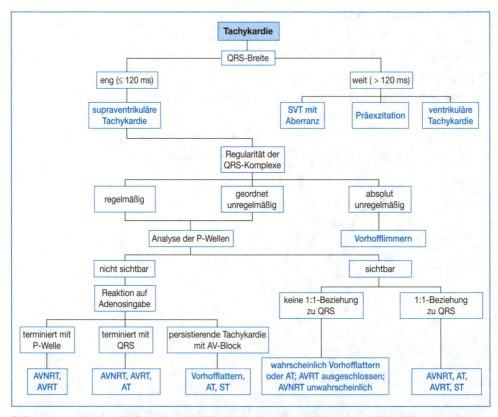

SVT: supraventrikuläre Tachykardie, AVNRT: AV-Knotenreentrytachykardie; AVRT: AV-Reentrytachykardie; AT: atriale Tachykardie; ST: Sinustachykardie; SVT mit Aberranz: SVT mit permanentem oder frequenzabhängigem Schenkelblock.

Die abschließende Analyse der P-Wellen nach Morphologie, Frequenz und Lagebeziehung zum QRS-Komplex sowie die Betrachtung des Tachykardieendes erlaubt eine weitere Differenzierung der einzelnen SVT; terminiert z.B. eine Schmalkomplextachykardie nach Adenosingabe mit einer P-Welle, bedeutet dies, dass die Blockierung der AV-Überleitung die Tachykardie unterbrochen hat und damit der AV-Knoten Bestandteil des Reentry-Kreises ist, also eine AVRT oder AVNRT vorliegt und nicht z.B. eine AT.

Abb. 3: Diagnosealgorithmus für Tachykardien

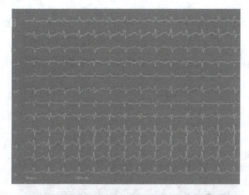

Abb. 4a: Schmalkomplextachykardie (AV-Knoten-Reentry-Tachykardie; P-Wellen durch QRS-Komplex überlagert)

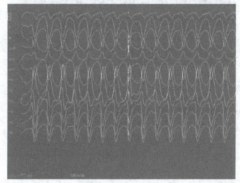

Abb. 4b: Breitkomplextachykardie (Kammertachykardie ohne sichtbare AV-Dissoziation oder retrograde P-Wellen)

Bradykarde Herzrhythmusstörungen

Signifikante Bradykardien können entstehen, weil der **Sinusknoten** zu langsam schlägt bzw. intermittierend ausfällt oder weil die **AV- bzw. infrahissäre** Überleitung intermittierend oder ständig blockiert ist, wobei im letzteren Fall in der Regel ein Ersatzrhythmus anspringt (**AV-Knoten-Ersatz**: schmalkomplexig um 45/min, meist erhaltene Hämodynamik; **Kammerersatz**: breitkomplexig um 25/min, meist beeinträchtigte Hämodynamik). Die **Differenzialdiagnostik** beider Bradykardieformen erfolgt **über** die **Lagebeziehung** der **P-Wellen zu den QRS-Komplexen**.

Ursachen

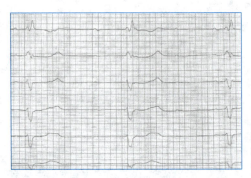

Abb. 5: AV-Block III mit breitkomplexigem Kammerersatzrhythmus und durchlaufenden P-Wellen

Akuttherapie tachykarder Herzrhythmusstörungen

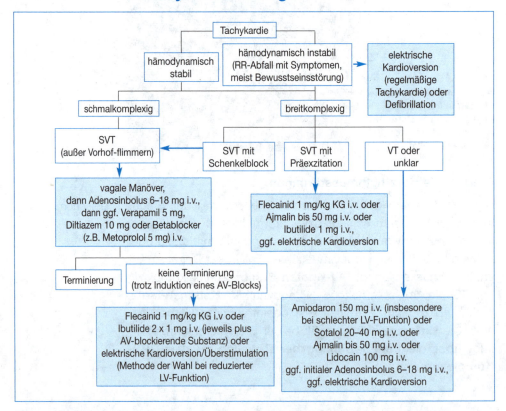

SVT: supraventrikuläre Tachykardie; VT: ventrikuläre Tachykardie.
Die Gabe eines Adenosinbolus induziert einen kurzdauernden kompletten AV-Block (In Anlehnung an die ACC/AHA/ESC Guidelines for the Management of Patients with Supraventricular Arrhythmias)[2]

Abb. 6: Therapeutischer Algorithmus Tachykardie

Arrhythmien

Beim Auftreten tachykarder Herzrhythmusstörungen muss zunächst beurteilt werden, ob der Patient die **Tachykardie hämodynamisch toleriert**. Ist dies nicht der Fall, wird sofort zu einer **elektrischen Kardioversion oder ggf. Defibrillation** übergegangen (eine Kardioversion ist nur möglich, solange noch ein regelmäßiger Rhythmus besteht). Bei stabilen Rhythmusstörungen ist die elektrische Kardioversion jederzeit eine Alternative zur medikamentösen Behandlung, erfordert aber zumindest eine kurze Allgemeinnarkose und schützt nicht vor kurzfristigen Arrhythmierezidiven.

elektrische Kardioversion oder Defibrillation

i Zur Durchführung einer Kardioversion muss die Stromabgabe des Defibrillators durch Drücken einer Taste synchronisiert werden. Bei biphasischen Geräten wird für ventrikuläre Tachykardien eine Mindestenergie von 100 J empfohlen, für supraventrikuläre Tachykardien sogar 50 J. Die Umrechnung für monophasische Geräte erfolgt nach den Angaben des Herstellers. Die Defibrillation erfolgt nach den üblichen ILCOR-Empfehlungen. Wir selbst bevorzugen bereits initial eine höhere Energiewahl.

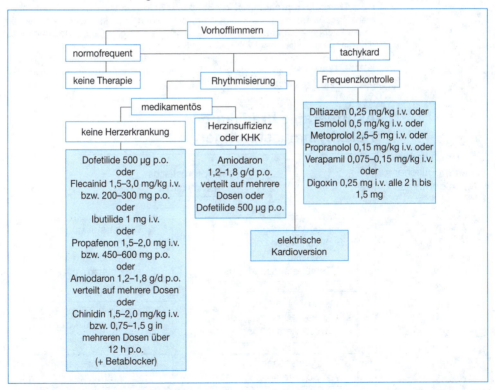

In Anlehnung an die ACC/AHA/ESC Guidelines for the Management of Patients with Atrial Fibrillation[4]
Abb. 7: Therapeutischer Algorithmus Vorhofflimmern

Konzentration auf bekannte Antiarrhythmika

Demgegenüber muss vor dem **Einsatz von Antiarrhythmika** bedacht werden, dass sie in der Regel negativ inotrop sind (Ausnahme: Amiodaron) und selbst arrhythmogen sein können (**wichtigste Caveats**: Sotalol bei schlechter LV-Funktion oder QT-Zeit-Verlängerung; Klasse-Ic-Antiarrhythmika bei KHK und/oder schlechter LV-Funktion). Prinzipiell ist der konsekutive Einsatz verschiedener Antiarrhythmika nicht empfehlenswert abgesehen von einer initialen Adenosingabe (sekundenschneller Abbau) bzw. einer Kombinationstherapie von Klasse Ic-Antiarrhythmika oder Amiodaron mit Betablockern unter Beachtung ihrer z.T. synergistischen leitungsverzögernden Wirkungen. **Prinzipiell sollte man sich unter den in einer bestimmten Situation infrage kommenden verschiedenen Antiarrhythmika primär auf die Substanzen konzentrieren mit denen man bereits Erfahrung hat.**

i Die **Therapieempfehlungen in Abb. 6 und 7** sind angelehnt an die gemeinsamen Therapieempfehlungen der europäischen und amerikanischen kardiologischen Fachgesellschaften. Naturgemäß finden sich hierbei auch Medikamente, die in anderen Teilen der Welt gebräuchlicher sind als in Deutschland. Die Reihenfolge der Medikamente spiegelt dabei zwar auch die Studienlage wider,[1,3,5,6,7,8,9,10,11,12,13] dennoch gilt uneingeschränkt die obige Aussage zur bevorzugten Medikamentenwahl.

Akuttherapie bradykarder Herzrhythmusstörungen

Bradykardie: therapeutischer Algorithmus

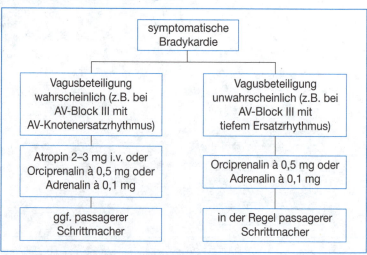

Abb. 8: Therapeutischer Algorithmus Bradykardie

Die Einleitung einer Therapie bradykarder Rhythmusstörungen sollte immer **von** der **klinischen Symptomatik** eines Patienten **abhängig** gemacht werden. So wird ein hoher Ersatzrhythmus, wie er z.B. im Rahmen eines Hinterwandinfarkts auftreten kann, in der Regel gut toleriert. Das Besondere eines **hohen Ersatzrythmus** ist, dass er, da er im AV-Knoten generiert wird, bei fehlendem Schenkelblock gleichzeitig beide Ventrikel erreicht, also schmalkomplexig ist.

Eine persistierende symptomatische Bradykardiesymptomatik (= kein oder kein anhaltendes Ansprechen auf die ersten Medikamentengaben) wird in der Regel möglichst frühzeitig mit einem passageren und ggf. später permanentem **Schrittmacher** versorgt. Bei den passageren Schrittmachern ist immer die frühzeitige Anlage eines internen Systems anzustreben, da die externen Systeme weniger zuverlässig stimulieren und darüber hinaus für nicht bewusstseinsgestörte Patienten sehr schmerzhaft sind.

Einsatz eines Schrittmachers

Procedere nach der Akutversorgung

Nach dem Auftreten perioperativer Rhythmusstörungen muss ggf. in Rücksprache mit dem Kardiologen entschieden werden, ob diese einer weiterführenden kardiologischen Abklärung und Therapie bedürfen.

22/6 Herz-Kreislauf-Stillstand und Reanimation

Heringhaus C

Einführung

Eine **suffiziente kardiopulmonale Funktion** ist die Voraussetzung für eine **ausreichende Versorgung der Gewebe mit Sauerstoff und Substrat**. Die Abnahme des Herzzeitvolumens oder des Sauerstoffgehaltes im Blut führt zur Reduktion des Sauerstoffangebots an die Zelle. Daraus resultiert eine reduzierte oder ausbleibende ATP-Bildung, und es kommt zur Beeinträchtigung der Zellintegrität bis hin zum Untergang von Organen mit potenziell irreversiblen Folgen.

kardiopulmonale Funktion

Sauerstoffangebot ($\overset{\circ}{D}_{O2}$) = Sauerstoffgehalt des Blutes (CaO$_2$) × Herzzeitvolumen

Sauerstoffgehalt im Blut (CaO$_2$) = (1,34 × Hb × SaO$_2$) + (PaO$_2$ × 0,003)

Herzzeitvolumen (HZV) = Herzfrequenz x Schlagvolumen

Im Falle eines **Herzkreislaufstillstandes** sollte die **ausgefallene kardiopulmonale Funktion** unverzüglich durch suffiziente Reanimationsmaßnahmen **übernommen** werden, um das Überleben des Patienten zu ermöglichen. Dieses Ziel wird erreicht durch:

Ersatz der kardiopulmonalen Funktion

- bestmögliche Oxygenierung mit hoher FiO$_2$
- adäquate Ventilation (unter Vermeidung von Aspiration)
- ausreichende Zirkulation mit suffizientem Perfusionsdruck
- erweiterte Therapiemaßnahmen und Behebung der ursächlichen Störungen

Detaillierte Leitlinien zur Durchführungen von Reanimationsmaßnahmen wurden letztmalig im Jahre 2005 als Konsensusreport des „International Liaison Committee on Resuscitation" (ILCOR) veröffentlicht.[1,7,8] Die einzelnen Mitgliedsorganisationen

Reanimations-Leitlinien

veröffentlichen darüber hinaus ihre individuellen Leitlinien, um geographische, wirtschaftliche und systembedingte Unterschiede mit dem Konsensusreport in Einklang zu bringen. Grundlage der folgenden Erläuterungen sind die „Leitlinien zur Reanimation 2005" des European Resuscitation Councils (ERC) für medizinisch ausgebildetes Personal. Die wichtigsten Änderungen zu vorherigen Leitlinien sind in Tabelle 1 zusammengefasst.

Die wichtigsten Neuerungen

Alte Leitlinien	Aktuelle Leitlinien 2005
Beginn der Reanimationsmaßnahmen mit 2 Beatmungen	Beginn der Reanimationsmaßnahmen mit 30 Thoraxkompressionen
Ventilations-Kompressions-verhältnis 2:15 für Erwachsene	Kompressions-Ventilationsverhältnis 30:2 für Erwachsene
Aufsuchen des Druckpunktes mit der Zwei-Querfinger-Regel	Druckpunkt in der Mitte des Brustkorbes
Inspirationszeit 1–2 Sekunden pro Beatmung	Inspirationszeit 1 Sekunde pro Beatmung
Menge des Beatmungsvolumens in Abhängigkeit von der FiO_2	Beatmungsvolumen so wählen, dass sich der Brustkorb gerade so bewegt
Defibrillationen in 3er-Sequenz mit ansteigenden Energiemengen	Je 1 Defibrillation alle 2 Minuten
Kreislaufkontrolle nach jeder Defibrillationssequenz	Sofortiger Beginn von Thoraxkompressionen nach jeder Defibrillation unabhängig vom abgeleiteten EKG
Wenn möglich sofortige Defibrillation bei unbeobachtetem Kreislaufstillstand	Bei unbeobachtetem Kreislaufstillstand präklinisch oder bei Kreislaufstillstand vor mehr als 4–5 Minuten zunächst Basismaßnahmen für 2 Minuten und dann Defibrillation
Adrenalin nach der ersten erfolglosen Defibrillation bei Kammerflimmern oder pulsloser ventrikulärer Tachykardie	Adrenalin unmittelbar vor der dritten Defibrillation

Tab. 1: Die wichtigsten Neuerungen der „Leitlinien zur Reanimation 2005 des European Resuscitation Council"

Ausschluss von Eigen- und Fremdgefährdung

Grundsätzlich ist unbedingt zu beachten, dass bei allen Maßnahmen, welche im Rahmen einer Notfallsituation durchgeführt werden, die Sicherheit aller Beteiligten gewährleistet ist.

Sicherheit

Innerklinische Sofortmaßnahmen beim kollabierten Patienten

Wird in der Klinik ein kollabierter Patient aufgefunden oder bei einem Kollaps beobachtet, sollte unverzüglich **laut um Hilfe gerufen werden, um auf den Notfall aufmerksam zu machen**.

Vorgehen

Anschließend erfolgt die Ansprache des Patienten und das Feststellen des **Bewusstseinsstatus**.

Bewusstseinsstatus

Ist der kollabierte Patient noch **wach und reagiert auf Ansprache**, sollte er bis zum Eintreffen des alarmierten Notfallteams an einen **Überwachungsmonitor** angeschlossen werden und **Sauerstoff** sowie einen intravenösen **Verweilkatheter** erhalten.

Ist der kollabierte Patient **bewusstlos**, wird er zunächst auf den Rücken gedreht. Dann erfolgt das **Freimachen und Freihalten der Atemwege** (Abbildung 1):

Atemwege

- Überstrecken des Kopfes und Vorschieben des Unterkiefers
- schnelle Inspektion der oberen Atemwege auf sichtbare Fremdkörper. Entfernung mit Fingern, Magill-Zange oder Absaugung
- Bei vermuteter Verletzung der Halswirbelsäule sollte versucht werden, den Atemweg ohne eine Reklination des Halses freizumachen. Gelingt dies nicht, wird der Kopf so weit überstreckt, dass der Atemweg frei ist. Eine **Sicherstellung des Atemweges** besitzt auch in diesem Fall **höchste Priorität**.
- Sind ausreichend viele Helfer vor Ort, sollte die Halswirbelsäule stabilisiert werden, um Bewegungen zu vermeiden

Überprüfung der Atmung

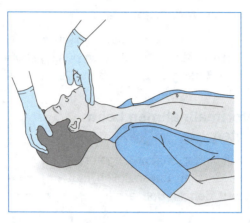

Abb. 1: Freimachen und Freihalten der Atemwege

Nach dem Freimachen der Atemwege sollte innerhalb von 10 Sekunden die Kontrolle der Vitalfunktionen Atmung und Kreislauf erfolgen. Die Atemfunktion wird durch **Hören** von Atemgeräuschen, **Sehen** von Thoraxbewegungen sowie **Fühlen** von Luftströmen untersucht.

Kreislauf- überprüfung

Zeitgleich mit der Überprüfung der Atemfunktion, muss beim Patienten nach Lebenszeichen gesucht werden. So werden das **Fehlen von Fehlen von Husten, Bewegung oder Atmung** als indirekte Zeichen eines Kreislaufstillstandes gewertet. Ausgebildetes und erfahrenes medizinisches Personal kann zur Diagnose eines Kreislaufstillstandes während der Atemwegsüberprüfung den **Karotispuls tasten**, auch wenn eine eindeutige Diagnosefindung des Kreislaufstillstandes durch eine Pulskontrolle nachweislich als unzuverlässig angesehen werden kann.[5]

Herzdruck- massage

Zeigt der Patient keine Lebenszeichen, keinen Puls oder bestehen Zweifel über einen vorhandenen Kreislauf, müssen ohne Verzögerung die erforderlichen Maßnahmen der Basisreanimation beginnend mit **30 Thoraxkompressionen** (Abbildung 2 und 3) durchgeführt werden. Für den weiteren Verlauf ist es wichtig, spätestens zu diesem Zeitpunkt ein professionelles Reanimationsteam sowie eine notwendige Notfallausrüstung und einen Defibrillator anzufordern. Notfalls muss der Patient für das Absetzen dieses Notrufes kurzfristig verlassen werden.

Herzdruckmassage

- flache Lagerung auf dem Rücken und auf einer harten Unterlage
- Platzierung des Ballens einer Hand auf der Mitte der Brust, die andere Hand darüber

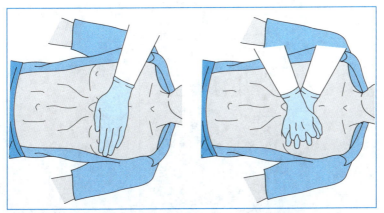

Abb. 2: **Aufsuchen des Druckpunktes zur Herzdruckmassage**

- größtmögliche Effizienz, d.h. unmittelbares Heranrücken an den Patienten, Schulter in einer Geraden über dem Druckpunkt und Durchdrücken der Ellenbogen
- Der Druck der Thoraxkompressionen erfolgt mit dem Gewicht des Oberkörpers und einer Drucktiefe von ca. 4–5 cm in Richtung Wirbelsäule
- Frequenz: 100 Kompressionen/min
- vollständige Entlastung des Brustbeins nach jeder Kompression, ohne dass die Hand den Druckpunkt verlässt
- gleiche Zeitspanne für Kompression und Dekompression
- Unterbrechungen der Thoraxkompression auf ein Minimum reduzieren
- Palpable Femoralis- und Karotispulse sind keine verlässlichen Zeichen eines effektiven arteriellen Flusses.
- Die Durchführung von korrekten Thoraxkompressionen ist anstrengend. Sind mehrere Helfer anwesend, sollte alle 2 min abgewechselt werden.

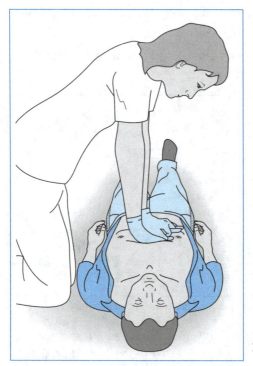

erneute Beatmung

Abb. 3: Technik der Thoraxkompression

Nach 30 Thoraxkompressionen erfolgen sofort das **erneute Freimachen und Freihalten** der Atemwege und eine **zweimalige Beatmung**. Das Beatmungsvolumen wird so gewählt, dass sich die Thoraxwand gerade so bewegt und wird in bei jeder Beatmung in einer Inspirationszeit von ca. 1 Sekunde appliziert. Eine Hyperventilation ist zu vermeiden, da sie einen verminderten venösen Rückfluss zum Herzen bedingt. Die Beatmung wird mit der bestmöglichen verfügbaren Beatmungshilfe (z.B. Taschenmaske, Beatmungsbeutel und -maske) sowie einer maximalen Oxygenierung durchgeführt (Tabelle 2).

Oxygenierung/Abhängigkeit

Applikationsform	FiO_2
Mund-zu-Mund-Beatmung oder Mund-zu-Nase-Beatmung	0,17
Beatmungsbeutel/-maske	0,21
Beatmungsbeutel/-maske mit Anschluss von Sauerstoff	0,40–0,60
Beatmungsbeutel/-maske mit Reservoir-Beutel	bis 1,0
Intubation und Beatmung	bis 1,0

Tab. 2: Bestmögliche Oxygenierung/Abhängigkeit der FiO_2 von der Applikationsform

Kompressions-Ventilations-Verhältnis

Das **Kompressions-Ventilations-Verhältnis** von 30 Thoraxkompressionen zu 2 Ventilationen wird während der gesamten Reanimationsmaßnahmen ohne Unterbrechung fortgeführt. Sind Unterbrechungen notwendig, wie z.B. für den Positionswechsel oder erweiterte Reanimationsmaßnahmen, müssen diese unbedingt auf ein Minimum reduziert werden.

i **Bis** zum **Eintreffen des Notfallteams** können bei ausreichend vorhandenem Personal **alle Maßnahmen vorbereitet** werden, die durch die professionellen Helfer wahrscheinlich angewendet werden. Hierzu gehört die Vorbereitung oder Anlage eines peripher-venösen Verweilkatheters, die Bereitstellung der Materialien zur Intubation und das Aufziehen der wichtigsten Notfallmedikamente, z.B. Adrenalin. Hierfür dürfen jedoch **auf keinen Fall die eingeleiteten Reanimationsmaßnahmen unterbrochen** werden.

Weiteres Vorgehen und erweiterte Reanimationsmaßnahmen

Der entscheidende Hauptunterschied im weiteren Management ergibt sich aus dem Vorliegen eines **defibrillierbaren** oder eines **nicht-defibrillierbaren Herzrhythmus** und ist im folgenden Algorithmus abgebildet.

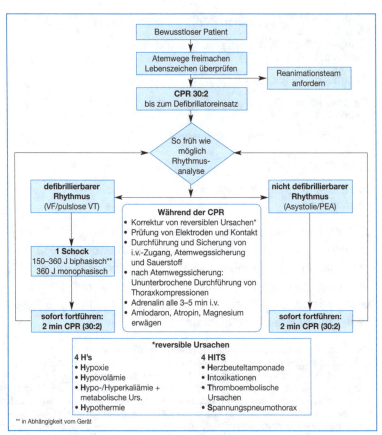

Universalalgorithmus: Erweiterte Maßnahmen der Reanimation beim Erwachsenen

Ableitung und Analyse eines Notfall-EKG

Defibrillator

Sobald ein Defibrillator zur Verfügung steht, muss zur schnellen Diagnosefindung die **sofortige Ableitung eines EKG** über die Defibrillator-Paddels oder selbstklebende Elektrodenpads des Defibrillators erfolgen. Sind mehrere Helfer vor Ort sollten die Thoraxkompression für das Anbringen der Elektroden nicht unterbrochen werden. Für die anschließende Analyse des EKG werden die Thoraxkompressionen jedoch kurzfristig pausiert, um Bewegungsartefakte zu vermeiden.

Vorgehen beim defibrillierbaren Rhythmus (Kammerflimmern/pulslose ventrikuläre Tachykardie)

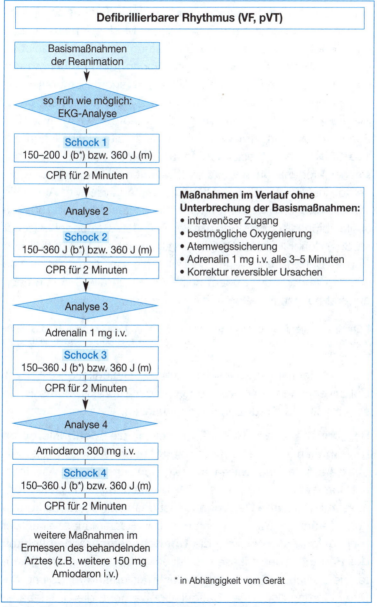

Abb. 5: Ablauf: Vorgehen beim defibrillierbaren Rhythmus

Vorgehen beim defibrillierbaren Rhythmus

Bei gesicherter Diagnose von Kammerflimmern (VF) oder pulsloser Kammertachykardie (pVT) wird der Defibrillator sofort geladen und unter Beachtung der notwendigen Sicherheitsregeln einmalig eine Energiemenge von 150 Joule (biphasischer Modus) bzw. 360 Joule (monophasischer Modus) appliziert. Danach erfolgt, ohne erneute Überprüfung der Kreislaufzeichen und beginnend mit Thoraxkompressionen, die Fortführung der kardiopulmonalen Reanimation (CPR) mit einem Kompressions-Ventilations-Verhältnis von 30:2 für 5 Zyklen (entspricht ca. 2 Minuten). Nach 5 Zyklen erfolgt die erneute EKG-Analyse. Bei Fortbestehen von VF/pVT erfolgt eine zweite Defibrillation mit 150–360 Joule (biphasischer Modus) bzw. 360 Joule (monophasischer Modus). Nach weiteren 2 Minuten CPR erfolgt eine erneute Analyse des EKG`s. Während der Analyse wird Adrenalin injiziert und unmittelbar danach ein drittes Mal mit 150–360 Joule (biphasischer Modus) bzw. 360 Joule (monophasischer Modus) defibrilliert. Im CPR-Intervall zwischen dem dritten und vierten Defibrillationsversuch erfolgt die Bolusapplikation von 300 mg Amiodaron. Zudem sollte Adrenalin alle 3–5 min nach der erstmaligen Injektion appliziert werden.

i Energiemenge: Die optimale Energiemenge ist im biphasischen Modus geräteabhängig und beim Hersteller zu erfragen oder der Bedienungsanleitung zu entnehmen.

Für alle Maßnahmen, einschließlich der Defibrillation gilt, dass Unterbrechungen der Beatmung und der Thoraxkompressionen auf ein Minimum reduziert werden müssen.

Defibrillation beeinflusst Überlebensrate

Bei **erwachsenen Patienten** stellen die **defibrillierbaren Rhythmen** mit bis zu 80 % die **häufigste Form eines Kreislaufstillstands** dar und weisen, im Vergleich zur primären Asystolie, mit Überlebensraten von bis zu 75 % eine deutlich bessere Prognose auf. Die **frühe Defibrillation** ist deshalb neben den korrekt durchgeführten Basismaßnahmen der Reanimation einer der wichtigsten **Faktoren**, die die **Überlebenswahrscheinlichkeit des Patienten** beeinflussen. So ist bekannt, dass mit jeder Minute, die zwischen dem Eintreten des Kreislaufstillstands und der Durchführung der ersten Defibrillation vergeht, die Überlebenswahrscheinlichkeit um ca. 7–10 % sinkt (Abb. 4). Eine notwendige Defibrillation muss also ohne Verzögerung erfolgen.

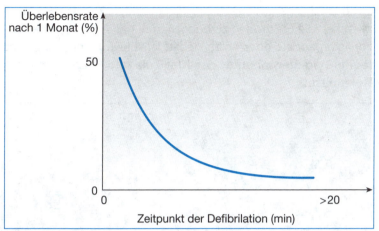

Abb. 6: **Überlebensrate nach 1 Monat in Abhängigkeit vom Zeitpunkt der Defibrillation**[3]

i In einer Studie zum **Langzeitüberleben nach Frühdefibrillation** bei prähospitalem Kreislaufstillstand wurden über einen Zeitraum von 5 Jahren 200 Patienten mit US-Bürgern verglichen, die hinsichtlich Alter, Geschlecht und Begleiterkrankungen mit ihnen übereinstimmten. Über den gesamten Nachbeobachtungszeitraum unterschied sich dabei das Langzeitüberleben und auch die Qualität des Überlebens bei den (früh-)defibrillierten Patienten nicht von der vergleichbaren Gruppe.[3]

Langzeitüberleben

Erfolgreicher Defibrillationsversuch

Erscheint ca. 2 min nach dem letzten Defibrillationsversuch ein nicht-defibrillierbarer, **organisierter EKG-Rhythmus**, sollte versucht werden, den **Puls zu tasten**. Bei Vorliegen eines Spontankreislaufs sollte mit den indizierten **Postreanimationsmaßnahmen** (s.u.) begonnen werden.

Durchführung der Defibrillation

Ziel der Defibrillation beim Kammerflimmern oder der pulslosen Kammertachykardie ist eine **synchronisierte Depolarisation der sogenannten kritischen Myokardmasse** durch Applikation einer definierten Strommenge durch das Myokard. Bei der technischen Durchführung sind die richtige Platzierung (Abbildung 7) und ein niedriger thorakaler Widerstand mitentscheidend für den Defibrillationserfolg.

Elektrodenplatzierung

Es erscheint nahe liegend den flimmernden Teil des Herzens zwischen die Elektroden zu bringen, d.h. das Aufsetzen der Defibrillatorpaddels oder selbstklebenden Elektrodenpads erfolgt **rechts-parasternal unter der Klavikula und links-lateral der Herzspitze**.

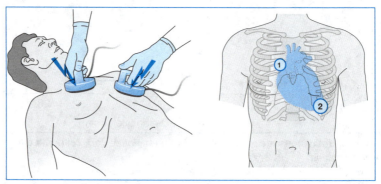

Abb. 7: Platzierung der Defibrillationselektroden

Verringerung des thorakalen Widerstands

Faktoren zur Optimierung der Defibrillationstechnik durch Erniedrigung der thorakalen Impedanz sind:

- zügige Rasur von Brustbehaarung bei stark behaarten Patienten
- festes Anpressen der Paddels (durch das kräftigste Mitglied des Reanimationsteams)
- Anwendung von geeignetem Kontaktgel
- Defibrillation am Ende der Exspiration
- Verwendung geeigneter Elektrodengrößen

Besondere Gefahrenhinweise im Umgang mit Defibrillatoren

Gefahrenquellen

Die korrekte Anwendung eines Defibrillators ist nicht nur entscheidend für die Überlebenswahrscheinlichkeit des Patienten. Grundsätzlich ist bei der Anwendung von Defibrillatoren immer von einer möglichen **Eigen- oder Fremdgefährdung** auszugehen, die vom Anwender mit höchster Priorität vermieden werden muss. So dürfen beim Auslösen der Defibrillation der Patient oder leitenden Teile, z.B. das Patientenbett, nicht berührt werden. Es bestehen weitere mögliche **Gefahrenquellen**:

- **Sauerstoff:** In einer mit Sauerstoff angereicherten Atmosphäre besteht die Möglichkeit, dass durch **Funkenschlag** während der Defibrillation ein **Brand entsteht**, durch den der Patient erhebliche Verbrennungen erleiden kann. Deshalb müssen Sauerstoff zuführende Apparaturen mindestens in eine Entfernung von 1 m zum Patienten gebracht werden. Ein Beatmungsbeutel oder ein Beatmungsgerät kann jedoch bei dichter Konnektion an einem endotrachealen Tubus verbleiben.

- **Herzschrittmacher/AICD:** Bei Herzschrittmacherpatienten oder Patienten mit AICD („Automatic Implantable Cardioverter Defibrillator") **sollte** ein **Abstand von mind. 10 cm zum Gerät** eingehalten werden (s. auch Allgemeiner Teil, Kap. 18/14 „Patienten mit Herzschrittmacher oder implantiertem Defibrillator"). Die Geräte sind nach erfolgreicher Reanimation auf ihre Funktionsfähigkeit zu überprüfen.

- **Medikamentenpflaster** sollten wegen Erhöhung des Widerstandes und potenzieller Explosionsgefahr **entfernt** werden.

Gefahrenquellen

Besonderheiten beim monitorüberwachten Kreislaufstillstand

Im Falle eines **monitorüberwachten Kreislaufstillstands** mit Kammerflimmern oder pulsloser Kammertachykardie kann unmittelbar bei Eintreten des Ereignisses ein **präkordialer Faustschlag** erwogen werden, wenn ein Defibrillator nicht sofort zur Verfügung steht. Die Erfolgswahrscheinlichkeit dieser Maßnahme ist jedoch bereits nach einem Zeitintervall von 10–30 sec als sehr gering einzuschätzen. Ist in dieser Situation ein Defibrillator verfügbar, sollte **unmittelbar defibrilliert** werden. Bei der Durchführung eines präkordialen Faustschlags ist folgendermaßen vorzugehen:

präkordialer Faustschlag

- Bilden Sie eine Faust.

- Schlagen Sie mit der ulnaren Seite der Faust aus ca. 20 cm Höhe auf die untere Hälfte des Sternums.

- Ziehen Sie die Faust schnell wieder zurück, um einen impulsähnlichen Stimulus zu induzieren.

Vorgehen beim nicht-defibrillierbaren Rhythmus (Asystolie/pulslose elektrische Aktivität)

Basismaßnahmen, keine Defibrillation

Bei diagnostizierter Asystolie oder pulsloser elektrischer Aktivität werden unverzüglich die **Basismaßnahmen der Reanimation** begonnen. Eine Defibrillation ist in diesem Fall nicht indiziert. Besonders bei der Diagnosestellung einer Asystolie ist unbedingt auf den korrekten Anschluss der EKG-Elektroden und den Ausschluss eines technischen Defekts zu achten. Ist die Diagnose gesichert, werden die Basismaßnahmen in einem Kompressions-Ventilations-Verhältnis von 30:2 fortgeführt.

intravenöser Zugang

Sobald ein intravenöser Zugang vorhanden ist, wird **Adrenalin** in einer Dosierung von **1 mg** appliziert. Im weiteren Verlauf der Reanimationsmaßnahmen erfolgt die Applikation von **3 mg Atropin** unter der Vorstellung, einen vorhandenen exzessiven Vagotonus durch eine vollständige Blockade aufzuheben. Sind im EKG-Rhythmus p-Wellen zu detektieren, sollte versucht werden, durch den Einsatz eines **transkutanen Schrittmachers** eine Stimulation zu erreichen.

Begleitende Maßnahmen bei allen Formen des Kreislaufstillstandes

Beatmung und Intubation

Die Beatmung des Patienten gehört zu den Basismaßnahmen der Reanimation und ist bei den **erweiterten Maßnahmen** mit geeigneten Hilfsmitteln und einer bestmöglichen Oxygenierung weiterzuführen (s.o. Tab. 2).

Intubation

Für die **Atemwegssicherung** ist eine **endotracheale Intubation** bei allen Formen des Kreislaufstillstands die Methode der Wahl. Diese sollte jedoch nur von Helfern durchgeführt werden, welche die Maßnahme beherrschen und täglich durchführen. Die ausgebildeten Helfer sollten wenn möglich den Patienten **laryngoskopieren, ohne** die **Thoraxkompressionen zu unterbrechen**. Ist eine kurze Pause notwendig, z.B. um den Tubus in der Trachea zu platzieren, sollte diese maximal 30 sec betragen, um eine Zirkulation nicht zu unterbrechen. Kann eine endotracheale Intubation in diesem Zeitraum nicht erfolgen, wird mit der Maskenbeatmung fortgefahren.

Nach der Intubation muss die **endotracheale Lage bestätigt** und eine einseitige Ventilation ausgeschlossen werden. Die **weiteren Thoraxkompressionen** werden mit einer Frequenz von 100 Kompressionen/min **ohne Unterbrechung** durchgeführt, um möglichst hohe koronare Perfusionsdrücke zu erreichen. Die Beatmung erfolgt mit **ca. 10 Beatmungen/min**. Wichtig ist die **Vermeidung einer Hyperventilation**, da es hierdurch nachweislich zu einem verminderten Outcome für den Patienten kommt.

Applikation von Notfallmedikamenten

Der **peripher-intravenöse Verweilkatheter** stellt für die Applikation von Notfallmedikamenten den bevorzugten Zugangsweg dar. Die Punktion erfolgt in der Regel am Handrücken oder der Ellenbeuge, eine Alternative ist die auch bei Kreislaufinsuffizienz meist noch zugängliche V. jugularis externa. Die **Applikation von Medikamenten** muss **von** einem **Flüssigkeitsbolus** (mindestens 20 ml) **gefolgt** sein und durch die für ca. 10–20 sec hochgehaltene Extremität in die zentrale Zirkulation transportiert werden.

intravenös

Ist das Legen eines i.v.-Zugangs schwierig oder nicht möglich, sollte die Möglichkeit einer **intraossären Punktion** in Erwägung gezogen werden.

intraossär

Können weder ein intravenöser noch ein intraossärer Zugang geschaffen werden, besteht auch die Möglichkeit, einzelne Notfallmedikamente über den **endotrachealen Tubus** zu applizieren. Nachteil der endotrachealen Applikation ist, dass weder die zu erreichenden Plasmakonzentrationen vorhersehbar sind, noch die optimale Dosis bekannt ist.

endotracheal

Werden Medikamente endobronchial appliziert, sollten diese mit Aqua injectabile auf ein Gesamtvolumen von 10 ml verdünnt werden und in einer Beatmungspause in den Tubus gespritzt werden.

Tab. 3 zeigt eine Übersicht über die wichtigsten Notfallmedikamente, die im Rahmen einer Reanimation angewendet werden.

wichtige Notfallmedikamente

Name	Wirkung	i.v.-Dosis	Indikation	Sonstiges
Adrenalin	↑ Perfusionsdruck ↑ Cardiac Output	1 mg alle 3–5 min nach der 2. Defibrillation	Erstmedikament bei allen Formen des Kreislaufstillstands	Empfehlung trotz Mangel an klinischen Daten
Vasopressin	↑ Perfusionsdruck	40 U einmaliger Bolus	Asystolie schockrefraktäres Kammerflimmern	ungenügende Datenlage, um Vasopressin als Alternative zum Adrenalin zu empfehlen
Amiodaron	membranstabilisierendes Antiarrhythmikum	300 mg nach der 3. Defibrillation	schockrefraktäres Kammerflimmern hämodynamisch stabile Kammertachykardie	steigert Kurzzeitüberleben im Vergleich zu Lidocain oder Placebo
Lidocain	membranstabilisierendes Antiarrhythmikum	1,0–1,5 mg/kg nach der 3. Defibrillation	Kammerflimmern, Kammertachykardie	Alternative zu Amiodaron, wenn nicht verfügbar
Atropin	Vagolytikum	3 mg	Asystolie, PEA	
Magnesiumsulfat		1–2 g	Torsade de pointes, refraktäres VF bei V.a. Hypomagnesämie	keine Steigerung des Überlebens

Tab. 3: Übersicht wichtige Notfallmedikamente[4,9]

Ursachen des Herz-Kreislauf-Stillstands

Therapie der Ursachen

Im Verlauf der Reanimationsbemühungen sind die **häufigsten reversiblen Ursachen** für den Ausfall der kardiopulmonalen Funktion **zu berücksichtigen** und adäquat zu therapieren (Tab. 4).

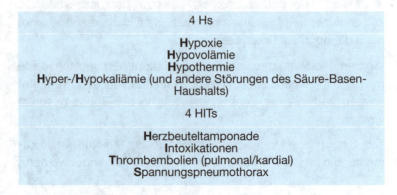

Tab. 4: Die häufigsten reversiblen Ursachen des Herz-Kreislauf-Stillstands

Besonderheiten bei der Reanimation im anästhesiologischen Bereich

Perioperativ ergibt sich bei Reanimationen oft der Vorteil, dass die **technische Überwachung** des Patienten **bereits gegeben** ist und notwendige **Hilfsmittel** unmittelbar **zur Verfügung stehen**. Zur optimalen Vorbereitung gehört deshalb, schon vor dem Eintreten eines Notfalls über vorhandene Ressourcen informiert zu sein (z.B. Standort und Bedienung des Defibrillators, Handhabung der notwendigen Hilfsmittel) und einen Plan für potenzielle Notfallsituationen entwickelt zu haben.

jederzeit auf Notfall gefasst sein

Während der Reanimation gilt es zu beachten, dass viele vorhandene **Messparameter**, z.B. die Kapnographie oder die Pulsoxymetrie, **nur eingeschränkt zu verwerten** sind. Andererseits können sich aus den zusätzlichen Daten indirekte Hinweise auf die Effektivität der kardiopulmonalen Reanimation ableiten lassen (z.B. aus der invasiven Blutdruckmessung oder der Ableitung des endtidalen CO_2). Ein weiterer Vorteil unter klinischen Bedingungen ist das Vorhandensein von diagnostischen Hilfsmitteln, beispielsweise die intermittierende Blutgasanalyse.

Auswertung vorhandener Messparameter

Postreanimationsphase

Waren die Therapiemaßnahmen erfolgreich, so stehen in der Folge die **Kreisaufstabilisierung** und die weitere **intensivmedizinische Überwachung** des Patienten im Vordergrund. Das Augenmerk muss sich dabei auf weitere Maßnahmen richten, die das Überleben und die weitere Lebensqualität des Patienten nach der Wiederherstellung eines spontanen Kreislaufs (ROSC, Return of Spontaneous Circulation) verbessern. Zu den weiteren **individuellen Behandlungsschritten** gehören u.a.:

Behandlungsschritte

- Überweisung auf die am besten geeignete Intensivtherapiestation zur kontinuierlichen Überwachung und Behandlung

- Erwägen von Intubation, Sedierung und kontrollierter Beatmung bei Patienten mit eingeschränktem neurologischen Status

Schritte Postreanimation

- Erreichen einer Normokapnie bei der Beatmung
- Anfertigung einer Röntgenthoraxaufnahme zur Validierung der Lage von Tubus oder ZVK; Ausschluss eines Lungenödems und von Komplikationen der Reanimationsmaßnahmen (Pneumothorax, Rippenfrakturen)
- sofortige Revaskularisation durch Thrombolyse oder perkutane koronare Intervention bei V.a. Koronararterienverschluss
- Behandlung einer vorliegenden Postreanimationsherzinsuffizienz
- invasive Überwachung des Blutdrucks
- Erkennung und Behandlung von Störungen im Elektrolythaushalt, Kaliumeinstellung zwischen 4,0 und 4,5 mmol/l
- Behandlung von Krampfanfällen
- enge Kontrolle und Einstellung der Blutzuckerspiegel
- Behandlung der Hyperpyrexie
- physikalische Kühlung

therapeutische Hypothermie

i In zwei klinischen prospektiven, randomisierten Studien konnten positive Ergebnisse hinsichtlich des Überlebens und des neurologischen Krankheitsverlaufs für Patienten nach einem Herz-Kreislauf-Stillstand durch die **Anwendung einer Kühlung** aufgezeigt werden. Die **milde therapeutische Hypothermie** (d.h. 32–34 °C Kerntemperatur für 12–24 h) wird für bewusstlose erwachsene Patienten mit einer Spontanzirkulation nach präklinischem Kreislaufstillstand durch Kammerflimmern empfohlen.[2,6]

Reanimation bei Kindern und Säuglingen

Pubertät ist die Grenze

Bei der Überarbeitung der neuen Leitlinien wurde besonders bei der Reanimation von Kindern der Fokus auf eine Vereinfachung der anzuwendenden Maßnahmen gelegt. Die angenommene Grenze zwischen Kindern und Erwachsenen ist für professionelle Helfer das Einsetzen der Pubertät.

respiratorische Störungen als Ursache

Da respiratorische Störungen bei Kindern als Ursache für den Herz-Kreislaufstillstand im Vordergrund stehen, wird hier der Beginn von Reanimationsmaßnahmen mit 5 initialen Beatmungen empfohlen. Während für Laienhelfer aus Gründen der Vereinfachung auch bei Kindern ein Kompressions-Ventilationsverhältnis von 30:2 vorgesehen ist, sollen professionelle Helfer ein Verhältnis von 15 Kompressionen zu 2 Beatmungen einhalten. Bei der Reanimation von Neugeborenen gilt ein Verhältnis von 3 Kompressionen zu 1 Beatmung. Die Abläufe erweiterten Reanimationsmaßnahmen entsprechen ansonsten weitestgehend den Empfehlungen der Erwachsenenreanimation.

Reanimation bei Kindern und Säuglingen

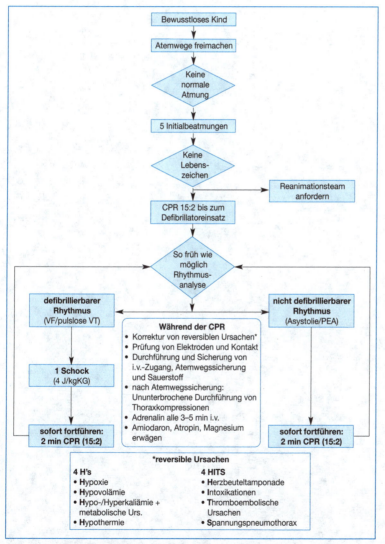

Abb. 8: Algorithmus: Erweiterte Maßnahmen der Reanimation bei Kindern und Säuglingen

22/7 Massive Blutung

Rensing H

Häufige Ursachen

Unterschieden werden **unkontrollierte oder kontrollierbare Blutungen**.

Bei **unkontrollierten Blutungen** ist die Blutungsquelle initial nicht bekannt (z.B. penetrierende Verletzungen) oder kann aufgrund der Unzugänglichkeit nicht in kurzer Zeit chirurgisch gestillt werden (z.B. Blutungen des venösen Plexus im kleinen Becken nach Trauma oder chirurgischem Eingriff). Unkontrollierte Blutungen gehen häufig mit einem dekompensierten hämorrhagischen Schock und konsekutiv mit einer Massivtransfusion einher, häufig ist der postoperative/posttraumatische Verlauf prolongiert und kompliziert.

unkontrollierte Blutungen

Bei **kontrollierbaren Blutungen** (z.B. Gefäßverletzung im Bereich der Arteria femoralis) kann durch schnelle chirurgische Maßnahmen (Abklemmen des Gefäßes) die Blutung bis zur endgültigen Versorgung gestoppt und somit auch der Gesamtblutverlust minimiert werden.

kontrollierbare Blutungen

Häufige **präklinische** Ursachen (im Schockraum) sind:

präklinische Ursachen

- Polytrauma
- penetrierende Verletzungen
- traumatische Leber- oder Milzruptur
- gedeckte Ruptur von Aortenaneurysmen
- gastrointestinale Blutungen
- Placenta praevia
- Extrauteringravidität

Häufige **postoperativ auftretende** Ursachen (auf Station) sind:

postoperative Ursachen

- Nachblutung nach Tonsillektomie
- postpartale Uterusatonie

intraoperative Ursachen

Häufige **intraoperativ auftretende** Ursachen (im OP) sind Gefäßverletzungen bei:

- Leberchirurgie
- Aortenchirurgie
- Chirurgie im Bereich des kleinen Beckens

hämorrhagischer Schock

Basierend auf der Einteilung nach Höhe des Blutverlustes spricht man ab einem Blutverlust von 750 ml oder 15 % des zirkulierenden Blutvolumens von einem **hämorrhagischen Schock**. Eine Gradeinteilung des hämorrhagischen Schocks und die Schocksymptome sind in Tab. 1 dargestellt.

Faustregel zur Abschätzung des zirkulierenden Blutvolumens:

- Frauen: 65 ml/kg KG
- Männer: 75 ml/kg KG
- Säuglinge: 85 ml/kg KG

Schweregrade

Der hämorrhagische Schock wird in **4 Schweregrade** eingeteilt. Der Blutverlust reicht von 15 % des Blutvolumens (750 ml, Grad 1) über 15–30 % (1500 ml, Grad 2), 30–40 % (2000 ml, Grad 3) bis zu mehr als 40 % (> 2000 ml, Grad 4).

Bei **Blutverlusten bis zu 30 %** des zirkulierenden Blutvolumens (Grad 1–2) werden die hämodynamischen Parameter durch endogene Kompensationsmechanismen wieder annähernd auf Normalwerte angehoben. Unter diesen Umständen spricht man von einem **kompensierten hämorrhagischen Schock**. Ab dem **3. Grad** gilt der Schock als **dekompensiert**; **ab** einem Blutverlust von **50 %** des zirkulierenden Blutvolumens besteht eine akut **lebensbedrohliche Situation,** in der ein plötzlicher Herzkreislaufstillstand aufgrund von Hypovolämie und anämischer Hypoxie droht.[5]

Symptom	Grad 1	Grad 2	Grad 3	Grad 4
Blutverlust	< 750 ml	750–1500 ml	1500–2000 ml	> 2000 ml
% Blutvolumen	15 %	15–30 %	30–40 %	> 40 %
Blutdruck (Systole)	normal	normal	erniedrigt	erniedrigt
Blutdruck (Diastole)	normal	erhöht	erniedrigt	nicht messbar
Puls	< 100	> 100	> 120	> 140
Kapillarfüllung	normal	> 2 sec	> 2 sec	keine
Atemfrequenz	14–20	20–30	30–40	> 35
Urinfluss	> 30 ml/h	20–30 ml/h	10–20 ml/h	0–10 ml/h
Extremitäten	warm	blass	blass	kalt
Vigilanz	normal	normal	verwirrt	verwirrt, bewusstlos

Tab. 1: Gradeinteilung des hämorrhagischen Schocks

Symptome

Die **klassischen Symptome eines Blutverlusts** sind in Tab.1 dargestellt.

In direkter Abhängigkeit von Stärke und Dauer der aktiven Blutung können bei **Blutverlusten bis zu 30 %** des zirkulierenden Blutvolumens **(Grad 1–2)** hämodynamische Parameter durch endogene Kompensationsmechanismen annähernd wieder auf **Normalwerte** angehoben werden. Bei unkontrollierten oder zu spät erkannten **Blutungen (Grad 3 und 4)** werden die Kompensationsmechanismen des Körpers überfordert, es kommt zum dekompensierten Schock mit einer zunehmenden **Sauerstoffschuld der Gewebe** durch die verminderte regionale Organperfusion. Im Rahmen des **anaeroben Stoffwechsels** kommt es zu einer Reduktion von Pyruvat und Bildung von Laktat im Rahmen der anaeroben Glykolyse, verbunden mit einer metabolischen Azidose.

Kompensationsmöglichkeiten

CAVE: Die **Symptome** eines akuten massiven Blutverlusts **können** bei guter Herzfunktion durch ausgeprägte kompensatorische Steigerungen der Herzfrequenz **verschleiert** werden. Bei

verschleierte Symptome

diesen Patienten beobachtet man **initial** nur eine ausgeprägte **Tachykardie** bei normalen oder leicht erniedrigten Blutdruckwerten. Im weiteren Verlauf kann es bei zunehmendem Blutverlust mit kritischer Abnahme des Sauerstoffangebots zu einer **plötzlichen Asystolie** kommen.

Symptome ab Grad 2

Die **Symptome** eines hämorrhagischen Schocks beinhalten **ab dem Grad 2** eine Tachykardie, Blutdruckabfall und eine Abnahme des Herzzeitvolumens. Hiermit einhergehend beobachtet man aufgrund der Verminderung des Herzzeitvolumens einen Abfall des endtidalen CO_2. Die Kapillarfüllung ist verzögert oder nicht feststellbar. Es kann durch die Zentralisation und verminderte Kapillarfüllung zu einem Verlust der Messbarkeit der pulsoxymetrischen Sättigung kommen. Als Zeichen der regionalen Minderperfusion der Niere zeigt sich eine Oligo-/Anurie. In der Blutgasanalyse kommt es zu einem Abfall des Hb, und man beobachtet als Zeichen der ungenügenden regionalen Gewebeperfusion eine metabolische Azidose (negativer BE), eine Erhöhung des Laktatwerts, und bei liegendem zentralvenösen Katheter kann eine erniedrigte zentralvenöse Sauerstoffsättigung gemessen werden.

Hb-Wert

Ein wesentlicher Abfall des Hb-Werts ist bei einer nicht therapierten massiven Blutung nicht zu beobachten **(Verbluten bei „normalen" Hb-Werten)**. Das bedeutet jedoch auch, dass bei einer inadäquaten Volumengabe als Therapie des Blutverlusts der Abfall des Hb-Werts nur verzögert zu beobachten ist. Wahrscheinlich aussagekräftiger für eine weiter bestehende oder nicht erkannte Blutung ist bei bestehenden niedrigen Hb-Werten ein nicht adäquater Anstieg des Hb nach Transfusion.

Faustregel: 3 ml Erythrozytenkonzentrat/kg KG ⇨ Hb-Anstieg um ca. 1 g/dl

Differenzialdiagnose

Tachykardie/ Blutdruckabfall

Als Differenzialdiagnosen müssen alle **Zustände** in Betracht gezogen werden, die **mit** einer **Tachykardie oder** einem ausgeprägten **Blutdruckabfall** einhergehen.

Differenzialdiagnose	Symptome (zusätzlich zu Tachykardie und Blutdruckabfall)
Eventerationssyndrom (= Freisetzung von vasoaktiven Mediatoren bei Manipulation und Zug an den Mesenterien während intraabdomineller Eingriffe)	Flush, Manipulation und Zug an den Mesenterien
anaphylaktischer Schock	atopische Anamnese, Exanthem, Bronchospastik, Zufuhr potenziell allergen wirksamer Substanzen (Muskelrelaxanzien, Antibiotika, Kontakt mit Latex usw.)
kardiogener Schock	kardiale Anamnese, ST-Veränderungen, Troponin-T-Anstieg
Lungenembolie	Anamnese, Risikofaktoren (Immobilisation, Trauma, Schwangerschaft, Adipositas, Faktor-V-Leiden-Mutation), pulmonale Hypertonie, Anstieg der D-Dimere
Spannungspneumothorax	einseitig fehlendes Atemgeräusch, gestaute Halsvenen, Zunahme der Beatmungsdrücke

Tab. 2: Differenzialdiagnosen

Therapie

Das **primäre Ziel** der Therapie ist die **chirurgische Versorgung der Blutungsquelle** und eine **Wiederherstellung der Normovolämie** und des Sauerstoffangebots.

Schockraum

Wird ein Patient im manifesten schweren Schock eingeliefert, stellt die schnellstmögliche **chirurgische Versorgung der Blutungsquelle im OP** die erste Behandlungspriorität dar. Oberste Priorität hat unter diesen Umständen daher der **rasche Transport** des Patienten in den OP.

schnellstmögliche chirurgische Versorgung

Kann durch Kompression oder Druckverband eine offene spritzende Blutung kontrolliert werden, sollte dies bis zum Beginn der OP aufrechterhalten werden. Die schnellstmögliche Versorgung einer massiven Blutung sollte nicht durch diagnostische Maßnahmen oder prolongierte Anlage von venösen oder arteriellen Kathetern verzögert werden (z.B. bei einem hämodynamisch instabilen polytraumatisierten Patienten durch Anlage eines zentralvenösen Katheters und umfangreiche Diagnostik).

großlumige Zugänge — Ausreichend zur Therapie sind **zwei bis drei großlumige periphere Venenkatheter**. Bei adäquater und situationsgerechter Versorgung dieser Patienten durch den Notarzt sind diese in den meisten Fällen bereits vorhanden.

Bei schwerster hämodynamischer Instabilität ist bereits im Schockraum der Einsatz eines **Rapid-Infusion-Systems** und die **Gabe von ungekreuztem Blut** (Blutgruppe 0 negativ) zu erwägen.

Im OP erfolgt die weitere Therapie wie unten beschrieben.

Station

Hilfe rufen — Beim Auftreten einer massiven Blutung auf Normalstation sollte als erste Maßnahme **Hilfe herbeigerufen** werden (z.B. klinikinterne Notrufnummer).

Blutung kontrollieren — Im Anschluss sollte falls möglich durch Kompression (z.B. Nachblutung nach Tonsillektomie) oder Druckverband eine **gewisse Kontrolle der Blutung** angestrebt werden.

Die Anlage von **zwei bis drei großlumigen Zugängen** sollte als nächste Maßnahme vor dem **zügigen Transport in den OP** erfolgen. Die weitere Therapie entspricht der für den OP beschriebenen.

OP

Anästhesist/ Operateur — Wesentlich für das Erkennen einer massiven Blutung ist ein **aufmerksamer Anästhesist**, der die Blutung sofort bemerkt. Des Weiteren führt auch eine adäquate und **gute Kommunikation** zwischen Operateur und Anästhesist zur vorausschauenden Therapieoptimierung bei möglicherweise auftretenden oder bereits bestehenden Blutungen.

- Aufgrund der vielfältigen anfallenden Maßnahmen bei einer massiven Blutung stellt die **Anforderung von personeller Hilfe** eine essenzielle Erstmaßnahme dar.
- Zur Optimierung des Sauerstoffangebots sollte der FiO_2 auf 1,0 erhöht werden, des weiteren sollte eine Dosisreduktion der Anästhetika erfolgen oder das **Narkoseverfahren** mit

dem Ziel einer möglichst geringen Beeinträchtigung der Herz-Kreislauf-Funktion **umgestellt** werden.

- Zur **Volumentherapie** erfolgt die Anlage **mehrerer großlumiger Zugänge**.
  Bei **liegendem ZVK** sollte dieser in Seldinger-Technik auf einen Mehrlumen-Sheldon-Katheter gewechselt werden.
  Bei **Säuglingen und Kleinkindern** sollte die Anlage einer intraossären Kanüle in Betracht gezogen werden, um einen schnell anlegbaren und gut laufenden venösen Zugang zu bekommen.
  Durch die Anlage von Zugängen sollte die endgültige chirurgische Versorgung der Blutung nicht verzögert werden.

- Verwendung eines **Cell-Saver-Systems** (Notfallwaschprogramm)

- bei sehr starken Blutverlusten Anschluss eines kombinierten Infusions- und Wärmesystems zur **Druckinfusion** (z.B. Level 1® Rapid-Infusion-System, maximale Infusionsrate 1000 ml/min!, s. Abb. 1)

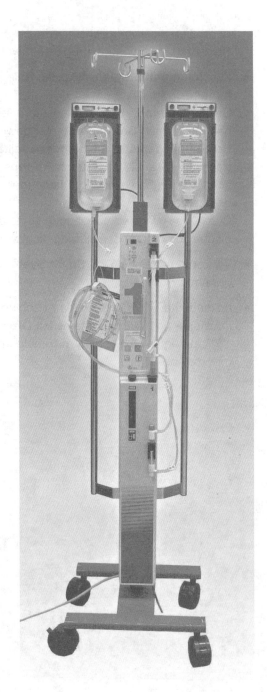

Abb. 1a: Gesamtansicht

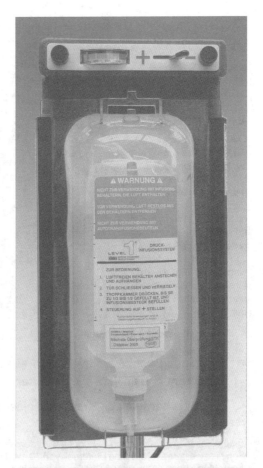

Abb. 1b: Druckinfusionseinheit

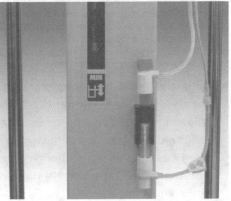

Abb. 1c: Luftfilter

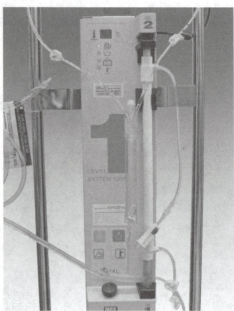

Abb. 1d: Wärmeeinheit.

Exemplarisch dargestellt ist ein Druckinfusionssystem zur Applikation großer Volumenmengen (bis zu 1000 ml/min). Vorteile des Systems sind die rasche und direkte Erwärmung der Infusionslösungen und Blutprodukte, eine Vermeidung von Luftembolien durch eingebaute Luftfalle, die Einsparung von Personal durch einfache Handhabung.

Abb. 1a-d: Rapid-Infusion-System

- Vermeidung von Wärmeverlusten (Gerinnung!), **Wärmemanagement** mittels konvektiver Verfahren (z.B. Warm Touch®)
- **Volumentherapie** zur Erreichung einer Normovolämie

permissive Hypotension

i Insbesondere bei penetrierenden Verletzungen, okkulten intrathorakalen und abdominellen unkontrollierten Blutungen wird derzeit eine **permissive Hypotension** bis zu einem systolischen Blutdruck von 70 mm Hg bzw. MAP von 50 mm Hg empfohlen. Tierexperimentelle Studien in Schockmodellen mit unkontrollierten Blutungen konnten zeigen, dass eine Volumengabe in dieser Situation zu einer signifikanten Verschlechterung der Überlebenszeit und Überlebensrate führte.[4,10] In einer prospektiv randomisierten Studie konnte gezeigt werden, dass eine restriktive Volumentherapie bis zur chirurgischen Versorgung bei Patienten mit penetrierenden Verletzungen mit einem besseren Outcome einherging.[1]

Volumenersatz

- **Initial** wird eine **Normovolämie** und Wiederherstellung der mikrovaskulären Perfusion durch die Gabe von Vollelektrolytlösungen und kolloidalen Lösungen **angestrebt**.

Aufgrund des geringen intravasalen Volumeneffekts kristalloider Lösungen wird man bei größeren Blutverlusten an einer **kombinierten Gabe von Kristalloiden und Kolloiden** nicht vorbeikommen.

Die applizierte Menge von kristalloiden und kolloidalen Lösungen sollte sich an dem geschätzten verlorenen Blutvolu-

Massive Blutung

men und dem intravasalen Volumeneffekt der verwendeten Lösungen orientieren. Weiterhin ist es hilfreich, nach durchgeführter Volumengabe die **Parameter** Hb, zentralvenöse Sättigung, negativer Basenexcess und Laktat engmaschig zu **kontrollieren**. Eine Normalisierung dieser Werte spricht für eine ausreichende Gabe von Volumen.

i Die **Art des Volumenersatzes** wird weiterhin kontrovers diskutiert.
Humanalbumin sollte in Anbetracht der aktuellen Datenlage nicht mehr als Volumenersatz benutzt werden, da Hinweise auf eine erhöhte Mortalität durch Humanalbumin vorliegen. Bei den **kristalloiden Lösungen** gibt es Hinweise, dass die alleinige Gabe von größeren Mengen 0,9 % NaCl-Lösung zu einer hyperchlorämischen Azidose und im Tierexperiment zu einer erhöhten Letalität führt. Eine eindeutige Antwort auf die Frage nach der Überlegenheit von kristalloiden oder kolloidalen Lösungen gibt es aktuell nicht,[8] jedoch kann gerade bei massiven Blutungen durch die Gabe von **kolloidalen Lösungen** ein höherer intravasaler Volumeneffekt in kürzerer Zeit erreicht werden.
Die Bedeutung von **hyperton-hyperonkotischen Lösungen** kann im Moment ebenfalls nicht abgeschätzt werden. Im hämorrhagisch-hypovolämischen Schock ist durch die Gabe von hyperton-hyperonkotischen Lösungen eine rasche Normalisierung der Hämodynamik zu beobachten. Möglicherweise besteht bei kombiniertem Schädel-Hirn-Trauma und hämorrhagischem Schock ein Vorteil durch die Gabe hyperton-hyperonkotischer Lösungen. Daten, die generell ein besseres Outcome oder eine Überlegenheit der Gabe hyperton-hyperonkotischer Lösungen zeigen, liegen bisher nicht vor.[6]

- Die **weitere Volumentherapie** muss bei größeren Blutverlusten durch die entstehende Verdünnungs- und Verlustkoagulopathie neben der Gabe von **Erythrozytenkonzentraten** die Gabe von **FFP und TK** beinhalten. Wie viele Konzentrate initial bereitgestellt werden sollen, ist unter anderem abhängig von Klinik, Operateur, Eingriff und Erfahrung des Operateurs. Erythrozytenkonzentrate, FFP und TK sind üblicherweise bei vorhandener Blutbank schnell verfügbar. *Volumentherapie*

Die **Volumentherapie** von akuten Blutungen kann sich **an** den **folgenden** groben **Anhaltspunkten orientieren**. *Anhaltspunkte*

- **Blutverlust bis zu 20 % des Blutvolumens:** Kristalloide und Kolloide in Höhe des Blutverlustes unter Berücksichtigung des Volumeneffekts der verwendeten Lösung

- **Blutverlust ab 30 % des Blutvolumens:** zusätzlich
  - Gabe von EK: orientierend an geschätztem Blutverlust, Hb, physiologischen Transfusionstriggern (Tachykardie trotz Normovolämie bei niedrigen Hb Werten (Hb < 7g/dl),

ST-Streckenveränderungen), Alter des Patienten, Vorerkrankungen, zentralvenöser Sättigung

- FFP-Gabe im Verhältnis 1:2 bis 1:1 zur EK-Gabe

- **Blutverlust ab 100 % des zirkulierenden Blutvolumens:** zusätzlich

  - Gabe von Thrombozytenkonzentraten (Thrombozytenzahlen < 50.000/µl)

  - Anzustreben ist eine Thrombozytenzahl von > 50.000/µl, dies auch in Abhängigkeit von der klinischen Blutungsneigung.

Grenzwerte Transfusion

i **Ab welchem Hb transfundiert** werden soll, wird **kontrovers diskutiert**. Bei gesunden wachen Erwachsenen liegt der kritische Hb-Wert, d.h. der Wert, bei dessen Unterschreiten es zu einer Gewebehypoxie kommt, unter 5 g/dl. Dieser Wert ist nicht auf chirurgische Patienten übertragbar. Postoperativ scheinen Werte um 8 g/dl unter Normovolämie ausreichend zu sein, für kardiovaskuläre Risikopatienten liegt der Wert möglicherweise etwas höher.[2] Bei einem Hb-Wert von 10 g/dl besteht nach allgemeinem Konsens keine Indikation zur Transfusion.[9]

Bei der Indikationsstellung zur Transfusion sind möglicherweise die physiologischen Transfusionstrigger und die zentralvenöse Sättigung hilfreich. Kommt es bei niedrigen Hb-Werten zu einer nicht anders zu erklärenden und durch Volumentherapie nicht zu behandelnden Tachykardie oder sind sogar ST-Streckensenkungen zu beobachten, geht man von physiologischen Transfusionstriggern aus. Eine zentralvenöse Sättigung < 70 % im Zusammenhang mit einem Hb-Wert < 8 g/dl (nach Ausgleich einer Hypovolämie) kann als relative Indikation zur Gabe von Blut gesehen werden, unter der Vorstellung, dass bei erniedrigter zentralvenöser Sauerstoffsättigung bereits eine deutlich erhöhte Sauerstoffausschöpfung des Organismus besteht. Bei der schweren Sepsis und im septischen Schock konnte durch die Implementierung eines Algorithmus zur zielgerichteten Behandlung des Schocks unter Berücksichtigung der zentralvenösen Sättigung eine Verbesserung der Prognose erreicht werden.[7]

Grundsätzlich ist zu beachten, dass eine anämiebedingte Hypoxie durch geringe Steigerungen der Hb-Konzentration potenziell rasch reversibel ist (s. Allgemeiner Teil, Kap. 11 „Substitution von Blutkomponenten und Gerinnungsfaktoren").

Katecholamingabe

- **Katecholamine:** Ist durch die Gabe von Volumen kein ausreichender arterieller Mitteldruck (MAP > 60 mm Hg) zu erreichen, sollte die Gabe von Katecholaminen erwogen werden. Hierbei kann zur Anhebung des arteriellen Mitteldrucks aufgrund der überwiegend α-sympathikomimetischen Wirkung **Noradrenalin** (0,05–0,5 µg/kg/min) verwendet werden. Kann hierdurch der mittlere arterielle Druck nicht auf Werte über

60 mm Hg angehoben werden, kann die Gabe von **Adrenalin** (0,05–0,5 µg/kg/min) **oder Vasopressin** (0,01–0,04 IE/min) in Erwägung gezogen werden.

Bestehen Hinweise auf eine **myokardiale Dysfunktion** mit deutlich erniedrigten Herzzeitvolumina (Herzindex < 2,0 l/min), kann zur Erhöhung der Inotropie die Gabe von **Dobutamin** mit vorwiegend β_1-sympathikomimetischer Wirkung (2,5–15 µg/kg/min) und die Gabe von **Phosphodiesterasehemmern** als positiven Inotropika erfolgen (Enoximon 2,5–10 µg/kg/min nach 60 min Aufsättigung mit 90 µg/kg/min).

i Überzeugende Studien bezüglich der **Wahl der Katecholamine** im hypovolämischen Schock existieren nicht. In experimentellen Untersuchungen konnte bei unkontrollierten Blutungen ein Vorteil von Vasopressin verglichen mit Adrenalin oder aggressiver Volumentherapie gezeigt werden.[11] Ein Vergleich mit Noradrenalin existiert bisher nicht. Des Weiteren fehlen klinische Daten, ob der Einsatz von Vasopressin bei unkontrollierten Blutungen von Vorteil ist. Bei längerdauernder und hoch dosierter Gabe von Vasopressin existieren Daten, die eine wesentliche Minderdurchblutung des Splanchnikusgebietes vermuten lassen.[3] So lange die Bedeutung dieser potenziell schwerwiegenden Nebenwirkungen nicht geklärt ist, sollte die Gabe von Vasopressin nur als ultima ratio erfolgen.[6]

Vasopressin

- **invasives Monitoring** (arterielle Kanüle, Picco): Zur differenzierten **Volumen- und Katecholamintherapie** sollte die Anlage eines invasiven Monitorings erfolgen, sobald die Zeit es erlaubt. Hierbei kann sich die Anlage eines Picco-Katheters in die A. femoralis oder brachialis aufgrund der kontinuierlichen Messung von mittlerem arteriellen Druck, MAP, Herzzeitvolumen (HZV) und systemischen Widerstand (SVR) als sehr hilfreich erweisen; des weiteren erhält man Daten über den intravasalen Volumenstatus und das extravaskuläre Lungenwasser. Diese Parameter erleichtern die Entscheidung über die weitere Volumengabe und den differenzierten Einsatz von Katecholaminen.

Hilfe anfordern

FiO_2 1,0

Dosisreduktion der Anästhetika

Anlage großlumiger Zugänge

Cell-Saver

Checkliste: Therapie bei massiver Blutung

> Rapid-Infusion-System
>
> Wärmemanagement
>
> Gabe von Volumen, Erythrozytenkonzentraten, FFP, TK
>
> Katecholamine
>
> arterielle Kanüle, Picco

Mögliche Folgeschäden

Organschäden durch Minderdurchblutung

Mögliche Folgeschäden umfassen die **kritische Minderdurchblutung lebenswichtiger Organe** mit den daraus resultierenden Organdysfunktionen oder Organschäden. Entscheidend für das **Ausmaß der Organschäden** ist einerseits die Schwere des Blutverlusts und die Zeitdauer bis zur Wiederherstellung eines bedarfsgerechten Sauerstoffangebots. Wird dieser Zustand sehr schnell wiederhergestellt, geht man von einer kompletten Reversibilität und fehlenden Langzeitbeeinträchtigung des Patienten aus. **Je länger ein Schock besteht, umso schwerwiegender** wird der **Reperfusionsschaden**, sodass es auch bei primär erfolgreich therapiertem Schock im weiteren Verlauf zu schweren sekundären Reperfusionsschäden aller Organe mit der Entwicklung eines Multiorganversagens kommen kann.

anämische Hypoxie

In der **Akutphase** einer massiven Blutung steht als lebensbedrohliche Komplikation die akute **kardiale Dysfunktion bis zur Asystolie** im Rahmen einer anämischen Hypoxie im Vordergrund. Sekundär ist für die Prognose das Ausmaß der **zerebralen anämischen Hypoxie** entscheidend.

Im Einzelnen können die folgenden Komplikationen und Folgeschäden auftreten:

- dekompensierter hämorrhagischer Schock
- myokardiales Pumpversagen
- Asystolie
- zerebrale Ischämie
- Multiorganversagen

22/8 TUR-Syndrom

Freising C

Die **transurethrale Resektion der Prostata (TUR-P)** ist die am häufigsten angewandte Operationsmethode bei Männern > 60 Jahre. Bei der TUR-P handelt es sich um die definitive Therapie der **benignen Prostatahypertrophie** bei symptomatischer Harnabflussstörung. Konservative Behandlungsmethoden sind häufig erfolglos. Schwerwiegende Komplikationen treten bei der TUR in 2,5–20 % der Fälle auf. Die perioperative Mortalitätsrate wird mit 0,5–6 % angegeben,[2,3] die häufigsten Todesursachen sind Myokardinfarkte, Lungenödem und das akute Nierenversagen.

Während der TUR-P wird das Operationsgebiet mit größeren Mengen (mehrere l) Spülflüssigkeit gespült, um gute Sichtbedingungen zu schaffen. Die **Spülflüssigkeit** ist **Wasser**, das durch Zusatz von einem Zucker (Mannit oder Sorbit) oder Glycin eine Osmolarität von ca. 200 mosmol/l erhält. Elektrolythaltige Lösungen würden den elektrischen Strom, der für Resektion und Koagulation verwendet wird, leiten und Kurzschlüsse und Verbrennungen hervorrufen. Unter gewissen Bedingungen (s.u.) kann Spülflüssigkeit in die Zirkulation des Patienten gelangen und eine **hypotone Hyperhydratation**, das sog. **TUR-Syndom**, verursachen.

Die **Häufigkeit** des Auftretens eines TUR-Syndroms variiert in Abhängigkeit vom Schweregrad der Ausprägung. Eine asymptomatische Hyponatriämie (s.u.) kann in über 50 % der Fälle auftreten. Bei 2 % der Fälle zeigen sich die klinischen Zeichen des TUR-Syndroms (s.u.).[6]

i Ähnliche klinische Zeichen und Komplikationen wie beim TUR-Syndrom treten bei Frauen während **Hysteroskopien mit Endometriumablation** auf, weil auch bei diesem Eingriff große Mengen von Spülflüssigkeit eingesetzt werden. Die Patientinnen sind durch Volumenüberladung, Hyponatriämie, Blutungen und Uterusperforationen gefährdet. In seltenen Fällen treten Gas- oder Luftembolien auf.[3,6,10]

Typische/häufige Ursachen des TUR-Syndroms

Absorption von Spülflüssigkeit
Bei der transurethralen Prostataresektion kann der prostatische Venenplexus verletzt werden. Vor allem über diese Venen ist eine **systemische Absorption der elektrolytfreien Spülflüssigkeit** möglich. Darüber hinaus kann auch über einen längeren Zeitraum (auch noch postoperativ!) Spülflüssigkeit aus dem retroperitonealen und perivesikalen Raum resorbiert werden.

Absorptionsrate
Die **Absorptionsrate** der Spüllösung ist **abhängig vom hydrostatischen Druck** und von der **Dauer der Resektion**. Bei einem Druck der Spülflüssigkeit von 50 mm Hg (entspricht einer Höhe von ca. 70 cm H_2O über der Prostata) werden ca. 35 ml Spülflüssigkeit/min resorbiert. Bei einer einstündigen Resektionszeit werden dann ca. 2 l resorbiert. Bei Überschreiten der empfohlenen Grenzwerte für Spüldruck (70 cm) oder Resektionszeit steigt die Resorptionsrate und/oder das insgesamt resorbierte Volumen an, und es entsteht die Gefahr der Volumenüberladung.

pathophysiologische Veränderungen
Die resorbierte elektrolytfreie Spülflüssigkeit hat eine Reihe zum Teil schwerwiegender **pathophysiologischer Konsequenzen** (Tab. 1), die das klinische Bild bestimmen:[3]

- Natrium im Serum: ↓
- Osmolarität: ↓
- intravaskuläres Volumen: ↑
- extrazelluläres Volumen: ↑
- intrakranielles Volumen: ↑
- extravaskuläres Lungenwasser: ↑
- Hämatokrit: ↓
- Hämolyse: ↑

Spüllösungen
i **Elektrolythaltige Blasenspüllösungen** können bei der transurethralen Prostataresektion nicht verwendet werden, da sie elektrisch leiten. Wird **destilliertes Wasser** als Spüllösung verwendet, besteht für den Operateur eine hervorragende Sicht, da es zu einem Zerfall der Erythrozyten durch die hypotone Lösung kommt. Für den Patienten birgt dies aber die Gefahr einer Wasserintoxikation, sollte es zu einer Aufnahme der Spüllösung kommen. Als Spüllösungen kommen **hypotone, nichtelektrolythaltige Lösungen** zur Anwendung: Glycin 1,5 % (230 mosmol/l), Sorbitol 2,7 % und Mannitol 0,54 % (195 mosmol/l).

Symptome des TUR-Syndroms

Beim sonst gesunden Patienten treten als Erstes **zerebrale Symptome** auf und dominieren das klinische Bild. In schweren Fällen oder bei entsprechender Komorbidität können die Patienten **pulmonale oder kardiale Symptome** entwickeln. Das TUR-Syndrom kann bereits 15 min nach Beginn der Resektion oder auch erst 24 h nach dem Eingriff auftreten.[5,8]

Beim Verdacht auf ein TUR-Syndrom muss unverzüglich die **Serum-Na+-Konzentration** des Patienten bestimmt werden. Die Bestimmung ist einfach, schnell und billig, und ein Abfall des Serum-Na$^+$ ist beweisend für ein TUR-Syndrom.

Serum-Na$^+$-Konzentration beweisend

- **zerebrale Symptome:** Ernsthafte **neurologische Komplikationen** entstehen durch Hyponatriämie, Hypoosmolarität und eine evtl. direkte Toxizität der verwendeten Spülflüssigkeit (s.u.). Patienten mit einer **milden Hyponatriämie** (Na$^+$ > 125 mmol/l) sind meist asymptomatisch. Frühzeichen einer **schweren Dilutionshyponatriämie** (Na$^+$ < 120 mmol/l, hypervolämische Hyponatriämie) sind unspezifisch und äußern sich in Übelkeit und Erbrechen, Kopfschmerzen, muskulärer Schwäche und Verwirrtheit. Bei einer symptomatischen Hyponatriämie steigt die Mortalitätsrate auf 40 %. Ein zunehmendes **Hirnödem** führt zu Lethargie, Bewusstseinsstörungen, Krampfanfällen und in schwersten Fällen zum Koma bis zum Tod.

neurologische Komplikationen

> **i** Die **Absorption toxischer Inhaltsstoffe** der Spüllösung kann die neurologischen Symptome des TUR-Syndroms verstärken. Durch die Aufnahme von **glycinhaltigen Spülflüssigkeiten** kann eine Hyperglycinämie entstehen. Plasmaglycinspiegel von 1000 mg/l (Normbereich 13-17 mg/l) sind beschrieben worden. Glycin ist ein inhibitorischer Neurotransmitter, der zu passagerer Erblindung führen kann. Bei Verwendung **sorbitol- oder dextrosehaltiger Spüllösungen** sind Patienten mit einem Diabetes mellitus durch Hyperglykämien gefährdet. **Mannitolhaltige Lösungen** können durch Resorption von Flüssigkeit aus dem Interstitium das intravaskuläre Volumen noch weiter erhöhen.[2,4]

- **kardiale Symptome:** Insbesondere Patienten mit eingeschränkter kardialer Reserve sind durch **Hyperhydratation** und **Hyponatriämie** gefährdet. Die Hyperhydratation kann zur **myokardialen Dekompensation** bis hin zum kardiogenen Schock führen. Bei Serum-Na$^+$-Werten < 115 mmol/l können im EKG QRS-Verbreiterungen und ST-Hebungen, bei einem NA$^+$ < 110 mmol/l kann Kammerflimmern auftreten.

kardiovaskuläre Komplikationen

respiratorische Komplikationen	• **pulmonale Symtome:** Durch die hypotone Hyperhydratation kann es zu einem interstitiellen und alveolären **Lungenödem** kommen. Dies tritt v.a. bei Patienten mit einer eingeschränkten Myokardfuktion auf. Die klinischen Zeichen sind Dyspnoe, Zyanose und Rasselgeräusche.
Manifestationen des TUR-Syndroms	Die verschiedenen **Manifestationen des TUR-Syndroms** sind in Tab. 1 zusammengefasst. Alle beschriebenen Symptomenkomplexe können einen tödlichen Ausgang nehmen.

Kardiopulmonal	Hämatologisch und Renal	Zentrales Nervensystem
• Hypertension • Bradykardie • Arrhythmien • Lungenödem • Zyanose • Hypotension • Schock	• Hypoosmolarität • Hyponatriämie • Hämolyse/Anämie • akutes Nierenversagen • Hyperglycinämie • Hyperammoniämie • Hyperglykämie	• Übelkeit/ Erbrechen • Verwirrtheit • Sehstörungen • Krampfanfälle/ Lähmungen • Koma

Tab. 1: Manifestationen des TUR-Syndroms

Monitoring während einer TUR-P

neurologische Überwachung: Regionalanästhesie	Die klinische Beurteilung des **zerebralen Status** beim wachen Patienten während einer rückenmarksnahen Regionalanästhesie ist die beste Möglichkeit, um die Frühzeichen des TUR-Syndroms aufzudecken. Deswegen sollte man mit **Sedativa** möglichst **sparsam** umgehen. Bei einer Vollnarkose ist die Diagnose eines TUR-Syndroms schwerer zu stellen. Meist fallen erst Spätzeichen wie z.B. exzessive Blutdruckschwankungen und Bradykardien auf.[1,7]
kardiopulmonale Überwachung	Die Überwachung der kardiopulmonalen Funktionen erfolgt standardmäßig durch die kontinuierliche Anwendung von **Pulsoxymetrie, EKG** und **intermittierenden Blutdruckmessungen**. Ein Abfallen der **Sauerstoffsättigung** weist auf ein beginnendes Lungenödem hin. Eine Schwierigkeit liegt in der **Beurteilung des perioperativen Blutverlusts**, da dieser durch die Spüllösung nicht eindeutig beurteilt werden kann. Ungefähr

2,5 % aller Patienten benötigen intraoperativ Erythrozytentransfusionen, v.a. wenn die Operation länger als 90 min dauert und mehr als 45 g Gewebe reseziert werden.[9]

Da das TUR-Syndrom auch verzögert auftreten kann, muss der Patient – unabhängig vom Anästhesieverfahren – **mindestens 2 h im Aufwachraum** überwacht werden. Das Personal der Tagesstation muss wegen **möglicher Spätmanifestationen** mit den klinischen Symptomen des TUR-Syndroms vertraut sein.

postoperative Überwachung

Therapie

Allgemeine Maßnahmen

Für eine erfolgreiche Behandlung muss das TUR-Syndrom **möglichst früh erkannt** werden. Die **hypotone Hyperhydratation** muss **korrigiert** werden. Hypoxie und Hypoperfusion sind zu verhindern. Für die meisten Patienten ist eine gezielte **Flüssigkeitsrestriktion** und die Gabe von **Schleifendiuretika** ausreichend. Eine symptomatische Hyponatriämie (neurologische Symptome bis zu zerebralen Krampfanfällen und Koma) muss spezifisch therapiert werden (s.u.).

wichtig: Früherkennung

Spezifische Therapie der Hyponatriämie

Die **Hyponatriämie** wird mit **3-prozentiger hypertoner Kochsalzlösung** substituiert. Engmaschige Kontrollen des Serum-Natriumspiegels (regelmäßige Blutgaskontrollen zur Elektrolytbestimmung) sind notwendig, da ein zu schneller Ausgleich der Elektrolytstörung die Ursache erneuter Krampfanfälle sein kann. Gefürchtet ist auch das Auftreten einer **zentralen pontinen Myelinolyse**. Die Anhebung des Serum-Natriumspiegels darf maximal 1 mmol/h und 12 mmol/d betragen.

Substitution mit hypertoner Kochsalzlösung

Sobald der Serum-Natriumspiegel auf über 130 mmol/l angestiegen ist, wird die Gabe der hypertonen Kochsalzlösung gestoppt. Die Gabe von 0,5–1,0 mg/kg KG **Furosemid** (Lasix®) intravenös beschleunigt die renale Exkretion von freiem Wasser.

therapeutische Schritte

In Tab. 2 sind die therapeutischen Schritte zusammengefasst.

Maßnahme	Dosis	Anmerkung
1. O_2-Gabe	O_2-Maske nach Pulsoxymetrie, ggf. Intubation	aggressive Therapie der Hypoxie
2. Ausgleich der Hyponatriämie	3-prozentige NaCl-Lösung i.v.	engmaschige Kontrolle des Serumnatriumspiegels
3. Diuretika	0,5–1,0 mg/kg KG Furosemid (Lasix®) i.v.	**Cave:** Hypokaliämie

Tab. 2: Therapie des TUR-Syndroms. Die Therapieschritte sind hierarchisch aufgeführt.

Mögliche Folgeschäden

Allgemeine **Schockfolgen** des Herz-Kreislauf-Versagens **bis zum Tod** können auftreten. Bei einer rechtzeitigen und erfolgreichen Behandlung sind jedoch keine Dauerschäden oder Spätfolgen zu befürchten.

22/9 Zentrales anticholinerges Syndrom

Benzing A

Ursache des ZAS

Das zentrale anticholinerge Syndrom entsteht durch eine Blockierung muskarinartiger Rezeptoren und/oder durch eine Hemmung der Acetylcholinfreisetzung im Zentralnervensystem (ZNS). Viele der im Rahmen einer Anästhesie verwendeten Pharmaka können ein ZAS auslösen: Opiate, Benzodiazepine, Inhalationsanästhetika, Propofol, Lachgas, Etomidate, Ketamin, Phenothiazine und natürlich Atropin.[3,5]

Ursache/Auslöser

i Man geht heute davon aus, dass die Beeinflussung der cholinergen Reizübertragung im ZNS ein zentraler Mechanismus der Anästhetika-Wirkung ist.[1,4] Bei ZAS-prädisponierten Patienten (ca. 1 % aller Patienten) kann diese anästhetikainduzierte Änderung der cholinergen Reizübertragung postnarkotisch zu einem ZAS führen. Prädisponierte Patienten können weder durch Laboruntersuchungen noch durch andere diagnostische Methoden präanästhesiologisch identifiziert werden.

Klinische Symptome

Die Symptome entsprechen denen einer **Intoxikation mit Atropin**. Es sind entweder

1. **Agitiertheit** mit

    Agitiertheit

    - Unruhe
    - Erregbarkeit
    - Hyperaktivität
    - Desorientiertheit
    - Tachykardie
    - Hypertonie
    - Hyperthermie

    oder

2. **ZNS-Depression** mit

    ZNS-Depression

    - Somnolenz
    - Koma
    - Atemdepression

Obwohl die meisten Fälle eines ZAS bei Erwachsenen beschrieben wurden, existiert das Syndrom vermutlich auch bei Kindern und Säuglingen.[2,6]

Diagnose und Differenzialdiagnose

Diagnose

Die **Diagnose** wird ex juvantibus, durch Gabe des ZNS-gängigen Cholinesterase-Hemmers **Physostigmin** gestellt (s.u.). Physostigmin kann bei V.a. ZAS, nach Ausschluss einer Blutzuckerentgleisung, einer Hypoxie und einer Hypertrophie probatorisch verabreicht werden.

Differenzialdiagnose

Die **Differenzialdiagnosen** des ZAS sind:

- Blutzuckerentgleisung
- Elektrolytentgleisung
- schwerwiegende hormonelle Störungen (Hypothyreose)
- respiratorische Störungen (Hypoxie, Hyperkapnie)
- Hypothermie
- Hyperthermie
- neuropsychiatrische Erkrankungen (zerebrale Hypoxie, Schlaganfall, akute Psychose)

Therapie

Physostigmin

Die Behandlung des ZAS besteht in der Gabe des **ZNS-gängigen Cholinesterase-Hemmers Physostigmin**. Die Injektion soll wegen der Nebenwirkungen langsam (über ca. 5–10 min) erfolgen. Eine Überwachung des EKG und der Sauerstoffsättigung sollte wegen der potenziellen Nebenwirkungen Bradykardie und bronchiale Obstruktion durchgeführt werden.

Eine Wiederholungsgabe nach 15–20 min kann notwendig sein, falls sich nach initialer Besserung die Symptomatik erneut verschlechtert.

Dosierung

- **Initialdosis:** 0,03–0,04 mg/kg i.v. (Erwachsene und Kinder)
- **Wiederholungsdosis:** 0,02–0,03 mg/kg nach frühestens 15–20 min

Die Nebenwirkungen der Physostigmin-Gabe sind durch die **parasympathikomimetischen Effekte** verursacht:

- Bradykardie
- Hypotension
- Bronchokonstriktion
- Speichelfluss
- gesteigerte Darmmotilität
- Miosis

parasympathikomimetische Nebenwirkungen

22/10 Maligne Hyperthermie
Urwyler A

Ursachen

Die **Maligne Hyperthermie (MH)** ist eine pharmakogenetische Erkrankung. Sie tritt bei genetisch prädisponierten Personen während einer Narkose mit **Triggersubstanzen** auf.

pharmakogenetische Erkrankung

i Diese Erkenntnis erfolgte 1960 im Zusammenhang mit einem Patienten, der eine MH überlebte. In seiner **Familienanamnese** fanden sich Todesfälle im Zusammenhang mit einer Narkose, die nach einem fulminanten Fieberschub eintraten.[1] Die **klinische Inzidenz** der MH wird auf einen Wert zwischen 1:200 und 1:250000 geschätzt. Die genetische Prädisposition ist nicht bekannt. Geographische Unterschiede sind vorhanden.[4]

Triggersubstanzen sind sämtliche **volatilen Anästhetika**, z.B. Äther, Chloroform, Halothan, Enfluran, Isofluran, Desfluran und Sevofluran, und das depolarisierende Muskelrelaxans **Succinylcholin**.

Triggersubstanzen

i Triggersubstanzen führen bei Personen mit MH-Prädisposition zu einem Verlust der Kontrollmechanismen des Kalzium-Stoffwechsels in der Skelettmuskulatur. Unter physiologischen Bedingungen erfolgt die Freisetzung von Kalzium aus dem sarkoplasmatischen Retikulum (SR) durch die von der motorischen Endplatte ausgehende Depolarisation. Der **Dihydropyridin-Rezeptor** (Voltage-Sensor) registriert die Depolarisation und öffnet den Kalziumkanal (**Ryanodine-Rezeptor**) des SR. Dadurch kommt es zu einem Anstieg der myoplasmatischen Kalzium-Konzentration, die zur Aktivierung des kontraktilen Apparates und damit zu einer Muskelkontraktion führt (Abb. 1–3).
Triggersubstanzen bewirken bei Personen mit genetischer MH-Veranlagung eine **Störung der myoplasmatischen Kalziumregulation**[3] und damit eine andauernde Konstellation wie in Abb. 2 dargestellt.

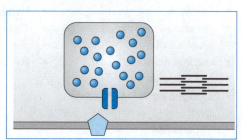

Abb. 1: Funktion und Kontrolle von Kalzium in der Skelettmuskulatur: Skelettmuskulatur im Ruhezustand, Kalzium wird im sarkoplasmatischen Retikulum (SR) gespeichert.

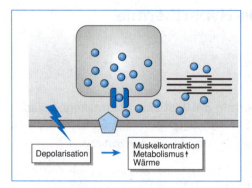

Abb. 2 Funktion und Kontrolle von Kalzium in der Skelettmuskulatur: Der Dihydropyridin-Rezeptor (blau) registriert die Depolarisation der Zellmembran und öffnet den Ryanodine-Rezeptor (rot). Kalzium tritt aus dem SR aus, aktiviert den Aktin-Myosin-Komplex und führt zu einer Muskelkontraktion.

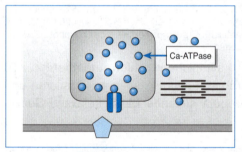

Abb. 3: Funktion und Kontrolle von Kalzium in der Skelettmuskulatur: Der Verschluss des Ryanodine-Rezeptors und der Rücktransport von Kalzium-Ionen ins SR durch die Kalzium-ATPase führen zu einer Erschlaffung der Muskelzelle.

Symptome

klinische Symptomatik

Ohne unverzügliche Therapie entwickelt sich eine kaskadenartig ablaufende Reaktion mit **variabler klinischer Symptomatik** (Tab. 1).

Zeichen der erhöhten Muskelaktivität	Zeichen des Hypermetabolismus
• Masseterspasmus (Trismus)* • generalisiert erhöhter Muskeltonus* • erhöhte Kreatinkinase (CK) • Myoglobinämie • Myoglobinurie (colabrauner Urin) • Hyperkaliämie	• Hyperkapnie* • Tachykardie* • metabolische Azidose* • Hyperthermie
*Frühsymptomatik	

Tab. 1: Klinische Symptomatik der malignen Hyperthermie

Diagnose und Differenzialdiagnosen

Für eine erfolgreiche Therapie einer MH ist es wichtig, dass die **Diagnose frühzeitig gestellt** und die korrekten therapeutischen Maßnahmen unverzüglich eingeleitet werden. Dadurch werden **Sekundärschäden** (z.B. Nierenversagen, Muskelnekrosen, Hirnödem) **verhindert**. Neben dem v.a. durch Succinylcholin induzierten **Masseterspasmus** erlaubt die **Kapnographie** bei einem raschen CO_2-Anstieg bei korrekter Beatmung eine frühzeitige klinische Diagnose.

Diagnose

Nach der klinisch gestellten Diagnose sollen mindestens **6-stündlich** während 24 h folgende **Laborparameter** zur Verlaufsdokumentation bestimmt werden:

Laborkontrollen

- Blutgasanalyse
- Elektrolyte
- CK
- Myoglobin im Serum und im Urin

Die frühzeitige klinische Diagnose ist bei einem fulminanten Verlauf mit klassischer Präsentation einfach, wenn die Symptomatik rasch erkannt und das Syndrom MH in Betracht gezogen wird. Falls es sich um einen in der Literatur als abortiv beschriebenen Verlauf (d.h. nicht um das klinische Vollbild) handelt, ist die Diagnose dagegen schwieriger zu stellen.

Differenzialdiagnose

Die Schwierigkeiten ergeben sich, weil viele **Symptome der MH** (Tachykardie, Herzrhythmusstörungen, Temperaturanstieg, Rhabdomyolyse) auch im Rahmen anderer Krankheitsbilder auftreten können. Die **wichtigsten Differenzialdiagnosen** zur MH sind:

- thyreotoxische Krise
- Anaphylaxie
- (fulminante) Sepsis
- inadäquate Ventilation
- ungenügende Anästhesietiefe

Die erfolgreiche Therapie mit Dantrolen ist kein absoluter Beweis für das Vorliegen einer MH-Empfindlichkeit.

Abgrenzung zu anderen Myopathien

Patienten mit **diversen Myopathien** können während einer Narkose mit Triggersubstanzen eine MH-ähnliche Symptomatik entwickeln.

i **Succinylcholin** kann bei Patienten mit Muskeldystrophien zu einer massiven Hyperkaliämie mit Herz-/Kreislaufversagen führen. Molekulargenetisch wurde bisher nur für die als **„Central Core Disease"** (CCD) bezeichnete Myopathie eine Verwandtschaft zur Prädisposition zur MH festgestellt, weil im Ryanodine-Rezeptor-Gen für beide Krankheitsbilder ursächliche Mutationen identifiziert wurden.[4]

Postoperative Abklärung

Verifizierung der Diagnose

Weil die Prädisposition zur MH **autosomal dominant vererbt** wird, ist eine Verifizierung der Prädisposition mit Familienabklärung und Familienberatung nach Erstauftreten indiziert.

i Die Abklärung erfolgt durch eine offene vitale **Muskelbiopsie** mit nachfolgendem **In-vitro-Muskelkontrakturtest**.[5] Falls in einer Familie eine entsprechende genetische Mutation vorhanden ist, kann die Diagnose molekulargenetisch bestätigt, wegen der Heterogenität der MH-Prädisposition jedoch nicht ausgeschlossen werden (Tab. 2).[2,4,6] Die Genetik der MH ist somit komplex. Der wichtigste Genlocus liegt auf dem **Chromosom 19q13.1** und codiert den **Ryanodine-Rezeptor**. Es zeichnet sich ab, dass mindestens 50 % der MH-Prädispositionen auf eine Mutation des Ryanodine-Rezeptors zurückzuführen sind.[2]

	Genetische Lokalisation	Funktionelles Korrelat	Familien mit Mutationen
MHS1	Chromosom 19q13.1	Ryanodine-Rezeptor	50 % aller MH-Familien
MHS2	Chromosom 17q11.2-q24	Na-Kanal	unbekannt
MHS3	Chromosom 7q21-q22	Dihydropyridin-Rezeptor	unbekannt
MHS4	Chromosom 3q13.1	unbekannt	unbekannt
MHS5	Chromosom 1q32	Dihydropyridin-Rezeptor	1 Familie aus Frankreich
MHS6	Chromosom 5p	unbekannt	unbekannt

Tab. 2: Bekannte und postulierte genetische Lokalisationen für eine MH-Prädisposition

MH-Abklärungen werden in **spezialisierten Labors** durchgeführt. Die Adressen der Labors sind auf der Homepage der European Malignant Hyperthermia Group zu finden.

Therapie

Die therapeutischen Maßnahmen sind **kausaler und symptomatischer Art** (Tab. 3).

Kausale Therapie	Symptomatische Therapie
• sofortiger Stopp aller Triggersubstanzen • Hyperventilation mit 100 % Sauerstoff • **Dantrolen** (2,5 mg/kg KG Initialdosis, dann repetitiv, bis der Hypermetabolismus gestoppt ist)	gemäß Labor und Klinik: • metabolische Azidose ⇨ Na-Bicarbonat • respiratorische Azidose ⇨ Hyperventilation • Hyperkaliämie ⇨ Insulin/Glukose (50 ml Glukose 50 % + 10 E Insulin) • Hyperthermie ⇨ aktive Kühlung • Rhabdomyolyse ⇨ Diuresesteigerung, Alkalinisierung des Urins mit Na-Bicarbonat (Ziel-Urin-pH < 7) • Rhythmusstörungen ⇨ Lidocain 1 mg/kg KG • Hypotension ⇨ Vasoaktiva (Noradrenalin-Perfusor, Dosierung nach Wirkung)

Tab. 3: Therapie der malignen Hyperthermie

i Ohne frühzeitige Diagnose und adäquate Therapie beträgt die Mortalität der MH 70–80%.[4]

Dantrolen ist das Medikament der Wahl für die kausale Therapie der MH, weil es durch Bindungsstellen am Ryanodine-Rezeptor in der Lage ist, den Kalziumfluss aus dem SR zu senken (Dosierung: unverzüglich repetitiv 2,5 mg/kg KG, bis die Symptomatik normalisiert ist). Die erwünschte, frühzeitige Therapie mit Dantrolen **vermindert** das Ausmaß der **Rhabdomyolyse** und damit das Ausmaß der Laborpathologie (pH, Azidose, CK, Myoglobinämie und Myoglobinurie, Kalium).

triggerfreie Medikamente, postoperativ Intensivstation

Nach Beurteilung der Gesamtsituation ist ein **Abbruch der chirurgischen Intervention** zu erwägen. Die Narkose muss mit **triggerfreien Medikamenten** weitergeführt werden und der Patient **postoperativ** auf eine **Intensivstation** verlegt werden, weil Fälle von Wiederauftreten einer MH bekannt geworden sind.

Mögliche Folgeschäden

Spätkomplikationen

Mit einer frühzeitigen Therapie werden Spätkomplikationen weitestgehend vermieden. Bei **sehr fulminanten Verläufen** sowie bei zu **später oder inadäquater Therapie** sind folgende Spätkomplikationen möglich:

- akutes oder chronisches Nierenversagen infolge von Rhabdomyolyse
- disseminierte intravasale Gerinnungsstörung (DIC)
- Muskelnekrosen mit konsekutiven Bewegungseinschränkungen
- Komplikationen des zentralen Nervensystems infolge von Hypoxie, Hirnödem oder Hirnblutung bis hin zum Tod des Patienten

Sichere Narkoseverfahren bei MH-Prädisposition

keine Triggersubstanzen

Mit Ausnahme der Triggersubstanzen können alle anderen in der Anästhesiologie gebräuchlichen Medikamente zum Einsatz gelangen.

23 Juristische Aspekte anästhesiologischer Komplikationen

Bock R-W

Rechtspraxis

Ärztliche Berufsausübung ist schon allgemein durch **Risikoaffinität** charakterisiert. Dies gilt in besonderem Maße für das Fachgebiet der Anästhesie. Vielfach müssen schnellste Entschlüsse gefasst werden. Erfolg und Misserfolg der Behandlung treten meist unmittelbar und für jedermann sichtbar in Erscheinung. Ein menschliches Versagen, ein Irrtum, sogar bloßes Zögern kann schwerwiegende, oft irreparable Konsequenzen nach sich ziehen.[14] Die Anästhesie gehört daher neben den operativen Fächern zu den haftungsträchtigen Fachgebieten. Hinzu kommt, dass z.B. sog. **Narkosezwischenfälle** ohne weiteres zu **Zerebralschädigungen** führen können, die regelmäßig mit eklatanten materiellen **Haftungsfolgen** verknüpft sind.

Anästhesie als haftungsträchtiges Fachgebiet

Zwar wäre es unzutreffend, von **„amerikanischen Verhältnissen"** zu sprechen, doch ist die Zahl **geltend gemachter Behandlungsfehlervorwürfe** in den vergangenen Jahrzehnten kontinuierlich **gestiegen**. Nach Schätzungen werden aktuell jährlich über 10.000 neue Zivilverfahren anhängig gemacht und ca. 3.000 neue staatsanwaltschaftliche Ermittlungsverfahren eingeleitet. Hinzu kommen die Verfahren vor Gutachterkommissionen und Schlichtungsstellen sowie stillschweigende Regulierungen durch Haftpflichtversicherer. Mithin unterliegt das Fachgebiet der Anästhesie auch konkret einem erheblichen **forensischen Risiko**. Dies ist eine Ausprägung des Phänomens der **Verrechtlichung der Medizin**, welche über die Jahre zunehmend zu konstatieren ist.

steigende Zahl der Behandlungsfehlervorwürfe

Auf der Grundlage tradierter Rechtsprechung ergeben sich wesentliche juristische Anforderungen an den Arzt hinsichtlich seiner Berufsausübung aus dem **Strafgesetzbuch**. Bekanntermaßen geht unsere Rechtspraxis – beruhend auf einer Entscheidung des Reichsgerichts aus dem Jahre 1894[9] – davon aus, dass auch der **indizierte** und **lege artis ausgeführte** ärzt-

ärztlicher Eingriff als Körperverletzung

liche (Heil-)Eingriff im Ansatz den **Tatbestand der Körperverletzung** erfüllt. Die Straflosigkeit des Eingriffs resultiert grundsätzlich aus der **Einwilligung** des Patienten in die Eingriffsdurchführung als **Rechtfertigungsgrund**, weshalb einer adäquaten **Aufklärung** essenzielle Bedeutung zukommt (vgl. dazu Allgemeiner Teil, Kap. 3 „Aufklärung und Einwilligung").

straf-/zivilrechtliche Konsequenzen

Dabei sind im Zusammenhang mit dem Vorwurf fehlerhafter Behandlung strafrechtlich regelmäßig die Tatbestände der **fahrlässigen Körperverletzung** (§ 229 StGB) und der **fahrlässigen Tötung** (§ 222 StGB) einschlägig. Danach unterliegt ein Arzt strafrechtlicher Sanktion, wenn – kurz gesagt – sein fehlerhaftes Verhalten bei der Behandlung eines Patienten ursächlich zu dessen körperlicher Beeinträchtigung oder Tod führt. Unter im Wesentlichen gleichen tatbestandlichen Voraussetzungen kann eine **zivilrechtliche Haftung** aus (individuellem Behandlungs- oder Krankenhaus-)Vertrag sowie aus Delikt (§§ 823 ff. BGB) resultieren. Zivilrechtlich unterliegt es der Prüfung, ob „der Patient die von ihm zu beanspruchende medizinische Qualität auch erhalten hat".[10]

Mithin bedürfen grundlegend einerseits die **strafrechtliche** und andererseits die **zivilrechtliche** Rechtsmaterie der **Unterscheidung**.

Haftpflichtversicherung

In einem **Zivilverfahren** steht der Ersatz materiellen (z.B. Behandlungs- und Lebensführungskosten) sowie immateriellen (Schmerzensgeld) Schadens in Rede. Dafür greift der **Haftpflichtversicherungsschutz** ein, für dessen adäquaten Deckungsumfang jederzeit Sorge zu tragen ist (vgl. dazu auch § 21 Muster-Berufsordnung, wonach Ärztinnen und Ärzte verpflichtet sind, sich hinreichend gegen Haftpflichtansprüche im Rahmen ihrer beruflichen Tätigkeit zu versichern). Dies müssen **v.a. niedergelassene Anästhesisten** besonders beachten.

Konsequenzen eines Strafverfahrens

Die Durchführung eines **Strafverfahrens** belastet Betroffene hinsichtlich der zu tragenden Strafsanktion höchstpersönlich. In diesem Zusammenhang darf auch nicht vernachlässigt werden, dass eine Verurteilung evtl. zu **berufsordnungs-, arbeits-, vertragsarzt- und approbationsrechtlichen Konsequenzen** führen kann. Zudem müssen die vielfach eklatanten physischen und psychischen Belastungen, die bereits mit der bloßen Anhängigkeit und Durchführung eines Strafverfahrens verbunden sein können, veranschlagt werden. Schließlich bleibt zu bedenken, dass sog. **Kunstfehlerprozesse** vielfach nachhaltige **Medienwirksamkeit** auslösen. Dies vermag die persönliche Reputation und auch das Ansehen einer Abteilung bzw. einer ganzen Klinik zu schädigen.

Fehlerquellen

Das forensische Risiko des Anästhesisten vermag sich im Wesentlichen in drei Sachverhaltszusammenhängen zu realisieren. Zum einen geht es um **Behandlungsfehler** und **Organisationsmängel**, welche sich als Verstoß gegen einzuhaltende Sorgfaltspflichten darstellen. Zum anderen sind **Aufklärungsversäumnisse** betroffen, welche als verbotene Eigenmacht bei der Behandlungsdurchführung zu charakterisieren sind (vgl. dazu Allgemeiner Teil, Kap. 3 „Aufklärung und Einwilligung"). Insbesondere Behandlungsfehler resultieren vielfach aus zugrunde liegenden Organisationsmängeln.

Arten von Fehlern

i **Fallbeispiel:** Einsatz eines ungenügend qualifizierten Arztes zur Durchführung der Narkose. Er erkennt das Eintreten einer Komplikation nicht bzw. nicht rechtzeitig, was zur schwersten Hirnschädigung beim Patienten führt.

Fallbeispiel

Darüber hinaus bleiben auch **Dokumentationsmängel** zu veranschlagen. Diese stellen zwar im eigentlichen Sinne keine Anspruchsgrundlage für Schadenersatz- sowie Schmerzensgeldansprüche dar, doch können Dokumentationsversäumnisse im Zivilprozess zur **Beweiserleichterung** zugunsten des Patienten bis hin zur **Beweislastumkehr** zu Lasten des Arztes bzw. der Klinik führen.

i **Fallbeispiel:** Die unmittelbar postoperative Überwachung des Patienten im Aufwachraum (Monitoring, Kontrollmaßnahmen) ist nicht dokumentiert. Im Verlauf tritt ein Herz-Kreislauf-Stillstand mit der Folge einer Zerebralschädigung ein. Es könnte unterstellt werden, dass eine adäquate Überwachung des Patienten unterblieb.

Fallbeispiel

Haftungs- und Strafbarkeitsvoraussetzungen

nicht jede Komplikation beruht auf Verschulden des Arztes

Im Ansatz gilt, dass „gerade wegen der Eigengesetzlichkeit und weitgehenden Undurchschaubarkeit des lebenden Organismus ein **Fehlschlag** oder **Zwischenfall nicht allgemein ein Fehlverhalten oder Verschulden des Arztes indizieren**" können.[1] Diese Prämisse ist in der höchstrichterlichen Rechtsprechung anerkannt, wird von Patienten oder auch ihren anwaltlichen Vertretern allerdings vielfach vernachlässigt. So ist es unzulässig, lediglich aus dem Auftreten einer Komplikation, dem Ausbleiben des Behandlungserfolges oder gar einem Misserfolg der Behandlung ohne weiteres auf eine fehlerhafte Behandlung rückschließen zu wollen.

Fallbeispiel

i **Fallbeispiel:** Wurden vor der Ileus-Operation sämtliche anästhesiologischen Vorsorgemaßnahmen zur und bei der Intubation des Patienten lege artis ausgeführt, ist nicht vorwerfbar, wenn gleichwohl eine Aspiration mit fatalen Konsequenzen für den Patienten evoziert wird.

Facharztstandard

Die **Grundvoraussetzung** sowohl zivilrechtlicher Haftung als auch strafrechtlicher Verantwortlichkeit eines Arztes bildet daher jedenfalls eine **Verletzung der objektiven Sorgfaltspflicht**. Darunter ist konkret ein **Verstoß gegen** denjenigen **Behandlungsstandard** zu verstehen, den – aus Ex-ante-Sicht – ein besonnener und gewissenhafter Anästhesist dem Patienten in der konkret zu beurteilenden Situation geboten hätte. Dieser „**Standard**" ist abstrakt-generell als der jeweilige Stand der medizinischen Wissenschaft, konkret als das zum Behandlungszeitpunkt in der ärztlichen Praxis bewährte, nach naturwissenschaftlicher Erkenntnis gesicherte, allgemein anerkannte und für notwendig erachtete Verhalten umschrieben.[7] Kurz gesagt ist im Ergebnis „**Facharztstandard**" (bzw. Facharztqualität) zu gewährleisten, d.h., dass der Anästhesist die konkret anzuwendende Behandlung „theoretisch wie praktisch so beherrscht, wie das von einem Facharzt erwartet werden muss".[11]

medizinische, nicht juristische Definition des Standards

Diese Definition bzw. Umschreibung von „**Standard**" impliziert, dass es sich dabei um **keine** rein **statische Größe** handelt, sondern eine **dynamische Komponente** inhärent ist, welche von der Entwicklung und dem jeweiligen Fortschritt allgemein in der Medizin und insbesondere etwa im Bereich der Anästhesie abhängt, also neue Erkenntnisse und Erfahrungen in sich aufnimmt und dadurch den Standard ändert. Dabei darf v.a. auch nicht vernachlässigt werden, dass es allein der medizinischen Wissenschaft und insbesondere den betroffenen Fachgebieten obliegt, zu diskutieren und evtl. auch zu bestimmen, welche Behandlungsweisen als lege artis zu erachten sind. Was als **„Regel der ärztlichen Kunst"** bzw. „Standard" zu bezeichnen ist, bleibt „grundsätzlich der **medizininternen Auseinandersetzung** überlassen, die rechtliche Intervention der Bestimmung äußerster, 'eindeutiger' Grenzen '(un-)vertretbarer' Methodenwahl vorbehalten".[6]

Selbstverständlich stehen bei sog. **Kunstfehlerprozessen** primär **rechtliche Beurteilungskategorien** in Rede, was v.a. die Bestimmung der einzuhaltenden Sorgfalt bzw. der „berufsspezifischen Sorgfaltspflichten"[3] anlangt. Andererseits ergibt sich insoweit eine materiell- und prozessrechtlich bedeutsame **Schnittstelle zwischen Recht und Medizin**, denn die Rechtsfrage, „ob ein Arzt seine berufsspezifische Sorgfaltspflicht verletzt hat, ist ... in erster Linie eine Frage, die sich nach **medizinischen Maßstäben** richtet". Daher muss der Richter „den berufsfachlichen Sorgfaltsmaßstab mit Hilfe eines **medizinischen Sachverständigen** ermitteln. Er darf medizinischen Standard nicht ohne Sachverständigengrundlage allein aus eigener rechtlicher Beurteilung heraus festlegen".[3]

Kunstfehler-
prozesse

Somit wird allerdings auch deutlich, welche besondere **Verantwortung** dem **medizinischen Sachverständigen** im Rahmen forensischer Auseinandersetzungen zukommt. Durch das Votum des **Gutachters** ist deren Ergebnis in aller Regel zumindest „vorprogrammiert". Nur der Sachverständige ist aufgrund seiner wissenschaftlichen Qualifikation und praktischen Erfahrung in der Lage, den Inhalt einzuhaltender medizinischer Behandlungsstandards zu beschreiben. Zwar bleiben Gericht und auch Staatsanwaltschaft verpflichtet, ein Gutachten selbstständig und kritisch auf seine Überzeugungskraft zu prüfen, doch ist dies letztlich nur im Rahmen einer bloßen „Plausibilitätskontrolle" möglich. Aus diesen Zusammenhängen und Problemstellungen resultiert, dass ein **medizinischer Sachverständiger** seine Aufgabe mit **hoher Verantwortung** und insbesondere unter Wahrung von **Objektivität** und **Neutralität** erfüllen muss. Bei-

Bedeutung des
medizinischen
Gutachters

spielsweise ist ein einzuhaltender Standard unter Anlegung zutreffender Ex-ante-Sicht darzulegen, muss evtl. bestehender „Schulenstreit" deutlich gemacht und müssen etwaige Behandlungsalternativen im Rahmen gegebener „Methodenfreiheit" ausgeführt werden, vgl. dazu im Einzelnen [5].

Methodenfreiheit

„**Methodenfreiheit**" heißt, dass der Arzt über die Wahl des Therapieverfahrens entscheiden kann, wenn es mehrere medizinisch anerkannte Heilmethoden gibt oder falls sich noch keine (ein-einzig richtige) „Standard"-Behandlungsweise durchgesetzt hat.[2] Dabei darf jedoch nicht vernachlässigt werden, dass diese ärztliche Wahlfreiheit nur „hinsichtlich grundsätzlich gleich wirksamer Methoden, bei denen insgesamt von einem ähnlichen Risiko auszugehen ist (gilt). Sie ist ... abzulehnen bei deutlichem Risikogefälle". Hier gehört es zur Behandlungspflicht des Arztes, „dem Patienten die risikoärmere Behandlung zu vermitteln".[8]

Fallbeispiel

i **Fallbeispiel:** In einem Behandlungsfall mögen Allgemeinnarkose und Regionalanästhesie alternativ in Betracht kommen. In einem anderen Behandlungsfall kann sich der einzuhaltende Standard wegen mit einer Regionalanästhesie verbundener höherer Risiken für den Patienten auf die Anwendung der Allgemeinnarkose einengen.

Rahmenbedingungen können Sorgfaltspflicht beeinflussen

Die im Einzelfall **objektiv einzuhaltende Sorgfalt** orientiert sich nicht nur am anzuwendenden Standard, sondern auch an den **infrastrukturellen**, insbesondere diagnostischen und therapeutischen **Möglichkeiten**, die dem Anästhesisten zur Verfügung stehen, sowie an den konkreten **Umständen**, unter welchen die Behandlung des Patienten erfolgen muss. Beispielsweise unterliegt die Beherrschung einer **Notfallsituation** im Einzelfall anderen Regeln als die planbar zu gestaltende anästhesiologische Behandlung bei einem Elektiveingriff oder eine planbar auszuführende postoperative intensivmedizinische Versorgung.

Andererseits vermag den Anästhesisten etwa der **Hinweis auf fachliche Unterqualifikation** bzw. **mangelnde apparative Ausstattung nicht** zu **entlasten**. Nötigenfalls bedarf es der Hinzuziehung eines besser qualifizierten Kollegen bzw. eines Spezialisten oder ist die Verlegung des Patienten in eine Klinik mit erforderlicher Ausstattung zu veranlassen. Diese Zusammenhänge und Erfordernisse nicht zu erkennen wäre sorgfaltspflichtwidrig.

Im **Zivilrecht** greift ausschließlich der bereits ausgeführte **objektive Sorgfaltsmaßstab** ein. Darüber hinaus ist **strafrechtlich** eine **subjektive Betrachtung** anzustellen. Ein strafrechtlicher Vorwurf kann gegen den Arzt nur erhoben werden, wenn er nach seinen persönlichen Fähigkeiten und individuellen Kenntnissen auch imstande war, die von ihm objektiv verlangte Sorgfalt aufzubringen. D.h. allerdings nicht, dass bei nur unterdurchschnittlicher Qualifikation straflos bleibt, wer den Tod oder die Körperverletzung eines Menschen unter Außerachtlassung der gebotenen Sorgfalt verursacht hat. Wem mangels eigener persönlicher Fähigkeiten und Sachkunde ein Behandlungsfehler unterläuft, kann objektiv pflichtwidrig und subjektiv schuldhaft im Sinne einer **Übernahmefahrlässigkeit** handeln. Daher ist **vor der Überschätzung eigener Fähigkeiten und Möglichkeiten** dringend **zu warnen**.

zivil- und strafrechtliche Beurteilung

Juristisches Zwischenfallmanagement

Tritt ein Behandlungszwischenfall ein, behauptet der Patient Behandlungsfehler, meldet er – evtl. anwaltlich vertreten – Schadenersatzansprüche an oder ist ein staatsanwaltschaftliches Ermittlungsverfahren eingeleitet, stellt sich die Frage nach zutreffendem Reaktionsverhalten auf Arzt- bzw. Klinikseite. Erforderlich ist insoweit ein **adäquates juristisches Zwischenfallmanagement**.[12]

In der Praxis ist vielfach feststellbar, dass komplikative Behandlungsverläufe letztlich nur deshalb in forensische Auseinandersetzungen münden, weil die sachliche Bewältigung der Situation im Verhältnis zum Patienten bzw. seiner Familie inadäquat angegangen wurde oder verlaufen ist. Dies beginnt bereits mit der angemessenen Kommunikation mit dem Patienten bzw. seiner Familie, um das – evtl. schicksalhafte – Geschehen nachvollziehbar zu machen oder nötigenfalls auch einer adäquaten Regulierung zuzuführen. So finden sich in Strafakten immer wieder Bekundungen von Patienten bzw. ihren Angehörigen, man hätte von einer Strafanzeige sicherlich abgesehen, wenn die Komplikation „doch einmal erörtert" worden wäre, stattdessen sei man „auf eine Mauer des Schweigens gestoßen". Das

Rechtsstreitigkeiten wegen inadäquater Kommunikation

reaktive Agieren darf allerdings nicht unüberlegt erfolgen. Auch insofern sind **Verhaltenshinweise** im Sinne eines juristischen Zwischenfallmanagements, sozusagen als **„Juristischer Notfallkoffer",** einzuhalten, wobei stets eine auf den konkreten Einzelfall abgestimmte Umsetzung vorzusehen ist.

Sachgemäße Weiterbehandlung

Tritt eine Komplikation ein, bleibt selbstverständlich sicherzustellen, dass die **sachgemäße Weiterbehandlung** des Patienten im Sinne einer Schadensvermeidung, Schadensbegrenzung und Schadensunterbindung gewährleistet ist. Dies erfordert evtl. auch die adäquate Information mit- bzw. nachbehandelnder Ärzte, damit diese sich in gleicher Weise auf Behandlungserfordernisse einstellen können.

keine Schuldanerkenntnis

Dabei besteht für den Arzt, dem ein Fehler unterlaufen ist, allerdings **keine Verpflichtung, eine Selbstbelastung vorzunehmen**. Schon aus versicherungsrechtlichen Gründen muss ein „Schuldanerkenntnis" unterbleiben.

Adäquate Kommunikation

gut vorbereitetes Gespräch unter Zeugen

Nach Eintreten einer Komplikation kann ein **vertrauensvolles Gespräch** zwischen Arzt und Patient bzw. seinen Angehörigen nur empfohlen werden. Allerdings darf ein solches Gespräch **nicht unüberlegt** erfolgen. So muss beispielsweise bedacht werden, welche Fragen der Patient stellen bzw. welche Vorwürfe er erheben könnte und wie darauf zu reagieren ist. Ein solches Gespräch sollte der betroffene Arzt auch nicht alleine, sondern aus Beweisgründen nur in Anwesenheit eines Zeugen seitens der Klinik führen. Über das Gespräch ist eine Notiz zu fertigen, welche zu den persönlichen Unterlagen der Beteiligten genommen wird.

Persönliches Gedächtnisprotokoll

Protokoll für die eigenen Unterlagen

An der Behandlung bzw. am Zwischenfall Beteiligte sollten sich für ihre persönlichen Unterlagen ein detailliertes **Gedächtnisprotokoll** zum Sachverhalt erstellen. Darin ist – über die Dokumentation in den Krankenunterlagen hinaus – jedes zunächst vielleicht noch so unwesentlich erscheinende Detail des Vorfalls festzuhalten. Dergestalt lässt sich der tatsächliche Sachverhalt später möglicherweise besser rekonstruieren.

Da die Krankenunterlagen der Beschlagnahme unterliegen (s.u.), ist ein solches Gedächtnisprotokoll nicht der Krankenakte beizugeben, sondern **persönlich zu verwahren**.

Dokumentation

Selbstverständlich bedarf auch ein komplikativer Behandlungsverlauf der **adäquaten Dokumentation**, die möglichst zeitnah vorzunehmen ist. Bei Notfallmaßnahmen geht allerdings die Behandlung des Patienten der Dokumentationstätigkeit vor. Mithin sind notwendigerweise entsprechende „Nachträge" zu machen. Diese sind jedoch – evtl. mit zeugenschaftlicher Bestätigung – als solche zu kennzeichnen. Insbesondere ist alles zu vermeiden, was den Verdacht einer „Urkundenfälschung" nahe legen könnte.

zeitnahe Dokumentation

Kopie der Krankenakte

Spätestens dann, wenn juristische Auseinandersetzungen absehbar werden, sind die **vollständigen Krankenunterlagen** zu **fotokopieren**. Erstattet der Patient Strafanzeige, steht am Anfang eines staatsanwaltschaftlichen Ermittlungsverfahrens regelmäßig die Beschlagnahme sämtlicher Unterlagen, welche nachfolgend erst im Wege der Akteneinsicht nachvollzogen werden können. Die Gewährung von Akteneinsicht kann erhebliche Zeit in Anspruch nehmen, sodass währenddessen wichtige Informationen zum fraglichen Geschehen anhand der Krankenunterlagen nicht eruierbar sind.

Kopie vor Beschlagnahme

Dienstliche Stellungnahmen

Nach Komplikationen sind regelmäßig **Unterrichtungen** bzw. **Meldungen** vorzunehmen (Abteilungsleitung, Krankenhausleitung, Haftpflichtversicherung). Dabei besteht bereits eine **Informationspflicht gegenüber der Haftpflichtversicherung**, wenn konkrete Anhaltspunkte für eventuelle Ersatzforderungen ersichtlich sind. Es kommt nicht darauf an, dass der Patient formell Ansprüche geltend gemacht hat.

„neutrale" Darstellung des Geschehens

Erforderliche schriftliche Stellungnahmen sollten sich auf eine Schilderung des „äußeren Geschehens", **ohne Wertungen und Schuldzuweisungen,** beschränken. Das fragliche Geschehen ist darzustellen, wie es auch aus den Krankenunterlagen nachvollzogen werden kann. Bei diesen Ausarbeitungen handelt es sich um interne Vorgänge, weshalb sie **nicht zur Krankenakte** zu geben sind.

Einsichtsrecht des Patienten

Patient erhält Kopien

Der **Patient** hat ein **Recht auf Einsicht in seine Krankenunterlagen**. Macht er dieses Recht – evtl. anwaltlich vertreten – geltend, erfolgt die Umsetzung, indem eine vollständige Kopie der Unterlagen unter Bestätigung der Vollständigkeit und Richtigkeit ausgehändigt wird. **Keinesfalls** dürfen **Originale** herausgegeben werden.

Ermittlungsverfahren

Wird ein staatsanwaltschaftliches Ermittlungsverfahren anhängig, können Beteiligte bzw. Betroffene als **Zeugen** oder als **Beschuldigte** involviert sein.

Verhalten des Zeugen

„Zeugen" trifft grundsätzlich die Pflicht, **wahrheitsgemäße Angaben** zu machen. Gemäß § 55 StPO kann jedoch die Auskunft auf solche Fragen verweigert werden, deren wahrheitsgemäße Beantwortung die Gefahr, wegen einer Straftat verfolgt zu werden, nach sich ziehen würde. Dieses **Auskunftsverweigerungsrecht** hinsichtlich einzelner Fragen kann sich sogar zu einem **Aussageverweigerungsrecht**, wie es an sich nur einem Beschuldigten zukommt, umbilden.

Verhalten des Beschuldigten

Der formell „Beschuldigte" sollte anlässlich einer Vernehmung durch Ermittlungsbeamte ohne weiteres von seinem **Recht** Gebrauch machen, **zur Sache zu schweigen.** Für diese Situation kann nur empfohlen werden anzugeben, man werde sich zur Sache äußern, was über einen Rechtsanwalt (Verteidiger) geschehe. Im Weiteren bedarf es dann allerdings auch der **Beauftragung eines Verteidigers**, um von Anfang an eine **effektive Rechtswahrung** zu gewährleisten. Einsicht in die staatsanwaltschaftlichen Ermittlungsakten erhält ohnehin nur ein Rechtsanwalt (siehe dazu oben „Kopie vor Beschlagnahme").

Unbedingtes Ziel der **Verteidigungsstrategie** muss sein, das Verfahren möglichst frühzeitig zu einem möglichst günstigen Ausgang unter Vermeidung von Öffentlichkeitswirkung zu führen.

Medien

Behandlungszwischenfälle führen früher oder später vielfach zu **Medienwirksamkeit**. Auch insofern ist ein **professionelles Agieren** geboten.

professioneller Umgang mit den Medien

Persönlich Betroffene sollten sich gegenüber Medien überhaupt nicht äußern. Notfalls ist auf den anwaltlichen Vertreter zu verweisen, damit dieser adäquat reagieren kann. Seitens Kliniken ist sicherzustellen, dass die Kommunikation mit Medienvertretern allenfalls vorbereitet und koordiniert erfolgt.

Risk-Management

Positive **Ergebnisqualität** bei der Behandlung von Patienten kann letztlich nur auf der **Grundlage** adäquater **Struktur- und Prozessqualität** erzielt werden. Dies betrifft das Agieren des einzelnen Arztes und das Zusammenwirken aller an regelmäßig komplexen Behandlungszusammenhängen Beteiligter. So ist in Kliniken heute ein mehr oder weniger effektives **Qualitätsmanagement** etabliert. Erforderlich ist es, als Teil dessen auch ein adäquates **Risk-Management** vorzusehen. Dabei geht es darum, „aktiv nach Schadensursachen und nach Risikofeldern zu suchen, um **Haftungsfälle präventiv** zu **vermeiden**".[4,13]

Risk-Management als Teil des Qualitätsmanagements

Praktisch ist also geboten, vorhandene **latente Risiken** aufzuspüren, zu erkennen und möglichenfalls zu **eliminieren**. Gerade rechtliche Anforderungen nach Maßgabe von Normen und Judikatur bieten eine hervorragende Grundlage, einen anzustrebenden „Soll-Zustand" zu beschreiben. Dieser ist mit dem in einer Analyse zu erhebenden „Ist-Zustand" abzugleichen. Dabei festzustellende Divergenzen implizieren Risiken, welche es zur Reduzierung des Haftungspotenzials zu unterbinden gilt.

häufige Problemfelder

Typische Problemfelder bilden z.B. die:

- adäquate Gewährleistung von **Facharztqualität** unter individuellen und organisatorischen Aspekten

- Sicherstellung eines komplex adäquaten **Behandlungsmanagements**, was insbesondere auch die Kooperation mit anderen Fachgebieten anlangt (operativer Bereich, Intensivstation)

- **Unterbindung** unzulässiger Durchführung von **Parallelnarkosen**

- Gewährleistung einwandfreien **anästhesiologischen Agierens** im Rahmen von **ambulantem Operieren** (beginnend mit der Anamneseerhebung und endend mit der Entlassung des Patienten)

- **Einhaltung** unmittelbar **normativer Anforderungen** (Transfusionsgesetz, Medizinproduktegesetz, Infektionsschutzgesetz etc.)

- Sicherstellung adäquater **Patientenaufklärung** im Rahmen eines entsprechenden Aufklärungsmanagements

- systematische Dokumentation aller wesentlichen Behandlungsvorgänge im Rahmen eines adäquaten **Dokumentationsmanagements**

- Etablierung von Vorgaben zur angemessenen Reaktion auf Komplikationen und Zwischenfälle jenseits medizinischer Erfordernisse im Sinne eines **juristischen Zwischenfallmanagements**

effektive Organisation zum Wohl des Patienten

Generell ist geboten, in Klinik und Praxis effektive Strukturen zur Schaffung einer adäquaten **Primär- und Sekundärorganisation** zu etablieren. Nur auf dieser Grundlage lässt sich eine positive Struktur- und Prozessqualität mit günstiger Ergebnisqualität schaffen. **Ziel** aller Bemühungen ist das **„Wohl des Patienten"**. Dies impliziert im Kern eine Behandlung nach den Regeln ärztlicher Kunst bzw. unter Einhaltung gegebener Standards.

Insofern ist initial die **persönliche Qualifikation und Kompetenz** behandelnder Ärztinnen und Ärzte gefordert. Weitergehend muss sich das individuelle Behandlungsagieren in ein **adäquates Behandlungsmanagement** einfügen. Neben medizinischen Erfordernissen sind insofern auch grundlegend **rechtliche Anforderungen** einzuhalten. Dergestalt vermag sich die tradierte Maxime „salus aegroti suprema lex" („das Wohl des Kranken ist oberstes Gesetz") mit weitergehender Bedeutung unter aktuellen Anforderungen modernen Qualitätsmanagements zu verwirklichen.

adäquates Behandlungsmanagement

24 Krankenhausökonomie

Bauer M

Pauschalierendes Entgeltsystem auf Basis der Diagnosis Related Groups (DRGs)

Mit der Gesundheitsstrukturreform 2000 und der Neueinführung des § 17b KHG wurde das bis dahin gültige Mischfinanzierungssystem aus Basis- und Abteilungspflegesätzen, Sonderentgelten und Fallpauschalen durch ein durchgängiges, pauschalierendes Entgeltsystem auf Basis der **Diagnosis Related Groups (DRGs)** abgelöst.

Am 27.06.2000 einigten sich die Selbstverwaltungsorgane auf das **australische System** als Grundlage für das deutsche **G-DRG-System**. Das G-DRG-System wurde zum 1. Januar 2003 zunächst auf freiwilliger Basis eingeführt (Optionsjahr). Am 1. Januar 2004 wurde die Anwendung der DRG-Abrechnung unter Beibehaltung des Grundsatzes der Budgetneutralität **für den Bereich der stationären Krankenversorgung verbindlich.**

<small>australisches System als Grundlage</small>

DRGs sind durch Diagnosen und Prozeduren beschriebene **kostenhomogene Fallgruppen**, denen ein bestimmtes Kostengewicht und damit ein bestimmtes Entgelt zugeordnet ist. Grundlage für die Eingruppierung sind die Diagnosencodes des **ICD-10**-GM Version 2005 (13097 Codes) und die Prozedurencodes des **OPS-301** Version 2005 (22431 Codes).

<small>Diagnosenkatalog ICD-10 und Prozedurenkatalog OPS-301</small>

Gruppierungsalgorithmus in 5 Schritten

Anhand der fallspezifischen Kombination von Diagnosen und Prozeduren sowie einiger weniger weiteren Daten (Alter, Geschlecht, Körpergewicht, Beatmungsstunden etc.) ermittelt ein **DRG-Grouper** EDV-gestützt die korrekte Eingruppierung in das DRG-System.[4]

In einem ersten Schritt wird überprüft, ob der konkrete Fall einem **Ausnahmetatbestand** zuzuordnen ist. Hierzu gehören z.B. Polytraumata, Verbrennungen, HIV-Infektionen, Transplantationen etc.

<small>Ausnahmetatbestand</small>

S. 924

Fehlergruppen Im zweiten Gruppierungsschritt wird überprüft, ob der Fall einer **Fehlergruppe** zuzuordnen ist. In die Fehlergruppen werden alle fehlerhaft kodierten, unzulässigen oder nicht zuzuordnenden Patientenfälle eingruppiert, um dem Anspruch einer vollständigen Zuweisung aller akutstationären Fälle in DRGs zu entsprechen. Im G-DRG-System werden alle Fehlergruppen durch eine „9" an der ersten Stelle des DRG-Codes gekennzeichnet. Durch entsprechende Nachdokumentation und -kodierung ist das Auftreten von Fehlergruppen unbedingt zu verhindern, da alle Fehlergruppen mit einer Erlöszuordnung von 0 € versehen sind.

MDC Im dritten Gruppierungsschritt erfolgt die Zuordnung des konkreten Falles zur Hauptdiagnosegruppe **(Major Diagnostic Categorie; MDC)**. Die Hauptdiagnosegruppe orientiert sich weitgehend an den einzelnen Organsystemen.

Basis-DRG Im vierten Gruppierungsschritt wird auf Grundlage der dokumentierten Prozeduren die Einordnung in eine der 614 **Basis-DRGs** vorgenommen. Die Basis-DRG beschreibt eine Fallgruppe, die unter Berücksichtigung unterschiedlicher ökonomischer Fallschweregrade (medizinische Schweregrade, Malignität, Alter, Gewicht) in verschiedene abrechenbare DRGs gesplittet werden kann.

i Basis-DRGs mit einer Ziffer von 01–39 sind der chirurgischen Partition zugeordnet, Basis-DRGs mit einer Ziffer von 40–59 gehören zur sonstigen Partition und Basis-DRGs mit Ziffern von 60–99 werden der medizinischen Partition zugeordnet.

PCCL und CCL Nach Eingruppierung in die Basis-DRG wird im fünften Gruppierungsschritt über die dokumentierten Nebendiagnosen und mit Hilfe einer komplexen mathematischen Formel für jeden Fall der **Fallschweregrad (Patient Clinical Complexity Level; PCCL)** ermittelt. Jede einzelne Nebendiagnose geht hierbei mit einem gewichteten Schweregrad **(Complication and Comorbidity Level; CCL)** in die Berechnung des PCCL-Wertes ein. Nebendiagnosen, welche als behandlungsrelevant und damit erlösrelevant definiert wurden, verändern über ihren gewichteten CCL-Wert den PCCL-Wert.

Über die PCCL-Werte können die 614 Basis-DRGs entweder als ungesplittete Basis-DRG zur **Z-Abrechnungs-DRG** werden (454 Z-DRGs) oder nach **Schweregrad-unterteilten Abrechnungs-DRGs** gesplittet werden (A, B, C, D, E, F, G; 160 Basis-DRGs werden zu 424 Abrechnungs-DRGs).

Z-Abrechnungs-DRG/gesplittete Abrechnungs-DRGs

i Mit Hilfe der PCCL-Schweregradstufen sind im G-DRG-System so aus den 614 Basis-DRGs 878 Abrechnungs-DRGs gebildet worden (hiervon sind 33 DRGs zwar definiert, aber nicht bewertet und somit auch nicht bepreist, d.h., die Vergütung dieser DRGs ist krankenhausindividuell zu verhandeln). Bei den gesplitteten Basis-DRGs erfolgt nur in wenigen Fällen eine Aufteilung in > 4 Schweregrad-Gruppen (A = höchster, G = niedrigster Ressourcenverbrauch), die große Mehrheit der gesplitteten Basis-DRGs ist in 2-3 Schweregradstufen (A-C) unterteilt. Somit gibt eine Abrechnungs-DRG den unterschiedlichen Ressourcenverbrauch innerhalb einer Basis-DRG wieder. Es werden unterschiedliche medizinische Schweregrade (PCCL-Wert) zu ökonomischen Schweregraden (A-G, Z) aggregiert. Hierdurch wird erreicht, dass innerhalb einer Abrechnungs-DRG ein ökonomisch relativ nah beieinander liegender Fallmix gesammelt wird und so statistische Kostenhomogenität innerhalb einer Abrechnungs-DRG existiert. Ein Rückschluss auf die medizinische Fallschwere ist im Einzelfall jedoch nicht möglich.

Von der Fallschwere zum Fallerlös

Entsprechend diesen einzelnen Gruppierungsschritten wird jede Abrechnungs-DRG durch einen spezifischen **4-stelligen Code** gekennzeichnet. Die MDC stellt den ersten Buchstaben/Ziffer (A–Z; 9), die Basis-DRG die beiden folgenden Ziffern (01-99) und die Schweregrad-Einordnung der Abrechnungs-DRG den letzten Buchstaben (A–G, Z). Durch diese Systematik wird im DRG-System sichergestellt, dass einem Behandlungsfall exakt eine Abrechnungs-DRG zugeordnet werden kann.

4-stelliger DRG-Code

Dieser einen Abrechnungs-DRG ist wiederum ein spezifisch definiertes **Kostengewicht (Relativgewicht, RG)** zugeordnet.

i Die einzelnen Relativgewichte sind 2002 im Rahmen der Musterkalkulation aus einer mehr oder minder signifikanten Krankenhaus-Stichprobe erstmals definiert worden und werden fortan in den jährlichen Nachkalkulationen angepasst. Mit diesem Mechanismus werden die anfänglichen Fehlkalkulationen, welche aufgrund des politisch vorgegebenen Zeitdrucks unvermeidbar waren, abgefangen. Auch Innovationen und medizinische Entwicklungen werden so in das DRG-System eingebracht.

Durch die Relativgewichte wird festgelegt, wie teuer bzw. wie billig ein konkreter Fall bezogen auf einen Standardwert mit RG = 1,0 **(Basisfallwert, Base Rate)** ist.

Erlös = Relativgewicht x Basisfallwert

Das heißt, ein Fall mit RG = 2,0 erzielt viermal soviel Erlös wie ein Fall mit RG = 0,5.

Absenkung der Basisfallwerte über Konvergenzphase

Der **Basisfallwert** wird in Deutschland als Mittelwert der durchschnittlichen Kosten aller Fälle zunächst als landeseinheitlicher Fallpreis ermittelt. Ab 2009 ist die Aggregation zu einem bundeseinheitlichen Basisfallwert geplant. Hierfür werden in einer **Konvergenzphase** (2005–2008) die krankenhausindividuellen Basisfallwerte schrittweise auf einen Bundesland-einheitlichen Basisfallwert angepasst.

i Im 2. Fallpauschalen-Änderungsgesetz wurde die Höhe der jährlichen Konvergenzschritte (Budgetanpassung) festgelegt. Für die Jahre nach Ende der Konvergenzphase in 2008 wird die Einführung bundeseinheitlicher Basisfallwerte und damit ein bundesweit einheitliches Preisniveau ohne mengenbegrenzende Budgetverhandlungen angestrebt.

Case Mix (CM)

Die Summe aller Relativgewichte, welche innerhalb einer Zeitperiode von einer Leistungseinheit erbracht werden, bezeichnet man als **Case Mix (CM)**.

Case Mix Index (CMI)

Der arithmetische Mittelwert aller erbrachten Relativgewichte wird **Case Mix Index** genannt **(CMI)**. Errechnet wird der CMI, indem das CM durch die zugrundeliegende Fallzahl dividiert wird. Der so berechnete CMI stellt die durchschnittliche ökonomische Fallschwere dar.

Dies bedeutet, dass der CMI einen Vergleich verschiedener Einrichtungen zulässt und einen entscheidenden Einfluss auf die Budgetbemessung hat. Für einen konkreten Behandlungsfall errechnet sich das Entgelt, indem der Basisfallpreis mit dem Relativgewicht der zugehörigen Abrechnungs-DRG multipliziert wird.

Basisfallwert x CMI x Fallzahl = Budget

Das **Budget** einer Einrichtung definiert sich aus der Multiplikation von Basisfallwert, CMI und Fallzahl. Somit erhalten Krankenhäuser mit einem hohen CMI (schwerkrankes, ressourcenintensives Krankengut) bei gleichem Basisfallpreis und gleicher Fallzahl ein relativ höheres Budget als Krankenhäuser mit einem niedrigen CMI (leichte, wenig ressourcenintensive Behandlungsfälle).[12]

Die Anpassung der Relativgewichte, die Weiterentwicklung und die Pflege des G-DRG-Systems erfolgt über das **Institut für Entgeltsysteme im Krankenhaus (InEK).**[b]

Institut für Entgeltsysteme im Krankenhaus (InEK)

Zum Zwecke einer **Kalkulationsstichprobe** erfolgt eine Vollerhebung der Leistungsdaten zu den behandelten Patienten und zu den Strukturdaten des Krankenhauses sowie eine Teilerhebung fallbezogener Kostendaten.

Kalkulationsstichprobe

i Die in 2004 durchgeführte Kostenkalkulation beruht auf Daten von 148 Krankenhäusern, darunter 10 Universitätskliniken (Gesamtzahl der Krankenhäuser in Deutschland: 1748). Diese Daten werden im Jahr 2005 ausgewertet und erlangen im G-DRG-System 2006 Gültigkeit. Einen wesentlichen Bestandteil der Leistungsdaten stellen die dokumentierten Diagnosen und Prozeduren aller behandelten Patienten in Deutschland dar.

Kodierrichtlinien

Nach den **Kodierrichtlinien** für das G-DRG-System[4,21] ist die **Hauptdiagnose** definiert als „die Diagnose, die nach Analyse als diejenige festgestellt wurde, die hauptsächlich für die Veranlassung des stationären Krankenhaus-Aufenthalts des Patienten verantwortlich ist."

Hauptdiagnose

i Der Begriff „nach Analyse" meint die Evaluation der Befunde am Ende des stationären Aufenthalts, um diejenige Krankheit festzustellen, die hauptsächlich verantwortlich für die Veranlassung des stationären Krankenhaus-Aufenthalts war. Daher muss die Hauptdiagnose nicht der Einweisungs- oder Aufnahmediagnose entsprechen – und auch nicht der Diagnose mit dem höchsten Ressourcenverbrauch.

Eine **Nebendiagnose** ist definiert als „eine Krankheit oder Beschwerde, die entweder nicht führend gleichzeitig mit der Hauptdiagnose besteht oder sich während des Krankenhaus-Aufenthalts entwickelt."

Nebendiagnose

i Für die Erlangung von Kodierungsrelevanz müssen Nebendiagnosen entweder therapeutische Maßnahmen, diagnostische Maßnahmen oder einen erhöhten Betreuungs-, Pflege- und/oder Überwachungsaufwand für den Patienten induzieren.[21]

Von allen während der Behandlung durchgeführten Prozeduren sind nur die **„signifikanten Prozeduren"** kodierrelevant.

signifikante Prozeduren

Signifikant ist eine Prozedur immer dann, wenn sie chirurgischer Natur ist, ein Eingriffsrisiko oder ein Anästhesierisiko birgt und/oder Spezialeinrichtungen oder Geräte oder eine spezielle Ausrüstung erfordert. Die Hauptprozedur ist definiert als „die signifikanteste Prozedur, die zur Behandlung der Hauptdiagnose durchgeführt wurde". Ist eine signifikante Prozedur bereits in einer übergeordneten signifikanten Prozedur abgebildet, wird sie als Prozeduren-Komponente nicht zusätzlich kodiert (z.B. Anästhesie bei Operation).

Katalog für Zusatzentgelte

In der Fallpauschalenvereinbarung 2005 (FPV 2005) ist neben den Kodier- und Abrechnungsbestimmungen und dem Fallpauschalenkatalog auch ein **Zusatzentgelt-Katalog** enthalten.[5,13] Mit nun 35 bewerteten und 36 krankenhausindividuell zu vereinbarenden Zusatzentgelten wurde im G-DRG-System 2005 eine deutliche Verbesserung der aufwandsgerechten Vergütung hochspezialisierter und teurer Leistungen erreicht.

Auch die so genannte **„Investitionslücke"** wurde in der Weiterentwicklung des G-DRG-Systems 2005 günstig beeinflusst. In den bisherigen DRG-Versionen konnten Entgelte für neue Therapieformen erst mit zweijähriger Verzögerung im OPS-Katalog abgebildet werden. Durch Einführung einer ergänzend zum geltenden OPS-Katalog durchgeführten Datenabfrage konnte nun in der DRG-Version 2005 die Latenzzeit bei der Datengewinnung um ein Jahr reduziert werden.[14] Hiervon profitieren insbesondere Kliniken, die neue Therapieoptionen in relevantem Ausmaß anbieten, beispielsweise Universitätskliniken.

Kostenerfassung und -kontrolle

Kostentransparenz ermöglicht Benchmarking

Aufgrund der umfangreichen Leistungs- und Kostendatensammlungen des InEK schafft das DRG-System eine weit reichende und detaillierte Transparenz des medizinischen Leistungsgeschehens. Insofern sind **Krankenhausvergleiche (Benchmarking)** und Soll-Ist-Analysen sowie ein umfassendes **Qualitätsmanagementsystem** zur Beurteilung der Markt- und Wettbewerbssituation für den wirtschaftlichen Erfolg einer Einrichtung von entscheidender Bedeutung.

Kostendruck auf den klinischen Behandlungsprozess

Die Einführung einer DRG-basierten Pauschalvergütung von medizinischen Behandlungsfällen hat somit weit reichende organisatorische und strukturverändernde Auswirkungen auf den klinischen Behandlungsprozess. Diese betreffen in erster Linie die **Kostenerfassung** und **Kostenkontrolle** medizinischer Prozesse.

Erfassung der Prozesskosten

Zur validen Evaluation der Selbstkosten einer medizinischen Leistungserstellung **(Prozesskosten)** ist im fallpauschalierten DRG-System die Implementierung einer fallbezogenen **Kostenrechnung** essenziell.[7,10] Über alle am Behandlungsfall beteiligten Fachabteilungen gilt es sowohl die Personal- als auch die Sachkosten im Prozessverlauf verursacherbezogen (kostenträgergerecht) zu erfassen.

Dies erfolgt für den Bereich der **Personalkosten** über die Dokumentation von **Personalbindungszeiten**.

Personalkosten über Personalbindungszeiten

i Diese Dokumentation kann beispielsweise in der Anästhesie papiergestützt, besser aber über ein computerlesbares Protokoll (Medlinq®, Andoc® etc.) durchgeführt werden. Im optimalen Fall steht zur Leistungsdokumentation ein elektronisches Krankenhausinformationssystem (KIS) zur Verfügung.

Aus der Division der Summe aller Personalkosten durch die Summe aller dokumentierten Leistungsmengen (z.B. in Minuten) resultiert ein durchschnittlicher Kostenwert pro Minute. In der **Prozesskostenrechnung** werden anschließend die fallbezogen angefallenen Personalbindungszeiten mit diesem durchschnittlichen Kostenwert multipliziert und so der Personalkostenanteil je Behandlungsfall errechnet.[10,11,16]

Entscheidend für die Validität der Kostendaten ist die einheitliche Dokumentation des bei der Leistungserfassung zugrunde gelegten Zeitintervalls.

i Zur Erfassung der geleisteten Zeiten können Zeitintervalle herangezogen werden, welche sich von definierten Zeitpunkten ableiten lassen. Entscheidend für die Akzeptanz ist hierbei, dass die Definitionen der Zeitpunkte und Zeitintervalle im Konsens aller Leistungserbringer beschlossen werden. Ein Überblick über definierte und konsentierte Zeitpunkte findet sich in den gemeinsamen Empfehlungen des Berufsverbandes der Deutschen Anästhesisten und des Berufsverbandes der Deutschen Chirurgen[17,c] sowie in den Ausführungen von Bauer et al.[2] und Hanß et al.[6] Die Wahl der Bezugsgröße hat auf die verursachungsgerechte Zuordnung der Kosten wesentlichen Einfluss. So ist die Höhe des kostendeckenden Verrechnungssatzes hauptsächlich von der durchschnittlichen Anästhesiedauer abhängig. Das Ausmaß des eingesetzten Monitorings sowie Alter bzw. Gesundheitszustand der Patienten haben verglichen hiermit keine nennenswerten Auswirkungen auf die durchschnittlichen Kosten pro Anästhesieminute.[19,20]

Für den Bereich der **Sachkosten** existieren unterschiedliche Ansätze zur fallbezogenen Kostenerfassung.

Erfassung der Sachkosten: Teil- oder Vollkostenansatz

Im **Teilkostenansatz** werden lediglich die hochpreisigen Kostentreiber (z.B. die Top 20) fallbezogen erfasst. Die verbleibenden Sachkosten werden über eine pauschalierte Umlage anteilig auf die Behandlungsfälle verteilt. Dieses Verfahren ist in der Anwendung praktikabel, jedoch wenig exakt.

Im **Vollkostenansatz** werden alle Sachkostenposten verursachergerecht zugeteilt.[3] Dieses exakte, aber aufwändige Verfahren gelingt, wenn überhaupt, nur über eine standardisierte Leistungserbringung. Durch verbindliche Definitionen von **Standard Operating Procedures (SOPs)** wird das klinische Verfahren für eine Gruppe von Behandlungsfällen determiniert. Wurden bei der SOP-Erstellung die fallbezogenen Sachkosten kalkuliert, können diese Sachkosten auf die jeweilige Gruppe von Behandlungsfällen übertragen werden.[2]

Ein Vergleich der hausinternen Kostendaten mit den Kostendaten vergleichbarer Einrichtungen (Benchmarking) kann sowohl über die Kostendaten des Institutes für Entgelt im Krankenhaus (InEK) erfolgen[d] als auch über die **Vergleichsdaten**[1,15] aus dem Forum für Ökonomie und Qualitätsmanagement[a] der Deutschen Gesellschaft für Anästhesiologie und Operative Intensivmedizin (DGAI) und des Bundes Deutscher Anästhesisten (BDA).

Prozessoptimierung durch Standardisierung

Zur Generierung kostendeckender Erlöse bzw. zur Gewinnsteigerung stehen Maßnahmen zur Produktivitätserhöhung durch Prozess-Reorganisation im Fokus. Insbesondere die bereits angesprochene **Standardisierung** von Behandlungsabläufen ist hier Erfolg versprechend.

SOPs und Behandlungspfade

So kann ein Behandlungsfall vollständig mit **SOP-Modulen** vorbeschrieben werden. Der hieraus resultierende **Behandlungspfad (clinical pathway)** erweist sich in vielen Fällen einer unstandardisierten Patientenversorgung als qualitativ und ökonomisch überlegen: es können mehr Fälle pro Zeiteinheit behandelt und damit mehr Erlöse pro Zeiteinheit erwirtschaftet werden.[2,8,9]

Prozessoptimierung durch OP-Management

Einen weiteren wichtigen Ansatz zur Kostenreduktion bzw. Gewinnmaximierung stellt die Einführung eines strukturierten Managements des kostenintensiven OP-Betriebs dar. Durch suffizientes **OP-Management** können Ressourceneinsatz optimiert, Leerlaufzeiten minimiert, Wechselzeiten reduziert und letztlich die OP-Auslastung erhöht werden.[2,6,18]

kostengünstig vor billig

Generell gilt unter dem Gesichtspunkt der **Kosteneffektivität** bzw. Gewinnoptimierung: Medikamente, Verfahren und Techniken, welche helfen, den Prozessablauf günstig zu gestalten, sind bei vergleichsweise hohen Einkaufs- bzw. Anschaffungskosten immer dann ökonomisch sinnvoll, wenn über den gesamten Behandlungsfall eine Prozesskostenreduktion und/oder ein Mehrerlös pro Zeiteinheit ermöglicht wird.

Spezieller Teil

1 Inhalt – Spezieller Teil

1	**Inhalt**	933
2	**Allgemein- und Viszeralchirurgie**	935
2/1	Anästhesie bei Operationen der Schilddrüse und Nebenschilddrüse	935
2/2	Anästhesie bei abdominalchirurgischen Eingriffen	941
2/3	Anästhesie bei laparoskopischen Eingriffen	949
2/4	Anästhesie für Leberresektionen	959
2/5	Anästhesie für Operationen am Ösophagus	967
3	**Herzchirurgie (einschließlich thorakaler Gefäße)**	975
3/1	Anästhesie bei minimalinvasiven intrakardialen endoskopischen Operationen	1003
4	**Gefäßchirurgie (ohne thorakale Gefäße)**	1015
4/1	Anästhesie bei abdomineller Aortenchirurgie	1015
4/2	Anästhesie bei Karotisoperationen	1027
4/3	Anästhesie für die Anlage von Dialyseshunts	1035
4/4	Anästhesie bei peripheren Gefäßeingriffen	1039
4/5	Anästhesie bei Varizen-Operationen	1047
4/6	Anästhesie zur venösen Thrombektomie	1051
5	**Lungenchirurgie**	1055
6	**Geburtshilfliche Anästhesie**	1075
7	**Urologie**	1097
7/1	Endourologische Eingriffe	1097
7/2	Offene urologische Eingriffe	1111
8	**Neurochirurgie**	1123
9	**Augenheilkunde**	1139
10	**Hals-Nasen-Ohren-Heilkunde**	1143
11	**Zahn-, Mund und Kieferchirurgie**	1151
12	**Unfallchirurgie und Orthopädie**	1161
12/1	Polytrauma	1181
13	**Hand- und Plastische Chirurgie**	1193

2 Allgemein- und Viszeralchirurgie

2/1 Anästhesie bei Operationen der Schilddrüse und Nebenschilddrüse

Roggenbach J, Martin E, Weigand MA

Operationen an der Schilddrüse werden zur Enukleation solitärer Schilddrüsenknoten, zur Hemithyreoidektomie, Strumektomie oder zur Thyreoidektomie (z.B. bei Schilddrüsenkarzinomen, Struma nodosa) durchgeführt. Bei einem Hyperparathyreoidismus kann die operative Entfernung adenomatöser oder hyperplastischer Nebenschilddrüsen indiziert sein.

Präoperative Phase

Operationen an der Schilddrüse sollten nur bei **euthyreoter Stoffwechsellage** durchgeführt werden. Präoperativ sollten die Schilddrüsenhormone (fT3, fT4, TSH) kontrolliert und gegebenenfalls eine medikamentöse Optimierung durch einen Endokrinologen angestrebt werden. Zahlreiche Erkrankungen der Schilddrüse und Nebenschilddrüse können mit anästhesierelevanten Begleiterkrankungen assoziiert sein (z.B. medulläres Schilddrüsenkarzinom und Phäochromozytom – MEN-Syndrom, QT-Verkürzung, Muskelschwäche, Pankreatitis, Osteoporose, Ulcera ventriculi und duodeni bei Hyperparathyreoidismus und Hyperkalzämie) und müssen entsprechend berücksichtigt werden.

Euthyreose

Eine **indirekte Laryngoskopie** sollte von einem HNO-Arzt routinemäßig durchgeführt werden, um bereits präoperativ bestehende Stimmbanddysfunktionen zu dokumentieren und mögliche Intubationsschwierigkeiten zu detektieren.[11] Ist die indirekte Laryngoskopie nicht erfolgreich, kann dies ein weiterer Hinweis auf ein schwieriges Atemwegsmanagement sein, mit dem der Anästhesist in ca. 6 % der Fälle konfrontiert ist.[4]

präoperative Laryngoskopie

Weitere Hinweise auf **erschwerte Intubationsbedingungen** sind:

- lageabhängige Dyspnoe
- Dysphagie

erschwerte Intubationsbedingungen

- obere Einflussstauung bei retrosternaler Struma
- Schilddrüsenkarzinome (reduzierte Larynxmobilität)[28]
- Stimmbandparesen
- Trachealkompressionen/-verlagerungen
- Tracheomalazie

Trachealkompressionen/-verlagerungen fiberoptische Wachintubation

Ein Verdacht auf eine **Verlagerung bzw. Kompression der Trachea** lässt sich mit **Tracheaziel-** und **Röntgen-Thoraxaufnahmen** (2 Ebenen) verifizieren.

In diesen Fällen sollte eine **fiberoptische Wachintubation** in Erwägung gezogen und der Patient darüber aufgeklärt werden. Zusätzlich muss der Patient bei Verdacht auf **Tracheomalazie** über die Möglichkeit einer Nachbeatmung, einer trachealen Stentimplantation oder einer Tracheotomie aufgeklärt werden.[11] Bei ausgedehnten Eingriffen (z.B. sehr große oder retrosternale Strumen, Neck-Dissektion und Eingriffe an infiltrativ wachsenden Schilddrüsenkarzinomen) sollten wenigstens zwei Erythrozytenpräparate bereitgestellt zu werden.

Narkoseeinleitung

Wenn keine Komplikationen zu erwarten sind, ist eine **standardisierte Narkoseeinleitung** gerechtfertigt (s. dazu Allgemeiner Teil, Kap. 14 „Praxis der Allgemeinanästhesie"). Bei Hinweisen auf eine Trachealkompression und um eine Abknicken des Tubus bei der Lagerung zu verhindern, kann für die Intubation ein **Woodbridge-Tubus** sinnvoll sein.

Vorgehen

Wird zur Vermeidung von akzidentellen Verletzungen des N. laryngeus recurrens eine **intraoperative Elektrostimulation** des Stimmbandnervs mit Nadelelektroden durchgeführt, sollte der **Endotrachealtubus** möglichst **tief vorgeschoben** werden, um das **Risiko von Cuffperforationen** zu reduzieren (**CAVE:** sorgfältiger Ausschluss einer einseitigen endobronchialen Intubation). Auf eine **Relaxierung** mit kurzwirksamen Muskelrelaxanzien (z.B. Vecuronium, Atracurium, Rocuronium, Cis-Atracurium) bei der Einleitung muss, auch bei intraoperativem neuromuskulärem Monitoring, nicht verzichtet werden.[28] Nach konventioneller Intubation ist besonders auf eine sorgfältige Tubusfixierung zu achten, da dieser intraoperativ nur noch schwer zugänglich sein kann.

Für Eingriffe an der Schilddrüse ist ein **Augenschutz** Standard, die **Arme** werden intraoperativ **angelagert**. Ein zusätzlicher großlumiger venöser Zugang (z.B. G 17, G 14) ist empfehlenswert und sollte für intraoperative Laborkontrollen (z.B. bei Parathyreoidektomien) rückläufig sein.

Resektionen von **sehr großen oder retrosternalen Strumen** können mit **größeren Blutverlusten** einhergehen und die Patienten sollten dementsprechend mit ausreichend großlumigen venösen Zugängen (z.B. 2 × G 14), einer kontinuierlichen Überwachung des arteriellen Blutdrucks sowie einem Blasenkatheter ausgestattet werden. Ist bei retrosternalen Strumen eine Sternotomie geplant, kann zusätzlich eine ZVK-Anlage notwendig sein (**CAVE:** Zugang über die V. jug. int. wegen OP-Feld nicht möglich). In Absprache mit dem Operateur wird der **Kopf überstreckt gelagert**, ohne dabei freihängend zu sein.

große/retrosternale Strumen

Intraoperative Phase

Intraoperativ sind **balancierte Anästhesieverfahren** und eine **TIVA** möglich. Bei retrosternalen Strumen mit Sternotomie sollte der Patient **während** der **Sternotomie** kurzfristig **nicht beatmet** werden, um das Risiko von Lungenverletzungen zu reduzieren (exspiratorische Pause). Am Ende der Operation wird, in Absprache mit dem Operateur, ein **intrathorakaler positiver Druck** für 10–20 sec gehalten, um die Blutstillung zu beurteilen.[11] Normalerweise werden die Patienten direkt postoperativ extubiert, wobei auf **Stridor zu achten** ist. Husten und Pressen bei der Extubation sollten möglichst vermieden werden. Hierzu kann die Extubation in tiefer Narkose oder die Gabe von Alfentanil (z.B. 5–10 µg/kg) oder Lidocain (z.B. 1 mg/kg) hilfreich sein.

balancierte Anästhesie/TIVA

Postoperative Phase

Aufwachraum/ Wachstation

Die postoperative Phase beinhaltet üblicherweise eine **Überwachung** im Aufwachraum bzw. auf einer Wachstation. Auf zunehmende Dyspnoe, Heiserkeit, **Stridor**, eine kloßige Sprache und auf **PONV** ist zu achten und entsprechend umgehend zu reagieren. Bei einer **Nachblutung** kann die Intubation durch Verlagerung und Kompression der Trachea erheblich erschwert sein.

Daher ist bei einem Verdacht auf eine Nachblutung eine umgehende Re-Intubation und ggf. sogar eine Nottracheotomie indiziert (s. Allgemeiner Teil, Kap. 8/1 „Sicherung der Atemwege"). Unter sorgfältiger Abwägung der jeweiligen Situation kann vor der Re-Intubation eine Wiedereröffnung der Wundnaht mit Entlastung des Hämatoms die Intubation erleichtern.

Typische Probleme

Hämatom Stimmbandparesen

- **Postoperative Hämatome** können durch eine venöse und lymphatische Abflussbehinderung zu lanryngealen und pharyngealen **Ödemen** und somit zur **Obstruktion des oberen Atemweges** führen.[11] In diesen Fällen ist eine frühe Re-Intubation und **chirurgische Entlastung** indiziert.

- Passagere Stimmbandlähmungen durch **Läsionen des N. laryngeus recurrens** kommen in 3–4 % und eine dauerhafte einseitige Stimmbandlähmung in < 1 % der Fälle vor. **Einseitige Stimmbandlähmungen** führen zu Heiserkeit, Dyspnoe, ineffektivem Hustenstoß und vermindertem Aspirationsschutz.[11]

Tracheomalazie

- **Beidseitige Stimmbandparesen** zählen zu den Raritäten, führen zu postoperativem Stridor nach der Extubation und machen in der Regel eine umgehende Re-Intubation notwendig. Eine Tracheotomie muss in diesen Fällen in Erwägung gezogen werden.

Hypokalzämie

- Große Strumen können zur **Tracheomalazie** und zum Trachealkollaps nach Thyreoidektomie führen. Das Fehlen einer Leckage um den entlüfteten Cuff kann ein Hinweis auf eine Tracheomalazie sein. Eine sofortige Re-Intubation ist meist erforderlich und eine tracheale Stentimplantation oder Tracheotomie kann notwendig sein.

- Postoperativ sollten regelmäßig die Kalziumspiegel kontrolliert werden und gelegentlich auftretende passagere Hypokalzämien vorübergehend mit Kalzium behandelt werden (z.B. je nach Bedarf 1–2 g Ca^{2+} i.v.).
- **PONV** ist ein häufiges Problem bei Schilddrüsenoperationen und erfordert entsprechendes intra- und postoperatives Management (s. Allgemeiner Teil, Kap. 19 „Postoperative Übelkeit und Erbrechen").

Präoperativ:

immer Euthyreose anstreben

mögliche Begleiterkrankungen berücksichtigen und präoperativ abklären

präoperativ Laryngoskopie durch HNO-Arzt durchführen lassen zur:

- Prüfung der Stimmbandfunktion
- Entdeckung von Intubationsschwierigkeiten

weitere Hinweise auf mögliche Intubationsschwierigkeiten prüfen:

- lageabhängige Dyspnoe
- Dysphagie
- obere Einflussstauung bei retrosternaler Struma
- Schilddrüsenkarzinome (reduzierte Larynxmobilität)
- Stimmbandparesen
- Trachealkompressionen/-verlagerungen
- Tracheomalazie

bei Verdacht auf erschwerte Intubation über fiberoptische Wachintubation aufklären

bei großen Eingriffen (große retrosternale Strumen, invasive Schilddrüsenkarzinome, Operationen mit Neck-Dissektion) Blutpräparate bereitstellen lassen (z.B. 2 EKs, in Abhängigkeit vom Allgemeinzustand des Patienten und der Ausdehnung des Befundes ggf. auch mehr)

Narkoseeinleitung:

Narkoseeinleitung mit kurzwirksamem Muskelrelaxans, ggf. Woodbridge-Tubus bei Trachealkompression

Tubus bei intraoperativem Neuromonitoring möglichst tief vorschieben

Augenschutz

Arme anlagern, Kopf überstreckt lagern – keinesfalls frei hängend

Checkliste Schilddrüsen-/Nebenschilddrüsen-OP, Fortsetzung

bei Parathyreoidektomie rückläufiger venöser Zugang

bei ausgedehnten Eingriffen (große retrosternale Strumen, invasive Schilddrüsenkarzinome, Operationen mit Neck-Dissektion):

- ausreichend großlumige Zugänge (z.B. 2 x G 14)
- Blasenkatheter
- Wärmeerhaltungssystem
- bei ausgedehnten Eingriffen zentralen Venenkatheter und invasive Blutdruckmessung erwägen

Intraoperative Phase:

balancierte Anästhesie/TIVA

zum Zeitpunkt der Sternotomie die Beatmung unterbrechen

in Absprache mit Operateur zum OP-Ende kurzfristig (10–20 sec) intrathorakalen Druck erhöhen

postoperative Extubation, Husten und Pressen möglichst vermeiden

Postoperative Phase:

Überwachung im Aufwachraum

achten auf Dyspnoe, Heiserkeit, Stridor, kloßige Sprache, PONV

typische Probleme:

- umgehende Re-Intubation bei Obstruktion der Atemwege durch Hämatome, beidseitige Stimmbandparesen, Tracheomalazie/Trachealkollaps
- anschließend chirurgische Entlastung bei Hämatom
- ggf. Tracheotomie bzw. tracheale Stentimplantation bei Tracheomalazie

postoperativ Kalziumspiegel kontrollieren und gegebenenfalls substituieren

2/2 Anästhesie bei abdominalchirurgischen Eingriffen

Roggenbach J, Martin E, Weigand MA

Zu den großen abdominalchirurgischen Eingriffen zählen Gastrektomien, Operationen am Kolon, Sigma, Rektum und Operationen am Pankreas (Pankreasresektionen, OP nach Whipple, Duodenumerhaltende Pankreaskopfresektionen). Das anästhesiologische Vorgehen bei Operationen am Ösophagus und an der Leber wird wegen seiner Besonderheiten separat dargestellt.

Bei allen abdominalchirurgischen Eingriffen ist zu beachten, dass die Grunderkrankung, die präoperative Vorbereitung und die Operation die **physiologische Homöostase** des Patienten **empfindlich beeinträchtigen** können.

Beeinträchtigung der Homöostase

Präoperative Phase

Abdominalchirurgische Eingriffe können mit **großen Blutverlusten** und **Volumenverschiebungen** einhergehen. Die **kardiopulmonale Belastbarkeit** muss dementsprechend präoperativ sorgfältig evaluiert werden (s. Allgemeiner Teil, Kap. 18/1 „Patienten mit kardialen Erkrankungen", Kap. 18/2 „Patienten mit vaskulären Erkrankungen").

Das **Aspirationsrisiko** ist bei Magen-Darm-Passagestörungen **erhöht**, sodass eine **Ileuseinleitung** (s. dazu Allgemeiner Teil, Kap. 14 „Praxis der Allgemeinanästhesie") notwendig werden kann (z.B. bei Refluxösophagitis, Ösophagusdivertikeln, Hiatushernien, Magenausgangsstenosen, Magenatonie, oberen gastrointestinalen Blutungen, großen Pankreaskopfzysten, akutem Abdomen, Ileus). Sind größere Blutverluste zu erwarten, müssen genügend **Erythrozytenpräparate** bereitgehalten werden (z.B. 2–6 EKs, in Abhängigkeit von der geplanten Operation, dem präoperativ erhobenen Befund und der Konstitution des Patienten).

Aspirationsrisiko

Bei größeren Eingriffen scheint die **Kombinationsanästhesie** (Intubationsnarkose und Periduralkatheter) insbesondere bei kardialen und pulmonologischen Risikopatienten sowohl intra-

Kombinationsanästhesie

als auch postoperativ vorteilhaft zu sein.[38] Eine **Periduralanästhesie** scheint mit weniger postoperativen gastrointestinalen Funktionsstörungen einherzugehen und die Rekonvaleszenz zu verbessern.[19,26] Ein häufig bereits **präoperativ existentes** intravasales **Volumendefizit** sollte schon prä- oder intraoperativ anbehandelt bzw. ausgeglichen werden.[15] Ein Ausgleich des präoperativen Defizits durch Fasten kann durch die Volumenzufuhr von ca. 1000 ml kristalloider oder kolloidaler Lösung anbehandelt werden. Der Volumenbedarf ist allerdings äußerst variabel.

Narkoseeinleitung

PDK-Anlage — Die **PDK-Anlage** erfolgt am wachen Patienten, bei Operationen am Ösophagus und bei Oberbaucheingriffen höher (Th 5–9) als bei Eingriffen am Rektum (Th 8–12). Im Anschluss an die PDK-Anlage und die Applikation einer Testdosis (z.B. Lidocain 2 %, 3–5 ml) wird eine konventionelle **Narkoseeinleitung** oder, bei erhöhtem Aspirationsrisiko, eine Ileuseinleitung (Rapid-Sequence-Induction) durchgeführt. Exsikkierte Patienten sollten vor der Narkoseinduktion ausreichend Volumen erhalten (z.B. 500–1000 ml kolloidale oder kristalloide Lösung, u.U. erheblich mehr), um Blutdruckabfällen vorzubeugen.

invasives Monitoring Volumenzugänge — Größere Oberbaucheingriffe und für die Narkoseführung relevante Begleiterkrankungen bedürfen eines **invasiven Monitorings** (zentraler Venenkatheter, invasive Blutdruckmessung) und mehrerer großlumiger periphervenöser Zugänge (z.B. 2 × G 14).

Magensonde — Zusätzlich sollten die Patienten, unter Beachtung der Kontraindikationen (z.B. ausgedehnte Ösophagus-Varizen), mit einer **Magensonde** ausgestattet werden. Soll die Magensonde postoperativ in ihrer Position belassen werden (z.B. bei Gastrektomien und Ösophagusresektionen), wird eine weiche Magensonde nasal gelegt, soll sie postoperativ entfernt werden, kann eine harte Magensonde oral gelegt werden.

Blasenkatheter — Patienten, bei denen die vorgesehenen Eingriffe voraussichtlich länger als 2 h dauern, bedürfen einer kontinuierlichen Urinableitung. Voroperierte Patienten sollten präoperativ einen Blasenkatheter erhalten, da bei diesen Patienten häufig anzutreffende intraabdominelle Adhäsionen die intraoperative Anlage eines Cystofix erschweren oder zu Verletzungen von intraabdominellen Strukturen führen können.

Ansonsten wird, in Absprache mit dem Operateur, der Patient präoperativ mit einem Blasenkatheter bzw. intraoperativ mit einem Cystofix ausgestattet. (Bei laparoskopischen Eingriffen wird üblicherweise präoperativ ein Blasenkatheter gelegt. Ist der intraoperative Zugang zur Blase erschwert, empfiehlt sich ebenfalls die präoperative Blasenkatheteranlage.)

Der Einsatz von **Wärmeerhaltungssystemen und** eine **kontinuierliche Temperaturmessung** sind Voraussetzungen zum Erhalt der Normothermie[20] (s. hierzu auch Allgemeiner Teil, Kap. 12 „Intraoperative Hypothermie").

Wärmeerhaltungssystem

i In einer Studie[20] im Jahr 1996 wurden 200 Patienten, bei denen eine kolorektale Resektion durchgeführt werden sollte, präoperativ in zwei Gruppen randomisiert. In der **(normothermen) Studiengruppe** wurde intraoperativ die mittlere Kerntemperatur durch wärmeerhaltende Maßnahmen auf 36,6 ± 0,5 °C gehalten, während in der **(hypothermen) Kontrollgruppe**, ohne wärmeerhaltende Maßnahmen, die mittlere Kerntemperatur intraoperativ auf 34,7 ± 0,6 °C absank (p < 0,001) und noch fünf Stunden postoperativ signifikant unter der Kerntemperatur der Studiengruppe lag.
Patienten der „hypothermen" Gruppe benötigten signifikant mehr Bluttransfusionen, hatten signifikant häufiger chirurgische Wundinfektionen (19 % vs. 6 %; p = 0,009) und eine geringere Kollagenablagerung (als Indikator für die Wundheilung) als die „normotherme" Studiengruppe. Die Patienten der „normothermen" Gruppe konnten eher enteral ernährt werden und, unabhängig vom Auftreten einer Wundinfektion, signifikant früher aus dem Krankenhaus entlassen werden als die „hypotherme" Kontrollgruppe (12,1 ± 4,4 vs. 14,7 ± 6,5 Tage).

Der **Periduralkatheter** kann, nach negativer Testdosis (d.h. ohne Hinweis auf eine intrathekale Lage), mit Carbostesin (0,125–0,5 %) oder Ropivacain (0,2–0,75 %) kontinuierlich bestückt werden (6–12 ml/h). Zusätzlich kann ein Opioidbolus epidural verabreicht werden (z.B. Sufentanil 0,1–0,2 μg/kg). Die Ausdehnung und Anschlagzeit der Periduralanästhesie wird durch die Bolusgabe eines schnell wirksamen Lokalanästhetikums (z.B. Xylocain 2 % – ca. 160 mg) beschleunigt.

PDK-Bestückung

Intraoperative Phase

balancierte Anästhesie/TIVA

Intraoperativ können **balancierte sowie total-intravenöse Anästhesieverfahren** angewendet werden.

Volumenverschiebungen

Während der Operation sind akut, aber auch kontinuierlich während des operativen Verlaufs **größere Blutverluste** möglich. In Abhängigkeit von den Vorerkrankungen des Patienten, der Operationsdauer und der Ausdehnung des operativen Eingriffs kann es durch die Freisetzung inflammatorischer Zytokine und durch die humorale Stressantwort zu einer Endothelzellfunktionsstörung mit erhöhter vaskulärer Permeabilität und konsekutiven **Volumenverschiebungen** von intra- nach extravasal sowie zu „**Third-Space-Losses**" (Verlusten in den dritten Raum, ins Interstitium) kommen.[13] Eine intravasale **Hypovolämie** ist häufig mit einer erhöhten humoralen Stressreaktion und Organhypoperfusion (insbesondere Niere und Darm) assoziiert und kann den Krankheitsverlauf negativ beeinflussen.[12,26,27]

Volumengabe

Die **intraoperative Volumengabe** zielt auf den Erhalt eines effektiven intravaskulären Volumens zum Erhalt von Gewebeperfusion und Oxygenierung und einer adäquaten kardialen Vor- und Nachlast ab.[13,29] Die Gabe von Volumen bei hypovolämen Patienten kann vermutlich zu einer Abnahme vasoaktiver Mediatoren (Vasopressin, Katecholamine) und somit zu einer erhöhten vaskulären Compliance mit reduzierten kardialen Füllungsdrücken und erhöhtem Schlagvolumen führen.[13] Dabei scheint die im Vergleich zu Kristalloiden höhere intravasale Verweildauer von Kolloiden von Vorteil zu sein.[24] Andererseits kann eine **Hypervolämie** zu Lungen- und Gewebeödem führen und sollte ebenfalls **vermieden** werden.[6]

Volumenüberladung vermeiden

i In einer prospektiven Studie[6] wurde 2003 an 172 Patienten (98,3 % ASA 1 u. 2) die postoperative **Komplikationsrate** in Abhängigkeit von einer intra- und postoperativ **restriktiven bzw. liberalen Volumentherapie** untersucht. In der restriktiven Gruppe wurden „Third-Space"-Verluste nicht ersetzt, und eine relative Hypovolämie durch Bestückung des Periduralkatheters wurde ebenfalls nicht mit Volumen, sondern mit Vasopressoren behandelt. Blutverluste wurden in der restriktiven Gruppe mit kolloidalen Lösungen bzw., wenn indiziert, mit Blutkomponenten ausgeglichen. In der Standardgruppe erhielten die Patienten nach Anlage des PDK 500 ml kolloidale Lösung, Third-Space-Verluste wurden ausgeglichen, und Blutverluste wurden zunächst mit bis zu 1500 ml NaCl bzw. nach Bedarf mit Blutkomponenten ersetzt.

Die intra- und postoperative Flüssigkeitszufuhr war im Median, trotz großer Überlappungen, in der restriktiven Gruppe signifikant niedriger als in der Standardgruppe (2740 ml vs. 5388 ml; Range 1100–8050 ml vs. 2700–11083 ml). Die postoperative Komplikationsrate war in der restriktiven Gruppe signifikant niedriger als in der Standardgruppe (21 vs. 40 Patienten). Dabei stand die Komplikationsrate in Relation zur Gewichtszunahme am Operationstag. Insbesondere traten in der Standardgruppe mehr pulmonale Komplikationen und Anastomosenleckagen auf. Möglicherweise kann eine Volumenüberladung zu einem subklinischen Lungenödem mit konsekutiver Gewebehypoxie und Wundheilungsstörung führen.

Aus dieser Studie lässt sich ableiten, dass eine intra- und postoperative **Volumenüberladung vermieden** werden sollte.

Eine Hypotonie unter Periduralanästhesie ist oftmals keine absolute Hypovolämie, sondern Ausdruck eines relativen Volumenmangels infolge des vaskulären Tonusverlusts. Einer **vasopressorischen Therapie** (z.B. mit Arterenol, bis 0,1 µg/kg/min) ist in diesem Fall der Vorzug gegenüber einer exzessiven Volumentherapie zu geben.[19]

Hypotonie

Intraoperativ sollte auf den Erhalt der Körperkerntemperatur und auf eine **adäquate Urinproduktion** (ca. 0,5 ml/kg/h) geachtet werden. Auch hier ist ein konsequentes **Wärmemanagement** notwendig (s. dazu Allgemeiner Teil, Kap. 12 „Intraoperative Hypothermie").[21,31]

Kleinere Blutverluste sollten mit Kristalloiden und Kolloiden ausgeglichen werden. **Größere Volumenverschiebungen und Blutverluste** können die Gabe von Erythrozytenkonzentraten, Thrombozyten, Gefrierfrischplasmen und ggf. Gerinnungsfaktoren notwendig machen.[34,39] Bei größeren Eingriffen sollten **Druckinfusionssysteme** (z.B. Level-One, RIS – Rapid-Infusion-Systeme) für den Fall plötzlicher größerer Blutverluste zur Verfügung stehen (s. Allgemeiner Teil, Kap. 22/7 „Massive Blutung"). Die Wiederaufbereitung von Blut mithilfe der **maschinellen Autotransfusion** (MAT, z.B. Cell-Saver) kann Fremdblutgaben einsparen oder sogar überflüssig machen. Allerdings gilt die MAT in der Tumorchirurgie und bei keimbelasteten Wundgebieten als relativ kontraindiziert.[35]

Blutverlust

Postoperative Phase

Normotherme, hämodynamisch **stabile Patienten** können postoperativ extubiert werden, hypotherme (Körperkerntemperatur < 36 °C), **kreislaufinstabile Patienten**, Patienten mit Zwei-Höhlen-Eingriffen und Patienten nach Massivtransfusion sollten jedoch in der Regel elektiv ausgeleitet werden.

postoperative Überwachung

Bei **größeren Oberbaucheingriffen** ist die postoperative Überwachung auf einer Intensivstation obligat. Auch die postoperative Behandlung hat entscheidenden Einfluss auf den Krankheitsverlauf und die Erholung des Patienten.

frühe Mobilisierung Atemtherapie

Nach der hämodynamischen Stabilisierung ist ein suffizientes und adäquates Analgesiekonzept und eine frühe postoperative Mobilisierung mit Atemtherapie von essenzieller Bedeutung.[1]

> **i** In einer Studie[1] aus dem Jahr 2000 wurden 60 Patienten mit geplanter Kolonresektion in ein **multimodales Behandlungskonzept** (sog. „Fast-Track-Chirurgie") eingeschlossen.
> Die Patienten erhielten präoperativ einen Epiduralkatheter, und die intraoperative Volumengabe wurde standardisiert auf 2000 ml begrenzt. Bei allen Patienten wurde intraoperativ eine PONV-Prophylaxe durchgeführt und ein peripheres Nichtopioidanalgetikum verabreicht. Schmerzfreiheit wurde mit NSAIDs, Paracetamol und mithilfe des Periduralkatheters angestrebt. In der postoperativen Phase wurde auf eine Magensonde verzichtet, die Patienten wurden 6 h postoperativ mobilisiert, und bereits am ersten postoperativen Tag wurde mit der normalen Nahrungsaufnahme begonnen. Der Blasenkatheter wurde 24 h postoperativ und der PDK 48 h postoperativ entfernt. In der gleichen Zeit wurde eine vollständige Mobilisierung und normale Nahrungsaufnahme angestrebt.
> Mithilfe dieses multimodalen Konzepts konnten mehr als 50 % aller Patienten nach 48 h und 75 % aller Patienten nach 72 h aus dem Krankenhaus entlassen werden. Die Ergebnisse dieser Studie deuten darauf hin, dass eine **optimale Schmerztherapie**, eine **frühe Mobilisation** und **frühe enterale Ernährung** sowie der **Verzicht auf** die Patientenerholung verzögernde Behandlungsregimes (**Magensonden, Drainagen, Blasenkatheter**) die Rekonvaleszenz beschleunigen und damit vermutlich auch den Krankheitsverlauf günstig beeinflussen können.

Analgesie

Die postoperative **Fortführung** einer **periduralen Analgesie** führt zu einer früher einsetzenden Darmtätigkeit, besseren Patientenmobilisation und höherer Patientenzufriedenheit als ein postoperatives opioid-dominiertes Analgesiekonzept.[19] Sofern möglich, sollte unter Beachtung potenzieller Nebenwirkungen und Kontraindikationen (z.B. Nierenfunktionsstörungen, Gerinnungsstörungen) einer **nicht-opioidhaltigen Analgesie** (Metamizol, Paracetamol, NSAID, Coxibe) gegenüber opioidhaltigen Analgetika der Vorzug gegeben werden. Die Nebenwirkungen der opioidhaltigen Analgetika (Übelkeit, Erbrechen, Obstipation, Schläfrigkeit) können sich potenziell negativ auswirken.

Typische Probleme

- Das **Eventerationssyndrom** (= Freisetzung von vasoaktiven Mediatoren bei Manipulation und Zug an den Mesenterien während intraabdomineller Eingriffe) ist durch eine plötzliche, teilweise schwere Hypotonie und Flush gekennzeichnet, welche bis zu einer halben Stunde anhalten können. Als Ursache wird angenommen, dass Zug am Mesenterium zur Ausschüttung vasoaktiver Prostazykline mit konsekutiver Abnahme des systemischen vaskulären Widerstands (SVR) führen kann.[32] Die Therapie besteht primär in der Gabe von Volumen und Vasopressoren (z.B. Arterenol 10 µg i.v., Dosis nach Wirkung).[41] Eine erfolgreiche Behandlung mit Cyclooxygenaseinhibitoren (Ibuprofen 12 mg/kg p.o. 90 min präoperativ) wurde ebenfalls beschrieben, erscheint aber für die allgemeine Praxis nicht empfehlenswert.[32]

- Operationen am Pankreas profitieren von der intraoperativen Gabe von **Somatostatin/Octreotid** (z.B. 100–200 µg Octreotid s.c. alle 4 h), welches die gastrointestinale und exokrine Pankreassekretion inhibiert. Die Rate an Anastomoseninsuffizienzen, Leckagen und Pankreasfisteln scheint sich durch die Gabe von Somatostatin signifikant zu reduzieren. Normalerweise werden postoperativ täglich drei Dosen 100–250 µg Somatostatin für eine Woche subkutan appliziert.[30]

Präoperativ:

Evaluation der kardialen Belastbarkeit

Bereitstellen von Erythrozytenkonzentraten (2–6 EKs, je nach Eingriff und Allgemeinzustand des Patienten)

Aspirationsrisiko abschätzen

Periduralkatheter erwägen

perioperatives Flüssigkeitsdefizit behandeln

Narkoseeinleitung:

PDK-Anlage, Volumengabe

Narkoseeinleitung (ggf. Ileuseinleitung)

Monitoring: in Abhängigkeit vom Allgemeinzustand des Patienten und der Ausdehnung des Eingriffs ggf. ZVK, arterielle Kanüle, Magensonde, Blasenkatheter, Wärmematte/Temperatursonde; ausreichend periphervenöse Zugänge

Anästhesie bei bestimmten operativen Eingriffen

Checkliste abdominalchirurgische Eingriffe, Fortsetzung

Intraoperative Phase:

PDK-Bestückung (z.B.):

- Bolusgabe Lidocain 2 % (ca. 160 mg) und
- Bolusgabe Sufentanil (0,1–0,4 µg/ kg) und
- Carbostesin (0,125–0,5 %) oder Ropivacain (0,2–0,75 %) kontinuierlich 6–12ml/h

Erhalt von Normotonie und Normovolämie

Ausgleich von Volumenverlusten mit Kristalloiden/Kolloiden, ggf. größere Verluste mit Blutprodukten ausgleichen; fremdblutsparende Maßnahmen erwägen

Erhalt der Normothermie, Körperkerntemperatur $\geq$ 36,0 °C

bei größeren Eingriffen Nierenfunktion überwachen (Urinproduktion ca. 0,5–1ml/kg/h)

Postoperative Phase:

normotherme, hämodynamisch stabile Patienten extubieren

postoperative Nachbeatmung nach Massivtransfusion, bei Zwei-Höhlen-Eingriffen, Hypothermie, instabilen Patienten

effiziente Analgesie (Periduralkatheter, Nichtopioidanalgetika gegenüber den Opioidanalgetika bevorzugen; ggf. kombinieren)

frühe postoperative Mobilisation, Atemtherapie

Typische Probleme:

Eventerationssyndrom: Volumen- und Vasopressorengabe, evtl. Cyclooxygenaseinhibitoren

Anastomoseninsuffizienzen, Leckagen und Pankreasfisteln: Gabe von Somatostatin/Octreotid

2/3 Anästhesie bei laparoskopischen Eingriffen

Roggenbach J, Martin E, Weigand MA

Laparoskopische Eingriffe gewinnen in zunehmendem Maß an Bedeutung. Sie zeichnen sich im Vergleich zu „offenen" Baucheingriffen durch ihre geringere Invasivität, eine in der Regel niedrigere Schmerzintensität und eine oftmals schnellere Erholung der Patienten aus.

In den letzten Jahren ist das **Indikationsspektrum** für laparoskopische Eingriffe erheblich **erweitert** worden. In der Viszeralchirurgie werden zum Teil Hemikolektomien, Fundoplicationes, Appendektomien, Cholezystektomien, distale Ösophagusresektionen und Operationen an den Nieren und Nebennieren laparoskopisch durchgeführt.

Indikationen

In den meisten Fällen wird bei laparoskopischen viszeralchirurgischen Eingriffen CO_2 in das Peritoneum bzw. Retroperitoneum **insuffliert**. Die CO_2-Insufflation und der **Anstieg** des **intraabdominellen Drucks (IAP)** beeinflussen das kardiovaskuläre System, die Lunge, das Endokrinium, die Niere sowie die Splanchnikusdurchblutung.

CO_2-Insufflation

Herz-Kreislauf-Veränderungen bei laparoskopischen Eingriffen

Während des **Pneumoperitoneums (Kapnoperitoneum)** wird, in Abhängigkeit vom intraabdominellen Druck, kontinuierlich CO_2 **reabsorbiert**, welches ohne Anpassung der Ventilation zu einer **Hyperkapnie und Azidose** führt. Hyperkapnie und Azidose wirken negativ inotrop, können die proarrhythmogenen Effekte von Katecholaminen verstärken und führen zu einer systemischen Vasodilatation.[14] Allerdings bedingen erhöhte CO_2-Konzentrationen und ein erhöhter intraabdomineller Druck eine Stimulation des Sympathikus und des **Renin-Angiotensin-Aldosteron-Systems (RAAS)** mit vermehrter Katecholamin- und ADH – Ausschüttung, was in einer Zunahme des systemischen und pulmonalen vaskulären Widerstands und somit der kardialen links- und rechtsventrikulären Nachlast resultiert.[18]

Pneumoperitoneum

Kapnoperitoneum Als Nettoeffekt eines **Kapnoperitoneums** lässt sich bei kardial gesunden Patienten häufig eine **Zunahme des peripheren Gefäßwiderstands und** des **Blutdrucks** bei einer reduzierten kardialen Auswurfleistung (Verminderung der EF um ca. 10–30 %) beobachten.[18]

IAP Der erhöhte intraabdominelle Druck (IAP) komprimiert die V. Cava, führt somit zu einem **venösen Pooling in den Beinen** und behindert den Rückfluss zum Herzen. Bei hypovolämen Patienten kann dies zu einem hämodynamisch relevanten Abfall der kardialen Vorlast führen, sodass eine ausreichende Volumengabe indiziert ist.

Die **Dehnung des Peritoneums** durch die Gasinsufflationen kann vagotone Reaktionen mit **Arrhythmien und Bradykardien** bis zur Asystolie provozieren.

Pulmonologische Veränderungen bei laparoskopischen Eingriffen

Trendelenburg-Lagerung Der erhöhte intraabdominelle Druck (IAP) während einer laparoskopischen Operation führt zu einer Versteifung und **Verlagerung des Zwerchfells nach kranial**. Die daraus resultierende **Kompression der Lunge** wird häufig durch die **Trendelenburg-Lagerung** während des Eingriffs weiter verstärkt. Als Konsequenz nimmt die funktionelle Residualkapazität (FRC) und die Lungencompliance (35–40 %) ab und die Resistance zu. Die Lungenkompression begünstigt das Entstehen von Atelektasen und **Ventilations-Perfusions-Verteilungsstörungen**.[14]

Vermeidung von Atelektasen Zur Vermeidung von Atelektasen müssen die Patienten während des laparoskopischen Eingriffs mit einem ausreichend hohem „PEEP" beatmet werden. Zusätzlich sollte das **Atem-Minuten-Volumen (AMV)**, sofern möglich, um ca. 25 % **gesteigert** werden, um zusätzlich reabsorbiertes CO_2 abzuatmen. Die Lungenkompression und die Zwerchfellverlagerung erfordern für die Applikation eines ausreichend hohen Atemzugvolumens **höhere Beatmungsspitzendrücke**, die zur Lungenschädigung führen können. Bei der Beatmung sollten die Spitzendrücke

30 mbar nicht überschreiten. Dabei ist zu beachten, dass sich auch der Atemmitteldruck während des Eingriffs erhöht, was die kardiale Vorlast reduzieren kann.

Veränderungen der Organperfusion bei laparoskopischen Eingriffen

Der **erhöhte intraabdominelle Druck reduziert** die **Nierenperfusion** um ca. 50 %, ein intraoperativer Abfall der Urinproduktion normalisiert sich in der Regel postoperativ schnell. Inwieweit laparoskopische Operationen die Splanchnikusdurchblutung beeinflussen ist bisher nicht vollständig geklärt. Dies scheint jedoch klinisch nicht relevant zu sein.

erhöhter intraabdomineller Druck

Ein erhöhtes pCO_2 und die Trendelenburg-Lagerung **erhöhen** den **intrazerebralen Druck**, was bei präoperativ normalen intrakraniellen Drücken problemlos toleriert wird. Dennoch sollten intraoperativ normale pCO_2-Werte angestrebt und bei präoperativ erhöhten intrakraniellen Drücken (Schädel-Hirn-Trauma, Hirntumoren, Hydrocephalus etc.) notwendige Operationen nicht laparoskopisch durchgeführt werden.

erhöhter intrazerebraler Druck

Präoperative Phase

Gesunde Patienten tolerieren laparoskopische Eingriffe in der Regel problemlos, sodass **besondere Vorbereitungen nicht notwendig** sind.

Kontraindikationen für laparoskopische Eingriffe sind ein erhöhter intrakranieller Druck, Hypovolämie und ventrikuloperitoneale und hepatojuguläre Shunts, es sei denn, diese lassen sich vor der Gasinsufflation abklemmen.

Kontraindikationen

Vorsicht ist bei Patienten mit **Vorerkrankungen der Lunge** geboten. Eine gestörte Lungenfunktion kann die Fähigkeit zur Ventilationssteigerung limitieren, mit dem Risiko einer CO_2-Akkumulation und einer postoperativ erhöhten Atemarbeit. Erhöhte Beatmungsdrücke können zur Ruptur von Emphysemblasen und zum Pneumothorax und/oder Luftembolie führen.

Vorgehen bei reduzierter Herzleistung

Eine präoperativ **reduzierte Herzleistung** (EF < 30 %) rechtfertigt ein invasives hämodynamisches Monitoring (arterielle Kanüle, ZVK, ggf. Pumonalarterienkatheter und/oder TEE). In Absprache mit dem Operateur kann als Alternative eine **gaslose laparoskopische Operation** in Erwägung gezogen werden. Eine **Prämedikation mit zentralen α_2-Agonisten** (z.B. Clonidin 150 µg p.o.) kann die Folgen der intraoperativen Sympathikusstimulation abschwächen und damit die Nachlast reduzieren.

Narkoseeinleitung

Intubation

In der Regel sollten die Patienten für laparoskopische Eingriffe **konventionell intubiert** werden. Für den Einsatz von Larynxmasken gibt es zwar keine absoluten Kontraindikationen, aber der Aspirationsschutz ist im Vergleich zur endotrachealen Intubation niedriger, und die intraoperativ häufig notwendigen höheren Beatmungsdrücke können eine Luftinsufflation in den Magen begünstigen und das Aspirationsrisiko weiter erhöhen. Zusätzlich kann es insbesondere bei der Trendelenburg-Lagerung zur Regurgitation kommen.

invasives Monitoring

Bei ausgedehnten laparoskopischen und laparoskopisch assistierten Operationen sowie bei Patienten mit reduzierter Herzleistung, Herzvitien und/oder eingeschränkter Lungenfunktion erscheint ein **invasives Monitoring gerechtfertigt** (ZVK, invasive arterielle Blutdruckmessung, ggf. Pulmonalarterienkatheter bzw. TEE, Blasenkatheter).

Eine **Magensonde** soll zur Dekompression des Magens beitragen, das Verletzungsrisiko intraabdomineller Strukturen bei der Einführung des Trokars vermindern, intraoperativ die Übersicht für den Operateur verbessern und das PONV-Risiko reduzieren. Die präoperative **Entleerung der Harnblase** (z.B. Blasenkatheter) trägt ebenfalls zur Reduktion des Verletzungsrisikos intraabdomineller Strukturen bei.

Temperaturmanagement

Eine intraoperative **Temperaturmessung** und **wärmeerhaltende Maßnahmen** sind wesentliche Bestandteile zur Verbesserung des Outcomes und der Rekonvaleszenz.

Die **Lagerung** des Patienten erfolgt nach der Narkoseeinleitung in Absprache mit dem Operateur, wobei darauf zu achten ist, dass Stützen und Schulterpolster nicht zu Plexus und Nervenläsionen führen (vgl. hierzu Allgemeiner Teil, Kapitel 13 „Die Lagerung des Patienten zur Operation").

Patientenlagerung

Intraoperative Phase

Für die Narkoseführung eignen sich sowohl **balancierte Anästhesieverfahren** als auch eine **TIVA**.

balancierte Anästhesie/TIVA

Für elektive kürzere Eingriffe bestehen keine Kontraindikationen für N_2O, bei längeren Eingriffen und bei Ileussymptomatik sollte wegen des Risikos der Darmdistension auf N_2O verzichtet werden.

Um die hämodynamischen Effekte des Kapnoperitoneums möglichst gering zu halten, sollte das CO2 möglichst langsam insuffliert werden und der intraabdominelle Druck (IAP) weniger als 15 mm Hg betragen.[14,18] Ein Abfall der Vorlast und ein Anstieg der Nachlast durch Zunahme des SVR (systemischen Gefäßwiderstands) können eine zusätzliche Volumengabe zur Aufrechterhaltung des arteriellen Drucks erforderlich machen. α_2-Agonisten, β-Blocker, Calcium-Antagonisten und Remifentanil können die adrenerge und humorale Stressantwort mildern und den SVR senken.[18]

Insuffliertes CO_2 wird intraoperativ kontinuierlich reabsobiert und hat bei intraperitonealen Operationen ein Plateau nach ca. 15–30 min sowie ein zweites bei Entlastung des Kapnoperitoneums. Die CO_2-Reabsorption sistiert bei intraperitonealen Eingriffen nach Beendigung der Operation. Im Gegensatz dazu findet bei **extraperitonealen laparoskopischen Eingriffen** häufig eine kontinuierlich hohe CO_2-Absorption statt, welche postoperativ noch persistieren kann.[36] Reabsorbiertes CO_2 kann nur pulmonal eliminiert werden und erfordert in der Regel eine **Steigerung der Ventilation** um ca. 25 % zum Erhalt der Normokapnie. Dabei sollte allerdings berücksichtigt werden, dass bei Patienten mit eingeschränkter Lungenfunktion das $pEtCO_2$ nur unzureichend mit dem pCO_2 korreliert.

CO_2-Absorption

Verletzungsrisiko durch Trokar Insbesondere bei der **Einführung des Trokars** besteht ein Verletzungsrisiko für intraabdominelle Strukturen, sodass in dieser Phase eine ausreichende Relaxierung notwendig ist. Eine zu flache Narkosetiefe kann zum Pressen des Patienten bei der Einführung des Trokars führen und intraoperativ zu einer erhöhten CO_2-Produktion beitragen.

Postoperative Phase

Nach komplikationslosen Eingriffen können normotherme, normokapnische und hämodynamisch **stabile Patienten direkt** postoperativ **extubiert** werden.

Hyperkapnische Patienten bedürfen gegebenenfalls einer postoperativen Nachbeatmung. Insbesondere nach extraperitonealen Eingriffen kann eine Resorption von CO_2 aus dem Gewebe eine Hyperkapnie bedingen, sodass eine längere postoperative Überwachung und ggf. eine passagere CPAP-Therapie notwendig sein kann. **Pulmonal und kardial kompromittierte Patienten** können auch postoperativ noch dekompensieren und müssen dementsprechend sorgfältig überwacht werden.

PONV **PONV** ist ein häufiges Problem (40–70 %) und sollte entsprechend behandelt werden. Ein erhöhter Sauerstoffbedarf wurde bei Patienten nach laparoskopischen Operationen postoperativ beobachtet, sodass die O_2-Gabe sinnvoll erscheint.[18]

Typische Probleme

Gasembolie

Die **CO_2-Insufflation** birgt **Risiken**, die eine sofortige chirurgische und anästhesiologische Intervention notwendig machen können.

Relevante Gasembolien sind **seltene Ereignisse** und erfolgen am häufigsten bei der Anlage des Kapnoperitoneums und bei voroperierten Patienten.[14] **Kleinere Gasembolien** lassen sich relativ häufig nachweisen, werden jedoch durch den hohen Löslichkeitskoeffizienten von CO_2 rasch resorbiert und bleiben asymptomatisch.

Größere Gasembolien führen zu **Lungenembolien**, können aber auch, bei nicht vollständig verschlossenem Foramen Ovale, zu arteriellen Embolien führen. Ein Abfall der Sauerstoffsättigung und des $pEtCO_2$ (bei gleichzeitigem Anstieg des $PaCO_2$) und eine akute hämodynamische Verschlechterung sollten den Verdacht auf eine Gasembolie lenken.

Der Verdacht auf eine Gasembolie lässt sich z.B. mit einem **präkordialen Doppler** (plötzliche charakteristische Änderung des Dopplersignals, wenn sich Gas im Ventrikel befindet, wegen seines rauen „mühlradähnlichen" Klangs als „Mühlradphänomen" bezeichnet) oder mit einem TEE nachweisen. Über einen tief vorgeschobenen ZVK ist die Aspiration schaumigen Blutes beweisend für eine Gasembolie. Bei Verdacht auf eine relevante Gasembolie sollte die **CO_2-Insufflation** sofort **unterbrochen** und das **Kapnoperitoneum abgelassen** werden. Eine Beatmung mit N_2O muss sofort gestoppt und der Patient mit **100 % O_2 hyperventiliert** werden. Über einen liegenden **ZVK** kann versucht werden, das **Gas zu aspirieren**.

Die **Kopftief- und Linksseitenlagerung** des Patienten **(Durant-Position)** soll verhindern, dass das Gas den rechten Ventrikel verlässt und eine Lungenembolie verursacht.[18] Ausgeprägte Gasembolien können die Gabe von **Inotropika** (z.B. Noradrenalin, Dobutamin, Adrenalin) oder sogar eine **Reanimation** notwendig machen.

Emphyseme

Subkutane Emphyseme finden sich bei bis zu 3 % aller laparoskopischen Eingriffe. **Kleinere subkutane Emphyseme** resorbieren sich von selbst und bedürfen keiner Therapie. Allerdings stellen sie ein weiteres **CO_2-Reservoir** dar, sodass eine Steigerung der Ventilation notwendig sein kann. Darüber hinaus können sich subkutane Emphyseme **bis zum Mediastinum und zur Pleura** ausdehnen und vice versa. Ein Subkutanemphysem sollte den Verdacht auf ein begleitendes **Mediastinalemphysem** oder einen **Pneumothorax** lenken.

Das Risiko für Mediastinalemphyseme und Kapnothoraces ist besonders bei Operationen am Ösophagus und am Zwerchfell erhöht. CO_2 kann sich aber auch durch präoperativ existierende Defekte des Zwerchfells (z.B. Foramen Morgagni und Bochdalek) oder um den Hiatus des Ösophagus oder der Aorta den Weg zum Mediastinum und zur Pleura bahnen. Da CO_2 schnell reabsorbiert wird, ist die Anlage einer Bülau-Drainage meist nicht indiziert; dabei ist jedoch ein Pneumothorax (z.B. durch Ruptur einer Emphysemblase oder durch eine iatrogene Pleuraverletzung) ebenfalls möglich und sollte nicht mit einem **Kapnothorax** verwechselt werden.

Kapnothorax

Ein **Kapnothorax** erfordert die Senkung des IAP, eine Erhöhung des PEEP und einen sofortigen Stopp einer eventuellen Beatmung mit N_2O.

Ein Subkutanemphysem, welches sich bis in den Hals und den Nacken ausdehnt, kann zur **Obstruktion der oberen Atemwege** führen und bedarf sorgfältiger Beobachtung.

Endobronchiale Intubation

Der erhöhte intraabdominelle Druck führt zur Verlagerung des Zwerchfells nach kranial, sodass nach Anlage eines Kapnoperitoneums eine **sekundäre Dislokation der Tubusspitze** nach endobronchial auftreten kann.

Kardiovaskuläre Komplikationen

Zug am Mediastinum kann eine Vagusreaktion mit Bradykardie bis zur Asystolie provozieren. Die Behandlung erfolgt primär mit **Vagolytika** (z.B. Atropin 0,5–1,0 mg i.v.).

Für Patienten mit eingeschränkter Herzleistung kann der **Anstieg des SVR** während des Kapnoperitoneums zur Nachlasterhöhung und zur kardialen Dekompensation führen. Dies kann die kardiale Unterstützung mit Inotropika (z.B. Dobutamin) oder die Senkung der Nachlast notwendig machen (z.B. Ebrantil, Nitro, α_2-Agonisten, nach Bedarf titrieren).[18]

Checkliste laparoskopische Eingriffe

Präoperativ:

Evaluation der kardialen und pulmonalen Belastbarkeit

Aspirationsrisiko abschätzen

perioperatives Flüssigkeitsdefizit behandeln

ggf. Erythrozytenkonzentrate bereitstellen (z.B. 2–4 EKs bei größeren Eingriffen wie Hemikolektomie oder distaler Ösophagusresektion)

Narkoseeinleitung:

endotracheale Intubation

Monitoring:

- Magensonde
- Blasenkatheter
- Wärmematte/Temperatursonde
- ausreichend periphervenöse Zugänge (z.B. 1–2 G 14 je nach Eingriff)
- ggf. ZVK (z.B. bei ausgedehnten Eingriffen wie Hemikolektomie oder Ösophagusresektion), PAK bzw. TEE (z.B. bei kardiopulmonal vorbelasteten Patienten)
- ggf. arterielle Kanüle (z.B. bei ausgedehnten Eingriffen, bei Patienten mit reduziertem Allgemeinzustand)

vorsichtige Patientenlagerung mit Operateur
Cave: Nervenläsionen (Plexus!)

Intraoperative Phase:

balanciertes Anästhesieverfahren oder TIVA; möglichst kein N_2O

bei Anlage des Kapnoperitoneums:

- Volumengabe bei RR-Abfall
- Ventilation um ca. 25 % steigern, normales pCO_2 anstreben
- bei Einführung des Trokars: Narkose vertiefen/relaxieren

Erhalt von Normotonie und Normovolämie

Ausgleich von Volumenverlusten mit Kristalloiden/Kolloiden, ggf. größere Verluste mit Blutprodukten ausgleichen

Erhalt der Normothermie, Körperkerntemperatur $\geq 36,0$ °C

Nierenfunktion überwachen (Urinproduktion: ca. 0,5–1 ml/kg/h)

Postoperative Phase:

normotherme, hämodynamisch stabile Patienten extubieren

Anästhesie bei bestimmten operativen Eingriffen

Checkliste laparoskopische Eingriffe, Fortsetzung

postoperative Nachbeatmung bei Hypothermie, instabilen Patienten, CO_2-Retention

effiziente Analgesie, O_2-Gabe, ggf. Behandlung von PONV

frühe postoperative Mobilisation

Typische Probleme:

Gasembolie: mit 100 % O_2 hyperventilieren, kein N_2O! Sofort intraabdominellen Druck senken. Bei liegendem ZVK Versuch der Gasaspiration, ggf., sofern möglich, Kopftief- und Linksseitenlage

Emphyseme: die Möglichkeit eines Kapnothorax berücksichtigen.
Cave: Pneumothorax nicht mit Kapnothorax verwechseln

auf Bradykardien achten; ggf. Vagolytika, β-Mimetika (z.B. Atropin, Orciprenalin, Adrenalin titrieren nach Wirkung)

kardiale Dekompensation: Nachlast senken und/oder kardiale Unterstützung mit Inotropika (z.B. Dobutamin)

2/4 Anästhesie für Leberresektionen

Roggenbach J, Martin E, Weigand MA

Leberteilresektionen werden hauptsächlich zur Behandlung von primären Leberzellkarzinomen (HCC) und Lebermetastasen durchgeführt. Andere Indikationen für Leberteil- und Segmentresektionen können aber gelegentlich auch **Leberhämangiome, Echinokokkuszysten** oder die Leberlebendspende sein.

Präoperative Phase

Patienten ohne systemische Grunderkrankung bedürfen in der Regel keiner speziellen präoperativen Vorbereitung und Untersuchung.

Ist das Leberparenchym allerdings präoperativ schon vorgeschädigt, ist eine genauere Evaluation der **kardialen Leistungsfähigkeit** und **pulmonalen Reserve** angezeigt. Schwere Leberparenchymschäden und Leberzirrhose (Ci) sind häufig mit Kardiomyopathien (äthyltoxische CMP), portaler Hypertonie, Aszites, pulmonaler Hypertonie, hepatischer Enzephalopathie, Störungen des Gastrointestinaltrakts, Mangelernährung und Nierenfunktionsstörungen assoziiert.[22]

vorgeschädigte Patienten

Aszites, erhöhtes Bilirubin, Ikterus, kognitive Defizite, ein Abfall des Serumalbumins, der Cholinesterase, der AT-III-Konzentration und ein erniedrigter „Quick"-Wert sollten Anlass zu einer **weiterführenden Diagnostik** geben. Die Mortalität eines leberchirurgischen Eingriffs steigt mit dem Schweregrad einer Leberzirrhose (nach Child-Pugh-Score) dramatisch an.[22] Eine Leberzirrhose gilt als relative Kontraindikation für Leberresektionen.

Leberfunktion

Patienten mit **normaler Leberfunktion** können zur Leberteilresektion über ein **kombiniertes Narkoseverfahren** mit einer Periduralanästhesie aufgeklärt werden. Bei der Entscheidung über die Anlage eines Periduralkatheters ist zu berücksichtigen, dass es insbesondere nach ausgedehnten Resektionen (Hemihepatektomie rechts, Nachresektionen) sowie bei einer Leberschädigung nach langer Ischämie und Reperfusion in der postoperativen Phase durch eine Einschränkung der Syntheseleistung zu Störungen der plasmatischen Gerinnung kommen kann.

kombinierte Narkose

Vor der Leberteilresektion müssen ausreichend **Erythrozytenkonzentrate** bereitgestellt werden (z.B. 4–6 EKs). **Bei reduzierter Leberfunktion** sollte eine Prämedikation mit **Benzodiazepinen** nur **zurückhaltend** erfolgen. Eine **akute Hepatitis** ist eine **Kontraindikation** für einen operativen Eingriff.

Narkoseeinleitung

Sofern vereinbart und bei fehlenden Kontraindikationen wird zunächst die **PDK-Anlage** (Th6–Th9) durchgeführt und eine Testdosis appliziert (z.B. Lidocain 2 %, 80 mg). Auf ein eventuell **erhöhtes Aspirationsrisiko** ist vor allen Dingen bei Aszites, portaler Hypertension und hepatischer Enzephalopathie zu achten.

Medikation

Zur Narkoseinduktion sind **alle Hypnotika geeignet. Abgesehen von Halothan** können alle gängigen Inhalationsanästhetika angewendet werden. Als **Muskelrelaxanzien** bieten sich Atracurium und Cis-Atracurium wegen ihrer weitgehend organunabhängigen Metabolisierung an. Alle Patienten sollten mit einer arteriellen Kanüle, einem zentralen Venenkatheter und einer ausreichenden Zahl an großlumigen venösen Zugängen (mind. 2 x G 14 bzw. G 12 bei schlechten peripheren Venenverhältnissen) ausgestattet werden.

Ösophagusvarizen

Bei Patienten mit vorgeschädigter Leber empfiehlt es sich, **Ösophagusvarizen** präoperativ auszuschließen, bevor eine **Magensonde** gelegt wird.

Voroperierte Patienten erhalten einen **Blasenkatheter. Wärmeerhaltende Maßnahmen** sind auch während leberchirurgischer Eingriffe obligat (s. Allgemeiner Teil, Kap. 12 „Intraoperative Hypothermie"). Eine **Antibiotikaprophylaxe** ist bei leberchirurgischen Eingriffen obligat und erfolgt in Absprache mit dem Operateur, wobei das Risiko für bakterielle Translokationen besonders bei Gallengangsobstruktionen und Aszites erhöht ist.[22]

Intraoperative Phase

balancierte Anästhesie/TIVA

Intraoperativ ist sowohl ein **balanciertes** als auch ein **total-intravenöses Anästhesieverfahren** möglich. Der **Periduralkatheter** kann mit Ropivacain (0,2–0,75 %) oder Carbostesin

(0,125–0,5 %) kontinuierlich befahren werden (6–8 ml/h). Epidurale Opioidgaben (z.B. Sufentanil, Bolusgaben von 0,1–0,2 µg/kg oder kontinuierliche Zufuhr von 3–4 µg/h) können die Anästhesiequalität einer Periduralanästhesie verbessern.

Blutverluste

Intraoperativ kann es sowohl akut als auch kontinuierlich zu **relevanten Blutverlusten** kommen. Dabei ist das Blutungsrisiko bei voroperierten Patienten, Tumoren > 10 cm, Infiltration und Ersatz der V. Cava und bei portaler Hypertension erhöht. Unter diesen Bedingungen muss erwogen werden, den Periduralkatheter wegen des größeren Risikos einer hämodynamischen Instabilität bei ausgedehnter Sympathikolyse erst nach Abschluss der Resektion zu befahren.

Gefäßausklemmung

Zur Leberresektion kann nach Ermessen des Operateurs auf eine Ausklemmung der zuführenden Lebergefäße verzichtet werden, oder es können die zuführenden Lebergefäße sequenziell ausgeklemmt werden. Wenn intraoperativ eine Unterbrechung der Leberperfusion erwünscht ist, können die Gefäße des Lig. hepatoduodenale **(Pringle-Manöver)** oder (z.B. bei Tumorinfiltration der V. cava) alle zu- und abführenden Lebergefäße ausgeklemmt werden (**Total Liver Vascular Exclusion – TVE:** V. porta und A. hepatica sowie die infrahepatische und suprahepatische V. cava).

> **i** Das **Pringle-Manöver** führt zu einem signifikanten Anstieg der kardialen Nachlast (20–30 %) und zu einem Abfall der kardialen Auswurfleistung (5–10 %). Vermutlich führt hier eine vasopressorische Reflexantwort im Peritoneum zu einer Zunahme des systemischen Gefäßwiderstands.[22]

TVE

Erheblich **ausgeprägter** ist der **Einfluss** einer **Ausklemmung aller hepatischen Gefäße** (TVE) auf die **Hämodynamik**. Während der TVE sinkt das Herzminutenvolumen um 30–60 %, sodass eine vorsichtige Volumengabe und der Einsatz von Vasopressoren (z.B. Noradrenalin) zum Erhalt eines adäquaten arteriellen Mitteldrucks (50–75 mm Hg) indiziert ist. Eine zu aggressive Volumenzufuhr kann nach Wiedereröffnung der Gefäße zu einer deutlichen Zunahme der kardialen Vorlast und somit bei eingeschränkter Herzleistung zur kardialen Dekompensation führen.

Volumen-management

Zahlreiche intraoperative Faktoren (Kompression des Diaphragmas durch Retraktoren, Abklemmen von Lebergefäßen, Mobilisation und Kompression der Leber) haben einen nicht kalkulierbaren Einfluss auf den ZVD, sodass der **zentrale Venendruck** (ZVD) **nur bedingt zur Beurteilung des Volumenstatus** und zum Volumenmanagement **geeignet** ist. Zur Abschätzung eines adäquaten Volumenstatus sind Diurese, Herzfrequenz, Blutgasanalyse, exspiratorische CO_2-Messung und der Kurvenverlauf der arteriellen Blutdruckmessung („Swing", „Pulse-Pressure-Variation") wesentlich aussagekräftiger (s. Allgemeiner Teil, Kap. 9/1 „Hämodynamisches Monitoring"). Unter Berücksichtigung dieser Parameter sollte die Volumenzufuhr bis zur Leberresektion möglichst restriktiv erfolgen, wobei der intraoperative Blutverlust aus dem Leberparenchym mit dem ZVD zu korrelieren scheint, und ein ZVD ≤ 5 cm H_2O während der Leberresektion den intraoperativen Blutverlust signifikant reduziert.[16]

i In einer prospektiven Studie[16] wurde 1998 bei 100 Patienten, bei denen eine Leberresektion durchgeführt wurde, die Beziehung zwischen **intraoperativem Blutverlust und zentralem Venendruck** (ZVD) untersucht. Der mittlere Blutverlust von Patienten mit einem intraoperativen ZVD ≤ 5 cm H_2O betrug 200 ml und bei Patienten mit einem ZVD > 5 cm H_2O 1000 ml ($p < 0,0001$). 5 % aller Patienten mit einem intraoperativen ZVD ≤ 5 cm H_2O und 48 % aller Patienten mit einen intraoperativen ZVD > 5 cm H_2O benötigten Bluttransfusionen.

Nierenversagen möglich

Es sollte jedoch nicht außer Acht gelassen werden, dass eine zu aggressive Volumenrestriktion zum Nierenversagen führen kann und eine intraoperative Hypotonie die Leberperfusion reduziert und postoperativ die Leberfunktion verschlechtern kann. Gegebenenfalls lässt sich ein **venöses „Pooling"** mit einer kontinuierlichen Nitroglyzerininfusion erzielen, wobei eine **arterielle Hypotension** mit Noradrenalin behandelt werden kann (Dosierung jeweils nach Bedarf).[16,42] Nach abgeschlossener Leberresektion sollte das intravasale Volumendefizit ausgeglichen werden und der ZVD auf die für die postoperative Behandlung angestrebten Werte angehoben werden, da der – vor der Leberresektion erwünschte – niedrige ZVD potenzielle Blutungsquellen maskieren kann. Erfolgt der Ersatz eines intraoperativ entstandenen Volumendefizits erst postoperativ, kann es durch die Volumengabe zu einer Dilutionskoagulopathie und durch Anhebung des ZVD zur Eröffnung potenzieller Blutungsquellen und somit zu erheblichen postoperativen Blutungsverlusten führen. Zusätzlich trägt die Volumengabe zur adäquaten Perfusion des Nieren- und Leberparenchyms bei.

Postoperative Phase

Hämodynamisch stabile, normotherme Patienten können postoperativ extubiert werden. Eine kontinuierliche **postoperative Überwachung** ist für leberchirurgische Eingriffe **über Nacht** obligat. Sofern vorhanden erfolgt die Analgesie primär über den PDK.

Allerdings kann eine Leberresektion zu einem **postoperativen Abfall der Gerinnungsfaktoren** und zu einer Aktivierung der Fibrinolyse führen, was bei einem Einsatz von Regionalverfahren beachtet werden muss (s.o. präoperative Phase). **Paracetamol** sollte bei ausgedehnten Leberresektionen **nur zurückhaltend** eingesetzt werden, zumal die Symptome einer Paracetamol-induzierten Leberschädigung (Übelkeit, Erbrechen, Anstieg der Leberenzyme, abdominelle Schmerzen, Nierenfunktionsstörungen) postoperativ leicht übersehen werden können. **NSAIDs und Coxibe** sollten bei Anzeichen einer Nierenfunktionsstörung grundsätzlich gemieden werden. Als **Nichtopioidanalgetika** bieten sich daher, unter Berücksichtigung der Kontraindikationen, Paracetamol und Metamizol an. Ist eine suffiziente Analgesie mithilfe von Regionalverfahren (PDK) und peripheren Analgetika nicht möglich, sollten postoperativ **Opioide als Mittel der 2. Wahl** eingesetzt werden (s. Allgemeiner Teil, Kap. 20 „Postoperative Schmerztherapie").

Gerinnung

Nach 50 % aller Leberresektionen lässt sich postoperativ vorübergehend ein exsudativer **Aszites** nachweisen, welcher normalerweise innerhalb von 2–5 Tagen wieder reabsorbiert wird. Da dieser Aszites auf Kosten des intravasalen Volumens entsteht, verstärken Volumenrestriktion und Diuretika die Hypovolämie und können so zur Abnahme der GFR und zum Nierenversagen führen. Daher ist in diesen Fällen die **Volumengabe** (bevorzugt kolloidale Lösungen) bei den ersten **Anzeichen einer Hypovolämie** (Oligurie, Tachykardie, Abfall des systemischen Blutdrucks) indiziert, um einer Nierenfunktionsstörung vorzubeugen.[22]

Aszites

Typische Probleme

Herzdekompensation Blutverluste

- Das **Ausklemmen der Lebergefäße** (Pringle-Manöver, TVE) und die damit assoziierte Reduktion des Herzminutenvolumens und der Anstieg der kardialen Nachlast können bei kardial kompromittierten Patienten zur Herzdekompensation führen, sodass eine Nachlasterhöhung mit Vasodilatatoren (z.B. Nitro i.v.) und/oder Vertiefung der Narkose oder mit Inotropika (z.B. Dobutamin) behandelt werden sollte.

hepatozelluläre Insuffizienz

- Intraoperativ können plötzliche **hohe Blutverluste** auftreten, die den Einsatz von Druckinfusionssystemen notwendig machen können.

- Eine **postoperative hepatozelluläre Insuffizienz** tritt in 1–3 % der Fälle auf und erfordert eine Suche nach der Ursache (z.B. Infektionen, Thrombose der V. porta oder A. hepatica).

Checkliste Leberresektionen

Präoperativ:

Evaluation der kardialen Belastbarkeit sowie der Leber- und Nierenfunktion

bei Leberzirrhose auf Ösophagusvarizen achten und abklären, ob ausreichende Restfunktion der Leber vorhanden ist

Bereitstellen von Erythrozytenkonzentraten (z.B. 4–6 EKs)

Aspirationsrisiko abschätzen

Periduralkatheter erwägen (**cave:** Gerinnungsstörungen)

perioperatives Flüssigkeitsdefizit behandeln

bei Leberfunktionsstörung nur zurückhaltende oder keine Prämedikation

Narkoseeinleitung:

PDK-Anlage, vorsichtige Volumengabe

Narkoseeinleitung (ggf. Ileuseinleitung), als Muskelrelaxanzien Atracurium oder Cis-Atracurium bevorzugen

perioperative Antibiotikaprophylaxe in Absprache mit dem Operateur

Anästhesie für Leberresektionen

Checkliste Leberresektionen, Fortsetzung

Monitoring:

- ZVK
- arterielle Kanüle
- Magensonde – **Cave:** Ösophagusvarizen
- ggf. bei voroperierten Patienten Blasenkatheter
- Wärmemanagement
- ausreichend periphervenöse Zugänge

Intraoperative Phase:

PDK-Bestückung (z.B.):

- Bolusgabe Lidocain 2 % (ca. 160 mg) und
- Bolusgabe Sufentanil (0,1–0,2 µg/kg) und
- Carbostesin (0,125–0,5 %) oder Ropivacain (0,2–0,75 %) kontinuierlich 6–12 ml/h

Erhalt von Normotonie und Normovolämie, vor und während der Leberresektion nur restriktive Volumengabe

vor Leberresektion möglichst **niedrigen ZVD** anstreben (Ziel: ≤ 5 cm H_2O), ggf. venöses „Pooling" mit Nitraten behandeln; einen ausreichenden arteriellen Mitteldruck mit Vasopressoren erhalten; nach abgeschlossener Resektion Volumendefizite ausgleichen und normale ZVD-Werte wiederherstellen

bei RR-Abfall während des Ausklemmens von Lebergefäßen vorsichtig Volumen und Vasopressoren (z.B. Arterenol) geben

Ausgleich von Volumenverlusten mit Kristalloiden/Kolloiden, ggf. größere Verluste mit Blutprodukten ausgleichen; fremdblutsparende Maßnahmen erwägen

Erhalt der Normothermie, Körperkerntemperatur ≥ 36,0 °C

kontinuierlich Nierenfunktion überwachen (Urinproduktion: ca. 0,5–1 ml/kg/h)

Postoperative Phase:

normotherme, hämodynamisch stabile Patienten extubieren

postoperative Nachbeatmung nach Massivtransfusion, Hypothermie, bei „instabilen" Patienten

effiziente Analgesie anstreben (Periduralkatheter, Nichtopioidanalgetika gegenüber Opioidanalgetika bevorzugen); **cave:** NSAIDs/Coxibe bei Nierenfunktionsstörungen, Paracetamol bei Leberfunktionsstörungen

bei Aszites Volumengabe, Nierenfunktion engmaschig überwachen

frühe postoperative Mobilisation

Checkliste Leberresektionen, Fortsetzung

Typische Probleme:

bei kardialer Dekompensation durch Nachlasterhöhung bei der Gefäßausklemmung Gabe von Vasodilatatoren (z.B. Nitro) und/oder Inotropika (z.B. Dobutamin)

bei plötzlichen massiven Blutungen Einsatz von Druckinfusionssystemen

auf postoperative hepatozelluläre Insuffizienz achten (z.B. durch Infektionen, Thrombose der A. oder V. hepatica)

2/5 Anästhesie für Operationen am Ösophagus

Roggenbach J, Martin E, Weigand MA

Operationen am Ösophagus werden u.a. zur Entfernung von **Ösophagusdivertikeln**, bei gastroösophagealer Refluxkrankheit (GERD), bei Ösophaguskarzinomen und als Notfall, z.B. bei der Ösophagusruptur **(Boerhaave-Syndrom)**, durchgeführt. Von besonderer anästhesiologischer Bedeutung sind dabei die Operationen mit **Zwei-Höhlen-Eingriffen** (thorako-abdominelle Ösophagusresektionen).

Die immer noch hohe Mortalität von oftmals > 10 % nach Ösophagusresektionen wird in einem nicht unerheblichem Maße durch die **hohe Inzidenz von postoperativen pulmonalen Komplikationen** beeinflusst (**Acute Lung Injury: ALI, Acquired Respiratory Distress Syndrome: ARDS**, Atelektasen, Pneumonie), bei denen die Mortalität ca. 50 % beträgt.[2] Das perioperative anästhesiologische Management kann zur Reduktion der Komplikationen wesentlich beitragen.

pulmonale Komplikationen

Präoperative Phase

Patienten mit **Ösophaguskarzinomen** sind häufig durch eine **hohe Komorbidität** gekennzeichnet. Ein hohes Alter, Alkohol- und Nikotinmissbrauch und kardiale Vorerkrankungen finden sich häufig in dieser Patientengruppe. Zusätzlich sind diese Patienten oft im Rahmen ihrer konsumierenden Erkrankung exsikkiert und unterernährt. Eine reduzierte Herzleistung, ein arterieller Hypertonus, Leber- und Lungenfunktionsstörungen erhöhen das Risiko für perioperative Komplikationen und können den Krankheitsverlauf negativ beeinflussen.[9,23] Aus diesem Grund sollte präoperativ eine **sorgfältige Evaluation der pulmonologischen Funktion und der kardialen Leistungsfähigkeit** durchgeführt und eine präoperative Optimierung angestrebt werden.[5]

Komorbidität

Da intrathorakale Eingriffe durch eine hohe Schmerzintensität gekennzeichnet sind und sich postoperativ noch über Tage eine Lungenfunktionsstörung nachweisen lässt, sollte ein **kombi-**

kombinierte Narkose

niertes **Narkoseverfahren** (ITN + PDK) angestrebt werden,[40] welches sich positiv auf die Lungenfunktion auswirkt und die Rekonvaleszenz beschleunigt.[7,9]

Patienten mit gastro-ösophagealem Reflux haben ein **erhöhtes Aspirationsrisiko**, was bei der Prämedikation (H_2-Blocker und/oder Natriumzitrat 2,65 g) und der Wahl des Narkoseverfahrens zu berücksichtigen ist.

Ösophagusresektionen können mit **erheblichen Blutverlusten** einhergehen, sodass bereits präoperativ ausreichend Erythrozytenkonzentrate bereitgestellt werden müssen (z.B. 4–6 EKs).

Narkoseeinleitung

Die **PDK-Anlage** erfolgt am wachen Patienten auf der Höhe Th5–Th9. Im Anschluss an die PDK-Anlage wird eine Testdosis appliziert (z.B. Lidocain 2 %, 3–5 ml) und eine konventionelle Narkoseeinleitung oder, bei erhöhtem Aspirationsrisiko, eine Ileuseinleitung (Rapid-Sequence-Induction) durchgeführt.

Doppellumenintubation vs. Bronchusblocker

Die für den Eingriff erforderliche Lungenseparation (s. dazu Kap. 5 „Lungenchirurgie" im Speziellen Teil und im Allgemeinen Teil, Kap. 8/1 „Sicherung der Atemwege") kann sowohl mit einer **Doppellumenintubation** (in der Regel wegen einfacherer Platzierung linksseitiger DLT) als auch mit einem **Bronchusblocker** erzielt werden. Bei der Wahl des Lungenseparationsverfahrens müssen die Vor- und Nachteile von Doppellumentuben und Bronchusblockern gegeneinander abgewogen werden.

i Bei schwierigen Atemwegen und bei einem erhöhten Aspirationsrisiko kann eine konventionelle Intubation mit anschließender Platzierung eines **Bronchusblockers** in den rechten Hauptbronchus vorteilhaft sein. Darüber hinaus kann bei den Bronchusblockern, im Gegensatz zu Doppellumentuben, auf eine postoperative Umintubation verzichtet werden. Ein Nachteil von Bronchusblockern ist jedoch das höhere Dislokationsrisiko, insbesondere dann, wenn der rechte Hauptbronchus geblockt werden soll, mit der Möglichkeit einer lebensgefährlichen Trachealobstruktion.[10] Die Entlüftung der nicht-ventilierten Lunge ist bei Bronchusblockern oft unzureichend, was die Übersicht des Operators auf den Situs beeinträchtigt und das Risiko von Lungenverletzungen erhöht.
Der **Doppellumentubus (DLT)** ermöglicht über das tracheale und bronchiale Lumen die bronchoskopische Kontrolle beider Lungen mit der Möglichkeit einer suffizienten Absaugung und schnellen Deflation der nicht-ventilierten Lunge. Im Gegensatz zu den Bronchusblockern erlaubt der DLT die weitgehend uneingeschränkte Applikation von PEEP und CPAP auf die nicht-ventilierte Lunge, wo-

raus sich gegebenenfalls ein signifikanter Oxygenierungsvorteil der nichtventilierten Lunge ergibt. Das Risiko einer Tubusdislokation ist bei DLT niedriger als bei herkömmlichen Bronchusblockern.[8] Die **korrekte Lage des Bronchusblockers bzw. des Doppellumentubus** muss immer **klinisch und bronchoskopisch verifiziert** werden.

Kardial vorerkrankte Patienten sollten bereits vor der Narkoseeinleitung mit einer **invasiven Blutdruckmessung** in Lokalanästhesie ausgestattet werden. Exsikkierte Patienten sollten vor der Narkoseinduktion **ausreichend Volumen** erhalten, um Blutdruckabfällen vorzubeugen. Patienten zur Ösophagusresektion erhalten einen **zentralen Venenkatheter** und ausreichend großlumige **periphervenöse Zugänge** (z.B. 2 x G 14).

praktisches Vorgehen

Eine **Magensonde** sollte nur vorsichtig und niemals gegen einen Widerstand vorgeschoben werden. Die Patienten werden entweder präoperativ mit einem **Blasenkatheter** oder intraoperativ mit einem **suprapubischen Blasenkatheter** versorgt. **Wärmeerhaltende Maßnahmen** sind unverzichtbar.

Normalerweise erfolgt die **Linksseitenlagerung** des Patienten gemeinsam und in Absprache mit dem Operateur. Nach der Lagerung ist eine **erneute fiberoptische bronchoskopische Kontrolle** der Lage des Doppellumentubus/Bronchusblockers obligat. Der Periduralkatheter kann nach Testdosis mit Carbostesin (0,125–0,5 %) oder Ropivacain (0,2–0,75 %) kontinuierlich bestückt werden (6–12 ml/h). Zusätzlich kann ein Opioidbolus epidural verabreicht werden (z.B. Sufentanil 0,1–0,4 µg/kg). Die Ausdehnung und Anschlagzeit der Periduralanästhesie beschleunigt sich durch die Bolusgabe eines schnell wirksamen Lokalanästhetikums (z.B. Xylocain 2 % – ca. 160 mg).

Intraoperative Phase

Intraoperativ können **balancierte und kombinierte total-intravenöse Anästhesieverfahren** angewendet werden. Operationen am Ösophagus induzieren die Ausschüttung zahlreicher inflammatorischer „Zytokine", zellulärer Mediatoren und Sauerstoffradikale, welche Permeabilitätsänderungen des Pulmonalendothels und einen akuten Lungen-Schaden (ALI) oder ein ARDS induzieren können.[2,37]

balancierte Anästhesie/TIVA

akuter Lungenschaden

Bei der Entwicklung eines **akuten Lungenschadens** nach Ösophagusresektion handelt es sich um ein komplexes Geschehen, wobei die Bedeutung einzelner Faktoren für die Entstehung eines Lungenschadens nicht vollständig geklärt ist. Ischämie-Reperfusionsschäden der Lunge und des Intestinums, chirurgische Traumata, hohe Beatmungsspitzendrücke und die Dauer der Ein-Lungen-Ventilation scheinen die Entwicklung eines Lungenschadens zu beeinflussen.[9] Eine perioperative Hypoxämie, Hypotonie, erhöhter Volumen- und Blutbedarf und die intraoperative Inotropikagabe werden als Risikofaktoren für ein ARDS angesehen.[37]

Volumenmanagement

Daher sollte intraoperativ eine **hämodynamische und kardiorespiratorische Stabilität** angestrebt, jedoch eine **Volumenüberladung vermieden** werden. Auch wenn die Entwicklung einer Lungenschädigung ein multifaktorielles Geschehen ist und nicht kausal mit dem intraoperativen Volumenmanagement assoziiert zu sein scheint, reduziert die restriktive Volumengabe die pulmonale Komplikationsrate, und in den ersten 24 h postoperativ wird empfohlen, eine positive Flüssigkeitsbilanz von 20 ml/kg nicht zu überschreiten.[17,33] Eine Urinproduktion von 0,5 ml/kg/h erscheint hier ausreichend.[33] Kleinere Blutverluste können mit kristalloiden und kolloidalen Lösungen ausgeglichen werden.

Ein-Lungen-Ventilation

Von besonderer Bedeutung ist die Aufrechterhaltung einer **adäquaten Oxygenierung** bei der **Ein-Lungen-Ventilation**. Bei plötzlichen Abfällen der Sauerstoffsättigung muss zunächst eine Tubus- bzw. Bronchusblockerdislokation ausgeschlossen werden. Zum Erhalt der funktionellen Residualkapazität der ventilierten Lunge sind bei der Ein-Lungen-Ventilation relativ hohe Atemzugvolumina notwendig (8–12 ml/kg).[25] Eine Ventilation der beatmeten Lunge mit 100 % O_2 ist die einfachste und effektivste Methode zum Erhalt der Oxygenierung. Bei weiterhin nicht ausreichender Oxygenierung sollte auf das **Schema nach Benumof**[3] zurückgegriffen werden (s. Tab. 1). Sofern möglich sollte jedoch die Applikation von CPAP auf die nicht-ventilierte Lunge vermieden werden, da dies die Übersicht über den Situs für den Operateur verschlechtert und das Verletzungsrisiko der nicht-ventilierten Lunge erhöht.

Eine **liegende Magensonde** wird, in Absprache mit dem Operateur, vor dem Absetzen des Ösophagus zurückgezogen und ggf. gemeinsam mit dem Operateur später neu platziert.

Beatmungstrategie bei Ein-Lungen-Ventilation	
Zwei-Lungen-Phase	PCV oder VCV
Ein-Lungen-Phase	• PCV • Pinsp: < 30–35 cm H_2O • AZV 10–12 ml/kg (5–7 ml/kg bei hohen Beatmungsdrücken) • FIO_2: 50–100 % • $PaCO_2$: 35–40 mm Hg (ggf. permissive Hyperkapnie bei zu hohen Beatmungsdrücken)
	Bei Hypoxie (Schema n. Benumof): 1. CPAP von 5 cm H_2O auf nicht-ventilierte Lunge 2. PEEP von 5 cm H_2O auf ventilierte Lunge 3. CPAP von 10 cm H_2O auf nicht-ventilierte Lunge 4. PEEP von 10 cm H_2O auf ventilierte Lunge 5. kurzfristige Wiederaufnahme der Zwei-Lungen-Ventilation

AZV: Atemzugvolumen; CPAP: kontinuierlicher positiver Atemwegsdruck; FiO_2: inspiratorische O_2-Konzentration; $PaCo_2$: arterieller Co_2-Partialdruck; PCV: Pressure-controlled Ventilation; PEEP: positiver endexspiratorischer Druck; Pinsp: inspiratorischer Spitzendruck; VCV: Volume-controlled Ventilation

Tab. 1: Beatmungstrategie bei Ein-Lungen-Ventilation

Nach der Operation sollte der **Bronchusblocker entfernt** bzw. ein **Doppellumentubus** gegen einen konventionellen Ein-Lumen-Tubus **ausgetauscht** werden. Eine Weichteilschwellung kann dabei zu erschwerten Intubationsbedingungen führen, sodass im Zweifelsfall zur Umintubation Tubuswechselkatheter eingesetzt werden sollten.

Postoperative Phase

postoperative Überwachung

Patienten nach Ösophagusresektion werden in der Regel postoperativ auf einer **Intensivstation** überwacht.

Bei hämodynamisch stabilen, normothermen Patienten sollte eine **frühe Extubation** angestrebt werden. Von besonderer Bedeutung ist eine differenzierte **Schmerztherapie**, vorzugsweise über einen liegenden Periduralkatheter, sowie eine **frühe Mobilisation** und **Atemtherapie**. Eine epidurale Schmerztherapie nach Ösophagusresektionen ermöglicht eine frühere Extubation und Mobilisierung der Patienten, beschleunigt die Erholung der Darmfunktion und ermöglicht eine schnellere Verlegung von der Intensivstation als eine konventionelle Schmerztherapie.[7,9]

Typische Probleme

Dislokation Bronchusblocker/DLT Hypoxämie

- Durch die Linksseitenlagerung und die chirurgische Manipulation kann es intraoperativ zur **Dislokation des Bronchusblockers bzw. des Doppellumentubus** kommen, mit der Gefahr einer Tracheal- oder Bronchusobstruktion. Intraoperativ muss ein fiberoptisches Bronchoskop bereitstehen, um die Lage des Doppellumentubus zu kontrollieren und ggf. zu korrigieren.

Umintubation

- Eine **Hypoxämie** während der Ein-Lungen-Ventilation sollte nach einem stufenweisen Vorgehen, basierend auf dem Schema von Benumof (1985)[3], behandelt werden.

Tachykardien

- Besondere Vorsicht ist bei der **postoperativen Umintubation** von einem Doppellumentubus auf einen Ein-Lumen-Tubus geboten, da ein Weichteilödem zu erheblichen Komplikationen führen kann. Im Zweifelsfall sollten zur Umintubation Tubuswechselkatheter eingesetzt werden.

Blutverluste

- Während der Ein-Lungen-Ventilation können sich, vermutlich durch Dehnung des rechten Vorhofs, **supraventrikuläre Tachykardien** entwickeln, welche sich z.B. mit Diltiazem (z.B. 10 mg Diltiazem langsam i.v.) behandeln lassen.[40]

- Intraoperativ kann es, kontinuierlich oder akut, zu **hohen Blutverlusten** kommen, die unter Umständen den Einsatz von Druckinfusionssystemen notwendig machen.

Checkliste Ösophagus-Operationen

Präoperativ:

Evaluation der kardialen Belastbarkeit und pulmonalen Reserve, präoperative Optimierung anstreben

Bereitstellen von Erythrozytenkonzentraten (z.B. 4–6 EKs)

Aspirationsrisiko abschätzen

sofern möglich mit dem Patienten die Anlage eines Periduralkatheters vereinbaren

perioperatives Flüssigkeitsdefizit behandeln

Narkoseeinleitung:

PDK-Anlage, vorsichtige Volumengabe

Narkoseeinleitung (ggf. Ileuseinleitung)

Lungenseparation mit Bronchusblocker oder Doppellumentubus immer klinisch und fiberoptisch kontrollieren

perioperative Antibiotikaprophylaxe

Monitoring:

- ZVK
- arterielle Kanüle
- ggf. Magensonde – **Cave:** Niemals gegen Widerstand vorschieben!
- ggf. Blasenkatheter
- Wärmematte/Temperatursonde
- ausreichend periphervenöse Zugänge

vorsichtige Patientenlagerung mit Operateur, anschließend erneute Kontrolle des DLT/Bronchusblockers

Intraoperative Phase:

PDK-Bestückung (z.B.):

- Bolusgabe Lidocain 2 % (ca. 160 mg) und
- Bolusgabe Sufentanil (0,1–0,2 µg/kg) und
- Carbostesin (0,125–0,5 %) oder Ropivacain (0,2–0,75 %) kontinuierlich 6–12 ml/h

Checkliste Ösophagus-Operationen, Fortsetzung

Erhalt von Normotonie, sofern möglich restriktive Volumengabe

bei Ein-Lungen-Ventilation auf suffiziente Oxygenierung achten (s. Schema nach Benumof, Tab. 1)

Ausgleich von Volumenverlusten mit Kristalloiden/Kolloiden, ggf. größere Verluste mit Blutprodukten ausgleichen

Erhalt der Normothermie, Körperkerntemperatur $\geq$ 36,0 °C

kontinuierlich Nierenfunktion überwachen (Urinproduktion: ca. 0,5 ml/kg/h ist ausreichend)

am Ende der Operation vorsichtige Umintubation vom Doppellumentubus auf Ein-Lumen-Tubus bzw. Bronchusblocker entfernen

Postoperative Phase (Intensivstation!):

normotherme, hämodynamisch stabile Patienten frühzeitig extubieren

postoperative Nachbeatmung nach Massivtransfusion, Hypothermie, bei instabilen Patienten

effiziente Analgesie anstreben (Periduralkatheter, Nichtopioidanalgetika den Opioidanalgetika vorziehen)

restriktive Volumengabe

frühe postoperative Mobilisation

3 Herzchirurgie (einschließlich thorakaler Gefäße)

Kienbaum P

Der überwiegende Anteil herzchirurgischer Patienten unterzieht sich einer **koronaren Revaskularisation**, Eingriffen an den **Herzklappen** sowie an der **thorakalen Aorta**. Diese Eingriffe werden bis auf einen geringen Anteil koronarer Revaskularisationen, die in „off-pump"-Technik operiert werden, unter Einsatz einer **extrakorporalen Zirkulation** (Herz-Lungen-Maschine, HLM) durchgeführt.

Prämedikationsvisite

Die präoperative Evaluation dieser Patienten umfasst die Beurteilung der **körperlichen Leistungsfähigkeit** sowie die Erfassung **relevanter Komorbidität**.

präoperative Evaluation von Herzpatienten

Grundsätzlich werden zur Einschätzung des perioperativen Risikos sowie der Beurteilung postoperativer Beeinträchtigungen neben **Anamnese** (insbesondere auch Medikamentenanamnese) und **körperlicher Untersuchung** die folgenden **apparativen Untersuchungen** betrachtet:

- Blutdruck (Messung an beiden Armen)
- 12-Kanal-EKG (Rhythmus, Ischämiezeichen)
- Echokardiographie (Ventrikel- und Klappenfunktion, persistierendes Foramen ovale)
- Koronarangiographie (Zustand der Koronararterien, Anatomie der thorakalen Gefäße)
- Röntgen-Thorax
- Lungenfunktionsanalyse
- Doppleruntersuchung der hirnversorgenden Gefäße
- Labor (Blutbild, Gerinnung, Troponin T, Myoglobin, Herzenzyme, Leber- und Nierenwerte, Blutzucker)

apparative Untersuchungen

Mithilfe eines einfachen **Scores** (www.euroscore.org/calcge.html) kann die durchschnittlich zu erwartende Letalität insbesondere koronarchirurgischer Patienten abgeschätzt werden.

Zur **Prämedikation** erhalten alle Patienten präoperativ ein **Benzodiazepin** (z.B. Flunitrazepam, 10–40 µg/kg p.o.).

Patientenvorbereitung und perioperatives Monitoring

Score zur Abschätzung der Letalität

zusätzliches Monitoring erforderlich

Herzchirurgische Patienten sind häufig durch eine erheblich eingeschränkte Herzfunktion und aktivierte neuroendokrine Kreislaufregulationssysteme (z.B. sympathisches Nervensystem, Renin-Angiotensin-System) charakterisiert. Da fast alle Anästhetika direkt und indirekt über Effekte auf das vegetative Nervensystem mit Herzfunktion und Gefäßtonus interferieren, ist bereits bei Anästhesieeinleitung mit **erheblichen Kreislaufveränderungen** zu rechnen.

arterieller Katheter

Daher wird zusätzlich zur Überwachung mittels **EKG**, nicht-invasiver **Blutdruckmessung** und **Pulsoxymetrie** vor Anästhesieeinleitung ein **arterieller Katheter** zur invasiven Blutdruckmessung und Bestimmung arterieller Blutgase in Lokalanästhesie eingelegt, typischerweise in die Radialarterie der nicht-dominanten Hand.

zentraler Venenkatheter

Zur Kreislaufüberwachung und Gabe kardiovaskulär aktiver Pharmaka wird ein **zentraler Venenkatheter**, bei instabilen Patienten ebenfalls vor Anästhesieeinleitung, platziert.

periphere Venenverweilkanülen

Grundsätzlich sollten **zwei großlumige periphere Venenverweilkanülen** angelegt werden. Bei schlechten peripheren Venenverhältnissen oder zu erwartender postoperativer Dialysepflichtigkeit ist die Plazierung eines groß-/mehr-lumigen (z.B. 12 F) zentralen Venenkatheters zu erwägen.

Pulmonalarterienkatheter/TEE-Sonde

Zur weiteren Kreislaufüberwachung wird insbesondere bei eingeschränkter linksventrikulärer Funktion die Einlage eines **Pulmonalarterienkatheters** und/oder einer **TEE-Sonde** empfohlen. Hierdurch können Herz- (Füllung, Kontraktilität) und Klappenfunktion kontrolliert werden. Bei höhergradiger Aortenklappenstenose, Trikuspidalklappenersatz sowie Vorhof (ASD)- bzw. Kammer

(VSD)-Scheidewanddefekten ist das **Einschwemmen** eines Pulmonalarterienkatheters **relativ kontraindiziert**. Zur Vermeidung von hämodynamisch relevanten Herzrhythmusstörungen durch mechanische Irritation wird bei Patienten mit Aortenklappenstenose empfohlen, den Pulmonalarterienkatheter zunächst lediglich 15 cm einzuführen und erst unmittelbar vor Anschluss an die extrakorporale Zirkulation den Katheter in die Pulmonalarterie einzuschwemmen.

i **Intraoperative myokardiale Ischämien** können nicht nur bei **koronarchirurgischen Patienten**, sondern auch im Rahmen einer **myokardialen Hypertrophie** ohne makroskopische KHK sowie als **direkte Läsion der Koronargefäße** bei Eingriffen an der Aortenklappe (z.B. durch Verletzung der Koronarostien), an der Mitralklappe (z.B. Ligatur des R. circumflexus) oder indirekt durch koronare Embolien (Luft, Partikel) ausgelöst werden. Ihrer frühzeitigen Erkennung kommt eine große Bedeutung zu, da ein Großteil dieser Komplikationen einer operativen Intervention bedarf.

Diagnostik intraoperativer myokardialer Ischämien

i **7-Kanal-EKG-Ableitungen** (5-polig, Extremitätenableitungen + V_4 oder V_5) haben im Mittel eine Sensitivität und Spezifität für die Detektion myokardialer Ischämien von etwa 75 % im Vergleich zur 12-Kanal-EKG-Ableitung, d.h., es werden allenfalls drei Viertel aller myokardialen Ischämien erkannt. Die Ableitung eines 12-Kanal-EKG wird intraoperativ aufgrund der 10 zu klebenden Elektroden, die darüber hinaus auch im OP-Gebiet liegen, nicht durchgeführt. Die simultane Ableitung von V_4 und V_5 erhöht die Sensitivität auf über 90 %.

7-Kanal/ 12-Kanal-EKGs

i Die **TEE** vermag in den Händen eines erfahrenen Untersuchers durch Detektion neuer regionaler Wandbewegungsstörungen die Sensitivität für die Detektion intraoperativer myokardialer Ischämien weiter zu erhöhen. Letztendlich wird jedoch ein gewisser Anteil intraoperativer Ischämien zunächst verborgen bleiben und sich erst im postoperativ aufgezeichneten 12-Kanal-EKG zeigen.[3,4]

TEE

Anästhesieführung

Bereits seit vielen Jahren wird die historische Standardanästhesie herzchirurgischer Patienten, bestehend aus hoch dosiertem Opioid plus lang wirksamem Muskelrelaxans, kaum noch angewendet. Dies liegt insbesondere in der schlechten Hypnose sowie den langen Aufwachzeiten begründet. Heute führen die meisten Zentren daher bei herzchirurgischen Patienten eine **Kombinationsanästhesie** aus Benzodiazepin, volatilem Anästhetikum, Opioid und Muskelrelaxans durch.

Kombinationsanästhesie

Zur **Einleitung** der Allgemeinanästhesie können alle gängigen Induktionshypnotika verwendet werden. Jedoch ist insbesondere bei Gabe von Propofol oder Thiopental dosisabhängig mit deutlichen Blutdruckabfällen zu rechnen. Somit werden **Mida-**

Anästhesieeinleitung

zolam (0,1–0,3 mg/kg i.v.) und insbesondere **Etomidate** (0,3 mg/kg i.v.) als Induktionshypnotika **bevorzugt**, wobei sich Etomidate durch besonders geringe Kreislaufeffekte auszeichnet.

Aufgrund der langen Wirkdauer von Pancuronium, die nicht selten noch nach vielen Stunden auf der Intensivstation nachgewiesen werden kann, finden zunehmend **Muskelrelaxanzien mit kürzeren Wirkdauern** Verwendung. Dabei konkurriert **Rocuronium** (0,5 mg/kg i.v.) mit seiner kurzen Anschlagzeit mit **Cisatracurium** (0,1 mg/kg i.v.), das Leber- und Nierenfunktionsunabhängig eliminiert wird. Die Gabe einer Repetitionsdosis ist trotz der im Vergleich zu Pancuronium kürzeren Wirkdauer häufig nicht erforderlich. Gegebenfalls (z.B. bei Schwierigkeiten mit der Beatmung) können unter Monitoring der neuromuskulären Funktion Repetitionsdosen titriert werden.

Analgetika

Als **Analgetika** kommen alle potenten Opioide infrage. Am häufigsten wird **Sufentanil** in einer initialen Dosis von 1 µg/kg i.v. verwendet.

Nach Anästhesieeinleitung durch Gabe von Induktionshypnotikum, Opioid und Muskelrelaxans erfolgt die **orotracheale Intubation**. Da die herzchirurgischen Patienten gelegentlich intra- und/oder postoperativ bronchoskopiert werden (gestörter Gasaustausch nach extrakorporaler Zirkulation, Entfernung von bronchialem Schleim; selten: pulmonale Blutung unter/nach extrakorporaler Zirkulation: Lokalisation: Blutstillung, Lavage zur Entfernung von Blut), empfiehlt sich die Verwendung eines möglichst **großlumigen Endotrachealtubus** (z.B. ID 8,0–8,5 beim erwachsenen Mann). Ferner wird eine **Magensonde** sowie eine **ösophageale Temperatursonde** platziert.

Aufrechterhaltung der Anästhesie

Zur **Aufrechterhaltung** der Allgemeinanästhesie wird seit vielen Jahren **Isofluran**, in den letzten Jahren auch zunehmend Sevofluran, nach Wirkung per inhalationem gegeben. Eine besondere **Kreislaufstabilität** kann durch Kombination eines in der Dosierung deutlich reduzierten volatilen Anästhetikums mit **Lachgas** erreicht werden. Es ist allerdings zu beachten, dass bei Patienten mit pulmonalarterieller Hypertonie Lachgas zu einem weiteren Anstieg des pulmonalarteriellen Drucks führen kann. Vor Anschluss an die extrakorporale Zirkulation muss

Lachgas aufgrund seiner verstärkenden Wirkung auf Luftembolien rechtzeitig ausgewaschen werden. Aus demselben Grund sollte Lachgas nach extrakorporaler Zirkulation nicht verwendet werden.

Alternativ zum volatilen Anästhetikum kann eine kontinuierliche Infusion von **Propofol oder Midazolam** zur Aufrechterhaltung der Allgemeinanästhesie verabreicht werden. Die weitere Gabe von **Opioiden** sollte nach Hämodynamik und Klinik **sparsam erfolgen**, um ein rasches postoperatives Erwachen aus der Anästhesie zu gewährleisten.

Die mediane Sternotomie, das Einsetzen oder der Austausch eines Thorax-Sperrers sowie der Thoraxverschluss sind die **schmerzhaftesten Interventionen** während eines herzchirurgischen Eingriffes. Zu diesen Zeitpunkten ist auf eine **ausreichende Anästhesietiefe zu achten**, um krisenhafte Blutdruckanstiege oder intraoperative Awareness zu verhindern.

Myokardiale Präkonditionierung: Myokardiale Ischämie führt in Sekunden zu einer Abnahme der Kontraktilität bis hin zu einem vollständigen Sistieren der myokardialen Kontraktion innerhalb von wenigen Minuten. Innerhalb von 15 Minuten entstehen zelluläre Nekrosen mit dauerhafter Einschränkung der Pumpfunktion. Jedoch sind auch kürzere Ischämien nicht von einer sofortigen Erholung der myokardialen Funktion während Reperfusion begleitet, sondern das Myokard bleibt für Stunden hypokontraktil (**Stunning**). In diesem Zusammenhang beschrieben Murry und Mitarbeiter vor 20 Jahren das Phänomen, dass transiente myokardiale Ischämien einen protektiven Effekt während späterer längerer Ischämien bewirken; dieses Phänomen bezeichneten sie als **ischämische Präkonditionierung**. Nachfolgend konnte gezeigt werden, dass verschiedene intrazelluläre Signaltransduktionswege beeinflusst werden, unter denen die verstärkte Öffnung von K_{ATP}-Kanal als wichtigster Effekt angesehen wird.

myokardiale Präkonditionierung

Vergleichbar einer transienten Ischämie wurden zunächst im Tiermodell **präkonditionierende Effekte aller gängigen volatilen Anästhetika** bei Gabe in klinisch akzeptierten Konzentrationen vor myokardialer Ischämie gezeigt. Darüber hinaus wurden protektive Effekte volatiler Anästhetika im Sinne einer Verbesserung mechanischer und metabolischer Variablen auch bei Zuführung während der Reperfusion beschrieben. Diese Effekte konnten bei „geplanter" myokardialer Ischämie (z.B. PTCA, Herzoperationen mit Klemmen der Aorta ascendens und Stilllegen des Herzens [aortalem Cross-Clamping und Kardioplegie]) in der Klinik beim Menschen bestätigt werden.

Demgegenüber ist die **Datenlage** für das zur Aufrechterhaltung einer Allgemeinanästhesie bei herzchirurgischen Patienten alternativ verwendete **Propofol** weniger eindeutig. Während in einigen Studien günstige Effekte in Hinblick auf mechanische Dysfunktion, Infarktgröße sowie freie Radikale, Calcium-Influx und Neutrophilenaktivität gezeigt wurden, konnten in klassischen Modellen (z.B. Langendorff-Präparation) keine präkonditionierenden Effekte demonstriert werden.

volatiles Anästhetikum empfohlen

Zusammenfassend erscheint es günstig, in Hinblick auf eine **pharmakologische Präkonditionierung** während Herzoperationen mit aortalem Cross-Clamping die Allgemeinanästhesie mit einem **volatilen Anästhetikum** durchzuführen. Konkrete klinische Daten zur erforderlichen Dosis und Dauer der Applikation sowie zu einem Zeitabstand zur eigentlichen Ischämie im Rahmen von Herzoperationen sind derzeit noch Gegenstand wissenschaftlicher Untersuchungen.

kombinierte Allgmein- und Regionalanästhesieverfahren

Kombinierte Allgemein- und Regionalanästhesieverfahren: In zwei großen Metaanalysen konnte bereits vor Jahren eindeutig gezeigt werden, dass bei großen allgemeinchirurgischen, orthopädischen, urologischen und gefäßchirurgischen Eingriffen die zusätzliche Anlage einer **rückenmarksnahen Regionalanästhesie** perioperative Morbidität und Letalität senkt. Dabei ist allerdings unklar, ob dieser Effekt primär durch eine Blockade sensibler Afferenzen, also einer in Vergleich zur Gabe systemischer Analgetika besseren Analgesie, oder durch Blockade efferenter sympathischer Fasern und damit den Schutz vor einer sympathischen Stressantwort bedingt ist. Demgegenüber ist die **Datenlage bei herzchirurgischen Patienten** weniger eindeutig. Während auch bei diesem Patientenkollektiv kürzere Nachbeatmungszeiten und Verweildauern auf einer Intensivstation gesichert erscheinen, sind Effekte auf myokardiale Ischämievariablen nach koronarer Revaskularisation und myokardialem Stunning weniger konsistent. Jedoch werden in keiner tierexperimentellen oder klinischen Untersuchung negative Effekte der rückenmarksnahen Regionalanästhesie auf das Myokard gezeigt.

Bei einer **begrenzten segmentalen Periduralanästhesie** für kardiochirurgische Eingriffe sollten Afferenzen aus dem OP-Gebiet (Fossa jugularis bis zu den Austrittsstellen der Mediastinal-/Thoraxdrainagen kaudal des Xiphoids) blockiert werden. Bei einer solchen Ausdehnung sind dann kardiale sympathische Efferenzen und Afferenzen (Rückenmarksegment T1-4) ebenfalls ausgeschaltet. Typischerweise wird somit ein hochthorakaler Periduralkatheter im **Bereich Th4/5** angelegt. Eine Punktion weiter kranial bedingt häufig die Gabe höherer Dosen an Lokalanästhetikum zur Analgesie des kaudalen Wundpols bzw. der Austrittsstellen der Mediastinal/Thoraxdrainagen.

Die **Anästhesieführung** ist bei zusätzlicher Beeinflussung der Kreislaufregulation durch rückenmarksnahe Regionalanästhesie anspruchsvoller und setzt ein hohes Maß an klinischer Erfahrung des Anästhesisten voraus. Ferner sind für die Anlage und Entfernung rückenmarksnaher Katheter entsprechende **Intervalle zur Gabe gerinnungs- und/oder thrombozytenaggregationshemmender Pharmaka** zu beachten.

Wahrscheinlich ist das Risiko eines periduralen Hämatoms mit konsekutiven neurologischen Ausfällen unter Vollheparinisierung während extrakorporaler Zirkulation erhöht und gerade bei Patienten mit kompliziertem postoperativen Verlauf die neurologische Beurteilung erschwert, sodass die **Indikation zur zusätzlichen rückenmarksnahen Regionalanästhesie konservativ zu stellen ist**.

konservative Indikation zur Regionalanästhesie

Extrakorporale Zirkulation

Die **Herz-Lungen-Maschine (HLM)** ermöglicht Eingriffe am stillstehenden, flimmernden oder schlagenden Herzen.

Vor Anlage der dafür nötigen Kanülen muss der Patient ausreichend antikoaguliert sein. Hierfür wird nach Absprache mit dem

myokardiale Präkonditionierung

Antikoagulation

Operateur **Heparin** (300–400 IE/kg) intravenös spätestens nach Eröffnung des Perikards gegeben, um eine **„activated clotting time" (ACT)** von mindestens 400 sec (Normwert: 80–120 sec) zu erreichen. Eine nicht ausreichende Antikoagulation mit ACTs unter 400 sec birgt die Gefahr der Thrombenbildung in der HLM bis hin zum akuten Verschluss von Oxygenator bzw. Schlauchsystemen.

Messung der Heparinwirkung

i Die **Heparinwirkung** wird 5 min nach Heparininjektion durch **Bestimmung der ACT** gemessen. Hierbei handelt es sich um einen globalen funktionellen Gerinnungstest im Vollblut, in den sowohl die plasmatische Gerinnung als auch die Thrombozytenfunktion eingehen. Bei dem **konventionellen Messverfahren** werden 2 ml Vollblut in ein Reagenzglas überführt und die Gerinnung mittels Celite oder Kaolin aktiviert. In einem mechanischen Verfahren wird die Zeit in Sekunden bis zum Einsetzen einer Gerinnselbildung gemessen. Da die Gerinnungsaktivierung durch Celite in Anwesenheit des häufig verwendeten Fibrinolyseinhibitors Aprotinin zu falsch langen ACT-Zeiten führt, wird nach Gabe von Aprotinin mit Kaolin aktiviert. Vor Anschluss der HLM und während der extrakorporalen Zirkulation muss die ACT mindestens 400 sec betragen, da sonst die Gefahr der Thrombusbildung und -verschleppung gegeben ist.

Bei **neu verfügbaren Systemen** wird Vollblut im Messgerät mit einem Reagens gemischt und dieses Gemisch in einem Testkanal hin- und herbewegt und die Strömungsgeschwindigkeit optisch überwacht. Bei einsetzender Gerinnung wird der Blutfluss und bei Erreichen des Gerinnungsendpunkts der Test beendet. Auch hier wird die ACT in Sekunden angegeben.

Bei **unzureichendem ACT-Anstieg** werden zusätzliche Boli an **Heparin** (jeweils 100 IE/kg i.v.) appliziert und die ACT erneut kontrolliert. Gegebenfalls lässt sich durch Substitution von **Antithrombin III** (20 IE/kg i.v.) die Heparinwirkung steigern. **Während** der **HLM** wird mindestens **alle 30 min** arterielles Blut entnommen und die **ACT gemessen** sowie eine **Blutgasanalyse** und Bestimmung von **Hämoglobinkonzentration** und **Elektrolyten** durchgeführt.

Platzierung der Kanülen

Die **arterielle Kanüle** für die extrakorporale Zirkulation wird in der Regel in der Aorta ascendens platziert (Abb. 1). Eine **venöse Stufenkanüle** bei das Herz **nicht eröffnenden Operationen** wird über das rechte Herzohr eingelegt. Die Öffnungen dieser Kanüle liegen zum einen im rechten Vorhof, zum anderen in der Vena cava inferior (**Cave:** Lebervenenkanülierung – postoperativ exzessiver Anstieg der Transaminasen; obere Einflussstauung – Anstieg des ZVDs, Schwellung und livide Verfärbung des Patientengesichts, ggf. drastische Abnahme des zerebralen Perfusionsdrucks). Hierdurch wird das venöse Blut drainiert, in der HLM oxygeniert, temperiert und über eine Pumpe (typischerweise Rollerpumpe, nicht pulsatil) dem Patienten wieder zugeführt (Abb. 2). Wirft bei schlagendem Herzen der rechte Ventrikel noch Blut aus (PA-Druckkurve), so sollte die Lunge beatmet werden.

Herzchirurgie

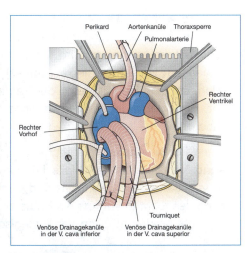

Intraoperativer Situs nach Eröffnung des Perikards. Über den rechten Vorhof sind Kanülen in die angeschlungene obere und untere Vena cava eingeführt, die das venöse Blut für die HLM drainieren. Das arterialisierte Blut wird dem Patienten über eine Kanüle in der Aorta von der HLM zurückgeführt. Alle Kanülen sind mittels Tabaksbeutelnaht und Tourniques fixiert.

Abb. 1: Kanülierung des Herzens für den Anschluss an die Herz-Lungen-Maschine

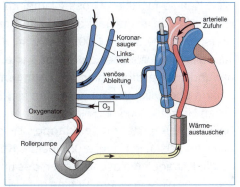

Das venöse Blut wird zusammen mit Blut aus dem OP-Situs (Koronarsauger) und Linksvent (nicht dargestellt) in einem Reservoir gesammelt (nicht dargestellt) und im Oxygenator der HLM oxygeniert. Die Elimination von Kohlendioxid wird im Wesentlichen durch den vom Kardiotechniker eingestellten Frischgasfluss (O_2) beeinflusst.

Danach wird das arterialisierte Blut durch eine Pumpe (Rollerpumpe oder Zentrifugalpumpe) über einen Wärmeaustauscher in die Aorta ascendens des Patienten zurückgeführt.

Bei einem Pumpenfluss von 2–2,5 l/min/m^2 und physiologischen systemischen vaskulären Widerständen wird ein nicht pulsatiler Mitteldruck von 50–70 mm Hg angestrebt.

Abb. 2: Aufbau einer Herz-Lungen-Maschine

Für **Operationen mit Eröffnung des Herzens** werden **sowohl die obere** als auch die **untere Hohlvene separat kanüliert** und beide Hohlvenen durch Tourniquets verschlossen (Abb. 1). Somit wird eine weitgehende Blutleere des Herzens (totaler kardiopulmonaler Bypass) erreicht.

OP mit Eröffnung des Herzens

Über eine **weitere Kanüle**, die in die Aorta ascendens oder über die rechte obere Lungenvene und den linken Vorhof in den linken Ventrikel eingelegt wird, sollte insbesondere bei nicht schlagendem Herzen der linke Ventrikel („Linksvent") entlastet werden, um eine Überdehnung der Kardiomyofibrillen und eine damit einhergehende Pumpinsuffizienz nach Reperfusion zu verhindern.

Ferner wird die Aorta zur antegraden Gabe **kardioplegischer Lösung** kanüliert. Gegebenfalls können nach Aortotomie die Koronarostien selektiv kanüliert und perfundiert oder nach Eröffnung des rechten Vorhofs ein Katheter in den Sinus coronarius zur retrograden Infusion kardioplegischer Lösung eingelegt werden.

Kardioplegie

Nach Anschluss an die HLM und Kühlung des Patienten erfolgt vor Kardioplegie das **Abklemmen der Aorta** proximal der arteriellen Kanüle (aortales Cross-Clamping). Nach **Entlastung des Herzens** („Linksvent") wird gekühlte Kardioplegie-Lösung (z.B. Bretschneider-Lösung 1.000–2.000 ml, 4 °C) in die Aortenwurzel infundiert und so über die Koronararterien das Herz antegrad perfundiert. **Kardioplegische Lösungen** sind in der Regel natriumarm und kaliumreich und führen hierdurch zu einem diastolischen Herzstillstand und elektrischer Asystolie.

selektive Kanülierung

Bei **Insuffizienz der Aortenklappe** ist in der Regel nach Aortotomie eine selektive Kanülierung beider Koronarostien notwendig, da die Kardioplegielösung wegen des unvollständigen Klappenschlusses nicht in einem für eine gute Myokardprotektion ausreichendem Maße in die Koronararterien einfließt.

Bei **schwerer Koronarsklerose oder Koronararterienverschlüssen** wird die Kardioplegielösung ggf. zusätzlich retrograd über einen in den Sinus coronarius eingelegten Katheter appliziert. Der **Operateur** wird unverzüglich **über** eine **unzureichende Wirkung** (keine elektrische Asystolie) nach Infusion der kardioplegischen Lösung oder über nachlassende Kardioplegiewirkung und erneutes Auftreten elektrischer Aktivität **informiert**.

Vorgehen bei extrakorporale Zirkulation

Während extrakorporaler Zirkulation wird die **Allgemeinanästhesie** mit einem **volatilen Anästhetikum**, das über einen Vapor direkt in die HLM gegeben wird, oder durch die Gabe von

Propofol oder Midazolam und ggf. einem Opioid (z.B. Sufentanil 0,5–1 µg/kg als Bolus oder kontinuierlich 1–2 µg/kg/h) aufrechterhalten. Eine Beatmung während HLM erfolgt in der Regel nicht. Jedoch wird eine **Sauerstoffgabe** mit geringem Fluss und **CPAP** von etwa 5 mbar empfohlen, sodass das Lungengewebe mit Sauerstoff versorgt und einer Atelektasenbildung entgegengewirkt wird.

Während der HLM sollte eine **Hämoglobinkonzentration (Hb)** von mindestens 6–8 g/dl angestrebt werden. Bei kritischen Patienten sollte der Hb zum Abgang von der HLM > 10 g/dl betragen. Entsprechend sollten **Erythrozytenkonzentrate** vor Eingriffsbeginn im Operationssaal **bereitstehen**.

Bei unzureichender Eigendiurese, großem Blutvolumen im Reservoir der HLM und niedrigem Hb kann durch einen in die HLM eingebauten **Hämofilter** eine Hämokonzentration durch Filtration erreicht werden.

Eine leichte Azidose (pH um 7,30) wird häufig aufgrund einer Hämodilution (HLM-Füllung und Kardioplegie) beobachtet und kann durch vorsichtige Gabe von **Bikarbonat** ausgeglichen werden.

Zur Senkung des Risikos für **postoperative Blutungen** kann ein **Fibrinolysehemmer** in konventioneller (z.B. Hammersmith-Schema: Aprotinin 2.000.000 IE als Kurzinfusion langsam intravenös unmittelbar vor, 2.000.000 IE während und 1.000.000 IE nach HLM) oder reduzierter Dosis appliziert werden.

Aprotinin

i Da Aprotinin aus Rinderlungen gewonnen wird, können insbesondere bei Reexposition **schwere allergische Reaktionen** auftreten. Daher wird empfohlen, Aprotinin erst nach Sternotomie zu infundieren, um bei Auftreten eines anaphylaktischen Schocks den Patienten zügig an die HLM anschließen zu können. Bei **vermuteter Reexposition** (Patienten nach Herzoperationen, aber auch z.B. nach schwerer Pankreatitis) sollte vor Gabe der gesamten Dosis eine geringe **Testdosis** (ca. 5 ml Aprotinin [Trasylol®]) appliziert werden.

HLM-Entwöhnung

Nach **Wiedereröffnung der Aorta** (declamping) soll das Herz mindestens über eine Zeitraum von einem Drittel der Abklemmzeit reperfundiert werden, bevor der Patient von der HLM entwöhnt wird. Vor **Abgang von der HLM** sind Hb-Wert, Gaspartialdrucke, Säure-Basen-Haushalt und Elektrolyte (insbesondere K^+-Konzentration) zu kontrollieren und ggf. zu optimieren (Hb: 8–10 g/dl, K^+-Konzentration: 5,0–5,5 mmol/l, pH: 7,4, BE: ausgeglichen).

Ein **Schrittmacheraggregat** wird mit den vom Operateur epimyokardial angebrachten Schrittmacherelektroden konnektiert und Detektions- und Stimulationsschwellen ermittelt.

Kardioversion

Ferner sollte bei Verlust eines vor extrakorporaler Zirkulation bestehenden Sinusrhythmus und neu aufgetretenem **Vorhofflimmern oder -flattern** eine (elektrische) Kardioversion erfolgen. Bei **tachykarden Herzrhythmusstörungen**, optimierten Elektrolyten im Serum und Ausschluss korrigierbarer Ursachen (z.B. Hypovolämie, Myokardischämie) ist die Frequenzkontrolle entweder mittels β-Blocker oder Amiodaron (5 mg/kg als Kurzinfusion langsam i.v.) anzustreben.

Katecholamintherapie

In der Regel ist bei Gebrauch von Bretschneider-Kardioplegie zunächst die niedrig dosierte Gabe von **Katecholaminen** zur Entwöhnung von der HLM erforderlich (z.B. Adrenalin 0,05–0,1 μg/kg/min i.v.). Je nach Patientenkollektiv bedarf ein Teil der Patienten zum Zeitpunkt der Verlegung auf die Intensivstation allerdings keiner weiteren Katecholamintherapie mehr. Bei Patienten mit schlechter Pumpfunktion müssen in Einzelfällen (nach Punpfunktion/Blutdruck) erheblich höhere Dosierungen appliziert werden.

Beatmung

Nach vorsichtigem **manuellem Blähen der Lunge** unter direkter Sicht in den Thorax zur Wiedereröffnung von Atelektasen wird die **Beatmung wieder aufgenommen** und die **Pumpleistung der HLM langsam reduziert**. Die Anästhesie wird mit einem niedrig dosierten volatilen Anästhetikum, Propofol oder Midazolam aufrechterhalten.

Heparin-Antagonisierung

Bei stabilen kardiozirkulatorischen Verhältnissen nach HLM-Abgang und nach ausreichender chirurgischer Blutstillung wird nach Absprache mit dem Operateur appliziertes **Heparin mit Protamin antagonisiert**. Je nach Dauer der extrakorporalen Zirkulation und Ausgangswert der ACT werden etwa $3/4$ der initial gegebenen Heparindosis antagonisiert. Die Gabe erfolgt als **Kurzinfusion langsam periphervenös**, um die pulmonale Zirkulation möglichst verdünnt zu erreichen, da die rasche Gabe zu einer arteriellen Hypotension aufgrund der Freisetzung von NO oder Histamin führen kann. Ferner wurden **anaphylaktische Reaktionen** auf Protamin insbesondere bei Patienten mit

Fischallergie oder früherer Protaminexposition (z.B. Verzögerungsinsulin) beobachtet. Gefürchtet ist vor allem ein massiver Anstieg des pulmonalarteriellen Drucks und „low output", der im Wesentlichen durch eine pulmonale Thromboxanfreisetzung bedingt sein soll.

Für einen **erneuten Anschluss an die HLM**, der möglicherweise bei Bypassverschlüssen oder „low output" rasch erfolgt, muss immer eine ausreichende Dosis an **Heparin** (400 IE/kg i.v) **im OP-Saal** vorhanden und sofort **verfügbar** sein.

> Heparin bereithalten!

i Bei Patienten mit anamnestischen Hinweisen auf eine Heparin-induzierte Thrombozytopenie Typ II werden **präoperativ Antikörper bestimmt**. Bei Vorliegen eines **negativen Testergebnisses** wird die Antikoagulation zur extrakorporalen Zirkulation mit **Heparin nach Standardschema** durchgeführt. Die Patienten werden jedoch **postoperativ** auf der Intensivstation z.B. mit **Lepirudin** (2–10 µg/kg/h i.v. nach PTT, Ziel-PTT: 60 sec, Plasmahalbwertszeit: 1–2 h, Elimination renal) antikoaguliert.

Im Falle eines **positiven Antikörperbefundes** muss sowohl für die extrakorporale Zirkulation als auch für die postoperative Antikoagulation auf Heparin verzichtet werden. Auch für die extrakorporale Zirkulation kann die **Antikoagulation** dann **mit Lepirudin** durchgeführt werden. Hierzu werden 0,25 mg/kg als Bolus intravenös vor Einlage der Kanülen für die HLM verabreicht. Ferner werden 0,2 mg/kg Lepirudin in das Primingvolumen der HLM gegeben. Die Effektivität der Antikoagulation wird mittels **Ecarinzeit** (Plasmakonzentration an Lepirudin im arteriellen Blut) überwacht. Zu beachten ist im Vergleich zur Bestimmung der ACT eine längere Wartezeit (mindestens 20 min) auf das Ergebnis, die die Durchführung des Tests in Anspruch nimmt.

Die **therapeutische Plasmakonzentration** von Lepirudin beträgt mindestens 3,5 µg/ml. Diese Plasmakonzentration wird durch kontinuierliche Infusion von Lepirudin (0,5 mg/min i.v.) beim Erwachsenen (70 kg Körpergewicht) aufrechterhalten. Bei Plasmakonzentrationen unter 3,5 µg/ml werden zusätzlich 0,1 mg/kg Lepirudin in die HLM verabreicht und die Konzentration erneut kontrolliert. Bei Plasmakonzentrationen über 6 µg/ml wird die Zufuhr pausiert. 30 min vor der angestrebten Entwöhnung von der extrakorporalen Zirkulation wird die Lepirudingabe i.d.R. beendet und eine Plasmakonzentration zur Entwöhnung von der extrakorporalen Zirkulation von 3,5 µg/ml angestrebt. Nach Abgang von der HLM wird **kein Protamin** verabreicht.[6]

> Antikoagulation bei Heparin-induzierter Thrombozytopenie Typ II

Da Lepirudin bisher **nicht antagonisierbar** ist, sollte nach Entwöhnung von der extrakorporalen Zirkulation eine besonders sorgfältige Blutstillung durch den Operateur erfolgen. Ferner wird ein **Cell-Saver** (Zusatz von 5 mg Lepirudin auf 1000 ml NaCl-Spüllösung) zur Aufbereitung von Blut aus dem OP-Gebiet verwendet. Hierdurch kann ebenfalls ein Teil des Lepirudins eliminiert werden. Zusätzlich sind aufgrund der zu erwartenden **höheren Blutverluste** entsprechend Erythrozyten- und Thrombozytenkonzentrate sowie Frischplasmen vorzuhalten und ggf. zu transfundieren.

Spezielle Operationen

Koronare Revaskularisation mit extrakorporaler Zirkulation

Patientenzustand — Patienten, bei denen eine koronare Revaskularisation durchgeführt werden soll, haben eine konservativ nicht zu therapierende koronare Herzkrankheit mit oft schon deutlich **eingeschränkter linksventrikulärer Funktion**. Zusätzlich können insbesondere nach Myokardinfarkt **Ventrikelaneurysmata** sowie ischämisch bedingte **Mitralklappeninsuffizienzen** bestehen.

Als **Bypassgefäße** kommen oberflächliche Venen der unteren Extremität, die A. thoracica interna (in der Regel links, gelegentlich auch beidseits) oder frei transplantierte Armarterien infrage. Bei geplanter Entnahme der A. radialis dürfen an diesem Arm keine Kanülierungen erfolgen.

Anästhesieführung — Bei der **Anästhesieführung** bis zur extrakorporalen Zirkulation ist auf einen **ausreichenden koronaren Perfusionsdruck** zu achten. Da gerade die Herzfrequenz von erheblicher Bedeutung für das Verhältnis zwischen myokardialem Sauerstoffangebot und Sauerstoffbedarf ist, müssen **Tachykardien** (Ziel: Herzfrequenz < 80/min, besser < 60/min) unbedingt **vermieden** werden. Häufig müssen **Vasopressoren** zwischen Anästhesieeinleitung und Hautschnitt appliziert werden (Phenylephrin [Bezug über die internationale Apotheke] 1–2 µg/kg als Bolus i.v., Noradrenalin 0,05–0,2 µg/kg/min i.v.). Auf die Gabe von **Inotropika** sollte aufgrund des ohnehin bestehenden Mismatches von myokardialem Sauerstoffangebot und -bedarf **verzichtet** werden. Eine Verbesserung des Herzzeitvolumens alleine hat keine Priorität.

HLM-Entwöhnung — Zur **Entwöhnung von der HLM** ist bei noch eingeschränkter myokardialer Kontraktilität und niedrigem systemischem vaskulärem Widerstand eine gering dosierte **adrenerge Stimulation** erforderlich (z.B. Adrenalin < 0,2 µg/kg/h i.v.). Die Notwendigkeit, nach Abgang von der HLM **Vasopressoren** (z.B. Noradrenalin, Vasopressin) einzusetzen, deutet in aller Regel auf eine (zumindest passagere) Vasoplegie hin.

Bei Patienten mit präoperativ bereits höhergradig eingeschränkter linksventrikulärer Funktion und hohem systemischem vaskulärem Widerstand ist der Einsatz von **Phosphodiesterase-**

Herzchirurgie

Inhibitoren zur Entwöhnung von der HLM indiziert (z.B. Milrinon: Bolus 50 µg/kg + ggf. (nach Reperfusion des Herzens 5 min vor Entwöhnung von der HLM) weitere kontinuierliche Gabe mittels Perfusor: 25–75 µg/kg/h i.v.). Bei intraoperativ neu aufgetretenem „**low output**" (Cardiac index < 2,1 l/min/m^2) ist zunächst die Ätiologie abzuklären (z.B. häufigste Ursache Hypovolämie, geringer Blutfluss in den Bypasses, unzureichende Myokardprotektion, ischämisch bedingte Mitral- oder Trikuspidalklappeninsuffizienz) und falls möglich eine kausale operative Therapie anzustreben.

Durch Implantation einer **intraaortalen Ballonpumpe** (IABP, präoperativ, oder unmittelbar vor/nach Entwöhnung von der HLM) können koronarer Perfusionsdruck verbessert und linksventrikuläre Nachlast gesenkt werden, sodass die Katecholaminzufuhr häufig drastisch reduziert werden kann.

> **i Intaaortale Ballonpumpe:** Über eine A. femoralis in der Leiste oder direkt über die thorakale Aorta wird ein Ballonsystem in die **Aorta descendens** unmittelbar distal des Abgangs der linken Arteria subclavia (möglichst TEE- oder Röntgenkontrolle) implantiert. Während der Diastole wird dann der Ballon mit Helium gefüllt, sodass der koronare Perfusionsdruck zunimmt. Die enddiastolisch beginnende Entlastung des Ballons führt zu einer Reduktion des endsystolischen Drucks und damit der linksventrikulären Nachlast. Die herzaktionssynchrone Triggerung erfolgt über eine EKG-Ableitung oder den arteriellen Blutdruck, der gleichfalls proximal des Ballons in der Aorta über das eingebrachte System gemessen wird. Zur Feinabstimmung können der Beginn der Ballonflation sowie die Deflation manuell am Steuergerät nachreguliert werden.
> Es ist darauf zu achten, dass das **System** insbesondere bei fehlender Antikoagulation **kontinuierlich in Betrieb** ist, um das Risiko der Thrombenbildung an diesem Fremdmaterial zu minimieren.
> In ausgewählten Fällen (z.B. kardiale Dekompensation, drohender koronarer Gefäßverschluss) kann die Implantation einer IABP bereits vor Anästhesieeinleitung indiziert sein.
> Die **Einlage einer IABP** ist bei Aortenklappeninsuffizienz und Aortenaneurysma/Aortendissektion **kontraindiziert** sowie bei schwerer Aortensklerose sorgfältig abzuwägen.

Koronare Revaskularisation ohne extrakorporale Zirkulation (OPCAB)

Gerade bei diesem OP-Verfahren, das an die technischen Fertigkeiten des Operateurs hohe Anforderungen stellt, ist eine enge Zusammenarbeit und Abstimmung zwischen Anästhesist und Operateur erforderlich.

Der Patient wird auf einer **Wärmematte** gelagert. Zusätzlich wird zur Aufrechterhaltung der Körpertemperatur der **OP-Saal** vor Eintreffen des Patienten auf **24 °C** aufgeheizt. Eine **HLM** wird vorbereitet und im OP-Saal **bereitgestellt**. Ein **Cell-Saver** sollte eingesetzt werden.

Die **Bypasses** werden am schlagenden Herzen und z.T. unter Luxation des Herzens nach ventral anastomosiert. Die jeweilige Herzregion wird dabei mit einem beweglichen Arm mit **Saugansatz ruhig gestellt**.

Vor Anlage der **peripheren Anastomosen** werden 100–400 IE/kg **Heparin** intravenös verabreicht.

EKG und TEE sind zur **Ischämiediagnostik** bei luxiertem Herzen unzuverlässig. Daher wird insbesondere der **diastolische Pulmonalarteriendruck** überwacht und Anstiege als (unzuverlässiger) Ausdruck einer myokardialen Ischämie gewertet. Zur **Prophylaxe myokardialer Ischämien** während der Anlage der peripheren Anastomosen kann ein kleiner **Shunt** in die Koronararterie im Bereich der Anastomose eingelegt werden, der vor Fertigstellung der Anastomose wieder entfernt wird.

periphere Anastomosen

Eine während der Anlage peripherer Anastomosen eintretende **arterielle Hypotension** ist meist durch eine suboptimale Luxation des Herzens (Abknicken der physiologischen Herzachse und damit insbesondere Behinderung der Herzfüllung) oder aber durch myokardiale Ischämie (Shuntfunktion?) bedingt. Häufig ist die Gabe von **Volumen und Vasopressoren** (z.B. Noradrenalin 0,05–0,5 µg/kg/min i.v.) notwendig. Die **Herzfrequenz** wird mittels β-**Adrenozeptor-Blockade** (z.B. Metoprolol 10–40 µg/kg i.v.) auf Werte zwischen 50 und 70 pro min eingestellt. Bradykardien werden, soweit nötig, durch **Schrittmacherstimulation** behandelt (epikardiale Elektroden durch den Operateur, Stimulation wenn möglich im AAI-Modus).

Nach Anlage der **zentralen Anastomosen und Flussmessung** des Bypasses wird die Hälfte bis drei Viertel der gegebenen Heparindosis durch Gabe von **Protamin** antagonisiert.

Herzklappen-Operationen

Die Pathologie an den Herzklappen umfasst Veränderungen, die zu einer unzureichenden Öffnung (**Klappenstenose**) und solche, die zu einem unvollständigen Schluss (**Klappeninsuffizienz**) der Herzklappe führen. Ferner unterscheidet man zwischen den **häufigen chronischen** und selteneren **akuten Vitien**. Letztgenannte sind meist durch fulminant verlaufende Endokarditiden oder im Falle einer akuten Mitralklappeninsuffizienz durch den Abriss von degenerativ veränderten Sehnenfäden oder eines Papillarmuskels bei Infarkt bedingt. Diese Patienten befinden sich präoperativ häufig in einem sehr kritischen kardiopulmonalen Zustand. Bei allen Klappenvitien sollte eine **koronare Herzkrankheit** präoperativ **ausgeschlossen** werden.

Stenose/Insuffizienz

Besonderheiten der **Anästhesieführung** ergeben sich insbesondere für die Phase zwischen Anästhesieeinleitung und Anschluss an die extrakorporale Zirkulation sowie für die Kardioplegie des Herzens.

Anästhesieführung

ℹ Diskussion zur Klassifikation, Pathophysiologie und Anästhesieführung bei Herzklappenerkrankungen s.u. **Literaturempfehlung**: Cardiac Anesthesia, Kap. 22: Valvular Heart Disease, 727–784

Auf die frühzeitige Gabe (unmittelbar nach Anlage einer peripheren Venenverweilkanüle) einer geeigneten **antibiotischen Endokarditisprophylaxe** (s. dazu Allgemeiner Teil, Kap. 6/7, „Antibiotikaprophylaxe") sollte bei allen Patienten mit kardialen Vitien geachtet werden.

Ferner empfiehlt sich die Einlage einer **TEE-Sonde** nach Anästhesieeinleitung, um während der Entwöhnung von der HLM eine vollständige Entlüftung des Herzens sowie die Klappenfunktion kontrollieren zu können.

Aortenklappenstenose

Die physiologische **Aortenklappenöffnungsfläche** beträgt beim Erwachsenen 2,6–3,5 cm^2. Symptomatische Aortenklappenstenosen haben meist eine Klappenöffnungsfläche von 1 cm^2 oder weniger. Durch diese Verengung wird die Ventrikelejektion behindert, was einen Druckgradienten an der stenosier-

Pathologie

ten Klappe mit gesteigerten linksventrikulären Drücken und einer Zunahme der myokardialen Wandspannung zur Folge hat.

i Die **linksventrikuläre Druckbelastung** führt zu einer konzentrischen Ventrikelhypertrophie und gesteigertem myokardialen Sauerstoffbedarf. Gleichzeitig ist die Koronarreserve gesenkt, sodass auch Patienten mit angiographisch unauffälligen Koronararterien für myokardiale Ischämien prädisponiert sind. Daher können Tachykardien über eine verkürzte Diastole und eine dadurch bedingte Abnahme der koronaren Perfusion zu einer kardialen Dekompensation führen. Darüber hinaus zeigt sich eine reduzierte Ventrikelcompliance. Somit ist die diastolische Füllung ebenfalls erschwert. Patienten mit Sinusrhythmus profitieren in höherem Maße von der synchronisierten Vorhof-Ventrikel-Kontraktion. Ferner führt die Compliancestörung zu einer Unterschätzung der linksventrikulären Füllung anhand des pulmonalarteriellen Verschlussdrucks.

Anästhesieführung

Während der **Anästhesie** sollten zur Vermeidung myokardialer Ischämien Sinusrhythmus und ein adäquates intravaskuläres Volumen aufrechterhalten sowie systemische Hypotensionen und Tachykardien (ggf. Infusion von Noradrenalin 0,05–0,2 μg/kg/min i.v) vermieden werden. Das Einschwemmen eines **Pulmonalarterienkatheters** ist aufgrund des Risikos mechanisch induzierter Herzrhythmusstörungen bis kurz vor Anschluss der HLM relativ kontraindiziert, weil bereits ein neu auftretendes, katheterinduziertes Vorhofflimmern zu einer hämodynamischen Dekompensation führen kann. Nach mechanischer Irritation und ausgelöstem Kammerflimmern bei Patienten mit hochgradigen Aortenklappenstenosen ist die kardiopulmonale Reanimation mit Herzdruckmassage nur selten erfolgreich.

Nach dem **Anschluss an die HLM** sollte auf eine sorgfältige **Kardioplegie** geachtet werden, die antegrad und ggf. auch retrograd durchgeführt wird.

Aortenklappeninsuffizienz

Pathologie

Der unzureichende Aortenklappenschluss bedingt einen diastolischen Rückfluss von Blut aus der Aorta in den linken Ventrikel, woraus eine **Volumenbelastung** und exzentrische **Hypertrophie des Ventrikelmyokards** resultiert.

i Obwohl bei Ventrikeldilatation durch eine hypertrophiebedingte Abnahme der myokardialen Wandspannung (Gesetz nach La Place: P x R/2 h) der Sauerstoffverbrauch gesenkt würde, ist dieser aufgrund der Zunahme der Muskelmasse auch in Ruhe erhöht, sodass auch bei diesen Patienten myokardiale Ischämien ohne makroskopischen Nachweis einer koronaren Herzkrankheit beobachtet werden. Theoretisch sollte eine Tachykardie durch Verkürzung der Diastole zu einer Minimierung des Regurgitationsvolumens pro Herzzyklus führen. Durch Zunahme der Anzahl von Herzzyklen pro Minute wird dieser Effekt jedoch wahrscheinlich wieder ausgeglichen. Demgegenüber führt eine arterielle Vasodilation zu einer mitunter deutlichen Steigerung des systemischen Blutflusses.

Von Bedeutung ist ferner, dass linksventrikuläre Füllungsdrücke aufgrund des Regurgitationsvolumens eher unempfindlich gegenüber Abnahmen des intravasalen Volumens sind. Eine Zunahme der Füllungsdrücke ist demgegenüber ein zuverlässiges Zeichen für eine Hypervolämie.

Während der **Anästhesie** sollte eine myokardiale Depression vermieden und **Vasodilatatoren** (z.B. Nitroprussid) liberal (nach Blutdruck: 0,25–10 µg/kg/min kontinuierlich i.v.) zur Senkung des systemischen vaskulären Widerstands verwendet werden. Gleichzeitig ist auf eine ausreichende intravasale Füllung zu achten. Die negativ inotropen Effekte volatiler Anästhetika werden durch ihre vasodilatierenden Eigenschaften mindestens aufgewogen, sodass der Einsatz von z.B. **Isofluran empfehlenswert** ist. **Positiv inotrope Substanzen** (z.B. Dobutamin, Milrinon, Adrenalin) bieten durch Steigerung der Kontraktilität und Zunahme der Herzfrequenz Vorteile bei dekompensierten Patienten.

Anästhesieführung

Nach **Anschluss an die HLM** ist auch bei diesen Patienten auf eine sorgfältige **Kardioplegie** zu achten. Da in die Aortenwurzel infundierte kardioplegische Lösung in den linken Ventrikel zurücklaufen und die Koronarzirkulation nicht suffizient erreichen würde, ist eine vorsichtige selektive Kanülierung der Koronararterien mit speziellen Ostienkathetern vorzunehmen und die kardioplegische Lösung hierüber zu infundieren oder eine retrograde Kardioplegie über den Sinus coronarius durchzuführen.

Mitralklappeninsuffizienz

Mitralklappeninsuffizienzen entstehen durch strukturelle Veränderungen an der Mitralklappe, den Sehnenfäden oder Papillarmuskeln. Darüber hinaus werden häufig bei Dilatation des linken Ventrikels Erweiterungen des Mitralklappenrings beobachtet, die ebenfalls zu einer Insuffizienz der Klappe führen. Bei unverkalktem Klappenring verhält sich die Größe der Undichtigkeit parallel zur Ventrikelgröße. Somit erhöht eine Volumenzufuhr auch das Regurgitationsvolumen. Der linke Vorhof ist in der

Pathologie

Regel deutlich vergrößert. Es besteht bei vielen Patienten, insbesondere bei chronischer Mitralklappeninsuffizienz, ein chronisches Vorhofflimmern.

Anästhesieführung

Die **Anästhesie** sollte so geführt werden, dass **negativ inotrope Substanzen vermieden** werden. Gleichzeitig führt eine Nachlasterhöhung zu einer Zunahme des Regurgitationsvolumens und damit zur Abnahme des Herzzeitvolumens. Demgegenüber bedingt eine Vasodilatation eine Abnahme des Regurgitationsvolumens und eine Zunahme des antegraden Herzzeitvolumens. Die Kombination von **Opioiden mit Isofluran** erscheint günstig, wobei die negativ inotropen Effekte durch die Vasodilatation ausgeglichen werden.

Bei **instabilen Kreislaufverhältnissen** sollten **positiv inotrope Substanzen** (z.B. Adrenalin 0,05–0,2 µg/kg/min i.v., Abnahme der Ventrikelgröße) sowie **Vasodilatatoren** (Nitroglyzerin 0,5–2 µg/kg/min i.v, Senkung des systemischen vaskulären Widerstandes sowie Abnahme der ventrikulären Füllung) bereits vor Anästhesieeinleitung kontinuierlich verabreicht werden.

Bei **höhergradigen Mitralklappeninsuffizienzen** wird die systolische Nachlast durch den retrograden Fluss in den linken Vorhof minimiert. Somit ist eine normale Ejektionsfraktion auch bei beeinträchtigter Pumpfunktion lange Zeit erhalten und damit wenig geeignet für die Abschätzung der linksventrikulären Funktion. Eine nur geringgradig reduzierte Ejektionsfraktion deutet demnach auf einen in seiner Funktion bereits schwerwiegend eingeschränkten Ventrikel hin.

Durchführung

Operationen an der Mitralklappe werden im **totalen kardiopulmonalen Bypass** durch den linken Vorhof oder transseptal durch den rechten Vorhof durchgeführt. Hierzu müssen obere und untere **Hohlvene separat kanüliert** und mittels Tourniquets verschlossen werden. Der Anästhesist sollte auf die **sichere zentralvenöse Lage seiner Katheter** achten und diese ggf. aus dem rechten Vorhof in die Hohlvene zurückziehen. Mitralklappeninsuffizienzen können häufig durch eine **Klappenrekonstruktion** behoben werden. Postoperativ muss der linke Ventrikel dann gegen eine „physiologische" Nachlast arbeiten. Im Gegensatz zur Mitralklappenrekonstruktion wird beim **Mit-**

ralklappenersatz zumindest ein Teil der Sehnenfäden reseziert. Dies führt zu einem Funktionsverlust der Papillarmuskeln sowie einer veränderten Ventrikelgeometrie. Beides bedingt eine **linksventrikuläre Funktionseinschränkung**. Somit benötigen Patienten nach Mitralklappenrekonstruktion und in noch höherem Maße nach Mitralklappenersatz häufig **höhere Dosen** an **positiv inotropen Substanzen** zum Abgang von der HLM. Hier haben sich **Adrenalin** (0,05–0,2 µg/kg/min i.v.) sowie die gleichzeitig systemisch dilatierenden **Phosphodiesteraseinhibitoren** (z.B. Milrinon: Bolus 50 µg/kg + ggf. weitere kontinuierliche Gabe mittels Perfusor: 25–75 µg/kg/h i.V.) bewährt. Darüber hinaus ist die Gabe von **Nitroglyzerin** (0,5–2 µg/kg/min i.v.) sinnvoll.

Mitralklappenstenose

Die physiologische **Klappenöffnungsfläche** der Mitralklappe beträgt beim Erwachsenen 4–6 cm^2. Schwere Mitralklappenstenosen haben eine Öffnungsfläche von weniger als 1 cm^2 und einen mittleren Gradienten von mehr als 10 mm Hg. Mitralklappenstenosen bedingen eine reduzierte linksventrikuläre Füllung sowie einen Blutrückstau in die Lungenstrombahn. Viele Patienten mit Mitralklappenstenose haben einen massiv erweiterten linken Vorhof, einen fixierten pulmonalarteriellen Hypertonus sowie chronisches Vorhofflimmern. *Pathologie*

Das **Hauptziel der Anästhesie** ist die Aufrechterhaltung einer ausreichenden linksventrikulären Füllung, sodass eine Verkürzung der diastolischen Ventrikelfüllung durch **Tachykardie** unbedingt **vermieden** werden muss. Bei Ansteigen der Herzfrequenz ist die Gabe von β-**Adrenozeptor-Antagonisten** indiziert. Die Gabe von **Vasodilatatoren**, insbesondere zur Senkung des pulmonalarteriellen Druckes, ist meist kontraproduktiv, da die Füllung des linken Ventrikels weiter beeinträchtigt wird. Zwei Patientengruppen profitieren jedoch von der Gabe von z.B. Nitroprussid: Zum einen sind dies Patienten mit kombinierten Mitralklappenvitien und intraoperativ erhöhtem systemischem vaskulärem Widerstand, zum anderen Patienten mit einem massiven pulmonalarteriellen Hypertonus, bei denen *Anästhesieführung* durch Nachlastsenkung der transpulmonale Blutfluss und die linksventrikuläre Füllung erhöht werden.

Bei arterieller Hypotension sollten **Vasokonstriktoren** aufgrund der Effekte in der Lungenstrombahn mit nachfolgendem rechtsventrikulärem Pumpversagen allenfalls **vorsichtig verwendet** werden. Vorwiegend **positiv inotrope Substanzen** (z.B. Adrenalin) sind ihnen vorzuziehen.

Operationen an der thorakalen Aorta

Typen von Aneurysmata/ Dissektionen

Grundsätzlich wird zwischen Aussackungen **(Aneurysmata)** und **Dissektionen** (Abb. 3) der Aorta unterschieden. Im Einzelnen wird differenziert zwischen:

- akuten und chronischen Dissektionen der Aorta ascendens **(Stanford-Typ A)**, die häufig mit Beteiligung des Aortenbogens einhergehen
- „chronischen" Aortenaneurysmata der Aorta ascendens und/oder des Aortenbogens, die akut rupturieren können
- Dissektionen distal des Abgangs der linken A. subclavia **(Stanford-Typ B)**
- Descendensaneurysmata

Dissektionen

Bei **Dissektionen** können sämtliche Gefäßabgänge aus dem falschen Lumen erfolgen und somit zu nachfolgenden ischämiebedingten Funktionseinschränkungen der entsprechenden Organe führen. Ferner kann es problematisch sein, das richtige Lumen für die arterielle Kanülierung und den Anschluss der HLM sowie die Anastomosierung der Gefäßprothese zu identifizieren.

Typ-A-Dissektionen (a) weisen typischerweise einen Intimaeinriss (Entry) im Bereich der Aorta ascendens (1) auf; es wird zwischen einem wahren und einem falschen Lumen unterschieden. Eine nachfolgende Dissektion kann auf die Aorta ascendens beschränkt sein, in vielen Fällen verläuft die Dissektion jedoch entlang des Aortenbogens bis in die Aorta descendens, z.T. bis in die Iliakalgefäße. Häufig findet dort das flache Lumen erneut Anschluss an das wahre Aortenlumen (Reentry). Gelegentlich werden auch Intimaeinrisse im Bereich des Aortenbogens (2) oder der Aorta descendens (3) beobachtet, die u.a. auch zu einer retrograden Dissektion bis in die Aorta ascendens führen können.

Typ-B-Dissektionen (b) sind auf die Aorta descendens beschränkt.

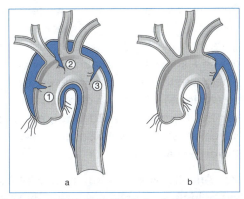

Abb. 3: Stanford-Klassifikation von Aortendissektionen

Eine akute Dissektion der Aorta sowie die Ruptur eines Aortenaneurysmas stellen einen **lebensbedrohlichen Notfall** dar, dessen Management sehr ressourcenintensiv und anspruchsvoll ist. Die **Operationen** an der **Aorta ascendens** und dem **Aortenbogen** erfolgen mit **extrakorporaler Zirkulation**. In jedem Fall sind Besonderheiten bei der Kanülierung für den Anschluss der HLM (Freilegung und Kanülierung der rechten A. subclavia für die Einlage einer HLM-Kanüle) präoperativ mit dem Chirurgen zu besprechen. Bei Beteiligung des Aortenbogens wird die Operation unter zeitweiligem Kreislaufstillstand mit **selektiver „Kopfperfusion"** oder im **hypothermen Kreislaufstillstand** (Körperkerntemperatur 18–24 °C) durchgeführt.

anspruchsvolles OP-Management

Auf die **Aorta ascendens** beschränkte Aneurysmata und Dissektionen sind in der Regel unproblematisch in der Behandlung. Hier ist präoperativ auf eine **Beteiligung der Aortenklappe** (Aortenklappeninsuffizienz) sowie bei Notfallpatienten auf einen **Perikarderguss** zu achten. Der **Katheter zur arteriellen Blutdruckmessung** sollte am linken Arm platziert werden, da gelegentlich die distale Anastomose im Bereich des Aortenbogens angelegt und der rechte Arm zumindest zeitweise nicht perfundiert wird.

in der Regel unproblematisch

aufwändige Überwachung
Patienten für Operationen am **Aortenbogen** bedürfen einer aufwändigen Überwachung. Da der Umfang des operativen Eingriffs oft schlecht vorhersehbar ist, empfiehlt es sich, neben der **linken Radialarterie zusätzlich** einen **arteriellen Katheter in** einem **Leistengefäß** zu platzieren. Darüber hinaus werden bei zu erwartendem hohen Volumenumsatz nach Entwöhnung von der HLM **großlumige Zugänge** eingelegt (z.B. 12 F zentraler Venenkatheter), ein **Cell-Saver** sowie ein **Gerät zur Schnellinfusion** bereitgestellt.

Bei **Anästhesieeinleitung** sind **Blutdruckanstiege** strikt zu **vermeiden**, im Zweifel sollte eine Hypotension toleriert werden. Anästhesieeinleitungen mittels **„rapid sequence induction"** sollten in modifizierter Form unter besonders großzügiger Gabe eines **Opioids** erfolgen.

Ein **Aortenbogenersatz** wird in Hypothermie (18–24 °C Körpertemperatur), Kreislaufstillstand und möglichst immer (je nach Verfügbarkeit und Wunsch des Kardiochirurgen bzw. nach operativen Verhältnissen) unter selektiver Kopfperfusion über Perfusionskanülen im Truncus brachiocephalicus und der A. carotis com. sinister operiert. Über die Perfusionskanülen werden insgesamt 400–600 ml Blut pro Minute mit einem Perfusionsdruck von 50 mm Hg an der Kanülenspitze über die HLM perfundiert.

Das sicherste Verfahren zur **Neuroprotektion** ist die **Kühlung**. Darüber hinaus gibt es experimentelle Daten, die u.a. günstige Effekte von Barbituraten oder Steroiden suggerieren.

Fibrinolysehemmer (z.B. Aprotinin) sollten erst nach Beendigung des Kreislaufstillstandes appliziert werden.

Die **Entwöhnung von der HLM** darf erst nach ausreichender Wiedererwärmung (etwa 1 °C pro 10 min) und Bluttrockenheit erfolgen. In der Regel werden trotz ausreichender Protaminisierung **große Mengen an gerinnungsaktiven Substanzen und Thrombozyten** benötigt, die rechtzeitig bereitgestellt und unter Kontrolle von Gerinnung und Thrombozytenzahl/-funktion substituiert werden.

Typ-B-Dissektionen und **ausgewählte Aneurysmata der Aorta descendens** können durch Einlage eines **Stents** behandelt werden, der typischerweise über eine Femoralarterie in der Leiste unter angiographischer Kontrolle während Allgemein- oder Lokalanästhesie (± Analgosedierung) eingelegt wird.

Stenteinlage

Der **prothetische Ersatz** der Aorta descendens ist ebenso wie Operationen am Aortenbogen sehr aufwändig. Der invasive Blutdruck sollte über die **rechte Radialarterie sowie eine Leistenarterie** kontinuierlich gemessen werden. Ansonsten werden die Patienten wie für einen Eingriff am Aortenbogen vorbereitet. Zur **Verbesserung der Rückenmarksdurchblutung** kann 12 h präoperativ (**Cave:** Vollheparinisierung während HLM) ein Spinalkatheter zur Liquordruckmessung und ggf. Entlastung lumbal eingelegt werden. Dabei wird ein Druck im spinalen Liquorraum von unter 10 cm H_2O angestrebt. Aufgrund des großen operativen Zugangs profitieren diese Patienten ebenfalls von einem **thorakalen Periduralkatheter** (Anlage am Vortag bei Einsatz der HLM). Bei zu erwartender längerer Nachbeatmung sollte aufgrund der Problematik der neurologischen Überwachung sedierter Patienten und damit dem zum Ausschluss punktionsbedingter Komplikationen auf den Periduralkatheter verzichtet werden. Die Operation erfolgt über eine **anterolaterale Thorakotomie in Rechtsseitenlage**. Viele Chirurgen setzen eine **extrakorporale Zirkulation** (konventionelle HLM mit Kanülierung der Leistengefäße oder Linksherzbypass) zur Entlastung des Kreislaufsystems proximal des aortalen Cross-Clampings sowie Perfusion der distalen Aorta ein. Auch bei diesem Eingriff werden nach Abgang von der HLM und Protaminisierung **große Mengen gerinnungsaktiver Substanzen und Thrombozyten** benötigt, die rechtzeitig bereitgestellt und unter Kontrolle von Gerinnung und Thrombozytenzahl/-funktion substituiert werden.

prothetischer Ersatz aufwändig

Leitsymptome: Pathophysiologie und Therapie

Ursachen — In der Herzchirurgie werden nach Entwöhnung von der HLM häufig arterielle Hypotensionen beobachtet. Da der arterielle Blutdruck sich aus dem Herzzeitvolumen und dem systemischen vaskulären Widerstand ergibt, muss zunächst geklärt werden, ob primär das **Herzzeitvolumen oder** der **systemische Widerstand erniedrigt** ist (z.B. Pulmonalarterienkatheter). Ferner sollten Blutgase, Säure-Basen-Haushalt und Elektrolytkonzentrationen im Serum optimiert werden.

erniedrigtes Herzzeitvolumen — Bei **erniedrigtem Herzzeitvolumen** ist nach vorherigem Ausschluss einer Hypovolämie (ZVD, PCWP (Pulmonalarterien-Verschlussdruck), TEE) zunächst dringlich in Abhängigkeit vom Eingriff nach operativ korrigierbaren Ursachen zu suchen (Funktion der Bypasses und Klappen) und ggf. zu therapieren. Ansonsten ist der Einsatz **positiv inotroper Pharmaka** indiziert. Zunächst kann **Adrenalin** (0,05 – > 1 µg/kg/min) nach Wirkung kontinuierlich appliziert werden. Bei hohem systemischem vaskulärem Widerstand ist die Gabe von **Phosphodiesteraseinhibitoren** (z.B. Milrinon: Bolus 50 µg/kg + ggf. weitere kontinuierliche Gabe mittels Perfusor: 25–75 µg/kg/h i.v.) zu empfehlen.

Die Gabe von **Dobutamin**, das sowohl die myokardiale Kontraktilität steigert als auch zu einer systemischen Vasodilation führt, ist häufig mit Tachykardien verbunden und wird von uns bei herzchirurgischen Patienten nur selten vorgenommen.

erniedrigter systemischer Widerstand — Bei **niedrigem systemischem vaskulärem Widerstand** werden in Abhängigkeit vom Herzzeitvolumen **Vasokonstriktoren** appliziert. Medikament der ersten Wahl ist **Noradrenalin** (0,05 – > 1 µg/kg/min), das nach Wirkung dosiert und kontinuierlich appliziert wird. Bei refraktärer Vasoplegie kommen **Vasopressin** (Terlipressin 1 mg/70 kg Körpergewicht i.v., Wirkungseintritt innerhalb von 15 min, ggf. Dosisrepetition nach Wirkung – 15 min abwarten, ob eine Wirkung eintritt) oder **Methylenblau** (1–5 mg/kg i.v.) zur Anwendung.

In allen Fällen sollte die Implantation einer **IABP** mit dem Herzchirurgen diskutiert werden.

2. Pulmonalarterielle Hypertonie

Der **Mitteldruck in der Pulmonalarterie** beträgt normalerweise etwa 15 mm Hg. Erhöhungen dieses Drucks können zu einem **Rechtsherzversagen** führen. Dabei dekompensiert der untrainierte rechte Ventrikel bei einer Druckbelastung von im Mittel 30–40 mm Hg. Bei Patienten mit chronischer pulmonalarterieller Hypertonie ist die Schwelle für eine rechtsventrikuläre Dekompensation entsprechend höher.

Rechtsherzversagen

Eine intraoperative Zunahme des pulmonalvaskulären Widerstands kann mit einer Erhöhung des pulmonalen Rechts-links-Shunts sowie der rechtsventrikulären Nachlast assoziiert sein.

i **Pathophysiologisch** führt die Drucksteigerung im rechten Ventrikel zu einer Zunahme der Wandspannung und damit sowohl zu einem Anstieg des rechtsventrikulären Sauerstoffverbrauchs als auch zu einer Einschränkung der koronaren Perfusion bei häufig gleichzeitig erniedrigtem arteriellem Blutdruck.

Somit muss die pulmonalarterielle Hypertonie nach Ausschluss operativ therapierbarer Ursachen (z.B. Mitralklappeninsuffizienz) umgehend vom Anästhesisten behandelt werden. Konventionell wird die **Anästhesie vertieft**, die inspiratorische **Sauerstoffkonzentration erhöht** und eine **Alkalose** angestrebt. Darüber hinaus kann die Anwendung eines **höheren PEEPs** (8–15 mm Hg) der Ausbildung von Atelektasen und Lungenödem entgegenwirken.

umgehende Behandlung

Pharmakologisch hat sich die systemische Gabe von **Nitroglyzerin** (0,5–2 µg/kg/min) und **Phosphodiesteraseinhibitoren** (Milrinon: Bolus 50 µg/kg + ggf. weitere kontinuierliche Gabe mittels Perfusor: 25–75 µg/kg/h i.v.) bewährt. Gelegentlich wird **Prostaglandin E$_1$** (Eprostenol 2–15 ng/kg/min i.v.) infundiert. Ferner kann **NO** (bis 60 ppm) und **Prostacyclin** (z.B. Iloprost 20 µg) **inhalativ** zur Senkung des pulmonalvaskulären Widerstands verabreicht werden. Darüber hinaus muss immer auf einen ausreichenden arteriellen Blutdruck zur Vermeidung rechtsventrikulärer Ischämien geachtet werden.

3/1 Anästhesie bei minimalinvasiven intrakardialen endoskopischen Operationen

Kienbaum P

Minimal invasive endoskopische Operationsverfahren wurden in den letzen 30 Jahren entwickelt und haben mittlerweile Einzug in alle operativen Fächer gehalten. Ein geringeres operatives Trauma und damit auch in der Regel weniger postoperative Schmerzen sind auf den ersten Blick erkennbare Vorteile für den Patienten und begünstigen die Rekonvaleszenz. Darüber hinaus ergeben sich technische Besonderheiten, die sowohl für den Operateur als auch den Anästhesisten von großer Bedeutung sind.

In Hinblick auf herzchirurgische Eingriffe können, die für die extrakorporale Zirkulation notwendigen Kanülen für die Drainage und Zufuhr des Blutes auf Grund der kleinen operativen Zugänge zum Herzen nicht über die großen intrathorakalen Gefäße eingelegt werden, sondern es müssen alternative periphere Kanülierungsstellen gewählt werden. Darüber hinaus finden spezielle Verfahren zur Aortenokklusion und Gabe der kardioplegischen Lösung Anwendung.

Periphere Kanülierungsstellen

In diesem Kapitel werden die Besonderheiten der Technik der **extrakorporalen Zirkulation für minimalinvasive, intrakardiale Operationen**, sowie die sich daraus ergebenen Erfordernisse für die Planung und Durchführung der Anästhesie dargestellt.

Ziele des Kapitels

Extrakorporale Zirkulation für minimalinvasive, intrakardiale Operationen

Minimalinvasive intrakardiale Operationen erfordern einen Herzstillstand und damit den Einsatz einer extrakorporalen Zirkulation mittels Herz-Lungen-Maschine. Die extrakorporale Zirkulation wird als veno-arterieller Bypass durchgeführt. 1997 wurde die Port-Access Technik in die klinische Patientenversorgung eingeführt, die ein spezielles Verfahren für einen peripheren Anschluss an die extrakorporale Zirkulation darstellt. Die Einlage der hierfür erforderlichen **Gefäßkanülen** wird von

Die Port-Access Technik

peripher (Seldinger-Technik) und unter Ultraschallkontrolle (transösophageale Echokardiographie, TEE) vorgenommen (Abbildung 1). Mit Hilfe der TEE sollen eine Kanülenfehllage ausgeschlossen und Punktionskomplikationen minimiert werden.

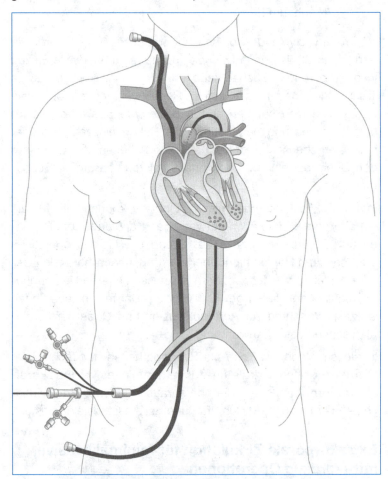

Die venöse Drainage erfolgt über 2 Katheter, die über die rechten Vena jugularis interna sowie die rechten Vena femoralis eingelegt und mit der Katheterspitze vor dem rechten Vorhof in der Vena cava superior bzw. inferior zu liegen kommen. Darüber hinaus liegt eine Kanüle in der rechten Arteria femoralis für die Rückgabe des Blutes aus der Herz-Lungen-Maschine ein. Über einen Seitenport wird hier auch der Katheter für die endoluminale Aortenokklusion und Gabe kardioplegischer Lösung eingelegt.

Abb. 1: Darstellung der für den Anschluss an die extrakorporale Zirkulation und endoluminalen Aortenokklusion erforderlichen Katheter.
(in Anlehnung an: Fa. Edwards Lifesciences Germany GmbH, Unterschleißheim)

Kanülierung für die etrakorporale Zirkulation

Zur Drainage des venösen Blutes in die Herz-Lungen-Maschine wird nach moderater systemischer Antikoagulation (Heparin 100 IE h^{-1} i.v.) zunächst in der Regel durch den Anästhesisten eine 14–16 F Kanüle in Seldingertechnik über die rechte Vena jugularis interna bis an den Übergang der Vena cava superior zum rechten Vorhof eingelegt und mit physiologischer Kochsalzlösung (mit Heparinzusatz 50 IE ml^{-1}) gespült. Die Einlage der Kanüle wird mittels TEE in einer bicavalen Einstellung überwacht (Abbildung 2).

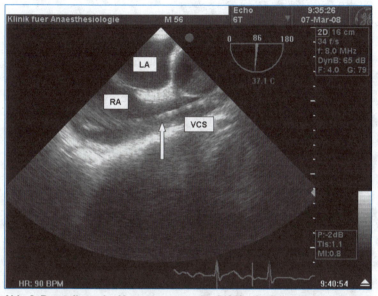

Abb. 2: Darstellung der Vena cava superior (VCS) mit einliegendem venösem Drainagekatheter (Pfeil), der für die endgültige Positionierung noch mehrere Zentimeter zurückgezogen werden muss.
RA: rechtes Atrium, LA: linkes Atrium

Nach echokardiographischer Lagekontrolle

Nach echokardiographischer Lokalisation der Kanüle am Übergang der Vena cava superior zum rechten Vorhof wird die Kanüle etwa 2 cm zurückgezogen. Durch diese Positionierung wird eine gute Drainage des Blutes aus der oberen Hohlvene erreicht. Gleichzeitig erlaubt es einen Verschluss der oberen Hohlvene durch den Herzchirurgen mittels eines Tourniques ohne Beeinträchtigung der venösen Drainage.

Kanülierung der Leistengefäße

Danach werden vom Herzchirurgen die Leistengefäße einer Seite operativ freigelegt und zunächst ein Seldingerdraht über die Vena femoralis bis zum rechten Vorhof vorgeschoben (Abbildung 2). Über diesen Draht wird dann eine 22–25 F Kanüle eingelegt und die Spitze analog zur Einlage der venösen Kanüle über die obere Hohlvene ebenfalls 2 cm vor dem rechten Vorhof in der unteren Hohlvene platziert. Über diese Kanüle wird später die untere Hohlvene drainiert. Danach erfolgt die Einlage einer (19–23 F) Perfusionskanüle über die Arteria femoralis derselben Seite.

Ein-Lungenventilation

Vor Beginn der extrakorporalen Zirkulation wird nun ein Zugang zum Herzen in der Regel durch eine rechtsseitige anterolaterale Minithorakotomie geschaffen. Dabei ist eine **Ein-Lungenventilation** mit Ausschalten der linken Lunge von der Ventilation durch den Anästhesisten erforderlich. Mit Eröffnung des Thorax wird vom Herzchirurgen Kohlendioxid in den linken Hemithorax insuffliert. Auf Grund der höheren Löslichkeit von Kohlendioxid im Vergleich zu Stickstoff, lösen sich über den OP-Situs in die Zirkulation eingebrachte Gase schneller im Blut, sodass potentiell auftretende **Luftembolien** möglichst vor Erreichen einer Endstrombahn resorbiert werden.

Anstieg des Kohlendioxidpartialdrucks

Da ein gewisser Teil des Kohlendioxids über die Pleura absorbiert wird, kommt, es vergleichbar zu laparoskopischen Eingriffen, zu einem Anstieg des Kohlendioxidpartialdrucks im Blut, der durch eine Erhöhung des Atemminutenvolumens normalisiert wird.

Vor Beginn der extrakorporalen Zirkulation und Eröffnung des Herzens wird erneut Heparin (300 IE kg^{-1} i.v.) zur systemischen **Antikoagulation** verabreicht. Nach Kontrolle der ACT (Zielwert > 400 s) wird die extrakorporale Zirkulation gestartet. Während der gesamten extrakorporalen Zirkulation ist darauf zu achten, dass der Druck in der oberen Hohlvene niedrig ist (< 10 mmHg).

Druckanstiege in der oberen Hohlvene

Druckanstiege in der oberen Hohlvene sind bis zum Beweis des Gegenteils durch eine nicht ausreichende venöse Drainage aus der oberen Hohlvene bedingt. Da in dieser Situation der zerebrale Perfusionsdruck abnimmt, ist eine umgehende Drainage der oberen Hohlvene, in der Regel durch Korrektur des entsprechenden Drainagekatheters, zu erzwingen. Bei ausreichender venöser Drainage könnte nun der linke Vorhof direkt eröffnet werden, um z.B. Eingriffe an der Mitralklappe durchzuführen. Falls eine Eröffnung des rechten Vorhofs für den operativen Eingriff erforderlich ist, müssen zunächst die beiden Hohlvenen angeschlungen und dann durch Tourniques verschlossen werden. Somit kann auch mit diesem Verfahren ein **totaler Bypass** erreicht werden.

Zur Aortenklemmung und Kardioplegie sind im Wesentlichen 2 Verfahren gebräuchlich.

Íntraaortale Ballonokklusion

1. Endoluminale Aortenballonokklusion

Zur intraaortalen Ballonokklusion wurde ein spezieller Katheter (Endoclamp®, Fa. Edwards) entwickelt. Dieser Katheter verfügt über einen endständigen Ballon zur endoluminalen Okklusion der Aorta, sowie zwei weitere endständige Lumina, über die zum einen kardioplegische Lösung infundiert (Abbildung 3), zum anderen der intravasale Druck in der Aortenwurzel über eine Flüssigkeitssäule gemessen werden kann.

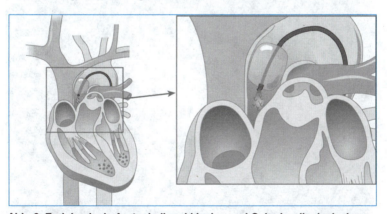

Abb. 3: Endoluminale Aortenballonokklusion und Gabe kardioplegischer Lösung in die Aorta ascendens.
(mit freundlicher Genehmigung der Fa. Edwards Lifesciences Germany GmbH, Unterschleißheim)

Zunächst wird zur Einlage dieses Spezialkatheters vom Herzchirurgen ein Draht über einen Seitenport der arteriellen Perfusionskanüle eingelegt und unter echokardiographischer Kontrolle bis in die Aorta ascendens vorgeschoben. Danach wird über

Einlage des Spezialkatheters

diesen Draht der Aortenokklusionskatheter in die Aorta ascendens vorgeschoben und die Lage wiederum mittels TEE kontrolliert. Das, für die Inflation des Ballons benötigte Volumen, hängt vom Durchmesser der suprabulbären Aorta ascendens ab und wird anhand dieses echokardiographisch bestimmten Wertes mit Hilfe einer Tabelle festgelegt. Der Druck im Ballon wird nach Inflation kontinuierlich gemessen und sollte 250–350 mmHg betragen.

Adenosin-induzierter Herzstillstand

Vor Inflation des Ballons (Kochsalzlösung ± Ultraschallkontrastmittel zur besseren Visualisierung des Ballons nach Eröffnung des Herzens) wird ein wenige Sekunden dauernder Herzstillstand durch Gabe von Adenosin (0,25 mg kg^{-1} KG) über den Endoclamp-Katheter in die Aortenwurzel induziert. Nun wird der Ballon bei stehendem Herzen und unter echokardiographischer Überwachung mit 20–40 ml einer isotonischer Kochsalzlösung gefüllt (Abbildung 4).

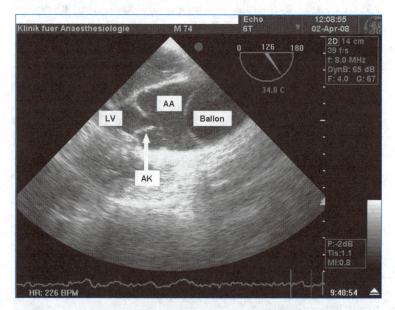

Der Ballon befindet sich in der Aorta ascendens (AA). Als Zeichen des Druckangleichs im linken Ventrikel und der Aorta ascendens ist die Aortenklappe (AK) geöffnet.

Abb. 4: Darstellung der Aortenballonokklusion im TEE.

Die Positionierung des Ballons ist technisch anspruchsvoll, da bei zu herznaher Inflation eine Verlegung der Koronarostien oder sogar Beschädigung der Aortenklappe, bei zu weit distaler Inflation eine Verlegung des Truncus brachiocephalicus und dadurch eine zerebrale Durchblutungsstörung bedingt sein könnte (Abbildung 5).

Positionierung des Ballons

Dargestellt ist ferner der Druck im Aortenbogen sowie im Bereich der Aortenwurzel während des „ventings". Bei korrekter Lage sollte die arterielle Druckmessung in der linken und rechten A. radialis identisch sein. Bei peripherer Dislokation des Ballons kommt es zunächst zu einer Verlegung des Truncus brachiocephalicus und damit einem Druckabfall in der rechten Radialarterie im Vergleich zur linken Seite. In diesem Fall muss die Lage des Ballons sofort korrigiert werden.

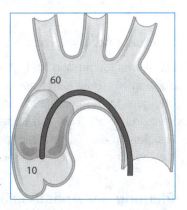

Abb. 5: Schematische Abbildung des endoluminalen Aortenokklusionskatheters mit Ballon in der Aorta ascendens.

Aus diesem letztgenannten Grund wird sowohl der Druck in der rechten als auch der linken Radialarterie kontinuierlich gemessen, da Dislokationen des Ballonkatheters umgehend erkannt und dann behoben werden müssen.

Zerebrale Perfusionsstörungen können darüber hinaus durch Bestimmung der zerebralen Sauerstoffsättigung durch Nah-Infrarot Spektroskopie (NIRS) erkannt werden, insbesondere auch deshalb, da sie bei Dislokation des Ballonkatheters zunächst einseitig (rechts) auftreten. Nach Aortenokklusion kann nun eine kardioplegische Lösung (z.B. Bretschneider-Lösung) zur Plegie des Herzens in die Aortenwurzel infundiert werden. Während der Infusion der kardioplegischen Lösung in die Aortenwurzel (250–350 ml min^{-1}) steigt der Druck in der Aortenwurzel typischerweise auf 50–70 mmHg an. Ist der Aortenwurzeldruck deutlich höher als der Aortendruck distal des Okklusionskatheters, ist mit einer Dislokation des Ballons nach distal zu rechnen.

Zerebrale Perfusionsstörungen

Alternativ kann kardioplegische Lösung retrograd über einen in den Sinus coronarius einzulegenden Katheter appliziert und über die Aorta ascendens abgesaugt und verworfen werden.

Nach Kardioplegie

Nach Kardioplegie sind nun operative Eingriffe sowohl im Bereich des linken (z.B. Mitralklappenvitien) als auch des rechten Herzens (z.B. Trikuspidalklappenvitien, Vorhofseptumdefekt) möglich.

2. Direkte Aortenklemmung

Direkte Aourtenklemmung

Die Aortenklemmung kann transthorakal über einen separaten Zugang mit Hilfe einer speziellen Klemme (Chitwood Technik) erfolgen. In Vergleich zum Aortenokklusionskatheter ist dieses Verfahren einfacher und kostengünstiger, da das Risiko einer Dislokation des Ballons nicht gegeben ist, und die zusätzlichen Kosten für den Ballonkatheter entfallen.[1,3]

Planung der Anästhesie

Monitoring

Zur Durchführung des operativen Eingriffs ist eine Allgemeinanästhesie erforderlich. Zum Monitoring werden bei Verwendung der endoluminalen Aortenballonokklusion beide **Radialarterien** kanüliert und die Drücke kontinuierlich zum Seitenvergleich während Ballonaortenokklusion gemessen. Da die rechte Vena jugularis interna für die venöse Drainagekanüle der oberen Hohlvene kanüliert wird, wird ein **zentralvenöser Katheter** vorzugsweise über die linke Vena jugularis interna eingelegt. Patienten mit pulmonalarterieller Hypertonie oder erheblich eingeschränkter linksventrikulärer Funktion (EF < 40 %) erhalten an unserer Klinik einen **Pulmonalarterienkatheter** (ebenfalls über die linke V. jugularis int.) zur Messung des Druckes in der Pulmonalarterie, Kontrolle von pharmakologischen Maßnahmen zur Senkung des pulmonalarteriellen Druckes sowie zur unmittelbar postoperativen Verlaufskontrolle der Hämodynamik. Bei allen anderen Patienten erachten wir die intraoperative **TEE** zur Beurteilung der myokardialen Pumpfunktion sowie der Herzklappen perioperativ für ausreichend.

Zur Erleichterung der rechtsseitigen Thorakotomie wird eine Ein-Lungenbeatmung durchgeführt. Hierzu wird vorzugsweise ein linksführender **Doppellumentubus** nach Anästhesieeinleitung eingelegt. Dabei wird ein möglichst großlumiger Tubus gewählt, um die nachfolgenden Bronchoskopien zu erleichtern (bronchoskopische Sekretabsaugung). Die korrekte Tubuslage wird unmittelbar nach Intubation sowie nach Lagerung des Patienten durch Auskultation und bronchoskopisch kontrolliert. Abschließend wird eine TEE-Sonde platziert, um die Kanülierungen für die extrakorporale Zirkulation, Positionierung des Aortenokklusionskatheters und Entlüftung des Herzens zu kontrollieren sowie zur Beurteilung der Klappen-/myokardialen Funktion. Durch Verwendung der TEE kommt es gelegentlich zu Dislokationen des Doppellumentubus, sodass die Möglichkeit zur Bronchoskopie während des gesamten Eingriffs gegeben sein sollte. Aus diesem Grunde verwenden wir möglichst keinen Bronchusblocker zur Ein-Lungenbeatmung bei gleichzeitiger TEE.

Doppellumentubus nach Anästhesieeinleitung

Insgesamt sind bei Verwendung des Aortenokklusionskatheters kontinuierliche Druckmessungen für zwei arterielle Drucke, den zentralvenösen Druck, ggf. den pulmonalarteriellen Druck, Druck in der Aortenwurzel sowie im Ballon des Aortenokklusionskatheters vorzubereiten.

Vorbereitungen für Druckmessungen

Prämedikationsvisite

Im Rahmen der Prämedikationsvisite müssen die zahlreichen Gefäßkatheter, TEE und Ein-Lungenbeatmung besprochen werden. Gleichzeitig ist auf anatomische Besonderheiten zu achten (Atemweg, Gefäße), die die anästhesiologischen und chirurgischen Maßnahmen beeinflussen können.

Anästhesieführung

Die Anästhesieführung unterscheidet sich nicht von derjenigen bei klassischen kardiochirurgischen Eingriffen (siehe Praxishandbuch: Spezieller Teil Kapitel 3 Herzchirurgie). Ausreichende Erfahrung des Anästhesisten in der TEE ist von erheblicher Bedeutung für den Erfolg des Verfahrens. Alternativ sollte man einen in der TEE erfahrenen Kardiologen bitten, bei der Etablierung des Verfahrens mit zu wirken.

Vor Beginn des Weanings

Es ist darauf zu achten, dass vor Beginn des Weanings von der Herz-Lungen-Maschine ein Schrittmacherdraht im Bereich des rechten Ventrikels epimyokardial fixiert wird und **beide Lungen** beatmet werden.

Nach erfolgreichem Weaning

Nach erfolgreichem Weaning werden zunächst der Aortenokklusionskatheter sowie die venösen Kanülen entfernt, sodass mit der Gabe von Protamin begonnen werden kann. Bei Bluttrockenheit und nach ausreichender Volumenzufuhr kann auch die arterielle Kanüle in der Arteria femoralis entfernt werden. Abschließend wird die Thorakotomie verschlossen. Hierzu kann eine kurzfristige Ein-Lungenbeatmung nochmals erforderlich werden. Nach Beendigung des operativen Eingriffs wird vor Verlegung des Patienten auf die Intensivstation der Doppellumentubus gegen einen konventionellen Endotrachealtubus ausgetauscht (Cave: Schwellungen im Bereich der oberen Atemwege), um das Risiko für Tubus-bedingte Druckschäden im Bereich der Atemwege zu reduzieren.

Zusammenfassung und Ausblick

Minimalinvasive endoskopische Operationsverfahren werden seit mehr als einem Jahrzehnt auch in der Herzchirurgie etabliert. Besonderheiten beim peripheren Anschluss an die extrakorporale Zirkulation mittels Port Access Technik und bei der Aortenklemmung erfordern spezielle Kenntnisse beim Anästhesisten und eine gute Absprache zwischen Herzchirurg und Anästhesist.

Vorteile der minimalinvasiven Verfahren

Als Vorteile der minimalinvasiven Verfahren wurden ein geringerer Transfusionsbedarf, weniger postoperative Schmerzen und kürzere Krankenhausverweildauer sowie geringere Infektionsraten in der Literatur genannt. Gleichzeitig waren Morbidität und Letalität nicht erhöht.[4]

Nach über 10 Jahren Port Access Technik werden minimalinvasive endoskopische Operationen nunmehr an zahlreichen Kliniken mittlerweile als Standardverfahren für Operationen an der Mitral- und/oder Trikuspidalklappe angeboten.[5] Gleichzeitig bieten Sie einen alternativen Zugang bei kardiochirurgisch voroperierten Patienten.[2]

Das Port Access Verfahren wird darüber hinaus für den minimalinvasiven Aortenklappenersatz mit lediglich partieller Sternotomie sowie an einigen Kliniken auch für koronare Revaskularisationen verwendet.

4 Gefäßchirurgie (ohne thorakale Gefäße)

4/1 Anästhesie bei abdomineller Aortenchirurgie

Dinkel M, Frank S

Einleitung

i Die abdominelle Aortenchirurgie betrifft **Aneurysmen**, seltener Stenosen und Verschlüsse der abdominellen Aorta und ihrer Hauptäste. Die weitaus häufigste Ursache aortoiliakaler Stenosen und des abdominellen Aortenaneurysmas (AAA) ist eine **Arteriosklerose**, seltenere Ursachen sind Trauma, Marfan-Syndrom, Syphilis und Pilzinfektionen. Betroffen sind v.a. **alte Patienten** (Gipfel im 60.–70. Lebensjahr), **Männer** (fünfmal häufiger als Frauen) und **Hypertoniker** (10 % AAA-Inzidenz).[5,9]

Pathogenese

Mögliche Folgen des AAA sind **Ischämie** durch Einengung der Ostien der abgehenden Gefäße oder **Ruptur** mit innerer Verblutung.

Abdominelle Aortenaneurysmen werden prophylaktisch bei einem Durchmesser von 5 cm oder bei Zunahme des Durchmessers von mehr als 0,5 cm in 6 Monaten **elektiv**, bei Symptomatik oder drohender Ruptur **dringlich** und bei akuter Dissektion oder Ruptur als **Notfall** operiert.[5,9] Die perioperative Letalität liegt bei elektiven Operationen bei 2–7 %, bei einer Aneurysmaruptur bei 50–90 %.[4,5,9] Die Operation besteht im Aortenersatz (**Rohrprothese** beim AAA) oder im Einbau einer aortobiiliakalen bzw. -femoralen **Y-Prothese** zur Stenosenumgehung. **Stenosen** werden nur **bei Ischämiesymptomatik** operiert.

OP-Indikation

Präoperative Phase

Voruntersuchungen

Wegen des besonderen Risikoprofils der Patienten durch typische Begleiterkrankungen und der gravierenden hämodynamischen Veränderungen durch das notwendige Clamping und Declamping zählen Aortenoperationen zu den **Hochrisikoeingriffen**.

Untersuchung und Vorbereitung der Patienten

Bei elektiven und, soweit möglich, auch bei dringlichen Eingriffen müssen die Patienten daher **umfassend voruntersucht** und **vorbereitet** werden (s. dazu auch Allgemeiner Teil, Kap. 18/2 „Anästhesie bei vaskulären Erkrankungen").

Begleiterkrankungen

Besonderes Augenmerk ist auf **Herzerkrankungen** (in 50 % der Fälle besteht gleichzeitig eine KHK)[9] zu richten, da das Clamping zur kardialen Dekompensation führen kann. Weitere Begleiterkrankungen, die perioperativ zu Komplikationen führen können und präoperativ therapeutisch optimiert werden müssen, sind **arterielle Hypertonie**, **COPD**, **chronische Niereninsuffizienz** sowie **Diabetes mellitus** (s. dazu Allgemeiner Teil, Kap. 18/2 „Patienten mit vaskulären Erkrankungen", 18/3 „Patienten mit pulmonalen Erkrankungen", 18/4 „Patienten mit Niereninsuffizienz", Kap. 18/6 „Patienten mit endokrinen Erkrankungen").

Thorakale PDA

Der Einsatz einer **thorakalen Periduralanästhesie** muss differenziert betrachtet und individuell geprüft werden.

Periduralanästhesie Pro und Contra

i **Vor- und Nachteile** einer **Periduralanästhesie** in der Aortenchirurgie:

Pro:

- stabile Analgesie- und Narkosebedingungen, Stressdämpfung, Immunmodulation
- optimale postoperative Schmerztherapie und Frühmobilisation
- kardial-protektiver Effekt durch Dilatation epimyokardialer Koronarien
- Senkung der ischämiebedingten Arrhythmierate
- Steigerung der FRC
- Verbesserung der intestinalen Perfusion
- niedrigeres Thromboserisiko

Contra:

- Sympathikusblockade beeinträchtigt die kardiovaskuläre Anpassung nach Clamping und Declamping
- zusätzlicher Volumenbedarf begünstigt Verdünnungskoagulopathie
- Outcome-Verbesserung nicht belegt
- logistischer Aufwand
- Risiko epiduraler Hämatome bei eingeschränkter Gerinnung nach Massivtransfusionen (?)

Wegen der geringeren Myokardinfarktrate sowie der Möglichkeit zur optimalen postoperativen Schmerztherapie und Frühmobilisation wird insbesondere bei **kardialen Risikopatienten** ein **thorakaler PDK** in Kombination **mit** einer **Allgemeinanästhesie** verwendet.[1]

Bei der **Anlage des PDK** ist neben den allgemeinen Kontraindikationen (Zeitgrenzen für Antikoagulation[3], s. dazu auch Allgemeiner Teil, Kap. 18/16 „Patienten mit Gerinnungsstörungen") folgendes zu beachten:

praktisches Vorgehen

- wegen intraoperativer Heparinisierung und der Gefahr einer Punktion mit Blutung **PDK am Vortag/-abend legen**
- PDK **erst bei stabilen Kreislaufverhältnissen** vor OP-Ende **aufspritzen** (z.B. Bupivacain 0,25 %, 5–8 ml)
- Betreuung durch **24-h-Akutschmerzdienst**
- Entfernung nach Normalisierung der Gerinnung

Zur **Prämedikation** gehören folgende Maßnahmen:

Prämedikation

- ausführliche und beruhigende **Aufklärung** des Patienten
- β**-Blocker weitergeben**[2,6]
- ACE-Hemmer absetzen (besonders relevant wegen Blutdruckabfalls, wenn eine PDA eingesetzt werden soll)
- **ausreichende Prämedikation** am Vorabend und präoperativ zur Vermeidung sympathotoner Reaktionen (z.B. 3,75–7,5 mg Midazolam p.o.)

Einleitungsphase

Narkoseverfahren

Jedes Narkoseregime, das gut steuerbar ist und rasch auf die wechselnden Kreislaufsituationen reagieren kann, ist geeignet. Die **i.v.-Anästhesie** (z.B. mit Propofol, Remifentanil) bietet Vorteile bei Patienten mit begleitender Herzinsuffizienz, die **volatile Anästhesie** (z.B. mit Sevofluran, Sufentanil) bei koronarer Herzkrankheit. Zur Aufrechterhaltung der Narkose hat sich eine **balancierte Anästhesie** bewährt.[9]

i.v./volatile/ balancierte Anästhesie

Überwachungs- und Stabilisierungsmaßnahmen

Wichtiger als die Wahl des Narkoseverfahrens sind umfassende Maßnahmen zur **Überwachung und Stabilisierung des Patienten**.

Monitoring

Folgende **Monitoring-Maßnahmen** sind erforderlich:

- Standardmonitoring (EKG mit ST-Streckenanalyse)
- Temperaturmessung und -dokumentation
- invasive Messung von Blutdruck (häufig unterschiedliche Blutdruckwerte an beiden Armen wegen Subclavia-Stenose) und ZVD; **Arterienkanüle** bei instabilen und rupturgefährdeten Patienten **in Lokalanästhesie vor Narkoseeinleitung** platzieren
- regelmäßige BGA, ggf. (bei Blutverlust, langer OP-Dauer) Blutbild und Gerinnungskontrolle
- Relaxometrie
- EEG-Monitoring, besonders bei hämodynamischer Instabilität
- TEE zur Ischämiedetektion und zur Differenzierung bei hämodynamischer Instabilität
- Pulmonalarterienkatheter bei schlechter LV-Funktion oder pulmonaler Hypertonie[9]

Zugänge und Katheter

Folgende **Zugänge und Katheter** sind nötig:

- 2–3 großlumige (14er) periphere Zugänge, Shaldon-Katheter oder Pulmonalarterienkatheter-Schleuse
- groß- und mehrlumiger ZVK
- ggf. PDK zur postoperativen Schmerztherapie (s.o.)
- Magensonde
- Blasendauerkatheter/Cystofix
- aktives Wärmemanagement schon während Narkosevorbereitung (Wärmedecken am Oberkörper, Infusionserwärmung)

- maschinelle intraoperative Autotransfusion (zumindest Blut mit OP-Beginn in heparinisiertem Reservoir sammeln)
- Geräte zur Druckinfusion (z.B. Level 1®; Abb. s. Allgemeiner Teil, Kap. 22/7 „Massive Blutung")

An **Notfallmedikamenten** und **Blutprodukten** sollte verfügbar sein:

- Nitroglyzerin-Perfusor (50 µg/50 ml) und 0,1–0,5 mg Neosynephrin (nur Auslandsapotheke, alternativ Phenylephrin) oder Suprarenin in Verdünnung 1:10.000 aufziehen

rasch verfügbar:

- Dobutamin, Noradrenalin, Amiodaron, Esmolol
- 4–8 Erythrozytenkonzentrate
- 1–2 Thrombozytenkonzentrate
- 4–8 Frischplasmen

Narkoseeinleitung

Ziele der Narkoseeinleitung sind:

- **Verhinderung eines massiven Blutdruckabfalls** durch **titrierte Gabe** geeigneter Anästhetika (Etomidat 0,2–0,3 mg/kg KG) und Analgetika (Fentanyl, Sufentanil 20–40 µg) und durch Volumenvorgabe (250–500 ml HAES vor Einleitung)
- **Vermeidung von Husten, Pressen und Blutdruckanstiegen** durch ausreichende Analgesie, Hypnosetiefe (EEG-Monitoring) und Muskelrelaxierung (z.B. 50 mg Atracurium) (**CAVE:** Gefahr der fortschreitenden Ruptur bei symptomatischem und rupturiertem AAA mit Aufhebung des Muskeltonus), evtl. Lokalanästhesie des Larynx mit Xylocainspray, wenn eine zur Intubation ausreichende Narkosetiefe nicht ohne Gefahr eines starken Blutdruckabfalls erreicht werden könnte

Intraoperative Phase

Kreislaufstabilisierung

Neben der Aufrechterhaltung einer hochnormalen Oxygenierung (hohe FiO_2, kein N_2O), Normoventilation, normalen Körpertemperatur und einer Normoglykämie ist die Aufrechterhaltung eines **ausreichenden arteriellen Perfusionsdrucks (MAP 60–70 mm Hg)** ohne Druckspitzen besonders wichtig und schwierig:

Eventerationsreaktion

Durch die Darmberührung und **Eventeration** (Herausnahme/Verlagerung des Darms) kann es zu Flush und **Blutdruckabfall** kommen, der mit Vasokonstriktiva (z.B. 0,1–0,5 mg Phenylephrin oder Neosynephrin) rasch kompensiert werden muss.

Abklemmen der Aorta (Cross-Clamping)

Die Herausforderung bei der Narkoseführung besteht in der Vermeidung der **massiven Kreislaufeinflüsse** beim **Abklemmen (Cross-Clamping)** und beim Öffnen **(Declamping) der Aorta.**

> Durch das **Abklemmen** oder partielle Ausklemmen **der Aorta** kommt es zu einem plötzlichen Anstieg des totalen peripheren Strömungswiderstands **(TPR)** um etwa 30 % und zu einer **akuten Linksherzbelastung** (Erhöhung der Nachlast). Andererseits entstehen **Organischämien**, die sich je nach Abklemmhöhe und Kollateralisierung unterschiedlich auswirken. Chronische Stenosen sind oft gut kollateralisiert, Aneurysmen selten. Die **Ischämietoleranzdauer** der betroffenen Gewebe ist unterschiedlich: Rückenmark, Niere, Leber unter 30 min, untere Extremität bis zu 6 h.[5,9]

> Der **TPR-Anstieg** wird vom gesunden Herzen gut toleriert. Ein insuffizientes oder minderperfundiertes Herz dekompensiert: der Cardiac Output sinkt, es finden sich **Ischämiezeichen** im TEE (Wandbewegungsstörungen) und im EKG, der LVEDP kann steigen oder durch venöses Pooling im Splanchnikusgebiet und den Extremitäten fallen.[9,10]

Prävention und Intervention

Maßnahmen zur **Prävention und Therapie der Abklemmreaktionen** sind:

- zurückhaltende **Volumengabe** (diurese- und verlustadaptiert) bis zum Clamping (ausreichende Diurese von 1 ml/kg KG/h erhalten)

- **Senkung hoher Blutdruckwerte** und **myokardiale Ischämieprävention** durch Nitroglyzerinperfusor (2–6 mg/h) (zur Vermeidung venösen Poolings bei Patienten ohne KHK durch arterielle Dilatation mit Urapidil 5–20 mg oder Nitroprussid-Natrium)[10]

Gefäßchirurgie

Anästhesie bei abdomineller Aortenchirurgie

- **Probeabklemmung** zur Vermeidung exzessiver Blutdruckanstiege
- bei Herzinsuffizienz **Katecholamine** (Dobutamin 3–10 µg/kg KG)

Vor dem geplanten Abklemmen wird **Heparin** in einer Dosierung von mindestens 100-125 IE/kg KG gegeben. Dosis und **Zeitpunkt** der Heparingabe und des Abklemmens werden **dokumentiert**.

i Beim **Declamping sinkt** der systemische Gefäßwiderstand **(SVR)** plötzlich. Der venöse Rückfluss ist durch Pooling in den ischämischen Körperarealen vermindert. Der renale, mesenteriale und hepatische Blutfluss sinkt. Durch die **Reperfusion** kann es zum Declampingschock kommen, d.h. zur Auswaschung anaerober Produkte und Mediatoren, sowie zum Anstieg des Serumkaliums in Abhängigkeit von Klemmzeit und Kollateralisation.
Laktatazidosen müssen bei ausreichender Leberperfusion (**Cave:** Abklemmen des Truncus coeliacus!) i.d.R. nicht behandelt werden; eine milde Hyperventilation (p_eCO_2 um 30 mm Hg) reicht zur Kompensation aus. Ein **Anstieg des pulmonalarteriellen Widerstandes (PVR)** ist bei vorbestehender Rechtsherzinsuffizienz zu beachten.

Öffnen der Aortenklemme (Declamping)

Maßnahmen zur Kreislaufstabilisierung sind:

Maßnahmen

- Blut- und **Volumenverluste** während der Abklemmphase rasch **ausgleichen**
- rechtzeitig **Narkose abflachen, Antihypertensivazufuhr stoppen**
- **langsames Declamping** über etwa 2 min
- **Kopftieflagerung** zur Remobilisierung von venösem Blut
- kurzwirksame **Vasopressoren** (z.B. Neosynephrin oder Phenylephrin 0,1–0,5 mg)
- alternativ Gabe von 250 ml **hypertoner-hyperonkotischer Lösung**
- bei starkem Druckabfall (MAP < 60) erneutes **Clamping**

Bei Implantation einer **Y-Prothese** sind die Folgen des Declampings durch sequentielle Öffnung beider Y-Schenkel gemildert.

Heparin wird abhängig von der Clampingdauer und der peripheren Durchblutung nach Rücksprache mit dem Chirurgen zwischen 0 und 100 % mit **Protamin** antagonisiert und anhand

Heparin

der Gerinnung bzw. ACT kontrolliert (S. dazu auch Spezieller Teil, Kap. 3 „Herzchirurgie").

Der Zeitpunkt des Declampings und der Protamingabe sind zu dokumentieren.

Nierenprotektion

i Ein **akutes Nierenversagen** (ANV) tritt bei 2 % der Patienten postoperativ auf und erhöht die Letalität. Bei Vorschädigung der Niere (Kreatinin > 2 mg/dl) steigt die Inzidenz. Auch bei infrarenaler Abklemmung kommt es durch bisher unbekannte Mechanismen zur Widerstandserhöhung in den Nierenarterien. Der renale Blutfluss sinkt um ca. 40 % und verbessert sich nach dem Declamping nicht sofort.[9]

Prävention

Maßnahmen zur **Prävention eines ANV** sind:

- Vermeidung nephrotoxischer Substanzen
- adäquate Hydratation und ausreichender renaler Perfusionsdruck (MAP > 60, Diurese > 0,5 ml/kg/h)
- möglichst kurzes Clamping der Nierenarterien
- Diureseerhaltung mit Furosemidperfusor und Mannit
- Ausgleich von Blutverlusten und **Flüssigkeitsverschiebungen**

Hämatokrit und Gerinnung

Der **Hämatokrit** soll bei den meist älteren und oft multimorbiden Patienten **bei 30 %** gehalten werden. Besonders bei einer (gemischt-)venösen Sättigung unter 65 %, neu aufgetretenen ST-Veränderungen oder regionalen Wandbewegungsstörungen im TEE ist dieser Richtwert anzustreben.

Die Autotransfusion mit gewaschenen Erythrozyten senkt die Konzentration der **Gerinnungsfaktoren**, sodass deren Gehalt **kontrolliert** und bei pathologischer Gerinnung und aktiver Blutung durch die Gabe von Frischplasmen kompensiert werden muss.

Postoperative Phase

Ausleitung

- Wichtig ist die **Verhinderung von Hypertonie, Tachykardie, Schmerzen** und **Shivering** (z.B. durch Clonidin 0,075–0,15mg).

- Bei erhaltener Homöostase der Vitalfunktionen und normaler Körpertemperatur ist eine **Extubation** am OP-Ende und Verlegung in den Aufwachraum und anschließend auf eine **spezialisierte Wachstation** möglich.

- Ein **PDK** sollte zur **Schmerztherapie** nach Stabilisierung von Blutdruck und Volumenstatus rechtzeitig vor der Extubation aufgespritzt werden (Bupivacain 0,25 % 5–8 ml).

- Ein **instabiler Patient** (Azidose, Tachykardie, Mitteldruck < 65 mm Hg, Körpertemperatur < 36 °C, erhöhte Blutungsgefahr, intraoperative Komplikationen) sollte auf die **Intensivstation** verlegt werden.

Postoperative Überwachung

i Postoperativ drohen **zahlreiche Komplikationen:** Nachblutung, Ischämie der unteren Extremität, hypertensive Phasen, Myokardinfarkt, akutes Nierenversagen, Paraplegie, Mesenterialinfarkt, Multiorganversagen.

Neben dem **üblichen Monitoring** von Herz, Kreislauf und Gasaustausch sind wichtig:

Überwachungsmaßnahmen

- Kontrolle der Wunde und der peripheren Durchblutung

- Überwachung einer ausreichenden **Diurese** (> 1 ml/kg KG/h)

- ausreichendes **Volumenangebot** (2 l/d zusätzlich zum Grundbedarf) wegen der Neigung zur retroperitonealen Flüssigkeitseinlagerung und zum Nierenversagen

- stündliche Kontrolle der **Motorik** und **Sensibilität** der unteren Extremitäten

- Überwachung der Drainagen und **Laborkontrolle** von Blutbild, Gerinnung, Elektrolyten, Blutzucker und ggf. (bei pathologischem EKG oder Angina pectoris) CK/CK-MB sowie Troponin

Typische Probleme

- **multimorbide Patienten** mit Zeichen einer generalisierten Arteriosklerose
- **Linksherzbelastung** und Myokardischämie durch Aortenabklemmung
- **Organminderperfusion** und **akutes Nierenversagen** durch Clampingischämie und Blutdruckabfall nach Declamping
- **Volumenmangel** durch akute Blutung, intraabdominelle Volumenverschiebung und Gerinnungsstörungen
- **Verletzung** anderer Organe (Ureter: blutiger Urin, verminderte Diurese)

Besonderheiten bei Notfalloperationen

Notfallsituationen

1. **Disseziertes** oder **rupturiertes AAA** mit abdominalem Schmerz und Volumenmangelschock

   i Schockphasen müssen möglichst **vermieden** werden, da sie sich negativ auf die 30-Tage-Mortalität auswirken.[5,9] Bei Einblutung ins Retroperitoneum kann es durch Tamponade zum Blutungsstillstand kommen. In 4 % der Fälle kommt es im Verlauf zur freien Ruptur ins Abdomen.

   Cave: Schmerzen führen zu einer stabilisierenden **Anspannung der Bauchmuskulatur**, deren Erschlaffen durch Analgetika und Muskelrelaxanzien eine freie Ruptur begünstigt.

Anästhesiemanagement

2. **Aortenbifurkations-Syndrom** mit Verschluss der Aortenbifurkation, z.B. durch große Embolie **(akutes Leriche-Syndrom)**

Folgende **Maßnahmen** sind nötig:

- **sofortiger** Transport des Patienten in den **OP**
- **systolischen Druck bei 80–100 mm Hg** halten (Volumengabe, Vasokonstriktorengabe)
- **erfahrenes OP- und Anästhesie-Team** aktivieren
- ausreichend **Volumenersatzmittel** (Kolloide) und **Blutprodukte** (6–8 EK) sowie Möglichkeit zur **Druckinfusion** (z.B. Level 1®; Abb. s. Allgemeiner Teil, Kap. 22/7 „Massive Blutung") bereitstellen

- **Narkoseeinleitung im Saal**, wenn der Chirurg steril am abgedeckten Patienten steht (wegen Rupturgefahr nach Relaxierung)
- Möglichkeit zur Volumengabe über **großlumige Zugänge** (evtl. zentrale Schleuse oder Shaldonkatheter in Lokalanästhesie legen)
- **arterielle Kanüle zur Blutdruckmessung** in LA legen (keine Zeitverzögerung, Arterie und ZVK präoperativ nicht erzwingen, ggf. Anlage nach Aortenabklemmung)
- **Präoxygenierung**
- **Husten, Pressen** und **Blutdruckanstieg unbedingt vermeiden** (Rupturgefahr)
- **Rapid-Sequence-Induction** (Patienten nicht nüchtern)
- **sofortiger OP-Beginn** und rasches Abklemmen der Aorta

Besonderheiten bei Implantation von Endografts (TPEG)

i Zunehmend häufiger werden **transluminale perkutane Endografts (TPEG)** eingesetzt, um mit **geringerer Invasivität** ein AAA selektiv auszuschalten. Dieses Verfahren ist bei etwa einem Drittel der Patienten möglich und erfordert den intraoperativen Einsatz einer leistungsfähigen **Durchleuchtungsanlage** (Strahlenschutz!).[7]

Implantation von Endografts

Die Gefäßprothesen werden durch eine freigelegte A. femoralis implantiert. Bei biiliakalen Y-Endografts muss auch die gegenseitige Femoralis punktiert werden. Die Aorta muss nicht eröffnet und nicht abgeklemmt werden, sodass **kein großer Blutverlust** entsteht und die **hämodynamischen Auswirkungen des Clampings entfallen**.
Bei abdominellen TPEGs ist die Induktion eines kurzfristigen Herzstillstandes mittels Adenosin nicht notwendig, der bei thorakaler Implantation nötig ist, um eine Stentfehlplatzierung zu verhindern.

Transluminale perkutane Endografts könnten in **Lokalanästhesie** durchgeführt werden. Um optimale Operationsbedingungen zu erhalten und um bei Komplikationen, z.B. Perforation, rasch laparotomieren zu können, werden die Eingriffe **meist in Allgemeinanästhesie** durchgeführt.[7]

Anästhesiemanagement

Der **Umfang** der **anästhesiologischen Maßnahmen** richtet sich nach dem Erfahrungsstand des Operateurs und dem Risikoprofil des Patienten:

- **großlumige Zugänge** mit der Möglichkeit zur raschen Volumengabe
- **invasive arterielle Blutdruckmessung**
- **ZVK-Anlage**
- **Temperaturmessung** (wegen Gefahr postoperativer Hyperthermie unklarer Genese = „Postimplantationssyndrom": symptomatische Therapie)[8]
- Kontrolle der Urinausscheidung (Diurese: 0,5–1 ml/kg/h) (da während Intervention Gabe großer **Kontrastmittelmengen**)

4/2 Anästhesie bei Karotisoperationen

Dinkel M

Einleitung

Ziel der Anästhesie bei Karotisoperationen ist der Schutz von Herz und Hirn.

Zielsetzung

i **Thrombendarteriektomien** der A. carotis zählen zu den **häufigsten gefäßchirurgischen Eingriffen**. Sie dienen allein der **Schlaganfallprophylaxe** und lassen sich nur rechtfertigen, wenn die kombinierte perioperative Mortalitäts- und Apoplexrate bei hochgradigen asymptomatischen Stenosen unter 1 % und bei symptomatischen, über 70-prozentigen Stenosen unter 4 % liegt.[7] Zentrale Herausforderung ist daher die Vermeidung kardialer und zerebraler Komplikationen.

Präoperative Phase

Patienten mit **Karotisstenosen** weisen typische Risikofaktoren und Begleiterkrankungen einer **generalisierten Arteriosklerose** auf. Entsprechend sind sie zur Narkose vorzubereiten (s. dazu auch Allgemeiner Teil, Kap. 18/2 „Patienten mit vaskulären Erkrankungen").

Arterielle Hypertonie

Häufigste Begleiterkrankung ist eine **arterielle Hypertonie**. Hypertoniker zeigen perioperativ:

Besonderheiten bei Hypertonikern

- eine größere **hämodynamische Instabilität** (zum Teil extreme Blutdruckschwankungen)

- eine **erhöhte Apoplex- und Myokardinfarktrate**

Wichtige **Maßnahmen** sind:

Maßnahmen

- **langfristige Blutdruckeinstellung**. Kurzfristige Korrekturversuche im Rahmen der Prämedikation sind wegen der Gefahr kardialer und zerebraler Ischämien obsolet.

- **Weiterführung der antihypertensiven Dauermedikation** (außer ACE-Hemmer) auch am OP-Morgen

- Der **Referenzbereich für** den perioperativ einzustellenden **Blutdruck** ergibt sich aus anamnestisch und durch wiederholte Messungen erhobenen Werten, unter denen der Patient beschwerdefrei ist.

Koronare Herzerkrankung

Risikoevaluierung
Patienten mit einer KHK sollten anhand des **Algorithmus des ACC** evaluiert werden (s. Allgemeiner Teil, Kap. 18/2 „Patienten mit vaskulären Erkrankungen"). Nur bei elektiver Operation und akutem Koronarsyndrom, dekompensierter Herzinsuffizienz und hochgradigen Vitien muss eine weitere kardiologische Abklärung erfolgen ([Stress-]Echokardiographie, ggf. Herzkatheteruntersuchung, s. Allgemeiner Teil, Kap. 18/1 „Patienten mit kardialen Erkrankungen") und ggf. die Operation verschoben werden.

Maßnahmen
Bei Patienten mit **manifester koronarer Herzerkrankung:**

- muss die **antianginöse Therapie auch am OP-Tag** weitergeführt werden.

- muss eine **bestehende β-Blockade** unbedingt aufrechterhalten werden.

- ist eine **neu angesetzte β-Blockade** zur Reduktion des Myokardinfarktrisikos nur bei stabilem Blutdruck ohne **Gefahr kritischer Blutdruckabfälle** und bei dringlicher Operationsindikation indiziert.[4]

- überwiegt der Nutzen einer **koronaren und zerebralen Ischämieprävention mit Acetylsalicylsäure** das erhöhte Nachblutungsrisiko. Deshalb sollte ASS bei koronaren Risikopatienten perioperativ weitergegeben werden.[3]

Diabetes mellitus

Einstellung der Blutzuckerwerte
Eine Hyperglykämie kann die Folgen einer zerebralen Ischämie aggravieren. Die **Blutzuckerwerte** bei Patienten mit Diabetes mellitus sind daher mit wiederholten Kontrollen **konsequent im Normbereich** einzustellen.[2] S. dazu auch Allgemeiner Teil, Kap. 18/6 „Patienten mit endokrinen Erkrankungen".

Ausgangsneurostatus und Angiographiebefunde

Um das **Risiko einer zerebralen Abklemmischämie** abschätzen und den postoperativen neurologischen Befund richtig interpretieren zu können, ist es wichtig, Risiken einer erhöhten abklemmbedingten Ischämie (gegenseitige Karotisstenosen, Vertebralisverschlüsse, Zustand nach Apoplex) zu kennen und **präexistente neurologische Ausfälle** zu dokumentieren.

Neuro- und Gefäßstatus dokumentieren

Einleitungsphase

Narkoseverfahren

i Karotisoperationen können sowohl in **Regionalanästhesie** (oberflächliche und tiefe Zervikalblockade) **als auch** in **Vollnarkose** mit vergleichbaren Ergebnissen durchgeführt werden.[1]

Allgemein- und Regionalanästhesie gleichwertig

In randomisierten kontrollierter Studien ergab sich kein Unterschied in der perioperativen Apoplexrate und Mortalität zwischen Regional- und Allgemeinanästhesie.[1,5] Da eine **Allgemeinanästhesie** die **besten Operationsbedingungen** bietet und bei allen Patienten durchführbar ist, werden **über 90 %** der Karotisoperationen in Deutschland in Vollnarkose durchgeführt.[6]

Verfahren	Vorteile	Nachteile
Allgemeinanästhesie	• optimale Operationsbedingungen • gesicherte Atemwege • Zerebroprotektion	• Neuromonitoring für selektive Shuntanlage nötig • PONV-Risiko • größere Blutdruckschwankungen
Regionalanästhesie	• einfachere, sichere neurologische Beurteilung • keine Atemwegsirritationen • geringere Blutdruckschwankungen • geringere Sachkosten	• erschwerte Interventionen bei zerebraler und myokardialer Ischämie • ungesicherte Atemwege • Kontraindikation bei unkooperativen Patienten, COPD, Kombinationseingriffen

Pro und Contra der Anästhesieverfahren

Tab. 1: Vor- und Nachteile einer Vollnarkose bzw. Regionalanästhesie bei Karotisoperationen

Verfahren	Vorteile	Nachteile
		• methodenimmanente Risiken (Embolien, ungenügende Wirkung, Intoxikationen, Phrenikusläsion) • größere Stressreaktionen

Tab. 1, Fortsetzung

Kriterien für geeignete Narkoseverfahren

Geeignete Narkoseverfahren zeichnen sich aus durch:

- optimale Operationsbedingungen
- hämodynamische Stabilität
- Stressdämpfung
- rasches Erwachen und sichere neurologische Beurteilung

Eine **balancierte Anästhesie**, die mit Etomidat (0,2–0,3 mg/kg KG) eingeleitet und gut steuerbaren volatilen Anästhetika (z.B. 0,5–1 MAC Sevofluran) aufrechterhalten wird, erfüllt diese Anforderungen am besten. Als Opiate bieten **Remifentanil** (2 µg/kg KG zur Induktion; 0,2 µg/kg KG/min als Erhaltungsdosis) und alternativ **Sufentanil** (0,25 µg/kg KG initial als Bolus) aufgrund ihrer guten Steuerbarkeit und analgetischen Wirkung Vorteile gegenüber anderen Verfahren, z.B. TIVA.

Intraoperative Phase

Narkoseführung

Wesentlicher als die Auswahl eines bestimmten Narkoseverfahrens ist eine **sorgfältige Narkoseführung**. Dies bedeutet:

- Vermeidung von Blutdruckabfällen durch **Volumensubstitution** (250–500 ml Hydroxyaethylstärkelösung 10 %) vor der Narkoseeinleitung
- umfassendes **kardiales und hämodynamisches Monitoring** (arterielle Blutdruckmessung, V5-EKG mit ST-Strecken-Analyse)

- Zielgröße für den intraoperativ anzustrebenden **Blutdruck** ist der präoperativ erhobene **Referenzbereich**. Die Korrektur sollte bevorzugt durch Anpassung der Anästhetikazufuhr erfolgen (**CAVE:** intraoperative Wachheit).

- Eine **induzierte Hypertension,** d.h Blutdruckanhebung über den Referenzbereich, ist wegen der Myokardbelastung **nur bei hochgradigen gegenseitigen Karotisstenosen oder zerebralen Ischämiezeichen** (z.B. SEP-Potenzial-Verlust) indiziert, wenn keine sofortige Shuntanlage möglich ist.

- **Nach dem Declamping** und in der frühen postoperativen Phase sind **Blutdruckanstiege** über den Referenzbereich wegen der Gefahr zerebraler Einblutungen konsequent zu **vermeiden**.

- **Heparin** (125 IE/kg KG) ist rechtzeitig vor der Abklemmphase zu geben und nach Rücksprache mit dem Operateur in der Regel vollständig zu antagonisieren.

- Aufrechterhaltung einer **Normoventilation, Normoxämie, Normoglykämie und Normothermie**

Narkoseführung

Postoperative Phase

Typische Komplikationen entstehen meist **innerhalb von 12 h postoperativ**. In dieser Phase sollten die Patienten im Aufwachraum und/oder auf einer Intermediate Care Station **überwacht** werden. Außer den Standardparametern sollten in den ersten beiden Stunden alle 15 min, danach stündlich dokumentiert werden:

konsequente Überwachung

- **arterieller Blutdruck: Blutdruckanstiege** über den Referenzbereich müssen **verhindert** bzw. umgehend **therapiert** werden (z.B. mit Urapidil 10 mg oder Nitroglyzerin 0,1 mg).

- **Neurostatus:** Die klinische Überwachung der neurologischen Funktionen sollte möglichst noch vor Extubation beginnen. Hat das intraoperative **Neuromonitoring** (z.B. SEP-Monitoring) keinen Hinweis auf eine zerebrale Ischämie ergeben, der Patient aber neue neurologische Ausfälle, weist dies auf eine **Embolisation** aus der A. carotis hin. Der

Patient sollte sofort revidiert werden, um die Emboliequelle zu beseitigen und das Ausmaß zerebraler Defizite zu begrenzen.

- **Halsumfang und Wundverhältnisse**: Schwere **Nachblutungen** können zur Einengung der Atemwege mit **Ventilations- und Intubationsschwierigkeiten** führen. Zur notwendigen Reintubation kann die sofortige **Eröffnung des Wundverschlusses** zur Hämatomentlastung erforderlich sein.

Typische Probleme

- **multimorbide Patienten** mit Zeichen einer generalisierten Arteriosklerose
- **hämodynamische Instabilität** insbesondere bei Hypertonikern
- perioperativer **Myokardinfarkt** als Haupttodesursache
- **perioperative Schlaganfälle**

Schlaganfallvermeidung

i **Ursachen** (Präventionsmaßnahmen) **perioperativer Schlaganfälle** sind:

- abklemmbedingte zerebrale Minderperfusion (**Hauptursache**, gezielte Shuntanlage)
- Embolien (sorgfältige Operation, Verzicht auf Shuntanlage)
- postoperative Hyperperfusion (konsequente Blutdrucknormalisierung nach Declamping)

intraoperatives Neuromonitoring

Die Hauptdiskussion in der Karotischirurgie betrifft die optimale Strategie zur **Vermeidung abklemmbedingter Schlaganfälle**. Die einzig effektive Maßnahme ist die **Anlage eines intraluminalen Shunts**. Allerdings besteht u.a. die Gefahr einer erhöhten Embolierate und einer unerkannten Shuntfehlfunktion. Deshalb wird eine selektive Shuntanlage nur bei Patienten mit ungenügender Kollateralzirkulation favorisiert.[6] Diese Patienten können präoperativ nicht sicher identifiziert werden. Deshalb ist ein **intraoperatives Neuromonitoring** nötig. Derzeit eingesetzte **Verfahren** sind:

	SEP	EEG	TCD	CSP	SjO$_2$	rSO$_2$
unkomplizierte Anwendung	+	o	–	+	+	+
geringe Störanfälligkeit	+	–	–	+	+	+
kontinuierliche Überwachung	+	+	+	–	–	+
einfache Interpretation	+	–	+	+	+	+
ungestörter Operationsablauf	+	+	–	o	o	+
keine Risiken	+	+	+	+	o	+
vertretbare Kosten	+	+	+	+	+	–
hohe Sensitivität	+	o	+	+	o	o
hohe Spezifität	+	–	+	–	–	–

SEP = somatosensorisch evozierte Potentiale, EEG = Elektroenzephalographie, TCD = Transkranielle Dopplersonografie, CSP = Karotisstumpfdruck, SjO$_2$ = Bulbusoxymetrie, rSO$_2$ = Transkranielle Oxymetrie

Tab. 2: Bewertung apparativer Neuromonitoringverfahren

Als **intraoperatives Neuromonitoring** ist die **klinisch-neurologische Überwachung** bei Operationen in Regionalanästhesie bzw. die **Ableitung somatosensorisch evozierter Pozentiale** (SEP) zu empfehlen. Beide Verfahren sind einfach anzuwenden, sicher zu interpretieren und lassen Ischämien im Bereich der besonders vulnerablen langen Marklagerarterien zuverlässig erkennen.

4/3 Anästhesie für die Anlage von Dialyseshunts

Batz G, Dinkel M

Einleitung

i Das am häufigsten verwendete Verfahren bei der **Shunt-OP bei Dialysepatienten** ist die Anlage eines **Cimino-Shunts** am Unterarm. Mit zunehmender Dauer der Dialysepflichtigkeit und nach mehrfachen Shuntrevisionen müssen jedoch auch andere Möglichkeiten (**Oberarm-Shunt, Subclavia loop, Demerskatheter**) genutzt werden. Zur Überbrückung wird in der Regel ein **Shaldonkatheter** gelegt.

Operationsverfahren

Präoperative Phase

Die Patienten werden häufig **ambulant** vom Nephrologen in die Gefäßchirurgie überwiesen oder sind kurzzeitig stationär, was die diagnostischen Möglichkeiten begrenzt. Andererseits handelt es sich meist um **multimorbide Patienten** mit einer **Vielzahl von Risikofaktoren** (Anämie, Elektrolytstörungen, Azidose, Hypertonie, Thrombozytenfunktionsstörungen, häufig auch KHK, Diabetes mellitus).

Risikofaktoren

Die **letzte Dialyse** sollte am **Vortag der Operation** erfolgen, um die möglichen negativen Folgen eines akuten **Volumenmangels** für die hämodynamische Stabilität des Patienten während der Einleitung und Aufrechterhaltung einer Allgemeinanästhesie zu vermeiden. Nach der Dialyse sollte zumindest ein **aktuelles Labor** (einmalige aktuelle Laborbefunde) **mit Blutbild und Elektrolyten** vorhanden sein. Die **weitere Diagnostik** richtet sich nach den individuellen Risiken, dem geplanten Narkoseverfahren (Regional- oder Allgemeinanästhesie) sowie den allgemeinen Richtlinien bei „Patienten mit Niereninsuffizienz" (s. Allgemeiner Teil, Kap. 18/4).

präoperative Vorbereitung

Die **Prämedikation** erfolgt oral, z.B. mit Midazolam in niedriger Dosierung (z.B. 3,75 mg Midazolam p.o.).

Prämedikation

Einleitungsphase

Narkoseverfahren

axilläre Plexusblockade

Anästhesieverfahren der Wahl beim Unterarmshunt ist die **axilläre Plexusblockade**. Eine nicht ausreichende Blockade kann ggf. vom Chirurgen lokal komplettiert werden.

Intubationsnarkose/RSI

Beim Oberarmshunt und bei Verfahren wie Subclavia loop oder der Anlage eines Demerskatheters ist eine **Intubationsnarkose** erforderlich. Wegen möglicher Magenentleerungsstörungen aufgrund einer autonomen Neuropathie oder bei urämischer Gastritis kann eine **Rapid Sequence Induction (RSI)** erforderlich sein.

Zur Vermeidung **massiver Blutdruckabfälle** aufgrund des latenten Volumenmangels nach Dialyse sollte die Einleitungsdosis der verwendeten Anästhetika reduziert werden (s. Allgemeiner Teil, Kap. 18/4 „Patienten mit Niereninsuffizienz"). Bei **normalem Serum-Kalium** kann **Succinylcholin** (1 mg/kg KG) zur Rapid Sequence Induction eingesetzt werden. Eine Alternative bei erhöhtem Serumkalium (> 5 mval) ist Rocuronium in hoher Dosierung (0,7–0,9 mg/kg KG). Dabei wird die schnelle Anschlagszeit jedoch mit einer langen Wirkdauer erkauft.

Intraoperative Phase

Bei **axillärer Blockade** Sauerstoffgabe (3 l/min) über Nasensonde und ggf. leichte Sedierung des Patienten (z.B. Midazolam 2 mg i.v.).

Die **Allgemeinanästhesie** erfolgt wie in Kap. 18/4 „Patienten mit Niereninsuffizienz" beschrieben.

Wichtig sind die **Vermeidung von Wärmeverlusten** und eine adaptierte **vorsichtige Volumentherapie**, die sich an Elektrolytspiegeln, Restdiurese, Blutdruck und Blutverlust orientiert.

Postoperative Phase

Postoperativ ist auf **adäquate Volumenzufuhr** und auf das Auftreten von **Nachblutungen** im OP-Gebiet zu achten (s. dazu Allgemeiner Teil, Kap. 18/4 „Patienten mit Niereninsuffizienz"). Regelmäßig ist das Schwirren des Shunts zu überprüfen, um einen möglichen **Shuntverschluss** frühzeitig zu erkennen![1]

Typische Probleme

- oft **multimorbide Patienten**: Eignung zur ambulanten Durchführung des Eingriffs individuell kritisch prüfen
- je nach Eingriff unterschiedliche Anästhesieverfahren erforderlich
- labiler Kreislauf- und Volumenstatus

4/4 Anästhesie bei peripheren Gefäßeingriffen

Dinkel M, Frank S, Mügge L

Einleitung

i Ursache der **peripheren arteriellen Verschluss-Krankheit (pAVK)** ist meist eine **Arteriosklerose** mit der Folge einer chronischen Sauerstoffunterversorgung der distalen Extremitätenabschnitte. Belastungsabhängige Schmerzen treten erst bei Stenosierungen von über 70 %, ein Ruheschmerz erst bei über 90 % auf. Die **Schweregradeinteilung** erfolgt **nach Fontaine-Ratschow**. **Operiert** wird ab Stadium II, wenn der Patient unter der Claudicatio leidet, bei Ruheschmerz (III) sowie Gangrän (IV). Von der pAVK sind zu **80 %** die **Beingefäße** betroffen, selten die Gefäße der oberen Extremitäten. Von Bedeutung ist das **Subclavian-Steal-Syndrom** bei Verschluss der A. subclavia.
Langstreckige Stenosen werden durch Bypasses überbrückt, bevorzugt durch Venenbypasses. **Kurzstreckige Stenosen** und lokalisierte arteriosklerotische Plaques werden dilatiert bzw. thrombendarteriektomiert oder mit Patchplastik erweitert.

pAVK

i Typische Ursache eines **akuten arteriellen Verschlusses** ist eine **Embolie** (häufig multimorbide Patienten) oder häufiger eine **arterielle Thrombose** bei chronischer AVK. Akute Verschlüsse müssen **innerhalb von 6 h** behoben werden, da sonst wegen fehlender Kollateralisierung eine **irreversible Minderdurchblutung** und ein lebensbedrohliches Tourniquet-Syndrom entsteht. Die **Embolektomie** wird mit einem Fogarty-Katheter durchgeführt, ggf. müssen zusätzlich Rekonstruktionsverfahren und u.U eine Fasziotomie wegen eines Kompartmentsyndroms durchgeführt werden.[10]

akuter arterieller Gefäßverschluss

Präoperative Phase

i Patienten mit pAVK sind meist älter und weisen typische Risikofaktoren und Begleiterkrankungen einer **generalisierten Arteriosklerose** auf (s. Kap.18/2 „Patienten mit vaskulären Erkrankungen"). Mehr als 50 % haben gleichzeitig eine koronare Herzerkrankung. Periphere arterielle Gefäßrekonstruktionen zählen wie Aorteneingriffe zu den **Hochrisikooperationen**. Eine umfassende präoperative Abklärung ist erforderlich.[10]

Voruntersuchungen

Organsystem/Erkrankung	Anamnese und Untersuchung
Herz-Kreislauf-System	• Die Abklärung der Belastbarkeit des Herz-Kreislauf-Systems und der **myokardialen Ischämiegefährdung** ist wichtig, aber auch schwierig. Sie geschieht anhand **des Stufenplans des ACC/AHA** (s. Kap. 18/2 „Patienten mit vaskulären Erkrankungen"), durch gezielte Anamnese und diagnostische Maßnahmen. Beides stößt auf Schwierigkeiten: Die körperliche Belastbarkeit und ein Belastungs-EKG sind oft durch die pAVK (Claudicatio) limitiert. • Bei vorhandenem Risikoprofil für KHK und klinischem Verdacht sind deshalb Dobutamin-Stress-Echokardiographie, Persantin-Myokardszintigraphie, Kardio-CT oder Herzkatheteruntersuchung indiziert.[2] • Die **Blutdruckmessung** sollte **an beiden Armen** erfolgen, da bei pAVK-Patienten häufig Seitendifferenzen vorkommen.
ZNS	• Frage nach TIA, Apoplex, Amaurosis fugax, Schwindel • Untersuchung der Karotiden mit Ultraschall
Lunge	• Raucheranamnese • Lungenfunktionstest
Niere	• Hinweise auf vorbestehende Nierenerkrankung: Hypertonie, Diabetes mellitus, KM-Gabe, Kreatininspiegel und Harnstoff
Diabetes mellitus	• Medikation • Neuropathie (Stimmgabelversuch) • Diabetesfolgen (Mikroangiopathie, Wundheilungsstörungen) • Bestimmung von Nüchternblutzucker und HbA_{1C}
Gerinnungsstatus	• Einnahme von Antikoagulanzien (ASS, Phenprocoumon, Clopidogrel u.a.) • klinischer Hinweis auf Gerinnungsstörungen (verstärkte Blutungsneigung, Petechien) • Bestimmung von Thrombozytenzahl und (bei klinischem Hinweis auf Gerinnungsstörung und normaler Thrombozytenzahl bzw. ASS-Einnahme) -funktion, Quick und PTT

Tab. 1: Anamnese und Untersuchung nach Organsystem/Erkrankung

Prämedikation

- β-**Blocker** auch am Morgen des OP-Tages weitergeben[8]
- **Antikoagulanzien** 3–5 Tage präoperativ auf Heparin **umstellen** (je nach Kreatinin-Wert: <1,5 mg % Kreatinin: fraktioniertes Heparin, > 1,5 mg % Kreatinin: NMH)
- alters- und risikoadaptierte **Prämedikationsdosis**, z.B. 3,75 mg Midazolam p.o.

Einleitungsphase

Narkoseverfahren

i Zwischen **Allgemeinanästhesie** und **rückenmarksnaher Anästhesie (RA)** besteht kein Unterschied in Bezug auf die Dauer des Krankenhausaufenthalts, die Morbidität und die Mortalität. Die Zahl der notwendigen Bypassrevisionen ist unter RA aufgrund des besseren Blutflusses infolge der Sympathikolyse und einer gesteigerten Fibrinolyse geringer.[1]

Auswahl des Anästhesieverfahrens

Die **Auswahl des Anästhesieverfahrens** wird durch individuelle Risikofaktoren, die Art, Dauer und Dringlichkeit des Eingriffs und mögliche Kontraindikationen bestimmt:

Lokalanästhesie Regionalanästhesie

- **Embolektomien** können in **Lokalanästhesie** durchgeführt werden, bei Risikopatienten und notwendiger Analgosedierung mit Stand-by des Anästhesisten.

Allgemeinanästhesie

- Für Operationen an der unteren Extremität bietet sich ein **lumbaler PDK** in Höhe L1–4 an, der auch für die postoperative Schmerztherapie verwendet werden kann.

Werden **aorto- oder iliakofemorale Bypasses** in Regionalanästhesie geplant, muss ein höheres **Punktionsniveau (Th10)** gewählt werden, um schmerzhafte Reaktionen durch Zug am Peritoneum zu unterdrücken.

Eine **Spinalanästhesie** ist bei einem **zeitlich überschaubaren Eingriff** (≤ 3 h) möglich.

Bei Anwendung rückenmarksnaher Verfahren sind die **Fristen zum Absetzen von Antikoagulanzien** (s. Allgemeiner Teil, Kap. 18/2.2 „Anästhesie bei Patienten mit Venenerkrankungen", 18/16 „Patienten mit Gerinnungsstörungen") einzuhalten. Die intraoperative Antikoagulation (5.000–10.000 IE Heparin) ist nach unkomplizierter PDK-Anlage möglich.

- Alle gängigen **Verfahren der Allgemeinanästhesie** wie balancierte Anästhesie, volatile Anästhesie und TIVA können angewendet werden. Wegen der raschen Reaktionsmöglichkeit auf hämodynamische Schwankungen und einer möglichen Myokardprotektion bietet eine **balancierte Anästhesie mit modernen volatilen Anästhetika** Vorteile (z.B. Sevofluran).[9]

Narkoseeinleitung

Wichtiger als die Auswahl des Narkoseverfahrens ist während der **Narkoseeinleitung** die Vermeidung kritischer Blutdruckabfälle und Herzfrequenzanstiege.

Patientenvorbereitung

Folgende **Maßnahmen der Patientenvorbereitung** sind nötig:

- 2 großlumige Zugänge (14–16 G Abbocath)
- Hypovolämiekorrektur (Vorlauf von 250–500 ml Vollelektrolytlösung)
- Bereitstellung vasoaktiver Medikamente (z.B. Neosynephrin 0,1 mg/ml)
- aktives Wärmemanagement (im Einleitungsraum beginnen)
- Bereitstellung von 2 Erythrozytenkonzentraten
- Anästhetikadosisreduktion (**cave:** Awareness, EEG!) und langsame Injektion unter Blutdruckkontrolle (Blutdruck stabil halten!)

Intraoperative Phase

Risiken

Während des Eingriffs gilt es, alle **Stress-Trigger** zu erkennen und zu **vermeiden**, die zur **Myokardischämie** führen, also Schmerz, Anämie, Kälte, Ateminsuffizienz und extreme hämodynamische Veränderungen.

Gefahr droht weniger durch intraoperative und postoperative **Blutungen** als durch **Bypassverschlüsse**.

Wichtig ist die Vermeidung einer **Hypothermie**. Das Myokardinfarktrisiko steigt bei einer Temperatur unter 35 °C um das 2- bis 3-Fache. Außerdem vermindert eine Hypothermie ebenso wie eine Hypovolämie die Bypassperfusion.[3]

Die **Reperfusion nach Embolektomie** einer mehrstündigen Ischämie der Extremitäten kann zu erheblichem Blutdruckabfall und zum Kompartmentsyndrom führen.

Folgende **Überwachungsmaßnahmen** sind nötig:

- EKG, möglichst mit ST-Analyse
- nichtinvasive Blutdruckmessung (bei hohem kardiopulmonalen Risiko invasiv)
- Pulsoxymetrie
- Kapnometrie
- Temperatur, aktive Erwärmung (Wärmedecken, Infusionswärmung)
- Überwachung der Heparinwirkung mittels ACT-Bestimmung
- Blasenkatheter (Diuresekontrolle bei längeren Operationen und wiederholter KM-Gabe; Sollwert: ≥ 0,5 ml/kg/h)
- ZVK (bei reduzierter Ejektionsfraktion, schwerer KHK und Niereninsuffizienz)

Monitoring und Maßnahmen

Postoperative Phase

i Myokardischämien treten besonders häufig 2–48 h postoperativ auf und sind zu 90 % asymptomatisch.[7]

Im **Aufwachraum** müssen **ischämiepräventive Maßnahmen** weitergeführt und typische Risiken erkannt werden:

- Monitoring (Rhythmusstörungen, Ischämiezeichen)
- Schmerzen konsequent behandeln (PDK, Schmerztherapie nach i.v.-Stufenschema nach WHO; s. dazu im Allgemeinen Teil, Kap. 20 „Postoperative Schmerztherapie")

Ischämieprävention

- Behandlung von Shivering, aktives Wärmemanagement
- β-Blocker postoperativ weiterführen
- Laborkontrollen (Blutbild, Elektrolyte, Blutzucker und Gerinnung, ggf. (bei ST-Veränderungen im EKG bzw. bei Angina-pectoris-Beschwerden) Troponin, CK)

Inspektion der operierten Extremität

Eine **regelmäßige Inspektion** der operierten Extremität bezüglich **Blutung**, **Bypassfrühverschluss** und **Kompartmentsyndrom** sollte durchgeführt werden (Hautfarbe, -temperatur, periphere Pulse registrieren).

i Die Rate von **Frühverschlüssen** (< 12 h) liegt bei 3–10 %, ist bei Venenbypasses geringer als bei Kunststoffbypasses und kann durch postoperative Gabe von Heparin (PTT-wirksame Dosis) und HAES (z.B. HAES 10 % 500 ml, 20 ml/h; Absprache mit Chirurgen) verringert werden.

Zur Vermeidung eines **Nierenversagens** ist eine ausreichende Diurese (> 0,5 ml/kg KG/h) sicherzustellen.

Typische Probleme

- multimorbide Patienten
- Gefahr eines perioperativen Myokardinfarkts und Nierenversagens
- perioperative Blutung und Bypassfrühverschluss
- Kompartment- und Tourniquet-Syndrom nach langer Ischämiedauer
- drohende Amputation

Anästhesie bei Amputationen

Risiken

Bei einer Amputation bestehen folgende **Risiken**:

- Gewebsuntergang mit massivem CK-Anstieg und konsekutivem **Nierenversagen**
- avitale Extremität: **Sepsisherd**
- **Phantomschmerz** nach Amputation

i Die Ursachen von **Phantomschmerzen** sind nicht ausreichend geklärt.[4,5] Zur **Prophylaxe** ist weder die Wirksamkeit einer **Periduralanästhesie** (auch wenn sie bereits präoperativ begonnen wird) noch der Einsatz von **NMDA-Antagonisten** (perioperative Ketamininfusion) gesichert.[4,5,6]

Da eine Amputation für den Patienten auch eine **erhebliche psychische Belastung** darstellt, empfiehlt sich eine **Allgemeinanästhesie** oder eine rückenmarksnahe **Leitungsanästhesie** mit großzügiger Sedierung.

Bei Oberschenkelamputation ist ein erheblicher **Blutverlust** möglich (ausreichend EKs bereitstellen: bei niedrigem Ausgangs-Hb 4, bei normalem Ausgangs-Hb 2 EKs).

Postoperativ ist eine suffiziente Schmerztherapie mit zur Vermeidung von **Wundschmerzen** durchzuführen, am besten mit PDK (Anlage 1 Tag vor dem Eingriff), ansonsten nach WHO-Stufenschema.

1. Stufe:	Metamizol (Novalgin) oder Paracetamol (Perfalgan)
wenn nicht ausreichend, **zusätzlich 2. Stufe:**	Piritramid (Dipidolor), Morphin oder Tramal (Tramadol), z.B. Perfalgan-Dipidolor- oder Tramadol-Novalgin-Perfusor

Tab. 2: Beispiel für eine Schmerztherapie nach WHO-Stufenschema

4/5 Anästhesie bei Varizen-Operationen

Batz G, Dinkel M

i Ursache ist eine Schwächung der Venenwand und der Venenklappen aufgrund einer Bindegewebsschwäche. Dadurch kommt es zum Rückfluss des Blutes in die oberflächlichen und tiefen Beinvenen. Jeder 2. Europäer im Alter zwischen 25 und 74 Jahren leidet an einer Varikosis.[2]

Varikosis und chronisch venöse Insuffizienz

Mögliche Komplikationen sind:[2]

- Ödeme
- Thrombophlebitis
- trophische Störungen des Gewebes
- Ulcus cruris

Präoperative Phase

Ambulante Anästhesie

Varizen-Operationen werden zunehmend **ambulant** durchgeführt. Dabei sind die Voraussetzungen und Empfehlungen für ambulante Anästhesien einzuhalten (s. auch Allgemeiner Teil, Kap.17 „Ambulante Anästhesie"). Präoperativ sollte eine Vorstellung der Patienten in der Anästhesie-Ambulanz erfolgen.

Es findet sich eine **inhomogene Patientengruppe** mit unterschiedlichem Alters- und Gesundheitszustand. Wesentlich ist die **Anamneseerhebung** und **körperliche Untersuchung**. Nur bei entsprechenden Hinweisen auf relevante Begleiterkrankungen sollten gezielt spezielle diagnostische Maßnahmen durchgeführt werde.

Anamneseerhebung und körperliche Untersuchung

Bei entsprechendem **Risikoprofil** (z.B. KHK, Diabetes, eingeschränkte Nierenfunktion) oder nicht gesicherter häuslicher Betreuung ist eine **stationäre Aufnahme** erforderlich.

Die perioperative **Thromboseprophylaxe** wird mit niedermolekularen Heparinen durchgeführt.

perioperative Thromboseprophylaxe

i Bei geplanter **Spinalanästhesie** wird niedermolekulares Heparin am Vorabend, jedoch nicht am Morgen vor der OP gegeben. Dieses Vorgehen ist nicht mit einer erhöhten Inzidenz von Thrombosen verbunden, minimiert jedoch das Risiko spinaler Hämatome.[1] In diesem Fall ist auch auf ein rechtzeitiges Absetzen gerinnungshemmender Medikamente entsprechend den Leitlinien der DGAI zu achten.[1]

OP-Dauer und Lagerung
Bezüglich der geplanten **OP-Dauer** (kann erheblich variieren) und der **Lagerung des Patienten** (evtl. Bauchlage bzw. Umlagern des Patienten erforderlich) sollte Rücksprache mit dem Operateur gehalten werden (vgl. Allgemeinen Teil, Kap. 13 „Die Lagerung des Patienten zur Operation").

Prämedikation
Eine **Prämedikation** sollte bei ambulanter Anästhesie nur wenn nötig und dann mit kurz wirksamen Substanzen in reduzierter Dosis vorgenommen werden, z.B. Midazolam 3,75–7,5 mg p.o.

Einleitungsphase

Allgemeinanästhesie
Bei **ambulanter Durchführung** des Eingriffs empfiehlt sich eine **balancierte Anästhesie** oder **TIVA** mit kurz wirksamen Substanzen (z.B. Disoprivan, Desfluran, Sevofluran, Alfentanil oder Remifentanil) und **Larynxmaske**, bei geplanter OP in **Bauchlage** eine endotracheale Intubation mit **Woodbridge-Tubus**.

Spinalanästhesie
Prinzipiell ist bei ambulanten Varizenoperationen auch eine **Spinalanästhesie** möglich. Aus logistischen Gründen empfiehlt sich dieses Verfahren jedoch eher für stationäre Patienten.

Intraoperative Phase

Wärmeerhalt
Während der OP ist auf **Wärmeerhalt** des Patienten zu achten. Bei Eingriffen von über 1 h Dauer ist **aktives Wärmemanagement** erforderlich (s. dazu Allgemeiner Teil, Kap. 12 „Intraoperative Hypothermie").

Bauchlagerung
Bei **Bauchlage** soll auf eine schonende **Lagerung** von Kopf und Armen sowie freie Zwerchfellbeweglichkeit geachtet werden. Augen- und Gesichtsschutz ist nötig, spezielle Lagerungskissen sollten eingesetzt werden.

Oberschenkelblutleere
Häufig wird der Eingriff in **Oberschenkelblutleere** nach Auswickeln der Beine mit einer Esmarchbinde durchgeführt. Auf **Blutdruckanstieg bzw. -abfall** beim Anlegen und nach dem Öffnen der Blutleere einstellen!

Postoperative Phase

Bei ambulanten Eingriffen sollte sich die Analgesie im Aufwachraum auf **peripher wirksame Analgetika** (Novaminsulfon, Paracetamol) beschränken. Keine lang wirksamen Opiate (z.B. Piritramid) einsetzen!

Analgesie

Wichtig ist eine möglichst **frühzeitige Mobilisation** der Patienten und das Tragen von exakt angepassten Antithrombose-Strümpfen.

Mobilisation

Typische Probleme

- häufig ambulant durchgeführter Eingriff bei inhomogener Patientengruppe (sowohl ASA-I- als auch ASA-III-Patienten)
- Dauer des Eingriffs sehr variabel
- evtl. Bauchlage bzw. Umlagern des Patienten erforderlich

4/6 Anästhesie zur venösen Thrombektomie

Batz G, Dinkel M

Einleitung

i **Auslöser** einer akuten Phlebothrombose ist die Virchow'sche Trias von Stase, Gefäßwandalteration und Hyperkoagulabilität. 12 % aller stationären Patienten entwickeln eine klinisch diagnostizierte tiefe Bein- oder Beckenvenenthrombose. Neben Immobilisation durch Verletzungen und Operationen spielen Schwangerschaften, Östrogentherapie, Adipositas, venöse Missbildungen, angeborene Störungen des Gerinnungssystems und paraneoplastische Syndrome eine Rolle.[1]

akute Phlebothrombose

Risiken der Phlebothrombose sind:

Risiken

- Lungenembolie
- Phlegmasia coerulea dolens mit Gefährdung der unteren Extremität

Antikoagulation

Standard ist die stationäre Behandlung und **Antikoagulation** mit unfraktioniertem Heparin (initial 5.000–10.00 IE als Bolus; anschließend kontinuierliche Heparingabe über Perfusor; Ziel: zweifacher PTT-Normalwert) zur Verhinderung einer Thrombusprogression und Lungenembolie. Zur Vermeidung einer **Heparin-induzierten Thrombozytopenie** werden zunehmend **niedermolekulare Heparine** im Hochdosisbereich eingesetzt.[2,4] In schweren Fällen (v.a. bei jungen Patienten und ausgedehnten Thrombosen) ist eine Lysetherapie mit Streptokinase oder r-TPA erforderlich.[3] Ein ambulanter Eingriff wird nicht empfohlen, da es sich meist um größere Thrombektomien handelt und die Gefahr eines Appositionsthrombus besteht.

i Die **chirurgische venöse Thrombektomie** kommt vorwiegend bei frischen Mehretagen- oder Beckenvenenthrombosen, bei jüngeren Patienten oder bei Kontraindikationen zur Lyse zum Einsatz.[2,3] Der Eingriff erfolgt von der **Leiste** aus, meist als Katheterthrombektomie. Risiken sind eine **intraoperative Lungenarterienembolie** durch Mobilisierung thrombotischen Materials und ein **hoher Blutverlust**. In einigen Fällen wird am Ende der OP zur **Prophylaxe** einer Rethrombose eine AV-Fistel angelegt.

chirurgische Maßnahmen

Präoperative Phase

Eine venöse Thrombektomie ist immer ein **dringlicher Eingriff**. Bei präoperativer Anamnese ist auf kardiopulmonale Grunderkrankungen sowie auf spezielle **Thromboserisiken** zu achten. Es kann sich bereits präoperativ eine **Lungenembolie** ereignet haben.

präoperative Untersuchungen

Wichtige **präoperative Untersuchungen** sind: Blutgruppe und Kreuzblut, Blutbild, Elektrolyte, Gerinnung, D-Dimere, BGA, Thoraxröntgenaufnahme, EKG (wobei besonders auf Zeichen der Rechtsherzbelastung geachtet werden muss). Beachte: Die Bestimmung der D-Dimere hat eine geringe Spezifität, aber eine sehr hohe Sensitivität, muss also immer im Zusammenhang mit den klinischen Symptomen gesehen werden.

Bei Verdacht auf Lungenembolie sollte eine entsprechende weiterführende Diagnostik vorgenommen werden (TEE, Spiral-CT mit Kontrastmittel).

Einleitungsphase

Narkoseeinleitung/Monitoring

Wenn möglich, ist die Nüchternheit abzuwarten, ansonsten eine **Rapid Sequence Induction** durchzuführen. Bei Mehretagen- oder Beckenvenenthrombosen sind die Kanülierung der A. radialis zum **invasiven Blutdruckmonitoring,** die Anlage eines zentralen Venenkatheters zur **kontinuierlichen ZVD-Messung** sowie **großlumige Venenzugänge** für Retransfusion und Volumentherapie erforderlich.

Die **Heparintherapie** ist bis zur OP fortzusetzen; ausreichend **Erythrozytenkonzentrate** (mindestens 4 Einheiten) und **Cell Saver** sind bereitzustellen.

Bei hohem Lungenembolierisiko sollen **ZVD-Messung**, **TEE** oder **Pulmonaliskatheter** in Erwägung gezogen werden.

Prämedikation

Die **Prämedikation** sollte bei stabiler Kreislaufsituation mit Midazolam 3,75–7,5 mg p.o. erfolgen.

Intraoperative Phase

Eine Intubationsnarkose in **balancierter Anästhesie** ist zu empfehlen, dabei immer **Kapnometrie** (Lungenemboliedetektion!) und Beatmung mit **PEEP** (> 10 cm H_2O) – während des Thrombektomiemanövers sollte in Absprache mit dem Operateur möglichst ein **manuelles Blähen der Lunge** zur **Lungenarterienembolieprävention** durch Erhöhung des intrathorakalen Drucks erfolgen.

PEEP-Beatmung

Hohe Volumenverluste sind möglich! Daher ist eine ausreichende **Volumensubstitution**, Einsatz des **Cell Savers** und ggf. Fremdbluttransfusion erforderlich. Ein erhöhter Volumenbedarf besteht auch bei Anlage einer **AV-Fistel**, da hierdurch der periphere Widerstand sinkt.

Volumensubstitution

An **intraoperativen Komplikationen** können vorkommen:

intraoperative Komplikationen

- Lungenembolie (< 0,5 %, dann bei rechtsventrikulärer Dysfunktion und hämodynamischer Instabilität intraoperative Lyse). Zugelassen sind Streptokinase, Urokinase und r-tPA.[3] Die Gabe von r-tPA in einer systemischen Dosierung von 100 mg über 2 h führt im Vergleich zu den anderen Substanzen zu einer rascheren Verbesserung der Hämodynamik.

- Venenrupturen mit hohem Blutverlust und Notwendigkeit einer retroperitonealen Venenfreilegung

Postoperative Phase

Im Aufwachraum ist auf **ausgeglichenen Volumenstatus** zu achten, die **Antikoagulation** soll fortgeführt werden (unfraktioniertes Heparin kontinuierlich über Perfusor mit 500–1000 E/h; Ziel: 1,5–2fache Verlängerung der aPTT).

Folgende postoperative **Frühkomplikationen** können auftreten: **Rethrombose** (v.a. bei inkompletter Thrombektomie), **Steal-Syndrom** oder **Herzinsuffizienz** bei Anlage einer zu großen AV-Fistel und kardiovaskulären Vorerkrankungen.

postoperative Frühkomplikationen

Typische Probleme

- relativ dringlicher Eingriff mit invasivem Kreislaufmonitoring
- Risiko einer perioperativen Lungenembolie
- hoher Blutverlust möglich

5 Lungenchirurgie

Loop T

Präoperative Einschätzung von Patienten

Ziel der präoperativen Diagnostik ist es, postoperative respiratorische (15–20 % aller postoperativen Komplikationen) und kardiovaskuläre Komplikationen zu vermeiden.[19,22]

Vermeidung postoperativer Komplikationen

> i Bei Patienten mit einer **malignen Lungenerkrankung** ist die chirurgische Resektion in ca. 15 % der Fälle der kurative Eingriff.[11] Ein resektionsfähiger Lungentumor ist stets lokal oder regional-lokal begrenzt. **Operabel** sind die Patienten, welche die zu erwartende Lungenparenchymresektion mit einem akzeptablen Risiko tolerieren. Die **perioperative Mortalität** von Patienten in der Thoraxchirurgie liegt bei 3–4 %.[22]

Anamnese/präoperative Untersuchungen

Die notwendigen präoperativen Informationen in Bezug auf **Anamnese** und **klinische Untersuchung** unterscheiden sich prinzipiell nicht von den bei anderen Eingriffen benötigten (s. Allgemeiner Teil, Kap. 2 „Präanästhesiologische Diagnostik"). **Funktionsuntersuchungen** des kardiorespiratorischen Systems (s.u.) dienen v.a. der Beurteilung der Operabilität und weniger der Narkosefähigkeit.

Bei der **Anamnese** müssen insbesondere erfragt werden:

Anamnese

- klinische Leistungsfähigkeit des Patienten
- spezielle pulmonale Anamnese (d.h. Dyspnoe, Husten, Hämoptysen, Dysphagie)
- mögliche Symptome einer Herzerkrankung (z.B. Angina pectoris)

Präoperative **Standarduntersuchungen** neben der pulmonalen Funktionsdiagnostik (s.u.) sind:

Standarduntersuchungen

- Computertomografie des Thorax
- Ruhe-EKG
- bei V. a. Herzerkrankung: Abklärung (s. Allgemeiner Teil, Kap. 18/1 „Patienten mit kardialen Erkrankungen")

- Laboruntersuchungen zur Beurteilung der Funktion anderer Organsysteme (z.B. Kreatinin)

Pulmonale Funktionsdiagnostik

Bereiche der pulmonalen Diagnostik

Die **pulmonale Funktionsdiagnostik** lässt sich in **drei Bereiche** gliedern (s. Tab. 1).

1. Atemmechanik
2. kardiopulmonale Reserve
3. Lungenparenchymfunktion

Atemmechanik	Kardiopulmonale Reserve	Lungenparenchym-funktion (Empfehlungen)
– FEV_1 (ppo > 40 %)* – MVV, RV/TLC, FVC	– VO_2 max. (> 15 ml/kg/min)* – Treppensteigen > 2 Etagen oder 6 min Gehen + SpO_2-Abfall < 4 %	– D_{LCO} (ppo > 40 %)* – PaO_2 > 60 mm Hg – $PaCO_2$ < 45 mm Hg

FEV_1: forciertes Exspirationsvolumen der ersten Sekunde; ppo: prädiktiv postoperativ; *: valider Test; MVV: maximal ventiliertes Volumen; RV: Residualvolumen; TLC: totale Lungenkapazität; FVC: forcierte Ausatmung der Vitalkapazität; V_{O_2}:Sauerstoffaufnahme; SpO_2:Sauerstoffsättigung des Blutes, D_{LCO}: Diffusionskapazität für Kohlenmonoxid; PaO_2:arterieller Sauerstoffpartialdruck; $PaCO_2$: arterieller Kohlendioxidpartialdruck

Tab. 1: Pulmonale Funktionsdiagnostik vor Lungenresektionen (modifiziert nach[21])

1. Atemmechanik

FEV_1

Bei der atemmechanischen Funktionsanalyse ist die Bestimmung der **prädiktiven postoperativen FEV_1** (ppo$FEV_{1\%}$) der wichtigste Test zur Vorhersage postoperativer respiratorischer Komplikationen. Dabei wird aus der präoperativen FEV_1, angegeben als % der Norm und der Größe des Lungenresektats, die erwartete postoperative FEV_1 als % der Norm (ppo$FEV_{1\%}$) errechnet:

$$\text{ppoFEV}_{1\%} = \text{präoperative FEV}_{1\%} \times (1 - \% \text{ funktionelles Lungenresektat}/100)$$

Die Berechnung erfolgt auf der Basis der pulmonalen Subsegmente (Abb. 1).

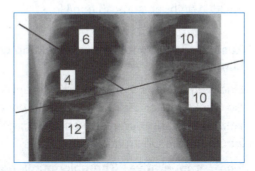

Abb. 1: Pulmonale Lungensegmente

i **Beispiel:** Der rechte Unterlappen besteht aus 12 (von insgesamt 42) Subsegmenten, d.h. ca. 29 % aller Subsegmente. Die **Resektion des rechten Unterlappens** bei einem Patienten mit einer präoperativen FEV_1 von 70 % lässt eine $ppoFEV_{1\%}$ von 70 % x (1 – 29/100) = 50 % erwarten. Wenn **FEV_1 + D_{LCO} beide > 70 %**, ist ohne jede weitere Untersuchung die Resektion bis zur Pneumonektomie möglich.

2. Kardiopulmonale Reserve

Der zweite wichtige präoperative Funktionsparameter ist die Bestimmung der **kardiopulmonalen Reserve**. Traditionell kann dafür das Treppensteigen (Grenzwert: 2 Etagen, bei Pneumonektomien 3 Etagen) oder der 6-Minuten-Gehtest herangezogen werden, welche beide mit einer Sauerstoffaufnahme (VO_2) von etwa 12 ml/kg/min korrelieren. Eine Abnahme der SpO_2 um mehr als 4 % während dieser Belastung geht mit einem erhöhten perioperativen Morbiditäts- und Mortalitätsrisiko einher.[16] Besser standardisiert ist die Spiroergometrie: Wenn die maximale VO_2 mehr als 15 ml/kg/min beträgt, ist auch bei Hochrisikopatienten mit niedriger FEV_1 (40 %) die Mortalität nicht erhöht.[27]

kardiopulmonale Reserve

3. Lungenparenchymfunktion

Zur Beurteilung der **Lungenparenchymfunktion** werden die Blutgasanalyse (PaO_2 und $PaCO_2$) und die Diffusionskapazität für Kohlenmonoxid (D_{LCO}) herangezogen. Analog zur kalkulierten $ppoFEV_{1\%}$ ist die D_{LCO} ein prädiktiver Parameter für postoperativ auftretende respiratorische Komplikationen (Komplikationen ↑, wenn D_{LCO} < 40 %).

pulmonaler Gasaustausch

Als **Grenzwerte** in Bezug auf die Operabilität bei Patienten mit Lungentumoren gelten ein PaO_2 von mindestens 60 mm Hg und $PaCO_2$ von höchstens 45 mm Hg.

Zusätzliche Diagnostik bei Resektion größerer Lungenanteile

Eine **Ventilations-Perfusionszintigraphie** gibt Auskunft über die Funktion der zu resezierenden Lungenanteile, und **Fluss-Volumen-Diagramme** decken u.U. präoperativ behandelbare intrathorakale Obstruktionen auf.

präoperative Therapieoptimierung

Eine **präoperative Therapieoptimierung** durch inhalative Bronchodilatation (z.B. β_2-Mimetika) oder Physiotherapie senkt das Risiko postoperativer Komplikationen.[12]

Spezielle Aspekte der Anästhesie

Separation der Lunge

S. hierzu auch im Allgemeinen Teil Kapitel 8/1 „Sicherung der Atemwege".

Indikation

Die **Lungenseparation** (Ein-Lungen-Ventilation oder seitengetrennte Ventilation) dient in den meisten Fällen der **Optimierung der Operationsbedingungen**. In seltenen Fällen wird eine Lungenseparation durchgeführt, um die Aspiration von infektiösem Material oder Blut von einer Lungenseite auf die andere zu verhindern oder um, z.B. bei großer bronchopleuraler Fistel, die Ventilation über die andere Lunge zu ermöglichen.

Techniken der Lungenseparation

Indikationen

Die Technik der Lungenseparation kann für thoraxchirurgische Eingriffe und für Eingriffe am Ösophagus oder den thorakalen Gefäßen genutzt werden.

Methoden

Moderne **Doppellumentuben (DLT)** ermöglichen den selektiven Kollaps einer und die Ventilation der anderen Lunge. Eine Seitentrennung der Atemwege ist auch durch einen **Bronchusblocker** oder einen **Univent-Tubus** möglich.

Doppellumentubus

Die anatomischen Unterschiede des Bronchialbaums spiegeln sich im Design des rechten und linken DLT wider. Der **linksseitige DLT** wird **am häufigsten verwendet** (**Ausnahme:** OP am linken Hauptbronchus geplant). Die Platzierung eines **rechten DLT** ist aufgrund des frühen Abgangs des Oberlappenbronchus (1,5–2 cm beim Erwachsenen) schwieriger und deshalb **speziellen Indikationen** vorbehalten[2] (s.u. „spezielle Eingriffe").

rechts-/linksseitiger DLT

i Das **Größenspektrum** der DLT umfasst 26–41 Charrière (Ch). Die Innendurchmesser betragen 3,4–7,5 mm. Es sollte jeweils der größtmögliche Tubus gewählt werden; geeignet sind normalerweise 35–37 Ch bei Frauen und 39–41 Ch bei Männern.[15]

Durchführung der Doppellumenintubation

Die **praktische Durchführung** der Doppellumenintubation erfolgt mit liegendem Führungsstab bis auf die Höhe der Stimmritze. Die Tubusspitze ist dabei nach anterior gerichtet. Nach Entfernung des Stabes wird der Tubus unter vorsichtigem Vorschieben mit 90°-Rotation in die Richtung des zu intubierenden Bronchus geschoben. Zunächst wird nur der tracheale Cuff geblockt. Die Blockung des endobronchialen Cuffs erfolgt niemals blind, sondern nach fiberoptischer Lagekontrolle.

Die **Intubationstiefe** lässt sich anhand der Körpergröße mit einer Formel ermitteln:[23]

DLT-Tiefe [in cm] = 12,5 + (0,1 × Körpergröße [in cm])

i Die derzeit beste Methode der **Tubuslagekontrolle** ist die flexible **fiberoptische Bronchoskopie**. Ein Bronchoskop mit dem Außendurchmesser von 3,5 oder 4,2 mm kann bis zu einer DLT-Größe von 35 Ch genutzt werden, ein 2,4-mm-Bronchoskop für Tuben der Größe 26–32 Ch.

Bronchoskopie

Die **Bronchoskopie** erfolgt bei liegendem **linksseitigen DLT** zunächst durch den trachealen Schenkel des Tubus. Identifiziert werden die Karina und der rechte Hauptbronchus mit dem Abgang des rechten Oberlappenbronchus. Die Lagetiefe des DLT wird anhand des blauen endobronchialen Cuffs kontrolliert (korrekt: 2 mm distal der Karina im linken Hauptbronchus).

Die anschließende Bronchoskopie durch das endobronchiale Lumen muss eine Verlegung der linken Lappenbronchien durch den DLT ausschließen. Die Bronchoskopie im linken endobronchialen Schenkel erlaubt die Identifizierung der Röntgenmarkierung, die knapp oberhalb der Karina und des rechten Hauptbronchus sichtbar wird, und damit den hilfreichen Ausschluss, der Tubus nicht rechtseitig liegt.

Die korrekte Lage eines **rechtseitigen DLT** erzielt man am leichtesten durch eine fiberoptische Führung. Nach endotrachealer Intubation und Entfernung des Führungsdrahtes platziert man den DLT im rechten Hauptbronchus. Der rechtsseitige DLT besitzt im bronchialen Cuff eine Öffnung für den rechten Oberlappen. Das endobronchiale Lumen liegt korrekt, wenn durch Rotation des DLT der Abgang des Oberlappenbronchus fiberoptisch zu sondieren (normalerweise 2–5 mm distal der Karina) und distal der rechte Bronchus intermedius zu identifizieren ist. Die Lage jedes DLT muss nach Lagerung des Patienten erneut überprüft werden.

Bronchusblocker

Eine Seitentrennung der Atemwege ist durch einen Bronchusblocker (BB) ebenfalls möglich. Mit diesem **Ballonkatheter** ist der **gezielte Verschluss eines Haupt- oder Lappenbronchus** sowohl durch als auch neben dem Tubus möglich.

Formen von Bronchusblockern

i Kommerziell stehen dabei der **Arndt-Blocker** (5–9 F mit einem Innenlumen von 1,4 mm und elliptischem oder sphärischem Cuff) oder der **Cohen-Blocker** (9 F Durchmesser mit sphärischem Cuff) zur Verfügung. Letzterer bietet den Vorteil einer flexiblen, vom proximalen Ende durch ein dort befindliches Drehrad steuerbaren Spitze, mit der man den BB leicht in die gewünschte Position bringen kann.[3,15]

Univent-Tubus

Der Univent-Tubus ist die **Kombination** eines **normalen Endotrachealtubus** mit einem **Bronchusblocker** in einem zusätzlichen, seitlichen Kanal. Die Platzierung des BB erfolgt unter fiberoptischer Kontrolle.

Vor-/Nachteile

i Die **Vorteile** des Univent-Tubus im Vergleich zu Doppellumentubus und Bronchusblocker kommen beim schwierigem Atemweg und der Ileuseinleitung zum Tragen (konventionelle Intubation, wie man sie immer praktiziert). Eine Umintubation zur postoperativen Beatmung ist nicht erforderlich. Die **Nachteile** sind der größere Außendurchmesser, die teilweise schwierige Positionierung des BB und der im Vergleich geringere Innendurchmesser des Tubus nach Entfernung des BB.

Management bei Thorakotomie

Narkoseverfahren

Regionalanästhesie

kombinierte Anästhesie

Für Thorakotomien sollte **zusätzlich zur Allgemeinanästhesie** ein regionales Anästhesieverfahren („**Kombinierte Anästhesie**", s.a. Allgemeiner Teil, Kap. 14 „Praxis der Allgemeinanästhesie") in Erwägung gezogen werden.[20] Jede der verschiedenen Techniken (epidurale, interkostale oder paravertebrale Blockade) bietet die **Vorteile** des Opioid- und Anästhetika-sparenden Effekts, eines schnelleren Erwachens mit suffizienter Spontanatmung und einer besseren postoperativen Analgesie. Durch eine Epiduralanalgesie wird zusätzlich die Inzidenz postoperativer pulmonaler Komplikationen vermindert.[10,13]

Eine **kontinuierliche epidurale Analgesie** ist für Thorakotomien **am effektivsten**, wenn die Anlage des Katheters in korrespondierenden Dermatomebenen zur chirurgischen Inzision erfolgt,[10,24] d.h., in der Regel wird der Katheter zwischen Th3/4 und Th6/7 angelegt. Die **intraoperative** Epiduralanalgesie (s.a. Allgemeiner Teil, Kap. 14 „Praxis der Allgemeinanästhesie") kann mit Lokalanästhetika (Bupivacain 0,25–0,5 % oder Ropivacain 0,2–1 %), die **postoperative** Analgesie mit einem Lokalanästhetikum (Bupivacain 0,25–0,5 % oder Ropivacain 0,2–0,5 %) mit oder ohne Opioid-Zusatz (Sufentanil 0,5–1 µg/ml) durchgeführt werden.

wenn möglich Epiduralkatheter

Allgemeinanästhesie

Grundsätzlich können für Thorakotomien **alle Anästhetika** verwendet werden. Die **Auswahl** erfolgt aber v.a. nach den Auswirkungen der Pharmaka auf die hypoxische **pulmonale Vasokonstriktion** (HPV). Eine Aufhebung der HPV während der Ein-Lungenbeatmung (ELB) beeinträchtigt die Oxygenierung.

Anästhetika

i Gesunde Pulmonalarterien reagieren auf eine **Erniedrigung des alveolären Sauerstoffpartialdrucks** (P_AO_2) mit einer **Vasokonstriktion (HPV)**. Dadurch wird die Perfusion dieser Alveolarbezirke reduziert und das Herzzeitvolumen wird zu Alveolen mit höherem P_AO_2 (ohne HPV) umverteilt. Die Folge ist eine Abnahme des intrapulmonalen Rechts-Links-Shunts, d.h. eine Verbesserung der Oxygenierung. Die Dosis-Wirkungs-Beziehung von PO_2 und HPV ist S-förmig; das Maximum der vasodilatierenden Wirkung von Sauerstoff liegt bei einem PO_2 von 100–150 mm Hg. In atelektatischen Lungenabschnitten ist der „Stimulus-PO_2" für die HPV der gemischt-venöse PO_2. Die HPV unterliegt vielfältigen Einflüssen: So hemmen beispielsweise Vasodilatatoren, ein hoher Pulmonalarteriendruck und eine Sepsis die HPV.

hypoxische pulmonale Vasokonstriktion

Da **intravenöse Anästhetika und Opioide** die HPV weniger beeinträchtigen als volatile Anästhetika werden sie als **vorteilhafter** angesehen, auch wenn bis 1 MAC wahrscheinlich kein klinisch relevanter Einfluss auf die HPV besteht.

volatile vs. intravenöse Anästhetika

Die geringeren negativen kardiozirkulatorischen Effekte und die starke bronchodilatatorische Wirkung der **volatilen Anästhetika** bieten dagegen **Vorteile** bei Patienten mit **reversibler Obstruktion**.

Beatmung während ELB

F_iO_2

Der **Lungenkollaps** führt über die Erhöhung der Shuntfraktion (bis zu 40 %) zu einem u.U. **kritischen Abfall des arteriellen Sauerstoffpartialdrucks** (PaO_2). Die hypoxische pulmonale Vasokonstriktion (HPV) fördert nach 20–30 min die Umverteilung des Blutes zu ventilierten Arealen. Die **inspiratorische Sauerstofffraktion (F_iO_2)** während ELB sollte aus diesem Grund initial auf 1,0 eingestellt werden. Nach einer Blutgasanalyse kann die F_iO_2 reduziert werden (auf 70–80 %), wenn die Werte im Normbereich liegen.

druckkontrolliert vs. volumenkontrolliert

Die **Überlegenheit einer Beatmungsform** während ELB ist bislang **nicht bewiesen**.[25] Eine **druckkontrollierte** Beatmung hat möglicherweise Vorteile, weil ungewollte Druckerhöhungen vermieden werden und die Atemgasverteilung möglicherweise physiologischer ist als unter volumenkontrollierter Beatmung.

Atemzugvolumen

Im Vergleich zu einer Zwei-Lungen-Ventilation müssten bei ELB die **Atemzugvolumina** eigentlich erhöht werden (bis zu 10 ml/kg). Sowohl ein Volu-/Barotrauma als auch Atelektasen der ventilierten Lunge sind zu vermeiden (Druckbegrenzung auf 30[–35] mbar).

i Die Genese des **Lungenversagens** nach Lungenresektionen ist nicht vollständig geklärt. Einige Autoren vermuten, dass ein Volu-/Barotrauma der nicht-operierten Lunge während der Ein-Lungen-Beatmung ein Risikofaktor für die Entstehung eines Lungenversagens ist[14,17] (Abb. 2).

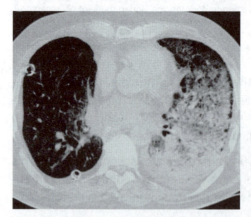

Bei diesem Patienten wurde eine rechtsseitige Lungenresektion durchgeführt. Postoperativ entwickelte sich ein ARDS in der nicht-operierten linken Lunge. Eine der möglichen Ursachen für das ARDS in der nicht-operierten Lunge ist ein Baro-/Volutrauma während der Ein-Lungen-Beatmung.

Abb. 2: Patient mit postoperativ entstandenem ARDS in der nicht-operierten linken Lunge (aus[17] mit freundlicher Genehmigung des Verlags und der Autoren)

Eine **Normoventilation** sollte **durch Erhöhung der Beatmungsfrequenz**, nicht durch Vergrößerung des Atemzugvolumens erreicht werden. Eine **diskrete permissive Hyperkapnie** (pH > 7,3) kann toleriert werden, da sie die HPV unterstützt.

Normoventilation

Die Oxygenierung kann sich durch Applikation eines **PEEP** auf die **ventilierte Lunge** verbessern oder verschlechtern. Die Wirkung ist im Einzelfall nicht vorhersehbar.

PEEP

i Wenn durch den **PEEP** in der ventilierten Lunge **Atelektasen eröffnet**, d.h. Alveolen rekrutiert werden, sinkt der pulmonale Gefäßwiderstand in der ventilierten Lunge (Aufhebung der HPV in dieser Lunge), und die Perfusion dieser Lunge nimmt zu, die der kollabierten Lunge ab. Der Rechts-Links-Shunt wird kleiner, die Oxygenierung besser. Wenn der PEEP in der ventilierten Lunge **nicht zur alveolären Rekrutierung** führt, nimmt der Lungengefäßwiderstand in dieser Lunge durch mechanische Kompression der Pulmonalgefäße zu. Die Folge ist eine Umverteilung der Perfusion hin zur kollabierten Lunge. Der Rechts-Links-Shunt nimmt zu, die Oxygenierung wird schlechter.

Die Applikation eines **CPAP** auf die **nicht-ventilierte Lunge** (3–5 cm H_2O mit O_2) verbessert die Oxygenierung deutlich.

CPAP auf die kollabierte Lunge

i Durch Applikation eines **CPAP** auf die nicht-ventilierte Lunge wird diese etwas gebläht. Alveolen werden eröffnet und eine apnoische Oxygenierung findet über diese Lunge statt.
Hierfür stehen einfache mechanische CPAP-Ventile zur Verfügung. An einem Reservoir-Beutel, der mit einer Sauerstoffleitung (i.d.R. werden 5 l/min eingestellt) verbunden ist, befindet sich ein Ansatzstück zur Konnektion am Tubus. Über einen Einstellring wird die Auslassöffnung des Reservoirbeutels kleiner oder größer gestellt (i.d.R. kann der Druck direkt gewählt werden).

Verschlechterung der Oxygenierung während ELB

Das **Management** bei schlechter Oxygenierung unter ELB umfasst – in hierarchischer Reihenfolge – die folgenden Maßnahmen:

Hypoxie unter ELB

- Überprüfung der Beatmung und der korrekten Tubuslage
- F_IO_2 1,0
- Sekret absaugen
- CPAP auf die nicht-ventilierte Lunge (5–10 cm H_2O)
- PEEP-Erhöhung auf die ventilierte Lunge (5–10 cm H_2O)

- partielles Clamping/Anschlingen der Pulmonalarterie auf der nicht-ventilierten Seite durch den Operateur (mechanische Verringerung der Shuntperfusion)
- Zwei-Lungen-Ventilation

Extubation

frühe Extubation

Nach thorakalen Eingriffen sollte die **Extubation unmittelbar bei OP-Ende** angestrebt werden.

Nachbeatmung

Eine **Nachbeatmung** kann erwogen werden bei:

- unzureichender Bronchialtoilette
- unvollständiger Entfaltung der kollabierten Lunge
- größerem Parenchymleck

Auf eine **suffiziente Thoraxdrainage** ist zu achten. Falls eine Extubation nicht gelingt, sollte möglichst auf einen **Einlumen-Tubus umintubiert** werden.

Spezielle Eingriffe und Verfahren

Anästhesie bei videoassistierter Thorakoskopie („VATS")

VATS

Bei dieser Technik wird der **Eingriff minimal-invasiv** über wenige kleine Inzisionen und die Platzierung von Trokaren (Kamera, Instrumente) durchgeführt. Lungenbiopsien, Keil- und Bullaeresektionen, Volumenreduktionen und zum Teil auch Lobektomien können in dieser Technik durchgeführt werden. Eine VATS **erfordert zwingend eine ELB**. Für dieses Verfahren ist der Einsatz eines DLT (immer **linksseitiger DLT!**) klar zu empfehlen, weil die zu operierende Lunge über das Lumen des DLT deutlich besser entlüftet als über das kleinere Lumen des BB.

Pulmonale Resektionen

Resektion auf der rechten Lungenseite

Die erste Wahl in dieser Situation ist ein **linker DLT**. Selbst wenn der Eingriff auf eine Pneumonektomie ausgedehnt wird, muss diese Lungenseparation nicht verändert werden. **Alternative Verfahren** (z.B. bei schwierigem Atemweg, enger Trachea/Bronchus oder Tracheaverlagerung) sind:

Verfahrenswahl

a) Einlumentubus, der unter fiberoptischer Kontrolle im linken Hauptbronchus platziert wird

b) Univent-Tubus oder BB

Resektion auf der linken Lungenseite

a) linkseitige Pneumonektomie: Grundsätzlich ist ein **rechter DLT** die beste Wahl. **Alternativ** (wenn es nicht gelingt, den rechten DLT zu positionieren) kommen ein linker DLT, ein BB oder ein Univent-Tubus infrage, allerdings muss dann **intraoperativ** der **Atemweg** eventuell **neu positioniert** werden.

Verfahrenswahl

b) linksseitige Resektionen (ohne Pneumonektomie): Hier können grundsätzlich **linke und rechte DLT** zur Anwendung kommen (Empfehlung: linker DLT), mit denen die intraoperative Isolation stabiler ist als mit den **Alternativen** BB oder Univent-Tubus.

Pulmonale Blutungen/bronchopleurale Fisteln

Eine **pulmonale Blutung** kann vielfältige Ursachen haben (z.B. Aspergillose, Tuberkulose, Granulomatose, Verletzungen). **Ziel der Seitentrennung** ist hier in erster Linie die Verhinderung einer Blutaspiration in die gesunden Lungenabschnitte. Der Ansatz, den betroffenen Lungenanteil mittels **BB** auszuschalten, erscheint zunächst attraktiv, weil mit einem BB theoretisch das blutende Segment isoliert geblockt werden kann. Allerdings ist man mit folgenden **Problemen** konfrontiert:

Blutung

- Welches Segment/welcher Lappen ist betroffen?
- Die fiberoptische Platzierung des BB ist oft schwierig.
- Die Endoskopie der Blutungsquelle nach erfolgreicher BB-Einlage ist nicht möglich.

Die endotracheale Intubation mit einem **DLT** erscheint **vorteilhafter**. Auch eine endobronchiale Intubation mit einem Einlumentubus kann in Erwägung gezogen werden, falls kein DLT vorhanden oder das Management ungewohnt ist.

Fistel

Bronchopleurale Fisteln haben u.U. einen Spannungspneumothorax, eine inadäquate Ventilation (Verlust des Atemgases über die Fistel) oder eine kontralaterale Aspiration von Pleuraflüssigkeit zur Folge. Das Management hängt von der klinischen Situation ab: Stabile Patienten mit **peripheren Fisteln** könnten von einem BB profitieren, bei **zentraler Fistel** in akuten Situationen ist ein DLT notwendig.

Tracheobronchiale Eingriffe

Stent-Einlage

Die **Häufigkeit** tracheobronchialer Eingriffe, insbesondere von Stent-Einlagen, hat in den letzten Jahren stark **zugenommen** (Palliativchirurgie). **Besonderheiten** bei Patienten zur Stenteinlage sind:

- die zentrale Atemwegsobstruktion
- die kardiopulmonale Komorbidität dieser Patienten[4]

Eine **TIVA mit Propofol und Remifentanil** nach anticholinerger Prämedikation wird als Anästhesietechnik empfohlen (da hinterher kein Schmerz und kein Speichelfluss).[4,5,6]

Die Patienten werden mit einer **Jet-Ventilation** beatmet. Bei der Jet-Beatmung ist das OP-Feld ruhiggestellt (geringe Volumenschwankungen) und – wegen des dünnen Jet-Katheters – gut einsehbar.[28]

Ösophagus- und Mediastinalchirurgie

Patienten mit **Ösophagustumor** leiden an einer Dysphagie, die die Ursache für einen schlechten Ernährungszustand sein kann und gelegentlich mit rezidivierenden Aspirationen einhergeht. **Wegen** des **Aspirationsrisikos** ist eine **Ileuseinleitung** (s. Allgemeiner Teil, Kap. 14 „Praxis der Allgemeinanästhesie") notwendig. Die Seitentrennung der Lunge und Ein-Lungen-Ventilation zur Verbesserung der OP-Bedingungen wird mit einem **linksseitigen DLT** und **Kollaps der rechten Lunge** durchgeführt. Als Alternativen stehen der Univent-Tubus oder der BB zur Verfügung.

Ösophagusresektion

Mediastinaltumoren können zur tracheobronchialen Kompression und Obstruktion der Vena cava führen.[1] Ein präoperativ vorhandener Stridor, Atemnot oder Intoleranz gegenüber bestimmten Körperpositionen sind klinische Hinweise auf das sog. „Mediastinal Mass Syndrome". Eine **fiberoptische Intubation** beim wachen, spontanatmenden Patienten sollte in diesen Fällen in Erwägung gezogen werden, weil die Atemwege dadurch weiter sind. Die **intravenösen Zugänge** sollten in der **unteren Körperhälfte** platziert werden, damit Medikamente und Infusionen wirken. **Muskelrelaxanzien** sollten **vermieden** werden, da eine Erschlaffung der oberen Atemwege bei Mediastinaltumoren zur Atemwegsverlegung führen kann. Postoperativ können diese Probleme persistieren und die Extubation protrahieren.

Mediastinal Mass Syndrome

Lungentransplantation

Die beste Option beim Management in der Lungenseparation bei einer Ein-Lungen-Transplantation oder bilateralen Transplantation ohne Herz-Lungen-Maschine ist die Intubation mit einem **DLT links oder rechts**. Bei Transplantationen **unter Einsatz der Herz-Lungen-Maschine** (z.B. bei schwerer pulmonaler Hypertension oder bei Kindern) ist eine **Lungenisolation nicht zwingend notwendig**. Allerdings kann bei einer Doppellungentransplantation der zuerst angeschlossene Lungenflügel früher ventiliert werden. **Bei** dem **DLT** sollte im Design auf ein **kurzes endobronchiales Segment** geachtet werden.

Transplantation mit/ohne Herz-Lungen-Maschine

Pädiatrische Thoraxanästhesie

Vorgehen bei Kindern

Das perioperative Management von Kindern in der Thoraxchirurgie stellt **hohe Anforderungen** an alle beteiligten Disziplinen. Aufgrund der spezifischen Anforderungen und der Seltenheit soll an dieser Stelle nur die Praxis bei den **häufigsten** kongenitalen oder erworbenen **intrathorakalen Erkrankungen** bei Kindern vorgestellt werden.[7,8,9]

Trachealstenose

Vorgehen

- **Ätiologie:** kongenital oder erworben, z.B. nach Langzeitbeatmung bei neonatalem Atemnotsyndrom
- **Technik:** Für die **fiberoptische Bronchoskopie** unter Spontanatmung empfiehlt sich eine Inhalationsanästhesie (z.B. mit Sevofluran); alternativ kann auch eine Larynxmaske als Schiene dienen. Für die **starre Bronchoskopie** mit oder ohne Interventionen (Stenteinlage) empfiehlt sich eine totale intravenöse Anästhesie z.B. mit Propofol und Remifentanil und einem Muskelrelaxans, während die Beatmung (Jet) über einen seitlichen Anschluss am Bronchoskop erfolgt.

Empyeme, Lungenbiopsien, Mediastinaltumoren, Segmentresektionen oder Metastasen

Die video-assistierte thorakoskopische Chirurgie (VATS) erlaubt mittlerweile Eingriffe bei Kindern bei den o.g. Erkrankungen. Für die **ELB bei Kindern** stehen **folgende Verfahren** zur Verfügung:

Vorgehen

- **Ein-Lumen-Intubation:** Der einfachste Weg ist die endobronchiale Intubation mit einem konventionellen Tubus. Die **links-bronchiale Intubation** erfolgt mittels einer 180°-Rotation des Tubus und einer Kopfdrehung nach rechts. Eine fiberoptische Platzierung und Kontrolle ist ebenfalls möglich.
  Probleme bei dieser Technik sind eine möglicherweise inadäquate Separation und die Gefahr eines Kollaps der Lunge (insbesondere bei Cuff-losen Tuben), fehlender Kontaminationsschutz, Aspirationsmöglichkeit sowie die Hypoxämie

(Oberlappenatelektase bei Intubation des rechten Hauptbronchus).

Eine **Variante** ist die **getrennte Intubation beider Hauptbronchi** mit zwei kleineren konventionellen Tuben.

- **Bronchusblocker:** Die **Platzierung** des Bronchusblockers im proximalen Hauptbronchus erfolgt **unter fiberoptischer Kontrolle** nach endotrachealer Intubation **neben dem Tubus**. Im Anschluss wird der Tubus entfernt und die Trachea neben dem Katheter reintubiert. **Probleme** bei dieser Technik sind das Risiko einer Dislokation des Ballons in die Trachea und die ungenügende Absaugmöglichkeit.

- **Univent-Tubus:** Kommerziell erhältlich sind Tuben mit einem Innendurchmesser von 3,5 und 4,5 mm für einen Einsatz bei **Kindern ab 6 Jahren**. Die Blockerdislokation scheint weniger häufig aufzutreten als bei dem o.g. Verfahren, allerdings wird durch das zusätzliche Lumen der Querschnitt des Tubus verkleinert.

- **DLT:** Der kleinste DLT (26 F, Firma Rüsch) erlaubt den Einsatz bei **Kindern > 8 Jahren**. Die Technik der Intubation und die Vorteile entsprechen denen bei Erwachsenen.

Alter (Jahre)	Tubusgröße (ID in mm)	Bronchusblocker (F)	Univent-Tubus	DLT (Ch)
0,5–1	3,5–4,0	5		
1–2	4,0–4,5	5		
2–4	4,5–5,0	5		
4–6	5,0–5,5	5		
6–8	5,5–6,0	6	3,5	
8–10	6,0	6	3,5	26
10–12	6,5	6	4,5	26–28
12–14	6,5–7,0	6	4,5	32
14–16	7,0	7	6,0	35
16–18	7,0–8,0	7	7,0	35

Anmerkung: ab dem 8. Lebensjahr beziehen sich die Größenempfehlungen auf blockbare Tuben, < 8. Lebensjahr auf Cuff-lose

Tab. 2: Tubusauswahl im Kindesalter (modifiziert nach[28])

Fazit **Zusammenfassung: Anästhesie in der Thoraxchirurgie**

1. Einleitung

   a) Propofol: für die meisten Patienten geeignet

   b) Etomidate: bei älteren und kardiovaskulären Risikopatienten

   c) Muskelrelaxation – nicht-depolarisierend, Succinylcholin beim schwierigen Atemweg

2. Aufrechterhaltung

   a) volatile Anästhetika: prinzipiell möglich, aber Einfluss auf die hypoxische pulmonale Vasokonstriktion (HPV)

   b) TIVA: sehr gut geeignet; **cave:** Awareness

   c) Analgesie: alle Opioide möglich

   d) epidurale Analgesie zu empfehlen

   e) inspiratorische Sauerstoffkonzentration: 50 % mit Luft; Verzicht auf N_2O, insbesondere bei pulmonalen lufthaltigen Räumen, weil N_2O dort hinein diffundiert und es so zu einer Volumenzunahme kommt

3. **Monitoring** (zusätzlich zum Standardmonitoring)

   a) arterielles Blutdruckmonitoring (kontralaterale A. radialis zur Thorakotomieseite)

   b) Beatmung: Fluss-Volumen-Kurven (vorteilhaft bei ELB)

   c) zentralvenöses Monitoring (ipsilaterale V. jugularis oder subclavia zur Thorakotomieseite)

   d) Diurese durch Blasenkatheter („HZV des kleinen Mannes")

   e) Ösophagusstethoskop (man erkennt leichter eine Tubusdislokation, Sekret + einen Bronchospasmus)

   f) Körpertemperatur + externe Wärmequelle („bair-hugger")

Postoperatives Management

Postoperative Komplikationen: respiratorische Insuffizienz

Bei Patienten nach Thorakotomien ist das **Risiko postoperativer pulmonaler Komplikationen** deutlich **erhöht** und trägt wesentlich zur perioperativen Mortalität bei.[13,18,26]

erhöhtes Risiko postoperativer Komplikationen

Risikofaktoren sind:

- hohes Alter des Patienten
- kardiopulmonale Komorbidität
- Grad der präoperativen Lungenfunktionseinschränkung
- Nikotinabusus
- rechtsseitige Pneumonektomie (3 Lungenlappen statt 2)

Ursachen einer postoperativen respiratorischen Insuffizienz können sein:

- ungenügende Bronchialtoilette mit Atelektasenbildung
- Pneumonie
- persistierender Pneumothorax
- nicht-kardiales Lungenödem („Postpneumonektomie-ARDS")

ARDS

Insbesondere nach Pneumonektomie ist die Inzidenz des **ARDS** erhöht (bis zu 4 %), bei Lobektomien wird es seltener beobachtet. Neben der Pneumonektomie sind intraoperativ hohe Beatmungsdrücke, exzessive perioperative Flüssigkeitszufuhr und Nikotinabusus Risikofaktoren für ein ARDS.[13]

Zur **Vermeidung von Atelektase und Pneumonie** ist eine intensive Atemphysiotherapie notwendig; diese ist nur bei suffizienter Schmerzbehandlung möglich.

Schmerztherapie

Am **Postthorakotomieschmerz** sind die Interkostalnerven, der N. phrenicus, der N. vagus und die Nerven des Plexus brachialis beteiligt. Die **Schmerzintensität** hängt vom chirurgischen Zugang ab und ist bei Clamshell-Thorakotomien (bilaterale an-

Schmerzen

teriore Thorakotomie mit oder ohne Sternotomie) am größten, gefolgt von posterolateralem, axillärem und sternalem Zugang.

Epiduralanalgesie

Eine **Epiduralanalgesie** ist das **beste Verfahren** zur postoperativen Schmerzbehandlung. Die **Vorteile** im Vergleich zur systemischen Analgesie sind:

- überlegene Analgesiequalität
- kontinuierliche und lückenlose Analgesie
- postoperative Vigilanz
- bessere pulmonale Funktion
- Frühmobilisation
- frühe enterale Ernährung
- kardioprotektive Wirkungen

Die **Nebenwirkungen** sind Juckreiz (in etwa 30 % der Fälle), Harnretention (5 %), Hypotension, Sedierung und Atemdepression (1 %).

alternative Methoden

Bei **Kontraindikationen** gegen eine Epiduralanalgesie oder bei Videothorakoskopien kommen **Paravertebralblockaden** in Betracht. Kontraindikationen wie Empyeme, Pleurektomien, Re-Thorakotomien, Kyphoskoliosen und eine Blutungsneigung des Patienten schränken die Anwendung ein.

Seltener kommt eine **Interkostalblockade** zum Einsatz, da – neben bei erhöhtem Risiko von Gefäßverletzungen und Intoxikationen (die Blutspiegel der Lokalanästhetika sind nach Interkostalblockaden im Vergleich aller Regionalanästhesieverfahren am höchsten!) – nur oberflächliche thorakale Operationen zur Indikation zählen.

Thoraxdrainage

Außer bei der Pneumonektomie ist bei allen thorakalen Eingriffen die Drainage des Thorax üblich. Für gewöhnlich werden sie unter einem **Sog von –20 cm H_2O** gehalten. In den ersten 24 h ist normalerweise eine Drainage von bis 600 ml zu erwarten, **bei mehr als 100 ml/h direkt postoperativ** über 4 h sollte der verantwortliche Thoraxchirurg in Kenntnis gesetzt werden. **Luftblasen** in der Wasserfalle weisen auf eine pulmopleurale Fistel hin, die insbesondere beim beatmeten Patienten zu einem partiellen Verlust des inspiratorischen Tidalvolumens führen kann.

6 Geburtshilfliche Anästhesie

Vagts D

Zum Aufgabenbereich der geburtshilflichen Anästhesie gehören die **Schmerzbehandlung** für die vaginale Entbindung und die **Anästhesie für geburtshilfliche Eingriffe**.[16,17]

Schmerzbehandlung für die vaginale Entbindung

Ziel der geburtshilflichen Analgesie für die vaginale Entbindung ist die **Geburtserleichterung** für Gebärende bzw. die **schmerzarme Geburt**. Die Analgesie dient dazu, der Mutter die Angst vor und das Erlebnis einer schmerzhaften Geburt zu ersparen oder zumindest zu erleichtern. Schmerzhafte Wehen lösen Angst und Stress aus, die sich über erhöhte Katecholaminplasmaspiegel oder durch Hyperventilation negativ auf die Uterusdurchblutung bis hin zum Geburtsstillstand auswirken können.[3]

Ziel

Die Möglichkeiten der geburtshilflichen Analgesie umfassen:

1. Spasmolyse
2. systemische Analgesie
3. regionale Analgesie
4. Leitungsanalgesie

Arten der geburtshilflichen Analgesie

1. Spasmolyse

Die Spasmolyse wird in der Regel vom Geburtshelfer und der Hebamme durchgeführt.

Als **Medikamente** kommen Butylscopolaminiumbromid (Buscopan®) oder Propyphenazon (Spasmocibalgin®) infrage.

Spasmolytika

2. Systemische Analgesie

Wenn die Spasmolyse nicht ausreichend ist, kommen systemische Analgetika zum Einsatz, die in der Regel ebenfalls vom Geburtshelfer indiziert werden. Für den Anästhesisten ist es – insbesondere vor der dringlichen oder der Not-Sectio – wichtig, Dosis und Zeitpunkt der Verabreichung von Analgetika zu kennen, um eine mögliche Wirkung auf die Atmung des Neonaten einschätzen zu können.

Analgesie Spontangeburt

Systemische Analgetika können über den uteroplazentaren Kreislauf den Feten erreichen und werden deshalb nur **zurückhaltend eingesetzt**. Ihr Vorteil ist die **einfache Applikation**. Sie führen meist zu einer besseren Schmerztoleranz, aber nicht zu Schmerzfreiheit.

> i Nach den Ergebnissen einer Metaanalyse, in der die Ergebnisse aus 7 randomisierten Studien mit insgesamt 2692 Patientinnen zusammengefasst wurden, ist die systemische **Analgesie mit Opioiden weniger effektiv** als die Periduralanalgesie.

Medikamente (Präparat)	Dosierung	Wirkbeginn	Vorteile	Nachteile
Pethidin (z.B. Dolantin®)	50–100 mg i.m. 25–50 mg i.v.	5–10 min i.v. 40–45 min i.m. **CAVE:** wegen Gefahr der Atemdepression möglichst nicht unmittelbar vor Entbindung geben!	große klinische Erfahrung, Gabe i.m. oder i.v., auch Dauertropf, aber **CAVE:** aktive Metaboliten	schwer einzuschätzende Wirkung auf Fetus, aktive Metaboliten, max. Wirkung auf Fetus 1–4 h nach Applikation!
Piritramid (z.B. Dipidolor®)	3–5 mg i.v. titriert 7,5–15 mg i.m.	5–10 min i.v. 20–30 min i.m.	in Deutschland große klinische Erfahrung	lange Wirkdauer mit 4–6 h
Fentanyl	25–50 µg i.v. 100 µg i.m.	2–3 min i.v. 10 min i.m.	kurze Wirkdauer mit 30–60 min, hohe analgetische Potenz	Kumulation
Morphin	2–5 mg i.v. 10 mg i.m.	5 min i.v. 20–40 min i.m.	zusätzlich sedierende Wirkung	Wirkdauer 3–4 h, in angegebenen Dosierungen größere Atemdepression beim Neonaten als bei Pethidin
Tramadol	100 mg supp. 20–40 Tr. p.o. 50–100 mg i.v. 100 mg i.m.	5–10 min i.v. 20–40 min i.m./supp.	fällt nicht unter Betäubungsmittelgesetz, frei verfügbar	sehr hohe emetische Potenz, auch als Supp., selten ausreichende Wirkung
Paracetamol	0,5–1 g i.v. supp.	10–20 min i.v. 30–45 min supp.	unreife Leber des Neonaten verstoffwechselt andere Substanzen noch schlechter, keine Atemdepression beim Neonaten	

Tab. 1: Systemische Analgetika zur Schmerzbehandlung während der Geburt

Für die Bevorzugung einzelner systemischer Opioide gibt es **keine evidenzbasierten Daten**.

i Die **Auswahl der Medikamente** ist abhängig von der Schule und Tradition einer anästhesiologischen und geburtshilflichen Abteilung und der persönlichen Erfahrung und Präferenz von Geburtshelfern, Hebammen und Anästhesisten. Die **intravenöse Applikation** ist aufgrund besserer Steuerbarkeit und der weniger schmerzhaften Injektion der intramuskulären Gabe vorzuziehen. Insgesamt ist die systemische Gabe von Opioiden mit deutlich mehr Nebenwirkungen für Mutter und Kind verbunden als die Periduralanästhesie.[18,20,21,22]

Welches Opioid?

Eine – im Vergleich zu den „klassischen" Opioiden – **verbesserte Analgesiequalität** bei geringeren Nebenwirkungen ist vermutlich durch das neuere, kurz wirksame **Remifentanil** erreichbar.

Remifentanil

i In einer Untersuchung an 88 Gebärenden[11] war die **Schmerzreduktion durch Remifentanil** besser, die Patientenzufriedenheit größer und die sedativen Nebeneffekte sowie der Abfall der Sauerstoffsättigung geringer als nach der Gabe von Pethidin. Unter Remifentanil traten weniger Abfälle der kindlichen Herzfrequenz auf als unter Pethidin. Remifentanil wurde patienten-kontrolliert als Bolus verabreicht. Der initiale Bolus betrug, unabhängig vom Körpergewicht, 20 µg, die Lock-out-Zeit 3 min ohne Basalinfusion. Wenn die Dosis nicht ausreichte, wurde der Bolus alle 15–20 min um 5 µg bis zu einem Dosislimit von 1500 µg/h erhöht. Die höchste Bolus-Dosis betrug 70 µg.

Opiate können im Zweifel bei opiatinduzierter Atemdepression des Neugeborenen **antagonisiert** werden.

Opiat-Antagonisierung

Inhalative Analgetika wie Lachgas, Entonox (50 % N_2O und 50 % O_2) oder volatile Anästhetika werden in Deutschland in der Regel nicht verwendet, sind aber im angelsächsischen Raum und in Entwicklungsländern durchaus anzutreffen.

Inhalationsanalgetika

Der Einsatz von **Psychopharmaka** zur Analgesie und Anxiolyse in der Geburtshilfe ist **obsolet**!

Psychopharmaka

3. Regionale Analgesie

Peridural- und Spinalanalgesie bzw. -anästhesie sind die **wirksamsten Instrumente** zur geburtshilflichen Schmerzreduktion (s. Tab. 2).

rückenmarksnahe Regionalanästhesieverfahren

Ein Vorteil ist die **Kombination von Analgesie und Spasmolyse**; bei korrekter Durchführung gibt es **keine wesentlichen Nebenwirkungen** für das Kind.

Periduralanalgesie (PDA)

gezielte Blockierung möglich

Zudem ermöglicht es die **Periduralanalgesie**, in der frühen Phase einer Geburt die Segmente Th10–Th12 zu blockieren, während in der Austreibungsphase v.a. die tiefen lumbalen bis sakralen Segmente blockiert werden sollten.

	Periduralanalgesie (PDA)
Blockade	bis Th 10 in Eröffnungsphase, in Austreibungsphase hauptsächlich L4–S3
Zugang	L 3/4 oder L 4/5 (bei anatomischen Problemen bei L3–5: L 2/3)
Analgesie	gesamter Unterbauch, Uterus
Injektionsnadel	Tuohy
Medikamente	s. Tab. 3
Injektionsvolumen	s. Tab. 3
Indikationen	• Wunsch der Gebärenden nach Schmerzfreiheit • protrahierter Geburtsverlauf • frühzeitige Erschöpfung der Gebärenden • Zwillingsgeburt, insbesondere zur Entwicklung des zweiten Zwillings
Vorteile	vollständige Analgesie möglich, kann auch für Sectio caesarea weiter genutzt werden
Nachteile	• bei Wehenschwäche ist Oxytocin nach Indikation des Geburtshelfers notwendig • PDA kann zu Hypotonie führen, prophylaktische Volumengabe notwendig

Tab. 2 Periduralanalgesie

Kaudalanalgesie

Die **Kaudalanalgesie** ist eine Form der Periduralanalgesie, die wegen ihrer situativ schwereren Durchführbarkeit praktisch vollständig von der oben beschriebenen Periduralanalgesie ersetzt worden ist.

PDA – Kontraindikationen

Kontraindikationen gegen geburtshilfliche PDA sind:

- Ablehnung durch Patientin
- Unkooperativität der Patientin bei Legen des Katheters
- Koagulopathie

- Infektion der Haut über Einstichstelle
- nicht korrigierte mütterliche Hypovolämie
- mangelnde Erfahrung des Anästhesisten

Folgende **Komplikationen** können bei einer PDA auftreten:

PDA – Komplikationen

- neurologische Läsionen (insgesamt 1:13.000)
- direkte Verletzungen nervaler Strukturen (0–8:100.000)
- rückenmarksnahes Hämatom (1:150.000–200.000)
- epiduraler Abszess (1:26.000–1:500.000)

Die Zeitintervalle zur rückenmarksnahen Punktion und Katheterentfernung nach Antikoagulation richten sich auch hier nach den Empfehlungen der DGAI (s. dazu Allgemeiner Teil, Kap. 18/16 „Patienten mit Gerinnungsstörungen"). [12,14]

Praktische Durchführung

Für die Durchführung einer PDA empfiehlt sich das folgende Vorgehen:

Praxis der geburtshilflichen PDA

- Patienten-Aufklärung und Einverständnis
- Monitoring: EKG; Blutdruck, Pulsoxymeter, CTG
- Vorbereitung von **Notfallmedikamenten** zur Hypertoniebehandlung, Narkoseeinleitung und Reanimation, Möglichkeit zur Gabe von Sauerstoff, Intubations- und Beatmungsmöglichkeit sowie leistungsstarker Sauger müssen vorhanden sein
- Anlage eines **i.v. Zugangs** (mindestens 20 G, eher 18 G)[5]
- i.v. **Volumengabe**, mindestens 1000 ml Vollelektrolytlösung
- Patientin in **sitzende Position oder Linksseitenlage** bringen (manchmal empfinden Schwangere auch die Rechtsseitenlage als angenehmer, aber **CAVE:** Cava-Kompressionssyndrom!)
- aseptische Technik

praktische Durchführung

- **Lokalanästhesie** z.B. mit 5 ml Lidocain oder Mepivacain 1 % über Einstichstelle bis Ligamentum flavum

- **Identifizierung des Periduralraums** mit Tuohy-Nadel und Widerstandsverlusttechnik (Loss-of-Resistance, LOR; LOR mit NaCl 0,9 % zeigt den Widerstandsverlust deutlicher und sollte auch aus infektiologischen Gründen der LOR mit Luft vorgezogen werden)

- **Vorschieben** des Periduralkatheters in den Periduralraum über **3–5 cm**. Ein tieferes Vorschieben macht die Lage des Katheters sicherer, geht aber mit einem höheren Risiko von einseitiger Lage, Schlingenbildung und Parästhesien einher.

- Die **Punktion** des Periduralraums sollte immer in einer **wehenfreien Phase** erfolgen. Wenn die Anlage des Katheters wegen persistierender Wehen und Wehenschmerzen nicht möglich ist, kann nach Rücksprache mit dem Geburtshelfer und der Hebamme eine **kurzzeitige Tokolyse** erfolgen, um eine Verlängerung der wehenfreien Intervalle zu erzielen.

- Eine **Testdosis** ist in der Geburtshilfe **nicht sinnvoll**, da eine mögliche intravenöse Adrenalininjektion die Uterusdurchblutung verringern kann und eine potenziell dadurch entstandene Tachykardie ursächlich nicht von einer Tachykardie aufgrund von Wehen unterschieden werden kann (einige Autoren befürworten dennoch die Testdosis am Ende einer Wehe und nach sorgfältiger Aspiration).

- **Injektion** des **Lokalanästhetikums** (s. Tab. 3)

- **Nach 15–30 min** sollte die **Wirkung** anhand des Verlusts der Kälteempfindlichkeit **geprüft** werden. Findet man eine **einseitige Blockade**, so sollte der Katheter um 0,5–1 cm zurückgezogen werden, findet sich **keine Blockade**, sollte der Katheter entfernt und eine Neuanlage erwogen werden.

- Der **mütterliche Blutdruck** sollte für mindestens 1 h nach Applikation des Lokalanästhetikums in 5 bis 15-minütigen Intervallen überwacht werden. Die fetale Herzfrequenz wird kontinuierlich überwacht.

- Einschätzung der motorischen Blockade:
    1. komplett; unfähig, Füße oder Knie zu bewegen
    2. fast komplett; nur Füße werden bewegt
    3. partiell; Knie werde gerade noch bewegt
    4. keine; volle Flexion von Knien und Füßen

Ziel der PDA ist eine Schmerzreduktion **ohne Einschränkung der Motorik** (Pressen beim Geburtsvorgang!).

Lokalanästhetika-Gabe

Medikament	Dosis Bolusgabe	Dosierung kontinuierliche Infusion
Bupivacain (z.B. Carbostesin®)	0,125 %, initial 10–20 ml titriert, danach 5–10 ml alle 90–120 min	0,0625–0,125 % 8–15 ml/h
Ropivacain (z.B. Naropin®)	0,2 %, initial 10–20 ml titriert, danach 5–10 ml alle 90–120 min	0,2 % 6–10 ml/h
Levobupivacain	0,0625–0,125 %, initial 10–20 ml titriert, danach 5–10 ml alle 90–120 min	0,0625–0,125 % 6–12 ml/h

Tab. 3 Lokalanästhetika zur geburtshilflichen PDA

Folgende **Kombinationen mit Opiaten** sind bei gleich bleibendem Gesamtvolumen möglich:

Lokalanästhetika + Opiate

- Bupivacain 0,125 % plus Sufentanil 0,75–1,0 µg/ml
- Bupivacain 0,0625 % plus Fentanyl 1,0–2,5 µg/ml
- Ropivacain 0,2 % plus Sufentanil 0,5 µg/ml

i Die Lokalanästhetika Bupivacain, Ropivacain und Levobupivacain haben die höchste Eiweißbindung aller Lokalanästhetika im Blut und passieren deshalb die Plazentaschranke kaum.

Patientenkontrollierte Periduralanalgesie (Patient Controlled Epidural Analgesia, PCEA)

PCEA Bei der patientenkontrollierten Periduralanalgesie kann die Patientin mit einer geeigneten Pumpe **(PCA-Pumpe)** mit voreingestellten Grenzwerten selbst das Lokalanästhetikum applizieren (Tab. 4).

Medikamente	Basalrate	Bolus/Applikation	Lock-out-Intervall	max. Stundendosis
Bupivacain 0,125 %	4 ml/h	4 ml	20 min	16 ml
Ropivacain 0,16 % plus 0,5 µg Sufentanil/ml	6 ml/h	3 ml	20 min	15 ml
Levobupivacain 0,16 % plus 0,5 µg Sufentanil/ml	6 ml/h	3 ml	20 min	15 ml
Lock-out-Intervall: Zeit, die die Pumpe zur Vermeidung von Überdosierung gesperrt ist				

Tab. 4 Lokalanästhetika zur PCEA

intermittierende/ kontinuierliche PDA i Im Vergleich zur intermittierenden Periduralanalgesie erlaubt die **kontinuierliche PDA** eine **Reduktion der Medikamentendosis**. Dennoch sind in einigen Fällen intermittierende Bolusgaben bei Schmerzspitzen nötig. Gelegentlich tritt eine ungewollte motorische Blockade auf. Die PCEA kann hier durch die Möglichkeit einer individuellen Dosierung für eine weitere Verbesserung der Analgesiequalität und Reduktion der motorischen Blockaden sorgen. Der Nachteil der Technik liegt in den größeren Kosten für eine PCA-Pumpe.

Kombinierte Spinal-/Epiduralanalgesie („Walking Spinal-Epidural Anaesthesia"/"Mobile Combined Spinal Epidural Analgesia (MCSE)")

Methode Bei der kombinierten Spinal-/Epiduralanalgesie werden mit einem speziellen Kanülenset aus einer Kombination von Tuohy-Nadel und einer Spinalnadel **Subarachnoidalraum und Epiduralraum** punktiert (Abb. 1).

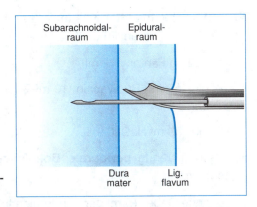

Abb. 1: Schematische Darstellung des Kanülensets zur CSE

In den **Subarachnoidalraum** wird ein **Opioid-Bolus** appliziert, in den **Epiduralraum** ein **Katheter** eingeführt.

i Die kombinierte Spinal-/Epiduralanalgesie erfreut sich insbesondere im angloamerikanischen Raum einer besonderen Beliebtheit, da sie eine **gute Analgesie** mit niedriger motorischer Einschränkung und damit auch **hoher Mobilität** erlaubt. Die Gebärenden können mit dieser Analgesie unter Aufsicht weiter gehen und sich bewegen. In Deutschland wird die Methode in einigen Kliniken angewandt, exakte Zahlen dazu liegen aber nicht vor.

wenig motorische Einschränkung

Grundsätzlich ist bei Anwendung der MCSE folgendermaßen vorzugehen:

Grundsätze der Anwendung

- Beachtung der allgemeinen **Kontraindikationen** für eine rückenmarksnahe Analgesie
- enge Kontrolle der MCSE durch/stetige Anwesenheit einer Hebamme während der Wirkung
- Durchführung wie bei Anlage eines Periduralkatheters unter Verwendung eines **speziellen Punktionssets für CSE** (s.o.)
- **spinale Injektion** von 2 ml steril aufgezogener Lösung aus:
  - 25 µg Fentanyl (0,5 ml) oder 5 µg Sufentanil (0,5 ml)
  - plus 2,5 mg Bupivacain (1 ml normobares Bupivacain 0,25 %)
  - plus 0,5 ml NaCl 0,9 %

- **peridurale Injektionslösung** (50-ml-Spritze): Bupivacain 0,1 % und Fentanyl 0,0002 %, steril hergestellt aus:
  - 100 µg Fentanyl (2 ml)
  - plus 50 mg Bupivacain (10 ml Bupivacain 0,5 %, normobar)
  - plus 38 ml NaCl 0,9 %
- intermittierende **peridurale Bolusgabe** durch Anästhesisten:
  - erste Gabe: 15 ml der peridurale Injektionslösung
  - folgende Boli: bis zu halbstündlich 10 ml
- kontinuierliches **Monitoring** wie bei Periduralanästhesie
- Die Gebärende kann unter dieser Dosierung laufen, wenn 20 min nach periduraler Bolusgabe die volle Motorik noch vorhanden ist.

Nebenwirkungen

Als **unerwünschte Nebenwirkung** kann ein Pruritus auftreten, der durch das intrathekale Opioid hervorgerufen wird. Er kann durch die Gabe von 50 µg bis titriert maximal 400 µg Naloxon i.v. behandelt werden.

i **Fentanyl** kann durch niedrig dosiertes Sufentanil ersetzt werden, da Fentanyl in Deutschland nicht ausdrücklich für die intrathekale und peridurale Injektion zugelassen ist.

keine höhere Sectio-Rate unter PDA

Neuere randomisierte und prospektive Studien konnten **keine Nachteile der PDA** hinsichtlich der Häufigkeit von Sectio caesarea oder der Dauer des Geburtsvorgangs nachweisen.[15] Dies gilt auch für den Zeitpunkt des Einsatzes einer Periduralanalgesie bezogen auf die Werte des Muttermundes. Entscheidend für den „Erfolg" einer Periduralanästhesie ist, dass sie zur Schmerzlinderung und Entspannung der Gebärenden beiträgt.[1,4,15]

4. Leitungsanalgesie

Pudendus-analgesie/ Damminfiltration

Die Leitungsanalgesie wird in der Regel **vom Geburtshelfer durchgeführt** (Tab. 5). Die **Parazervikalanalgesie** ist wegen vielfältiger unerwünschter Nebenwirkungen und Komplikationsmöglichkeiten nur noch von historischer Bedeutung. Auch die **Pudendusanalgesie** und die Damminfiltration zur Geburtsanalgesie werden nur noch selten durchgeführt.

	Pudendusanalgesie	**Damminfiltration**
Blockade	N. pudendus (S2–S4)	Haut
Zugang	vaginale Seitenwand auf Höhe Spina ischiadica	sternförmige Infiltration der Haut über dem Damm
Analgesie	unteres Drittel des Vaginalrohres, Vulva, Damm	lokale Betäubung im Vulva-, Vaginal- und Perinealbereich
Injektionsnadel	Iowa-Trompete	24 G
Medikamente	Mepivacain 1 % (Scandicain)	Mepivacain 0,25–0,5 %
Injektionsvolumen	5 ml pro Seite	10 ml
Indikation	unmittelbare Austreibungsphase	unmittelbare Austreibungsphase, Episiotomie
Vorteile	• Pressreflex bleibt erhalten • perineale Muskelrelaxation • vaginaloperative Entbindung mittels Zange oder Vakuum sind möglich, ebenso Entwicklung aus Beckenendlage	Episiotomie oder Naht bei Dammeinriss problemlos möglich
Nachteile	• Wehenschmerz noch vorhanden • Episiotomie erfordert zusätzliche Damminfiltration	Wehenschmerz noch vorhanden

Tab. 5: Möglichkeiten der Nervenblockaden/Lokalanästhesie zur Schmerzbehandlung während der Geburt

Differenzialdiagnosen von Schmerzen in der Geburtshilfe

Neben den Wehen muss eine Reihe von **Erkrankungen** als Schmerzursache während der Geburt in Erwägung gezogen werden:

Erkrankungen als Schmerzursache

1. Schmerzen bei **vorzeitiger Plazentalösung:** Eine extreme Kontraktion des gesamten Uterus führt zu Druckschmerz über dem Unterbauch mit vorhergehendem akutem Schmerzereignis und häufig vaginaler Blutung.

2. Schmerzen bei **HELLP-Syndrom** (**H**emolysis, **E**levated **L**iver Enzymes, **L**ow **P**latelets): Geht meist einher mit akutem rechtsseitigem Oberbauchschmerz (Leberkapselspannung) und Präeklampsiezeichen, fast immer mit Proteinurie, meist mit Hypertonie, Thrombozytenabfall, Anstieg der Transaminasen. Bei **Thrombozytenabfall** wird eine sofortige Entbindung angestrebt (Sectio caesarea). **Cave:** Symptome des HELLP-Syndroms können auch noch bis einige Tage nach Entbindung auftreten.

3. Schmerzen bei **Venenthrombose:** Bei **Becken**venenthrombose sind unklare Unterbauchbeschwerden möglich, bei **Bein**venenthrombosen sind Oberschenkel oder/und Unterschenkel betroffen. Beides kann sehr schmerzhaft sein.

4. Schmerzen bei **Erkrankung der Harnwege:** Während der Gravidität tritt häufiger ein meist mechanisch bedingter Nierenstau auf (rechts > links), der zu kolikartigem Flanken bis Unterbauchschmerz führen kann. Bei Dauerschmerz ist an an Pyelonephritis zu denken!

Anästhesie für geburtshilfliche Eingriffe

Anästhesie zur Sectio caesarea

Anästhesierisiko

Schwangere Patientinnen unterliegen aufgrund ihrer physiologischen Veränderungen einem deutlich **höheren Anästhesierisiko als** Nicht-Schwangere. Dies zeigt sich insbesondere im „Management des **schwierigen Atemwegs**" (1:280 gegenüber 1:2200 im normalen Patientenkollektiv) und im **hohen Aspirationsrisiko** (1:660 gegenüber 1:ca. 2500 im normalen Patientenkollektiv). Schwangere müssen aufgrund der physiologischen Veränderungen **ab der 20. SSW als nicht-nüchtern** gelten.[2,6,7]

In zahlreichen Studien hat sich gezeigt, dass das Risiko des mütterlichen Todes insbesondere durch die Anwendung von regionalanästhesiologischen Techniken für die elektive Sectio caesarea gesenkt werden kann.[7]

Die **rückenmarksnahe Regionalanästhesie** für die Sectio caesarea muss – sofern die Patientin damit einverstanden ist und keine Kontraindikationen vorliegen – heute als **Methode der Wahl** angesehen werden.

rückenmarksnahe Regionalanästhesie

Wann eine dringliche oder eine notfallmäßige Sectio caesarea in Periduralanästhesie (bei schon liegendem Katheter), Spinalanästhesie oder Allgemeinanästhesie mit Intubation durchgeführt wird, hängt von den logistischen Bedingungen und den örtlichen und personellen Gegebenheiten einer Klinik ab. **Prinzipiell sind unter optimalen logistischen Bedingungen Notfalleingriffe in Spinalanästhesie** möglich.

Für jede Anästhesie zur Sectio caesarea ist folgendermaßen vorzugehen:

Vorgehen

1. **Prämedikation:**[12] Anamnese, Aufklärung über Verfahren und über die Möglichkeit einer intraoperativen Wahrnehmung in bestimmten Operationsphasen

2. **Aspirationsprophylaxe:** 30 ml Na-Citrat oral, Metoclopramid 10 mg i.v., bei elektiver Sectio caesarea auch H_2-Blocker am Vorabend und vor der Operation

3. Durchführung der Anästhesie nach vorangegangenem **Check** aller notwendigen **Instrumente und Geräte** sowie der Notfallgeräte, Bereithalten von Vasokonstriktoren und Vagolytikum (z.B. Atropin)

4. 15–30 ° **Linksseitenlagerung** zur Vermeidung eines Cava-Kompressionssyndroms

5. **Monitoring** der Patientin mit EKG, Blutdruck und Pulsoxymetrie

6. Anlage eines sicheren **venösen Zugangs** (mindestens 18G) und Vorinfusion von 500–1000 ml kristalloider oder kolloidaler Lösung

7. ausreichende **Präoxygenierung** (maximale fetale Oxygenierung wird bei einem mütterlichem PaO_2 von 300 mm Hg erreicht)

8. **Nach Abnabelung** des Kindes benötigt die Mutter **Oxytocin** nach Maßgabe des Geburtshelfers. In Ausnahmesituationen (ungenügende Uteruskontraktion und fortbestehende Blutung) ist die Gabe von Methylergometrin (Dosierung nach hausinternen Standards; **Cave:** Blutdruckanstieg, starke emetische Wirkung) oder Prostaglandinen notwendig (**Cave:** Lungenödem bei zu schneller Applikation!).

Sectio caesarea unter Periduralanästhesie

Lokalanästhetika-Gabe

Medikamente und Dosierungen sind in Tab. 6 zusammengestellt.

Medikamente	Dosierung	Vorteile	Nachteile
Bupivacain 0,5 % (isobar)	10–20 ml, titriert in 5 ml je nach bestehender Analgesie	lange Wirkdauer	ausreichender Wirkungseintritt erst nach 20–30 min
Levobupivacain 0,5 %	10–20 ml, titriert in 5 ml je nach bestehender Analgesie + 10–20 µg Sufentanil		
Ropivacain 0,75 %	10–20 ml titriert in 5 ml	lange Wirkdauer, wohl geringere Kardiotoxizität als Bupivacain	

Tab. 6: Lokalanästhetika für die PDA zur Sectio caesarea

Lokalanästhetika + Opiate

Jedes Lokalanästhetikum kann mit **Sufentanil** (0,5–0,75 µg/ml) **oder Fentanyl** (50–100 µg) supplementiert werden.

Vor-/Nachteile

Die Periduralanästhesie hat den **Vorteil**, dass sie auch postoperativ noch eine gute Analgesie gewährt, jedoch den **Nachteil**, dass sie eines höheren Betreuungsaufwandes bedarf als eine Spinalanästhesie (Katheter-Einstichstellen, Ziehen des Katheters, Aufspritzen mit neuen Boli).

Bei jeder nach periduraler oder spinaler Applikation von Lokalanästhetika auftretenden **Übelkeit** der Mutter ist **auch an** ein Zeichen für **Hypotension** zu **denken** (sehr häufig!).

Intraoperativ kann es unter Periduralanästhesie zu **Sensationen** wie Kribbeln oder dumpfem Schmerz **im Versorgungsgebiet**

S1/S2 kommen, die gegebenenfalls durch systemische Analgetika behandelt werden müssen.

Sectio caesarea unter Spinalanästhesie

Für die Spinalanästhesie zur Sectio caesarea gelten grundsätzlich die gleichen Bedingungen wie für nicht-schwangere Patienten (s. Allgemeiner Teil, Kap. 15/1 „Spinalanästhesie/Periduralanästhesie").[13]

Lokalanästhetika-Gabe

Folgende Medikamentenauswahl und Dosierungen sind möglich (Tab. 7).

Medikamente	Dosierung	Vorteile	Nachteile
Bupivacain 0,5 % isobar	2,5–3,0 ml (+ 5 µg Fentanyl)	lange Wirkdauer	schlechte Steuerbarkeit der Ausbreitung
Bupivacain 0,5 % hyperbar	2,0–2,5 ml (+ 5 µg Fentanyl)	schnellere Anschlagszeit, gute Steuerbarkeit der Ausbreitung	kürzere Wirkdauer als hypobar
Bupivacain 0,5 % hypobar	2,0–2,5 ml (+ 5 µg Fentanyl)	gute Steuerbarkeit der Ausbreitung	
Levobupivacain 0,5 %	1,5–2 ml (+ 10 µg Fentanyl oder 5 µg Sufentanil)	längerer und intensiverer Block als bei Ropivacain	bisher geringe Erfahrung
Ropivacain 0,75 % hyperbar	2 ml (+ 10 µg Fentanyl)	verlängerte Wirkdauer gegenüber Bupivacain, gute Steuerbarkeit der Ausbreitung	verlängerte Immobilisationszeit
Meaverin 4 % hyperbar	1,2–1,5 ml	mittellange Anschlagszeit (zwischen Bupivacain und Lidocain)	kurze Wirkdauer
Lidocain 2 %	1,8–2,5 ml	kurze Anschlagszeit	in höherer Konzentration neurotoxisch, kurze Wirkdauer, ohne Adrenalin- oder Bikarbonatzusatz häufig schlechte Analgesie, nicht empfohlen!

Tab. 7: Lokalanästhetika zur Spinalanästhesie

Die **Dosierung** ist abhängig von der Körpergröße. Es sollte keine Barbotage (rezidivierende Aspiration und Injektion zur Durchmischung von Lokalanästhetikum und Liquor) durchgeführt werden. Die **Spinalkanüle** sollte möglichst dünn sein (z.B. 25 G oder 27 G Sprotte oder Pencil Point), die Injektion nicht zu schnell durchgeführt werden (über 10–15 sec).

Cave: Für die Spinalanästhesie bei Schwangeren ist eine Dosisreduktion (Volumen) der LA um 30–50 % im Vergleich zur nichtschwangeren Patientin notwendig.

Maßnahmen nach Punktion

Bei **hyperbarem oder hypobarem Lokalanästhetikum** kann nach der Punktion und Injektion durch Trendelenburg- oder Anti-Trendelenburg-Lagerung die Ausbreitungshöhe gesteuert werden. Dies ist bei isobarem Lokalanästhetikum nicht möglich.

Sectio caesarea unter Allgemeinanästhesie

Ileuseinleitung

Für die Allgemeinanästhesie bei Sectio caesarea gelten alle Grundsätze, die für die Narkoseeinleitung bei **nicht-nüchternen Patienten** gelten, d.h., es wird eine **Ileuseinleitung** nach ausreichender Präoxygenierung (3 min bei dicht sitzender Gesichtsmaske oder 5 gezielte Atemhübe in Höhe der Vitalkapazität) durchgeführt.

Besonderheiten

Folgende Gesichtspunkte sind zu beachten:

Lagerung schwieriger Atemweg

- **Lagerung** der Patientin in 15–30 ° **Linksseitenlagerung** zur Vermeidung eines Cava-Kompressionssyndroms

Zeitpunkt der Narkoseeinleitung

- **Cave:** Die **Rate unerwarteter schwieriger Intubationen** ist bei Schwangeren erhöht. Deshalb sollten immer eine Larynxmaske und eine Intubationslarynxmaske (oder ein ösophagotrachealer Kombinations-Tubus) für den Notfall greifbar sein.
  Bei fehlgeschlagener Intubation ist der Krikoid-Druck fortzusetzen und eine Oxygenierung der Schwangeren mit Maskenbeatmung sicher zu stellen.

- Die Einleitung zur Narkose darf erst nach Abschluss der Operationsvorbereitungen erfolgen, um die Schnitt-Entwicklungszeit und die dafür notwendige Narkosezeit möglichst kurz zu halten – die Operateure müssen gewaschen in steriler OP-Kleidung am OP-Tisch stehen. — kein Opioid zur Einleitung

- Die Einleitung wird, um eine Atemdepression des Kindes zu vermeiden, in der Regel zunächst ohne Opioid durchgeführt, das aber nach Abnabelung des Kindes gegeben werden kann. — keine Präkurarisierung

- Eine **Präkurarisierung** vor der Succinylcholin-Gabe sollte **nicht durchgeführt** werden.

i Eine Präkurarisierung **erhöht** die **Gefahr einer stillen Aspiration**. Außerdem muss bei Schwangeren damit gerechnet werden, dass Magnesium als Maßnahme zur Tokolyse verabreicht wurde. Die Kombination von **Magnesium** und Präkurarisierung macht die Wirkdauer von Succinylcholin unkalkulierbar.

- Nicht-depolarisierende Muskelrelaxanzien passieren nicht die Plazentaschranke und können **nach der Intubation** verabreicht werden. — Muskelrelaxation

i Schwangere haben eine **reduzierte Cholinesteraseaktivität**, sodass es nach Gabe von Succinylcholin und Mivacurium zu einer unkalkulierbaren Verlängerung der Wirkdauer kommen kann! **Neuromuskuläres Monitoring** ist deshalb immer **notwendig**.

- Erfolgt die Narkose mit Lachgas, muss nach Uterotomie die Beatmung mit 100 % Sauerstoff erfolgen, um den Sauerstoffpartialdruck im Nabelblut zu erhöhen und einer Hypoxie des Kindes vorzubeugen. — Lachgas Beatmung

- Eine **Hyperventilation** sollte **vermieden** werden, um eine durch Vasokonstriktion ausgelöste Minderperfusion der Plazenta zu vermeiden. — Oxytocin-Gabe

- Zur **Abnabelung** muss **Oxytocin griffbereit** zur Verfügung stehen, um nach Abnabelung umgehend eine Uteruskontraktion einzuleiten und zu unterstützen. Die Dosierung erfolgt in Absprache mit den Geburtshelfern.

Anästhesie bei Präeklampsie, Eklampsie und HELLP-Syndrom

Eklampsie/ HELLP-Syndrom

Die Eklampsie und das HELLP-Syndrom sind für **bis zu 40 % der mütterlichen Mortalität** verantwortlich. Die Inzidenz der Präeklampsie liegt bei 2,5–10 % aller Schwangeren.

> i Die **Präeklampsie** ist eine ab der 20. Schwangerschaftswoche beginnende Hypertonie mit Proteinurie, die mit Ödemen, Kopfschmerzen, Lungenödem und gastrointestinalen Beschwerden einhergehen kann. Die **Eklampsie** zeichnet sich durch eine Beteiligung des zentralen Nervensystems mit Krämpfen aus, das **HELLP-Syndrom** durch eine zusätzliche Beteiligung von Leber und Hämatopoese. Die Pathogenese ist in vielen Dingen noch unklar.
> **Therapieziel** bei der Eklampsie ist eine Verbesserung der Uterusperfusion durch Vasodilatation (Senkung des Gefäßwiderstandes) und die Senkung des Blutdrucks. Im Vergleich mit anderen Schwangeren sind eklamptische Patientinnen hypovolämisch.

Die **kardiovaskulären Symptome** werden in der Regel mit β-Blockern, Urapidil und Hydralazin behandelt. Bei β-Blockern ist darauf zu achten, dass die Wirkdauer beim Feten massiv verlängert ist!

Meist ist für die Sectio caesarea wegen der begleitenden Gerinnungsstörung oder ZNS-Symptomen eine **Allgemeinanästhesie** notwendig.

Eine Patientin mit Eklampsie oder HELLP-Syndrom, dessen Therapie die sofortige Entbindung ist, bedarf postoperativ einer **intensivmedizinischen Überwachung**, denn ein HELLP-Syndrom kann sich auch noch bis zu drei Tage nach Entbindung verschlechtern.

Anästhesie bei postpartaler Uterusblutung

Ursachen postpartaler Blutungen

Nach Geburt des Kindes kann im Rahmen von **unvollständiger oder ungenügender Plazentalösung** eine manuelle Plazentalösung bzw. Nachtastung notwendig sein.

Ebenso kann eine trotz medikamentöser Therapie **protrahierte Uterusatonie** bis zu einem hämorrhagischen Schock führen, der eine Hysterektomie notwendig machen kann.

Diese geburtshilflichen Komplikationen erfordern ein sofortiges gynäkologisches und anästhesiologisches Handeln. Für den Anästhesisten stehen dabei **folgende Probleme** im Vordergrund:

- **Stabilisierung der Vitalparameter** der Mutter mit Erhalt von Normovolämie, Normotonie, Ersatz von Erythrozyten, Therapie von Gerinnungsstörungen

- Wenn keine Periduralanästhesie besteht, die fortgeführt werden kann (für eine manuelle Lösung), ist in der Regel die **Einleitung einer Allgemeinanästhesie** notwendig. Hier steht insbesondere der Aspirationsschutz im Vordergrund.

anästhesiologische Maßnahmen

Für die postpartale Einleitung einer Allgemeinanästhesie gelten immer die Grundsätze für **nicht-nüchterne Patienten**. Bis zu drei Tage nach Niederkunft müssen die Patientinnen als potenziell nicht-nüchtern gelten. Aus diesem Grund verbieten sich Maskennarkosen.

Bei starken Blutungen ist unverzüglich mit einer zügigen **Infusion von kristalloiden oder kolloidalen Lösungen** über einen (zwei) großlumigen Zugang zu beginnen. Wichtig dabei ist:

Infusion

- mindestens 4 **Erythrozytenkonzentrate** bereitstellen/kreuzen lassen!

- Gerinnungsdiagnostik! (Der Kontakt mit Fruchtwasser und anderen Gerinnung aktivierenden und hemmenden Substanzen kann zu **massiven Gerinnungsstörungen** führen, die auch die Gabe von Frischplasma oder anderen Gerinnungssubstanzen notwendig machen können.)

- Die postpartale Blutung darf nicht unterschätzt werden; es sollte immer die frühzeitige Notwendigkeit einer **weiteren helfenden Person** in Erwägung gezogen werden!

Rechtliche und organisatorische Voraussetzungen für die Durchführung geburtshilflicher Anästhesie

Voraussetzungen für die Anwesenheit von Vätern bei Sectio caesarea

Entsprechend der gemeinsamen Erklärung der DGAI, des BDA sowie der DGGG gilt, dass unter bestimmten Umständen (elektiver Eingriff in PDA) die Anwesenheit von Vätern oder anderen Bezugspersonen der Mutter bei der Sectio caesarea zugelassen werden darf, soweit **keiner** der am Eingriff beteiligten **Ärzte** diesem Wunsch **widerspricht**. Für den Vater bzw. die Bezugsperson soll eine gesonderte Aufklärung erfolgen und schriftlich dokumentiert werden (für weitere Details siehe[9]).

Organisatorische Bedingungen für geburtshilfliche Anästhesie

Zusammenarbeit Gynäkologie/ Anästhesie

In einer Vereinbarung haben die Deutsche Gesellschaft für Anästhesiologie und Intensivtherapie (DGAI), der Berufsverband Deutscher Anästhesisten (BDA), die Deutsche Gesellschaft für Gynäkologie und Geburtshilfe sowie der Berufsverband der Frauenärzte die Bedingungen einer **Zusammenarbeit** in der **operativen Gynäkologie** und in der **Geburtshilfe** festgelegt.[8]

Für **geburtshilfliche Eingriffe** muss stets ein **Anästhesist verfügbar** sein (24-stündige Bereitschaft, 7 d/Woche). Der Anästhesist muss im Bedarfsfall innerhalb von 10 min zur Verfügung stehen. Es ist dabei Aufgabe des Krankenhausträgers, für eine ausreichende Personalbesetzung der Anästhesie und für eine adäquate Organisationsstruktur zu sorgen.

Indikation/ Anamnese/ Aufklärung

Die **Indikationsstellung für** ein **Betäubungsverfahren** in der Geburtshilfe hängt ab von der geburtlichen Situation, von speziellen anästhesiologischen Gesichtspunkten und von den Vorstellungen der Patientin.

Die **Anamneseerhebung** und **Aufklärung** bezüglich eines geplanten oder möglicherweise erforderlichen Anästhesieverfahrens sollten bereits im Rahmen der prähospitalen Schwangerenberatung erfolgen, ansonsten so früh und ungestört wie möglich.

Ist zwischen der Anästhesieabteilung und den Geburtshelfern vereinbart, dass die **PDA** vollständig **vom Geburtshelfer durchgeführt** wird, so trägt dieser hiefür die volle ärztliche und rechtliche Verantwortung.

Narkosedurchführung

Die **Durchführung von Narkosen** ist **anästhesiologische Aufgabe**. Unabhängig von der Art des Betäubungsverfahrens muss ferner für folgende Eingriffe ein Anästhesist innerhalb von 10 min verfügbar sein:

- bei Sectio caesarea
- bei anästhesiologischen Risikofällen
- bei anästhesiebedingten Zwischenfällen

Wenn der **Anästhesist innerhalb von 10 min sicher verfügbar** ist, kann ein Dienst auch als Rufdienst abgeleistet werden, soweit für eine Anästhesie notwendige Vorarbeiten von fachkundigem Personal in der Zwischenzeit erbracht werden können.

Für eine Sectio caesarea gilt, dass eine **Not-Sectio** mit einer **E-E-Zeit (Entschluss-Entwicklungs-Zeit) von 20 min** gewährleistet werden muss.

Unter bestimmten Voraussetzungen kann die **Periduralanalgesie** vom Anästhesisten begonnen und vom Geburtshelfer fortgesetzt werden.

Versorgung von Neugeborenen

Für die **Erstversorgung** des Neugeborenen ist der **Geburtshelfer** zuständig. Die **primäre Reanimation** des Neugeborenen ist entsprechend den örtlichen Absprachen und organisatorischen Gegebenheiten Aufgabe des Geburtshelfers, des Neonatologen oder des Anästhesisten.

Aufgabe des Geburtshelfers

Wenn in einer Klinik mit Geburtshilfe kein Neonatologe vorhanden ist, sollte neben dem Geburtshelfer auch der **Anästhesist** in der Lage sein, zumindest **vorübergehend** die **Erstversorgung des Neugeborenen** vorzunehmen. Eine diesbezügliche Ausbildung in einem entsprechenden Zentrum ist deshalb dringend angeraten (s. auch[10]).

7 Urologie
7/1 Endourologische Eingriffe
Wetzel P

Transurethrale Resektion der Prostata (TUR-P)

Die TUR-P gehört neben den transurethralen Resektionen in der Blase zu den **häufigsten endourologischen Eingriffen**. In Deutschland unterziehen sich jährlich 100.000–140.000 Patienten, in der Regel über 65 Jahre alt, einer Prostataresektion (Indikation: obstruktive Blasenentleerungsstörung, in seltenen Fällen Palliativmaßnahme beim blutenden Prostatakarzinom).

Präoperative Phase

Präoperativ ist zu berücksichtigen, dass meist ältere, **multimorbide Patienten** betroffen sind. Häufige **Begleiterkrankungen** sind:

- arterielle Verschlusskrankheit (AVK; s. dazu Allgemeiner Teil, Kap. 18/2 „Patienten mit vaskulären Erkrankungen")
- koronare Herzerkrankung (KHK; s. dazu Allgemeiner Teil, Kap. 18/1 „Patienten mit kardialen Erkrankungen")
- zerebrovaskuläre Insuffizienz (s. dazu Allgemeiner Teil, Kap. 18/9 „Patienten mit ZNS-Erkrankungen")
- Diabetes mellitus (s. dazu Allgemeiner Teil, Kap. 18/6 „Patienten mit endokrinen Erkrankungen")
- Niereninsuffizienz (auch postrenal durch Kompression der Ostien bei großer Prostata; s. dazu Allgemeiner Teil, Kap. 18/4 „Patienten mit Niereninsuffizienz")

Obligat ist die ausführliche **Anamnese:** Insbesondere Fragen nach der **kardialen Leistungsanamnese** (s. Allgemeiner Teil, Kap. 18/1 „Patienten mit kardialen Erkrankungen") dürfen nicht fehlen, wobei die Grenze zwischen kardial bedingter Nykturie und Prostatasymptomatik gelegentlich schwirig zu eruieren ist.

Entsprechend der oftmals erheblichen **Gefäßprobleme** dieser Patienten muss gezielt nach **Antikoagulanzieneinnahme** gefragt werden. Auch nach Hinweisen auf eine **periphere Polyneuropathie** sollte gesucht werden, da hier die Gefahr von Lagerungsschäden (Kompression des N. peroneus durch Beinhalter) erhöht ist.

klinische Untersuchung

Eine **klinische Untersuchung** inklusive Auskultation der **A. carotis** ist durchzuführen, um besonders bei Patienten mit Gefäßerkrankungen klinisch manifeste Stenosen zu erkennen.

Da die TUR-P meist in rückenmarksnaher Anästhesie (SPA) durchgeführt wird, darf auf die Inspektion bzw. Palpation der **Lendenwirbelsäule** nicht verzichtet werden.

Zusatzuntersuchungen

Je nach Alter und Begleiterkrankungen sind die folgenden **Zusatzuntersuchungen** angezeigt (s. dazu Allgemeiner Teil, Kap. 2 „Präanästhesiologische Diagnostik"):

- EKG

- Röntgen-Thorax

- Laborwerte: Blutbild, Elektrolyte, Retentionswerte, Gerinnungsparameter, Blutgruppe

i Die Ausgangswerte für **Natrium und Kalium** sind wegen einer möglichen intraoperativen Einschwemmung von natriumfreier Spülflüssigkeit obligat.
Bei normalen Ausgangswerten für **Hb und Hkt** und kleinem Prostatavolumen (< 30 g) kann u.U. auf die Bereitstellung von Erythrozytenkonzentraten verzichtet werden. Die **Transfusionsrate** bei TUR-P (benigne Prostatahyperplasie) liegt in der Regel unter 3 %. Da die in der Literatur angegebenen Transfusionsraten jedoch sehr stark schwanken, müssen unbedingt die Vorgaben der hausinternen Transfusionskommission berücksichtigt werden.[9,21]

Anästhesie

Spinalanästhesie

Die **Spinalanästhesie** bis mindestens **Th 10** (während der Resektion wird die Blase gedehnt!) ist das **gebräuchlichste** Anästhesieverfahren zur TUR-Prostata. Dabei sind sowohl hyperbare als auch isobare Lösungen verbreitet. Die Indikation zur Allgemeinanästhesie (ITN/LMA) ist dann gegeben, wenn manifeste Störungen der Blutgerinnung, infizierte Hautareale im Bereich der Punktionsstelle oder anatomische Gegebenheiten die Durchführung einer Spinalanästhesie verbieten.

Die Anwendung von **isobaren Lokalanästhetika** (z.B. 15 mg Bupivacain, 15 mg Ropivacain[11]) gestattet im Vergleich zu hyperbaren Lösungen eine raschere Kopftieflagerung.

Hyperbare Lösungen (z.B. Mepivacain 4 % hyperbar/Bupivacain 0,5 % hyperbar) gewährleisten zwar ein schnelleres Einsetzen der Blockade, die blutdrucksenkende Wirkung ist jedoch deutlich ausgeprägter.

Im Vergleich zu Bupivacain kehrt nach Ropivacain die Motorik der Beine rascher zurück.[25]

i Der Zusatz von **Fentanyl** oder **Sufentanil** erlaubt die Reduktion der LA-Menge und gewährleistet eine gute postoperative Analgesie. Beide Opiate sind jedoch zur intrathekalen Applikation in Deutschland **nicht zugelassen**.[12,26]

Zusätzlich zur SPA wird der Patient z.B. mit Midazolam 0,5–1 mg bzw. Propofol 1 % 1–2 mg/kg/h sediert.

Vorteile der Regionalanästhesie/Spinalanästhesie bei der TUR-P sind:

- gute Relaxation des Beckenbodens
- frühzeitiges Erkennen einer Einschwemmung von Spüllösung bzw. Perforation der Blase (Schulterschmerz, Unruhe)
- geringe kardiovaskuläre Nebenwirkungen
- niedrigere Thromboserate
- geringerer Blutverlust
- postoperativ geringere pulmonale Morbidität
- gute Analgesie in der frühen postoperativen Phase

i Prospektive randomisierte Studien mit größerer Fallzahl zum direkten **Vergleich von Allgemeinanästhesie und Regionalanästhesie** bei TUR-Prostata liegen nicht vor. Die oben aufgeführten Vorteile ergeben sich aus einer großen Metaanalyse.[16] Eine kleinere retrospektive Auswertung von Krankenblättern nach TUR-P konnte nicht alle dieser Vorteile bestätigen.[15]

Gegenüber der **Periduralanästhesie** ist die **Spinalanästhesie** etwas einfacher durchführbar, außerdem ist die Relaxation des Beckenbodens vollständiger.

Die TUR-P erfolgt in **Steinschnittlage**, der Tisch wird in der Regel **leicht kopftief** gekippt.

Cave: kardio-pulmonale Gegebenheiten in Steinschnittlage:

- pulmonales Blutvolumen ↑
- Zwerchfell nach kranial verschoben
- pulmonale Compliance ↓
- funktionelle Residualkapazität (FRC) ↓
- Vorlast ↑

Intraoperative Phase

Resektionsverfahren

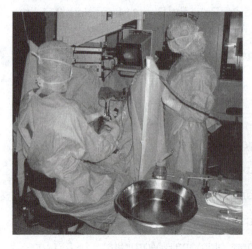

1: suprapubische Ableitung; 2: Zulauf Spüllösung

Abb. 1: Transurethrale Elektroresektion der Prostata, Niederdruckresektion mit suprapubischer Ableitung

Urologie

Endourologische Eingriffe

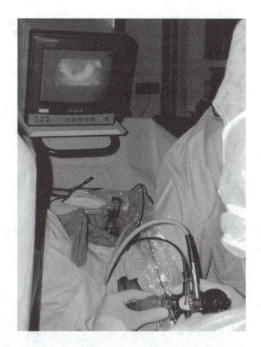

Abb. 2: Transurethrale Elektroresektion der Prostata, Niederdruckresektion mit suprapubischer Ableitung

i Monopolare Elektroresektion: Über die Metallschlinge des transurethral eingeführten Resektoskops wird mittels **Hochfrequenzstrom** sowohl **reseziert** (unmodulierter, sinusförmiger Impuls) als auch **koaguliert** (kurze Pulse hoher Spannung). Der **Strom fließt** hierbei **über** eine **Neutralelektrode** ab. Metallimplantate (z.B. Endoprothesen) sollten nicht im Stromkreis liegen. Reseziert werden ca. 0,7–1,0 g/min. Die **Spüllösung** zur monopolaren Elektroresektion ist durch den Zusatz von **Mannitol/Sorbit** oder **Glycin** nur annähernd isoton, sie ist **elektrolytfrei** und nicht leitend. Im deutschsprachigen Raum wird vorwiegend eine Sorbit/Mannit-Lösung eingesetzt, in USA oft Glycin.

monopolare Elektroresektion

Produkt	Inhaltstoff	Osmolarität mOsml/l	pH
Purisole® SM	Mannit 0,54 % Sorbit 27 %	178	4,5–7,0
Glykokoll®	Glycin 1,5 %	200	4,5–6,5

i Bipolare Elektroresektion (TUR in Saline; TURiS): Der **Strom** fließt hierbei nicht über eine Neutralelektrode ab, sondern über die durch **Elektrolytzusatz** (NaCl 0,9 %) **leitfähig gemachte Spüllösung** zurück zum Resektoskop. Falls Spülflüssigkeit eingeschwemmt wird, entwickelt sich damit **keine Hyponatriämie** (s.u.). Der Patient ist bei der TURiS nicht mehr unmittelbarer Bestandteil des Stromkreises. Bei Patienten mit implantiertem **Schrittmacher** oder **Defibrillator** (ICD) ist der bipolaren Resektion – falls verfügbar – der Vorzug zu geben.[20]

bipolare Elektroresektion

Anästhesie bei bestimmten operativen Eingriffen

neuere Verfahren

i Die neueren Verfahren einer **Laserresektion/Vaporisation** bieten den Vorteil eines geringeren intra- und postoperativen Blutverlustes, haben jedoch die Elektroresektion bisher nicht verdrängen können. Größere Vergleichstudien bzw. Metaanalysen liegen zurzeit noch nicht vor, sodass die Elektroresektion derzeit nach wie vor das gebräuchlichste Verfahren und somit den Goldstandard darstellt.[1,22]

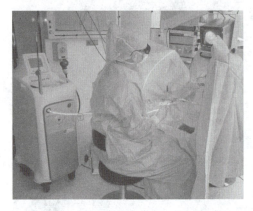

1: Laserlichtleiter;
2: Zulauf Spüllösung

Abb. 3: Transurethrale Laserresektion (KTP/ 532nm Greenlight Laser)

Intravasale Flüssigkeitseinschwemmung

Resektion unter Spülung

Die Resektion erfolgt unter intermittierender oder kontinuierlicher **Spülung**. Dabei wird die Spüllösung über das Resektoskop bzw. über eine suprapubische Ableitung (Niederdruckresektion) abgesaugt. Abhängig von Resektionsdauer und Druck der Spülung kommt es über **angeschnittene Venensinus** zur Einschwemmung von Spülflüssigkeit (je nach Resektionstechnik etwa 5–30 ml/min, bei intermittierender Ableitung mehr, bei Niederdruckresektion weniger).

TUR-Syndrom

Bei sehr starker Erhöhung des intravesikalen Drucks können in kurzer Zeit auch wesentlich größere Mengen hypotoner Lösung (bei monopolarer Resektion) in den Kreislauf gelangen, wodurch eine **hypotone Hyperhydratation**, das **TUR-Syndrom**, entsteht (s. dazu Allgemeiner Teil, Kap. 22/8 „TUR-Syndrom"). Die Resektion muss dann schnellstens beendet werden. Initialtherapie: **Furosemid i.v.** 20–40 mg.

i In einer Studie von 1996 wurde auch der Zusammenhang zwischen eingeschwemmter Flüssigkeitsmenge und **perioperativen Myokardinfarkten** untersucht. Die Infarktrate nach TUR-P lag in dieser Studie langfristig über 5 %. Bei Einschwemmung > 500 ml stieg das Infarktrisiko um den Faktor 2,2 (1,6fach für Erstinfarkte, 6fach für Re-Infarkte).[6]
Die **perioperative Mortalität** der TUR-P liegt heute unter 1 %.

i **Sorbit** darf bei hereditärer **Fruktoseintoleranz** oder Fruktose-1,6-Diphosphatasemangel nicht zur Spülung eingesetzt werden. Bei Aufnahme größerer Mengen von Sorbit kommt es zu Blutzuckeranstiegen mit konsekutiver **Laktatazidose**.
Durch Einschwemmung verursachte **höhere Glycin-Serumspiegel** verursachen Sehstörungen bis hin zu vorübergehender Erblindung, Bewusstseinstrübung oder auch Konvulsionen.

Sorbit-/Glycineinschwemmung – Folgen

i Entsprechend dem Verhältnis von Sorbit und Mannitol in der Spüllösung wird eine relativ geringe Menge **Mannit** eingeschwemmt. Diese hat allenfalls eine – hier auch gewünschte – diuretische Wirkung.

Mannit-Einschwemmung – Folgen

Klinische Zeichen der Einschwemmung, zunächst bedingt durch die Überwässerung und das Sinken des Natrium-Serumspiegels, sind:

Zeichen der Einschwemmung

- Unruhe
- Desorientiertheit
- Dyspnoe
- Lungenödem
- Tachykardie
- Herzinsuffizienz

Paravesikale Flüssigkeitseinschwemmung

Paravesikale Flüssigkeitseinschwemmung: Üblicherweise bleibt bei der Prostataresektion die Kapsel erhalten. Durch Verletzung der Kapsel oder auch nach **extraperitonealer Perforation** der Blase kann eine größere Menge Spülflüssigkeit in den **periprostatischen Raum** bzw. ins **Retroperitoneum** eindringen.

Die Perforation der Blase in die Bauchhöhle führt zur **intraperitonealen Flüssigkeitsansammlung**. Der Patient klagt dann über **Oberbauchschmerzen**, die gelegentlich auch in die Schulter projiziert werden. Die Bauchdecken sind gespannt.

Meist wird die **Flüssigkeit** in den ersten postoperativen Stunden **resorbiert** und ausgeschieden. Die Gabe von **Furosemid** (20–40 mg) kann diesen Vorgang beschleunigen. Selten – bei großen Flüssigkeitsmengen – sind paravesikale Drainagen erforderlich.

Intraoperatives Management

Hypothermie vermeiden, Spüllösung anwärmen

Durch Verwendung von **nur 20 °C warmer Spüllösung** entwickelt sich rasch eine **Hypothermie**. Kältezittern, Unruhe, Koagulopathie und Myokardischämie sind die unmittelbaren Folgen mit entsprechender Erhöhung der postoperativen Komplikationsrate. Die Irrigationsflüssigkeit muss deshalb immer **auf 37 °C vorgewärmt** werden.

intraoperative Blutung

Durch das **Eröffnen größerer** periprostatischer **Venenplexus** kann es zu vermehrtem **Blutverlust** kommen. Transfusionspflichtige Blutungen treten bei ca. 2,5 % der Resektionen auf.

Einflussfaktoren für Blutverlust

Der intraoperative **Blutverlust** ist vorwiegend **abhängig von**:

- Resektionszeit
- Resektatgewicht
- vorbestehender Harnwegsinfektion/Katheterismus
- venösen Druckverhältnissen
- Resektionsverfahren

> i Das **Abschätzen des Blutverlustes** ist aufgrund des großen Durchsatzes an Irrigationslösung sehr schwierig. Als **grobe Regel** können die in der Literatur teilweise widersprüchlichen Angaben von 2–5 ml/min OP-Dauer oder 10–50 ml/g resezierten Gewebes verstanden werden. Dabei reduzieren die neueren Resektionsverfahren (Laserresektion, Vaporisation) den perioperativen Blutverlust. Prostatagewebe enthält **Urokinase**, welche durch die Resektion freigesetzt wird und Blutungen begünstigen kann. Liegt keine Blutung aus größeren Venenplexus bzw. Arterien vor, kann eine primäre Fibrinolyse die Ursache der Blutung sein bzw. diese unterhalten. Hier empfehlen einige Autoren[13] die Gabe von 0,5–1 g **Tranexamsäure** (Cyclokapron®) (s. dazu auch Allgemeiner Tei, Kap. 18/16 „Patienten mit Gerinnungsstörungen").
> Das **Anwärmen der Spülflüssigkeit** intra- und postoperativ führt nicht zu erhöhtem Blutverlust, sondern hilft, einer perioperativen Hypothermie vorzubeugen.

mäßige Sedierung

Der Patient sollte **nicht zu stark sediert** sein, damit frühzeitig Bewusstseinsänderungen oder Dyspnoe als Ausdruck einer beginnenden Einschwemmung bemerkt werden.

Labor

Obligate Laboruntersuchungen bei längeren Resektionen (> 1 h OP-Dauer) besonders bei fehlender suprapubischer Ableitung (größere Einschwemmgefahr) sollten Na, Hb, HK, BZ und BGA umfassen.

Neuere **Blutgasgeräte** erlauben zeitnah die Bestimmung der o.g. Parameter inklusive der Bestimmung von Laktat zur frühzeitigen **Diagnose einer Laktatazidose**.

i Die **Abschätzung der intraoperativ eingeschwemmten Flüssigkeitsmenge** ist über o.g. Parameter jedoch nur sehr eingeschränkt möglich. Die genauere Messung ist durch Beimengung von **Ethanol als Indikator** zur Spüllösung möglich. Der Ethanolgehalt wird in der Exspirationsluft analysiert. Aus dem gemessenen Wert wird dann die eingeschwemmte Flüssigkeitsmenge errechnet bzw. in Tabellen abgelesen. Die Messung erfordert allerdings die aktive Mitarbeit des Patienten bzw. bei Intubationsnarkose ein zwischen Tubus und HME-Filter angebrachtes Zwischenstück. Die Messung von Mannit- bzw. Sorbitserumspiegeln steht als Routineverfahren derzeit nicht zu Verfügung.[7,8]

Postoperative Phase

Die Patienten sollten in der ersten postoperativen Phase **ruhig liegen** (Rückenlage). Insbesondere sollten **abrupte Anstiege des venösen Drucks** durch Husten oder Anspannung der Bauchmuskulatur **vermieden** werden, da dies Blutungen begünstigt.

Ruhe

Die postoperativ fortbestehende Regionalanästhesie sorgt zunächst noch für gute Analgesie. Im weiteren Verlauf reicht in der Regel die Gabe von **NSAIDs** (Diclofenac 2 x 75 mg/d, Ibuprofen 2–3 × 600 mg/d), **selten** werden **Opiate** (i.v./i.m.) benötigt. Hilfreich sind außerdem niedrig dosierte **Sedativa vom Benzodiazepam-Typ** (z.B. Diazepam 5 mg i.v.).

Analgesie

Anhaltende **Blasenkrämpfe** lassen sich durch Butylscopolaminiumbromid (Buscopan®) 20 mg s.c./i.m. therapieren.

Wesentliche Bestandteile der **postoperativen Behandlung** sind:

postoperative Maßnahmen

- engmaschige Überwachung der Vitalparameter (Herzfrequenz, Blutdruck Sat 02) und Bilanzierung der Spülflüssigkeit (postoperativ wird mit körperwarmer NaCl-0,9-%-Lösung über einen Spülkatheter bzw. Blasenkatheter und suprapubischen Katheter gespült!).
- Laborwerte: BB, Na, BZ evtl. BGA (mindestens einmal in der 1. Stunde postoperativ, dann je nach Vorbefund und Klinik)

postoperative Komplikationen
- bei stärkeren Schmerzen im Unterbauch unbedingt **Blasentamponade** ausschließen (klinische Untersuchung, Sonographie)

Typische Probleme sind:

- Blutung
- Blasentamponade
- Hypothermie
- Hyperhydratation, Hyponatriämie (TUR-Syndrom; s. dazu Allgemeiner Teil, Kap. 22/8)
- Bakteriämie

Transurethrale Resektion der Blase (TUR-B)

Indikationen sind die Resektion von Blasentumoren sowie die Gewinnung von Gewebe im Rahmen einer diagnostischen Zystoskopie (Quadrantenbiopsie).

Lagerung und Resektionstechnik entsprechen denen bei TUR-Prostata.

Anästhesie

Verfahrensauswahl

Folgende Verfahren sind **empfehlenswert:**

- kleinere Tumoren oder Quadrantenbiopsie: Maskennarkose, Larynxmaske oder Spinalanästhesie (z.B. Prilocain 2 % 50–60 mg oder Mepivacain 4 % hyperbar 60–80 mg)

N.-obturatorius-Reizung

- größere Tumoren: bevorzugt Spinalanästhesie. Die Indikation zur Allgemeinanästhesie (ITN/LMA) ist dann gegeben, wenn manifeste Störungen der Blutgerinnung, infizierte Hautareale im Bereich der Punktionsstelle oder anatomische Gegebenheiten die Durchführung einer Spinalanästhesie verbieten.

Resektion von Tumoren

Die Resektion von **Tumoren an der Blasenseitenwand** kann bei monopolarer Resektionstechnik zu Reizung des **N. obturatorius** mit heftiger Kontraktion der Adduktoren führen (Gefahr der Blasenperforation!).

Falls die Tumorlokalisation bekannt ist, sollte deshalb der **N. obturatorius** der entsprechenden Seite **vor** Beginn der **Operation blockiert** werden (z.B. Prilocain 1 % 10 ml).

Intraoperativ ist eine Blockade des N. obturatorius ohne Unterbrechung der Resektion nicht möglich, sodass die Patienten in **Allgemeinanästhesie** relaxiert und beatmet werden müssen.

i **Technik des N.-obturatorius-Blocks:**

- Kontraindikationen: Koagulopathie, Infektionen im Punktionsbereich
- Lagerung: Steinschnittlage mit lediglich geringer Beugung im Hüftgelenk oder Rückenlage, das Bein der zu blockierenden Seite etwas abduziert
- Punktionsstelle: 1,5–2 cm lateral sowie 1,5–2 cm kaudal des Tuberculum pubicum
- Desinfektion, steriles Abdecken der Punktionsstelle
- Nervenstimulatoreinstellung: Stromstärke: 1,0 mAmp, Impulsdauer: 0,2 sec
- Punktionstechnik: Die Stimulationskanüle wird senkrecht zur Haut bis zum Erreichen von Knochenkontakt eingeführt (2–5 cm), dann etwas zurückgezogen leicht gekippt nach lateral und kaudal vorgeschoben, bis sie über den Knochenrand in das Foramen obturatorium gleitet.
- Kontraktionen der Adduktorenmuskulatur zeigen die korrekte Kanülenlage an. Der Reizstrom wird bis auf 0,5–0,3 mAmp. reduziert. Es erfolgt nun die Injektion von 10 ml Lokalanästhetikum, z.B. Prilocain 1 %.

Intraoperative Phase

Intraoperativ besteht die **Gefahr einer Blasenperforation**, besonders auch bei zu flacher Narkose (Husten, Pressen).

Stoßwellenlithotripsie

Indikationen für eine Stoßwellenlithotripsie sind Harnleiter- bzw. Nierensteine. Zur Anamnese/Untersuchung vgl. Allgemeiner Teil, Kap. 2 „Präanästhesiologische Diagnostik".

Bei Nierensteinen ist eine Rückenlagerung des Patienten erforderlich, bei Harnleitersteinen gelegentlich die Bauchlage, um die Ortung der Steine zu erleichtern.

Präoperative Phase

Kontraindikationen

Präoperativ sollten als **Kontraindikationen zur ESWL** ausgeschlossen werden:

- Schwangerschaft
- abdominal implantierte Herzschrittmacher oder Defibrillatoren (AICD)[23,24]
- Aortenaneurysma im Fokus der Stoßwelle
- manifeste Koagulopathie

Anästhesie

Schmerzintensität je nach Gerätetyp

Die **extrakorporale Stoßwellenlithotripsie (ESWL)** verursacht je nach Gerätetyp (heute werden lediglich noch Geräte der 2. und 3. Generation eingesetzt) **Schmerzen** unterschiedlicher Intensität.

Verfahrenswahl

Bei den – weniger effektiven – **piezoelektrischen Geräten** ist die Schmerzintensität relativ gering. Hier ist oft eine **Analgosedierung** ausreichend. Im Gegensatz dazu verursachen die **elektrohydraulischen Geräte** mit stärkerem Energieausstoß (16–24 kV) deutlich mehr Schmerzen, sodass entweder eine **i.v. gesteuerte Anästhesie (TIVA)** mit kurzwirksamen Substanzen wie Propofol/Remifentanil **oder** eine **Spinalanästhesie** bevorzugt werden.

Die ESWL ist gelegentlich mit weiteren Eingriffen wie der Einlage von Ureterschienen gekoppelt; in diesen Fällen bietet die Spinalanästhesie zusätzlich Vorteile.

Lagerung

Fremdkörper zwischen Haut und Gerätekissen (Textilien, Pflaster, Katheter etc.) absorbieren die Energie der Stoßwelle und werden deshalb bei Lagerung der Patienten entfernt.

Intraoperative Phase

Intensive **Hydratation** und Steigerung der Diurese durch Gabe von **Furosemid** (20 mg) erleichtern die Desintegration der Steine.[2]

Hydratation

Große **Atemexkursionen** (Husten) und **Lageänderungen** sind zu **vermeiden**, da hierbei der Stein aus dem Fokus geraten kann.

ruhige Lage

Gelegentlich werden intraoperativ trotz EKG-Synchronisation **Arrhythmien** beobachtet. Diese sind in der Regel mechanisch induziert und sistieren mit Beendigung der ESWL.

mechanisch induzierte Arrhythmien

Als Ausdruck schockwelleninduzierter Endothelschäden an Niere bzw. Harnleiter zeigt sich gegen Ende der Behandlung fast immer eine **Hämaturie**. Die Aufrechterhaltung einer adäquaten Diurese durch Elektrolytlösung in Verbindung mit Furosemid hilft dabei, der Bildung größerer Thromben im Kelchsystem vorzubeugen.

adäquate Diurese

Hämoptysen können auftreten, wenn Lungengewebe von der Schockwelle getroffen wird. **Kinder** sind hier **besonders gefährdet**. Sie sollten durch Styroporauflage im unteren Thoraxbereich geschützt werden.

Hämoptysen

Postoperative Phase

Postoperativ findet sich häufig eine **Hautrötung** oder ein kleineres **Hämatom** im Flankenbereich. Stärkere **Schmerzen** nach ESWL sind jedoch ungewöhnlich. Sie können Ausdruck einer Stauung im Bereich der Niere oder eines größeren Hämatoms sein (Sonographie!).

stärkere Schmerzen selten

Falls notwendig, kann Diclofenac 75 mg p.o. bzw. Ibuprofen 600 mg p.o. gegeben werden.

7/2 Offene urologische Eingriffe

Wetzel P

Nephrektomie

i Die bei weitem **häufigste Indikation** zur Nephrektomie ist das Nierenzellkarzinom (80–90 %).
In bis zu 10 % der Fälle ist die **Vena cava inferior** direkt durch Tumorbefall oder indirekt durch Thrombosen **mitbetroffen**.
Die **partielle Nephrektomie** ist u.U. bei kleinen Tumoren, Einzelniere oder insgesamt sehr schlechter Nierenfunktion (Diabetes mellitus, arterielle Hypertonie) indiziert.

Präoperative Phase

Zur Anamnese/Untersuchung vgl. Allgemeiner Teil, Kap. 2 „Präanästhesiologische Diagnostik".

Häufige **Begleiterkrankungen** sind:

- Nikotinabusus
- KHK (s. dazu Allgemeiner Teil, Kap. 18/1 „Patienten mit kardialen Erkrankungen")
- COPD (s. dazu Allgemeiner Teil, Kap. 18/3 „Patienten mit pulmonalen Erkrankungen")
- Diabetes mellitus (s. dazu Allgemeiner Teil, Kap. 18/6 „Patienten mit endokrinen Erkrankungen")
- arterielle Hypertension (s. dazu Allgemeiner Teil, Kap. 18/2 „Patienten mit vaskulären Erkrankungen")
- Tumor-Einbruch in Vena cava inferior (re. Niere)
- Nierenfunktionseinschränkung (s. dazu Allgemeiner Teil, Kap. 18/4 „Patienten mit Niereninsuffizienz")

Begleiterkrankungen berücksichtigen

Anästhesie

Bei der **Narkose-Einleitung** ist zu achten auf:

Einleitung

- großlumigen Zugang (> 18 G oder 1,3 mm)
- ZVK entsprechend Begleiterkrankung (kardiale Begleiterkrankung bzw. schlechte periphere Venenverhältnisse)

- evtl. (bei Patienten mit erhöhtem kardio-vaskulärem Risiko) invasive Blutdruckmessung

- Volumendefizit ausgleichen

i Der **zentralvenöse Druck** lässt insbesondere bei Abflussstörung in der Vena cava inferior keine sicheren Rückschlüsse auf den Volumenstatus zu.

Anästhesieverfahren

Kombinationsverfahren (Intubationsnarkose mit thorakalem Periduralkatheter) bieten neben den Vorteilen eines verminderten Blutverlusts, einer Reduktion der Thromboserate und der Einsparung von Opiaten zudem die Möglichkeit einer suffizienten postoperativen Schmerztherapie mit der besseren Mobilisationsmöglichkeit im Sinne eines „Fast-Track"-Programms.[5]

Periduralanästhesie

Vorteile der **Periduralanästhesie** im Vergleich zu alleiniger ITN:

- Blutverlust ↓

- postoperative Thromboserate ↓

- postoperativer Ileus ↓

- frühe Mobilisation ↑

- Krankenhausaufenthalt ↓

Lagerung

Der Eingriff wird entweder transperitoneal in **Rückenlage**, via Flankenschnitt in **Seitenlage**, oder als Nephro-Ureterektomie mit intraoperativem **Umlagern** von der Seite auf den Rücken durchgeführt.

Probleme bei Seitenlagerung

Bei **Seitenlagerung** ergeben sich folgende Probleme:

- Abknicken, Dislokation des Tubus (Auskultation nach Lagewechsel!), evtl. Woodbridge-Tubus mit eingearbeiteter Metallspirale verwenden

- Atelektaseneigung der abhängigen Lungenpartien ↑, intraoperative Beatmung mit PEEP

- pulmonale Compliance, FRC ↓

- Vorlast ↓↓ (V.-cava-inf.-Kompression)

- Nervenläsion: Plexus cervicalis, Plexus brachialis, N. peroneus

Intraoperative Phase

Folgende **intraoperative Probleme** können sich ergeben:

- akute Blutung (Eröffnung V. cava)
- Vena-cava-Kompression
- instabiler Blutdruckverlauf, besonders bei Manipulation/Eröffnung der Vena cava inferior
- Zwerchfell eröffnet, Pneumothorax

i Bei intraoperativ erfolgter **Eröffnung des Zwerchfells** saugt der Operateur vor Verschluss des Diaphragmas in den Pleuraspalt eingedrungenes Blut ab. Anschließend wird bis zum dichten Verschluss des Zwerchfells die Lunge mittels PEEP bzw. manuellem Blähen ausgedehnt, um Luft aus dem Pleuraspalt zu verdrängen. Falls die **Lunge verletzt** wurde, wird durch den Operateur eine **Pleuradrainage** eingelegt.

intraoperative Probleme

Postoperative Phase

Die wesentlichen Elemente der postoperativen Betreuung sind die Aufrechterhaltung **stabiler Blutdruckverhältnisse** (adäquate Infusionstherapie, evtl. zusätzlicher Einsatz von Dobutamin und Noradrenalin zur Sicherung der Perfusion der noch verbliebenen Niere), verbunden mit konsequenter **Schmerztherapie** und engmaschiger **Kontrolle der Nierenfunktion** (Stundenurinmenge; 12-stündlich: Kreatinin, Harnstoff, Elektrolyte, BGA).

postoperative Betreuung

i Versuche, durch **prophylaktische Gabe von Dopamin bzw. Furosemid** eine intra- oder postoperative Niereninsuffizienz bzw. ein Nierenversagen zu vermeiden, lassen sich durch größere Studien nicht rechtfertigen, sodass der prophylaktische Einsatz dieser Substanzen **heute obsolet** ist. Wahrung der **Normovolämie** und **adäquate Blutdruckwerte** bleiben die wesentliche Voraussetzung zur Vermeidung postoperativer Nierenfunktionsstörungen.[14,19]

Für die **Schmerztherapie** kommen infrage:

Schmerztherapie

- NSAIDs: Der Einsatz dieser potenziell **nephrotoxischen** Analgetika ist allerdings problematisch, besonders bei vorbestehender Insuffizienz der verbliebenen Niere.
- Opiate (i.v./PCA-Pumpe); **Cave:** Kumulation bei Niereninsuffizienz
- Periduralkatheter (Lokalanästhetikum/Opiat; z.B. Ropivacain 2 mg/ml + 0,6 µg Sufentanil/ml, 4–6 ml/h)
- Interkostalblockade (nach Flankenschnitt) in den ersten 24 h postoperativ hilfreich[18]

Radikale retropubische Prostatektomie

Die Indikation zur radikalen retropubischen Prostatektomie ist das Vorliegen eines Prostatakarzinoms. Zu den erforderlichen Untersuchungen s. Allgemeiner Teil, Kap. 2 „Präanästhesiologische Diagnostik".

Präoperative Phase

Bei Erhebung der **Anamnese** sollte neben den üblichen Aspekten auch gezielt nach **neurologischen Erkrankungen**, wie peripherer Polyneuropathie oder engem Spinalkanal, gefragt werden, da durch die intraoperativ notwendige **Hyperlordosierung** im LWS-Bereich mit möglichem Zug am Plexus Lumbalis vorbestehende neurologische Symptome verschlechtert werden können.

mit Blutverlust rechnen

Der Eingriff kann mit **größerem Blutverlust** einhergehen. Zwei **Erythrozytenkonzentrate** werden bereitgestellt, evtl. kann die **Eigenblutspende** in Betracht kommen (klinikinterne Transfusionsstatistik berücksichtigen!).

i In einer Studie wurde der Nutzen der präoperativen Eigenblutspende im Vergleich zu präoperativer Erythropoetingabe infrage gestellt. Die Zahl der perioperativ verabreichten homologen Transfusionen war in beiden Gruppen gleich.[4] Oft ist allerdings durch die Dringlichkeit des Operationstermins die Terminierung der Eigenblutentnahme erschwert. Intraoperativ ist die **maschinelle Autotransfusion (MAT)** nur möglich, wenn die gewonnenen Erythrozyten vor der Retransfusion bestrahlt werden. Hierzu bedarf es einer entsprechenden Herstellungserlaubnis.

Anästhesie

Lagerung

Die Patienten werden in **Rückenlage** gelagert, Beine sowie Oberkörper abgesenkt.

Einleitung

Bei der **Narkose-Einleitung** ist zu achten auf:

- großlumige Zugänge (> 18 G bzw. 1,3 mm)

bei entsprechenden Begleiterkrankungen (kardio-vaskuläre Risikopatienten) ggf. zusätzlich auf:

- ZVK
- invasive Blutdruckmessung

Als Routineverfahren bietet sich eine **Kombination aus Peridural- und Allgemeinanästhesie** an. Die alleinige Regionalanästhesie ist vom Operationsgebiet her durchaus zu erwägen, jedoch nur in Ausnahmefällen sinnvoll (z.B. bei schlanken Patienten ohne wesentliche Begleiterkrankungen), da Lagerung und Operationsdauer mit der oft erforderlichen Sedierung einer sicheren Kontrolle der Atemwege entgegenstehen.

Anästhesieverfahren

Intraoperative Phase

Die Eröffnung der **periprostatischen Venenplexus** kann mit plötzlichem und größerem **Blutverlust** einhergehen, besonders bei hohem venösen Druck im Unterbauch.

Ursachen venöser Stase im Becken können sein:

venöse Stase

- hoher Beatmungsdruck
- akute Rechtsherzinsuffizienz
- Abflussbehinderung durch Bauchtücher
- Kompression der V. cava inferior durch zu starkes Abknicken bei der Lagerung

Zur sicheren **Visualisierung der Ostien**, um diese nicht durch Nähte einzuengen, erfolgt intraoperativ oft die i.v.-Gabe von **Indigokarminblau** (in Deutschland nicht im Handel, Import aus den USA nach § 73 AMG). Die Gabe sollte langsam erfolgen. Als **Nebenwirkungen** werden Blutdruckanstieg und Bradykardien beschrieben. Während der Injektion darf der venöse Abstrom im ausgelagerten Arm nicht (z.B. durch die Blutdruckmanschette) behindert werden (Blaufärbung des Armes).

Indigokarminblau

Postoperative Phase

Die **Schmerztherapie** erfolgt via **Periduralkatheter** (LA/Opiat), alternativ – nach Entfernen des PDK oder falls kein PDK gelegt wurde – durch PCA-Pumpe, Opiatgabe, NSAIDs

Schmerztherapie

Vorschlag:

- PCA: Piritramid (Dipidolor®) 3 mg Bolus, 5 min Sperrzeit
- NSAIDs: Metamizol (Novalgin®) 1 g Kurzinfusion, max. 4 g/d oder Diclofenac 2 x 75 mg p.o. oder Ibuprofen 2–3 x 600 mg p.o.

postoperative Komplikationen

Komplikationen der frühen postoperativen Phase können umfassen:

- Blutung/Blasentamponade
- Hämatom
- Serom

Radikale perineale Prostatektomie

Präoperative Phase

Indikation für die radikale perineale Prostatektomie ist das Vorliegen eines Prostatakarzinoms. Zu Anamnese/Untersuchungen s. Allgemeiner Teil, Kap. 2 „Präanästhesiologische Diagnostik".

Anästhesie

Anästhesieverfahren

i Während sich seitens des Operationsgebiets die **Spinalanästhesie** als alleiniges Verfahren anbietet, bedingt die **intraoperative Lagerung** die **Notwendigkeit der Beatmung**, da durch die Verlagerung des Zwerchfells nach kranial eine suffiziente Spontanatmung drastisch erschwert wird.
Üblicherweise ist der Eingriff postoperativ **wenig schmerzhaft**, sodass Katheterverfahren (PDK) nicht notwendig sind.

Gegenüber der alleinigen Intubationsnarkose erweist sich die **Kombination aus Spinalanästhesie und Intubationsnarkose** als zusätzliche Option. Hierdurch wird eine sehr gute Relaxation der Beckenmuskulatur in Verbindung mit geringem Blutverlust und stabilen Blutduckwerten gewährleist.

Steinschnittlagerung

Die präoperativ zu berücksichtigenden Aspekte sind v.a. durch die **extreme Steinschnittlagerung** bedingt (Beine weit nach hinten gekippt, Trendelenburglagerung bis 30 °; **Cave:** Schulterstütze am ausgelagerten Arm).

Auf **vorsichtige Lagerung** ist bei folgenden **Begleiterkrankungen** zu achten:

- periphere AVK, da die Lagerung den Blutfluss in den Beinen reduziert
- Herzinsuffizienz (intraoperativ Volumenbelastung durch Autotransfusion)
- Limitierung der Beugung im Hüftgelenk
- extreme Adipositas

vorsichtige Lagerung

Intraoperative Phase

Der Eingriff ist im Vergleich zur retropubischen Prostatektomie **wenig invasiv**, nur sehr selten kommt es zu größerem Blutverlust. Entsprechend dem OP-Gebiet ist die **Verletzung des Rektums** möglich.

Postoperative Phase

Eine strenge **Überwachung der Diurese** ist angezeigt. In der Regel ist keine Blasenspülung notwendig, da der Urin postoperativ nur noch geringe Blutbeimengungen enthält.

achten auf Diurese

Stärkere Schmerzen sind immer ein Hinweis auf **lokale Hämatome** bzw. eine **Blasentamponade** (Sonographie).

Schmerzen hinweisend auf Komplikationen

Radikale Zystektomie, Neoblase, Ileumconduit

Die radikale Zystektomie stellt den **ausgedehntesten Eingriff** im Fachbereich der Urologie dar. Die **häufigste Indikation** zur Zystektomie ist das **Transitionalzell-Karzinom**. Präoperativ sind die meist über 70-jährigen Patienten durch die gelegentlich noch durchgeführte orthograde Darmspülung oft **dehydriert** und häufig durch Hämaturie **anämisch**. Bei einem Teil der Patienten ist lediglich eine palliative Operation möglich. Die oft über 4 h dauernden Eingriffe können mit **hohem Blutverlust** einhergehen. Die große extraperitoneale Wundfläche, verbunden mit mehreren Darmanastomosen, verzögert den Heilungsverlauf.

Indikation, Definition

i In einer neueren retrospektiven Studie wurden **Morbidität** und **Mortalität** nach radikaler Zystektomie untersucht. Dabei betrug die Komplikationsrate in der frühen postoperativen Phase 22 % bei einer mittleren Transfusionsrate von 3 Konserven (0–19). Die 60-Tage-Mortalität lag mit 2 % deutlich unter den Angaben früherer Untersuchungen.[17]

Mit verbesserter chirurgischer wie anästhesiologischer Technik können auch ältere Patienten mit vertretbarem perioperativem Risiko operiert werden. Studien mit größeren Fallzahlen fehlen allerdings. Erschwert wird die Vergleichbarkeit der einzelnen Untersuchungen durch die jeweils unterschiedlichen Einschlusskriterien, die verschiedenen Anästhesie- oder Operationstechniken, sowie durch lange Rekrutierungszeiträume.

Brodner et al. konnten in einer prospektiven, randomisierten Studie zeigen, dass die Verbindung von **Allgemeinanästhesie und intraoperativer thorakaler Periduralanästhesie** die endokrine Stressantwort reduziert. Wesentlich war dabei auch die postoperativ konsequent weitergeführte Periduralanalgesie im Sinne eines multimodalen perioperativen Therapiekonzepts. Zudem kam es zu einer beschleunigten Normalisierung der Magendarmpassage verbunden mit schnellerer Erholung der Patienten.[3]

Der Nutzen einer präoperativ durchgeführten **orthograden Darmspülung** ist nicht erwiesen. Erste Studien, in denen analog zum Vorgehen in der Dickdarmchirurgie auf die Spülung verzichtet wurde, liegen vor.[10]

Präoperative Phase

Betroffen sind häufig Patienten mit jahrelangem Nikotinabusus, die an den entsprechenden kardio-pulmonalen Folgeerscheinungen leiden.

Erythrozytenkonzentrate bereitstellen

Eine **Eigenblutentnahme** ist oft wegen Anämie oder wegen der Dringlichkeit der Operation nicht möglich, weshalb Erythrozytenkonzentrate bereitzustellen sind (2 EKs bzw. entsprechend den Vorgaben der klinikinternen Transfusionskommission).

Begleiterkrankungen optimieren, Volumendefizite ausgleichen

Die frühzeitige **Optimierung bestehender Begleiterkrankungen** (s.u.), verbunden mit der evtl. notwendigen zusätzlichen Diagnostik (EKG, Echokardiographie), ist bei diesen Patienten obligat. Besonders die **kardialen Reserven** des Patienten müssen bekannt sein. **Volumendefizite** werden soweit möglich präoperativ **ausgeglichen**.

Typische Begleiterkrankungen sind:

- Dehydrierung
- Anämie
- Nikotinabusus:
  - KHK (s. dazu Allgemeiner Teil, Kap. 18/1 „Patienten mit kardialen Erkrankungen")

- COPD (s. dazu Allgemeiner Teil, Kap. 18/3 „Patienten mit pulmonalen Erkrankungen")
- AVK (s. dazu Allgemeiner Teil, Kap. 18/2 „Patienten mit vaskulären Erkrankungen")

Anästhesie

Bei der **Narkose-Einleitung** ist zu beachten:

- großlumiger Zugang (> 18 G bzw. > 1,3 mm)
- ZVK (evtl. 2-Lumen)
- invasive Blutdruckmessung
- Volumendefizite durch Elektrolytlösung bzw. kolloidale Lösungen ausgleichen
- kontrollierte Hypotension erwägen

Einleitung: erweitertes Monitoring

Die **ITN** in Kombination **mit thorakaler Periduralanästhesie** (Th 9–11) stellt derzeit das Verfahren der Wahl dar (PDK: Bupivacain 0,5 % bzw. Ropivacain 0,75–1 %).

Anästhesieverfahren

Die Patienten werden in Rückenlage gelagert. Zur Entfernung der Blase sind Beine und Oberkörper abgesenkt, bei Präparation der Neoblase und Darmnaht ist der Tisch in Neutralstellung.

Lagerung

Intraoperative Phase

- hoher Blutverlust möglich
- Katecholamingabe (Noradrenalin/Dobutamin) u.U. notwendig zur Stabilisierung des Blutdrucks
- venöse Stase (z.B. durch hohe Beatmungsdrucke) vermeiden
- große Wundfläche mit Sickerblutungen und vermehrtem Flüssigkeitsverlust
- konsequentes Wärmemanagement (s. Allgemeiner Teil, Kap. 12 „Intraoperative Hypothermie")

Postoperative Phase

In der Regel werden die Patienten postoperativ auf der **Intensivstation** betreut.

postoperative Beatmung

Indikationen für die postoperative **Beatmung** sind:

- instabile RR-Werte
- dekompensierte BGA
- persistierende Hypovolämie
- großer Blutverlust
- Hypothermie

Flüssigkeitsmanagement

Auch in den ersten Stunden nach der Operation **verlieren** die Patienten gelegentlich **größere Mengen an Flüssigkeit** (sowohl über Drainagen als auch durch Sekretion ins Darmlumen), sodass auf adäquate Volumensubstitution zu achten ist. Die **Diurese** wird stündlich dokumentiert. Eine „Überwässerung" ist zu vermeiden, da hierdurch der postoperative Verlauf erschwert wird und die Komplikationsrate steigt.

Spülung Ureterkatheter

Die zur Schienung notwendigen **Ureterkatheter** verstopfen leicht und werden 1–2-stündlich (2–3 ml NaCl 0,9 %) **angespült**.

Schmerztherapie

Die **Schmerztherapie** erfolgt typischerweise **über** den **Periduralkatheter** durch kontinuierliche Gabe einer LA/Opiat-Kombination (z.B. Kombination aus Ropivacain 2 mg/ml und Sufentanil 0,6 µg/ml).

I.v. applizierte Opiate sollten wegen der hemmenden Wirkung auf die Peristaltik nicht die Basis der Schmerztherapie bilden. Zusätzlich zur PDA werden Metamizol (Novalgin®)-Kurzinfusionen oder auch Paracetamol (Perfalgan®)-Kurzinfusionen verabreicht; dann noch gelegentlich auftretende Schmerzspitzen können mit Piritramid-Bolusgabe kupiert werden.

postoperative Probleme

Typische Probleme in den ersten postoperativen Tagen sind:

- Dünndarmanastomoseninsuffizienz
- Neoblasendehiszenz

- prolongierter paralytischer Ileus
- mechanischer Ileus durch Adhäsionen
- Sepsis
- Thrombosen
- metabolische Azidose

i Die Ausschaltung eines Teils des Ileums begünstigt die Entstehung einer **hyperchlorämischen Azidose**. Müdigkeit, Übelkeit und Appetitlosigkeit können postoperativ auch Symptome einer sich abzeichnenden Azidose sein. Deshalb werden **regelmäßige Blutgasanalysen** (mindestens 1 x pro Tag) besonders in der frühen postoperativen Phase durchgeführt.
In der Anfangszeit wird die Schleimhaut der **Neoblase** durch Urin gereizt und sezerniert **größere Mengen an Schleim**, der zur Obstruktion der Neoblasenkatheter führen kann. Prophylaktisch werden Ranitidin, N-Acetylcystein (Neoblasenkatheter, N-Acetylcystein 600 mg/d) und Preiselbeersaft (2 x 250 ml/d) empfohlen.

8 Neurochirurgie

Blumrich W

Die **Beseitigung von intrazerebralen Raumforderungen** ist die häufigste Indikation für eine Kraniotomie, wobei hirneigene oder -fremde Tumoren, Hämatome, Blutungen bzw. Abszesse operativ entfernt werden. Die operative Behandlung von **Gefäßanomalien** (Aneurysmen bzw. Malformationen) bildet einen weiteren Schwerpunkt neben neurochirurgischen Spezialgebieten wie der Epilepsiechirurgie.

Kraniotomie-Indikation

Präanästhesiologische Diagnostik

Operateur und Anästhesist nehmen Einfluss auf dasselbe Organsystem, weshalb eine **enge Kooperation** und Absprache absolut notwendig ist. Da sich als OP-Folge der Neurostatus vorübergehend verschlechtern kann, ist die genaue Kenntnis des geplanten chirurgischen Vorgehens und möglicher Alternativstrategien, der speziell auf die OP-Indikation abgestimmten Vorgeschichte und der Verdachtsdiagnose wichtig:

Kooperation mit Chirurgie

- Wo liegt das Operationsgebiet?

  – Lagerung und Gefahren bezüglich Blutung und Luftembolie (z.B. hintere Schädelgrube und OP im Sitzen)

  Welche Genese hat die Raumforderung?

  – Abschätzung des Blutverlusts (gesteigertes Risiko bei Meningeomen, arteriovenösen Malformationen oder einem Kraniopharyngeom)

  Welche Lokalisation hat die Raumforderung?

  – Nähe zum Hirnstamm oder Hirnnerven (z.B. intraoperative Kreislaufreaktionen, postoperative Ausfälle der Schutzreflexe)

  Wie ist die Bewusstseinslage? Besteht Hirndruck?

  – Anpassen der Prämedikationsdosis (Reduktion oder Verzicht)

  – Hinweis auf die Dauer und Intensität der postoperativ notwendigen Überwachung

wichtige Informationen

Welche Nervenausfälle gibt es bzw. welche sind postoperativ zu erwarten?

- Einschränkung der Atmungsregulation oder Zwerchfellinnervation
- Schluckstörungen nach Extubation

Welche peripheren neurologischen Störungen gibt es?

- Wahl der Zugänge (z.B. wird bei einem gefühllosen Arm eine paravenöse Injektion, eine ZVK-Venenthrombose oder eine arterielle Minderdurchblutung vom Patienten nicht bemerkt!)

Welche ZNS-bedingten Voroperationen sind bekannt?

- Shuntsystem zur Liquorableitung (z.B. Probleme bei Anlage eines Zentalvenenkathers)

Patientenvorbereitung und Therapieoptimierung

medikamentöse Therapie

Zur Verbesserung des neurologischen Zustands vor Kraniotomien hat sich bei nachgewiesenem perifokalem Hirnödem die **Kortisontherapie** bewährt (AWMF-Leitlinie 032/029 für Gliome: Dexamethason initial 40 mg, dann 4 x 8 mg). Wurde der Patient durch einen Krampfanfall symptomatisch, muss eine **antikonvulsive Therapie** eingeleitet werden (AWMF-Leitlinie 032/029 für Gliome: Carbamazepin als Mittel der ersten Wahl).[1]

Begleiterkrankungen

Andere Maßnahmen der optimalen Patientenvorbereitung betreffen **kardio-pulmonale Vorerkrankungen** und/oder andere das Anästhesierisiko beeinflussende Erkrankungen. Hier muss eine sorgfältige Abwägung zwischen der Dringlichkeit des operativen Eingriffs und der durch eine optimale Vorbereitung erreichbaren Risikominimierung getroffen werden. Wie die Erfahrung zeigt, ist die Gesamtbelastung für den Organismus durch die Entfernung eines eng umschriebenen intrakraniellen Prozesses bei unkompliziertem operativen Verlauf gering, sodass eine auf den Patienten und seine Risiken abgestimmte Anästhesie umso mehr von herausragender Bedeutung ist.

Anästhesie

Prämedikation

1. Die Medikation mit **Antihypertensiva, Antiarrhythmika und Antikonvulsiva** ist auch für den OP-Tag zu verordnen. — bestehende Therapie fortsetzen

2. Eine zur OP-Vorbereitung begonnene **Kortisontherapie** wird fortgesetzt und das Präparat weiter verordnet (anzustreben sind mindestens 8 mg Dexamethason bzw. Äquivalenzdosis).

3. Die präoperativ **bereitzustellenden Blutprodukte** richten sich nach den individuellen klinikeigenen Vorgaben und können hier nur grob umrissen werden. Ein hoher Blutverlust ist besonders bei Eingriffen wegen eines Meningeoms, einer Gefäßmalformation, eines Kraniopharyngeoms oder bei einer Hemisphärektomie zu erwarten. — Blutprodukte

Monitoring und Zugänge

Die Anforderungen an das **intraoperative Monitoring** und die **Zugänge** sind **für alle Kraniotomien** nahezu **identisch** (auf Abweichungen wird speziell hingewiesen).

- **Standardüberwachung:** — Monitoring
  - EKG
  - Pulsoxymetrie
  - invasive Blutdruckmessung
  - Relaxometrie
  - Temperatur
  - endexspiratorischer CO_2-Gehalt
  - ZVD
  - Urinausscheidung
  - regelmäßige Blutgasanalysen
  - Laborkontrolle (Elektrolyte, kleines Blutbild, Gerinnung, Blutzucker), Messintervalle abhängig von pathologischen präoperativen Werten und/oder intraoperativen Blutverlusten

- **Ideal:** CLOT (Clotting-Activation-Time), aufbereitetes EEG-Monitoring zur Narkosetiefeüberwachung (Auswertbarkeit abhängig vom Operationsgebiet), Urinosmolarität

  Zusatzmonitoring für OP im Sitzen: präkordiale Doppler-Sonographie zur Detektion einer Luftembolie

- **Ideal:** TEE (transösophageales Herzecho)

OP-Ausstattung

- **Standard-OP-Ausstattung:** aktive Wärmezufuhr
- **Ideal:** maschinelle Transfusionsdrucksysteme, Infusionswärmer

Zugänge

- **Standard-Zugänge:**
  - sehr gut laufender periphervenöser Zugang
  - arterielle Kanüle
  - Zentralvenenkatheter (Einführung von periphervenös meist ausreichend; EKG-Lagekontrolle mittels P-Welle erlaubt sofortige Korrekturmaßnahmen und reduziert Strahlenbelastung für Patienten)

Atemwegssicherung

- **Standard-Atemwegssicherung:** oraler Tubus

Intubation

Tubus

Die **Sicherung des Atemwegs** erfolgt für alle Kraniotomien durch einen **oralen Tubus** normaler Bauart. Lediglich für seltene intrakranielle Operationen über einen transoralen Zugang ist ein nasaler Spiraltubus zu verwenden. Der orale Tubus ist im rechten Mundwinkel gut zu fixieren (wasserdichtes Pflaster), und das Einbringen einer „Gänsegurgel" (zwischen Tubus und Beatmungsschläuchen) ist vorteilhaft. Dadurch wird direkter Zug auf den Tubus abgefedert, was bei Bauch- oder Seitlagerung besonders wichtig ist.

Beißschutz

In den Mund wird ein **Beißschutz** aus zusammengerollten Mull-Kompressen eingebracht. Damit soll verhindert werden, dass bei nicht relaxiertem Patienten (z.B. wegen Neuromonitoring) sich dieser selbst den Luftweg durch Zubeißen verlegt oder dass bei zu starker Inklination des Kopfes in der Mayfield-Klemme in Richtung Brustkorb sich ebenfalls das Tubuslumen einengt.

Lagerung

Weil Eingriffe unvorhersehbar lange dauern können und es viele Lagerungsvorgaben für Kraniotomien gibt, stellt die **korrekte Lagerung** des Patienten eine verantwortungsvolle und zeitraubende Vorbereitungsphase für den operativen Eingriff dar. Spezielle Lagerungstechniken für „Concorde"-, „Sofa-" oder „Parkbank"-Lagerung zeigen die breite Palette der Möglichkeiten auf, die neben den Standards wie Rücken-, Seiten-, Bauch- oder sitzender Lagerung existiert.

Eine Gemeinsamkeit bei aller Verschiedenartigkeit der Lagerungen ist die Tatsache, dass der **Zugang** des Anästhesisten **zum Kopf** des Patienten intraoperativ **erschwert** ist. Eine nachträgliche Möglichkeit zur Korrektur der Atemwegssicherung oder -freihaltung ist also nicht gegeben bzw. erfordert die Unterbrechung oder den Abbruch des Eingriffs. Diesen Umstand muss der verantwortliche Narkosearzt sowohl nach Fixierung des Tubus nach erfolgreicher Intubation als auch nach Abschluss der Lagerungsmaßnahmen im Blickfeld haben. Überträgt sich Zug von den Atemschläuchen direkt auf das Tubusende, droht so eine versehentliche Extubation durch Dislokation.

erschwerter Zugang zum Kopf

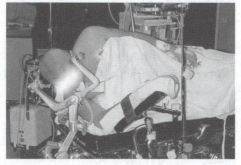

Abb. 1: Kopf in Mayfield-Klemme eingespannt, Tubus mit „Gänsegurgel"-Verlängerung zu den Beatmungsschläuchen (Bild: Neuro-OP Freiburg)

Nach der chirurgischen Kopflagerung ist unbedingt in dieser Abfolge zu **prüfen**:

- Ist der Tubus gut fixiert?
- Wird das Tubus durch starke Inklination zugedrückt?
- Ist der Tubus intraoral im hinteren Rachen abgeknickt?
- Wird der Patient seitengleich beatmet (Tubus zu tief gerutscht)?
- Wie ist der Atemwegsdruck vor und nach der Lagerung?

Einspannen und Infiltration

Fast keine Kraniotomie wird ohne **Fixierung der Schädelkalotte in der Mayfield-Klemme** durchgeführt. Das Anbringen der Klemme stellt einen erheblichen **Schmerzstimulus** dar, den es anästhesiologisch durch Bolusgabe eines **Opiats** zu beherrschen gilt. Die gut vaskularisierte Kopfschwarte kann vom Operateur mit einer vasokonstringierenden Lösung infiltriert werden. Gelangt die Substanz ungewollt in den Kreislauf, so ist mit erheblichen **Blutdruckanstiegen** zu rechnen. Auch hier ist ein sorgfältiges Beobachten der Hämodynamik erforderlich.

Narkoseverfahren

Regionalanästhesie

Siehe bedarfsadaptierte Sedierung zu stereotaktischen Eingriffen bei Morbus Parkinson (Allgemeiner Teil, Kap. 18/9)

Allgemeinanästhesie

Inhalations-anästhesie/TIVA

Prinzipiell sind für neurochirurgische intrakranielle Eingriffe **Inhalationsanästhesie oder TIVA** (totale intravenöse Anästhesie) geeignet. Bei der Wahl des Narkoseverfahrens ist auf stabile Kreislaufverhältnisse zur Sicherstellung eines **optimalen zerebralen Perfusionsdrucks** zu achten und jeglicher **Hirndruckanstieg** zu **meiden**. Liegen Zeichen einer mäßigen intrakraniellen Drucksteigerung vor, ist auf Lachgas[12] zu verzichten und die Konzentration des Inhalationsanästhetikums auf maximal 1 MAC zu beschränken. Bei der Wahl des Inhalationsanästetikums ist Enfluran wegen seiner prokonvulsiven Eigenschaften zu meiden. Immer noch Gegenstand intensiver Untersuchungen ist die Eignung von Desfluran in der Neuroanästhesie,[5,6] mit bisher keinen eindeutigen Aussagen. Alle in der Anästhesie gebräuchlichen Opiate sind als geeignet evaluiert worden.[3,4] Vorteile für eine rasche Aufwachphase bietet Remifentanil,[11] das sowohl mit Propofol[2,7,8] als auch Sevofluran[9] als geeignet bewertet wurde.

Zielgrößen für eine **optimale Narkoseführung** bei Kraniotomien sind:

Zielsetzung

- schonende Einleitung
- gute Steuerbarkeit, um auf wechselnde Stimuli sofort reagieren zu können
- rasches Erwachen des Patienten nach OP-Ende zur sofortigen neurologischen Kontrolle
- Extubation ohne Husten, Pressen und Blutdruckanstieg

Narkoseformen

Mit dem kurzwirksamen Opioid **Remifentanil** steht ein gut steuerbares Analgetikum zu Verfügung, das sowohl bei der balancierten Anästhesie als auch bei der TIVA große Vorzüge für die Neuroanästhesie bietet. Unabhängig von OP-Indikation, OP-Lokalisation und OP-Lagerung kann eine von beiden Anästhesievarianten zur Anwendung gelangen, wenn die Extubation des Patienten im OP angestrebt wird:

A) Geplante Extubation im OP (keine elektive Narkoseausleitung „ENA" auf einer Intensivstation)

Unter 65 Jahre, guter AZ	Balancierte Anästhesie	TIVA
A) Einleitung		
1. Präoxygenierung		
2. Fentanyl [FENTANYL®] – langsam –	7–10 µg/kg KG	7–10 µg/kg KG
3. Thiopental [z.B. TRAPANAL®]	5 mg/kg KG	
oder		
Propofol-Bolus [z.B. DISOPRIVAN®]	2 mg/kg KG	2 mg/kg KG
alternativ: Propofol-TCI		4–6 µg/ml
oder		
Etomidate [z.B. HYPNOMIDATE®]	0,3 mg/kg KG	
4.a) Eingriffe über 2 h		
Pancuronium [z.B. PAVULON®]	0,08 mg/kg KG	0,08 mg/kg KG
oder		
Rocuronium [ESMERON®]	0,6 mg/kg KG	0,6 mg/kg KG
oder		
4.b) Eingriffe unter 2 h bzw. muskuläres Neuromonitoring		
Cisatracurium [NIMBEX®]	0,15 mg/kg KG	0,15 mg/kg KG
5. evtl. vor Intubation: Lidocain [XYLOCAIN®]	1,5 mg/kg KG	1,5 mg/kg KG
oder		
Esmolol [BREVIBLOC®]	0,5–1 mg/kg KG	0,5–1 mg/kg KG
oder		
Remifentanil-Bolus [ULTIVA®]	1 µg/kg KG	1 µg/kg KG

Tab. 1: Balancierte Anästhesie oder TIVA: Extubation im OP-Saal. Bei Patienten über 65 Jahre oder reduziertem AZ Dosierungen um 25 % verringern (Ausnahme: Muskelrelaxanzien)

Unter 65 Jahre, guter AZ	Balancierte Anästhesie	TIVA
6. nach Intubation Sauerstoff/Luft	50 %:50 %	50 %:50 %
7. Inhalationsanästhetikum je nach Alter und RR dosieren	Isofluran oder Sevofluran oder Desfluran bis maximal 1 MAC	
bzw.		
7. Propofol-Infusion		75 µg/kg/min
alternativ:		
Propofol-TCI		3–5 µg/ml
oder		
Remifentanil-Infusion [ULTIVA®]		0,15–0,3 µg/kg/min
8. Paracetamol	1000 mg Supp. oder später 1000 mg i.v. [z.B. PERFALGAN®]	1000 mg Supp. oder später 1000 mg i.v. [z.B. PERFALGAN®]
B) Einspannen/Schnitt		
Remifentanil-Bolus [ULTIVA®]	1,5 µg/kg KG	1,5 µg/kg KG
Propofol-Bolus		1 mg/kg KG
C) OP-Verlauf		
1.a) Beginn: Remifentanil-Infusion [ULTIVA®]	0,15–0,3 µg/kg/min	0,15–0,3 µg/kg/min
1.b) weiterer Verlauf: (nach Clonidin) Remifentanil [ULTIVA®]	0,1–0,15 µg/kg/min	0,1–0,15 µg/kg/min
2. Inhalationsanästhetikum je nach Alter und RR dosieren	Isofluran oder Sevofluran oder Desfluran bis maximal 1 MAC	
bzw.		
2. Propofol-Infusion		75 µg/kg/min
alternativ:		
Propofol-TCI		3–5 µg/ml

Tab. 1, Fortsetzung

Unter 65 Jahre, guter AZ	Balancierte Anästhesie	TIVA
3.a) bei muskulärem Neuromonitoring kein Relaxans		
3.b) Cisatracurium [NIMBEX®] nach TOF dosieren	0,05–0,1 mg/kg/h	0,05–0,1 mg/kg/h
D) Prophylaxen		
1. Clonidin [CATAPRESAN®] **langsam über 1 h**	5 µg/kg KG	5 µg/kg KG
2. Dexamethason [z.B. FORTECORTIN®]	4 mg	4 mg
3. Metoclopramid [PASPERTIN®]	0,15 mg/kg KG	0,15 mg/kg KG
E) Ende Hautnaht		
Inhalationsanästhetikum	Stopp	
bzw.		
Propofol-Infusion [z.B. DISOPRINA®]		Stopp
alternativ		
Propofol-TCI		0 µg/ml
G) Ausspannen, Verband		
1. Remifentanil	Stopp	Stopp
2. bei Bedarf Urapidil [EBRANTIL®]	25 mg	25 mg
3. bei Bedarf Piritramid [DIPIDOLOR®]	0,07–0,1 mg/kg	0,07–0,1 mg/kg
H) Extubation		
evtl. Lidocain [XYLOCAIN®] (nicht bei Epileptikern)	1,5 mg/kg KG = 100 mg für 70 kg	1,5 mg/kg KG = 100 mg für 70 kg
oder		
Esmolol [BREVIBLOC®]	0,5–1 mg/kg KG	0,5–1 mg/kg KG

Tab. 1, Fortsetzung

B) Anästhesie mit anschließender elektiver Narkoseausleitung „ENA"

Unter 65 Jahre, guter AZ	ENA: balancierte Anästhesie	ENA: TIVA
A) Einleitung		
Midazolam [DORMICUM®]	2,5–5 mg	2,5–5 mg
oder		
Flunitrazepam [ROHYPNOL®]		0,01–0,02 mg/kg KG
Fentanyl [FENTANYL®] – langsam –	5–7 µg/kg KG	5–7 µg/kg KG
oder		
Alfentanil [RAPIFEN®]	70–100 µg/kg KG	70–100 µg/kg KG
oder		
Sufentanil [z.B. SUFENTA®]	0,3–1 µg/kg KG	0,3–1 µg/kg KG
Thiopental [z.B. TRAPANAL®]	2–3 mg/kg KG	2–3 mg/kg KG
oder		
Propofol-Bolus [z.B. DISOPRIVAN®]	1 mg/kg KG	1 mg/kg KG
oder		
Etomidate [z.B. HYPNOMIDATE®]	0,2 mg/kg KG	0,2 mg/kg KG
Relaxanzien und Adjuvanzien wie oben		
B) Einspannen/Schnitt		
1. Fentanyl [FENTANYL®]	0,3–0,5 mg	0,3–0,5 mg
oder		
Alfentanil [RAPIFEN®]	50 µg/kg KG	50 µg/kg KG
oder		
Sufentanil [z.B. SUFENTA®]	0,2–0,5 µg/kg KG	0,3–1 µg/kg KG für Monoanästhesie: bis 15 µg/kg KG

Tab. 2: Balancierte Anästhesie oder TIVA: Extubation auf Intensivstation (nur Abweichungen zu Tab. 1 dargestellt)

S. 1134

Unter 65 Jahre, guter AZ	ENA: balancierte Anästhesie	ENA: TIVA
2. Thiopental [z.B. TRAPANAL®]	2–3 mg/kg KG	2–3 mg/kg KG
oder		
Propofol-Bolus [z.B. DISOPRIVAN®]	1 mg/kg KG	1 mg/kg KG
C) OP-Verlauf		
1. Fentanyl [FENTANYL®]	0,0015 mg/kg KG alle 20–30 min	0,0015 mg/kg KG alle 20–30 min
alternativ:		
Fentanyl-Infusion [FENTANYL®]	0,06–0,12 µg/kg/min	0,06–0,12 µg/kg/min
oder		
Alfentanil-Infusion [RAPIFEN®]	0,6–1,2 µg/kg/min	0,6–1,2 µg/kg/min
oder		
Sufentanil-Bolus [z.B. SUFENTA®]	0,3–1,2 µg/kg KG alle 30–40 min	0,3–1,2 µg/kg KG alle 30–40 min
alternativ:		
Sufentanil-Infusion [z.B. SUFENTA®]	0,015–0,03 µg/kg/min	0,015–0,03 µg/kg/min
2. Inhalationsanästhetikum je nach Alter und RR dosieren	Isofluran oder Sevofluran oder Desfluran bis maximal 1 MAC	
bzw.		
2. Midazolam [DORMICUM®]		**2,5**–5 mg alle 2 h
oder		
Flunitrazepam [ROHYPNOL®]		[a] 0,5 mg alle 4 h
3.a) bei muskulärem Neuromonitoring kein Relaxans; sonst nach Relaxometrie wie oben beschrieben		
E) Ende Verband		
Inhalationsanästhetikum	Stopp	

Tab. 2, Fortsetzung

Unter 65 Jahre, guter AZ	ENA: balancierte Anästhesie	ENA: TIVA
bzw.		
Opiat-Perfusoren	Stopp	Stopp
F) Transport		0 µg/ml
bereithalten: Propofol-Bolus [z.B. DISOPRIVAN®]	1 mg/kg KG	1 mg/kg KG

Tab. 2, Fortsetzung

Intraoperative Phase

Bei allen Verfahren ist eine **kontrollierte moderate Hyperventilation** auf einen arteriellen pCO_2-Wert von ª35 mm Hg anzustreben, um das zerebrale Blutvolumen und damit den **Hirndruck zu reduzieren**. Die Korrektur des Atemminutenvolumens erfolgt stets nach **Blutgasanalyse**! Eine erste Kontrolle ist 20 min nach dem Einspannen und dann alle 2 h angezeigt, bei großen Abweichungen früher.

Hyperventilation

Die Beatmung erfolgt mit **niedrigem mittleren Atemwegsdruck** und einem **PEEP von 5 cm H_2O**. Somit sind die Auswirkungen auf den ICP gering. Bei manifestem ICP-Anstieg sollte bis zur Duraeröffnung auf einen PEEP verzichtet werden. Höhere PEEP-Werte führen zur intrathorakalen Druckerhöhung und dadurch zur Behinderung des venösen Rückflusses mit nachfolgendem intrakraniellen Druckanstieg.

PEEP

Bei allen Patienten muss der Wärmeschutz überwacht und durch **aktives Wärmemanagement** (s. Allgemeiner Teil, Kap. 12 „Intraoperative Hypothermie") eine Auskühlung vermieden werden! Kältezittern ist postoperativ wegen möglichem Anstieg des ICP ungünstig.

Wärme

Während des Eingriffs ist der klinische Blick zu schulen: Im Sauger ist meist viel Spülflüssigkeit enthalten. Der Hb-Gehalt kann zur Objektivierung bestimmt werden. Größere Blutmengen sind oft in den Tüchern oder im Auffangsack unter der Kopfhalterung verborgen. Die Hauttemperatur und Hautdurchblutung ist regelmäßig im Hinblick auf eine Zentralisation zu überprüfen.

Flüssigkeitszufuhr: Bei unangemessener Zufuhr besteht die Gefahr der Hirnschwellung und des Hirndruckanstiegs. Es darf keinesfalls freies Wasser (z.B. Glukose 5 %) infundiert werden. Andererseits gilt als unterste Grenze der Infusionszufuhr der Ersatz des stündlichen Wasserverlustes (ca. 60 ml/h beim Patienten mit 70 kg KG) oder eine minimale Stundenurinproduktion von 0,5–1 ml/kg KG/h.

i **Osmotherapie:** Auf Wunsch des Operateurs wird zur akuten Hirndrucksenkung (z.B. bei gespannter Dura) eine intraoperative Osmotherapie durchgeführt. Initial ist die Zufuhr von 0,25–0,5 g/kg KG **Mannitol** ausreichend, selten ist eine höhere Dosis (bis 1 g/kg KG) indiziert. Bei einer Dosierung über 0,25 g/kg ist die erste Hälfte innerhalb von 15 min zu infundieren, die Gesamtdosis in weiteren 30 min. Die Wirkung setzt nach 20 min ein und hält ca. 5 h an. Die Wirkung lässt sich durch einen Entzug von Wasser im gesunden Hirngewebe erklären. Bei gestörter Blut-Hirn-Schranke sammelt sich sogar Wasser im Interstitium an! Daher ist die Osmotherapie nur gezielt vor der operativen Entlastung anzuwenden. Die Infusion sollte über eine große Vene oder über einen ZVK erfolgen, da wegen der hohen Osmolarität eine erhebliche Thrombophlebitisgefahr besteht.

i **Hirnprotektion mit Barbituraten:** Anerkanntes Verfahren zur Neuroprotektion **vor fokaler Ischämie** (z.B. bei Aneurysma-OP mit temporärem Clipping) oder **vor Beginn einer kontrollierten Hypotension** ist die Barbiturat-Applikation. Es empfiehlt sich folgendes Vorgehen: 3–5–(7) mg/kg KG Thiopental als Bolus, dann kontinuierliche Applikation (1–2 mg/kg/h) über eine Spritzenpumpe.

Dabei muss als Hauptnebenwirkung die **myokardiale Depression** gezielt behandelt werden, um den zerebralen Perfusionsdruck aufrecht zu erhalten. Besonders bei Vorliegen einer Hypovolämie hat die Gabe titriert nach Auswirkung auf den Blutdruck zu erfolgen. Ist der Patient an ein EEG-Monitoring angeschlossen, kann sich die Dosierung streng an der Wirkung orientieren, ein Burst-Suppression-Muster zu erzeugen. Wegen der Gefahr der Ausfällung wird Thiopental idealerweise kontinuierlich über einen separaten Schenkel eines Mehrlumenkatheters infundiert.

Typische Probleme

Operative Manipulationen am Hirnstamm oder den Hirnnerven können zu plötzlichen **Rhythmusstörungen** (passagere Asystolie oder Tachykardie) und/oder exzessiven **Blutdruckanstiegen** führen. Die unmittelbare Folge kann ein **Hirndruckanstieg** sein. Eine rasche Vertiefung der Narkose durch großzügige Gabe eines intravenösen Hypnotikums (z.B. 250–500 mg Thiopental oder 100 mg Propofol) beeinflusst den RR- und Puls-Anstieg günstig. Die Bradykardie/Asystolie kann durch einen präkordialen Faustschlag behandelt werden. Wird ein Vagolytikum (Atropin 0,5 mg) verabreicht, so muss durch Herzdruckmassage gewährleistet sein, dass das Medikament an den Wirkort gelangt. In aller Regel genügt die Rücksprache mit dem Operateur, seine Manipulationen kurz zu unterbrechen, bis wieder eine stabile Situation eingetreten ist.

i Folge der intrakraniellen chirurgischen Manipulationen kann ein **zentraler Diabetes insipidus** mit Urinportionen von über 500 ml/h sein. Die Diagnose kann durch eine niedrige Urinosmolarität (60–200 mOsm) oder erniedrigtes spezifisches Gewicht (unter 1,005) und später auch durch einen Anstieg des Serum-Natriums gesichert werden. (Unter Osmo- und/oder HAES-Therapie ist die Diagnostik erschwert, da durch die ausgeschiedenen Makromoleküle die Urinosmolarität fälschlich erhöht wird.) Hier ist unter Beachtung des Zentralvenendrucks die Infusionstherapie anzupassen und durch Gabe von ADH (Antidiuretisches Hormon, Desmopressin [MINIRIN®, 1–4 µg langsam i.v.) gegenzusteuern.

Diabetes insipidus

i Einen zusätzlichen intraoperativen Überwachungsparameter kann die **Beobachtung einer Liquordrainage** darstellen, die zur Druckentlastung im Liquorsystem entweder schon installiert ist oder unmittelbar vor Schnitt angelegt wird. Mehr als 40–60 ml/h Liquor dürfen nur nach Rücksprache abgelassen werden, da sonst eine Überdrainage und retrokaudale Einklemmung droht.

Liquordrainage

i Bei einer **chirurgisch unstillbaren Blutung** kann die Applikation von rekombinantem Faktor VIIa [NOVOSEVEN®] kritisch erwogen werden. Die Wirksamkeit in einigen Situationen ist durch Fallberichte in der Literatur beschrieben („Off-Label-Use"), in denen die Applikation als Ultima Ratio bei chirurgisch nicht beherrschbaren Blutungen eingesetzt wurde. In dieser Situation wurden u.U. mehrmals 90–120 µg/kg KG langsam intravenös appliziert, wobei auf Normothermie geachtet und ein ausgeglichener Säure-Basen-Haushalt vorliegen muss (s. Allgemeiner Teil, Kap. 18/16 „Patienten mit Gerinnungsstörungen ").

chirurgisch unstillbare Blutung

Postoperative Besonderheiten

Die **rasche postoperative Kooperationsfähigkeit des Patienten** ist **wichtig**, um im Vergleich zum präoperativen neurologischen Status neu aufgetretene Veränderungen sofort erkennen zu können. Insbesondere müssen direkte Eingriffsfolgen wie Hirnödem, Nachblutung oder Ischämie sofort erkannt werden, um daraus individuell abgestimmte Korrekturmaßnahmen abzuleiten. Es ist daher zwingend geboten, alle Patienten nach einem intrazerebralen Eingriff **neurologisch engmaschig zu überwachen**, um sofort bei Veränderungen des Neurostatus entsprechende diagnostische Schritte (z.B. CCT) zu veranlassen. Deshalb ist die klinische Beurteilung nach einer Kraniotomie so wichtig.

Intensivüberwachung obligatorisch

Neu aufgetretene neurologische Probleme können das postanästhesiologische Risiko erhöhen, indem z.B. durch nerval abgeschwächte Schutzreflexe die Aspirationsgefahr gesteigert oder durch eine allgemeine Vigilanzminderung die Atmung bzw. das Freihalten der Luftwege gestört ist.

9 Augenheilkunde

Benzing A

Besonderheiten der Anästhesie

Folgende Besonderheiten sind bei einer Anästhesie in der Augenheilkunde zu beachten:

1. Viele Patienten werden in einer **Regionalanästhesie des Auges** (v.a. in Peri- oder Retrobulbäranästhesie) operiert, die **Komplikationen** mit sich bringen kann.

Komplikationen Regionalanästhesie

i Komplikationen der Regionalanästhesie des Auges, bei denen ein Anästhesist gefordert ist, sind **zentralnervöse Komplikationen der Lokalanästhetika** wie generalisierter Krampfanfall, Atem- und Kreislaufstillstand.[3,4,9,10,12] Die **Behandlung** besteht in Krampfbehandlung, Intubation, Wiederbelebung und symptomatischer Therapie (s. Allgemeiner Teil, Kap.6/5 „Lokalanästhetika").

2. Häufig werden ältere Menschen mit **relevanter Komorbidität** (z.B. Diabetes mellitus, Herzinsuffizienz, koronare Herzkrankheit, M. Parkinson u.a.) operiert.

Komorbidität

i Die bei Patienten, die am Auge operiert werden müssen, häufig bestehende Komorbidität bedarf einer **sorgfältigen präanästhesiologischen Evaluation und postoperativen Überwachung** (s. Allgemeiner Teil, Kap. 2 „Präanästhesiologische Diagnostik").

3. Das **Auge** muss **ruhig gestellt** sein **(Mikrochirurgie)**.

Ruhigstellung des Auges

i Die Ruhigstellung des Auges kann durch eine **tiefe Anästhesie und Muskelrelaxation** erreicht werden. Der Grad der Muskelrelaxation muss überwacht werden (s. Allgemeiner Teil, Kap. 9/3 „Neuromuskuläres Monitoring").

4. Eine **Kontrolle des Augeninnendrucks** ist **nötig**.

Kontrolle des Augeninnendrucks

i Ein Anstieg des Augeninnendrucks (**intraokularer Druck, IOD**) bei penetrierenden Augenverletzungen oder während einer Operation kann das Auge und den Operationserfolg gefährden. Dasselbe gilt für die Narkoseeinleitung. Deshalb müssen **Anstiege des IOD vermieden** werden.

Der normale IOD beträgt 12–20 mm Hg. Faktoren, die physiologischerweise den Augeninnendruck beeinflussen, sind in Tab. 1 zusammengefasst:[2,7,11]

Faktor	Bemerkung
arterieller Blutdruck	– geringfügige Änderung des IOD gleichsinnig mit der Blutdruckänderung
Venendruck	– starke Beeinflussung des IOD (Anstieg des Venendrucks hemmt Abfluss des Kammerwassers) – Husten: IOD steigt massiv an – Valsalva-Manöver, Trendelenburg-Lagerung erhöhen den IOD
Atmung	– Hyperkapnie steigert IOD, Hyperventilation senkt IOP – Hypoxie: geringer IOP-Anstieg
Peribulbäranästhesie	– Volumenzunahme in der Orbita; Ischämie möglich

Tab. 1: Faktoren, die den Augeninnendruck beeinflussen

Allgemeinanästhesie/ Augeninnendruck

ℹ **Nahezu alle für** eine **Allgemeinanästhesie verwendeten Pharmaka senken** den **IOD. Ausnahmen** sind Succinylcholin[13] und Ketamin.[2,11] Der Succinylcholin-induzierte IOD-Anstieg kann durch Präkurarisierung,[6] Propofol/Alfentanil[14] oder Remifentanil[1] verhindert werden.

Die **Laryngoskopie** zur Intubation kann zum **IOP-Anstieg** führen, die Einlage einer Larynxmaske hat kaum Auswirkungen auf den IOD.

okulokardialer Reflex

5. okulokardialer Reflex

ℹ Beim okulokardialen Reflex kommt es durch mechanische Manipulationen am Auge zu einer **vagalen Reaktion:** Bradykardie, AV-Knoten-Rhythmus, AV-Blockierung oder Asystolie.

Was tun?

ℹ Die empfohlenen Vorgehensweise bei okulokardialem Reflex besteht in der **Beendigung der mechanischen Manipulation** am Auge durch den Operator und der Gabe von **Atropin** 0,5 mg i.v.

Spezielle Eingriffe

perforierende Augenverletzung

Perforierende Augenverletzung

- Besonderheiten: Patienten in der Regel nicht nüchtern; Augeninnendruck darf keinesfalls ansteigen
- Anästhesie:
  - Ileuseinleitung in tiefer Narkose: Remifentanil 0,3–0,5 µg/kg/min (nach Beginn der Infusion 2–3 min warten, bis der

Patient Wirkung angibt) + Propofol 2–3 mg/kg i.v., Succinylcholin 1 mg/kg, endotracheale Intubation

– Aufrechterhaltung der Anästhesie mit Remifentanil/Inhalationsanästhetikum oder Remifentanil/Propofol

- Narkoseausleitung: Husten vermeiden

Schieloperation

- Besonderheiten: häufig ambulant durchgeführt
- Anästhesie:
  – Vermeidung von Succinylcholin, ansonsten alle Anästhetika/Relaxanzien möglich
  – okulokardialer Reflex bei Kindern häufiger als bei Erwachsenen
- postoperativ: häufig postoperative Übelkeit und Erbrechen; Prophylaxe:
  – intraoperativer Flüssigkeitsersatz 30 ml/kg/h[5]
  – Dexamethason 0,25 mg/kg i.v.[8]

Katarakt-Operation

- Besonderheiten: Patienten sollen möglichst 24 h postoperativ nicht husten
- Anästhesie: alle Anästhetika/Relaxanzien möglich
- postoperativ: Husten vermeiden

Glaukom-Operation

- Besonderheiten: Augeninnendruck präoperativ erhöht
- Anästhesie: Vermeidung von Augeninnendruckanstiegen; kein Succinylcholin, kein Ketamin
- postoperativ: Husten und Erbrechen vermeiden

Netzhautablösung und Hornhautoperationen

Netzhautablösung/ Hornhautoperationen

- Anästhesie: alle Medikamente möglich
- postoperativ: Husten, Pressen und Erbrechen vermeiden

Vitrektomie

Vitrektomie

- Besonderheit: relativ lang dauernder Eingriff
- Anästhesie: alle Medikamente möglich

Elektroretinografie, evozierte visuelle Potenziale

Elektroretinografie

- Besonderheiten:
    - Narkose nur bei Kindern notwendig
    - Anästhetika können mit dem Untersuchungsverfahren interferieren
- Anästhesie: nur wenig wissenschaftliche Untersuchungen. Eine Kombination von niedrig dosierten Opioiden, Inhalationsanästhetikum und ggf. nichtdepolarisierendem Relaxans beeinflusst die Untersuchung wahrscheinlich kaum.

Tränengangsondierung/-spülung

Tränengangsondierung/-spülung

- Besonderheiten: Aspirationsgefahr durch Spülflüssigkeit
- Anästhesie: Intubation; alle Medikamente möglich

10 Hals-Nasen-Ohren-Heilkunde

Mols G

Präoperative Phase

Eine wichtige Aufgabe in der präoperativen Phase ist die **Evaluierung eines potenziell schwierigen Atemwegs**.

schwieriger Atemweg?

Entzündliche oder neoplastische Prozesse in der HNO verursachen häufig Atemwegsprobleme. Daher muss diesem Aspekt bei der Prämedikationsvisite besondere Aufmerksamkeit geschenkt werden. Zusätzlich zu den in der Anästhesie üblicherweise verwendeten Kriterien zur Beurteilung des Atemwegs sollte bei jedem Patienten der **HNO-ärztliche Spiegelbefund** vorliegen (bei Tumoren zusätzlich CT, NMR). Der Spiegelbefund gibt v.a. Auskunft über den Larynx. Supra- und insbesondere subglottische Stenosen werden hingegen nur unzureichend beschrieben. Da der Spiegelbefund häufig mit einem fiberoptischen Instrument erhoben wird, lässt sich aus einem unauffälligen Spiegelbefund nicht auf einen unproblematischen Atemweg schließen.

Spiegelbefund

Hinweise auf einen möglichen schwierigen Atemweg sind:

weitere Anhaltspunkte

- Luftnot
- Stridor
- Schluckbeschwerden
- Speichelfluss

Patienten mit Tumoren im HNO-Bereich leiden häufig an einer Abhängigkeit von Alkohol und Nikotin. Patienten mit schweren **Entzugssymptomen** sollten postoperativ auf eine **Wachstation** verlegt werden. Bei vielen Alkoholabhängigen können Entzugssymptome durch die prä- und/oder intraoperative Gabe von **Clonidin** unterdrückt werden.

Alkohol-/ Nikotinabhängigkeit

Narkoseeinleitung

Strategie

gut steuerbare Anästhetika

Für die meisten HNO-Eingriffe müssen **starke protektive Reflexe überwunden** werden. Daher ist der intraoperative Stress meist verhältnismäßig groß. Hingegen sind die postoperativen Schmerzen häufig überraschend gering, da die Operateure bei den meisten Eingriffen das **Operationsgebiet mit Lokalanästhetika** (mit Vasokonstriktor!) **infiltrieren**. Daher sind in der HNO **gut steuerbare Anästhetika** zu bevorzugen, mit denen einerseits eine tiefe Narkose und andererseits ein promptes Erwachen und eine schnelle Wiederherstellung der Schutzreflexe sichergestellt werden kann. Ein **zügiges Erwachen** ohne Narkose- und Relaxanzienüberhang **ist wichtig** bei Eingriffen mit postoperativer Beeinträchtigung des Atemwegs (Tonsillektomien, Kehlkopf- und Tumorchirurgie).

Medikamente

Anästhetika

Besonders geeignete **Anästhetika** sind Propofol, Remifentanil, Desflurane. Für die oft kurzen Eingriffe in der HNO sind **kurz wirksame Substanzen** trotz ihres an sich höheren Preises **wirtschaftlich sinnvoll**. Im Vergleich zu älteren, schlechter steuerbaren Substanzen lassen sich damit die für die Gesamtkosten wichtigen Personalkosten reduzieren bzw. bei gleichen Personalkosten mehr Eingriffe durchführen.

Relaxanzien

Relaxanzien sollten bei vielen Eingriffen in der HNO so **sparsam** wie möglich verwendet werden, um dem Operateur eine intraoperative Stimulation des N. facialis (z.B. bei Parotischirurgie) zu ermöglichen und um (bei kurzen Eingriffen) einen Überhang zu vermeiden.

Tubusfixation

Für Eingriffe in der Mundhöhle, im Rachen und an der Nase muss der **Endotrachealtubus oder die Larynxmaske am Unterkiefer fixiert** werden, damit der Operateur ungehinderten Zugang zum Operationsgebiet hat. Besonders bei Einsetzen des HNO-Mundspatels und anderer HNO-ärztlicher Instrumente besteht das Risiko der Tubusdislokation und -verlegung. Während **manueller Beatmung** lassen sich solche Probleme am schnellsten erkennen.

Intubationsmethoden für den schwierigen Atemweg

Für die **endotracheale Intubation** stehen **mehrere Methoden** zur Verfügung. In jeder HNO-Abteilung, die Tumorpatienten versorgt, muss die Möglichkeit zur fiberoptischen Intubation, zur starren Bronchoskopie und zur Tracheo-/Koniotomie bestehen. In letzter Zeit gewinnen die Laryngoskope nach Bullard[1,2,3] und Bonfils[6,7] zunehmend an Bedeutung. Sofern die Maskenbeatmung möglich ist, kann damit manche technisch und apparativ aufwändigere fiberoptische Intubation vermieden werden. Einen **Algorithmus für den schwierigen Atemweg** bietet Abb. 1. Das Kapitel 8/2 des Allgemeinen Teils bietet weitere Informationen über den schwierigen Atemweg.

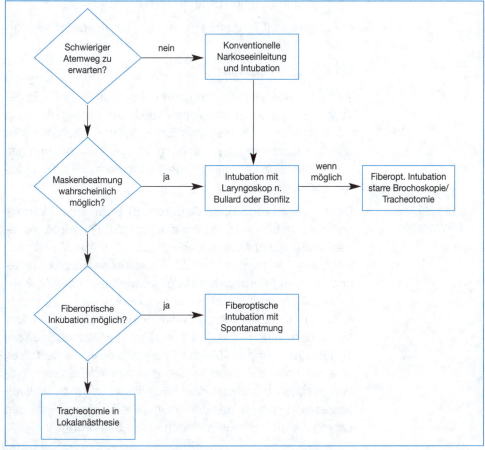

Abb. 1: Algorithmus „schwieriger Atemweg"

S. 1146

fiberoptische Intubation
- Die **fiberoptische Intubation** ist nach wie vor der **Goldstandard** für das Management des schwierigen Atemwegs. Dabei muss die **Spontanatmung** des Patienten **erhalten** werden, um den Intubationsversuch jederzeit abrechen zu können.

  Die wache fiberoptische Intubation kann durch Lokalanästhesie und leichte Analgosedierung für den Patienten akzeptabel gestaltet werden:

Vorgehen
- vasokonstringierende Nasentropfen
- Lokalanästhesie der Nasenschleimhaut (Lidocain-Spray)
- O_2-Zufuhr über eine Nasensonde
- Remifentanil i.v. 0,05–0,1 µg/kg/min
- ggf. kleine Boli Propofol (10 mg) bis zur erwünschten Wirkung
- fiberoptische Intubation

  Die Methode findet ihre **Grenzen** bei großen Tumoren in der Nase und an der Rachenhinterwand, bei laryngealen und subglottischen Stenosen und bei großen supralaryngealen Prozessen, die den Larynxeingang überdecken. In derartigen Fällen sollte von vornherein eine Tracheotomie in Lokalanästhesie erwogen werden.

Bullard-/Bonfils-Laryngoskope
- Die **Laryngoskope nach Bullard und Bonfils** sind speziell geformte Instrumente, die mit einer starren Fiberoptik versehen sind (s. dazu Allgemeiner Teil, Kap. 8/2, Abb. 6 und 15). Bei beiden Methoden wird der **Endotrachealtubus auf** einem **starren Führungsdraht aufgefädelt** und unter fiberoptischer Sicht in die Trachea vorgeschoben. Beide Verfahren erfordern eine **tiefe Anästhesie** und die Möglichkeit zur Maskenbeatmung. Bei Prozessen in der Mundhöhle, am Zungengrund und im oberen Pharynx stellen die Verfahren eine sinnvolle, zeit- und kostensparende Alternative zur fiberoptischen Intubation dar. Sowohl die korrekte Indikationsstellung als auch der manuelle Umgang mit den Laryngoskopen erfordern jedoch einige **Erfahrung**.

- Selbst bei harten Tumorstenosen im Oropharynx kann die Trachea häufig mit dem **starren Bronchoskop** intubiert werden. Bestimmte Modelle sind mit einem Jet-Kanal, welcher für eine Test-Beatmung während der Bronchoskopie dient, ausgestattet. An anderen kann ein manuelles Beatmungssystem angeschlossen werden. Zur Beatmung ist es bei letzteren allerdings erforderlich, das proximale Ende des Bronchoskops manuell abzudichten. Nach (Re-)Oxygenierung kann dann über einen eingeführten Bougie ein konventioneller Endotrachealtubus eingebracht werden.
  Das starre Bronchoskop als **potenziell traumatisierendes Instrument** eignet sich **für die unerwartete schwierige Intubation** in Situationen, in denen eine fiberoptische Wachintubation nicht möglich ist, und für Patienten, bei denen trotz schwierigstem Atemweg eine Tracheotomie vermieden werden sollte. Seine **Anwendung** bleibt meist **dem HNO-Arzt vorbehalten**, da Anästhesisten nur selten über ausreichende Erfahrung mit dem Instrument verfügen.

  starres Bronchoskop

- Tumorstenosen im Bereich des Larynx können mitunter mit normalen Endotrachealtuben nicht passiert werden. Pädiatrietuben sind dafür ebenso wenig geeignet, da sie zu kurz und zu weich sind. In derartigen Situationen kann die Intubation mit einem dünnen, relativ starren und normal langen **Mikrolaryngoskopie-Tubus** versucht werden. Allerdings ist zu bedenken, dass der starre Tubus ein **Trauma setzen** kann. Bei vorbestehender Stenose kann eine leichte Schwellung oder Blutung die bis dahin vielleicht einfache Maskenbeatmung völlig unmöglich machen. Drastischer ausgedrückt: Mit einem Mikrolaryngoskopie-Tubus hat man **meist nur einen Intubationsversuch** – bei Misslingen muss oft zügig tracheotomiert oder koniotomiert werden.

  Mikrolaryngoskopie-Tubus

- Die Tracheotomie **in Lokalanästhesie** ist **die invasivste Form der Atemwegssicherung**. Sie ist dann zu erwägen, wenn alle anderen Optionen wahrscheinlich fehlschlagen würden, wenn der Patient mit schwerem Stridor schon Zeichen der Hypoxie zeigt oder wenn bei schwieriger Intubation aus HNO-ärztlichen Gründen (geplante Bestrahlung etc.) ohnehin die Indikation zur Tracheotomie besteht.

  Tracheotomie

Anästhesie bei bestimmten operativen Eingriffen

Besonders bei hypoxischen Patienten sollte der Anästhesist während der Tracheotomie anwesend sein. Die stridoröse Atmung des Patienten kann mit **vorsichtiger Maskenbeatmung** unterstützt werden. Diese Maßnahme dient nicht nur der Oxygenierung, sondern erleichtert die oft schwer beeinträchtigte Ventilation, die bei dem Patienten stärksten Stress verursachen kann. Außerdem kann eine gewisse Stressabschirmung mit vorsichtiger Analgosedierung erreicht werden.

Intraoperative Phase

gut steuerbare Anästhetika

Bei vielen HNO-ärztlichen Eingriffen wie Panendoskopien, Adenotomien, Tonsillektomien u.a. kommt es zu **starken Schwankungen des chirurgischen Stimulus**. Analog zum oben bezüglich der Narkoseeinleitung Gesagten sollten **kurz wirksame, gut steuerbare Substanzen** bevorzugt werden.

Der Einsatz von **Lachgas** sollte in der HNO **kritisch beurteilt** werden. HNO-Eingriffe gehen meist mit einem erhöhten Risiko für Übelkeit und Erbrechen einher. Besonders problematisch erscheint der Einsatz von Lachgas bei krankhaften oder iatrogenen Verschlüssen des Mittelohrs.

Postoperative Phase

Wechsel der Trachealkanüle

Nach frischer Tracheotomie sollte die Trachealkanüle **nur in Anwesenheit des bzw. durch den HNO-Arzt** gewechselt werden. Erst nach einigen Tagen haben sich die Wundränder soweit adaptiert, dass eine Via falsa der neuen Trachealkanüle nicht mehr zu befürchten ist.

Spezielle Eingriffe

Septumchirurgie

Septumchirurgie

Nach Septumchirurgie wird meist die **Nase austamponiert**, sodass der Patient nur **über** den **Mund atmen** bzw. mit der Maske beatmet werden kann. Daher sollte der Tubus erst entfernt werden, wenn der Patient wach und vollständig kooperativ ist. Bei evtl. notwendiger Maskenbeatmung nach Extubation ist ein **Guedel-Tubus** sehr hilfreich, um die Beatmung über den Mund zu ermöglichen.

Adenotomie und Tonsillektomie

Beide Eingriffe können in Intubationsnarkose oder mit einer Larynxmaske durchgeführt werden, wobei letztere keinen Schutz vor Blutaspiration bietet.

Bei beiden Eingriffen kommt es intra- und insbesondere **postoperativ** gelegentlich zu erheblichen **Nachblutungen**. Schon zur Narkoseeinleitung (oder bei der Prämedikation) sollte ein **peripheres Analgetikum** verabreicht werden. Diclofenac hat gute analgetische und antiphlogistische Eigenschaften. Sein Einsatz bei Tonsillektomien ist jedoch wegen möglicher Nachblutungen nicht unumstritten.[4,5,8]

Kehlkopf- und Laserchirurgie

Kehlkopf- und kehlkopfnahe Eingriffe werden häufig laserchirurgisch durchgeführt. Dabei ist zu beachten, dass die meisten **(metallarmierten) Lasertuben nicht für** die **fiberoptische Wachintubation** verwendet werden können (mangelnde Flexibilität, Trauma-Risiko, Cuff-Schläuche im Lumen). Nach Intubation müssen die beiden Cuffs mit Wasser oder Kochsalzlösung vorsichtig gefüllt werden. Nach Auskultation sollte die korrekte Lage mit einem Filzstift markiert werden, da die meisten Lasertuben keine aufgedruckte Markierung aufweisen. Vor der Extubation sollte die Wasserlösung in den Cuffs gegen Luft ausgetauscht werden, damit die Cuffs zum Zeitpunkt der Extubation schnell entlastet werden können.

Panendoskopie

Panendoskopien werden üblicherweise mit starren Instrumenten durchgeführt. Für den kurzen Eingriff ist eine **sehr tiefe Narkose** erforderlich. Wegen der damit verbundenen **Perforationsgefahr** müssen Husten und Pressen insbesondere bei der Ösophagoskopie sicher vermieden werden. Dazu ist eine **Muskelrelaxierung** wünschenswert.

Tumoroperationen

Patienten mit Tumoren im HNO-Bereich konsumieren oft größere Mengen von **Alkohol** und **Nikotin**. Das prädisponiert zu **Entzugssymptomatik** und **Leber- und Lungenfunktionsstörungen**. Für die präoperative Diagnostik ist die klinische Untersuchung in Verbindung mit Standartlaborwerten (Quick, PTT) jedoch meist völlig ausreichend. Daneben ist die endotracheale Intubation häufig erschwert (s.o.). Das Vorgehen bei der Narkoseein- und -ausleitung muss individuell evtl. in enger Absprache und/oder Kooperation mit dem HNO-Kollegen erfolgen.

Cochlear Implant (CI)

Cochlear-Implant-Chirurgie, d.h. der Einsatz einer elektronischen Hörhilfe, erfolgt nur in **speziellen Zentren**. Gemeinhin wird die Durchführung einer **TIVA** empfohlen, da volatile Anästhetika die Ableitung der Elektrodenimpedanz verändern. Die postoperative Anpassung des Cochlear Implant kann dann nicht korrekt erfolgen.

11 Zahn-, Mund und Kieferchirurgie

Danzeisen O

Allgemeine anästhesiologische Aspekte in der ZMK

Präoperative Vorbereitungen

Bei Patienten in der Mund-, Kiefer- und Gesichtschirurgie ist mit einem gehäuften Auftreten von **Intubationsschwierigkeiten** zu rechnen. Vor allem bei Patienten mit Tumoren im Gesichts-Hals-Bereich ist die Inzidenz von schwierigen Intubationen sechsfach höher (15,7 %) als bei Patienten in anderen Bereichen (2,5 %).[3] Daher ist eine **sorgfältige Anamnese und klinische Untersuchung** notwendig, um das anästhesiologische Management anzupassen (zu Prädiktoren und klinischen Warnhinweisen siehe Allgemeiner Teil, Kap. 8/2 „Schwieriger Atemweg").

sorgfältige Anamnese und Statuserhebung

Im Vordergrund stehen dabei:

- anatomische Veränderungen (Tumoren, Abszesse, Missbildungen, Zahnstatus)
- Voroperationen und Bestrahlungen (alte Narkoseprotokolle)
- Beeinträchtigung der oberen Atemwege (**Stridor**, Schluckstörung)

Cave: Bei Patienten, die bereits eine Einschränkung der Spontanatmung aufweisen (Tumoren, Schlafapnoe), sollte auf eine stark sedierende Prämedikation verzichtet werden, um eine Ateminsuffizienz zu vermeiden.

sedierende Prämedikation vermeiden

Atemwegssicherung

Bei Eingriffen in der Zahn-, Mund- und Kieferchirurgie „konkurrieren" Anästhesist und Operateur oftmals um dasselbe Arbeitsfeld. Gemeinsame Absprachen sind daher äußerst wichtig:

Absprache mit Operateur

- oftmals **nasale Intubation** und Ausleitung der Beatmungsschläuche über die Stirn nötig (s. Allgemeiner Teil, Kap. 8/1 „Sicherung der Atemwege")

- **sichere Tubusfixierung,** da intraoperativ der Zugang erschwert oder ggf. nicht mehr möglich ist

- genaue **Planung des Vorgehens und Absprache** mit dem Operateur bei erwarteten Intubationsschwierigkeiten, die Intubation ggf. in Tracheotomiebereitschaft (s. Allgemeiner Teil, Kap. 8/2 „Schwieriger Atemweg")

- **Cave:** Bei Patienten mit **Kieferklemme** (schmerzbedingt, entzündlich, traumatisch oder paraneoplastisch) kann eine konventionelle Intubation unmöglich sein, daher großzügige Indikationsstellung für eine **fiberoptische Intubation des wachen Patienten**.

- Patienten mit liegender intermaxillärer Fixierung werden primär fiberoptisch intubiert.

Gefahr der Tubusdislokation durch Manipulation

Da intraoperativ der **Zugang zu den Atemwegen** durch das Operationsgebiet und die Abdeckung **stark eingeschränkt** ist, sollten Tubus und Schläuche besonders sorgfältig gesichert werden, um eine Diskonnektion bzw. ein Abknicken zu vermeiden.

Bei intraoperativ neu auftretenden Beatmungs- bzw. Oxygenierungsproblemen sollte daher immer sofort die korrekte Tubuslage überprüft werden, da durch Verwendung von Sperrern und durch Umlagern des Kopfes durch den Operateur die **Gefahr einer Tubusdislokation bzw. akzidentiellen Extubation** besteht.

primäre fiberoptische Intubation

Die **primäre fiberoptische Intubation** beim wachen, spontan atmenden Patienten stellt heutzutage das **Verfahren der Wahl bei erwarteter schwieriger Intubation** dar. Dabei handelt es sich um ein risiko- und komplikationsarmes Verfahren, das eine hohe Erfolgsrate aufweist und durch die erhaltene Spontanatmung/Schutzreflexe eine maximale Patientensicherheit schafft.

submentale Ausleitung

Bei Patienten, bei denen eine **nasale Intubation kontraindiziert** (komplexes Gesichtsschädeltrauma mit Schädelbasisbeteiligung) **und gleichzeitig** eine **orale Intubation nicht erwünscht** ist (intermaxilläre Fixierung), stellt die Ausleitung des endotrachealen Tubus ein Problem dar. Da eine Tracheotomie oftmals vermieden werden soll, stellt die **submentale Tubusausleitung** eine Alternative dar.[1]

Zahn-, Mund und Kieferchirurgie

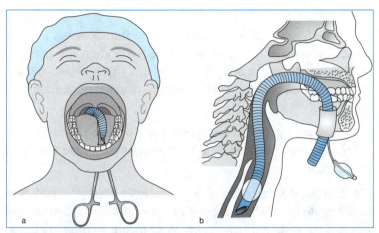

Abb. 1: Submentale Tubusausleitung

Dabei wird nach konventioneller Intubation mit einem Spiraltubus das Tubusende medial des Mandibulaunterrandes ausgeleitet. Wegen potenzieller Komplikationen (Schädigung des N. facialis/lingualis und der Gl. submandibularis) sollten die Inzisionen durch einen Kollegen aus der ZMK durchgeführt werden. Die submentale Ausleitung stellt jedoch hierzulande **kein Standardverfahren** dar und sollte daher nur in Einzelfällen angewendet werden.

Zur Extubation kann der Tubus einfach herausgezogen werden.

Lagerung

Bei der intraoperativen Lagerung sollten folgende Punkte beachtet werden:

- **Augenschutz** durch Pflaster und/oder Salbe
- **Übermäßige Reklination des Kopfes vermeiden**, um eine Überdehnung/Kompression von Gewebe (Nerven, Gefäße) zu verhindern.
- **Gefahr der Luftembolie** da durch die Oberkörper-Hochlagerung das OP-Gebiet über Herzniveau liegt. Dadurch kann es bei Eröffnung großer Venen zu einer Aspiration von Luft kommen. Die Inzidenz ist zwar wesentlich geringer als in sitzender Position, die endexspiratorische CO_2-Konzentration sollte jedoch kontinuierlich überwacht werden!

Augenschutz!

Aspiration, Extubation

Rachentamponade

Oftmals erfolgt die **Einlage einer Rachentamponade**, um das Verschlucken von Blut und Sekret zu verhindern, da dies die postoperative Aspirationsgefahr bzw. das PONV-Risiko erhöht. Auf keinen Fall darf vergessen werden, diese vor Extubation zu entfernen.

Bei Patienten mit einer **intermaxillären Fixierung** (Draht, Gummi) muss **immer** eine **Schere** griffbereit sein, um die Fixierung im Notfall lösen zu können

Extubation beim wachen Patienten

Die **Extubation** sollte erst bei vollständig wiederhergestellten Schutzreflexen und wachem Patienten erfolgen. Gerade bei Kindern sollte darauf besonderer Wert gelegt werden, da durch Sekretansammlungen im Hypopharynx bzw. durch Manipulation beim Absaugen ein **Laryngospasmus** ausgelöst werden kann.

Applikation von Lokalanästhetika mit Vasokonstriktorenzusatz

Häufig werden Lokalanästhetika mit Vasokonstriktorenzusatz vom Operateur verwendet, um ein blutarmes und übersichtliches OP-Feld zu erreichen und die Wirkdauer der Lokalanästhesie zu verlängern. Der am häufigsten verwendete Zusatz ist **Epinephrin.** Bei der klinischen Anwendung sollten folgende Punkte beachtet werden:

Epinephrin-Konzentration
- maximale Epinephrinkonzentration: 1:100.000 (0,01 mg/ml) – 1:200.000 (0,005 mg/ml)

Adrenalin-Höchstdosis
- Bei Verwendung einer Epinephrinverdünnung von 1:100.000 sollten bei Erwachsenen nicht mehr als 10 ml in 10 min appliziert werden bzw. 30 ml/h.

Komplikationen
- Höchstdosis für Adrenalin: 0,25mg

Bei Patienten mit **eingeschränkter Koronarreserve** sollte die Verwendung von Epinephrin sehr genau abgewägt werden. Mögliche Komplikationen sind Tachykardien, hypertensive Entgleisungen, Herzrhythmusstörungen und Hyperglykämie.

Die **Beimischung von Sulfit** als Antioxidans zu Katecholaminen kann bei prädisponierten Patienten (Asthma bronchiale) zu einer schweren allergischen Reaktion bis hin zum anaphylaktischen Schock führen.

i In einer Studie von Lipp et al.[3] wurden die **Plasmakonzentrationen von Adrenalin** nach Injektion eines Lokalanästhetikums mit einem Adrenalinzusatz gemessen. Bei Plasmakonzentrationen von 100–300 ng/l kommt es zu einer Steigerung der Herzfrequenz, und Konzentrationen > 500 ng/l entsprechen der Belastung bei schwerer körperlicher Arbeit. Nach Applikation von 2 ml einer Lokalanästhetika/Adrenalin (1:100.000)-Mischung wurde eine Adrenalin-Plasmakonzentration von ca. 600 ng/l gemessen. Die Verwendung eines Adrenalinzusatzes bei kardial eingeschränkten Patienten sollte daher äußerst vorsichtig erfolgen, zumal die endogene Plasmakonzentration wegen eines gesteigerten Sympathikotonus aufgrund des „Angst-Schmerz-Spannungs-Syndroms" erhöht ist.[4]

Postoperative Versorgung

Wegen der Gefahr der **postoperativen Atemwegsverlegung** (Schwellung, Blutung) sollte die respiratorische Funktion des Patienten engmaschig kontrolliert werden. Bei neu auftretendem Stridor oder Oxygenierungsproblemen sollte frühzeitig erfahrene Hilfe angefordert und ggf. die Verlegung auf eine Intensivstation veranlasst werden.

Cave: postoperative Atemwegsverlegung

Besonderheiten bei speziellen Eingriffen

Bei fast allen Eingriffen in der ZMK sind sowohl eine **balancierte Anästhesieführung** als auch eine **TIVA** möglich.

Narkoseverfahren

Zur **Relaxierung** eignen sich kürzer wirksame und gut steuerbare Substanzen (Mivacurium, Cisatracurium, Vecuronium).

Die **Intubationsart** (oral/nasal) **und** die **Tubusfixierung** sollten mit dem Operator abgesprochen sein und passende Tuben (Spiraltubus, RAE: anatomisch geformter Tubus, nach den Erfindern **R**ing-**A**dair-**E**lwyn benannt) verwendet werden.

Patienten mit **Risikofaktoren für postoperatives Erbrechen** (PONV) sollten eine Prophylaxe erhalten, v.a. wenn eine intermaxilläre Fixierung angebracht wird.

PONV-Prophylaxe

PONV-Risiko **i** Der Gegenstand einer Studie von Apfel et al.[2] war die **systematische Bestimmung der Effektivität einer antiemetischen Prophylaxe** mit Einzelmaßnahmen und ihrer Kombination in einem faktoriellen Design, das bis zu Dreifachinteraktionen zwischen allen antiemetischen Strategien analysieren sollte. In einer randomisierten, doppelblinden, kontrollierten Studie erhielten 5.199 Patienten mit einem hohen PONV-Risiko eine von 64 möglichen Kombinationen der folgenden 6 Einzelmaßnahmen:

1. 4 mg vs. kein Ondansetron
2. 4 mg vs. kein Dexamethason
3. 1,25 mg vs. kein Droperidol
4. Propofol vs. volatile Anästhetika
5. Luft vs. Lachgas
6. Remifentanil vs. Fentanyl

Primärer Zielparameter war PONV innerhalb der ersten 24 h nach Narkoseende. Ausgewertet wurden Daten von 5.123 Patienten (randomisiert für 4 Interventionen) bzw. 4.086 Patienten (randomisiert für 6 Interventionen). Die Verwendung von Remifentanil verminderte im Vergleich zu Fentanyl die Häufigkeit von PONV nicht. Ondansetron, Dexamethason und Droperidol reduzierten das relative PONV-Risiko um jeweils 26 %. Propofol reduzierte das relative Risiko um 19 % und Luft um 12 %; die Kombination von Luft und Propofol zusammen als totale intravenöse Anästhesie (TIVA) war damit ähnlich effektiv wie die Gabe eines Antiemetikums.

Die Wirksamkeit aller Interventionen war unabhängig voneinander und unabhängig vom PONV-Risiko des Patienten. Damit lässt sich die relative Risikoreduktion nach Kombinationen antiemetischer Maßnahmen aus dem Produkt der einzelnen relativen Risikoreduktionen bestimmen. Folglich ist die absolute Risikoreduktion direkt abhängig vom jeweiligen PONV-Ausgangsrisiko des Patienten. Die untersuchten antiemetischen Maßnahmen (inklusive TIVA) reduzieren das relative Risiko von PONV gleichermaßen und unabhängig voneinander. Eine Prophylaxe ist daher bei einem niedrigen Risiko selten indiziert. Bei Patienten mit einem mittleren Risiko ist v.a. eine einfache Prophylaxe vernünftig. Bei Patienten mit einem hohen oder sehr hohen PONV-Risiko und bei Patienten, für die PONV ein erhöhtes medizinisches Risiko darstellt, erscheint eine Kombination antiemetischer Maßnahmen indiziert.

Zahnsanierung, Zahnextraktion

- oft geistig behinderte Kinder zur ambulanten Operation (Begleiterkrankungen, Narkoseführung anpassen)
- engmaschige postoperative Überwachung und **Betreuung** nötig
- Endokarditisprophylaxe bei erhöhtem Endokarditisrisiko

i Eine **Endokarditisprophylaxe** ist bei Patienten mit hohem Endokarditisrisiko (nach Herzklappenoperationen, abgelaufener Endokarditis) und bei Patienten mit mäßigem Endokarditisrisiko (angeborene und erworbene Vitien, außer bei ASD und Mitralklappenprolaps) erforderlich. Die Empfehlungen der American Heart Association sehen bei diesen Patienten Amoxicillin als Mittel der Wahl bei oropharyngealen Eingriffen vor. Patienten mit einer Penicillin-Allergie sollen bei hohem Risiko Vancomycin und Patienten mit einem mäßigen Risiko Ofloxacin erhalten.[4] S. zum Thema auch Allgemeiner Teil Kap. 6/7 „Antibiotikaprophylaxe". — *Endokarditisprophylaxe*

Kraniofaziale Operationen (Lippen-Kiefer-Gaumen-Spalte, Pierre-Robin-Syndrom)

- Korrektur wird zum frühestmöglichen Zeitpunkt durchgeführt — *Zeitpunkt der Durchführung*
    - Lippenspalte: Mindestalter 12 Wochen, Gewicht > 3500 g
    - Gaumenspalte: Mindestalter 9–12 Monate
- gehäuftes Auftreten von Begleitfehlbildungen (kongenitale Herzfehler), daher sorgfältige präoperative Abklärung — *Begleitfehlbildungen*
- **Cave:** häufig schwierige Intubation bei Pierre-Robin-Syndrom (s. Allgemeiner Teil, Kap. 8/2 „Schwieriger Atemweg")
- Bei einer Lippenplastik darf die Tubusfixierung den Mundwinkel oder die Oberlippe nicht verziehen!
- intraoperatives Monitoring an OP-Dauer und Begleiterkrankungen anpassen (Arterie, Dauerkatheter, Temperatursonde, Magensonde, ggf. zentraler Venenkatheter)

Kieferorthopädische Eingriffe

Aufgrund der **veränderten kraniofazialen Anatomie** bei kieferchirurgischen Patienten (Dysgnathie) können gehäuft Intubations-/Ventilationsprobleme auftreten. Die **Indikation zur fiberoptischen Intubation** des wachen Patienten sollte daher **großzügig** gestellt werden. — *fiberoptische Wachintubation*

- meistens postoperative intermaxilläre Fixierung (**cave:** PONV)
- oftmals längere Eingriffe (Blasenkatheter bei OP-Dauer > 4 h)

Traumatologische Patienten

Kieferfrakturen

- oft erschwerte Intubation und Maskenbeatmung (Kieferklemme)
- Eine intermaxilläre Fixierung wird bei diesen Operationen standardmäßig verwendet!

Mittelgesichtsfrakturen

- Je nach Unfallhergang können erhebliche **Begleitverletzungen** (intrazerebrale Pathologien, Thorax- und Abdomentrauma) bestehen. Eine genaue Planung des operativen Vorgehens ist von entscheidender Bedeutung. Eine gemeinsame Operation verschiedener Disziplinen kann notwendig sein.
- Besondere Vorsicht ist im Rahmen der **Narkoseeinleitung** geboten, da die Patienten nicht nüchtern sind und durch die Verletzungen massive Intubationsschwierigkeiten entstehen können. Die primäre fiberoptische Intubation des wachen Patienten ist die Methode der Wahl.
- **invasives Monitoring** (Arterie, ZVK, DK) und ggf. postoperative Überwachung auf einer Intensivstation.
- Der **intraoperative Blutverlust** kann erheblich sein, ausreichend Blutprodukte sollten bereitgestellt werden.
- **Einteilung** der Mittelgesichtsfrakturen **nach Le Fort:**
  - **Le Fort I:** Fraktur unterhalb der Nasenöffnung, Absprengung des harten Gaumens und des Alveolarfortsatzes
  - **Le Fort II:** Fraktur im Bereich der Mittelgesichtspyramide (Jochbein, -bogen) und Abriss des Mittelgesichtes von der Schädelbasis; oft begleitende Augenverletzungen
  - **Le Fort III: Schädel-Hirn-Trauma!** Komplette Absprengung des Gesichtsschädels

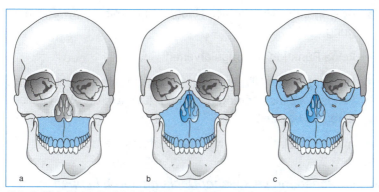

Abb. 2: Einteilung der Mittelgesichtsfrakturen nach Le Fort

Bei Verdacht auf **frontobasale Frakturen oder komplexe Mittelgesichtsfrakturen** ist eine nasale Intubation oder Magensondenanlage wegen der Gefahr der intrazerebralen Fehllage kontraindiziert!

Tumoroperationen

- anamnestisch oft **Nikotin- und Alkoholabusus** mit entsprechenden Folgeerkrankungen
- Der intraoperative Blutverlust kann erheblich sein, ausreichend Blutprodukte sollten bereitgestellt sein.
- erweitertes intraoperatives Monitoring (Arterie, ZVK, großlumige venöse Zugänge, DK, Temperatursonde)
- Bei teilweise sehr langen OP-Zeiten sollte die Lagerung des Patienten regelmäßig überprüft und seine Auskühlung verhindert werden (Wärmematte, Infusionswärmer; s. Allgemeiner Teil, Kap. 12 „Hypothermie").

Cervikale Lymphadenektomie Neck Dissektion (ND)

Neck-Dissection

Radikale Neck Dissektion: Entfernung aller Lymphknoten und -gefäße mit umgebendem Gewebe, einschließlich des M. sternocleidomastoideus, zwischen Mandibula und Clavikula

- kardiozirkulatorische Störungen durch Manipulation am Sinus caroticus und Vagusreizung

- postoperativ Gefahr der Nachblutung mit Atemwegsverlegung
- keine Punktion der Jugularvenen
- Bei beidseitiger ND kann es zu erhöhtem Hirndruck durch eine venöse Abflussstörung kommen (Ligatur der Vv. jugularis externae beidseits).
- oftmals mit intraoperativer Tracheotomie verbunden

plastische Deckung durch Lappen

Operationen mit plastischer Deckung durch Lappen

- keine Punktionen/Blutdruckmessung auf der Seite der Lappenentnahme
- Optimale Perfusion des Transplantats anstreben und hypotensive Phasen sofort behandeln. Eine ausgeglichene Bilanz soll angestrebt werden, um eine venöse Stauung des Transplantats zu verhindern.
- auch postoperativ engmaschige Kontrolle der Lappenperfusion

12 Unfallchirurgie und Orthopädie

Rensing H

Präoperative Phase

Bei **Traumapatienten** handelt es sich vorwiegend um **junge Patienten** (ASA 1 und 2), **orthopädische Patienten** dagegen sind vorwiegend **älter und multimorbid** (ASA 3).

Altersverteilung

Bei allen Patienten muss eine **ausführliche Anamnese** durchgeführt werden.

Die Anamnese der **kardialen und pulmonalen Leistungsfähigkeit** sollte erfragt werden und stellt einen sensitiven Parameter für die **Inzidenz postoperativer Komplikationen** auch nach großen Eingriffen dar. Kann der Patient problemlos 3–4 Etagen Treppen steigen, kann von einer guten Belastbarkeit und einer niedrigen Inzidenz perioperativer kardialer und pulmonaler Komplikationen ausgegangen werden.[2] Die Durchführung weiterer präanästhesiologischer Untersuchungen ist bei guter Belastbarkeit normalerweise nicht notwendig.

kardiale/ pulmonale Anamnese

Ist aufgrund ausgeprägter Bewegungseinschränkungen bei fortgeschrittener Arthrose von Hüft- oder Kniegelenk die Leistungsfähigkeit des Patienten nicht auf dem beschriebenen Weg festzustellen, sollten **alternative Belastungstests** (z.B. Handkurbelergometrie) durchgeführt werden, um eine Vorstellung von der kardiopulmonalen Belastbarkeit des Patienten zu bekommen. Ist dies nicht möglich, sollte die Durchführung einer **Echokardiographie** und einer **Lungenfunktionsprüfung** zur Beurteilung der kardiopulmonalen Situation erwogen werden. (S. dazu auch Allgemeiner Teil, Kap. 18/1 „Patienten mit kardialen Erkrankungen" und Kap. 18/3 „Patienten mit pulmonalen Erkrankungen")

Belastungstests

Häufige **Begleiterkrankungen** bei älteren multimorbiden Patienten sind:

Begleiterkrankungen

- zerebrovaskuläre Insuffizienz
- arterielle Hypertonie

- koronare Herzerkrankung
- Herzinsuffizienz
- COPD
- Diabetes mellitus
- chronische Niereninsuffizienz

Entsprechende **medikamentöse Therapien** der Begleiterkrankungen sollten bei elektiven Eingriffen **präoperativ optimiert** werden.

körperliche Untersuchung

Die **körperliche Befunderhebung** muss die **Auskultation** von Herz und Lunge beinhalten. Die **Beurteilung** der Mundöffnung, die Erhebung des Mallampati-Status, des thyromentalen Abstands und der Beweglichkeit der Halswirbelsäule sind ebenfalls zur Beurteilung der Gefahr von **Intubationsschwierigkeiten** obligat.

Bei geplanten **rückenmarksnahen Regionalanästhesieverfahren** sollte eine Inspektion und Palpation der **Wirbelsäule** durchgeführt werden. Entsprechend sollte bei geplanten peripheren Regionalanästhesieverfahren der jeweilige Punktionsort inspiziert werden.

Bei vorbestehenden Bewegungseinschränkungen oder vorbestehenden Paresen sollte präoperativ ein ausführlicher **neurologischer Status** erhoben werden.

Besonderheiten bei einzelnen Erkrankungen

Akute Traumen

Vorgehen wie beim nicht nüchternen Patienten

Patienten nach akuten Traumen sind als **nicht nüchtern** anzusehen (posttraumatische Verzögerung der Magenentleerung). Muss eine sofortige operative Versorgung erfolgen, sollte ein **alleiniges Regionalanästhesieverfahren** bevorzugt werden. Ist dies nicht möglich, muss eine **Ileuseinleitung** durchgeführt werden.

Erkrankungen des rheumatischen Formenkreises

Bei den entzündlichen Systemerkrankungen des rheumatischen Formenkreises ist die **Ätiologie meist unbekannt**. Eine genetische Disposition und Autoimmunprozesse spielen eine wesentliche Rolle in der Pathophysiologie dieser Erkrankungen. Insbesondere bei der rheumatoiden Arthritis kommt es durch eine Synovialitis zu einer chronischen Arthritis, die im progredienten Verlauf zu Gelenkdestruktionen führt, die operative Eingriffe notwendig machen.

Die **extraartikulären Manifestationen** der rheumatoiden Arthritis und der ankylosierenden Spondylitis an Herz, Lunge, Leber und Niere sind **meistens** klinisch **nicht bedeutsam**. Im Vordergrund stehen eher die **Nebenwirkungen der pharmakologischen Therapie** dieser Erkrankungen. So kann es durch die Therapie mit NSAID zu Beeinträchtigungen der Blutgerinnung kommen, durch eine Langzeitkortikoidtherapie zur erhöhten Inzidenz einer akuten Nebenniereninsuffizienz und diabetischen Stoffwechsellage. Bei einer Behandlung mit Immunsuppressiva muss von einer beeinträchtigten Immunkompetenz ausgegangen werden.

NW der medikamentösen Therapie

Rückenmarksnahe Regionalanästhesieverfahren sind grundsätzlich möglich, die Durchführung kann bei schwerwiegenden Veränderungen der Wirbelsäule jedoch deutlich **erschwert** oder unmöglich sein (insbesondere bei der ankylosierenden Spondylitis).

Skoliose-Operationen

Die **Ursache** einer Skoliose ist in etwa 85 % der Fälle idiopathisch, in 15 % der Fälle ist die Skoliose durch Neuropathien (z.B. infantile Zerebralparese), Myopathien (z.B. Muskeldystrophien) oder Osteopathien (z.B. Keilwirbel) bedingt.

Zur **Einschätzung der kardiopulmonalen Beeinträchtigung** müssen vor Skoliose-Operationen zusätzlich zu Anamnese, Einschätzung der körperlichen Belastbarkeit und Befund eine **Lungenfunktionsprüfung** und eine **Echokardiographie** durchgeführt werden. Die kardiopulmonalen Veränderungen durch die

kardiopulmonale Veränderungen

Skoliose sind für die Anästhesie bedeutsam. So kann es bei schweren Skoliosen zu einer restriktiven Ventilationsstörung mit konsekutiver pulmonaler Hypertonie kommen. Bei einer bestehenden neuromuskulären Erkrankung sollte eine zusätzliche schwere **Beeinträchtigung der Atemmuskulatur** beachtet werden.

Muskeldystrophien

Gefahr der malignen Hypothermie

Aufgrund von beschriebenen Episoden einer **malignen Hyperthermie** (s. dazu Allgemeiner Teil, Kap. 22/10 „Maligne Hyperthermie") bei Patienten mit Muskeldystrophien sollte hier eine **triggerfreie Narkose** geplant werden.

Intubationsschwierigkeiten

Ursachen

Eine erschwerte Intubation kann bei **folgenden Grunderkrankungen** auftreten:

- entzündliche Systemerkrankungen des rheumatischen Formenkreises (z.B. rheumatoide Arthritis, ankylosierende Spondylitis (M. Bechterew), Kollagenosen)
- Achondroplasie
- Skoliose
- Fusionen der Wirbel der Halswirbelsäule
- Traumen und Frakturen im Bereich von Halswirbelsäule, Ober- und Unterkiefer

Die **Indikation zur fiberoptischen Intubation des wachen Patienten** sollte bei entsprechenden Hinweisen (Anamnese, vorherige Intubationsnarkosen mit anamnestisch bekannten Intubationsschwierigkeiten, Beurteilung nach Mallampati, thyromentaler Abstand, Mundöffnung, Beweglichkeit der HWS) gestellt werden (s. dazu Allgemeiner Teil, Kap. 8/2 „Der schwierige Atemweg").

Instabilität des atlantokzipitalen Gelenks

Mit einer Instabilität des atlantookzipitalen Gelenks (C1/C2) ist bei folgenden Erkrankungen zu rechnen:

- Down-Syndrom
- ankylosierende Spondylitis
- rheumatoide Arthritis

Ursachen

Klinisch können Nackenschmerzen, Kopfschmerzen oder neurologische Symptome im Bereich der Arme oder Beine bei Nackenbewegungen imponieren. Im Zweifel sollte eine weiterführende **bildgebende Diagnostik** erfolgen. Eine **Intubation** sollte entsprechend **vorsichtig** und schonend durchgeführt werden, bzw. auch hier sollte die Indikation zur **fiberoptischen Intubation des wachen Patienten** oder zu alleinigen **Regionalanästhesieverfahren** großzügig gestellt werden.

Erwartete hohe Blutverluste

Bei Eingriffen mit erwarteten hohen Blutverlusten wie TEP-Wechsel, großen Wirbelsäuleneingriffen oder Tumorchirurgie sollte eine entsprechende Anzahl an **Blutprodukten** (mindestens 4 Erythrozytenkonzentrate) **bereitgestellt** werden.

Bereitstellung von Blutprodukten

Falls keine Kontraindikationen bestehen, sollte in diesen Fällen mindestens 4 Wochen vor dem elektiven Eingriff eine **Eigenblutspende** organisiert und durchgeführt werden. Aus der Eigenblutspende gewonnene Vollblutkonserven sind 35 Tage haltbar, ein aus der Eigenblutspende gewonnenes Erythrozytenkonzentrat ist bis zu 49 Tage haltbar. Das kürzeste Intervall zwischen den einzelnen Eigenblutspenden beträgt eine Woche.

Intraoperativ sollte falls möglich ein **Cell-Saver-System** verwendet werden.

Narkoseeinleitung

Grundsätzlich sind **alle Narkoseverfahren möglich**. In den **Entscheidungsprozess** für das gewählte Verfahren müssen

Entscheidungskriterien

Patientenwunsch, Vorerkrankungen, Vormedikation, Art und Ort des Eingriffs, Dauer der OP und die intraoperative Lagerung einfließen.

Allgemeinanästhesie — Sind eine sehr lange OP-Dauer (länger als 3 h) oder sehr hohe Blutverluste (größer 1500 ml) zu erwarten, sollte eine **Allgemeinanästhesie** bevorzugt werden (TEP-Wechsel, große Wirbelsäuleneingriffe, Tumorchirurgie).

Ist ein **intraoperativer Aufwachtest geplant**, sollten zur Narkoseeinleitung kurzwirksame Anästhetika wie Propofol oder Etomidate im Kombination mit Remifentanil verwendet werden. Das gleiche gilt für das gewählte Muskelrelaxans: kurzwirksame Muskelrelaxanzien wie Mivacurium sollten bevorzugt werden. Die Narkoseaufrechterhaltung sollte mittels TIVA mit Propofol und Remifentanil durchgeführt werden.

regionale/rückenmarksnahe Anästhesie — Bei nahezu allen **Eingriffen an den Extremitäten** können **regionale oder rückenmarksnahe Anästhesietechniken** als alleinige Anästhesieverfahren verwendet werden.

Die **Ablehnung durch den Patienten** stellt eine absolute Kontraindikation für ein Regionalanästhesieverfahren dar.

Medikamentengabe: Zeitintervalle — Die **Zeitintervalle** zwischen Antikoagulanziengabe und **Anlage einer rückenmarksnahen Anästhesie** sollten entsprechend der Leitlinien der DGAI eingehalten werden (Tab. 1; s. auch Allgemeiner Teil, Kap. 18/16 „Patienten mit Gerinnungsstörungen").

Medikament	vor Punktion/ Katheterentfernung	nach Punktion/ Katheterentfernung
unfraktionierte Heparine	4 h	1 h
niedermolekulare Heparine (low dose)	12 h	4 h
niedermolekulare Heparine (high dose)	24 h	4 h
Danaparoid (Orgaran®)	wenn möglich vermeiden	

Tab. 1: Empfohlene Zeitintervalle der Medikamentengabe vor und nach rückenmarksnaher Punktion bzw. Katheterentfernung[4]

Medikament	vor Punktion/ Katheterentfernung	nach Punktion/ Katheterentfernung
Hirudine Lepirudin (Refludan®) Desirudin (Revasc®)	10 h	4 h
Melagatran (Exanta®)	10 h	4 h
Fondaparinux (Arixtra®)	24 h	4 h
Kumarine	INR < 1,4	nach Katheterentfernung
Acetylsalicylsäure	> 2 d	nach Katheterentfernung
Clopidogrel (Iscover®, Plavix®)	> 7 d	nach Katheterentfernung
Ticlopidin (Tyklid®)	> 10 d	nach Katheterentfernung
Abciximab (Reopro®) Eptifibatid (Integrilin®) Tirofiban (Aggrastat®)	kontraindiziert	

Tab. 1: Fortsetzung

Zur **postoperativen Schmerztherapie** und zur funktionellen **Nachbehandlung** kann die Kombination einer Allgemeinanästhesie mit Regionalanästhesieverfahren erwogen werden (z.B. ITN + N.-femoralis-Katheter bei Knie-TEP).

Zur **Prozessoptimierung** sollte **bei Regionalanästhesieverfahren** eine großzügige Zeitplanung erfolgen, d.h., diese Patienten sollten frühzeitig in den OP abgerufen werden und nicht an erster Stelle im OP-Programm stehen. Eine ruhige Umgebung und ein ausreichendes Zeitfenster tragen wesentlich zur Erhöhung der Erfolgsraten der Regionalanästhesieverfahren bei.

Eine **Antibiotikaprophylaxe** ist bei allen Implantat-Eingriffen (TEP, Osteosynthesen, vordere Kreuzbandplastik) obligat und sollte zum Erreichen optimaler Gewebekonzentrationen **unmittelbar nach** der **Narkoseeinleitung** gestartet werden (siehe Allgemeiner Teil, Kap. 6/7 „Antibiotikaprophylaxe").

Antibiotikaprophylaxe

Intraoperative Phase

Lagerung

Die **Lagerung** wird nicht immer einheitlich durchgeführt und ist oftmals abhängig vom Operateur.

Die intraoperative Lagerung der Patienten ist **abhängig von Art und Lokalisation des Eingriffs**. Insbesondere bei Patienten mit vorbestehenden Bewegungseinschränkungen und Kontrakturen kann sich die Lagerung als sehr schwierig erweisen.

Eine wesentliche **Gefahr** der Lagerung stellen **Nervenschäden** dar.

Bauchlagerung

Die häufig notwendige **Bauchlagerung** kann zu schwerwiegenden **Lagerungsschäden** führen (Abknicken, Dislokation des Tubus; Hyperextension der Halswirbelsäule, Retinaschäden, Korneallasionen bei ungenügend geschützten Augen, Kompression von Blutgefäßen der oberen Extremität (Pulsoxymetrie!), Erhöhung des intraabdominellen Drucks mit erhöhter Blutungsneigung, V.-cava-Kompressionssyndrom, Nervenschäden usw.).

Lagerungshilfe

Für die Bauchlagerung hat sich der Einsatz einer **Lagerungshilfe** (ProneView®) bewährt, die durch einen Spiegel im Bereich der Lagerungsplatte und durch eine spezielle Gesichtsmaske eine Überwachung der Augen und der Tubusposition ermöglicht (Abb. 1) und so wesentliche Gefahren der Bauchlage minimiert.

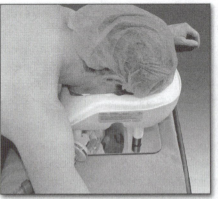
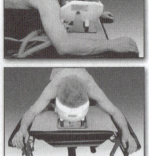

Abb. 1: ProneView®-Lagerungshilfe

Um die Gefahr eines Abknickens des Tubus zu minimieren, sollte bei Bauchlage, Seitenlage und der sog. Beach-Chair-Lagerung ein **Spiraltubus** verwendet werden.

Ein **konsequentes Wärmemanagement** (siehe Allgemeiner Teil, Kap. 12 „Intraoperative Hypothermie") sollte inzwischen als Standard angesehen werden.

Wärmemanagement

Eingriffe an der oberen Extremität

Schulter-TEP

- meistens halbsitzende Lagerung bzw. Beach-Chair-Lagerung
- Augenschutz mit Augenpflaster, Kompressen und Augenklappen beachten

  Augenschutz

- **Narkoseform:**
    - ITN, evtl. in Kombination mit interskalenärem Plexuskatheter zur Mobilisation und postoperativen Schmerztherapie (zur Schmerztherapie z.B. mit 25 ml Bupivacain 0,25 % aufspritzen oder kontinuierliche Applikation eines Lokalanästhetikums mittels Pumpe)

Eingriffe an der Schulter

- meistens halbsitzende Lagerung, bzw. Beach-Chair-Lagerung
- mögliche **Narkoseformen:**
    - ITN
    - interskalenäre Plexusblockade (intraoperative Anästhesie z.B. mit 30–50 ml Mepivacain 1 % mit Adrenalin 5 µg/ml; postoperative Schmerztherapie z.B. mit 25 ml Bupivacain 0,25 % oder kontinuierlich mittels Pumpe)
    - Kombination von ITN und interskalenärer Plexusblockade

Eingriffe an der oberen Extremität

Eingriffe am Ellenbogen

- mögliche **Narkoseformen**:
    - vertikale infraklavikuläre Plexusblockade z.B. mit 30–50 ml Mepivacain 1 % mit Adrenalin 5 µg/ml
    - Larynxmaske
    - ITN

Eingriffe an der Hand

- mögliche **Narkoseformen**:
    - vertikale infraklavikuläre Plexusblockade
    - axilläre Plexusblockade z.B. mit 30–50 ml Mepivacain 1 % mit Adrenalin 5 µg/ml
    - i.v.-Regionalanästhesie bei Eingriffen < 45 min, z.B. mit 50–60 ml Prilocain 0,5 %
    - Larynxmaske
    - ITN

Eingriffe an der unteren Extremität

Hüft-TEP-Einbau

- mögliche **Narkoseformen**:
    - ITN
    - Spinalanästhesie (SPA)
    - kombinierte Spinal-Epiduralanästhesie (CSE)

Anästhesiehöhe beachten

Bei SPA und CSE sollte eine Anästhesiehöhe bis mindestens Th12 angestrebt werden, bei ITN ist zusätzlich für die postoperative Schmerztherapie empfehlenswert: N.-femoralis-Blockade mit 20 ml Bupivacain 0,5 %, Einzelinjektion, Wirkdauer 20–24 h

Hüft-TEP-Wechsel

- mögliche **Narkoseform:**
  - ITN + N.-femoralis-Blockade (20 ml Bupivacain 0,5 %)
- mehrere großlumige Venenkatheter
- großzügige Indikation zum erweiterten hämodynamischen Monitoring (s. Allgemeiner Teil, Kap. 9/1 „Hämodynamisches Monitoring")
- Blasenkatheter zur Erfassung der Urinstundenportionen
- **Cave:** erhebliche Blutverluste möglich, großzügige Bereitstellung von Blutprodukten nötig (mindestens 4 Erythrozytenkonzentrate)!
- bei **starker Blutung** Aprotinin zur Verminderung des intra- und perioperativen Blutverlustes erwägen (2 Mio IE als Bolus, gefolgt von 0,5 Mio IE/h über einen Zeitraum von 6 h)[5,7]
- Rückführung von Drainageblut zur Fremdbluteinsparung erwägen
- postoperative Betreuung der Patienten auf einer **Überwachungsstation**

Blutverluste

Dynamische Hüftschraube

- mögliche **Narkoseformen:**
  - ITN
  - SPA oder
  - CSE.

Bei SPA und CSE sollte eine Anästhesiehöhe bis mindestens Th12 angestrebt werden.

Oberschenkelhalsbruch

i Der **Oberschenkelhalsbruch** ist eine **typische Verletzung des alten Menschen**. Etwa 100.000 Patienten mit Schenkelhalsfraktur müssen in Deutschland pro Jahr operativ behandelt werden, die geschätzten Behandlungskosten betragen 2,5 Mrd Euro. Bei der zunehmenden Lebenserwartung und Überalterung der Bevölkerung wird eine vierfache Zunahme der Inzidenz in den nächsten 60 Jahren erwartet. Die steigenden Behandlungskosten werden somit ein sozioökonomisches Problem darstellen.
Bei älteren Patienten ist der **häusliche Sturz** auf die Hüfte als Bagatelltrauma die häufigste Ursache für die Fraktur.

Therapieverfahren	**i** Nur wenige Frakturen sind konservativ zu behandeln, als operative Therapien kommen hüftkopferhaltende und hüftkopfersetzende Therapien in Frage.
Die **hüftkopferhaltende Therapie** mittels Osteosynthese ist bei Jugendlichen und Erwachsenen im aktiven Alter indiziert, es besteht jedoch keine absolute Altersgrenze nach oben. Die verwendeten Osteosyntheseverfahren beinhalten die dynamische Hüftschraube und die kanülierte Schraubenosteosynthese. Die Ergebnisse der hüftkopferhaltenden Therapie sind am besten bei möglichst frühzeitiger operativer Therapie, somit besteht eine **dringliche OP-Indikation**.
Die **hüftkopfersetzende Therapie** ist das Verfahren der Wahl bei älteren Patienten über 65 Jahre und bei Patienten mit fortgeschrittener Osteoporose, rheumatischen Erkrankungen oder Arthrose. Der Hüftkopf wird reseziert und durch eine Duokopfprothese ersetzt. Bei vorbestehender Arthrose wird eine Totalendoprothese implantiert, bei der auch die Hüftpfanne ersetzt wird. Um eine längere Immobilität zu vermeiden sollte die **Operation innerhalb von 24 h nach dem Trauma** erfolgen.
Die perioperative Letalität liegt bei 6 %, die Sterblichkeit im ersten Jahr nach der Fraktur zwischen 10 und 24 %.[1] Die Hälfte der Patienten nach Schenkelhalsfraktur ist längerfristig beeinträchtigt, ein Viertel der Patienten ist dauerhaft auf Hilfe angewiesen. Des Weiteren kommt es im ersten Jahr nach OP bei etwa 30 % der Patienten zu weiteren osteoporotischen Frakturen. Somit kommt der Sekundärprophylaxe und der Nachbetreuung dieser Patienten eine wesentliche Bedeutung für die Langzeitprognose zu.[6]

Hüftarthroskopie

Relaxierung	• mögliche **Narkoseform:**
– ITN
• intraoperativ Muskelrelaxierung unter neuromuskulärem Monitoring (s. Allgemeiner Teil, Kap. 6/4 „Muskelrelaxanzien") mit Atracurium oder Mivacurium, da zur Öffnung des Gelenkes eine maximale Relaxierung erforderlich ist

Knie-TEP-Einbau, -Wechsel

	• mögliche **Narkoseformen:**
– ITN
– SPA oder
– CSE
Bei SPA und CSE sollte eine Anästhesiehöhe bis mindestens L1 angestrebt werden.
Schmerztherapie	• intraoperativ bei Verwendung eines Tourniquets nur geringe Blutverluste

- postoperativ erheblich **schmerzhafter** als Hüft-TEP, daher bei ITN und SPA zusätzlich
  - N.-femoralis-Katheter

  und

  - N.-ischiadicus-Katheter, erste LA-Injektion erst postoperativ nach Verifizierung der intakten Motorik von Fußheber und -senker
  - Nn. femoralis und ischiadicus: Nachinjektionen jeweils einmal täglich ab dem ersten postoperativen Tag mit jeweils 15 ml Bupivacain 0,0625 %–0,2 % (je nach Effekt, hohe LA-Konzentrationen vermindern die zur Kniestabilisierung notwendige Muskelkraft)
- postoperativ erhebliche Blutverluste über die Drainagen möglich, Rückführung von Drainageblut zur Fremdbluteinsparung erwägen   *Blutverluste*

Knie-Arthroskopie

- mögliche **Narkoseformen**:
  - SPA (bevorzugt einseitig, z.B. mit 2 ml Bupivacain 0,5 % hyperbar)
  - Larynxmaske
  - ITN
  - Blockade von N. femoralis und N. ischiadicus, z.B. N.-femoralis-Blockade mit 30 ml Mepivacain 1 % + Adrenalin 5 µg/ml, N.-ischiadicus-Blockade mit 20 ml Mepivacain 1 % + Adrenalin 5 µg/ml

Kreuzbandplastik

- mögliche **Narkoseformen**:
  - ITN
  - SPA
  - CSE

N.-femoralis-Katheter Bei ITN und SPA sollte zusätzlich ein N.-femoralis-Katheter zur Mobilisation und Schmerztherapie erwogen werden.

Eingriffe am Fuß

- mögliche **Narkoseformen**:
    - Knieblock und N.-saphenus-Blockade
    - Fußblock (ungeeignet, wenn Blutsperre geplant)
    - Larynxmaske
    - ITN

Wirbelsäuleneingriffe

- mögliche **Narkoseform:**
    - ITN, bei geplantem Aufwachtest (s.u.) zur Narkoseaufrechterhaltung TIVA mit Propofol und Remifentanil
    - bei thorakalen Wirbelsäuleneingriffen mit ventralem Zugang linksseitiger Doppellumentubus (s. Allgemeiner Teil, Kap. 8/1 „Sicherung der Atemwege")

großlumige Zugänge
- mehrere großlumige Zugänge
- Indikation zum erweiterten hämodynamischen Monitoring (s. Allgemeiner Teil, Kap. 9/1 „Hämodynamisches Monitoring")
- großzügige Bereitstellung (mindestens 4 Erythrozytenkonzentrate) von Blutprodukten bei Tumoroperationen, bei Operationen über mehrere Segmente und bei schweren Traumen

Intraoperative Überwachung und Überprüfung der Rückenmarksfunktion

operativ bedingte Rückenmarksschäden Insbesondere bei **Skolioseoperationen** kann es zu operativ bedingten Rückenmarksschäden kommen. Beim Aufrichten der Skoliose kann es zu Zug, Kompression und Traumen des Rückenmarks und zu Durchblutungsstörungen der A. spinalis anterior kommen. Aus diesem Grunde sollte die **Rückenmarksfunktion intraoperativ überwacht** werden.

Hierzu eignet sich die Ableitung der somatosensorisch evozierten Potenziale (SSEP) und der intraoperative Aufwachtest:

- **Neurophysiologisches Monitoring (SSEP):** Die SSEP **erfassen** die **sensorische Funktion der Hinterbahnen**. Hierzu wird ein peripherer Nerv (bevorzugt N. medianus oder N. peroneus) mittels einer Elektrode repetitiv elektrisch gereizt und das evozierte Potenzial kortikal mittels Kopfelektroden abgeleitet. Bestimmt werden die Amplitude und die Latenz der evozierten Potenziale. Wesentlich für eine gute Aussagequalität der evozierten Potenziale ist eine gute und reproduzierbare Ableitung direkt vor Beginn der operativen Prozedur.

    Zu beachten ist, dass **Inhalationsanästhetika** die **SSEP** wesentlich **beeinflussen** können; Injektionsanästhetika dagegen führen nur zu minimalen Veränderungen der SSEP. Daher sollte die **Narkoseaufrechterhaltung mittels** einer **TIVA** mit Propofol und Remifentanil erfolgen.

    Die Amplitude und Latenz der SSEP kann durch Kompression, Trauma, Ischämie oder Hämatom beeinflusst, jedoch auch durch die Narkosetiefe, Hypothermie und durch eine arterielle Hypotonie mitbeeinflusst werden. Daher sollte zur sicheren Beurteilung der SSEP während der kritischen Phase der Operation der **Blutdruck** möglichst **konstant gehalten** werden und es sollten keine Boli der verwendeten Anästhetika appliziert werden.

    Kommt es während der Aufrichtung der Skoliose zu Änderungen der Latenz und der Amplitude der SSEP, sollte die Aufrichtung der Skoliose rückgängig gemacht werden, kommt es danach zu keiner Normalisierung der SSEP, sollte sofort ein Aufwachtest durchgeführt werden.

    Störungen der Durchblutung der A. spinalis anterior können nicht immer miterfasst werden, da die Durchblutung der Hinterstränge dadurch nicht wesentlich beeinträchtigt ist. Daher sollte im Zweifel auch hier zusätzlich ein intraoperativer Aufwachtest durchgeführt werden.

- **Intraoperativer Aufwachtest:** Hierbei wird nach Instrumentierung und Aufrichtung der Skoliose der Patient **durch** den **Anästhesisten aufgeweckt**. Als Narkoseform eignet sich hierzu besonders die Kombination von Propofol oder Desfluran und Remifentanil.

Nach Erwachen des Patienten erfolgt die Aufforderung, beide Hände und beide Beine zu bewegen. Ein neuromuskuläres Monitoring (s. Allgemeiner Teil, Kap. 6/4 „Muskelrelaxanzien") ist essenziell, um eine neuromuskuläre Restblockade auszuschließen. Eine EEG-gesteuerte Narkose mittels BIS® oder Narcotrend® erleichtert die Steuerung des Weckprozesses.

Präoperativ sollte eine ausführliche **Aufklärung des Patienten** erfolgen. Der Aufwachtest hat einen hohen positiven Vorhersagewert, d.h., bisher sind keine Fälle bekannt, bei denen es postoperativ zu schweren neurologischen Defiziten gekommen wäre, nachdem der intraoperative Wecktest unauffällig war und eine normale Motorik in Armen und Beinen erbrachte.

Postoperative Phase

postoperative Analgesie

Das **Ausmaß der postoperativen Schmerzen** ist von der **Art des Eingriffs** und dem **präoperativen Schmerzmittelverbrauch** abhängig (s. Allgemeiner Teil, Kap. 20 „Postoperative Schmerztherapie").

Ist ein Schmerzdienst verfügbar, bieten sich zur postoperativen Analgesie und Frühmobilisation der Patienten **kontinuierliche Regionalanästhesietechniken** mit Katheter an. Regelmäßige Visiten durch einen Schmerzdienst müssen erfolgen.

Ist ein kontinuierliches Regionalanästhesieverfahren nicht möglich oder nicht ausreichend, wird eine **intravenöse Gabe von Nichtopioidanalgetika** (z.B. Diclofenac, Paracetamol, Metamizol) **und Opioiden** (z.B. Piritramid) notwendig. Ist ein Schmerzdienst verfügbar, sollte eine **kontinuierliche PCA** z.B. mit Piritramid (Basisrate 0–2 mg/h; Bolus 3 mg; Lockout 15 min) erwogen werden.

Intraoperativ	Im Aufwachraum	Postoperativ
50–100 mg Diclofenac Supp. nach Narkoseeinleitung **alternativ:** 25–35 mg/kg Metamizol i.v. vor Narkoseausleitung **plus** 0,05–0,075 mg/kg Piritramid i.v. vor Narkoseausleitung	3 mg Piritramid i.v. bei Bedarf	3 x 50 mg Diclofenac/d (Tageshöchstdosis 200 mg/d) **alternativ:** 3–4 x 1 g Metamizol/d (Tageshöchstdosis 4 g/d) **alternativ:** 3–4 x 1 g Paracetamol/d (Tageshöchstdosis 100 mg/kg/d) **zum Abfangen von Schmerzspitzen:** 3 mg Piritramid i.v. bei Bedarf, **falls nicht ausreichend, PCA erwägen:** Piritramid (Basisrate 0–2 mg/h; Bolus 3 mg; Lockout 15 min)

Tab. 2: Schmerztherapie

Insbesondere nach **Knie- und Hüft-Totalendoprothesen** kann es im postoperativen Verlauf zu **signifikanten Blutverlusten über die Drainagen** kommen. Eine engmaschige, initial stündliche, dann in Abhängigkeit vom Ausmaß des Blutverlustes 2–4-stündliche Kontrolle der Drainagen ist daher unerlässlich. Des Weiteren muss auf einen ausgeglichenen Volumenstatus geachtet werden, und regelmäßige Hb-Kontrollen müssen durchgeführt werden.

Empfehlenswert sind Drainagesysteme, die eine Rückführung des Drainageblutes erlauben und somit den Fremdblutbedarf vermindern.

Typische Probleme

Einbringen von Knochenzement (Polymethylacrylat, z.B. Palacos)

Knochenzement wird beim Einbringen von **Totalendoprothesen** verwendet. Hierbei besteht die Gefahr einer plötzlichen **Kreislaufdepression und Hypoxämie**. Im Extremfall kann es zum Kreislaufstillstand kommen.

Ursachen Als **Ursachen** werden diskutiert:

- Luft- oder Fettembolie
- Vasodilatation und Myokarddepression durch Zementmonomere
- Histaminfreisetzung

Als **wahrscheinlichste Ursache** gilt momentan die Luft- und Fettembolie bei Einbringen des Implantats in den Markraum.[3]

Prophylaxe Folgende **Prophylaxe-Maßnahmen** können einer Palacos-Reaktion vorbeugen:

- ausgeglichener Volumenstatus, respiratorische und hämodynamische Stabilität vor Einbringen des Knochenzements, Erhöhen der inspiratorischen Sauerstoffkonzentration (FiO_2 = 1,0)
- Einbringen des Knochenzements erst nach Polymerisierung
- Drainage oder distales Bohrloch der Knochenhöhle zur Vermeidung einer Druckerhöhung bei Einbringen des Implantats

Therapie Als **therapeutische Maßnahmen** bei Palacos-Reaktion sind zu nennen:

- ausreichende Volumenzufuhr (mindestens 1000 ml Vollelektrolytlösung)
- bei Kreislaufdepression repetitive Bolusgaben von Ephedrin (5–10 mg i.v.), Noradrenalin (10 µg i.v.), Adrenalin (10 µg i.v.)
- Erhöhung der FiO_2 bzw. umgehende Intubation und Beatmung bei Patienten mit Regionalanästhesieverfahren.

Blutleere (Tourniquet)

Um Blutverluste zu reduzieren und ein blutarmes Operationsgebiet zu schaffen, können an den oberen oder unteren Extremitäten Tourniquets angelegt werden.

Manschettendruck Der Manschettendruck sollte etwa 100 mm Hg über dem systolischen Blutdruck des Patienten liegen. Überschreitet die Dauer der Blutsperre zwei Stunden, kann es zu **Schäden an Blutgefäßen, Muskeln und Nerven** kommen.

Bei der Kombination eines Regionalanästhesieverfahrens und der Blutsperre tritt u.U. nach 60 min ein zunehmender, dumpfer oder brennender **Tourniquetschmerz** unklarer Genese auf. Des Weiteren beobachtet man regulär nach etwa 45–60 min Tourniquet eine arterielle Hypertension.

Folgende **systemische Auswirkungen der Aufhebung** der Blutsperre, bedingt durch Ischämie und Reperfusion, können auftreten:

systemische Auswirkungen

- nach Öffnen der Blutsperre häufig Blutdruck-Abfall und Tachykardie sowie Ausschwemmung von Laktat, CO_2 und Kalium. Das Ausmaß der resultierenden metabolischen Azidose korreliert meist mit der Dauer der Blutleere.

- nach Öffnen der Blutsperre akute kardiale Dekompensation von Patienten mit eingeschränkter kardialer Funktion

- im Extremfall Kreislaufstillstand nach Aufhebung der Blutsperre

- möglicherweise ausgeprägte Blutverluste aus dem Operationsgebiet und in die liegenden Drainagen nach Öffnen der Blutsperre

Fettembolie

Bei der Implantation von Hüftendoprothesen und bei Operationen an den langen Röhrenknochen kann es zu Fettembolien kommen, die klinisch durch eine Hypoxämie, einen Abfall des endexspiratorischen CO_2, Tachykardie und Fieber imponieren können. Die Behandlung erfolgt symptomatisch.

12/1 Polytrauma

Rensing H

Grundlagen

Bei einem Polytrauma handelt es sich um die gleichzeitige Verletzung von mindestens 2 Körperregionen oder Organen, wobei wenigstens eine Verletzung oder die Kombination mehrerer Verletzungen lebensbedrohlich ist.

Definition

Schockraummanagement

Die Versorgung polytraumatisierter Patienten sollte unter Berücksichtigung der Möglichkeiten der jeweiligen Klinik anhand eines von den betroffenen Disziplinen **gemeinsam erarbeiteten Algorithmus oder einer Prozedur** erfolgen. Die Einführung eines Schockraumalgorithmus scheint durch eine verbesserte Prozessqualität die Wahrscheinlichkeit des Überlebens bei polytraumatisierten Patienten zu erhöhen.[3,5,9]

Algorithmus für Patientenversorgung

Die im Folgenden dargestellte Vorgehensweise ist als ein solcher Algorithmus zu verstehen.

Ein wiederholtes Training, basierend auf dem Konzept des „Advanced Trauma Life Support" **(ATLS®)**, ist für das standardisierte, problemorientierte und praktische Erlernen eines adäquaten Schockraummanagements sinnvoll (siehe www.ATLS.de). Allerdings ist dieses Konzept als prioritätenorientiertes Ausbildungskonzept **("treat first what kills first")** zur Fehlervermeidung im Schockraummanagement bisher **nicht evidenzbasiert**.[1]

treat first what kills first

Wesentlich für ein gutes Schockraummanagement ist ein **Beachten der** entsprechenden **Zeitfenster** („golden hour of shock"), d.h., die Versorgung des polytraumatisierten Patienten muss entsprechend **prioritätenorientiert**, zügig und mit Vermeidung unnötiger Zeitverluste erfolgen. Dies gilt entsprechend auch für die präklinische Versorgung.

Das frühe Versterben nach Polytrauma wird am häufigsten durch Schädel-Hirn Traumen und abdominelle Massenblutungen verursacht.

Alarmierung

Eine **Voranmeldung** des polytraumatisierten Patienten sollte am besten direkt **durch den Notarzt** und nur in Ausnahmefällen durch die Rettungsleitstelle erfolgen. Hierfür sollte ein entsprechender **Ansprechpartner oder** eine **feste Rufnummer** in der jeweiligen Klinik etabliert werden, um frühzeitig adäquate Informationen zu erhalten und ausreichend Zeit für die Alarmierung des Schockraumteams zu haben.

<small>Zusammensetzung Schockraumteam</small>

Das Schockraumteam setzt sich üblicherweise aus Vertretern der **Anästhesie, Unfallchirurgie** und **Radiologie** zusammen. Je nach Voranmeldung und Verletzungsmuster ist auch die Alarmierung entsprechender Subspezialitäten (Neurochirurgie, Mund-Kiefer-Gesichtschirurgie, Thoraxchirurgie, Viszeralchirurgie, Gefäßchirurgie, Augen, HNO, Urologie) angezeigt.

Funktionsprüfung des anästhesiologischen Arbeitsplatzes

<small>notwendige Hilfsmittel</small>

Folgende Geräte und Medikamente müssen einsatzbereit sein:

- Narkosegerät
- Transportbeatmungsgerät (Füllungszustand der Sauerstoffflasche)
- Monitor
- Defibrillator
- Intubationszubehör
- Notfallmedikamente, z.B.:
    - Injektionsanästhetika: Etomidate, Propofol, Ketamin, Midazolam
    - Opioide: Fentanyl, Piritramid
    - Muskelrelaxanzien: Succinylcholin, Atracurium
    - vasoaktive Substanzen: Atropin, Akrinor, Noradrenalin, Suprarenin
- arterielle Druckmessung
- Infusionen
- Wärmemanagement

Präoperative Polytraumaversorgung

Übergabe des Patienten durch den Notarzt

Vom Notarzt zu erfragen ist:

- Unfallanamnese
- klinischer Zustand des Polytraumatisierten bei Eintreffen des Notarztes (Bewusstseinslage, Atmung, Kreislauf, Motorik, Sensibilität)
- Verletzungsmuster
- Begleitumstände (z.B. Überrolltrauma, Beifahrer am Unfallort verstorben, Patient war angeschnallt usw.)
- präklinische Behandlungsmaßnahmen und Medikamentengabe
- Zeitdauer der präklinischen Versorgung und Rettung

Außerdem ist das Notarzteinsatzprotokoll anzufordern.

zu erfragende Informationen

Notarztprotokoll

Polytrauma-Akutversorgung

Die folgenden lebensrettenden Sofortmaßnahmen sind zu treffen:

lebensrettende Sofortmaßnahmen

- **Basismonitoring:** Beatmung, EKG, NIBP (nichtinvasive Blutdruckmessung), SpO_2, Kapnometrie anschließen
- orientierende **klinische Untersuchung** zur Erfassung lebensbedrohlicher Störungen der Vitalfunktionen (Bewusstsein, Atmung, Kreislauf) und **Beseitigung der Störungen** durch lebensrettende Sofortmaßnahmen
- bei bereits intubierten Patienten **Überprüfung der korrekten Tubuslage** durch Kapnometrie bzw. -graphie und Auskultation des Thorax

Die Sicherung bzw. Wiederherstellung der Atmungs- und Kreislauffunktionen wird durch dringliche Sofortmaßnahmen fortgesetzt:

- **Atmung:**
  - Frühintubation (falls noch nicht erfolgt; **cave:** HWS-Verletzung), kontrollierte Beatmung
  - Auskultation der Lunge: seitengleiches Atemgeräusch, Nebengeräusche
  - endotracheales Absaugen (Blut? Aspiration?)
  - Palpation des Thorax: Hautemphysem, Krepitationen, Instabilitäten
  - bei Verdacht auf einen Hämato- bzw. Pneumothorax (einseitig abgeschwächtes oder aufgehobenes Atemgeräusch trotz korrekter Tubuslage) sofortige Anlage von Thoraxdrainagen

dringliche Sofortmaßnahmen

- **Kreislauf:**
  - Anlage von mehreren großlumigen peripheren Venenkanülen
  - Anlage arterieller Kanüle zur invasiven Druckmessung und sofortige Durchführung einer arteriellen BGA ($\Rightarrow$ pO_2, pCO_2, pH, Hb und Elektrolyte stehen innerhalb weniger Minuten zur Verfügung)
  - bei Hypotonie mit arteriellen Mitteldrücken < 60 mm Hg initialer Volumenbolus (ca. 1500 ml kristalloide und kolloidale Infusionen)
  - bei Hb-Werten < 7 g/dl und/oder Hinweisen auf eine unkontrollierte Blutung sollte die Transfusion von Erythrozytenkonzentraten erfolgen (bei hoher Dringlichkeit ungekreuzte Erythrozytenkonzentrate der Blutgruppe 0 Rh negativ); bei unkontrollierten Blutungen Bereitstellung von mindestens 4–8 Erythrozytenkonzentraten
  - Kommt es nach Volumengabe nicht zu einem Anstieg des arteriellen Mitteldrucks über 60 mm Hg, sollte die Gabe von Katecholaminen erfolgen (bevorzugt Arterenol 0,05–0,5 µg/kg/min).

- nur bei Verdacht auf großen Blutverlust zügige Anlage eines 3-Lumen-Shaldon-Katheters oder Schleuse über die V. subclavia oder V. jugularis interna; Volumentherapie mittels Rapid-Infusion-System (s. Kap. 22/7 „Massive Blutung")
- **Blutentnahme** zur Labordiagnostik (Kreuzblut, dringliche Laborparameter: Hb, Kalium, Kreatinin, CK, GPT, Quick, PTT, Thrombozyten) und Anforderung von Blutkonserven in Abhängigkeit von der Verletzungsschwere und dem zu erwartenden Blutverlust
- **Anlage Blasenkatheter** (Ausschluss Makrohämaturie und Urethraverletzung, Bestimmung Stundenurinportionen)
- **aktives Wärmen** mittels konvektiver Wärmeverfahren (z.B. Warm Touch)

Diagnostik

Parallel zu den therapeutischen Maßnahmen wird die **Erstdiagnostik** zur Feststellung des Verletzungsumfangs **eingeleitet:**

Erstdiagnostik

- Abdomen-Sonographie
- Thorax-Röntgen
- falls vorhanden Mehrschicht-Spiral-CT[4]

Bei ausbleibender Stabilisierung der Vitalfunktionen trotz adäquater Maßnahmen muss unverzüglich eine **Entscheidung über Art und Zeitpunkt einer Operation** unter Beachtung anästhesiologischer und chirurgischer Aspekte getroffen werden. Bei Vorliegen mehrerer lebensbedrohlicher Verletzungen (z.B. intraabdominelle Blutung und epidurales Hämatom) sind **kreislaufstabilisierende Operationen (Laparotomie) vorrangig**, sofern nicht verschiedene Operationen gleichzeitig durchgeführt werden können.

OP-Zeitpunkt

In Abhängigkeit von der Erstdiagnostik werden **weitere diagnostische Maßnahmen** eingeleitet (CT und/oder Nativ-Röntgen von Kopf, Wirbelsäule, Thorax, Abdomen, Becken, Extremitäten) und **Konsiliaruntersuchungen** angefordert (in Abhängigkeit vom Verletzungsmuster z.B. Neurochirurgie, MKG, HNO, Augen, Urologie).

zusätzliche Diagnostik

An die Schockraumphase schließt sich, abhängig von den vorliegenden Verletzungen, entweder die **operative oder** die **intensivmedizinische Versorgung** an.

Probleme der Schockraumversorgung

Typische Probleme der Schockraumversorgung:

- Bewusstseinsstörungen/Bewusstlosigkeit
- Kreislaufinstabilität
- respiratorische Insuffizienz
- Oligurie, Anurie
- Gerinnungsstörungen
- Hypothermie

Wichtige traumatische Verletzungen

Schädel-Hirn-Trauma (SHT)

Wesentlich bei der Behandlung des schweren Schädel-Hirn Traumas (SHT) ist die **Vermeidung von Sekundärschäden des Gehirns** durch eine Verminderung des zerebralen Sauerstoffangebots (Hypoxie, Anämie, erniedrigter zerebraler Perfusionsdruck). Des Weiteren sollten Anstiege des intrakraniellen Drucks durch Manipulationen (endotracheales Absaugen, Umlagerung usw.) so weit wie möglich verhindert werden.

Glasgow Coma-Scale

Die Schwere des SHT wird nach der **Glasgow Coma-Scale** eingeschätzt:

- schweres SHT: GCS 3–8 Punkte
- mittelschweres SHT: GCS 9–12 Punkte
- leichtes SHT: GCS 13–15 Punkte

Intubation

Bei einer **initialen GCS < 8** geht man üblicherweise von einer **Indikation zur Intubation** aus.

- **HWS-Immobilisation** bis zum Ausschluss einer HWS-Verletzung (Intubation in leichter Reklination des Kopfes bei manueller Fixierung durch einen Helfer, **cave:** Seitwärtsdrehung und Anteflexion)

- **Normoventilation** mit Normokapnie zur Vermeidung einer Erhöhung des intrakraniellen Drucks (ICP); Begrenzung des Beatmungsdrucks auf 30 mm Hg und des PEEP auf + 5 mm Hg; „prophylaktische" Hyperventilation kann eine zerebrale Ischämie verstärken und ist deshalb zu vermeiden!

- **Kreislaufstabilisierung:** Ziel ist die Vermeidung eines zerebralen Perfusionsdrucks < 70 mm Hg (CPP = MAP – ICP; CPP = zerebraler Perfusionsdruck; MAP = mittlerer arterieller Blutdruck)

- bei hämorrhagischem Schock Volumensubstitution mit isotonen kristalloiden und kolloidalen Lösungen, ggf. Katecholamine

- bei stabilen Kreislaufverhältnissen (MAP > 90 mm Hg) Hochlagerung des Oberkörpers bis 30 °, bei instabilen Kreislaufverhältnissen oder CPP < 70 mm Hg Flachlagerung

- Hirndrucksenkung bei ICP > 20 mm Hg durch Lagerung, Osmotherapie (Mannitol-Kurzinfusion 0,25–1,5 g/kg KG über 15 min) und Liquordrainage. Der Hirndruck (ICP) wird über eine Ventrikeldrainage gemessen, die in einigen Zentren bereits im Schockraum, ansonsten intraoperativ angelegt wird (s.u.).

Vorgehen

Der computertomographische Nachweis für ein akutes epidurales oder subdurales Hämatom stellt in der Regel eine Indikation für eine **Notfallkraniotomie** dar.[8]

Wirbelsäulentrauma mit Verletzung des Rückenmarks

Die hochdosierte **Gabe von Kortikosteroiden** nach schweren Rückenmarksverletzungen ist momentan **umstritten**. Die Daten der NASCIS-II- und NASCIS-III-Studie konnten bei Subgruppenanalysen einen möglichen protektiven Effekt zeigen, eine Aussage über mögliche nachteilige Effekte der hochdosierten

Kortikosteroidgabe?

Kortisontherapie ist momentan nicht möglich. Einzelne Zentren führen die hochdosierte Gabe von Methylprednisolon weiterhin bei HWS-Verletzungen mit initialer neurologischer Symptomatik durch.

NASCIS-II-Schema

NASCIS-II-Schema: 30 mg/kg KG Methylprednisolon als Bolus, gefolgt von 5,4 mg/kg/h über die folgenden 23 h.

Bei **isoliertem SHT** besteht **keine Indikation** für Kortikoide.

Thoraxtrauma

Eine **Indikation zur Intubation** wird beim Thoraxtrauma bei Entwicklung einer respiratorischen Insuffizienz oder bei entsprechender Schwere der Begleitverletzungen gesehen.

Bestehen klinisch Hinweise für einen **Spannungspneumothorax** (Prellmarken, Thoraxinstabilität, abgeschwächtes Atemgeräusch, rasch zunehmende Kreislaufinstabilität), muss notfallmäßig die **Anlage einer Thoraxdrainage** erfolgen.

Diagnostik

Besteht aufgrund der Unfallanamnese der Hinweis auf ein relevantes Thoraxtrauma, sollte zusätzlich zur Thoraxröntgenaufnahme eine **CT-Diagnostik** erfolgen.

Bei Verdacht auf eine stumpfe Myokardverletzung wird die Durchführung eines **12-Kanal-EKGs** empfohlen. Ein unauffälliges EKG bei einem kreislauf- und rhythmusstabilen Patienten macht eine schwere Myokardverletzung unwahrscheinlich.

Eine Indikation zur **Notfallthorakotomie** ist bei einem initialen Blutverlust > 1500 ml oder einem stündlichen Blutverlust von > 250 ml über die Thoraxdrainage gegeben.[10] Hierbei muss mit erheblichen Blutverlusten gerechnet werden.

Abdominaltrauma

vermeidbare Todesursache

Nicht diagnostizierte abdominelle Verletzungen zählen zu den **häufigsten vermeidbaren Todesursachen** nach Polytrauma.

Diagnostik

Der **diagnostische Algorithmus** bei einem Patienten mit stumpfem Abdominaltrauma wird wesentlich **von der Kreislaufstabilität** des Patienten **beeinflusst**.

Die **klinische Untersuchung** des Abdomens ist für die Diagnostik einer intraabdominellen Verletzung nicht verlässlich. Die **Abdomensonographie** kann ohne Zeitverlust parallel zur Schockraumversorgung erfolgen, hat jedoch eine geringe Sensitivität. Die Wiederholung der Untersuchung z.B. bei beginnender Kreislaufinstabilität erhöht die Sensitivität. **Standard der Diagnostik** abdomineller Verletzungen ist das **CT**, Voraussetzung hierfür ist die Kreislaufstabilität des Patienten.

Diagnostik

Der Nachweis freier intraabdomineller Flüssigkeit und eine persistierende Kreislaufinstabilität trotz adäquater Volumentherapie ist eine Indikation für die sofortige **Notfalllaparotomie**.[6]

Unter diesen Umständen sollten Vorkehrungen für eine **Massivtransfusion** getroffen werden, da es nach Eröffnen des Abdomens zu erheblichen Blutverlusten kommen kann (meist unkontrollierte Blutungen aus Leber, Milz und großen Gefäßen, s. Allgemeiner Teil, Kap. 22/7 „Massive Blutung").

Operative Polytraumaversorgung

Der **operative Behandlungsabschnitt** wird eingeleitet, sobald eine Indikation für eine **Notfalloperation** besteht oder sobald die Schockraumdiagnostik abgeschlossen ist und eine **dringliche OP-Indikation** besteht (z.B. Ruhigstellung von Frakturen durch Fixateur extern).

Notfall-OP/ dringliche OP-Indikation

Die **Narkoseaufrechterhaltung** in dieser Phase sollte mit **Propofol und Remifentanil** durchgeführt werden. Dieses Regime ermöglicht postoperativ auf der Intensivstation ein frühzeitiges Weaning der Patienten bzw. bei vorliegendem schweren Schädel-Hirn-Trauma die frühzeitige Durchführung eines Weckversuchs.

Bei Patienten mit schweren Schädel-Hirn-Traumen und zu erwartender längerer Beatmungsdauer sollte primär die **Anlage einer Ventrikeldrainage** zur kontinuierlichen Messung des Hirndrucks (ICP) und zur eventuellen Liquordrainage erfolgen.

Kommt es im Rahmen des operativen Behandlungsabschnitts zu einer **zunehmenden Kreislaufinstabilität**, sollte immer von bislang nicht erkannten Verletzungen ausgegangen werden.

Kreislaufinstabilität

Hypotension

i Bei der Analyse der Daten von 8.270 **Traumapatienten** fand sich bei 231 Patienten **im Verlauf** eine **Hypotension** mit einem systolischen Druck < 90 mm Hg. Ursache für die Hypotonie war in 49 % aller Fälle eine **akute Blutung**. Eine Analyse der Lokalisation der Blutungen zeigte, dass in 13 % aller Fälle eine Leberruptur, in 10 % der Fälle eine Milzruptur, in 12 % der Fälle eine komplexe Beckenfraktur und in 12 % der Fälle komplexe Extremitätenverletzungen die Ursache der Blutung darstellten. Als Ursache für nicht durch eine akute Blutung verursachte Hypotonien zeigte sich 13 % der Fälle ein isoliertes Schädel-Hirn-Trauma, in 6 % eine Rückenmarksverletzung und in 10 % der Fälle ein Spannungspneumothorax oder eine Perikardtamponade. In 22 % der Fälle ließ sich die Ursache der Hypotension nicht eruieren.[7]

Den **Stellenwert einer unverzüglichen chirurgischen Blutungskontrolle** zeigt die Analyse von 243 Patienten mit operationspflichtiger abdomineller Blutung und einem systolischen Blutdruck < 90 mm Hg. Hierbei ergab sich eine Abnahme der Überlebenswahrscheinlichkeit der Patienten in Abhängigkeit von der Zeit, d.h., 30 Minuten Verzögerung bis zur Blutungskontrolle senkten die Überlebenswahrscheinlichkeit um 10 %.[2]

Wichtige **Ursachen einer Kreislaufinstabilität** bei Traumapatienten sind:

- Hämorrhagie (Leberruptur, Milzruptur, Beckenfraktur, Extremitätenverletzung)
- isoliertes SHT
- isolierte Rückenmarksverletzung
- Spannungspneumothorax
- Herz- und Perikardverletzung

Therapie von Blutverlusten

Bei der Versorgung thorakaler oder abdomineller Verletzungen sollte immer **mit erheblichen Blutverlusten gerechnet** werden, und entsprechende vorausschauende Maßnahmen zur Therapie eines akuten hohen Blutverlustes sollten getroffen werden. Hierzu gehören:

- Anlage mehrerer großlumiger Zugänge inklusive eines Mehrlumen-Sheldon-Katheters
- Bereitstellung von mindestens 6 Erythrozytenkonzentraten
- Vorrichten eines Cell-Saver-Systems
- Bereithalten eines Rapid-Infusion-Systems (s. dazu auch Allgemeiner Teil, Kap. 22/7 „Massive Blutung", allgemeiner Teil)

Die **Versorgung von Frakturen** erfolgt im Regelfall durch eine initiale Ruhigstellung der Frakturen mittels Fixateur extern.

Typische intraoperative Probleme des operativen Behandlungsabschnitts sind eine schwere **Hypothermie** der polytraumatisierten Patienten und ausgeprägte **Störungen der Blutgerinnung** durch Verdünnungs-, Verlust- und/oder disseminierte intravasale Koagulopathie. Somit sollte bereits im Schockraum mit einem aktiven Wärmemanagement begonnen werden und bei Hinweisen auf eine Koagulopathie frühzeitig eine engmaschige Kontrolle der Gerinnung und die Indikation zur Gabe von FFP und Thrombozytenkonzentraten erwogen werden.

Im Anschluss an die operative Versorgung erfolgt die Verlegung auf die **Intensivstation**.

intraoperative Probleme

13 Hand- und Plastische Chirurgie

Allgemeine anästhesiologische Aspekte

In der plastischen Chirurgie wird der Anästhesist mit einem sehr breiten operativen Spektrum und einem sehr vielfältigen Patientenkollektiv, das vom Säugling bis zum alten Menschen reicht, konfrontiert.

breites, operatives Spektrum
großes Patientenkollektiv

Die anästhesiologische Versorgung beinhaltet sowohl kurze ambulante Operationen und handchirurgische Eingriffe als auch ausgedehnte Korrekturoperationen und lang dauernde Eingriffe im Rahmen von Transplantationen oder Replantationen.

Präoperative Vorbereitungen

Bei der Prämedikation sollten neben den Begleiterkrankungen auch vorausgegangene plastische Operationen erfasst werden. Nach plastischen Eingriffen im Kopf-Hals-Bereich und bei vorbestehenden anatomischen Veränderungen kann es gehäuft zu **Intubationsschwierigkeiten** kommen. Daher ist eine sorgfältige Anamnese und klinische Untersuchung notwendig, um das anästhesiologische Management anzupassen (Prädiktoren und klinische Warnhinweise, s. Allgemeiner Teil, Kap. 8/2 „Der schwierige Atemweg", S. 3 f.).

vorausgegangene plastische Operationen im Kopf-Hals-Bereich erfassen

Im Bereich der plastischen Gesichtschirurgie kann es durch die Nähe von anästhesiologischem und operativem Arbeitsfeld zu Komplikationen im Rahmen der Atemwegsicherung kommen (Atemwegssicherung, s. Spezieller Teil, Kap. 11 „Zahn-, Mund-, Kieferchirurgie").

Lagerung

Wegen der teilweise langen Operationszeiten sollte die intraoperative Lagerung besonders sorgfältig erfolgen. Um Lagerungsschäden durch direkten Druck oder Überdehnung zu vermeiden sollten Gelmatten verwendet und die Lagerung des Patienten auch intraoperativ regelmäßig kontrolliert und zur Vermeidung von Druckschädigungen variiert werden.

lange Operationszeiten, daher sorgfältige Lagerung und regelmäßige Kontrolle

spezielle Lagerungen erfordern eine exakte Absprache mit dem Operateur	Spezielle, operationsbedingte Lagerungen (Bauchlage, Seitenlage, sitzende Position) erfordern eine genaue Absprache und Kooperation mit dem Operateur . Bei diesen Speziallagerungen kann es zu erheblichen respiratorischen und hämodynamischen Beeinträchtigungen kommen (verminderte FRC durch erhöhten intraabdominellen Druck, Kompression der V. cava inferior).
Lagerung des Kopfes	Die Lagerung des Kopfes sollte besonders sorgfältig durchgeführt werden, um in Bauchlage eine Bulbuskompression zu vermeiden und eine freie Ableitung der Beatmungsschläuche zu gewährleisten.
Lagerungsschäden sind eine der häufigsten Ursachen postanästhesiologischer Komplikationen	i Lagerungsbedingte Nervenschäden gehören zu den häufigsten Ursachen postanästhesiologischer Komplikationen.[2] Daher sollte auf eine achsengerechte Lagerung und eine Unterpolsterung der Nervenaustrittspunkte geachtet werden.
	Kompression und Überdehnung der Nerven führen zu einer Ischämie der intraneuralen Vasa nervorum. Anästhesierte Patienten sind besonders anfällig, da zum einen vom Patienten keine Rückmeldung über positionsbedingte Schmerzen erfolgt, zum anderen kann, bei der Verwendung von Muskelrelaxanzien durch die Reduktion des Muskeltonus, es leichter zu einer unnatürlichen Positionierung kommen.
Nervenschäden bereits nach 20–40min!!!	Bereits nach 20–40min falscher Lagerung kann es zu Nervenschädigungen kommen.[1]
Plexus brachialis am anfälligsten für Lagerungsschäden	i Von allen Nervengruppen ist der **Plexus brachialis** am anfälligsten für lagerungsbedingte Neuropathien.[3] Wegen seines langen, oberflächlichen Verlaufs in der Axilla zwischen zwei Fixationspunkten (vertebrale und axilläre Faszie) und der Nähe zu frei bewegliche Knochenstrukturen(Humeruskopf, Klavikula) ist er besonders überdehnungsgefährdet.
	Bei Patienten in Rückenlage sollte die Abduktion des Armes nicht größer als 60° sein, da es sonst bei gleichzeitiger Dorsalextension und Lateralflexion des Kopfes zur Gegenseite bereits zu einer Überdehnung kommen kann.
	In Bauchlage sollten die Arme weniger als 90° abduziert und nach anterior gebeugt sein. Die Unterarme sollten gebeugt in Pronationsstellung gelagert werden.
sorgfältige Dokumentation	Eine genaue Dokumentation der durchgeführten Lagerungsmaßnahmen im Anästhesieprotokoll ist erforderlich (s. Allgemeiner Teil, Kap. 13 „Die Lagerung des Patienten zur Operation").

Postoperative Versorgung

Vor allem Patienten bei denen eine Replantation oder eine Gewebstransplantation (Lappenplastik) erfolgt, ist eine engmaschige postoperative Überwachung erforderlich. Die suffiziente Durchblutung des Transplantates steht hierbei im Vordergrund und sollte regelmäßig inspiziert werden und ggf. dopplersonographisch kontrolliert werden. In manchen Fällen ist auch postoperativ eine spezielle Lagerung des betroffenen Gebietes erforderlich um eine Gewebskompression zu vermeiden.

engmaschige postoperative Perfusionskontrolle bei Lappenplastiken/ Replantationen

Nach lang dauernden Operationen kann eine elektive Narkoseausleitung notwendig sein.

Applikation von Lokalanästhetika mit Vasokonstriktorenzusatz

In der plastischen Chirurgie werden häufig Lokalanästhetika mit Vasokonstriktorenzusatz verwendet. (Anwendung und Komplikationen, s. Spezieller Teil, Kap.11 „Zahn-, Mund-, Kieferchirurgie").

Lokalanästhetika

Besonderheiten bei speziellen Eingriffen

Narkoseverfahren

In der plastischen Chirurgie kommen alle Anästhesieverfahren zum Einsatz. Die höchsten Anforderungen an den Anästhesisten werden im Bereich der Replantationschirurgie und bei Lappenplastiken gestellt.

Narkoseverfahren

Im Bereich der Handchirurgie werden häufig Regionalanästhesien (Blockade des Plexus brachialis, vgl. Allgemeiner Teil, Kap. 15/2, S. 10f.) verwendet. Bei Operationen an der unteren Extremität können rückenmarksnahe Verfahren zur Anwendung kommen.

bei langer OP-Dauer: Kombination von Regionalanästhesie und Sedierung/ Allgemeinanästhesie	Eine zusätzliche Sedierung kann erforderlich sein, da die Patienten mit zunehmender Operationsdauer unruhig werden und das lange Liegen als unangenehm empfinden. Bei lang andauernden Operationen sollte der Eingriff daher in Allgemeinanästhesie durchgeführt werden.

Bei der Transplantation von Gewebe (Lappen) und in der Replantationschirurgie sind ein optimales hämodynamisches Management und der Erhalt von Normothermie und Normokapnie mit entscheidend für den operativen Erfolg.[6]

Bei diesen Eingriffen sollte die Indikation für ein invasives Monitoring (arterielle Kanüle, ZVK, Blasenkatheter) großzügig gestellt werden.

Temperaturkontrolle	Bei oftmals sehr langer OP-Dauer und großflächig freiliegenden Körperregionen kühlen die Patienten sehr leicht aus. Es sollte eine **kontinuierliche Temperaturmessung** erfolgen und Maßnahmen zum Wärmeerhalt vorbereitet werden (s. Allgemeiner Teil, Kap. 12 „Intraoperative Hypothermie").

Handchirurgie

meist Regionalanästhesie möglich	• Operationen beim Erwachsenen:

- Meist in Plexusanästhesie durchführbar, oder durch selektive Blockade einzelner Nerven (s. Praxishandbuch Anästhesie, Allgemeiner Teil, Kap. 15 „Praxis der Regionalanästhesie")
- Bei Entnahme von Gewebe aus einer anderen Region (Beckenspan, Spalthaut) ist zusätzlich eine Allgemeinanästhesie erforderlich.

• Fehlbildungskorrektur bei Kindern und Säuglingen:

- Auf Begleitfehlbildungen achten (Herzfehler) und präoperative Abklärung.
- Die Eingriffe sind wegen des Alters nur in Allgemeinanästhesie durchführbar.
- Bei längerer Operationsdauer (> 1h) sollte eine kontinuierliche Temperaturmessung erfolgen und auf einen optimalen Wärmeerhalt geachtet werden.

Plastische Deckung mit freiem/gestieltem Lappen

- Bei geplanter Gewebstransplantation sollte mit dem Operateur besprochen werden, welche Regionen für die Patientenüberwachung (Blutdruckmanschette, Elektroden) und die Zugänge (Viggo, Arterielle Kanüle) vom Anästhesisten genutzt werden können.

  Absprache über die „nutzbaren" Regionen

- Bei einem gestielten Lappen bleibt die ursprüngliche Gefäßversorgung erhalten, wohingegen bei einem freien Transplantat die Perfusion am Entnahmeort unterbrochen wird und am Empfängerort mikrochirurgisch wiederhergestellt wird.

  optimale Lappenperfusion anstreben!

- Bei diesen Eingriffen steht die optimale Perfusion des transplantierten Gewebes im Vordergrund. Das anästhesiologische Management sollte dementsprechend angepasst und folgende Punkte beachtet werden.[4,6]

  suffizienter arterieller Perfusionsdruck CAVE: Vasokonstriktoren!

- Ein ausreichender arterieller Perfusionsdruck des Gewebes muss aufrechterhalten werden. Hypotone Phasen müssen umgehend behandelt werden. Der Einsatz von peripheren Vasokonstriktoren sollte vermieden werden.

- Bei der Volumensubstitution sollten vor allem kolloidale Lösungen verwendet werden, da sie die Fliesseigenschaften des Blutes und dadurch auch die Mikrozirkulation verbessern. Der optimale Hämatokrit liegt zwischen 29–34 %.

  hohe Blutverluste möglich!

- Je nach Größe des Defektes kann es durch die **große Wundfläche** zu relevanten Blutverlusten kommen. Es sollten ausreichend Blutprodukte (Erythrozytenkonzentrate, Frischplasma) bereitgestellt werden. Die Transfusion von Blut- und Gerinnungsprodukten sollte nach den üblichen klinischen Kriterien erfolgen. Es sollten jedoch engmaschige Kontrollen (Hb-Gehalt, Gerinnungswerte) erfolgen, um eine Übertransfusion bzw. Hyperkoagulopathie zu verhindern, da sich dies negativ auf die Durchblutung des Transplantats auswirkt.

- Durch eine intra- und postoperative Sympathikolyse und eine suffiziente Analgesie wird die Durchblutung des transplantierten Gewebes optimiert. Daher ist es sinnvoll, zusätzlich zur Allgemeinanästhesie noch ein kontinuierliches Regionalanästhesieverfahren anzuwenden (Periduralanästhesie, Plexuskatheter).

Replantationschirurgie

meist Notfalloperationen

- Das anästhesiologische Management bei Replantationen sollte wie bei der Transplantation von Lappen auf eine optimale Perfusion des betroffenen Gewebes ausgerichtet sein.

CAVE: Postischämische Komplikationen

- Meistens handelt es sich um Notfalloperationen nach Trauma, daher ist der Patient als nicht-nüchtern zu betrachten.

Ischämietoleranz 6–20h, je nach Verletzungsgröße

- Nach Replantation der abgetrennten Extremität kann es zu massiven postischämischen Komplikationen kommen (Infektion, Nierenversagen, Hyperkaliämie, Azidose, Herzrhythmusstörungen). Daher sind eine engmaschige Überwachung und oftmals die postoperative Verlegung auf eine Intensivstation notwendig.

- Wegen der drohenden Rhabdomyolyse ist die Ischämietoleranz des Gewebes sehr kurz (ca. 6h), kann sich aber bei kleineren Verletzungen (z.B. abgetrennter Finger) auf bis zu 18–20h verlängern.[5]

- Wegen der essentiellen Funktionen des Armes bzw. der Hand wird die Indikation für eine Replantation hier häufiger gestellt als an der unteren Extremität.

Gesichtsoperationen

sichere Tubusfixierung

- Hautstraffungen (Gesicht, Augenlider), Korrektur von Fehlstellungen (Ohr, Nase):

CAVE: Ablösung durch Desinfektionsmittel, mechanische Manipulation

- Die Tubusfixierung darf die Gesichtshaut und den Mundwinkel nicht verziehen und muss dennoch besonders sicher sein.

- Oftmals Verwendung großer von Mengen Lokalanästhetika mit Vasokonstriktorenzusatz. Daher engmaschige hämodynamische Überwachung.

- Bei vorangegangener Operation oder Trauma kann es gehäuft zu Intubationsschwierigkeiten kommen.

Operationen an Brust und Bauchdecke

- **Mammareduktion**
  - Um ein optimales kosmetisches Ergebnis zu erhalten ist oftmals eine (halb-) sitzende Position erforderlich.   *hohe Blutverluste möglich!*
- Wegen der großen Wundfläche kann es zu erheblichen Volumenverlusten kommen, daher sollte ein großlumiger Zugang gelegt werden und eine exakte Volumenbilanzierung erfolgen.
- **Mammaaugmentation**
  - Meist kurze Operationsdauer ohne relevante Volumenverluste.
- **Brustaufbau nach Ablatio** mit gestieltem M. latissimus dorsi-Lappen:
  - Die Präparation des M. latissimus dorsi erfolgt oft in Seitenlagerung. Im weiteren Verlauf der Operation kann eine Umlagerung des Patienten erforderlich sein.
  - Wegen der großen Wundfläche kann es zu erheblichen Volumenverlusten kommen, daher sollte ein großlumiger Zugang gelegt werden und eine exakte Volumenbilanzierung erfolgen
- **Bauchdeckenplastik**
  - Im Rahmen der Narkoseausleitung sollte ein heftiges Pressen oder Husten des Patienten vermieden werden, da es sonst zu einer Nahtinsuffizienz kommen kann.
  - Oftmals wird postoperativ eine Bauchbinde angelegt, um die Nähte zu entlasten.

Stichwortverzeichnis

Ist dem Eintrag ein „**S**" nachgestellt, bezieht sich der Eintrag auf den „Speziellen Teil" des Praxishandbuchs.

α-Adrenozetoragonisten; prämedikamentös 4, S. 45
α-Blockade; Phäochromozytom 18/6.6, S. 622
β-Blockade; adipöser Patient 18/15, S. 719
β-Rezeptoren-Blocker; prämedikamentös 4, S. 44f.

A

Abdominaltrauma **S**12/1, S. 1188
Abklemmischämie, zerebrale; Karotis-Operation **S** 4/2, S. 1029
Abklemmreaktion; Aortenchirurgie **S** 4/1, S. 1020
Abortrisiko; nichtgeburtliche Eingriffe 18/10, S. 666
Acetylcholinrezeptoren 6/4, S. 123ff.
Addison-Krise 18/6.4, S. 616
Adenotomie **S** 10, S. 1049
Adipositas; Checkliste 18/15, S. 725
Agitiertheit; Zentrales anticholinerges Syndrom 22/9, S. 899
Akutversorgung; Polytrauma **S** 12/1, S. 1183ff.
Alfentanil 6/3, S. 111
Alkoholentzugssyndrom 18/13, S. 705
Allergene 22/3, S. 832
Allergische Reaktion 22/3, S. 831ff
Allodynie 20, S. 774
Amputationen **S** 4/4, S. 1044
Analgesie; abdomineller Eingriff **S** 2/2, S. 946
– geburtshilfliche **S** 6, S. 1075
Analgetika; Applikationsformen 20, S. 788
– systemisch; vaginale Entbindung **S** 6, S. 1076
Analgetikadosierung; ambulante Anästhesie 17, S. 512
Analgosedierung; schwieriger Atemweg 8/2, S. 261
– Medikamente; Stand-by-Funktion 16, S. 498
Anamnese 2, S. 7
– atemwegsbezogene 8/1, S. 187f.
Anaphylaxie 22/3, S. 831ff.
– Differenzialdiagnose 22/3, S. 836
– Therapie 22/3, S. 837ff.
– intraoperative; Erstsymptome 22/3, S. 834
Anästhesie, balancierte 14, S. 400f.
– dissozative 14, S. 397
– kombinierte 14, S. 403ff.
– total intravenöse 14, S. 406

Anfluten von Inhalationsanästhetika 7, S. 180
Antagonisierung; beim Kind 18/11, S. 684
– Muskelrelaxanzien 6/4, S. 134
Antibiotikagabe; Dosierungsempfehlungen 6/7, S. 165ff.
– Indikation 6/7, S. 163
Anticholinergika 4, S. 40
Antidiabetika, orale; Übersicht 18/5, S. 590
18/6.1, S. 594
Antiemetika, Dosierung von 19, S. 769
Antifibrinolytika 18/16, S. 735ff.
Antikoagulation; art. Gefäßerkrankungen 18/2.1, S. 540
– Herzchirurgie **S** 3, S. 981
– heparininduzierte Thrombozytopenie **S** 3, S. 987
– venöse Thrombektomie **S** 4/6, S. 1051
– vor und nach Rückenmarksanästhesie **S** 12, S. 1166, 18/2.2, S. 551
Antiemetikadosierung beim Kind 18/11, S. 694
Aortenaneurysma 18/2.1, S. 542
– abdominelles disseziertes/rupturiertes **S** 4/1, S. 1024
Aortenbogen; Operation am **S** 3, S. 998
Aortendissektionen **S** 3, S. 996ff.
Aortenklappeninsuffizienz **S** 3, S. 992
Aortenklappenstenose **S** 3, S. 991
Apfel-Score; PONV-Risiko (postoperative Übelkeit und Erbrechen) 19, S. 764
Arbeitsplatzstandard; gem. dem Berufsverband Deutscher Anästhesisten 17, S. 504
Arzneimittelinteraktionen, perioperative 5, S. 49
ASA-Algorithmus Difficult Airway 8/2, S. 240
Aspiration; Eigenschaften, Folgen 22/4, S. 841ff.
Aspirationsgefahr; Ausleitungsphase 14, S. 418
Aspirationspneumonitis 22/4, S. 843
Aspirationsprophylaxe; Ileuseinleitung 14, S. 400
– prämedikamentöse 4, S. 41
Aspirationsrisiko; abdomineller Eingriff **S** 2/2, S. 941
– Zahn- Mund- und Kieferchirurgie (ZMK) **S** 11, S. 1154
– Ösophagus-Operation **S** 2/5, S. 968
Asystolie; Maßnahmen 22/6, S. 872
Atemdepression; durch Fentanyl 6/3, S. 109
– opioidbedingte 20, S. 785
Atemfrequenz unter Inhalationsanästhetika 6/1, S. 65f.
Atemkalk 7, S. 183
Atemmechanik; Lungenchirurgie **S** 5, S. 1056
Atemminutenvolumen 9/2, S. 313
Atemweg, potenziell schwieriger; vor HNO-Operationen **S** 10, S. 1143
Atemweg, schwieriger; Algorithmus 8/2, S. 240 **S** 10, S. 1045
– Freimachen und Freihalten 22/6, S. 861

Atemwegsdruck 9/2, S. 317
Atemwegshindernisse 8/1, S. 187
Atemwegsobstruktionen; nach Schilddrüsen-Operation **S** 2/1, S. 935
Atemwegssicherung; Grundausstattung 8/1, S. 189
– Verfahren 8/2, S. 241
Atemwegsverlegung, postoperative; Zahn- Mund- und Kieferchirurgie **S** 11, S. 1155
Atemzugvolumen 9/2, S. 317
ATLS (Advanced Trauma Life Support) **S** 12/1, S. 1161
Atracurium 6/4, S. 130
Aufklärung; ambulante Anästhesie 17, S. 508
– von Kindern und Jugendlichen 3, S. 21
– therapeutische 3, S. 13
– Zeitpunkt; 3, S. 19
Aufklärung; s. auch Eingriffsaufklärung
Aufklärungsgespräch 3, S. 18ff.
Aufnahme, stationäre; ambulante Anästhesie 17, S. 514
Aufwachtest, intraoperativer **S** 12, S. 1166
– Wirbelsäulen-Operation **S** 12, S. 1175
Augeninnendruck **S** 9, S. 1139
Augenverletzung, perforierende **S** 9, S. 1140
Ausnahmetatbestand; Diagnosis Related Groups (DRGs) 24, S. 923
Azidose; unter Lokalanästhetika 6/5, S. 140

B

Ballonpumpe, intraaortale **S** 3, S. 989
Barbiturate 6/2, S. 82ff.
– prämedikamentös 4, S. 37
Basis-Diagnosis Related Group 24, S. 924
Bauchlagerung 13, S. 384
– mit ProneView **S** 12, S. 1168
Beatmung; unter Allgemeinanästhesie 14, S. 410
– druckkontrollierte, siehe PCV
Beatmungssysteme; Übersicht 7, S. 177
Begleit- und Dauermedikation, perioperativer Einsatz 5, S. 59
Behandlungsfehler 23, S. 911
Beißschutz; Kraniotomie **S** 8, S. 1126
Belastbarkeit, funktionelle; art. Gefäßerkrankungen 18/2.1, S. 536
– kardiale 18/1, S. 519
– körperliche 2, S. 7
Benzodiazepinantagonist 6/2, S. 95
Benzodiazepine 6/2, S. 93ff.
– prämedikamentös 4, S. 36
Betreuer; Eingriffsaufklärung 3, S. 22
Bindegewebserkrankungen 18/7, S. 634

Blasenresektion, transurethrale **S** 7/1, S. 1106
Blutdruckabfall; Phäochromozytom 18/6.6, S. 624
– massiver; Aortenchirurgie **S** 4/1, S. 1019
Blutdruckanstieg; Karotis-Operation **S** 4/2, S. 1031
Blutdruckastieg/-abfall; Varizen-Operation **S** 4/5, S. 1028
Blutdruckmessung, invasive 9/1, S. 277
– nichtinvasive 9/1, S. 276
Blutdruckverlauf, instabiler; Nephrektomie **S** 7/2, S. 1113
Blutgasanalyse 9/2, S. 320
Blutgerinnung, Stabilisierung der; Lebererkrankungen 18/5, S. 584
Blutgruppenserologie; vor Erythrozytenkonzentrat-Gabe (EK-Gabe) 11, S. 349
– vor der Gabe von gefrorenem Frischplasma (GFP-Gabe) 11, S. 357
Blutleere **S** 12, S. 1178
– Varizen-Operation **S** 4/5, S. 1048
Blutspiegel; Lokalanästhetika 6/5, S. 147
Bluttransfusion, intraoperative 3/1, S. 27ff.
– verweigerte; juristische Implikationen 3/1, S. 27
Blutungskomplikationen, perioperative; Ursachen 18/16, S. 727
Blutverlust; TUR-P (transurethrale Resektion der Prostata) **S** 7/1, S. 1104
– Differenzialdiagnose 22/7, S. 882
– Symptome 22/7, S. 881
– Ösophagus-Operation **S** 2/5, S. 952
Blutzuckerkontrollen, perioperative 18/6.1, S. 598ff.
Body Mass Index (BMI) 18/15, S. 717
Bradykardie 22/5, S. 853
– laparoskopischer Eingriff **S** 2/3, S. 956
Brechzentrum 19, S. 758
Breitkomplextachykardie 22/5, S. 851
Bronchialobstruktion, präoperative; pulmonale Erkrankungen 18/3, S. 558
Bronchoskop, starres 8/2, S. 248ff., **S** 10, S. 1147
Bronchoskopie, fiberoptische 8/1, S. 223ff.
– Lungenchirurgie **S** 5, S. 1059
Bronchusblocker 8/1, S. 226ff.
– beim Kind **S** 5, S. 1069
– Lungenchirurgie **S** 5, S. 1060
– Ösophagus-Operation **S** 2/5, S. 968
– Nachteile 8/1, S. 230
Bullard-/Bonfils-Laryngoskop; HNO-Operation **S** 10, S. 1046
Bullard-Laryngoskop 8/2, S. 245ff.
Buprenorphin 6/3, S. 116
Bypassfrühverschluss; peripherer Gefäßeingriff **S** 4/4, S. 1044

C

C1/C2-Instabilität **S** 12, S. 1165
Case Mix (Index) 24, S. 926
Child-Pugh-Score 18/5, S. 581
Chorea Huntington 18/9, S. 660ff.
Cis-Atracurium 6/4, S. 131
CO_2-Produktion, gesteigerte 22/1, S. 818
CO_2-Resorption; laparoskopischer Eingriff **S** 2/3, S. 953
Compliance 9/2, S. 318
Cormack, Lehane 8/2, S. 231
Cuff 8/1, S. 206

D

Damminfiltratation **S** 6, S. 1085
Dantrolen; MH 22/10, S. 907
DDAVP (Desmopressin); Indikation und Wirksamkeit 18/16, S. 734
Deckung, plastische mit freiem/gestieltem Lappen S 13, S. 1197f.
Defibrillation; Durchführung 22/6, S. 869ff.
Desfluran 6/1, S. 76
Desmopressin; Wirkmechanismus 18/16, S. 733
Diagnosis Related Groups (DRGs) 24, S. 923ff.
Dialyse, präoperative; Niereninsuffizienz 18/4, S. 566
Differenzialblock 6/5, S. 143
Diurese 9/1, S. 294
 – als Monitoringmethode 10, S. 333
Dissektion, Stanford-Typ A **S** 3, S. 996ff.
 – Standford-Typ B **S** 3, S. 996ff.
DLT s. Doppellumen-Tubus
Dokumentation; nach Zwischenfall 23, S. 917
Dokumentationsmängel 23, S. 911
Doppellumen-Tubus; Größe 8/1, S. 220
 – Kontrolle durch fiberoptishce Bronchoskopie (FOB) 8/1, S. 224
 – Lungenchirurgie **S** 5, S. 1059
 – Probleme 8/1, S. 219
 – links- und rechtsseitiger 8/1, S. 217ff.
Doppler, präkordialer; laparoskopischer Eingriff S 2/3, S. 955
Dopplersonde, transösophageale 9/1, S. 294
Dosierungsempfehlung
 – Lokalanästhetika zur Periduralanästhesie 15/1, S. 432
 – Lokalanästhetika zur Spinalanästhesie 15/1, S. 426
 – intravenöse Anästhetika 6/2, S. 96
 – Lokalanästhetika 6/5, S. 148

Double-burst 9/3, S. 327
Dringlichkeit der Operation bei kardiovaskulärem Risiko 18/2.1, S. 537
Druck, intraabdomineller; laparoskopischer Eingriff **S** 2/3, S. 949ff.
Druckinfusionseinheit 22/7, S. 887
Druckmessung, arterielle; Messort 9/1, S. 280
Durchflussmesser 7, S. 179
Dysfunktion, pharangeale; Inzidenz 22/4, S. 842

E

Echokardiogramm, präanästhesiologisches 2, S. 10
Echokardiographiegerät 9/1.1, S. 298
Eingriffsaufklärung; Inhalt und Umfang 3, S. 16
 – rechtliches Erfordernis 3, S. 14ff.
Einklemmung; als Risiko bei Erkrankungen des zentralen
Nervensystems (ZNS) 18/9, S. 649
Ein-Lungenbeatmung; beim Kind **S** 5, S. 1068ff.
 – Ösophagus-Operation **S** 2/5, S. 970
Einzelreizung 9/3, S. 324
Eklampsie **S** 6, S. 1092
Elektrokardiogram; intraoperativ 9/1, S. 276
 – präanästhesiologisches 2, S. 9
Elektroresektion der Prostata **S** 7/1, S. 1100ff.
Endograft, Implantation von; Aortenchirurgie **S** 4/1, S. 1025
Endokarditisprophylaxe 6/7, S. 169ff.
 – Schemata 6/7, S. 172
Endotrachealtubus mit Bronchusblocker 8/1, S. 228
Enfluran 6/1, S. 77
Entbindung, vaginale **S** 6, S. 1075ff.
Entlassungsfähigkeit; ambulante Anästhesie 17, S. 513
Epiduralanalgesie; Lungenchirurgie **S** 5, S. 1060
S 5, S. 1072
Erbrechensrisikoscore für Kinder 19, S. 765
Ermittlungsverfahren; nach Zwischenfall 23, S. 918
Erythrozytenpräparate 11, S. 348
Erythrozytentransfusion 11, S. 344ff.
 – Durchführung 11, S. 349
 – allogene; Risiken 11, S. 351
Etomidat 6/2, S. 85ff.
Eventerationssyndrom **S** 2/2, S. 947
Exanthem; als allergische Reaktion 22/3, S. 834
Extubation; schwieriger Atemweg 8/2, S. 273
 – Komplikationen 8/1, S. 213

F

Facharztstandard, Haftung 23, S. 912
Faktor VII 18/16, S. 737ff.
Fallschweregrad 24, S. 924
Faustschlag, präkordialer 22/6, S. 871
Fehlergruppe 24, S. 924
Fentanyl 6/3, S. 109
Fistel, bronchopleurale S 5, S. 1066
Flow-Verdampfer 7, S. 181ff.
Flüssigkeitsbedarf, intraoperativer 10, S. 331
Flüssigkeitsdefizit, präoperatives 10, S. 329
Flüssigkeitseinschwemmung, paravesikale; TUR-Syndrom 22/8, S. 893ff
S 7/1, S. 1103
Flüssigkeitsersatz, intraoperativer; Beispiele 10, S. 339
Flüssigkeitshaushalt, kindlicher 18/11, S. 677
Flüssigkeitsmanagement, intraoperatives; nach Fachgebieten 10, S. 335ff.
Flüssigkeitssequestration 10, S. 330
Flüssigkeitszufuhr, intraoperative; Steuerung 10, S. 332ff.
– perioperative; Niereninsuffizienz 18/4, S. 573
Fragebogen; zu Gerinnungsstörungen 18/16, S. 729
Frischplasma, Transfusion von gefrorenem s. GFP
Funktionsdiagnostik, pulmonale; Lungenchirurgie S 5, S. 1056
Funktionelle Residualkapazität, Abnahme 22/1, S. 808
Fussblock 15/2, S. 450

G

Gasaustausch, pulmonaler 9/2, S. 314
Gase; Farbcodierung 7, S. 178
Gasembolie; laparoskopischer Eingriff S 2/3, S. 954
Gaskonzentration 7, S. 185
Gedächtnisprotokoll; nach Zwischenfall 23, S. 916
Gefäßverschluss, akuter arterieller S 4/4, S. 1039
Gerätecheck 7, S. 176
Gerinnungsbefunde 18/16, S. 730
Gerinnungsfaktoren; Halbwertszeiten 11, S. 355
– PPSB-Gabe (Prothrombin-Prokonvertin-Stuart-Power) 11, S. 367
– Abfall nach Leberresektion S 2/4, S. 963
Gesichtsmaske 8/1, S. 191
Gesichtsoperation S 13, S. 1198
GFP; Indikationen 18/16, S. 732
– Transfusion 11, S. 356ff.
– Transfusion; Risiken 11, S. 359
Glasgow-Coma-Scale S 12/1, S. 1186

Glaukom-Operation S 9, S. 1141
Glukoseinfusion, intraoperative; Diabetes mellitus 18/6.1, S. 598
Guedel-Tubus, Platzierung 8/1, S. 194
Gutachter, medizinischer 23, S. 913

H

Haftpflichtversicherung 23, S. 910
Haftungsfälle, Vermeiden von 23, S. 919ff.
Halothan 6/1, S. 78
Hämodynamik; unter Vasodilatanzien 6/6, S. 161
– unter Vasopressoren 6/6, S. 157
Hämoglobin-Fraktionen, Veränderung der 22/1, S. 812
Handblock 15/2, S. 444
Handchirurgie S 13, S. 1196
HELLP-Syndrom S 6, S. 1092
Hepatitis 18/5, S. 579
Herz-/Kreislaufparameter, kindliche 18/11, S. 676
Herzdruckmassage 22/6, S. 862ff.
Herzerkrankungen; Aortenchirurgie S 4/1, S. 1016
Herzfrequenz; Inhalationsanästhetika 6/1, S. 64
Herzindex; unter Vasodilatatoren 18/1, S. 527
Herzinsuffizienz; perioperatives Risiko 18/1, S. 526
Herzklappen-Operationen S 3, S. 991ff.
Herzkrankheit, koronare; art. Gefäßerkrankungen 18/2.1, S. 534
Herzkrankheit, koronare; perioperatives Risiko 18/1, S. 519
– Karotis-Operation S 4/2, S. 1028
Herz-Kreislauf-Stillstand 22/6; S. 859ff
Herz-Lungen-Maschine S 3, S. 981
– Entwöhnung S 3, S. 985ff.
Herzminutenvolumen, reduziertes; Leberresektion S 2/4, S. 964
Herzrhythmusstörungen, bradykarde 22/5, S. 849f.
– Algorithmus 22/5, S. 856
Herzrhythmusstörungen, tachykarde 22/5, S. 851f.
– Algorithmus 22/5, S. 854
Herzrhythmusstörungen, kardiopulmonal bedingte 18/1, S. 525
Herzzeitvolumen, erniedrigtes; Herzchirurgie S 3, S. 1000
– verringertes 22/2, S. 823ff.
Hilfeleistung, unterlassene 3/1, S. 25
Hirndruckanstieg; Kraniotomie S 8, S. 1136
Hirndruckstabilisierung, intraoperative; ZNS-Erkrankungen 18/9, S. 650
Hirnödem; Kortisonherapie S 8, S. 1124
Hüft-Tep-Einbau/-Wechsel S 12, S. 1170

Humerusblock 15/2, S. 443
HWS-Immoblilisation; Polytrauma S 12/1, S. 1187
Hydromorphon 6/3, S. 116
Hyperaldosteronismus, primärer 18/6.5, S. 619
Hyperalgesie 20, S. 773
Hyperhydratation, hypotone; TUR-Syndrom 22/8, S. 893ff.
Hyperkapnie 9/2, S. 313
Hyperlordosierung; Prostatektomie S 7/2, S. 1114
Hypermetabolismus; Maligne Hyperthermie 22/10, S. 904
Hyperreflexie, autonome; Chorea Huntington 18/9, S. 660
Hypertension; unter vasoaktiven Medikamenten 6/6, S. 157ff.
Hyperthermie, maligne; Hyperkapnie 22/1, S. 819
Hyperthyreose 18/6.2, S. 605
Hypertonie; Conn-Syndrom 18/6.5, S. 619
– Phäochromozytom 18/6.6, S. 621
– arterielle; art. Gefäßerkrankungen 18/2.1, S. 538
– arterielle; Karotis-Operation S 4/2, S. 1027
Hypnotika; adipöser Patient 18/15, S. 721
Hypokaliämie; Conn-Syndrom 18/6.5, S. 619
Hypokoagulabilität; Lebererkrankungen 18/5, S. 578
Hyponatriämie; TUR-Syndrom 22/8, S. 895
Hypotension; unter Opioiden 6/3, S. 107
– intraoperative; Checkliste 22/2, S. 827ff.
Hypothermie; beim Kind 18/11, S. 678
Hypothermievermeidung; TUR-P (transurethrale Resektion der
Prostata) S 7/1, S. 1104
Hypothyreose 18/6.2, S. 607
Hypotonie; abdomineller Eingriff S 2/2, S. 945
– unter vasoaktiven Medikamenten 6/6, S. 151ff.
Hypoxämie; Ursachen 22/1, S. 811
Hypoxie unter Ein-Lungenbeatmung (ELB) S 5, S. 1063
– anämische; Symptome 11, S. 343
– postoperative; adipöser Patienten 18/15, S. 724

I

ICP-Sonde; ZNS-Erkrankungen 18/9, S. 649
Ileumconduit S 7/2, S. 1117ff.
Ileuseinleitung; Sectio caesarea S 6, S. 1090
– Durchführung 14, S. 396
Infusionslösungen; Eignung 10, S. 338
– Zusammensetzung 10, S. 337

Infusionstehrapie, perioperative; beim Kind 18/11, S. 692ff.
Innervation der Organe 20, S. 775
Insuffizienz, chronisch venöse S 4/5, S. 1047
Insuline; Übersicht 18/6.1, S. 595
Insulininfusion, perioperative 18/6.1, S. 598ff.
Interferenz, elektromagnetische 18/14, S. 711
Interkostalblock 15/2, S. 445
Interscalenus-Block; nach Meier 15/2, S. 440
– nach Winnie 15/2, S. 439f.
Intoxikation; Lokalanästhetika 6/5, S. 145
Intubation; Kreislaufstillstand 22/6, S. 872
– Doppellumentubus 8/1, S. 221
– Indikationen 14, S. 395
– mit Kombitubus 8/2, S. 258
– endotracheale 8/1, S. 205, 8/2, S. 252
– fiberoptische 8/2, S. 259, 8/2, S. 243
– HNO-Operation S 10, S. 1146
– Zahn-, Mund- und Kieferchirurgie S 11, S. 1152
– Durchführung 8/2, S. 263ff.
– Größenwahl 8/2, S. 260
– orthopädische Grunderkrankungen S 12, S. 1164
Intubation, nasale ; Zahn-, Mund- und Kieferchirurgie S 11, S. 1151
Intubation, nasotracheale 8/1, S. 214ff.
Intubation; Risiken 8/1, S. 188
Intubations-Fiberskop n. Bonfils 8/2, S. 265ff.
Intubationslarynxmaske 8/2, S. 250f.
Intubationsschwierigkeiten; M. Cushing 18/6.3, S. 613
– Schilddrüsenerkrankungen 18/6.2, S. 605
– Schilddrüsen-Operation S 2/1, S. 935
– Notfallmaßnahmen 8/2, S. 243f.
– Screeningtests 8/2, S. 235ff.
– Vorerkrankungen 8/2, S. 234f.
– potenzielle 8/2, S. 233
– potenzielle; Zahn-, Mund- und Kieferchirurgie S 11, S. 1151
Intubations-Tracheoskop 8/2, S. 267
Intubationsverhältnisse; Optimierung 8/2, S. 245
Intubationsverlauf 8/1, S. 211
In-vitro-Blutungszeit 18/16, S. 728
IPPV/CPPV; unter Allgemeinanästhesie 14, S. 413
Ischämiegefährdung; Voruntersuchung peripherer Gefäßeingriff S 4/4, S. 1040
Ischämieprävention; peripherer Gefäßeingriff S 4/4, S. 1043
– postoperative 18/2.1, S. 542
Isofluran 6/1, S. 73

J

Jackson-Position, verbesserte 8/1, S. 192

K

Kammerflimmern; Maßnahmen 22/6, S. 867
Kanülierung des Herzens; Anschluss an die Herz-Lungen-Maschine (HLM) **S** 3, S. 983
Kanülierung, arterielle; Punktion 9/1, S. 278ff.
– Vorteile 9/1, S. 277
Kapnographie 9/1, S. 281
Kapnometrie/graphie 9/2, S. 320ff.
Kapnoperitoneum **S** 2/3, S. 950
Kapnothorax **S** 2/3, S. 956
Kardiochirurgie; transösophageale Echokardiographie (TEE) 9/1.1, S. 295
Kardioplegie **S** 3, S. 984
Kardioprotektion; Inhalationsanästhetika 6/1, S. 69
Kardioversion, elektrische 22/5, S. 855
Karotisstenose 18/2.1, S. 540
– Risikofaktoren **S** 4/2, S. 1027
Katarakt-Operation **S** 9, S. 1141
Katecholamintherapie; massive Blutung 22/7, S. 890
– Herzchirurgie **S** 3, S. 986
Kaudalanalgesie; vaginale Entbindung **S** 6, S. 1078
Kehlkopfchirurgie **S** 10, S. 1149
Ketamin 6/2, S. 90ff.
– Dosierung beim Kind 18/11, S. 683
Kieferfraktur **S** 11, S. 1158
Kieferorthopädie **S** 11, S. 1157
Klappenvitien; perioperatives Risiko 18/1, S. 524
Kleinkinder; spezielle Prämedikation 4, S. 45f.
Knieblock 15/2, S. 450
Knie-TEP-Einbau/-Wechsel **S** 12, S. 1172
Knochenzement, Einbringen von **S** 12, S. 1177
Ko-Analgetika 20, S. 787
Kodierrichtlinien 24, S. 927
Kollaps (kollabierter Patient); Sofortmaßnahmen 22/6, S. 861ff.
Koma, hyperosmolares 18/6.1, S. 603
– ketoazidotisches 18/6.1, S. 602
Kombitubus; Lage 8/2, S. 259
Kombitubus, ösophago-trachealer 8/2, S. 255ff.
Komplikationen; im Aufwachraum 21, S. 797ff.
– Periduralanästhesie 15/1, S. 433
– Spinalanästhesie 15/1, S. 427f.
– atemwegsbezogene 8/2, S. 231
– postoperative; älterer Patient 18/12, S. 701
Kompressions-Ventilations-Verhältnis 22/6, S. 865
Koniotomie 8/2, S. 268ff.

Köperkerntemperatur; Verlauf während Anästhesie 12, S. 372
Kopftieflagerung 13, S. 384
Körpergewicht; beim Kind 18/11, S. 679
Körperverletzung, vorsätzliche 3/1, S. 25
Kortikoid; Nebenwirkungen 18/6.3, S. 612
Kortikoidsubstitution; Hyperkortisolismus 18/6.3, S. 613
– Nebennierenrindeninsuffizienz 18/6.4, S. 615
Kostenerfassung/-kontrolle 24, S. 928ff.
Krampfleiden, zerebrales 18/9, S. 653ff.
Kraniotomie; Lagerung **S** 8, S. 1127
– Vorgehen bei Extubation auf der Intensivstation **S** 8, S. 1133ff.
– Vorgehen bei geplanter Extubation im OP S 8, S. 1030ff.
Kreislaufinstabilität, intraoperative; Polytrauma S 12/1, S. 1189
Kreislaufstabilisierung; Aortenchirurgie **S** 4/1, S. 1020ff.
Krise, thyreotoxische 18/6.2, S. 609
– Hyperkapnie 22/1, S. 819
Kunstfehlerprozess 23, S. 913

L

Laborwerte; präanästhesiologische 2, S. 8
Lachgas 6/1, S. 71ff., ,14, S. 400ff.
Lagerung, Abbildungen 13/1 S. 389f.
– Verantwortung 13, S. 379f.
– Formern 13, S.383ff.
Lagerungsschäden 13, S. 380f.
– Hand- und Plastische Chirurgie **S** 13, S. 1193
Laryngoskop, Haltung des 8/1, S. 208
Laryngospasmus; Zahn-, Mund- und Kieferchirurgie **S** 11, S. 1154
Larynxmaske 8/1, S. 195ff.
– Fehllage 8/1, S. 201
– Größe beim Kind 18/11, S. 690f.
– Größen 8/2, S. 248
– Platzierung 8/1, S. 198ff.
Larynxtubus 8/2, S. 253ff.
Latexallergie 22/3, S. 832
Leberdysfunktion; Differenzialdiagnose 18/5, S. 589
Leberfunktion, eingeschränkte **S** 2/4, S. 959
Lebergefäße, Ausklemmen der **S** 2/4, S. 961
Leberzirrhose 18/5, S. 579
Lipophilie; Lokalanästhetika 6/5, S. 141
Lippen-Kiefer-Gaumenspalte **S** 11, S. 1157
L-Methadon 6/3, S. 117

Luftembolie; TEP-Operation **S** 12, S. 1177f.
– Gefahr der; Zahn-, Mund- und Kieferchirurgie **S** 11, S. 1153
Lungenembolie, perioperative; venöse Thrombektomie **S** 4/6, S. 1051
Lungenerkrankung, maligne; Lungen-Operation S 5, S. 1055
Lungenfunktion; Neugeborenes 18/11, S. 675
Lungenkollaps unter Ein-Lungenbeatmung; Lungenchirurgie **S** 5, S. 1062
Lungenparenchymfunktion; Lungenchirurgie **S** 5, S. 1057
Lungenresektion, rechts-/linksseitige **S** 5, S. 1065
Lungenschaden, akuter; Ösophagus-Operation S 2/5, S. 970
Lungenseparation **S** 5, S. 1058
Lungentransplantation **S** 5, S. 1067
Lungenversagen, akutes **S** 5, S. 1061
Lupus erythematodes, systemischer 18/7, S. 633
Lymphadenektomie, cervikale **S** 11, S. 1159

M

M. Parkinson 18/9, S. 657ff.
MAC (minimale alveoläre Konzentration); Inhalationsanästhetika 6/1, S. 63
MAC-Werte; beim Kind 18/11, S. 680
Major Diagnostic Category 24, S. 924
Maligne Hyperthermie (MH) 22/10, S. 903ff.
Maskeneinleitung; beim Kind 18/11, S. 688
Mayfield-Klemme; als Schmerzstimulus bei Kraniotomie **S** 8, S. 1128
Mediastinalemphysem **S** 2/3, S. 955
Mediastinaltumor **S** 5, S. 1067
MELD-Score (Model for end-stage liver disease) 18/5, S. 581
Messfrequenzen bei stabilem Verlauf; im Aufwachraum 21, S. 797
Methodenfreiheit 23, S. 914
Midazolam 6/2, S. 95
– Dosierung beim Kind 18/11, S. 687
Mikrolaryngoskopie-Tubus ; HNO-Operation **S** 10, S. 1147
Mindestausstattung, apparative; im Aufwachraum 21, S. 796
Mitralklappeninsuffizienz **S** 3, S. 993
Mitralklappenstenose **S** 3, S. 995
Mittelgesichtsfraktur **S** 11, S. 1158
Mivacurium 6/4, S. 133f.
Monitoring, erweitertes hämodynamisches 9/1, S. 275ff.
– perioperatives; Herzchirurgie **S** 3, S. 976
– Herzerkrankungen 18/1, S. 528
– Aortenchirurgie **S** 4/1, S. 1018
Morphin 6/3, S. 113
Mortalität, perioperative geriatrische 18/12, S. 700
Multifaktor-Risikoinzidenz n. Arné 8/2, S. 238
Multiple Sklerose 18/9, S. 662ff.
Muskelaktivität, erhöhte; Maligne Hyperthermie 22/10, S. 904
Muskeldystrophie **S** 12, S. 1164
Muskeldystrophien, myotone 18/8, S. 637ff.
– progressive 18/8, S. 637
Muskelkontraktion; Maligne Hyperthermie 22/10, S. 903
Muskelrelaxation, Überprüfung der 9/3, S. 323ff.
Muskelrigidität 6/3, S. 108
– M. Parkinson 18/9, S. 659
Myasthenia gravis 18/8, S. 640ff.
Myokardinfarkt, perioperativer 18/1, S. 522
Myopathien; Abgrenzung zu Maligne Hyperthermie 22/10, S. 906

N

N.-obturatorius-Reizung/Blockade **S** 7/1, S. 1106
Nachbeatmung, postoperative 14, S. 416
Narkoseausleitung 14, S. 416
– Inhalationsanästhetika 7, S. 181
Narkoseeinleitung; Substanzklassen 6/2, S. 81
– intravenöse 14, S. 393
– Vorbereitungen 14, S. 391ff.
Narkosefähigkeit; Lebererkrankungen 18/5, S. 583
Narkosetiefe; Messung 14, S. 408
Nebennierenrindensuppression, Risiko der 18/6.4, S. 615
Nebenwirkungen, lokale; Lokalanästhetika 6/5, S. 146
Neck-Dissection **S** 11, S. 1159
Neoblase **S** 7/2, S. 1117ff.
Nephrektomie **S** 7/2, S. 1111ff.
Nephroprotektion, perioperative medikamentöse 18/4, S. 575
Nervenstimulation, elektrische 9/3, S. 323, 15/2, S. 436
Neugeborenes; Erstversorgung **S** 6, S. 1095
Neurodermitis 18/7, S. 627
Neuroleptika; prämedikamentös 4, S. 38
Neuromonitoring; Karotis-Operation **S** 4/2, S. 1031
Nichtopiodanalgetika; prämedikamentös 4, S. 38
Nichtopioidanalgetika 20, S. 780ff.
Niedrigfluss-Narkosen 7, S. 179

Nierenversagen, akutes; Aortenchirurgie S 4/1,
S. 1022
– mögliches; Leberresektion S 2/4, S. 962
Nitroprussidnatrium; Dosierungsempfehlung 18/6.6,
S. 624
Notarztprotokoll S 12/1, S. 1183
Notfalldefibrillation; bei inaktiviertem implantiertem
Defibrillator 18/14, S. 714
Notfallmedikamente; Übersicht 22/6, S. 874
Notfallpatient; Prämedikation 4, S. 47f.
Notrohr s. Intubations-Tracheoskop
Nüchternheit; beim Kind 18/11, S. 686

O

O_2-Transport im Organismus 22/1, S. 803
Oberschenkelhalsbruch S 12, S. 1171
Operationen, ambulante; Checkliste 17, S. 518
– Mamma S 13, S. 1199
– Bauchdecke S 13, S. 1199
Operationserfolg, Überprüfung 9/1.1, S. 295
Opioidabhängigkeit 18/13, S. 703
Opioidanalgetika; Klassifizierung 6/3, S. 100
Opioid-Antagonisten 6/3, S. 122
Opioiddosierung 6/3, S. 118
– adipöser Patient 18/15, S. 723
Opioideinfluss auf das Zentrale Nervensystem 6/3,
S. 104f.
Opioideinsatz; Niereninsuffizienz 18/4, S. 567
Opioidintoxikation 6/3, S. 121
Opioidrezeptoren; Klassifzierung 6/3, S. 100
Opioidwirkungen; Übersicht 6/3, S. 104
Organschäden; durch Minderdurchblutung 22/7,
S. 892
Ösophaguskarzinom; Komorbidität S 2/5, S. 967
Oxycodon 6/3, S. 115
Oxygenierung; Monitoring 9/2, S. 311
– nach Applikationsform 22/6, S. 865
Oxygenierungsstörung 22/1, S. 804ff.
– Vorgehen 22/1, S. 815

P

Pancuronium 6/4, S. 129
Panendoskopie S 10, S. 1149
Paravertebralblockade; Lungenchirurgie S 5, S. 1072
Patientenauswahl; ambulante Anästhesie 17, S. 506
Patientenzufriedenheit, verminderte; durch postoperative Übelkeit und Erbrechen (PONV) 19, S. 757
PCA/PCIA (Patienten-kontrollierte (intravenöse)
Analgesie) 20, S. 789

PCV (druckkontrollierte Beatmung); unter Allgemeinanästhesie 14, S. 413
Periduralanästhesie 15/1, S. 421ff. 20, S. 791
PEEP (positiver endexspiratorischer Druck); unter
Allgemeinanästhesie 14, S. 415
Pentazocin 6/3, S. 117
Peribulbäranästhesie S 9, S. 1139
Periduralanalgesie; vaginale Entbindung S 6, S.
1078ff.
Periduralanalgesie, patientenkontrollierte; vaginale
Entbindung S 6, S. 1082
Periduralkatheter; abdomineller Eingriff S 2/2, S. 942
– Nephrektomie S 7/2, S. 1112
– lumbaler; peripherer Gefäßeingriff S 4/4,
S. 1041
– thorakaler; Aortenchirurgie S 4/1, S. 1016
Pethidin 6/3, S. 114
Pflege; Aufgaben im Aufwachraum 21, S. 801
Phantomschmerz S 4/4, S. 1044
Phlebothrombose, akute; venöse Thrombektomie
S 4/6, S. 1051
Phlegmasia coerulea dolens; venöse Thrombektomie S 4/6, S. 1051
Physiologie, veränderte; geriatrischer Patient 18/12,
S. 697
Physostigmin; Therapie des zentralen anticholinergen Syndroms 22/9, S. 900
Piritramid 6/3, S. 115
Plexusanästhesie; Plexus-brachialis-Blockade 15/2,
S. 438ff.
– Plexus-cervicalis-Blockade 15/2, S. 436
Plexusanästhesie, axilläre 15/2, S. 442
– infraklavikuläre 15/2, S. 441
– supraklavikuläre 15/2, S. 440
Plexusblockade, axilläre; Anlage Dialyseshunt S
4/3, S. 1036
Plexus-lumbalis-Block 15/2, S. 446
Plexus-sacralis-/Ischiadicus-Block 15/2, S. 448ff.
Pneumoperitoneum S 2/3, S. 949
PONV (postoperative Übelkeit und Erbrechen);
unter Opioiden 6/3, S. 106
PONV-Prophylaxe 4, S. 42
PONV-Prophylaxe; Algorithmus 19, S. 770
PONV-Prophylaxe, medikamentöse 19, S. 767
PONV-Risiko; Zahn- Mund- und Kieferchirurgie
S 11, S. 1156
Postpneumoektomie-ARDS (akutes Lungenversagen) S 5, S. 1071
Postreanimationsphase 22/6, S. 875f.
Postthorakotomieschmerz S 5, S. 1071
Potenz, analgetische 6/3, S. 101

Präkonditionierung, myokardiale S 3, S. 979
Prämedikationsvisite; Herzchirurgie S 3, S. 975
Prämedikationsziele 4, S. 34
Präoxigenisierung 8/1, S. 195
— schwieriger Atemweg 8/2, S. 242
— vor Narkoseeinleitung 14, S. 393
Primärdiagnostik, notfallmedizinische;
TEE (transösophageale
Echokardiographie) 9/1.1, S. 296
Prophylaxe, antiallergische 4, S. 43
Propofol 6/2, S. 87ff.
— Dosierung beim Kind 18/11, S. 682
Proseal™-Larynxmaske 8/1, S. 204
Prostataresektion, transurethrale (TUR-P) S 7/1,
S. 1097ff.
Prostatektomie, radikale perineale S 7/2, S. 1116
— radikale retropubische S 7/2, S. 1114ff.
Protein-Leak-Index 10, S. 330
Psoriasis 18/7, S. 628
Pudendusanalgesie S 6, S. 1084
Pulmonalarterienkatheter; Lage 9/1, S. 291
— messbare Größen 9/1, S. 292
— Risiken 9/1, S. 293
Pulsoxymetrie; Sicherheitsvorteil 9/2, S. 319
Punktion; Periduralanästhesie 15/1, S. 422, 15/1,
S. 428f.
— Spinalanästhesie 15/1, S. 424f.
Punktionskoniotomie 8/2, S. 272

Q

Quincke-Ödem 22/3, S. 833

R

Rachentamponade; Zahn- Mund- und Kieferchirurgie S 11, S. 1154
Rapid-Infusion-System, s. auch Druckinfusion 22/7, S. 884
Rauchen; pulmonale Erkrankungen 18/3, S. 555
Raumforderung, intrazerebrale S 8, S. 1123
Reanimation 22/6, S. 859ff
Rechtsherzversagen; Herzchirurgie S 3, S. 1001
Reflex, okulokardialer S 9, S. 1140
— protektiver; HNO-Operation S 10, S. 1144
Regurgitationsrisiko, erhöhtes 22/4, S. 841
Reizung, posttestanische 9/3, S. 326
Relativgewicht 24, S. 925
Relaxansüberhang 9/3, S. 328
Remifentanil 6/3, S. 112
— vaginale Entbindung S 6, S. 1077
— Replantationschirurgie S 13, S. 1199

Reserve, pulmonale; Lungenchirurgie S 5, S. 1057
Retrobulbäranästhesie S 9, S. 1139
Revaskularisation, koronare; Herzchirurgie S 3,
S. 988ff.
Rezeptorwirkung; Vasopressoren 6/6, S. 156
Rhabdomyolyse; Maligne Hyperthermie 22/10,
S. 905f.
Rheumatoide Arthritis 18/7, S. 630
Rheumatologie S 12, S. 1163
Rhythmus, defibrillierbarer 22/6, S. 686
Risiko, fetales; nichtgeburtliche Eingriffe 18/10,
S. 665
— kardiales; art. Gefäßerkrankungen 18/2.1, S. 534
— mütterliches ; nichtgeburtliche Eingriffe 18/10,
S. 667
— perioperatives; Lebererkrankungen 18/5, S. 581
— perioperatives kardiovaskuläres 18/1, S. 519ff.
Risikoeingriff; Antibiotikaprophylaxe 6/7, S. 170
Risikofaktoren; pulmonale Erkrankungen 18/3, S. 555
— für PONV (postoperative Übelkeit und Erbrechen) 19, S. 759ff.
— für Thromboserisiko 18/2.2, S. 549
— kardiovaskuläre; arterielle. Gefäßerkrankungen 18/2.1, S. 533
Risikopatient, geriatrischer 18/12, S. 698
Risikoreduktion, perioperative 4, S. 33
Risiko-Score nach Wilson 8/2, S. 237
Risikoscore, kardialer modifizierter 18/15, S. 719
Risk-Management 23, S. 919ff.
Rocuronium 6/4, S. 132
Röntgen-Thorax, präanästhesiologischer 2, S. 9
Rückenlagerung 13, S. 383
Rückenmarksfunktion, intraoperative Überwachung
der S 12, S. 1174
Ruhigstellung des Auges S 9, S. 1139

S

Sauerstoffaufnahme; Störungen 22/1, S. 806ff.
Sauerstoffbindungskurve 9/2, S. 312, 22/1, S. 813
Sauerstoffreserve 8/2, S. 242
Sauerstoffversorgung des Organismus 11, S. 342
Schädel-Hirn-Trauma S 12/1, S. 1186
Schallkopftiefe; TEE (transösophageale Echokardiographie) 9/1.1, S. 300ff.
Schallsektor; TEE (transösophageale Echokardiographie) 9/1.1, S. 300ff.
Schieloperation S 9, S. 1141
Schlaganfallvermeidung; Karotis-Operation S 4/2,
S. 1032
Schleimhautanästhesie 8/2, S. 262
Schmalkomplextachykardie 22/5, S. 851

Schmerzen, neuropathische 20, S. 791f.
Schmerzerfassung 20, S. 776
Schmerzintensität; Skalen 20, S. 777
Schmerzleitung; dämpfende Pharmaka 20, S. 779
Schmerzpatienten, chronische 20, S. 792
Schmerztherapie; ambulante Anästhesie 17, S. 514f.
– postoperative; beim Kind 18/11, S. 694ff.
Schnittbilder; TEE (transösophageale Echokardiographie) 9/1.1, S. 302ff.
Schnüffelstellung 8/1, S. 207
Schock, hämorrhargischer; massive Blutung 22/7, S. 880
Schockraum; anästhesiologischer Arbeitsplatz S 12/1, S. 1182
Schockraummanagement S 12/1, S. 1181
Schockraumteam S 12/1, S. 1182
Schockraumversorgung; typische Probleme S 12/1, S. 1186
Schrittmacherfehlfunktion 18/14, S. 710
Schulter-TEP S 12, S. 1169
Schwangerschaft und Stillzeit; Opioide 6/3, S. 121
– Prämedikation 4, S. 47
Sectio caesarea; Anästhesierisiko S 6, S. 1086
– unter Periduralanästhesie S 6, S. 1088
– unter Spinalanästhesie S 6, S. 1089
Sedativa; adipöser Patient 18/15, S. 721
Seitenlagerung 13, S. 385
Sellick-Handgriff; Ileuseinleitung 14, S. 398
Septumchirurgie S 10, S. 1148
Sevofluran 6/1, S. 74ff.
Shunt, intrapulmonaler 22/1, S. 809
SIMV (synchronized intermittent mandatory ventilation); unter Allgemeinanästhesie 14, S. 413
Sitzende Lagerung 13, S. 386
Sklerodermie 18/7, S. 632
Skoliose-Operation S 12, S. 1163
Somatostatin S 2/2, S. 947
Sondentechnik, multiplane; TEE (transösophageale Echokardiographie) 9/1.1, S. 300
Sorgfaltspflicht, Verletzung/Einhaltung der 23, S. 912ff.
Spasmolyse; vaginale Entbindung S 6, S. 1075
Spiegelbefund, HNO-ärztlicher S 10, S. 1143
Spinal-/Epiduralanalgesie, kombinierte; vaginale Entbindung S 6, S. 1082
Spinalanästhesie; TUR-P (transurethrale Prostataresektion) S 7/1, S. 1098f.
Spirometrie, präanästhesiologische 2, S. 9
Spondylitis ankylosans 18/7, S. 631
Spülflüssigkeit; Resorption bei TUR-Syndrom 22/8, S. 894
SSEP; Wirbelsäulen-Operation S 12, S. 1175

Standardmonitoring 9/1, S. 275
Starling-Mechanismus des Herzens 22/2, S. 824
Stase, venöse; im Becken; Prostatektomie S 7/2, S. 1115
Status epilepticus 18/9, S. 653
Steinschnittlagerung 13, S. 384
– extreme; Prostatektomie S 7/2, S. 1116
Stellungnahme, dienstliche; nach Zwischenfall 23, S. 917f.
Stent-Einlage; Lungenchirurgie S 5, S. 1066
Stimmbandparese; nach Schilddrüsen-Operation S 2/1, S. 938
Stimulanzien, Abhängigkeit von 18/13, S. 704
Stoßwellenlithotripsie S 7/1, S. 1107ff.
Struma, große; Blutverlust bei Schilddrüsen-Operation S 2/1, S. 937
Substitutionstherapie – unter Schmerztherapie 20, S. 793
Succinylcholin 6/4, S. 125
Sufentanil 6/3, S. 110
Swing 10, S. 333

T

Temperaturregulation; unter Anästhesie 12, S. 371ff.
Thoracheastenose; Kind S 5, S. 1068
Thorakoskopie, videoassistierte S 5, S. 1064
Thoraxkompression 22/6, S. 862ff.
Thoraxtrauma S 12/1, S. 1188
Thromboseprophylaxe 18/2.2, S. 550
Thrombozytenfunktionsstörung; Niereninsuffizienz 18/4, S. 566
Thrombozytentransfusion 11, S. 360ff.
– Risiken 11, S. 365
Tilidin 6/3, S. 118
Tonsillektomie S 10, S. 1149
Totraumventilation 22/1, S. 810
Tourniquetschmerz S 12, S. 1179
Toxizität; von Inhalationsanästhetika 6/1, S. 67ff.
Trachealkanüle, Wechsel der; nach HNO-Operation S 10, S. 1148
Trachealkomkression; Schilddrüsen-Operation S 2/1, S. 936
Tracheotomie; HNO-Operation S 10, S. 1147
Train-of-four-Reiz 9/3, S. 325
Tramadol 6/3, S. 115
Transfusionsgesetz 11, S. 341
Transfusionszwischenfall 11, S. 352ff.
Trauma, akutes S 12, S. 1162
Traumapatienten; Anamnese S 12, S. 1161
Trendelenburg-Lagerung S 2/3, S. 950

Triggersubstanzen; Maligne Hyperthermie 22/10, S. 903
Tubusausleitung, submentale **S** 11, S. 1153
Tubusauswahl; beim Kind **S** 5, S. 1069
Tubusdislokation; Zahn-, Mund- und Kieferchirurgie **S** 11, S. 1152
Tubusfixation; HNO-Operation **S** 10, S. 1144
Tubusfunktion, Prüfung 8/1, S. 212
Tubuswahl; beim Kind 18/11, S. 690
TUR-Syndrom; endourologischer Eingriff **S** 7/1, S. 1102

U

Überwachung, postoperative; ambulante Anästhesie 17, S. 511
– pulmonale Erkrankungen 18/3, S. 560f.
Univent™;Tubus 8/1, S. 227
Untersuchung, klinische 9/2, S. 315
Urtikaria, chronische 18/7, S. 627
Uterusblutung, postpartale **S** 6, S. 1092

V

Varikosis **S** 4/5, S. 1047
Vasodilatanzien 6/6, S. 157ff.
Vasodilatation als Ursache für Hypotension 22/2, S. 826
Vasokonstriktion, hypoxische pulmonale; Lungenchirurgie **S** 5, S. 1061
Vasokonstriktoren 6/5, S. 137
Vasopressin; massive Blutung 22/7, S. 891
Vasopressoren 6/6, S. 151ff.
Vecuronium 6/4, S. 130
Venendruck, zentraler 9/1, S. 282
– Druckkurve 9/1, S. 289
Venenkatheter, zentraler; Indikationen 9/1, S. 283
– Lagekontrolle 9/1, S. 288
– Punktionsorte 9/1, S. 284ff.
Ventilation, eingeschränkte oder aufgehobene 22/1, S. 807

Ventilationsstörungen; im Aufwachraum 21, S. 799
Verschlusskrankheit, periphere arterielle (pAVK) 18/2.1, S. 541, **S** 4/4, S. 1039
Volumenmanagement; Leberresektion **S** 2/4, S. 962
Volumentherapie; massive Blutung 22/7, S. 888ff.
Volumenverschiebungen; abdomineller Eingriff **S** 2/2, S. 944
Vorhofflimmern; Maßnahmen 22/5, S. 855

W

Wachheit, intraoperative 14, S. 408
Wärmeerhaltung; abdomineller Eingriff **S** 2/2, S. 943
Wärmeverlust, intraoperativer 12, S. 373
Wedge-Druck 9/1, S. 292
Weiterbehandlung; nach Zwischenfall 23, S. 916
Wendl-Tubus, Platzierung 8/1, S. 193
WHO-Stufen-Schema zur Schmerztherapie 20, S. 779ff.
Wirbelsäule; Längsschnitt, Querschnitt 15/1, S. 422f.
Wirbelsäuleneingriff **S** 12, S. 1174
Wirbelsäulentrauma **S** 12/1, S. 1187

X

Xenon 6/1, S. 72

Z

Zahnsanierung/-extraktion **S** 11, S. 1156
ZNS-Depression; ZAS (zentrales anticholinerges Syndrom) 22/9, S. 899
Zugang zum Kopf, erschwerter; Kraniotomie **S** 8, S. 1127
Zwischenfallmanagement; juristische Aspekte 23, S. 915ff.
Zystektomie **S** 7/2, S. 1117ff.